Auf einen Blick

Kurzlehrbuch

Pharmakologie und Toxikologie

Thomas Herdegen

2. aktualisierte Auflage

Unter Mitarbeit von

Ruwen Böhm
Nuray Cimin-Bredée
Juraj Culman
Peter Gohlke
Ludwin Ley
Gerd Luippold
Mike Ufer
Vicki Wätzig

244 Abbildungen
328 Tabellen

Georg Thieme Verlag
Stuttgart · New York

Zeichnungen: Andrea Schnitzler, Innsbruck

Klinische Fälle als Kapiteleinstiege:
Lehrbuchredaktion Georg Thieme Verlag
Layout: Künkel und Lopka, Heidelberg
Umschlaggestaltung: Thieme Verlagsgruppe

Umschlagfoto: Studio Nordbahnhof, Stuttgart

Bibliografische Information der Deutschen Nationalbibliothek
Die Deutsche Nationalbibliothek verzeichnet diese Publikation in der Deutschen Nationalbibliografie:
detaillierte bibliografische Daten sind im Internet über http://dnb.d-nb.de abrufbar.

Ihre Meinung ist uns wichtig! Bitte schreiben Sie uns unter

www.thieme.de/service/feedback.html

1. Auflage 2008

Wichtiger Hinweis: Wie jede Wissenschaft ist die Medizin ständigen Entwicklungen unterworfen. Forschung und klinische Erfahrung erweitern unsere Erkenntnisse, insbesondere was Behandlung und medikamentöse Therapie anbelangt. Soweit in diesem Werk eine Dosierung oder eine Applikation erwähnt wird, darf der Leser zwar darauf vertrauen, dass Autoren, Herausgeber und Verlag große Sorgfalt darauf verwandt haben, dass diese Angabe **dem Wissensstand bei Fertigstellung des Werkes entspricht**.
Für Angaben über Dosierungsanweisungen und Applikationsformen kann vom Verlag jedoch keine Gewähr übernommen werden. **Jeder Benutzer ist angehalten**, durch sorgfältige Prüfung der Beipackzettel der verwendeten Präparate und gegebenenfalls nach Konsultation eines Spezialisten festzustellen, ob die dort gegebene Empfehlung für Dosierungen oder die Beachtung von Kontraindikationen gegenüber der Angabe in diesem Buch abweicht. Eine solche Prüfung ist besonders wichtig bei selten verwendeten Präparaten oder solchen, die neu auf den Markt gebracht worden sind. **Jede Dosierung oder Applikation erfolgt auf eigene Gefahr des Benutzers**. Autoren und Verlag appellieren an jeden Benutzer, ihm etwa auffallende Ungenauigkeiten dem Verlag mitzuteilen.

Rüdigerstraße 14, D-70469 Stuttgart
Unsere Homepage: http://www.thieme.de

Printed in Germany

Satz: Hagedorn Kommunikation GmbH, Viernheim
gesetzt auf 3B2

Druck: Grafisches Centrum Cuno, Calbe

ISBN 978-3-13-142292-7 1 2 3 4 5 6

Vorwort für die 2. Auflage

Die begeisterte Aufnahme des vorliegenden Buches hat es den Autoren und dem Verlag ermöglicht, schneller als vorgesehen die zweite Auflage zu drucken. Die Kapitel wurden aktualisiert. Alle wichtigen Neuzulassungen und zu erwartenden Zulassungen bis Ende 2010 wurden aufgenommen und in den Text integriert, so dass diese Auflage wieder den bestmöglichen aktuellen Stand der Pharmakotherapie wiedergibt.

Dieses Lehrbuch präsentiert trotz seiner gewissen Beschränkung im Umfang ein umfangreiches klinisch-pharmakologisches Wissen. Wer die vorliegenden 500 Seiten Text mit seinen zahlreichen Tabellen beherrscht, darf sich getrost jeder Prüfung stellen und sich seiner soliden pharmakologischen Grundlage für ärztliches, pharmazeutisches oder sonstige medizinisches Handeln sicher sein.

Auch für die 2. Auflage gilt dem Engagement vieler Studenten und der exzellenten Betreuung des Verlages, stellvertretend Frau Dr. Schöneborn, wieder der Dank der Autoren.

Kiel, Juli 2010
Thomas Herdegen

Vorwort

Das Kurzlehrbuch Pharmakologie und Toxikologie möchte den Studenten der Humanmedizin, Zahnmedizin oder Pharmazie die wesentlichen Kenntnisse der komplexen Wirkungen, Nebenwirkungen und Interaktionen von Arzneistoffen vermitteln, die die Grundlage für das Verständnis einer rationalen Pharmakotherapie bilden. Wo immer möglich, wurde die Pharmakotherapie in den pathophysiologischen Kontext des Krankheitsgeschehens eingeordnet, in dem die Wirkstoffe verordnet werden oder in dem sie ein besonderes Risiko für schädigende Nebenwirkungen entfalten können. Das Kurzlehrbuch Pharmakologie und Toxikologie verzichtet bewusst auf die vollständige Darstellung aller pharmakokinetischen und -dynamischen Daten. Stattdessen sollen dem Leser – wo immer möglich – Wirkungen und klinischer Einsatz verständlich gemacht werden; dem Wirkprofil der Arzneimittel sollen die Anforderung einer Pharmakotherapie gegenübergestellt werden, die sich an der *Evidence based Medicine* (EbM) orientiert.
Trotz des limitierten Umfanges lassen sich mit diesem Kurzlehrbuch die Fragen des IMPP beantworten bzw. pharmakologische Prüfungen und Examina erfolgreich bestehen. Oberstes Gebot war für alle Autoren das Bestreben nach Klarheit der Darstellung und soweit wie möglich deduzierbare Inhalte für den Leser transparent zu vermitteln; die Vermittlung eines soliden Grundwissens hatte stets Priorität gegenüber Informationsfülle.

Diesen Weg sind die Autoren immer wieder mit den Studenten gemeinsam gegangen; die konstruktive Kritik ganzer Semester hat seinen Eingang in dieses Buch gefunden. Daher soll der erste Dank den zahlreichen Studenten der Humanmedizin und Pharmazie der Universität Kiel gelten, die mit Enthusiasmus manchen Teil mitgestaltet und mit ihrer Freude immer wieder motiviert haben, wenn auf langer halber Strecke die Arbeit zu erlahmen drohte. Dank gilt auch den Arztkollegen des Kieler Universitätsklinikums, die mit Geduld zahlreiche Kapitel durchgesehen haben.
Schließlich gebührt der Dank der Autoren der stets liebenswürdigen, nie versiegenden Freundlichkeit und Kompetenz der Mitarbeiter des Thieme-Verlages, allen voran Frau Dr. Christina Schöneborn und Frau Anja Renz, die mit großer Geduld die steten Versprechen der Autoren auf termingerechte Abgabe mit stets neuem Vertrauen hingenommen haben.
Pharmakotherapie ist die faszinierende Herausforderung, ohne Gerätemedizin und operative Eingriffe zahlreiche Krankheiten bzw. Körperstörungen zu lindern oder zu heilen. Dieses Buch soll dazu beitragen, statt des *horror pharmacologiae* Freude an der Pharmakotherapie zu entwickeln, die eine wesentliche Grundlage medizinisch-pharmazeutischer Handlungskompetenz und damit der modernen Lebensqualität bildet.

Kiel, August 2008
Thomas Herdegen

Autoren

Prof. Dr. med. Thomas Herdegen
Institut für Experimentelle und
Klinische Pharmakologie
Campus Kiel
Universitätsklinikum Schleswig-Holstein
Hospitalstraße 4
24105 Kiel

Dr. med. Ruwen Böhm
Institut für Experimentelle und
Klinische Pharmakologie
Campus Kiel
Universitätsklinikum Schleswig-Holstein
Hospitalstraße 4
24105 Kiel

Nuray Cimin-Bredée
Leitende Ärztin
Abteilung Gynäkologie & Geburtshilfe
Kreiskrankenhaus Schrobenhausen
Högenauer Weg 5
86529 Schrobenhausen

PD Dr. med. Juraj Culman
Institut für Experimentelle und
Klinische Pharmakologie
Campus Kiel
Universitätsklinikum Schleswig-Holstein
Hospitalstraße 4
24105 Kiel

Prof. Dr. sc. hum. Peter Gohlke
Institut für Experimentelle und
Klinische Pharmakologie
Campus Kiel
Universitätsklinikum Schleswig-Holstein
Hospitalstraße 4
24105 Kiel

Dr. med. Ludwin Ley
Boehringer Ingelheim GmbH & Co. KG
Binger Straße 173
55216 Ingelheim am Rhein

Prof. Dr. med. Gerd Luippold
Boehringer Ingelheim Pharma GmbH & Co. KG
Birkendorfer Straße 65
88397 Biberach an der Riss

PD Dr. Dr. med. Mike Ufer
Novartis Pharma AG
Forum 1
CH-4056 Basel
Schweiz

Dr. rer. nat. Vicki Wätzig
Institut für Experimentelle und
Klinische Pharmakologie
Campus Kiel
Universitätsklinikum Schleswig-Holstein
Hospitalstraße 4
24105 Kiel

Inhalt

A

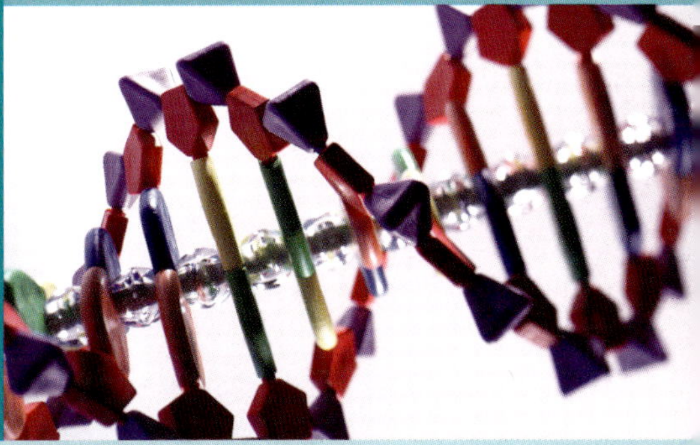

Allgemeine Pharmakologie

Gift für das Atemzentrum

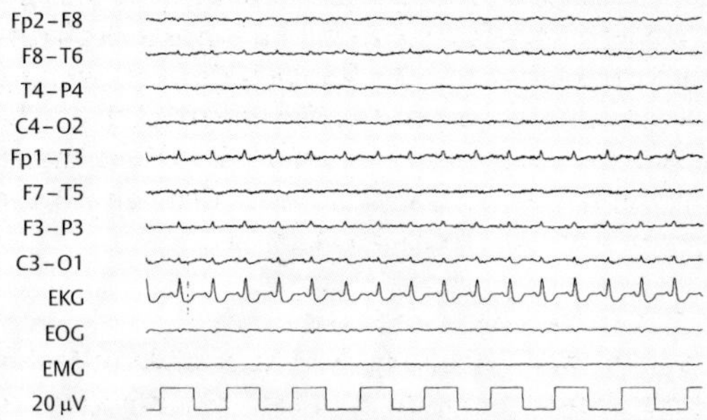

Hirntod: Beispiel-EEG mit elektrozerebraler Inaktivität bei klinischem Ausfall der Hirnstammfunktion.

Morphin durchdringt die Blut-Hirn-Schranke langsam und erreicht erst nach ca. 80 Minuten seine volle analgetische Wirkung. Zu hohe Morphin-Konzentrationen im ZNS können eine Atemdepression verursachen. Bei anderen Opioid-Analgetika wie beim Piritramid ist dieser Effekt weniger ausgeprägt. Sie fluten schneller im ZNS an und ab, deshalb sind Wirkungen und Nebenwirkungen besser kontrollierbar.

Therapieresistente Schmerzen

„Hat sie immer noch Schmerzen?" wundert sich die Ärztin im Aufwachraum. Sie hat der 26-jährigen 51 kg schweren Patientin zur postoperativen Analgesie bereits 15 mg Morphin intravenös gespritzt: 5 mg kurz nachdem sie aus dem OP-Saal kam und 10 mg eine Dreiviertelstunde später. Die junge Frau hat sich nach einer Sportverletzung einer Kreuzbandplastik- und einer Meniskus-OP unterzogen. Jetzt klagt sie immer noch über stärkste Schmerzen. Der zuständige Pfleger im Aufwachraum überwacht die Vitalparameter: Die Patientin atmet spontan, ihre Sauerstoffsättigung beträgt 97 %. Blutdruck und Puls werden alle 5 Minuten gemessen und sind wegen der starken Schmerzen leicht erhöht. „RR 140/90 mmHg und Herzfrequenz 95/min" notiert der Pfleger auf dem Überwachungsblatt.

Die junge Frau windet sich vor Schmerzen. Sie verzieht das Gesicht und greift sich ständig an das operierte Knie. „Ich kann es kaum aushalten" klagt sie. Der Pfleger versucht, die Patientin zu beruhigen. „Ich rufe die Ärztin und dann schauen wir, was wir für Sie tun können", sagt er.

Endlich im therapeutischen Bereich

Inzwischen sind weitere 45 Minuten vergangen. Die Ärztin, die für den Aufwachraum zuständig ist, verschreibt der jungen Frau weitere 10 mg Morphin i. v. Auch darunter lassen die Schmerzen nicht nach. Nach einer weiteren Viertelstunde appliziert ihr die Medizinerin wiederholt 10 mg Morphin i. v. 15 Minuten später kann die junge Patientin aufatmen: „Ja, es ist schon viel besser", antwortet sie dem Pfleger, als dieser nach den Schmerzen fragt. Kurze Zeit später schläft sie ein. Für weitere 20 Minuten scheint alles in Ordnung zu sein: Die Sauerstoffsättigung liegt konstant bei 95 %–97 %, die RR-Anzeige leuchtet auf 120/80 mmHg, der Puls beträgt um die 80/min.

Unerwarteter Notfall

Plötzlich ertönt der Vitalparameter-Alarm. Als der Pfleger herbeieilt, beträgt die Sauerstoffsättigung der Patientin nur noch 70 %, die Herzfrequenz ist auf 20/min gefallen. Der Blutdruck ist nicht messbar, die Patientin bewusstlos. Sofort drückt der Mann auf den Herzalarm-Knopf, wenige Sekunden später erscheint das Reanimationsteam im Aufwachraum. Der zuständige Arzt intubiert die Patientin unter kardiopulmonaler Reanimation und beginnt die Beatmung mit 100 % Sauerstoff. Nach Feststellung der Asystolie erhält die junge Frau Suprarenin i. v. Nach einiger Zeit gelingt es dem Reanimationsteam zwar, die Herzaktion wiederherzustellen, jedoch bleibt die Patientin bewusstlos und muss auf der Intensivstation mechanisch beatmet werden. Noch am selben Tag stellt der Neurologe mittels EEG und neurologischer Untersuchung den Hirntod fest.

Die Postmortem-Untersuchung ergibt einen generalisierten hypoxischen Hirnschaden, der als Folge einer Atemdepression bei Morphin-Überdosis im ZNS gedeutet wird.

1 Einleitung

1.1 Pharmakotherapie – Grundlage ärztlicher Tätigkeit

Key Point
Die Verordnung von Medikamenten ist Teil der ärztlichen Tätigkeit und leistet einen wesentlichen Beitrag zu einer erfolgreichen Therapie. Jedoch können Interaktionen und unerwünschte Nebenwirkungen von Arzneimitteln klinisch relevante Störungen verursachen und selbst wiederum zu Arztbesuchen oder Krankhauseinweisungen führen. Die hohen Kosten einer flächendeckenden Versorgung mit wirksamen Arzneimitteln erfordern die Fähigkeit, die (fehlende) Notwendigkeit und die (mangelnde) Wirksamkeit einer Verordnung abzuschätzen. Auch diese Aspekte gehören zu den Grundlagen einer modernen Pharmakotherapie.

Mehr als 75 % aller Arztbesuche enden mit der Ausstellung eines Rezepts. Damit ist die Verordnung eines Arzneimittels die häufigste therapeutische Entscheidung des Arztes. Die Notwendigkeit über die Wirkung von Arzneistoffen Bescheid zu wissen, geht weit über das eigene Fachgebiet hinaus:

- Patienten nehmen oft Medikamente, die andere Fachärzte verschrieben haben, die keiner Rezeptpflicht unterliegen oder die gar nicht als Arzneimittel wahrgenommen werden, wie pflanzliche Präparate oder Schmerzmittel.
- Mit steigender Zahl von Medikamenten erhöht sich das Risiko von Arzneimittelinteraktionen und damit auch von unerwünschten Nebenwirkungen.

Gerade der letzte Aspekt gewinnt immer mehr an Bedeutung. Bis zu 15 % der Krankenhauseinweisungen auf internistisch-geriatrische Stationen werden auf unerwünschte Nebenwirkungen von Medikamenten zurückgeführt (einschließlich Applikations- und Übertragungsfehler).

Bei aller Kritik und Vorsicht gegenüber Medikamenten darf dennoch nicht übersehen werden, dass die Weiterentwicklung und Neueinführung von Arzneistoffen bedeutende Meilensteine für die wachsende Lebensqualität sind, auf denen auch unsere steigende Lebenserwartung beruht.

Eine differenzierte Sichtweise bzw. ein solides pharmakologisches Wissen erfordert auch die **Einschätzung neuer Medikamente** mit unbekannten Risiken gegenüber der angeblichen Sicherheit der „altbewährten" „verträglichen" und „preiswerteren" Medikamente, die schon seit vielen Jahren auf dem Markt sind. Für diese liegen jedoch nicht immer kontrollierte klinische Verträglichkeitsstudien mit ausreichender statistischer Power und langem Beobachtungszeitraum vor. Die Nutzen-Risiko-Bewertung von Pharmaka muss so sachlich wie möglich durchgeführt werden, wobei „gefühlte" Sicherheit älterer Medikamente ebenso wie ein Generalverdacht gegen Neuerungen fehl am Platz sind.

1.1.1 Zielsetzung des Buches

Zunehmende Bedeutung der Pharmakologie in der Ausbildung | Die neuen Approbationsordnungen für Mediziner und Pharmazeuten fordern eine auf die Klinik bzw. Praxis ausgerichtete, intensive Vermittlung von Lerninhalten. Sichtbare Verstärkung dieses Faches ist die Einrichtung des für alle Medizinstudenten verpflichtenden Hauptfaches Pharmakologie mit dem neuen Querschnittsbereich Klinische Pharmakologie und Therapie. Bei den Pharmazeuten sind Unterrichtsfächer wie Klinische Pharmazie neu hinzugekommen oder wurden noch stärker auf die Praxis ausgerichtet.

Daher sollte die Wissensvermittlung der pharmakologischen Lerninhalte immer auf die Einbindung in den klinischen Kontext abzielen. Es ist die bewusste Intention der Autoren, die über viele Jahrzehnte gelehrte Einteilung in eine allgemeine und spezielle Pharmakologie aufzubrechen. Nachdem in den ersten beiden Kapiteln die Grundlagen pharmakologischer Wirkungen von Arzneistoffen und deren systemische Effekte dargestellt wird, werden die Arzneistoffe entweder im Rahmen von Krankheitsentitäten (z. B. Hypertonie, Diabetes, Depression) abgehandelt, entsprechend ihrer klinischen Wirkungen (z. B. Unterdrückung von Schmerzen, Immunsuppression, Sedierung) oder orientiert an Organerkrankungen (Blutsystem, Lunge). Schließlich berücksichtigt das Kurzlehrbuch Pharmakologie und Toxikologie auch die Prüfungsinhalte des IMPP.

Einordnung in den pathophysiologischen Kontext und in klinische Therapieschemata | Dieses Kurzlehrbuch soll dem Leser die Grundlagen der Pharmakotherapie vermitteln. Ein Ziel ist die Einordnung eines pharmakologischen Therapiekonzepts in die Pathophysiologie der Krankheit bzw. die Hinführung zu den Fragestellungen,

- was ein Arzneistoff leisten muss, um klinisch relevante Verbesserungen zu erzielen
- und was ein Arzneistoff mit seinem (möglichst selektiven) Angriffspunkt im Rahmen einer meist komplexen, multifaktoriellen Pathologie überhaupt leisten kann.

Chemische Grundlagen | Bedingt durch den begrenzten Umfang des Buches sind strukturchemische Grundlagen und Stoffwechselwege von Wirkstoffen zurückgenommen. Chemische Reaktionen und Strukturformeln werden nur dann vorgestellt, wenn sich mit chemischem Grundwissen Wirkungen oder Nebenwirkungen prima vista ableiten lassen bzw. Inhalte mit klinischer Bedeutung damit besser vermittelt werden können.

Beschränkung des Wissens und Auswahl von Arzneistoffen | Die wachsende Fülle von Informationen erfordert eine Reduzierung auf das Wesentliche. Eine solche Reduktion lässt sich z. B. durch **Deduktion von Prinzipien** erreichen, wobei in der Pharmakologie nur teilweise Deduktionen möglich sind (Ableitung von Wirkung, Nebenwirkung und Arzneimittelinteraktion vom definierten Wirkmechanismus bzw. der chemischen Struktur).

Das Kurzlehrbuch Pharmakologie und Toxikologie trifft bei großen Medikamentengruppen immer eine Auswahl entsprechend ihrer Bedeutung, um die Informationsmenge nicht ins Uferlose wachsen zu lassen. Pro Arzneistoff wird in der Regel neben dem wichtigen Freinamen (*international non-propriety name, INN*) nur ein registrierter Handelsname angegeben (Auswahl nach Bekanntheitsgrad oder Verordnungshäufigkeit).

Vertiefung des Lernstoffs | Es ist offensichtlich, dass ein Kurzlehrbuch nur die Wissensgrundlage vermitteln kann. Dafür möchte dieses Buch eine echte Hilfestellung sein. Aufbauend auf dieser Grundlage muss das Detailwissen und besonders die Anwendung im klinischen Alltag mit Lehrbüchern vertieft und erweitert werden.

1.1.2 Das pharmakologische Denken – wichtige Grundlage im Umgang mit Medikamenten

Die folgenden Ausführungen sind im Kontext dieses Kurzlehrbuchs zu sehen. Es geht zunächst um das initiale **Erlernen pharmakologischer Wirkstoffe und Therapiestrategien**, d. h. ganz allgemein um den Erwerb grundlegender Kenntnisse im Fach Pharmakologie. Der begrenzte Rahmen eines Kurzlehrbuches erzwingt Beschränkungen auf das Notwendigste und damit das Setzen von einigen Schwerpunkten.

Verordnung von Arzneistoffen entsprechend dem pathophysiologischen Kontext ...

Die ärztliche Therapie handelt entweder kausal oder symptomorientiert. Dies gilt auch für die Pharmakotherapie. Die Auswahl eines Medikamentes sollte sich, sofern möglich, am pathophysiologischen Kontext orientieren und nicht nur an den Krankheitssymptomen. Einerseits kann die Verbesserung von Symptomen die Lebensqualität erheblich verbessern und Krankenhauseinweisungen verhindern, andererseits spiegelt die Normalisierung von Symptomen nicht immer eine Normalisierung des Krankheitsgeschehens wieder. Dies gilt besonders für chronische Erkrankungen. Bei der Abschätzung möglichen Nebenwirkungen muss unbedingt die gesamte Krankheitssituation jenseits des zu behandelten Ziels berücksichtigt werden, da oft **unerwünschte Nebenwirkungen** erst durch begleitende Krankheitsbilder (Komorbidität) ausgelöst werden.

... und im Rahmen einer evidenzbasierten Medizin

Krankheiten werden neben den klinischen Symptomen auch mithilfe biochemischer Parameter diagnostiziert und in ihrem Verlauf beurteilt. Jedoch bedeutet die Normalisierung der Klinik und/oder dieser Parameter nicht automatisch die Heilung bzw. Abschwächung der Krankheitsgeschehens. Dies gilt auch für die Wirksamkeit von Arzneistoffen, die entsprechend eines überwiegend monofaktoriellen Angriffpunktes pathologische Parameter normalisieren können, aber damit noch keine Krankheit heilen oder Ursachen beseitigen. Beispiele sind Antihypertonika, orale Antidiabetika oder Lipidsenker, die zwar den Blutdruck, den Blutzucker oder Blutfette verbessern oder normalisieren können, aber über diese Normalisierung einzelner Parameter hinaus nicht zwingend die Inzidenz von schweren Ereignissen und Krankenhauseinweisungen oder gar die Letalität senken. Deshalb müssen krankheitsrelevante Endpunkte beurteilt werden.

Das Kurzlehrbuch Pharmakologie und Toxikologie verweist auf zahlreiche klinische Studien, denn über alle Tierversuche und individuelle Beobachtung hinaus erschließt sich der Stellenwert einer Pharmakotherapie aus umfangreichen Studien am Menschen. Das kritische **Verständnis von Studienergebnissen** erfordert ein pharmakologisches Denken, das Studienziele, ausgewählte Kollektive und Interpretationen von Ergebnissen hinterfragt. Schließlich sollte der Arzt Medikamente nur für solche Indikationen verordnen, für die eine therapeutische Wirkung nachgewiesen wurde.

Das Kurzlehrbuch Pharmakologie und Toxikologie verweist am Ende eines Kapitels auf die **Empfehlungen von Fachgesellschaften** und/oder der Arzneimittelkommission der deutschen Ärzteschaft (http://www.akdae.de) zur rationalen Pharmakotherapie. Diese Empfehlungen helfen dabei, den Stellenwert und die Bedeutung der erlernten Wirkstoffe einzuschätzen.

Das Wissen über strukturchemische Eigenschaften

Inwieweit sind für die ärztlichen Verordnungen Kenntnisse über die chemische Struktur von Arzneistoffen notwendig? Es ist nur selten möglich, von der chemischen Struktur und ihren Änderungen auf das pharmakodynamische Wirkprofil zu schließen. Wer kann z. B. aus den Strukturunterschieden der trizyklischen Antidepressiva Amitriptylin, Clomipramin oder Trimipramin deren individuelle molekulare Interaktion mit komplexen, über 100.000 Dalton großen Molekülen wie dem Noradrenalin-Rücktransporter, den muskarinergen Acetylcholin-Rezeptoren oder dem Dopamin-2-Rezeptor ableiten?

Anders verhält es sich mit den für die Kinetik bestimmenden Eigenschaften wie Lipophilie, pK_a, Metabolisierung (besonders durch cyp450-Enzyme), die zusammen mit weiteren kinetischen Größen den Zeitpunkt, die Dauer und den Ort der Medikamentenwirkung bestimmen. Gerade innerhalb einer Wirkstoffgruppe beruht der klinisch relevante Wirkungsunterschied einzelner Gruppenmitglieder oft auf der individuellen Pharmakinetik. **Die Bedeutung der für die Pharmakokinetik relevanten Größen muss jedem Arzt geläufig sein.** Es ist ausreichend, diese Eigenschaften eines Stoffes zu kennen (z. B. nachzulesen in der Fachinformation), und sich dann daraus das pharmakokinetische Profil abzuleiten. Die Kenntnis der Strukturformel ist dafür nicht notwendig.

Die systemische Wirkung von Zielmolekülen

Arzneistoffe werden meistens mit einer Indikation verordnet, die auf eine bestimmte Organstörung abzielt. Die meisten Arzneistoffe wirken jedoch im ganzen Körper und die Zielstruktur kann ihrerseits oft über zahlreiche Organsysteme verteilt in vielfältige Körperfunktionen involviert sein. Hier ist die Kenntnis von der Bedeutung eines Zielmoleküls für den gesamten Körper gefordert. Denn die Hemmung oder Verstärkung der Zielstruktur bestimmt die Gesamtwirkung eines Arzneistoffes über die spezielle Indikation hinaus.

Wirkung ohne Nebenwirkung?

„Wer wirkt, wirkt neben." Diese Feststellung gilt für alle Medikamente. Aus dem Verständnis des Wirkmechanismus lassen sich mögliche Nebenwirkungen abschätzen, denen eventuell vorbeugend begegnet werden kann. Dies gilt auch für Wirkstoffe auf sog. pflanzlicher Basis. Der Körper kennt keinen Unterschied zwischen chemischen Strukturen, die aus der Fabrik kommen oder die aus Pflanzenextrakten gewonnen werden. Die Tatsache einer pflanzlichen Extrahierung sagt nichts über das Schadenspotenzial aus. Da fast alle körpereigenen Zielstrukturen auch physiologische Funktionen haben, führt eine substanzielle, nachweisbare Hemmung der Zielstruktur durch sog. Naturheilstoffe zwangsläufig zu – erwünschten wie unerwünschten – Nebenwirkungen. Auch solche Überlegungen gehören zum pharmakologischen Denken, das von Beginn an neben dem reinen Faktenlernen geübt werden sollte.

2 Grundlagen der Pharmakotherapie

2.1 Allgemeines

Key Point

In diesem Kapitel werden grundlegende Konzepte und Begriffe vorgestellt, auf die in den weiteren Kapiteln immer wieder verwiesen wird. Besonders wichtig sind Pharmakodynamik („Wie wirkt ein Arzneimittel?") und Pharmakokinetik („Wie gelangt ein Arzneimittel zum Wirkort, wie wird es verstoffwechselt und wie wird es ausgeschieden?").

Ein **Arzneistoff** (engl. *drug*, syn. Pharmakon) ist ein Wirkstoff, der zur Therapie oder Prophylaxe von Krankheiten eingesetzt wird. Ein **Gift** (syn. Toxin) ist ein Wirkstoff, der eine schädliche biologische Wirkung hat.

Die **pharmazeutische Technologie** (auch **Galenik**, nach Galenus von Pergamon) befasst sich mit der Herstellung von Arzneimitteln (engl. ebenfalls *drug*, syn. Präparat), einer bestimmten Zubereitungsform eines oder mehrerer Arzneistoffe und meist mehrerer Hilfsstoffe.

Die **Pharmakokinetik (PK)** ist die Lehre von den Metabolisierungs- und Transportvorgängen, die ein Pharmakon durchläuft. Die Pharmakokinetik eines Arzneistoffes lässt sich gut in Form einer **Plasmakonzentrations-Zeit-Kurve** darstellen (**Abb. 2.1**, **Tab. 2.1**, s. S. 15).

Die von Galenik und Pharmakokinetik beschriebenen Teilbereiche werden auch als **LADME-Schema** (Liberation, Absorption, Distribution, Metabolismus, Exkretion) bezeichnet (**Tab. 2.1**).

Die **Pharmakodynamik (PD)** ist die Lehre von den biochemischen Prozessen, mit denen ein Arzneistoff durch Bindung an Zielstrukturen seine Wirkung entfaltet. Die Pharmakodynamik lässt sich gut mit **Dosis-Wirkungs-Kurven** darstellen (s. S. 23).

MERKE

- Das LADME-Schema beschreibt die Pharmakokinetik von Arzneistoffen.
- HWZ, Verteilungsvolumen und extrarenale Dosisfraktion (Q_0) sind die wichtigsten pharmakokinetischen Kenngrößen von Arzneistoffen.
- Affinität und intrinsische Aktivität sind die wichtigsten pharmakodynamischen Kenngrößen von Arzneistoffen.

Individualisierte Arzneimitteltherapie | Das individuelle Ansprechen eines Menschen auf eine bestimmte Dosis eines Arzneistoffs wird zusätzlich durch arzneistoffunabhängige Faktoren wie Geschlecht, Alter, Drogenkonsum (auch Rauchen und Alkohol), genetische Faktoren, Schwangerschaft/Stillzeit, Komorbiditäten (Begleiterkrankungen) und Ko-

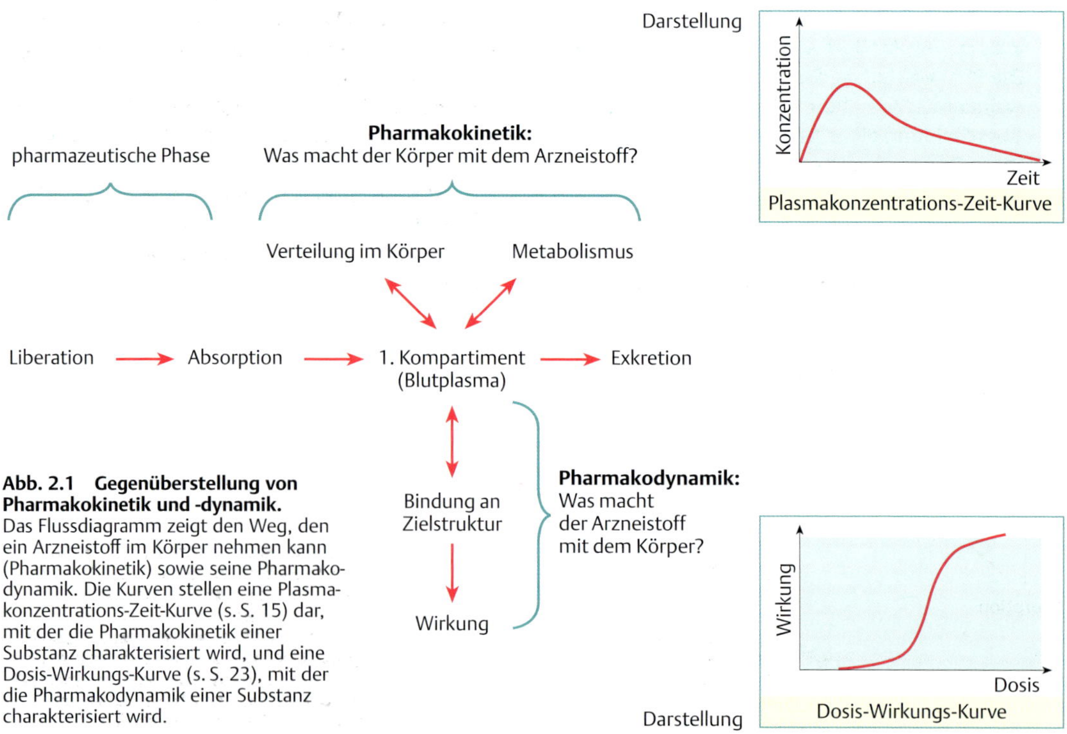

Abb. 2.1 Gegenüberstellung von Pharmakokinetik und -dynamik.
Das Flussdiagramm zeigt den Weg, den ein Arzneistoff im Körper nehmen kann (Pharmakokinetik) sowie seine Pharmakodynamik. Die Kurven stellen eine Plasmakonzentrations-Zeit-Kurve (s. S. 15) dar, mit der die Pharmakokinetik einer Substanz charakterisiert wird, und eine Dosis-Wirkungs-Kurve (s. S. 23), mit der die Pharmakodynamik einer Substanz charakterisiert wird.

Tabelle 2.1

Gliederung von Pharmakokinetik und -dynamik

Bereich	Teilbereich		wichtige Parameter/Prozesse	Darstellung
Galenik	Invasion	**L**iberation	– Retardpräparation – ZOK (*zero order kinetics*)	Plasmakonzentrations-Zeit-Kurven
Pharmakokinetik		**A**bsorption	– Applikationsorte – First-Pass-Metabolismus – Depoteffekte – pK_a-Wert, Ionenfalle	
	Invasion oder Elimination	**D**istribution (Verteilung) und Redistribution (Rückverteilung)	– Verteilungskoeffizient – Membranpermeabilität – Verteilungsvolumen – pK_a-Wert, Ionenfalle	
	Elimination	**M**etabolismus	– Entgiftung – Aktivierung (Prodrug) – Giftung	
		Exkretion	– Clearance – renal – biliär	
Pharmakodynamik (s. S. 7)	Affinität zur Zielstruktur		– Dissoziationskonstante – ortho-/allosterisch	Dosis-Wirkungs-Kurven
	intrinsische Aktivität an der Zielstruktur		– Agonisten – Antagonisten – inverse Agonisten – partielle Agonisten	

medikation **(Arzneimittelinteraktionen)** beeinflusst. Eine individualisierte Pharmakotherapie (s. S. 441) berücksichtigt diese Faktoren.

2.2 Pharmakokinetik

Key Point

Was macht der Körper mit einem Arzneistoff? Die Pharmakokinetik befasst sich mit Aufnahme, Verteilung, Metabolismus und Ausscheidung eines Arzneistoffes. Diese Prozesse bestimmen entscheidend seine Wirkung.

Arzneistoffe sollen nicht nur möglichst gut steuerbar sein und eine hohe Bioverfügbarkeit besitzen, sondern auch am Wirkort in ausreichender Menge anfluten. Bei manchen Arzneimitteln, wie z. B. Inhalationsanästhetika, ist ein schnelles Anfluten am Wirkort wünschenswert; bei anderen wird ein langsames Anfluten gefordert, wie z. B. bei Opioiden zur Vermeidung der suchtauslösenden Euphorie (s. S. 257). Die pharmakokinetischen Parameter ermöglichen eine Aussage darüber, ob der Arzneistoff dem geforderten Profil gerecht wird.

Die Pharmakokinetik kann grob eingeteilt werden in

- Anfluten der Substanz im Blutplasma **(Invasion)** und
- Abfluten der Substanz aus dem Blutplasma **(Elimination).**

Invasion und Elimination laufen gleichzeitig ab (**Abb. 2.2**).

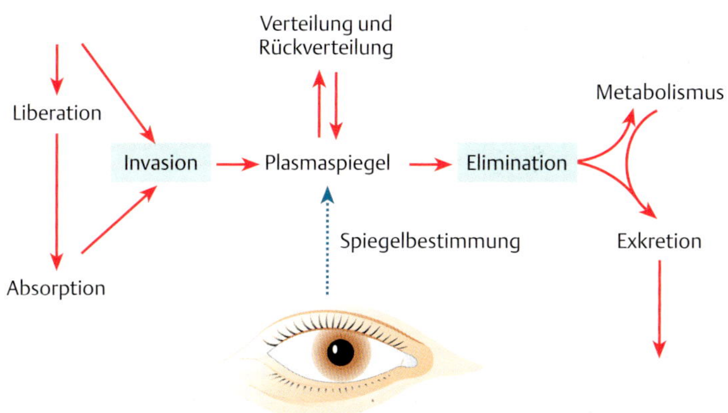

Abb. 2.2 Invasion (Anfluten der Substanz im Blutplasma) und Elimination (Abfluten aus dem Blutplasma). Da nur Messungen im bzw. aus dem Blutkompartiment schnell und einfach durchgeführt werden können (symbolisiert durch das Auge), benutzt man den Plasmaspiegel, um die Menge eines Arzneistoffes im Körper annähernd zu beurteilen.

MERKE

Ein Arzneistoff muss in ausreichender Konzentration zum Zielort gelangen, um wirken zu können.

2.2.1 Invasion

Das Anfluten eines Arzneistoffes im Blutplasma wird als **Invasion** bezeichnet. Beteiligte Prozesse sind

- Liberation,
- Absorption und
- in geringem Umfang Rückverteilungsprozesse und evtl. aktivierender Metabolismus.

Liberation

Der erste Prozess, der nach Verabreichung eines Arzneimittels stattfindet, ist die **Freisetzung (Liberation)** des Arzneistoffes.

Die **Liberation kann** duch Arzneiformen mit kontrollierter Wirkstofffreigabe wie z. B. Retard- oder Depotpräparate **variiert werden.** Zusätzlich zur Liberation kann auch die Absorption und die Verteilung in bestimmte Zielgewebe, z. B. in infizierte Zellen oder in Tumoren beeinflusst werden *(drug targeting)*.

Retardpräparate (syn.: SR – *slow release*, ER/XR – *extended release*) verzögern die Abgabe eines Arzneistoffes, sodass die Wirkung über einen längeren Zeitraum anhalten kann. **Retardarzneiformen**, deren verzögerte Wirkstofffreigabe durch einen Überzug oder ein osmotisches System (z. B. OROS, *osmotic-controlled release oral-delivery system*) sichergestellt wird, **dürfen nicht geteilt werden**, da sonst die gesamte Arzneistoffmenge freigesetzt wird *(dose dumping)*. Gleiches gilt für ältere **transdermale therapeutische Systeme** (TTS) wie Fentanyl-Reservoirpflaster (Durogesic®), die niemals durchgeschnitten werden dürfen. Um unbeabsichtigtes *dose dumping* zu vermeiden, werden vermehrt Retardpräparate und TTS hergestellt, die auch geteilt werden können, wie z. B. Fentanyl-**Matrixpflaster** (Durogesic SMAT®).

ZOK (z. B. Beloc ZOK®) steht für ***zero order kinetics*** und beschreibt eine gleichmäßige Abgabe des Arzneistoffes über die Zeit.

SL- (schnell/langsam) und ID-Präparate (Initial/Depot) bieten eine zweiphasige Liberation. Nach initialer schneller Freisetzung mit rascher Aufsättigung erfolgt eine lange Freisetzungsphase.

BEACHTE

Während Retardpräparate auf eine möglichst lange Liberationsphase ausgelegt sind, streben ZOK-Präparate neben einer möglichst gleichmäßigen Liberation einen möglichst konstanten Plasmaspiegel an.

Multiple Units Pellet Systeme (MUPS) zerfallen im sauren Magenmilieu in viele kleine Pellets, welche aufgrund ihrer geringen Größe selbst bei starken Pylorospasmen innerhalb kürzester Zeit den Magen verlassen und in den Darm gelangen. Dort lösen sich die Pellets auf und setzen den Wirkstoff frei. Da eine MUPS-Präparation langsam und schnell auflösende Pellets enthält, ist die Freisetzung gleichmäßig und lang anhaltend.

Schmelztabletten zerfallen bei Kontakt mit Speichel innerhalb weniger Sekunden und eignen sich daher für Akut-Situationen und Situationen in denen die Einnahme des Arzneimittels sichergestellt werden soll (z. B. Nitro-Präparate bei KHK oder Tavor Expidet® bei Angstattacken).

MERKE

Über die Liberation lässt sich die Wirkungsdauer eines Arzneimittels regulieren.

Absorption

Die **Absorption** (syn. Resorption, Aufnahme) ist definiert als die Passage der Wirksubstanz vom Ort der Applikation (Tab. 2.2) in das Plasma. Nach **oraler Gabe** eines Arzneimittels kann dessen Absorption durch zahlreiche Faktoren limitiert sein, z. B.

- **Löslichkeitsverhalten** und Membranpermeabilität
- **First-pass-Metabolismus** in der Leber.

Bei oraler Gabe werden nur minimale Mengen des Arzneistoffes im Mund oder Magen resorbiert. Der überwiegende Teil wird im **Dünndarm** aufgenommen.

Das venöse Blut aus dem Gastrointestinaltrakt wird komplett durch die **Pfortader** in die Leber geleitet, wo die aufgenommenen **Xenobiotika** (Fremdstoffe), zu denen auch die Arzneistoffe gehören, oft metabolisiert werden. Nach der ersten Leberpassage erreichen Xenobiotika den systemischen Kreislauf und werden nur noch im Rahmen des hepatischen Blutflusses metabolisiert. Deshalb wird diese erste wichtige präsystemische Metabolisierung auch als **First-Pass-Metabolismus** bezeichnet.

MERKE

- First-Pass: Erste präsystemische Metabolisierung.
- Durch parenterale Gabe kann der First-Pass-Metabolismus umgangen werden.
- Der Magen ist kein Resorptionsorgan.

Der Anteil der Wirksubstanz im Plasma nach oraler Gabe entspricht der **oralen Bioverfügbarkeit F**, die sich als Quotient aus den Flächen unter der Plasmakonzentrations-Zeit-Kurve **(area under the curve = AUC)** nach oraler bzw. intravenöser Gabe errechnet. Da man davon ausgeht, dass nach i. v.-Gabe eines Arz-

Tabelle 2.2

Applikationswege

Applikationsweg	Vorteil	Nachteil
oral (p. o.)	nicht invasiv	nicht für alle Pharmaka wie z. B. Peptide geeignet First-Pass-Effekt und andere Absorptionshindernisse im Gastrointestinaltrakt
nasal	nicht invasive Möglichkeit, Peptide zu verabreichen (z. B. ADH, Insulin und andere Hormone)	schlecht dosierbar
rektal	nicht invasive Möglichkeit, wenn eine orale Aufnahme nicht toleriert wird (z. B. Säuglinge, psychisch Kranke oder bei Übelkeit), kein First-Pass-Effekt	schlecht dosier- und steuerbar
buccal	nicht invasiv, kein First-Pass-Effekt, schnelle Resorption (z. B. im Notfall)	schlecht dosierbar
intramuskulär (i. m.)	Depoteffekt z. B. für Impfungen oder Dauermedikation	Muskelnekrosen schlecht steuerbar aus dem Depot nicht mehr entfernbar, lange HWZ
subkutan (s. c.)	Depoteffekt z. B. für Impfungen, Insulin oder lokale Unverträglichkeiten in der Palliativmedizin	
intravenös (i. v.)	bestmögliche Steuerbarkeit	Verletzungs- und Infektionsgefahr Akutreaktionen
inhalativ	gute Steuerbarkeit bei Intubations-/Maskennarkose	schlechte Steuerbarkeit und Verschlucken des Wirkstoffs bei Sprays (z. B. Asthmasprays)
transdermal (TTS = transdermales therapeutisches System)	einfache Applikation lokal wirksam, z. B. dermatologische Erkrankungen systemisch wirksam mit Depoteffekt (z. B. Fentanylpflaster, postmenopausale Hormontherapie)	schlechte Resorption, daher muss die Gesamtmenge stark erhöht werden Wirkungseintritt erst nach lokaler Gewebesättigung Allergien und Hautirritationen möglich Beeinflussung der Liberation durch veränderte Durchblutung (Hitze, Sport) Beschädigung des TTS oder Verletzung der Epidermis
in Nervenkompartimente (z. B. spinal, epidural, Plexusanästhesie)	Injektion direkt am Wirkort	schwierige Durchführung

neistoffes dessen maximale Bioverfügbarkeit erreicht wird, gibt der Quotient an, wie viel Arzneistoff durch einen anderen Applikationsweg nicht absorbiert bzw. durch First-Pass-Metabolismus abgebaut wird. Es gilt:

$$F\,[\%] = \frac{AUC_{oral}}{AUC_{i.v.}}$$

MERKE

Die AUC ist ein Korrelat für die Menge des Arzneistoffes im Körper.

Der Vergleich der AUC_{oral} von zwei unterschiedlichen Arzneimitteln (z. B. Orginal und Generikum) dient der Bestimmung der **Bioäquivalenz**: Zwei Präparate eines Arzneistoffes können als bioäquivalent bezeichnet werden, wenn ein Präparat eines Arzneistoffs eine Plasmakonzentrations-Zeit-Kurve (s. S. 15) zeigt, deren Flächen unter der Kurve (AUC) im Bereich von 80 % bis 125 % der AUC des Vergleichspräparates bei gleicher molarer Dosis liegt.

2.2.2 Verteilung

Key Point
pK_a-Wert, Verteilungskoeffizient und Verteilungsvolumen charakterisieren einige wichtige Verteilungseigenschaften von Arzneistoffen.

Die **Verteilung** (syn. Distribution) ist definiert als reversibler Hin- und Rücktransfer der Wirksubstanz aus dem Plasma in verschiedene Organe und Kompartimente (= funktionell oder anatomisch getrennte Räume mit unterschiedlichen chemischen Milieus), z. B. durch Diffusion, passive (Kanäle), sekundär aktive (Symporter, Antiporter) oder primär aktive (ATP-abhängige Pumpen) Transportvorgänge. Verteilungsprozesse bestimmen den Zusammenhang zwischen verabreichter initialer Dosis und zu erwartender Plasmakonzentration.
Der **Verteilungskoeffizient** (**Abb. 2.3**) ist der Quotient zwischen den Substanzkonzentrationen in der organischen (lipophilen) und wässrigen Phase eines Okta-

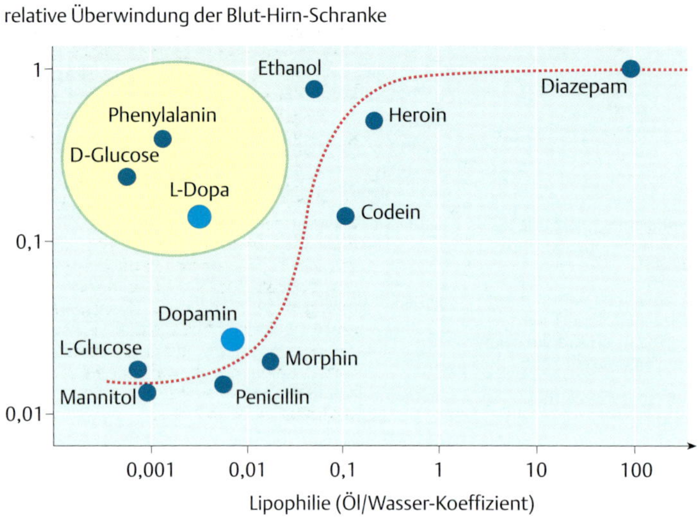

Abb. 2.3 Verteilungskoeffizient und Überwinden von biologischen Schranken. Der Verteilungskoeffizient, der die Lipidlöslichkeit von Substanzen charakterisiert, lässt eine ungefähre Korrelation zwischen Lipophilie und Eindringvermögen in fettreiche Kompartimente wie Fett, ZNS, Muskeln und Bindegewebe erkennen. Die im Kreis markierten Ausnahmen dringen trotz Hydrophilie z. B. gut ins ZNS ein, da sie über alternative aktive Transportwege die Blut-Hirn-Schranke penetrieren. Dies zeigt, dass der Verteilungskoeffizient als alleiniger Parameter nur unzureichend die Verteilung im Organismus vorhersagen kann.

nol/Wasser-Gemischs, der damit **Lipophilität** und **Hydrophilität** einer Substanz charakterisiert. Er ist eine physikochemische Größe, beschreibt die Verteilungseigenschaften allerdings nicht für alle Arzneistoffe. Diese lassen sich präziser mit dem Verteilungsvolumen (s. S. 12) beschreiben, welches auch andere Substanzeigenschaften zusätzlich zu Membrandiffusionseigenschaften einbezieht.

Ionenfalle

Der Mechanismus der **Ionenfalle** ist für den diffusionsvermittelten Übertritt von schwachen Pharmakobasen und -säuren, zu denen die meisten Pharmaka zählen, in andere Kompartimente wichtig. Der **pK_a-Wert** (dt. pK_s-Wert, s = Säure) eines sauren oder basischen Arzneistoffes gibt an, in welchen **pH-Bereichen** der Arzneistoff als geladenes Molekül (protoniert und damit ionisiert) vorliegt. Es gelten

- für Pharmakosäuren:
  $$\frac{[\text{nicht}-\text{ionisiert}]}{[\text{ionisiert}]} = 10^{pK_a - pH}$$
- für Pharmakobasen:
  $$\frac{[\text{nicht}-\text{ionisiert}]}{[\text{ionisiert}]} = 10^{pH - pK_a}$$

Die **Ladung** behindert in der Regel Absorption und Transport durch biologische Membranen. Aufgrund der Fließgleichgewichte der Konzentration einer nicht ionisierten Substanz in den an die Membran angrenzenden beiden Kompartimenten sowie der ionisierten und nicht ionisierten Fraktionen bei spezifischen pH-Werten in einem Kompartiment kommt es so zum *ion trapping* (Ionenfalle): Es befindet sich ein großer Pool eines ionisierten Medikaments, das nicht membrangängig ist, in einem Kompartiment und kann nicht mehr durch die Membran diffundieren. (**Abb. 2.4**).

Ion trapping spielt z. B. eine Rolle in der Pädiatrie oder Stillzeit. Neugeborene haben einen höheren Magen-pH als Erwachsene und resorbieren eine schwache Säure wesentlich besser (**Abb. 2.5**). Stillende Frauen akkumulieren in der leicht sauren Muttermilch basische Substanzen, z. B. β-Blocker (s. S. 455).

MERKE

Polare Arzneistoffe können nur schlecht resorbiert und transportiert werden.

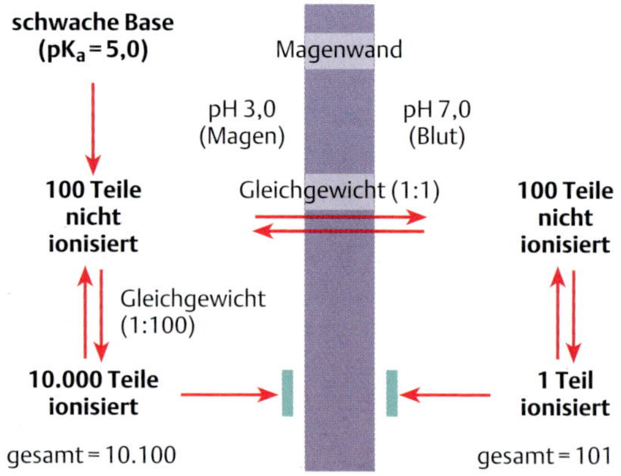

Abb. 2.4 Ionenfalle für schwache Pharmakosäuren und -basen im Magen. Eine Substanz mit einem pK_a-Wert von 5 liegt im Magen (hier pH 3) zu weiten Teilen ionisiert vor. Nur ein geringer Teil kann die Magenschleimhaut überwinden und ins Blutplasma gelangen (pH 7). Dort liegt das Gleichgewicht auf der Seite der nicht ionisierten Substanz, die einfach wieder zurückdiffundieren kann. Somit sammelt sich nach Einstellung beider Gleichgewichtsprozesse sehr viel ionisierter Arzneistoff im Magen an und kann nicht resorbiert werden. Im Schema sind die endgültigen Gleichgewichte wiedergegeben. Ein Teil entspricht einem Molekül der Substanz. Im Dünndarm hingegen (pH = 8) wird dieser Arzneistoff resorbiert.

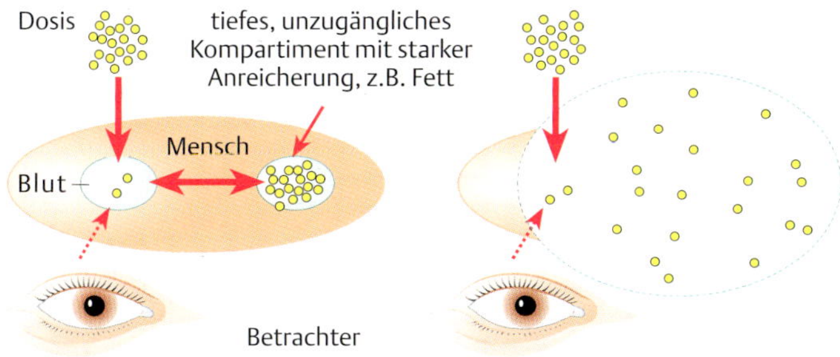

Abb. 2.5 Apparentes Verteilungsvolumen. Ein Arzneistoff mit einem hohen Verteilungsvolumen reichert sich in einem peripheren Kompartiment (z. B. Fett) in hoher Konzentration an. Daher findet sich im Blutplasma nur eine viel geringere Konzentration als bei einer gleichmäßigen Verteilung der gegebenen Dosis auf die Gesamtplasmamenge zu erwarten wäre. Für den Betrachter ist aber nur das Blutkompartiment einsehbar und messbar (linker Abbildungsteil). Stellt man sich nun vor, welche Plasmamenge nötig wäre, um die gegebene Dosis so zu verdünnen, dass man genau die *gemessene Konzentration* erhält (rechter Abbildungsteil), ergibt sich ein virtueller Raum, der als Verteilungsvolumen bezeichnet wird und größer sein kann als alle anatomisch-physiologischen Volumina des Menschen.

Tabelle 2.3

Schranken zwischen zwei Kompartimenten

Schranke	permeabel für	Bedeutung
Blut-Hirn-Schranke / Blut-Liquor-Schranke	MW < 60–600 Da	– Schutz des Gehirns – Hindernis für polare Arzneistoffe
Blut-Hoden-Schranke		– Schutz vor mutagenen Xenobiotika (Fremdstoffen) – erschwerte zytostatische Therapie von Hodentumoren
Plazentaschranke	MW < 1000 Da	– nur unzureichender Schutz des Fetus vor den meisten üblichen Arzneistoffen
Blut-Milch-Schranke	basische, lipophile Substanzen	– Anreicherung von Arzneistoffen in der Muttermilch (s. S. 454)

Schranken

Die Verteilung wird auch durch **Schranken** beeinflusst. Empfindliche Organe sind durch spezielle Gewebsschichten vom Blutkreislauf abgetrennt. Sie sollen ein Eindringen toxischer Substanzen minimieren. Die wichtigsten Schranken sind die Blut-Hirn-Schranke, die Blut-Hoden-Schranke und die Plazentaschranke (**Tab. 2.3**).

Die **Blut-Hirn-Schranke**, ein dichtes Netz von Endothelzellen und Gliazellen, die die Hirnkapillaren mit ihren *tight junctions* umgeben, schirmt das ZNS gegenüber hydrophilen Substanzen ab. Diese Schranken können Nebenwirkungen am ZNS verhindern oder können die Pharmakotherapie erschweren.

Praxistipp
Die Permeabilität einer Schranke kann sich verändern. So kann Penicillin zur Therapie einer Meningoenzephalitis eingesetzt werden, da sich die Bluthirnschranke unter pathologischen Bedingungen öffnet.

An diesen Gewebebarrieren sind zahlreiche aktive **Transporter** exprimiert. So wird die Aufnahme aus dem Darm, ins Zellinere oder in Kompartimente v. a. durch die Familie der **SLC-Transporter** *(solute carriers)* realisiert, der Auswärtstransport (Efflux) aus Zellen heraus oder in das Lumen der Ausscheidungsorgane wie **Niere** oder **Leber** v. a. durch die Familie der **ABC-Transporter** (*ATP-binding cassette transporters*, **Tab. 2.4**). Diese Transporter sind daher pharmakologische Angriffspunkte, um Aufnahme, Verteilung

Tabelle 2.4

Klinisch relevante Transporter

Name(n)	Substratspektrum
SLC21 *organic anion-transporting polypeptide* (OATP)	endogene und exogene organische Ionen, z. B. Gallensäuren, T_3/T_4, Pravastatin
SLC22 *organic anion/cation transporter* (OAT, OCT)	endogene und exogene organische Ionen, z. B. Penicillin, Verapamil
ABCB1 *multiple drug resistance protein* 1 (MDR1) P-Glykoprotein (P-gp)	exogene Substrate (s. S. 443)
ABCC1 *multidrug resistance-associated protein* 1 (MRP1)	endogene und exogene Substrate, z. B. Steroide oder Chemotherapeutika
ABCC2 *multidrug resistance-associated protein* 2 (MRP2)	
ABCG2 *breast cancer resistance protein* 1 (BCRP1)	

Tabelle 2.5

Beispiele für absolute, apparente Verteilungsvolumina (VD)

Substanz	**V_D (für einen 70 kg schweren Menschen)**	**Interpretation**
Warfarin (s. S. 110)	8 l	überwiegend intravasale Anreicherung; hohe Plasmaproteinbindung
Theophyllin, Ethanol (s. S. 122)	40 l	Verteilung im gesamten Körperwasser
Chloroquin (s. S. 423)	15.000 l	Anreicherung im Fettgewebe

oder Ausscheidung von endogenen (z. B. Gallensäuren, Glukoronide) und exogenen (z. B. Arzneistoffe, Gifte) Substraten zu regulieren.

Verteilungsvolumen

Das absolute **Verteilungsvolumen V_d** [Liter], auch als relatives Verteilungsvolumen [Liter/kg] darstellbar, ist ein Proportionalitätsfaktor zwischen der im Organismus vorhandenen Menge eines Arzneistoffs [Gramm] und seiner Plasmakonzentration [Gramm/Liter]. Es gilt:

$$V_d\,[l] = \frac{\text{Dosis [g]}}{\text{Plasmakonzentration [g/l]}}$$

Sammelt sich ein Pharmakon in einem Kompartiment an, so erscheint das Verteilungsvolumen größer als die real vorhandenen ca. 3 l Plasma. Man spricht daher vom **apparenten (scheinbaren) Verteilungsvolumen** (**Abb. 2.5**, **Tab. 2.5**).

MERKE

V_D ist ein Maß dafür, ob sich ein Arzneistoff nur im Plasma befindet, oder sich im Gewebe anreichert. Ein *hohes* Verteilungsvolumen zeigt an, dass die Substanz meist im Körper *akkumuliert* und *schlecht steuerbar* ist!

Arzneistoffe werden an **Plasmaproteine** gebunden und mit ihnen im Blut transportiert. Pharmakobasen binden meist an α_1-saures Glykoprotein, Pharmakosäuren an Albumin. An Transport- oder Speicherproteine gebundene Arzneistoffe nehmen weder an der Elimination teil noch können sie einen pharmakodynamischen Effekt verursachen (**Abb. 2.6**, **Tab. 2.6**). Im Laufe des Lebens ändern sich Wasser- und Fettanteil des Körpers sowie die Aktivität von Transportern. Dies ist für die Pädiatrie und Geriatrie bedeutsam (s. S. 455). Auch bei einigen Krankheitszuständen wie z. B. Urämie ist die Bindungskapazität vermindert.

MERKE

An Plasmaproteine gebundene Arzneistoffe sind pharmakodynamisch inaktiv und können so lange nicht eliminiert werden, bis sie sich aus der Bindung wieder gelöst haben.

2.2.3 Elimination: Metabolismus und Exkretion

Die Elimination ist pharmakologisch definiert als der irreversible **Verlust der Wirksubstanz aus dem Plasma**. Dieser Verlust kann auf einer – meist renalen – **Exkretion** (= Ausscheidung der Wirksubstanz) oder einem – meist hepatischen – **Metabolismus** (= Verstoffwechslung) beruhen.

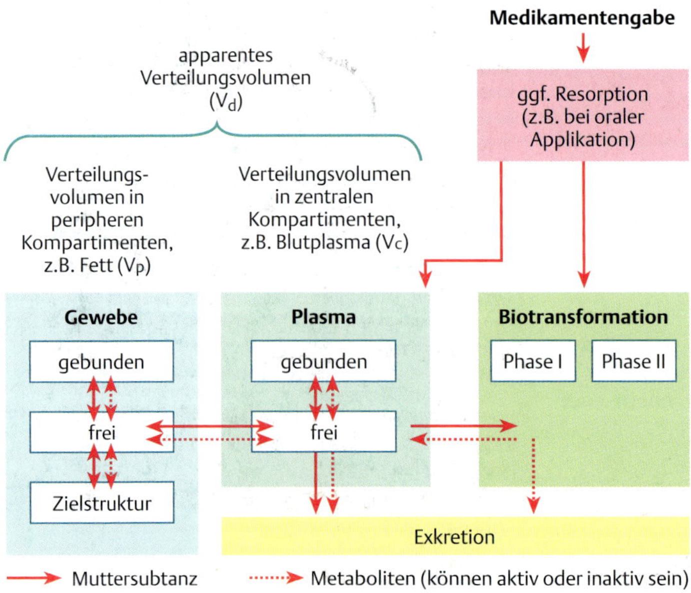

Abb. 2.6 Verteilung und Kompartimente. Arzneistoffe halten sich nach der Resorption in mehreren Kompartimenten auf, in denen sie auch jeweils an Zielstrukturen oder andere Strukturen (z. B. Plasmaproteine) binden. Zeitgleich erfolgen Eliminations- und Umverteilungsvorgänge des freien, nicht gebundenen Anteils. Gleiches gilt für die Metaboliten von Arzneistoffen.

Tabelle 2.6

Einfluss des Löslichkeitsverhaltens auf die Verteilung			
Löslichkeitsverhalten	**stark lipophil**	**amphiphil**	**stark hydrophil**
Verteilungskoeffizient	>> 1	~ 1	<< 1
Resorption aus dem Gastrointestinaltrakt	+++ (in Gegenwart von Gallensäuren)	+++	+
Plasmaproteinbindung	+++	+	+
		+++ für einige polare Arzneistoffe wie Penicillin, ASS oder Sulfonamide	
Penetration von Schranken (z. B. Liquor- oder ZNS-gängigkeit, intrazelluläre Aufnahme)	+++	++	0
renale Exkretion	+	++	+++
(hepatischer) Metabolismus	+++	+	0
enterohepatischer Kreislauf	+++	+	0
0, +, ++, +++: nicht, wenig, mittel, stark relevant			

Die **Clearance Cl** ist ein Maß dafür, wieviel Blutplasma pro Zeiteinheit von einer Substanz befreit wird. Es gilt:
Gesamtclearance = Metabolismus (hepatisch oder intestinal oder anderer)
+ renale Clearance
+ biliäre Clearance
+ pulmonale Clearance
+ andere Ausscheidungswege (Speichel, Schweiß, Sperma etc.)
Der **Q_0-Wert** gibt die **extrarenal eliminierte Dosisfraktion** an und ist für die Dosisanpassung bei Nieren- oder Leberinsuffizienz wichtig (s. S. 447):

$$Q_0 = 1 - \frac{\text{renale Clearance}}{\text{Gesamtclearance}}$$

Die **Eliminationsrate** ist umgekehrt proportional zur Menge des Arzneistoffs im Körper. Es gilt:
Menge des Arzneistoffs im Körper [mg]
= Eliminationsrate × k
(k: Eliminationskonstante)
Die **Clearance** ist ein Proportionalitätsfaktor zwischen der Eliminationsrate eines Arzneistoffs und seiner Plasmakonzentration. Es gilt:

$$\text{Cl [l/h bzw. ml/min]} = \frac{\text{Eliminationsrate [g/min]}}{\text{Plasmakonzentration [g/l]}}$$

Die Gesamtkörperclearance eines Arzneistoffs (nach oraler Gabe modifiziert um die Bioverfügbarkeit F, s. S. 9) lässt sich errechnen aus:

$$\text{Cl [l/h bzw. ml/min]} = \text{Dosis [g]} \times \frac{\text{F [\%]}}{\text{AUC}}$$

Die Elimination durch hepatischen Metabolismus erfolgt durch Phase-I- und -II-Enzyme (s. S. 443). Viele dieser Enzyme können durch Pharmaka inhibiert oder induziert werden oder liegen als polymorphe Genprodukte vor, die sich in ihrer Aktivität unterscheiden (**Abb. 2.7**, s. S. 443). Für eine **individualisierte Pharmakotherapie** müssen daher auch Komedikation und Genotyp sowie die Leistungsfähigkeit von Leber und/oder Niere (s. S. 447) beachtet werden.

MERKE

Die Gesamtclearance (Elimination) setzt sich aus der Exkretion (überwiegend renal) und der Metabolisierung (überwiegend hepatisch) zusammen.

Metabolismus

Lipophile Substanzen können im Gegensatz zu hydrophilen Substanzen nicht direkt renal ausgeschieden werden, sondern müssen zuerst in eine hydrophilere Form überführt werden. Die daran beteiligten Enzyme sind vor allem in der Leber lokalisiert. Zuerst werden die Fremdstoffe ggf. durch Einfügen einer funktionellen Gruppe wie z. B. -OH so verändert, dass der Körper sie leichter ausscheiden kann **(Phase I)**. Danach werden sie ggf. mit Verbindungen wie Glucuronsäure, Acetat oder N-Acetylcystein zu Glucuroniden, Mercaptursäuren etc. konjugiert **(Phase II)** (**Abb. 2.7**), was abermals die renale Exkretion vereinfacht.
Aufgrund ihrer Induzierbarkeit und häufiger Polymorphismen stellen die Enzyme des **Cytochrom-P450-Systems (CYP)** besonders wichtige Phase-I-Enzyme dar (s. S. 443). Das Entgiftungssystem dient aber nicht nur der Vorbereitung zur Ausscheidung von Xenobiotika. Manche Wirkstoffe werden durch den Lebermetabolismus erst aktiviert: So wird z. B. Enalapril zum wirksamen Enalaprilat oder Parathion zum toxischen Paraoxon gegiftet **(Aktivierung, Giftung)**. Enalapril ist somit ein inaktives **Prodrug**, das erst durch Metabolisierung in die aktive Wirkform umgewandelt wird (**Tab. 2.7**).

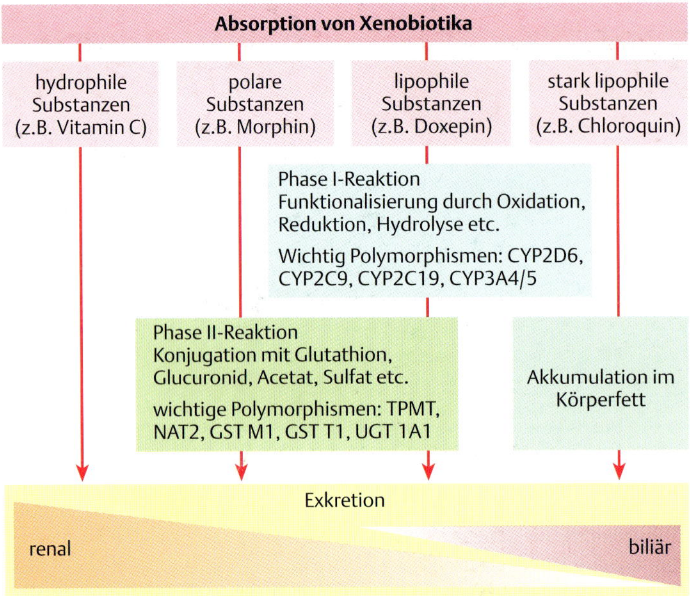

Abb. 2.7 Stoffwechsel der Xenobiotika (Fremdstoffe). Xenobiotika werden je nach ihrer Löslichkeit erst für eine Ausscheidung metabolisiert. Ziel ist die Erhöhung der Hydrophilie für die renale Ausscheidung. Die biliäre Ausscheidung spielt nur eine untergeordnete Rolle.

Tabelle 2.7

Beispiele für Prodrugs, die durch metabolisierende Enzyme erst aktiviert werden

Muttersubstanz	Enzym	aktiver Metabolit
Codein	CYP2D6 (s. S. 443)	Morphin
Enalapril	Esterase	Enalaprilat
Prednison	11β-Hydroxysteroid-Dehydrogenase	Prednisolon
L-DOPA	DOPA-Decarboxylase	Dopamin
Valaciclovir	Esterase	Aciclovir

Prodrugs können den Vorteil eines besseren *Drug targeting* bieten: Periphere DOPA-Decarboxylase-Inhibitoren verhindern die Umwandlung von L-DOPA in Dopamin in der Peripherie, sodass vermehrt L-DOPA im Gehirn anfluten und umgewandelt werden kann (s. S. 383). So vermindern sich die Nebenwirkungen von Dopamin im Rest des Körpers.

Die PK/PD-Eigenschaften der Metaboliten eines Arzneimittels können sich von der Ausgangssubstanz stark unterscheiden (**Tab. 2.8**). Falls möglich, sollten daher immer Arzneimittel gewählt werden, die keine aktiven Metaboliten haben.

MERKE

- Metabolisierung eines Arzneistoffes bedeutet entweder Wirkverlust (Entgiftung) oder Wirkverstärkung (Giftung).
- Metaboliten können andere PK/PD-Eigenschaften und toxische Eigenschaften als die Muttersubstanz besitzen.

Tabelle 2.8

Pharmakokinetik und -dynamik von Arzneistoffmetaboliten

Muttersubstanz	Q_0*	HWZ	aktiver Metabolit	Q_0	HWZ	Erklärung
Diazepam	1,0	30 h	Desmethyldiazepam	1,0	50 h	Diazepam wird zu Desmethyldiazepam demethyliert. Dieser aktive Metabolit hat eine wesentlich längere Halbwertszeit, sodass nach Diazepamgabe eine langanhaltende Wirkung von Desmethyldiazepam zu beobachten ist.
Methylphenidat	0,95	1 h	Ritalinsäure	0,1	7 h	Obwohl die Muttersubstanz überwiegend hepatisch (95 %) eliminiert wird und eine kurze HWZ hat, besitzt der Metabolit andere pharmakokinetische Eigenschaften; so muss eine gute Nierenfunktion sichergestellt werden, da 90 % renal eliminiert werden.

Q0: extrarenale Dosisfraktion, s. S. 451

Tabelle 2.9

Renale Exkretion

Prozess	Arzneistoffe	Mechanismus	Veränderung durch
glomeruläre Filtration des Primärharns	alle hydrophilen Arzneistoffe bis ca. 50 kDa	Filtration	Nephritiden, Alter
passive Rückresorption aus dem Primärharn	bei Urin-pH ungeladene Pharmakosäuren und -basen	Diffusion	Urin-pH (ion trapping, s. S. 10)
aktive Sekretion ins Tubuluslumen	ABC-Transporter-Substrate (s. S. 11 ff.)	Transporter	Sättigung und Konkurrenz

Renale Exkretion

Hydrophile Substanzen werden direkt renal eliminiert. Die renale Clearance wird dabei durch drei Prozesse bestimmt (**Abb. 2.9**):

- glomeruläre Filtration des Primärharns
- passive Rückresorption aus dem Primärharn
- aktive Sekretion oder Rückresorption.

Die **passive Rückresorption** kann durch Alkalisieren (Gabe von schwachen Basen wie Kaliumzitrat oder Natriumhydrogencarbonat) oder Ansäuern (Gabe von schwachen Säuren wie Ammoniumchlorid) beeinflusst werden. Dabei treten in Abhängigkeit vom pH folgende Veränderungen der Clearance auf:

- **Alkalisierung** beschleunigt die Elimination von sauren Substanzen: z. B. Salicylsäure, Phenobarbital, Penicillin, Probenecid
- **Ansäuerung** beschleunigt die Elimination von basischen Substanzen: z. B. Amphetamin, Nikotin, Imipramin.

Je nach pK_a-Wert der Substanz ändert sich bei bestimmten pH-Werten des Urins die Ladung und damit die **Fähigkeit zur tubulären Rückresorption** (*ion trapping*, s. S. 10).

Biliäre Exkretion

Lipophile Xenobiotika werden mit der in der Leber produzierten Galle ausgeschieden, aber oft wieder im Darm erneut resorbiert **(enterohepatischer Kreislauf).** Dieser Kreislauf kann z. B. bei Diarrhö oder durch Pharmaka wie den Resorptionshemmstoff Colestyramin unterbrochen werden, wodurch sich die Wirkung von Arzneistoffen abschwächt.

Praxistipp

Estrogene werden zum großen Teil im enterohepatischen Kreislauf wieder aufgenommen. So vermindern Durchfallerkrankungen den empfängnisverhütenden Schutz von Estrogen-Gestagen-Kombipräparaten. Anwenderinnen müssen darauf hingewiesen werden.

SLC- und ABC-Transporter wie v. a. der ABCB1-Transporter (= MDR1, P-Glykoprotein), leiten in der Leber aufgenommene Xenobiotika in die intrahepatischen Gallenkanäle weiter (s. **Tab. 2.4**). Der ABCB1-Transporter ist **induzierbar** und hat **nur exogene Substrate.** Er ist daher ein wirkungsvolles Verteidigungssystem gegen Xenobiotika und bereitet insbesondere bei der gleichzeitigen Verordnung mehrerer Medikamente (Polypharmazie) Probleme (s. S. 451).

2.2.4 Plasmakonzentrations-Zeit-Kurven

Die **Plasmakonzentration** eines Arzneistoffs über die Zeit wird bestimmt von

- **Invasion:** Liberation, Absorption und Rückverteilung (s. S. 7)
- **Elimination:** Verteilung, Metabolismus und Exkretion (s. S. 7).

Bei i. v.-Gabe kann die extrem kurze Invasion vernachlässigt werden, da 100 % direkt ins Blutgefäß injiziert werden. Die beobachtete Plasmakonzentrations-Zeit-Kurve entspricht ganz der Eliminationskinetik.

Bei einer fortdauernden Invasion muss dieser Prozess jedoch mit eingerechnet werden. Die **Bateman-Funktion** integriert diese beiden gleichzeitig ablaufenden Prozesse. Sie gibt die Plasmakonzentration in Abhängigkeit von der Zeit an. Sie ist die idealisierte Kurve, die man durch Interpolation von Einzelmesswerten erhält:

$$C = \frac{D \times k_a}{V(k_a - k_e)} \times (e^{-k_e{}^*t} - e^{-k_a{}^*t})$$

C: errechnete Plasmakonzentration, V: Verteilungsvolumen, k_a: Geschwindigkeitskonstante der Invasion, k_e: Geschwindigkeitskonstante der Elimination, D: Dosis, e: Euler'sche Zahl = 2,71

Für die Bateman-Funktion wird eine Invasion 1. Ordnung angenommen (Term $-e^{-ka^*t}$), wie man sie z. B. bei oraler Gabe beobachtet. Die Elimination setzt sich zusammen aus der Verteilung in andere Kompartimente, dem abbauenden Metabolismus sowie der Exkretion und zeigt eine **Kinetik der 0. oder 1. Ordnung.** Für die Bateman-Funktion wird ebenfalls eine Kinetik der 1. Ordnung angenommen (Term $e^{-k_e{}^*t}$) (**Abb. 2.8**).

Zero- und First-Order-Kinetiken

Kinetik nullter Ordnung, Zero-Order-Kinetik, Sättigungskinetik | Ist der Eliminationsweg sättigbar, liegt ab einer gewissen Substanzkonzentration eine konstante Eliminationsgeschwindigkeit vor. Die Eliminationsgeschwindigkeit ist dann unabhängig von der Menge der Substanz und nur eine Funktion der Zeit. Beispiele sind **Ethanol** oder hohe Dosen von Pharmaka, deren abbauende Enzyme gesättigt werden, wie z. B. ASS (s. S. 280).

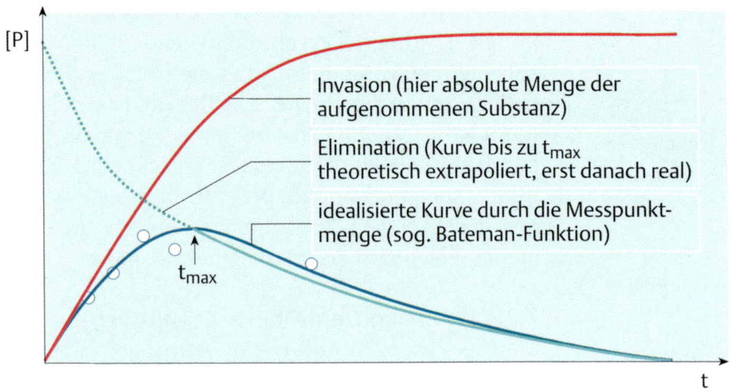

Abb. 2.8 Bateman-Funktion nach oraler Gabe. Die Bateman-Funktion gibt die Plasmakonzentration P in Abhängigkeit von der Zeit t an und ist eine idealisierte, durch echte Messpunkte gelegte Kurve. Sie setzt sich zusammen aus einer Eliminationskurve und einer Invasionskurve. Die Eliminationskurve gibt die Eliminationsrate, die Invasionskurve die aufgenommene Menge in Abhängigkeit von der Zeit an. Der Beginn der Eliminationskurve ist theoretisch extrapoliert (gestrichelte Linie). Real und klinisch relevant ist nur der spätere Kurvenverlauf nach Erreichen von t_{max}.

Kinetik erster Ordnung, First-Order-Kinetik | Die meisten Arzneistoffe werden **proportional zu ihrer Plasmakonzentration eliminiert**. Somit ist die Eliminationsgeschwindigkeit initial hoch und nimmt dann im Laufe der Elimination ab. Es ergibt sich eine Exponentialfunktion, wie sie auch beim radioaktiven Zerfall auftritt: bei fehlender Enzymsättigung entscheidet nämlich die Plasmakonzentration darüber, wieviel des abbauenden Enzyms bzw. wieviel des ausscheidenden Organs vom Arzneistoff erreicht wird (Massenwirkungsgesetz).

Tab. 2.10 stellt beide Kinetiken gegenüber. Die semilogarithmische Darstellung der First-Order-Kinetik ermöglicht einen guten Vergleich der Steigung verschiedener Geraden.

MERKE

Eliminationskinetiken sind meist Kinetiken erster Ordnung.

Tabelle 2.10

Vergleich der Kinetiken nullter und erster Ordnung

Kinetik	Zero-Order-Kinetik (0. Ordnung)	First-Order-Kinetik (1. Ordnung)
lineare Darstellung (sowohl Konzentration [P] als auch Zeit t sind linear aufgetragen)	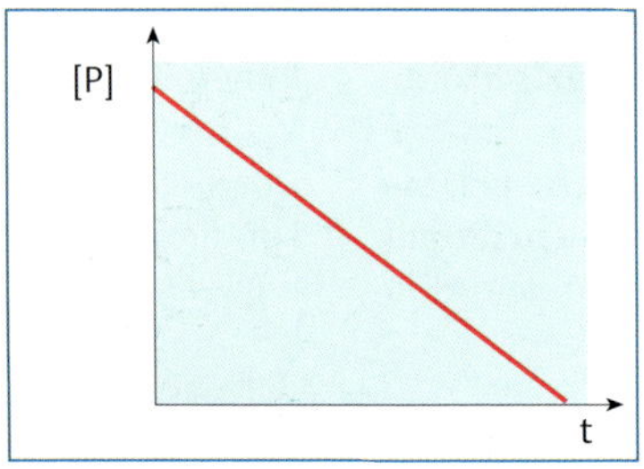	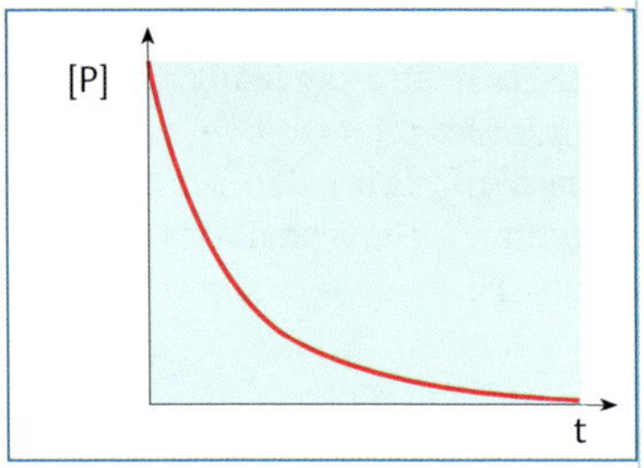
semilogarithmische Darstellung (die Konzentration ist logarithmisch, die Zeit weiterhin linear aufgetragen)	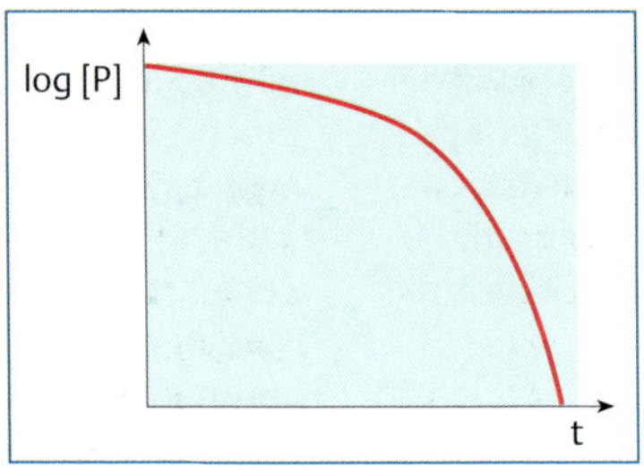	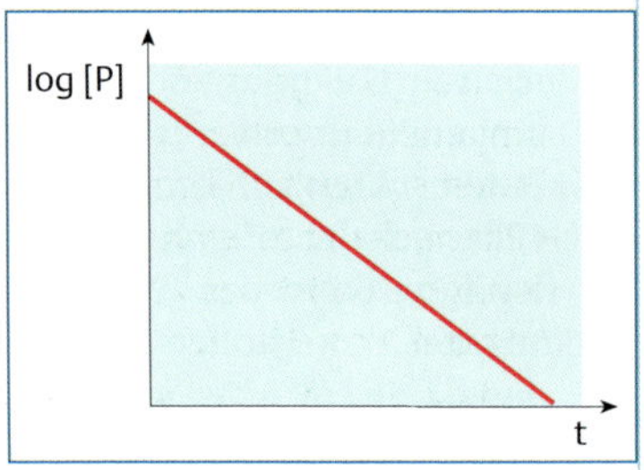
HWZ	verkürzt sich abhängig von Plasmakonzentration [P]	konstant
Eliminationsrate	konstant	abhängig von Plasmakonzentration [P]
Vorkommen	gesättigte Abbauwege	ungesättigte Abbauwege **(Normalfall)**

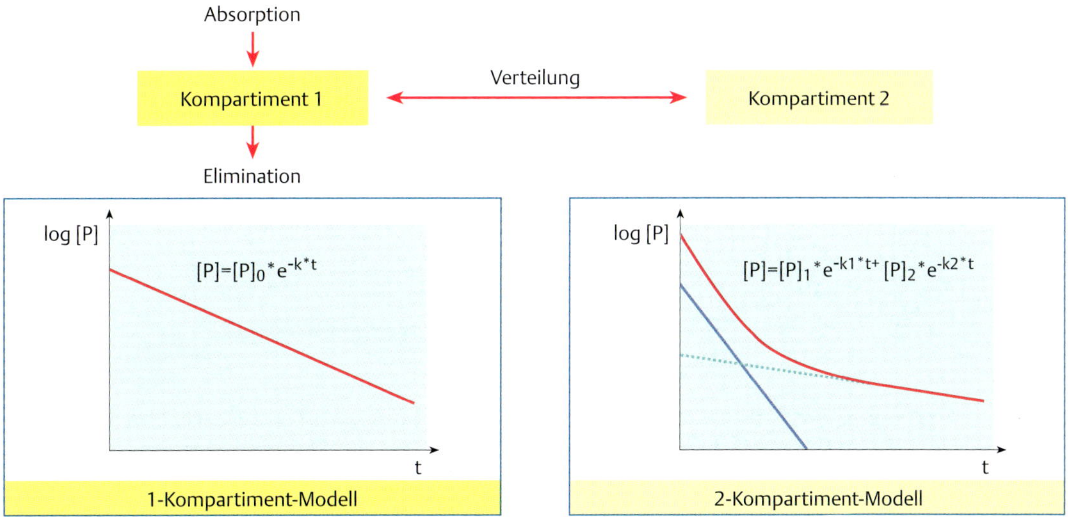

Abb. 2.9 Ein- und Zwei-Kompartiment-Modelle und ihre Eliminationsfunktionen. Die Graphiken zeigen semilogarithmisch die Kinetik im Ein- und Zwei-Kompartiment-Modell. Es ist der Logarithmus der Konzentration des Pharmakons P gegen die Zeit t aufgetragen. Die Elimination im Zwei-Kompartiment-Modell erfolgt erst schnell, was der Kinetik des primären Eliminationsweges entspricht (gestrichelte Gerade). Danach wird kontinuierlich Arzneistoff aus dem zweiten Kompartiment in das erste Kompartiment übertragen (blaue Linie) und die Elimination verlängert sich.

Kompartimente

Ein Arzneistoff kann in mehrere **Kompartimente** aufgenommen werden. Dies bestimmt die Form der Eliminationskinetik (**Abb. 2.9**). Es gibt Arzneistoffe, die während der Verteilungsphase in ein lipophiles Kompartiment (z. B. Fettgewebe) aufgenommen und entsprechend langsamer eliminiert werden. Am Anfang scheint das Arzneimittel also schneller eliminiert zu werden, da es zusätzlich zur Elimination auch noch aus dem Blutplasma in ein Kompartiment verschwindet. Die Halbwertszeit verlängert sich jedoch, da der Arzneistoff nun im Sinne eines Fließgleichgewichtes langsam aus dem speichernden Kompartiment freigesetzt wird.

Praxistipp

Lithium wird intrazellulär über lange Zeit gespeichert (HWZ 10 d). Der im Blutplasma nach Lithiumgabe vorhandene Anteil wird hingegen schnell renal eliminiert.
Daher sollten Lithiumspiegelbestimmungen 12 h nach der letzten Tabletteneinnahme erfolgen. So ist das überschüssige, nicht intrazelluläre Lithium bereits eliminiert, und der Blutplasmaspiegel korreliert nun mit der intrazellulär gespeicherten und dort lang wirksamen Menge an Lithium (vgl. S. 362).

Halbwertszeit

Die Halbwertszeit (HWZ, $t_{1/2}$) ist für Kinetiken 1. Ordnung eine **dosisunabhängige Größe**, die angibt, wann die Plasmakonzentration einer Substanz auf die Hälfte der Plasmakonzentration zum Ausgangszeitpunkt gesunken ist (**Abb. 2.10**). Sie ist abhängig von der **Eliminationskonstante k**, die substanzspezifisch ist:

$$t_{1/2} = \frac{\ln 2}{k} = \frac{0{,}603}{k}$$

BEACHTE

Das Konzept der HWZ ist nicht auf die Zero-Order-Kinetik anwendbar! Alkohol wird beispielsweise immer gleich schnell eliminiert.

Die Halbwertszeit hat große Bedeutung für die Abschätzung der Elimination eines Arzneistoffs, z. B. im Rahmen einer Medikamentenumstellung.

MERKE

Faustregel: Nach fünf Halbwertszeiten ist ein Pharmakon zu über 95 % eliminiert.

Aufsättigung

Umgekehrt gelten vergleichbare Zusammenhänge für die **Aufsättigung:** Eine Dosis D, die über ein Intervall τ gegeben wird, das der Halbwertszeit $t_{1/2}$ entspricht ($\tau = t_{1/2}$), wird nach jeder Gabe zu 50 % abgebaut. Die restlichen 50 % akkumulieren, bis insgesamt ein steady-state von fast 200 % der Konzentration im Vergleich zur Gabe einer Einzeldosis erreicht ist. Um eine schnellere Aufsättigung zu erreichen, werden zuerst eine hohe **Aufsättigungsdosis** (Initialdosis, *loading dose*) und dann niedrige **Erhaltungsdosen** *(maintenance dose)* appliziert.

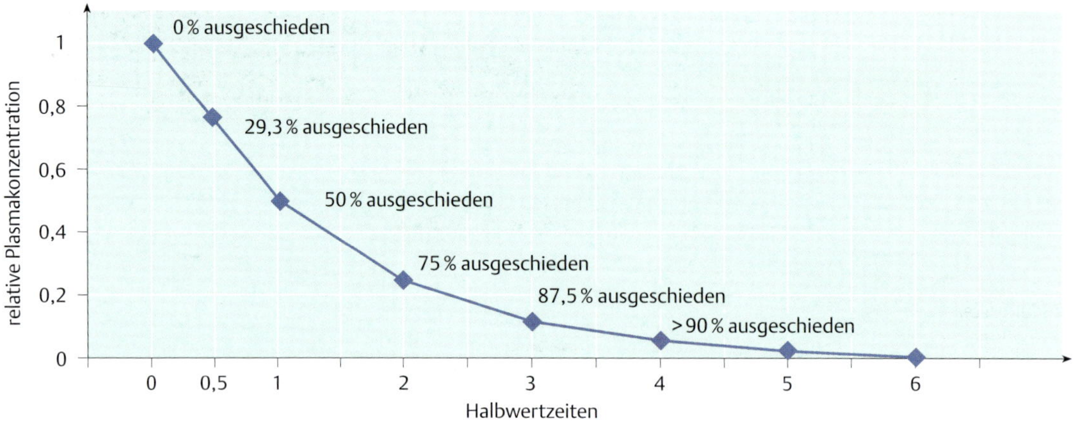

Abb. 2.10 Plasmakonzentrationsabfall über die Zeit.

Beispielsweise wird das Antikoagulanz Phenprocoumon (HWZ 6 d, s. S. 110) typischerweise initial aufgesättigt (z. B. 1. Tag: 6–9 mg; 2. Tag: 6 mg; 3. Tag: 3 mg). Die erforderliche Erhaltungsdosis beträgt meist 1,5 bis 4,5 mg, variiert jedoch individuell sehr stark (cave: Komedikation!) und muss daher in Abhängigkeit vom beabsichtigten Ausmaß der Gerinnungshemmung gesteuert werden (→ INR).

MERKE

Nach regelmäßiger Gabe eines Pharmakons über einen Zeitraum von ca. 5 Halbwertszeiten ist eine Plateauphase (steady state) erreicht.

2.3 Pharmakodynamik

Key Point

Welche Vorgänge löst ein Pharmakon im Körper aus? Die Pharmakodynamik beschreibt die Bindung und den Effekt von Arzneistoffen an molekularen Zielstrukturen.

Pharmakodynamik ist die Lehre der molekularen Wirkungen eines Wirkstoffes bzw. Arzneistoffes, der seine Wirkung realisieren kann durch

- reversible oder irreversible Bindung
- an sämtliche körpereigene (Proteine, Kohlenhydrate, Fette, DNA/RNA) oder körperfremde (Bakterien, Viren) Strukturen,
- die vielfältige Funktionen (Rezeptor für endogene Liganden, Antikörper, Transportsystem, Enzym, Coenzym, Translationstemplate) haben können.

2.3.1 Affinität und Intrinsic Activity

Die Bindungsstärke eines Arzneistoffs wird als **Affinität** für seine Zielstruktur bezeichnet. Neben der Affinität eines jeden Pharmakons ist für seine Wirkung auch die **intrinsische Aktivität** wichtig. Hierunter versteht man die relative Wirkstärke bezogen auf die maximal mögliche Wirkung an einer Zielstruktur. Grundlage ist das **Schlüssel-Schloss-Prinzip** (**Abb. 2.11**).

Jede **Interaktion zwischen Ligand und Zielstruktur** kann charakterisiert werden hinsichtlich:

- **Affinität**
  - Bindungsort (ortho-/isosterisch oder allosterisch)
  - Dauer (irreversibel oder reversibel)
- **Wirkung**
  - intrinsische Aktivität (Stimulation oder Hemmung)
  - Veränderung der Affinität weiterer Liganden.

BEACHTE

Liganden können sich in ihrer Affinität und in ihrer intrinsischen Aktivität unterscheiden.
Der physiologische, endogene Ligand muss dabei nicht unbedingt die größte intrinsische Aktivität haben.

Affinität

Die Gesetzmäßigkeiten, nach denen ein Pharmakon an seine Zielstrukturen binden kann (Ligand-Zielstruktur-Bindung), sind die gleichen wie in der Chemie der **Enzymkinetik** (Substrat-Enzym-Bindung). Der Prozess kann gesättigt werden, und es gibt Geschwindigkeitskonstanten für die Assoziation (Bindung, k_1) und Dissoziation (Trennung, k_2), welche die **Affinität** von Ligand L und Zielstruktur Z festlegen:

$$L + Z \underset{k_2}{\overset{k_1}{\rightleftharpoons}} LZ$$

Die **Dissoziationskonstante K_D** [mol/l oder M] ist definiert als Verhältnis zwischen freien Zielstrukturen [Z], Liganden [L] und gebundenen Ligand-Zielstruktur-Komplexen [LZ]:

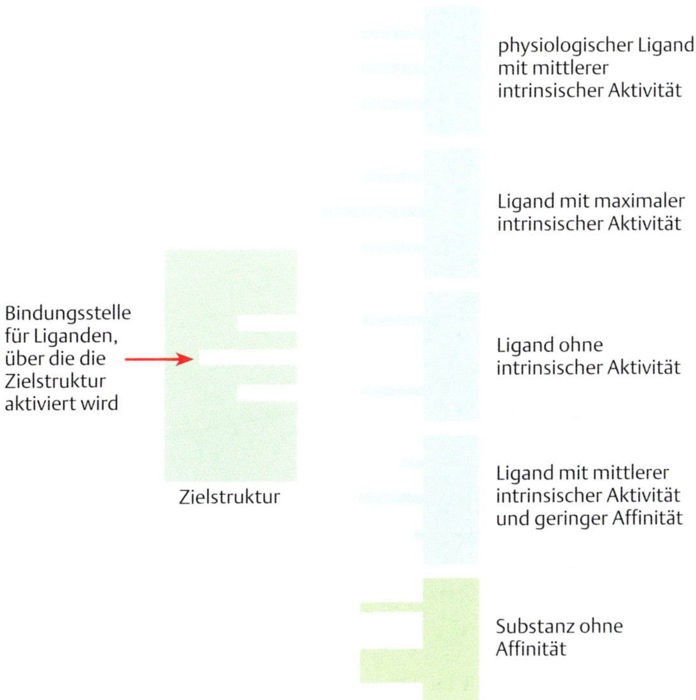

Abb. 2.11 Schlüssel-Schloss-Prinzip. Die Struktur des Liganden beeinflusst die Affinität zur Zielstruktur, aber auch die Affinität zu dem Bereich der Zielstruktur, die den Effekt vermittelt.

$$K_D = \frac{k_2}{k_1} = \frac{[L] \cdot [Z]}{[LZ]}$$

Eine **hohe Dissoziationskonstante** (im µM-Bereich oder höher) bedeutet dabei eine **niedrige Affinität,** denn nur eine hohe Dosis eines Arzneistoffes bildet eine definierte Anzahl von Ligand-Zielstruktur-Komplexen. Eine **niedrige Dissoziationskonstante** (nM) bedeutet umgekehrt eine **hohe Affinität** für die Zielstruktur.

Diese Gleichung kann zu einer Funktion abhängig von der Konzentration des Liganden [L] umgeformt werden, die die Anzahl der besetzten Zielstrukturen [LZ] beschreibt:

$$[LZ] = [T] \cdot \frac{[L]}{[L] + K_D}$$

[T]: Gesamtanzahl aller Zielstrukturen [Z] + [LZ]

In semilogarithmischer Darstellung zeigt sich dabei ein sigmoidaler (= S-förmiger) Verlauf (**Abb. 2.12**). Die semilogarithmische Darstellung besitzt gegenüber der linearen Darstellung den Vorteil, dass Veränderungen der Affinität viel einfacher in Form einer Rechts- oder Linksverschiebung der Kurve abgelesen werden können.

MERKE

- Hoher K_D-Wert = Rechtsverschiebung der Kurve = niedrige Affinität
- Niedriger K_D-Wert = Linksverschiebung der Kurve = hohe Affinität.

2.3.2 Bindungsort

Ortho-/isosterische Bindung | Die Bindung an die Stelle, an welche auch der endogene, physiologische Ligand bindet, wird als orthosterische Bindung bezeichnet (von gr. ορθοζ = korrekt, richtig und στεροζ = Form, Struktur). Die Bindung von Arzneistoffen an das aktive Zentrum von Enzymen wird als isosterische Bindung bezeichnet (von gr. ισοζ = gleich).

Allosterische Bindung | Eine allosterische Bindung findet an einer anderen Stelle als an der des natürlichen Liganden bzw. Substrates statt (gr. αλλοσ = anders). Eine Zielstruktur kann über mehrere pharmakologisch relevante ortho- und allosterische Bindungsstellen verfügen. Dementsprechend sind verschiedene Interaktionen zwischen endogenen und exogenen Liganden denkbar, wie am Beispiel des GABA-A-Rezeptors in **Tab. 2.11** dargestellt.

2.3.3 Interaktion zwischen Liganden

Kompetitive Hemmung

Je größer die Dissoziationskonstante K_D und je niedriger damit die Affinität eines Liganden L zu seiner Zielstruktur Z ist, desto weiter verschiebt sich die Dosis-Bindungs-Kurve nach rechts (**Abb. 2.12**, gestrichelte Kurve). Konkurrieren zwei Liganden um eine Zielstruktur, kommt es zur kompetitiven (ortho-/isosterischen, d. h. an richtiger/gleicher Stelle bindend) Hemmung. Es stehen weniger Zielstrukturen pro einzelnem Ligand zur Verfügung. Die Dissoziationskon-

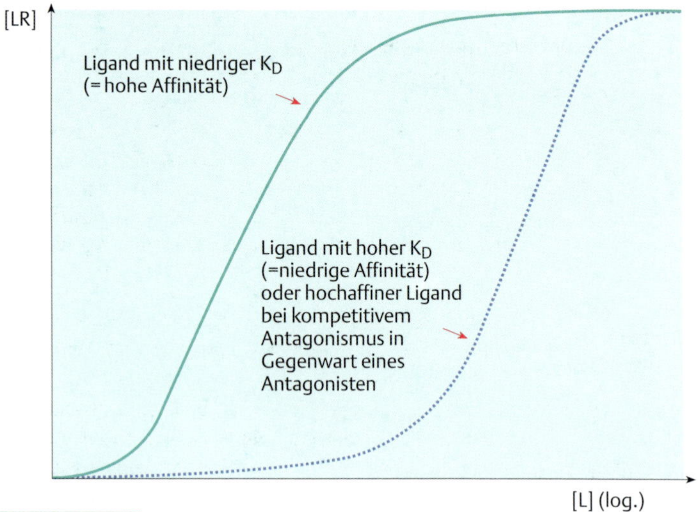

Abb. 2.12 Dosis-Bindungs-Kurve. Besetzte Bindungsstellen (Ligand-Rezeptor-Komplex LR) in Abhängigkeit von der Konzentration eines Liganden (L, logarithmisch aufgetragen).

Tabelle 2.11

Orthosterische und allosterische Bindungsstellen des GABA-A-Rezeptors

Position	Beispiel für Agonisten	Beispiel für Antagonisten
orthosterisch	GABA (endogener Ligand)	Bicucullin (Krampfgift)
allosterisch (Benzodiazepin-Bindungsstelle)	Diazepam, Zolpidem (Sedativa)	Flumazenil (Antidot gegen Benzodiazepine und -Analoga)
allosterisch (nicht identisch mit der Benzodiazepin-Bindungsstelle)	Phenobarbital (Sedativum)	–

stante der Liganden wird auch hier größer, und die Dosis-Bindungs-Kurven verschieben sich nach rechts.

Nicht kompetitive Modulation

Arzneistoffe können allosterisch (= an anderer Stelle) an der Zielstruktur angreifen und wirken so hemmend oder stimulierend. Das ist eine Form der nicht kompetitiven Modulation, da in der Regel keine Verdrängung des orthosterischen Liganden auftritt. Bei dieser allosterischen Modulation von Zielstrukturen kann der Ligand

- eine **eigene intrinsische Aktivität** aufweisen (allosterischer Agonist/Antagonist),
- die **Affinität** der Zielstruktur zum primären Liganden **verändern** wie z. B. Benzodiazepine die Affinität von GABA zum GABA-A-Rezeptor erhöhen (allosterischer Modulator/Enhancer)
- die **Kopplung** an die nachgeschaltete Signalkaskade und damit die intrinsische Aktivität **verändern** (ebenfalls allosterischer Modulator/Enhancer genannt) oder
- sowohl intrinsisch als auch modulatorisch wirken **(ago-allosterischer Modulator).**

In der Dosis-Bindungs-Kurve stellt sich die allosterische Modulation als **Veränderung der Potenz** (rechts-links-Verschiebung) oder **Effizienz** (Stauchung/Streckung der Kurve) dar, analog zum K-Typ oder V-Typ allosterischer Effektoren in der Enzymkinetik (s. Lehrbücher der Biochemie). Allosterische Modulatoren haben den pharmakotherapeutischen Vorteil, dass sie nur in Gegenwart des endogenen Liganden wirksam sind.

2.3.4 Dauer und Stabilität der Bindung

Dauer I Die Bindung an die Zielstruktur ist üblicherweise eine lockere, nicht kovalente Bindung. Wenige Arzneistoffe, wie Penicillin, ASS, Tranylcypromin oder Phenoxybenzamin, können eine kovalente und damit **irreversible** Bindung mit ihren Zielstrukturen eingehen. Ihre Wirkung kann somit nur durch **Neusynthese** des Moleküls beendet werden! Sinkt die Anzahl der freien Rezeptoren, z. B. bedingt durch die irreversible Bindung eines anderen Liganden, wird die Dosis-Bindungs-Kurve gestaucht.

Stabilität I Das *Loose-Binding*-Konzept besagt, dass ein Arzneistoff zwar eine hohe Assoziationsgeschwindigkeit (k_1), aber auch eine hohe Dissoziationsgeschwindigkeit (k_2) hat, sodass die physiologischen Liganden den Arzneistoff einfach verdrängen können. Analog zu Enzymen können sämtliche **Zielstrukturen gesättigt** werden. Sind alle Rezeptoren besetzt bzw. alle Enzyme gebunden, ist das Maximum eines über diese Bindung induzierbaren Effekts erreicht (ceiling). Arzneistoffe, die an mehrere Zielstrukturen binden, werden auch als *„dirty drugs“* bezeichnet. Arzneistoffe, die selektiv nur an eine Zielstruktur binden, heißen *„clean drugs“*.

MERKE

- Arzneistoffe können orthosterisch oder allosterisch jeweils mit hoher oder niedriger Affinität an ihre Zielstruktur binden.
- Nur Liganden, die den identischen Bindungsplatz der Zielstruktur nutzen, können sich gegenseitig kompetitiv verdrängen.

2.3.5 Intrinsic activity

Die **intrinsische Aktivität** gibt an, wie stark die Wirkung bei Aktivierung durch einen bestimmten Liganden ist (in Relation zum maximal möglichen, durch die Zielstruktur vermittelten Effekt).

MERKE

Intrinsic activity = Effekt des Liganden/theoretischer Maximaleffekt an dieser Zielstruktur

Die Messung des „Effekts" ist schwierig, da die Aktivierung einer Zielstruktur meist über verschiedene Signalkaskaden zu zahlreichen Veränderungen führt, die darüber hinaus von Gewebe zu Gewebe variieren können (*pluridimensional efficacy*). Zwei Arzneistoffe, die ausschließlich über dieselbe Zielstruktur wirken, können unterschiedliche Signalkaskaden und damit unterschiedliche Wirkungen anstoßen (*agonist directed trafficking*).

EXKURS

Opioide – obwohl meist μ-Rezeptor-Agonisten – sind in ihrem Wirkprofil unterschiedlich. So wirkt Morphin z. B. stark antitussiv, aber Tilidin kaum antitussiv, obwohl ihre analgetische und obstipierende Wirkung ungefähr gleich ist. Auch die therapeutische Breite, also die Dosisrelation zwischen gewünschter Wirkung wie Analgesie oder Hustenstillung und letaler Wirkung wie Atemdepression, unterscheidet sich stark (vgl. S. 253).

Man unterscheidet reine, partielle und inverse Agonisten und Antagonisten an einer Zielstruktur (**Abb. 2.13**, vgl. S. 19).

Reine (= volle) Agonisten (intrinsische Aktivität = 1) lösen an der Zielstruktur den maximal möglichen Effekt aus. „Rein" wird hier im Sinne von ausschließlichem Agonismus, nicht im Sinne von „clean" (s. o.) gebraucht.

Antagonisten haben eine intrinsische Aktivität = 0. Jede Zielstruktur hat einen Grundtonus. So gibt es z. B. bei ionotropen Rezeptoren (s. S. 33) immer einen gewissen Ruhestrom von Ionen. Antagonisten beeinflussen diesen Ruhestrom nicht, verhindern jedoch die Vergrößerung des Stroms, die durch Agonisten induziert wird.

Inverse Agonisten (intrinsische Aktivität < 0) setzen den Grundtonus herab und verkleinern den basalen Ionenstrom bzw. die Ruheaktivität von Enzymen oder G-Proteinen. Bei Enzymen oder metabotropen Rezeptoren liegt in Ruhe ein Gleichgewicht zwischen inaktiver Form Z und aktiver Form Z* vor. Inverse Ago-

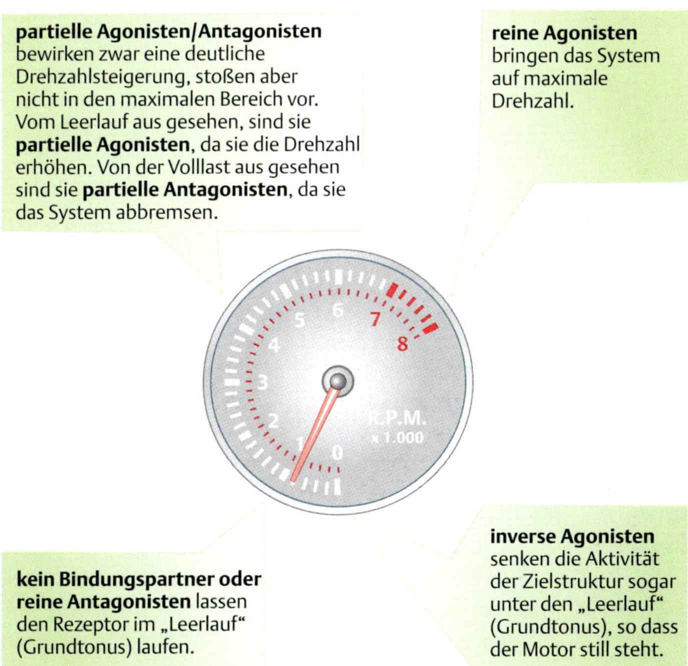

Abb. 2.13 Der Drehzahlmesser eines Autos als Analogie zu Agonisten und Antagonisten.

nisten binden bevorzugt an die inaktive Z-Form und verändern so das Gleichgewicht in Richtung der inaktiven Konformation.

Partielle Agonisten (0 < intrinsische Aktivität < 1) liegen in ihrem Effekt zwischen Grundtonus und maximalem Effekt. Je nach Gesichtspunkt kann man sie auch als partielle Antagonisten bezeichnen.

MERKE

Arzneistoffe können einen positiven, neutralen oder inversen Effekt an der Zielstruktur auslösen.

Schließlich ist es in manchen Fällen wünschenswert, keine starke Affinität oder maximale Wirkung (voller Agonismus) zu haben (**Tab. 2.12**).

Tabelle 2.12

Therapeutischer Nutzen von partiellem Agonismus und Affinität

Substanz	Zielstruktur	Vorteil
partieller Agonist		
Buprenorphin	Opioid-Rezeptor (s. S. 252)	keine starke Atemdepression
Aripiprazol	D_2-Dopamin-Rezeptor (s. S. 379)	weniger Dyskinesien
reversible Bindung		
Ibuprofen (und andere NSA)	COX-1 (s. S. 275)	keine erhöhte Blutungsneigung wie beim irreversiblen Inhibitor ASS
Physostigmin	AChE (s. S. 36)	keine letale irreversible AChE-Hemmung
Moclobemid	MAO-A (s. S. 360)	kein Kreislaufsyndrom durch Tyramin wie beim irreversiblen MAO-A- und -B-Inhibitor Tranylcypromin

2.3.6 Phytopharmaka

Phytopharmaka sind Arzneimittel, deren Wirkstoffe aus Pflanzen gewonnen werden. Viele heutzutage chemisch definierte Arzneistoffe leiten sich von Phytopharmaka ab oder enthalten sogar aufgereinigte Substanzen pflanzlicher Herkunft (z. B. Atropin, Morphin, Vinca-Alkaloide). Analoges gilt für Pilzsekrete wie Penicillin oder Aminoglykoside. Sowohl für synthetisierte als auch für extrahierte Einzelsubstanzen gelten die gleichen Gesetzmäßigkeiten der Pharmakokinetik und -dynamik: Es gibt keinen Unterschied. Daher müssen Phytopharmaka als „normale" Arzneistoffe behandelt werden.

Die landläufige Meinung, dass „pflanzliche Präparate" generell besser verträglich seien, ist falsch und irreführend. Allenfalls rufen sie durch diese emotionale Bewertung bei vielen Laien einen zur biochemischen Wirksamkeit zusätzlichen Placebo-Effekt hervor.

Phytopharmaka enthalten je nach Präparat zahlreiche Einzelstoffe. Der Vorteil kann eine umfassendere Wirksamkeit sein, die dadurch aber ebenfalls zahlreicheren Nebenwirkungen sind ein Nachteil.

MERKE

- Die Arzneistoffe der Schulmedizin sind oft identisch mit oder orientieren sich an Substanzen aus Pflanzen, Pilzen oder Tieren.
- Phytopharmaka werden gemeinhin als unschädlich, da „natürlich" betrachtet und nicht als Arzneistoffe wahrgenommen.
- Sie haben jedoch auch teilweise erhebliche Nebenwirkungen und können Arzneimittelinteraktionen verursachen (s. S. 361).

2.3.7 Placeboeffekt

Placebos haben keine nachgewiesene biochemische Wirksamkeit, können aber durchaus eine gute therapieunterstützende oder therapeutische Wirkung haben. Die Wirkung des Placebos scheint dabei an das Bewusstsein gekoppelt zu sein, denn der Placeboempfänger muss sich der Medikamentengabe und der daran gekoppelten angeblichen Wirkung bewusst sein. So entfalten Placebos, die an junge Kinder oder Tiere verabreicht werden, ihre Wirkung vermutlich indirekt über die Erwartungshaltung von Eltern bzw. Tierbesitzer. Biochemisch scheint dieser Effekt auf eine **Veränderung der dopaminergen Transmission** zu beruhen.

Placebotabletten (z. B. Lichtenstein P Dragees Blau®) oder eine Injektion mit Kochsalzlösung kann eine wirksame Therapie von Schmerzen, Schlaflosigkeit, Depression und anderen Krankheiten mit psychosomatischer Komponente darstellen. Ist jedoch eine kausale Therapie einer Krankheit möglich und die Erkrankung vital gefährdend, z. B. eine schwere bakterielle Infektion oder eine schwere Depression, ist immer die schulmedizinische Behandlung als wesentliche therapeutische Komponente zu wählen.

MERKE

Placebos können eine therapeutische Wirkung haben.

In klinischen Studien werden Placebos eingesetzt, um einen über den Placebo-Effekt hinausgehenden Effekt eines anderen Arzneistoffes zu erkennen.

Analog zum Placebo (lat. „ich werde gefallen") gibt es auch **Nocebos** (lat. „ich werde schaden"), also toxisch wirkende Medikamente ohne eine nachgewiesene biochemische toxische Wirksamkeit. So kann allein das bloße Wissen um eine Nebenwirkung dazu führen, dass der Patient diese Nebenwirkung fühlt, entwickelt und darunter leidet.

EXKURS

In einer Studie wurden jungen männlichen Hypertonikern Betablocker einmal ohne jede Kennzeichnung und Fachinformation (Gruppe 1), dann lediglich mit der Information des Namens der verabreichten Tabletten (Gruppe 2) und schließlich mit der Fachinformation, in der auch die sexuelle Funktionsstörung als Nebenwirkung aufgelistet war (Gruppe 3), gegeben. In Abhängigkeit vom Informationsgrad berichteten 5 %, 10 % und 15 % Probanden über sexuelle Funktionsstörungen. Das Wissen um UAW bzw. das Arzneimittelprofil erhöht also substanziell die Wahrnehmung bzw. Empfindlichkeit für Nebenwirkungen.

2.3.8 Dosis-Wirkungs-Beziehungen

Key Point

Die therapeutischen und toxischen Wirkungen eines Arzneistoffes sind dosisabhängig und können grafisch veranschaulicht werden. Antagonisten und Agonisten können diese Kurven verschieben. Ebenso lässt sich die Letalität abbilden. Beide Informationen (Wirkung und Letalität bei einer bestimmten Dosis) erlauben es, die Verträglichkeit bzw. Vorteile eines Arzneistoffes abzuschätzen.

Folgende Begriffe sind für das Verständnis von Dosis-Wirkungs-Beziehungen relevant:

Wirksamkeit | Die **Gesamtwirkung** eines Arzneistoffes an einem Gewebe oder Organ bzw. die Wirkung an einem Kollektiv von Patienten wird als **Wirksamkeit** oder Effizienz *(efficacy)* bezeichnet. Zur Erinnerung: Die Wirkung eines Arzneistoffes an einer einzelnen Zielstruktur ist die intrinsische Aktivität (s. S. 18).

Potenz | Je geringer die Dosis eines Arzneistoffes ist, um den halbmaximalen Effekt (ED_{50}, s. u. und **Abb. 2.14 a**) zu erreichen, desto höher ist die **Potenz** (Wirkstärke, *potency*) des Pharmakons. So ist es z. B. bei Steroiden üblich, die Potenzen der Einzelsubstanzen mit dem endogenen Glukokortikoid Hydrocortison als Standard zu vergleichen und sog. Hydrocortison-Äquivalente anzugeben.

Ceiling | Viele Arzneistoffe erreichen in therapeutischen Dosierungen eine Grenze, an der die Wirksamkeit trotz Dosiserhöhung nicht mehr zu steigern ist. Diese Grenze wird als **Ceiling** (engl. Dach) bezeichnet (**Abb. 2.14 b**).

Pharmaka, die nicht die maximal mögliche Wirkung erreichen, werden deshalb als **Low-Ceiling-Pharmaka** (z. B. das Opioid Buprenorphin oder Thiaziddiuretika wie HCT) bezeichnet. Pharmaka, die einen maximal möglichen Effekt erreichen, heißen **High-Ceiling-Pharmaka** (z. B. das Opioid Morphin oder Schleifendiuretika wie Furosemid).

Da die Wirkung eines Pharmakons proportional zu seiner Rezeptorbindung ist, ähnelt die Dosis-Wirkungs-Kurve der Dosis-Bindungs-Kurve (s. S. 20). Die Gabe von **kompetitiven Antagonisten würde also Dosis-Wirkungs-Kurven nach rechts verschieben**, d. h. der definierte Effekt tritt bei wesentlich höheren Konzentrationen ein. Er erscheint als Potenzverlust.

Eine **irreversible Bindung** von Rezeptoren durch einen anderen Arzneistoff verändert den maximalen Effekt des Arzneistoffes. Eine **allosterische Modulation** kann sowohl Wirksamkeit wie auch Potenz verändern.

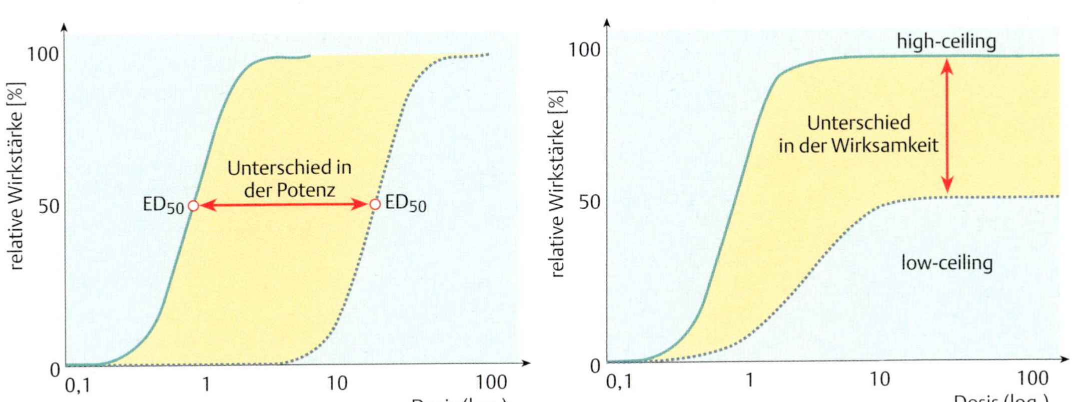

Abb. 2.14 Potenz, Ceiling und Wirksamkeit. a Die Potenz beschreibt den Unterschied in der Dosis zweier Arzneistoffe, die benötigt wird, um den gleichen Effekt (hier ED_{50}) zu erzielen. **b** Ceiling beschreibt die fehlende Wirksamkeitssteigerung trotz Dosiserhöhung.

MERKE

Arzneistoffe unterscheiden sich untereinander in den Mengen, die man benötigt, um eine definierte Wirkung zu erreichen (Potenz, potency), und in ihrer maximalen Wirksamkeit (efficacy).

ED_{50}/LD_{50} | Die **ED_{50}** (*efficacy dose* 50 %) bezeichnet die Konzentration, die benötigt wird, um bei der Hälfte der Versuchspersonen oder -tiere einen definierten Effekt zu erzeugen, **LD_{50}** (*letal dose* 50 %) bezeichnet dazu analog die letale Dosis, bei der 50 % der Versuchstiere versterben. Ebenfalls analog zur ED_{50} spricht man bei Hemmstoffen von Enzymen, Rezeptoren etc. auch von ihrer **IC_{50}** (*inhibitory concentration* 50 %) und von K_I statt K_D.
Der Quotient **LD_{50}/ED_{50}** wird als **therapeutischer Quotient** bezeichnet. Damit kann die therapeutische Breite eines Pharmakons abgeschätzt werden.
Da die Dosis-Wirkungs-Kurven jedoch auch unterschiedliche Steigungen haben können, sollte eher der **therapeutische Index**, der sich aus **LD_5/ED_{95}** ergibt (**Abb. 2.15**), berechnet werden, da er eine bessere Abschätzung des Toxizitätsrisikos bietet.

MERKE

Der Vergleich von LD_{50}/ED_{50} oder LD_5/ED_{95} erlaubt eine Abschätzung der therapeutischen Breite.

2.4 Stereoisomerie

Key Point

Komplexere Arzneistoffe werden oft als Racemate (Gemisch von Enantiomeren) produziert, obwohl nur ein Enantiomer (Spiegelbild) wirksam ist. Das andere Enantiomer ist häufig weniger wirksam, unwirksam oder sogar schädlich.

Stereoisomere sind Moleküle, die an einem oder mehreren C-Atomen vier unterschiedliche Substituenten tragen (asymmetrische C-Atome, Chiralitätszentren) und in verschiedenen Konfigurationen vorkommen. Verhalten sie sich wie Bild und Spiegelbild zueinander, werden sie **Enantiomere** genannt. Ein äquimolares Gemisch von Enantiomeren wird als **Racemat** bezeichnet. Chemisch verhalten sich Enantiomere oft gleich. In ihrer physikalischen oder biologischen Wirkung (Lichtdrehung bzw. Rezeptorbindung) können sie sich jedoch stark unterscheiden.
Enantiomere werden nach ihren lichtdrehenden Eigenschaften **(+/-)** oder nach der räumlichen Lage der Substituenten nach der **D/L-** bzw. **R/S-Nomenklatur** bezeichnet.

BEACHTE

Diese drei voneinander unabhängigen Nomenklaturprinzipien für Stereoisomere sind nicht ohne Weiteres auf alle Substanzen anwendbar und lassen sich auch nicht nach einer festen Regel konvertieren, wie z. B. (+) = D = R oder (-) = L = S.

Für die Pharmakotherapie sind besonders die **unterschiedlichen biologischen Eigenschaften chiraler Verbindungen** von Bedeutung. Zielstrukturen, Trans-

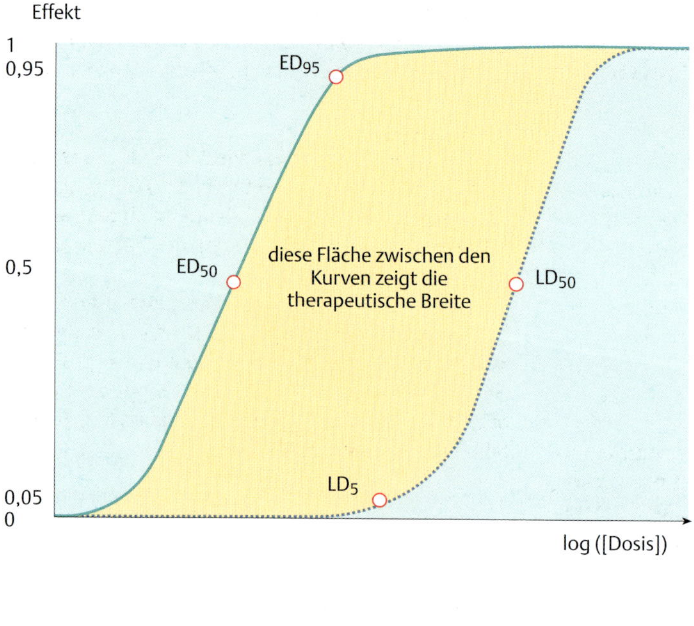

Abb. 2.15 Wichtige Punkte in der Dosis-Wirkungs-Kurve. Die linke Kurve stellt die relative Wirkung in Abhängigkeit von der Dosis dar. Die Punkte ED_{50} oder ED_{95} bezeichnen Dosen, bei denen 50 % bzw. 95 % des maximal erreichbaren Effekts erzielt werden. Die rechte Kurve stellt eine letale Wirkung in Abhängigkeit von der Dosis dar. LD_5 oder LD_{50} beschreiben Dosen, die mit 5- bzw. 50 %iger Wahrscheinlichkeit zum Tode führen. Damit wird von beiden Kurven ein Raum umschlossen, in dem die Anwendung des Arzneistoffes einen therapeutischen Effekt hat, aber keinen toxischen/letalen Effekt, die sog. therapeutische Breite.

Tabelle 2.13

Biologisch aktive Stereoisomere

Racemat	aktives Enantiomer	Wirkungen der Enantiomere
Adrenalin	(R)-Adrenalin = L-(-)-Adrenalin	Das jeweils andere Enantiomer ist weniger potent, aber aufgrund fehlender UAW wird bislang das (preislich günstigere) Racemat eingesetzt.
Atropin (= R,S-Hyoscyamin)	(S)-Hyoscyamin = L-(-)-Hyoscyamin	
Metoprolol	(S)-Metoprolol	
Sotalol	beide	– (R)-Sotalol (= L-(-)-Sotalol): β-antagonistisch und Kaliumkanalblockade – (S)-Sotalol (= D-(+)-Sotalol): nur Kaliumkanalblockade
Amphetamin	(S)-Amphetamin = D-(+)-Amphetamin	Arzneistoffe, die zu den potenteren Amphetamin-Enantiomere metabolisiert werden (z. B. Fenetyllin mit R/S-Amphetamin als Metaboliten), sind weitgehend vom Markt genommen worden zugunsten von Arzneistoffen mit geringerem Missbrauchspotenzial
Methamphetamin	(S)-Methamphetamin = D-(+)-Methamphetamin	
Ibuprofen	Dexibuprofen = (S) (-)-Ibuprofen	Trennung der Enantiomeren ist hier irrelevant, da im Organismus eine Umwandlung vom inaktiven zum aktiven Enantiomer erfolgt (chirale Interkonversion). Die analgetische Wirkung tritt lediglich schneller ein.
Omeprazol	Esomeprazol	Bei Einahme des aktiven Enantiomers kann die Dosis reduziert werden, und die Substanzbelastung (Lebermetabolismus) und Nebenwirkungen (z. B. hERG-Blockade) sind geringer.
Ofloxacin	Levofloxacin = (S)-Ofloxacin	
Citalopram	Escitalopram	
Ketamin	(S)-Ketamin = L-Ketamin	R-Ketamin führt vermehrt zu Halluzinationen und Albträumen; daher sollte S-Ketamin (Ketanest S) eingesetzt werden.
Tramadol	beide	– (+)-(R,R)-Tramadol: Agonist an μ-Opioidrezeptoren und Inhibitor der Serotoninwiederaufnahme – (-)-(S,S)-Tramadol: Inhibitor der Noradrenalinwiederaufnahme

porter oder metabolisierende Enzyme sind in der Regel hochselektiv. Das kann so weit gehen, dass minimale Variationen des Moleküls zu anderen pharmakokinetischen und pharmakodynamischen Profilen führen **(stereoselektive PK/PD).** So ist in manchen Fällen nur ein Enantiomer als Arzneistoff brauchbar, während das andere Enantiomer unwirksam oder sogar toxisch ist (**Tab. 2.13**). Bei einigen Arzneistoffen wird nur ein Enantiomer eingesetzt.

2.5 Ausblick: Optimierung der Selektivität und neue Arzneistoffe

Key Point

Die Entwicklung von rekombinanten Proteinen, Antikörpern, Aptameren und siRNA zur Pharmakotherapie hat in den letzten Jahren zur Zulassung neuer Arzneistoffgruppen geführt, die insbesondere zur Therapie von Autoimmunerkrankungen und Krebserkrankungen eingesetzt werden.

2.5.1 Optimierung der Selektivität von Pharmaka

Eine Möglichkeit, unerwünschte Arzneimittelwirkungen (UAW) zu vermeiden, ist die Optimierung der Selektivität von Arzneistoffen. Viele UAW resultieren daraus, dass die Zielstruktur nicht nur im Zielgewebe bzw. Zielorgan vorhanden ist, sondern auch an anderen Stelle weitere Funktionen vermittelt.

Viele Zielstrukturen von Arzneistoffen, wie Ionenkanäle oder GPCR-Oligomere (s. S. 34), bestehen aus verschiedenen Untereinheiten. Je nach Lokalisation im Körper und Funktion unterscheidet sich die Zusammensetzung dieser Oligomere. Selektive Liganden, die an die Zielstruktur nur dann binden, wenn sie eine bestimmte Untereinheit enthält bzw. aus einer bestimmten Kombination von Untereinheiten besteht, wirken somit nur in ausgewählten Geweben bzw. erzielen eine spezifische Wirkung (**Abb. 2.16**).

2.5.2 Biologics

Biologics *(biologicals)* sind aus Zellen gewonnene, rekombinante Proteine, die eingesetzt werden als Antikörper, Enzyme, Gerinnungsfaktoren, Zytokine (Granulozyten-Kolonie stimulierender Faktor G-CSF) oder Hormone (z. B. Insulin).

Für viele Peptidhormon- und Zytokinrezeptoren stehen aufgrund der komplexen Affinitätserfordernisse zwischen Ligand und Rezeptor keine nicht proteinartigen, *Small-Molecule*-Agonisten (Peptidomimetika) oder Antagonisten zur Verfügung, sodass hier auf Proteine ausgewichen wird.

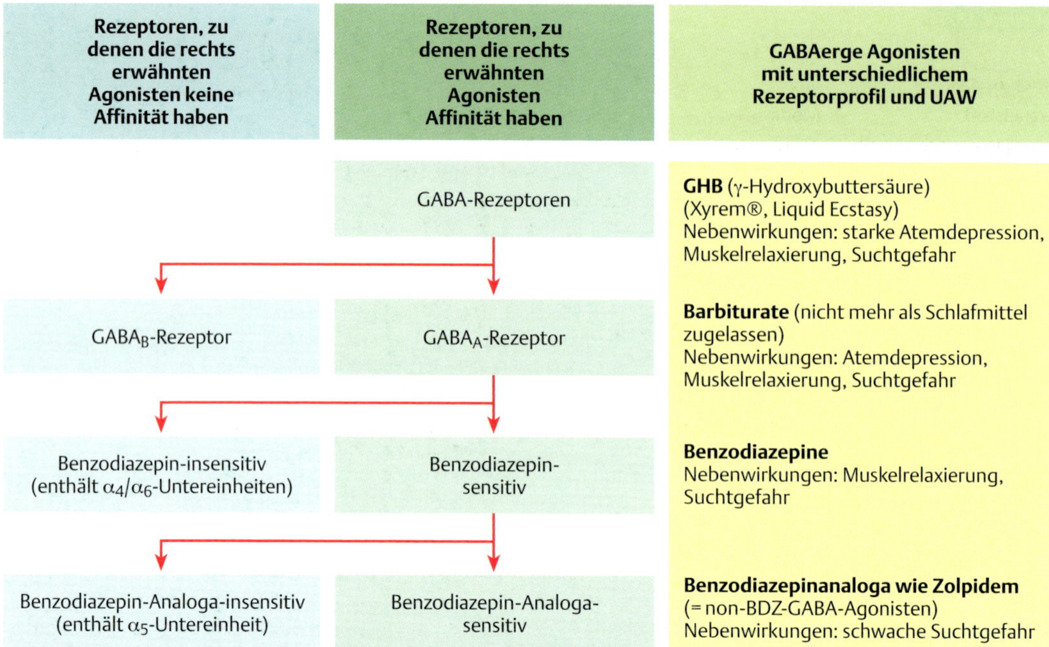

Abb. 2.16 Selektivität GABAerger Substanzen. Für die Indikation Schlafstörung stehen mit den Benzodiazepinanaloga Arzneistoffe zur Verfügung, die kaum noch die unerwünschten Arzneimittelwirkungen wie Atemdepression, Muskelrelaxierung (Sturzgefahr!) und Suchtgefahr aufweisen. Möglich wurde diese Entwicklung durch die fehlende Affinität für GABA-Untereinheiten α_{4-6}.

EXKURS

Mit dem Biological und Thrombozytenaggregationshemmer Abciximab stand schon früh ein monoklonaer Antikörper gegen den auf Thrombozyten lokalisierten Glykorezeptor GPIIb/IIIa zur Verfügung. Da die Herstellung, Aufreinigung und Aufbewahrung von Abciximab aufwändig ist, haben sich im klinischen Alltag jedoch die weitaus günstigeren Fibane wie Tirofiban, ein synthetischer Small-Molecule-Antagonist gegen GPIIb/IIIa, durchgesetzt.

Herstellung | Die aufwändige Isolation humaner oder tierischer Proteine wie z. B. Antikörper wurde durch gentechnologische Methoden abgelöst: Das Gen des gewünschten Proteins wird in Bakterien (E. coli), Hefen (Saccharomyces cerevisiae) oder Zelllinien eingebracht (Rekombination oder *genetic engineering*) und dort überexprimiert (ektopische Expression). Mittlerweile gibt es auch transgene Tiere wie Ziegen, die mit ihrer Milch rekombinante Proteine sezernieren.

Pharmakokinetik | Peptide werden bei oraler Aufnahme sofort zerstört (Ausnahme: pathogene Prione). Um die intravenöse oder subkutane Verabreichung zu umgehen, werden Präparate für alternative Applikationen, z. B. zur intranasalen oder inhalativen Einnahme entwickelt. Kurzzeitig zugelassen war das inhalative Insulin Exubera®, das inzwischen wieder vom Markt genommen wurde.

Entwicklung der Biologics

Erste Generation | Während die ersten rekombinanten Arzneistoffe aufgrund technischer Probleme Unterschiede zum humanen natürlichen Protein aufwiesen (Generation 1a, z. B. Betaferon®), ist es nun möglich, auch komplexere Proteine in Eukaryonten mit entsprechender Glykosylierung und anderen **posttranslationalen Modifikationen** zu exprimieren. Die Biologics der 1b-Generation sind somit **human und naturidentisch**.

Zweite Generation | Hier finden sich **Derivate humaner Proteine**, in denen z. B. Aminosäuren verändert oder andere posttranslationale Modifikationen durchgeführt wurden. Durch Austausch von Aminosäuren oder Fusion des Peptids mit Kohlenhydraten wie Polyethylenglycol (PEG), Fettsäuren wie Myristinsäure oder Proteinen wie Albumin kann die **Pharmakokinetik stark beeinflusst** werden (**Tab. 2.14**). In einigen Fällen, wie beim ADH (s. S. 226), kann durch den Aminosäurenaustausch auch die Rezeptoraffinität und damit die Pharmakodynamik verändert werden.

Dritte Generation | Diese Biologics orientieren sich nur noch teilweise an natürlichen Proteinen. Zu dieser Gruppe gehören u. a. **Chimären** (**Tab. 2.15**).

Antikörper

Antikörper sind Proteine, die als immunologische Reaktion auf normalerweise körperfremde Strukturen (Antigene) gebildet werden. Sie bestehen aus einem variablen **F_{ab}-Teil**, der dem Zielepitop ange-

Tabelle 2.14

Biologics der 2. Generation: modifizierte Peptidhormone

Arzneistoff	Modifikation	Ergebnis	Indikation
Insulin-Lispro (Liprolog®)	Austausch der Aminosäuren 28 und 29 gegen Lysin und Prolin	kann keine Insulin-Hexamere ausbilden und wirkt daher schnell und kurz	Diabetes mellitus (s. S. 173)
Insulin-Glargin (Lantus®)	Einfügung von zwei Argininen und ein Aminosäurenaustausch	schwer löslich bei einem physiologischen pH, daher sehr langsame Freisetzung	
Insulin-Detemir (Levemir®)	Konjugation mit Myristat („myristyliert“)	– langsam abbaubar – lange HWZ	
PEG-Interferon α_{2a} (Pegasys®)	Fusion mit Polyethylenglycol (PEG, „pegyliert“)		Hepatitis C (s. S. 438)
Desmopressin (Minirin®)	Desaminierung an Position 1 und Austausch von L-Arginin gegen D-Arginin an Position 8	– langsamer Abbau, daher lange Wirkdauer – Verschiebung der Affinität von V_1- zu V_2-Vasopressinrezeptoren	Diabetes insipidus centralis (s. S. 226)

Tabelle 2.15

Biologics der 3. Generation: Chimären

Arzneistoff	Chimäre aus	Ergebnis	Indikation
Abatacept (Orencia®)	CTL4 und F_c-Fragment	selektive Immunsuppression	rheumatoide Arthritis (s. S. 303)
Etanercept (Enbrel®)	TNFα-Rezeptor und F_c-Fragment		
Denileukin diftitox (Ontak®)	IL-2 und Diphtherietoxin	selektiv zytotoxisch für T-Zellen	kutanes T-Zell-Lymphom
Gemtuzumab-Ozogamicin (Mylotarg®)	Anti-CD33 und Ozogamicin	selektiv zytotoxisch für Leukämiezellen	akute myeloische Leukämie

passt ist und dieses hochspezifisch und irreversibel bindet (F: Fragment, ab: *antigen binding*), und einem **F_c-Teil**, der je nach Immunglobulinklasse und Spezies variiert (c: *crystallizable*, **Abb. 2.17**).
Antikörper können aus einem einzelnen Zellklon gewonnen werden **(monoklonal)** und erkennen identische Epitope. Auch die Gewinnung aus verschiedenen Zellen ist möglich **(polyklonal),** dann erkennen sie unterschiedliche Epitope. Monoklonale Antikörper sind somit spezifischer und werden oft mit **„-mab“** (monoclonal antibody) als Suffix bezeichnet (**Tab. 2.16**).

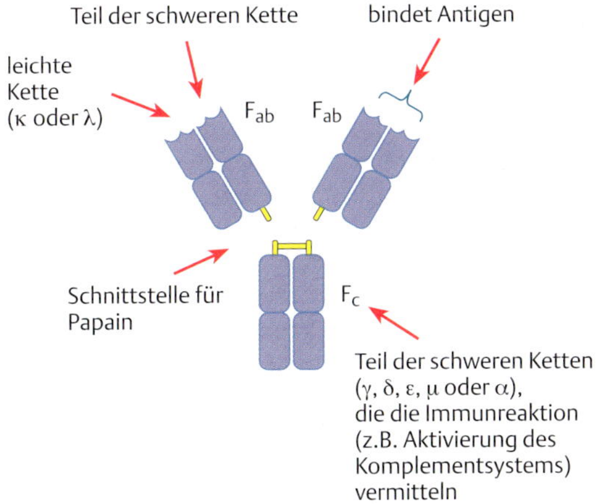

Abb. 2.17 Papain-verdauter Antikörper. Eine Verdauung von IgG-Antikörpern mit Papain resultiert in zwei F_{ab}-Teilen, die aus leichten Ketten und jeweils einer halben schweren Kette bestehen und hoch variabel sind, sowie in einem F_c-Teil, der die nachfolgende Immunantwort bestimmt.

Gewinnung von Antikörpern | Antikörper können aus **immunisierten Wirtsorganismen** (z. B. Maus) gewonnen werden. Alternativ können auch die antikörperproduzierenden B-Zellen mit Tumorzellen zu immortalisierten Hybridomzellen fusioniert werden. Schließlich werden auch **rekombinante Antikörper** hergestellt (**Tab. 2.17**).
Die so gewonnenen Antikörper können beliebige Hapten-Carrier-Komplexe wie Diphtherie-, Tetanustoxin, Arzneistoffe (z. B. Digitalis) oder Proteine wie Zytokine oder Rezeptoren binden und damit in der Regel **inaktivieren** oder neutralisieren.

EXKURS

Antikörper zur Aktivierung von Rezeptoren des Immunsystems wie CD28, *toll-like receptor* 4 (TLR4) oder *death-receptor* 5 (DR5) stellen zwar interessante Wirkungsprinzipien dar, sind aber aufgrund unvorhersehbarer Folgen kritisch zu sehen. Der humanisierte monoklonale CD28-Antikörper TGN1412 ist ein starker Agonist am CD28-Rezeptor (Superagonist). CD28 trägt u. a. zur

Tabelle 2.16

Nomenklatur der Antikörper

Syntax		
beliebiges Präfix + Infix für Krankheit/Zielstruktur + Infix für Spezies + „mab"-Suffix		
Infixe für Krankheiten oder Zielstrukturen (Auswahl)		
-vir-	viral	
-bac-	bakteriell	
-lim-	Immunsystem	
-cir-	kardiovaskulär	
-col-	Kolontumor	
-tum-	nicht näher bestimmte Tumoren	
Infixe für die Spezies, aus der das Gen stammt (Auswahl)		
-o-	Maus	
-xi-	Chimäre (z. B. Maus-Mensch)	
-zu-	humanisiert	
-u-	human	
Beispiel		
dac + li(m) + zu + mab	Daclizumab	humanisierter monoklonaler Antikörper gegen IL-2-Rezeptoren

Tabelle 2.17

Beispiele für Antikörperpräparate und Indikationen

Präparat	Indikationen
IgG-Infusion (Sandoglobulin®)	Immunmangelkrankheiten Guillain-Barré-Syndrom Kawasaki-Syndrom
Infliximab (Remicade®)	monoklonaler IgG_1-Antikörper gegen TNFα zur Behandlung von Autoimmunerkrankungen
Bevacizumab (Avastin®)	monoklonaler Antikörper gegen VEGF-A zur Behandlung von Rektum- und Kolonkarzinom
IgG mit 250 I. E. Tetanus-Antitoxin (Tetanobulin Immuno®)	passive Tetanusimpfung
IgG mit 100 I. E. VZV-Antikörpern (Varicellon®)	passive Varizellenimpfung

Aktivierung von T-Zellen bei. TGN 1412 sollte bei Leukämie und Autoimmunerkrankungen zur Anwendung kommen und wurde im März 2006 an sechs Probanden getestet, die daraufhin durch eine unerwartete massive Freisetzung von Zytokinen (Zytokinsturm) schwer erkrankten.

Eine weitere Möglichkeit ist die **Gewinnung von unspezifischen IgG** aus großen Spenderpopulationen. Die so gewonnenen Immunglobuline können dann bei Antikörpermangel, erhöhtem Antikörperbedarf und bei manchen Erkrankungen des Immunsystems verabreicht werden.

Small interfering RNA (siRNA)

Nukleinsäuren können ebenfalls Zielstruktur oder Werkzeug sein. Die **small interfering RNA (siRNA)** bindet komplementär an Messenger-RNA (mRNA) und verhindert so die Translation und damit die Biosynthese dieses Proteins *(gene silencing)*.
Nachteilig ist, dass die siRNA mit der körpereigenen miRNA (micro-RNA) konkurriert, die physiologische Funktionen wie die Unterdrückung von Onkogenen ausübt. Daher muss die verabreichte siRNA-Dosis gering gehalten werden. Weiterhin weist siRNA eine sehr ungünstige Pharmakokinetik auf, da sie schlecht resorbiert und unmodifiziert schnell abgebaut wird. Zurzeit ist man bemüht, die Resorption und Verteilung zu optimieren.

Aptamere

Durch ein bestimmtes molekularbiologisches Verfahren (SELEX, dt: systematische Evolution von Liganden durch exponenzielle Anreicherung) lassen sich gezielt DNA- und RNA-Moleküle, sog. **Aptamere**, synthetisieren, die spezifisch beliebige Liganden wie Arzneistoffe oder Proteine binden können. Pegaptanib (Macugen®) ist ein solches Aptamer mit hoher Affinität und Selektivität für den *Vascular Endothelian Growth Factor* (VEGF-A_{165}-Isoform), das VEGF neutralisiert und topisch gegen alters- oder diabetesbedingte Neovaskularisierung der Makula eingesetzt wird.

Nebenwirkungen der Biologics

Der menschliche Organismus ist darauf ausgerichtet, fremde Proteine oder RNA effizient zu erkennen und durch eine entsprechende Immunantwort zu neutralisieren. Die Gabe größerer Mengen von körperfremden Proteinen, Antikörpern oder Aptameren ruft daher starke, grippeähnliche Immunreaktionen (Serumkrankheit, Anaphylaxie u. a.) hervor und geht mit dem Wirkungsverlust des Präparates einher. Daher werden Antikörper humanisiert (d. h. Austausch nicht-menschlicher Peptidsequenzen gegen humane) und systemische Infusionen von Biologics oft mit NSA, Antihistaminika oder Steroiden gegen die Immunreaktion kombiniert. Als weitere Nebenwirkung kann sich die Inzidenz von Tumoren unter Behandlung mit Antikörpern leicht erhöhen.

EXKURS

Die übermäßige Ablagerung von Amyloid-β (Aβ) im ZNS ist pathognomonisch für den Morbus Alzheimer (s. S. 391). Ein Ansatz zur Minimierung von Aβ-Ablagerungen bestand in der aktiven Immunisierung mit Aβ. Im Mausmodell wurde eine Aktivierung von Mikroglia beobachtet, die die senilen Amyloidplaques phagozytierten und abbauten. Einige Patienten entwickelten jedoch in klinischen Studien eine Meningoenzephalitis. Die starke Immunreaktion auf die Impfung führte zur teilweisen Permeabilisierung der Blut-Hirn-Schranke und zur intrazerebralen Infiltration von Lymphozyten, die auch physiologisches nicht-amyloidogenes Aβ- und Amyloid-Precursor-Protein (APP) angriffen. Dieser Zwischenfall einer unerwarteten Kreuzreaktion zeigt, dass Eingriffe ins Immunsystem immer mit unbekannten Risiken einhergehen.

2.6 Arzneimittelentwicklung und Pharmakovigilanz

Key Point

Die Entwicklung und Markteinführung eines neuen Arzneimittels gliedert sich in präklinische Studien im Labor sowie an Zell- oder Tiermodellen, klinische Studien (Phase I–III) an gesunden und kranken Freiwilligen und laufende und systematische Überwachung nach der Marktzulassung (Pharmakovigilanz, Phase IV).

Die Entwicklung neuer Arzneistoffe ist ein langwieriger Prozess, für den heute Kosten von 300 bis 500 Millionen EUR angegeben werden und der im Durchschnitt 12 Jahre dauert.

Präklinische Studien | Neue Arzneistoffe werden entweder zufällig im Screening gefunden oder durch Variation von bekannten Verbindungen, die auf alte und neue biologische, bzw. pharmakologische Wirkungen geprüft werden. Diese präklinischen Studien führen zur Beantragung der Zulassung einer Substanz für eine Phase I-Studie.

Phase-I-Studie | Sie ermittelt an in der Regel gesunden Probanden das pharmakokinetische Verhalten der Substanz, ihre Verträglichkeit und die pharmakodynamischen Wirkungen (n = 30–100).

Phase-II-Studie | Hier wird der Arzneistoff erstmalig Patienten gegeben mit dem Ziel der Dosisfindung (n = 100–3 000).

Phase-III-Studie | Sie soll das Nebenwirkungsprofil dokumentieren und weitere Informationen zur therapeutischen Wirksamkeit liefern (n = 3 000–15 000).

Phase-IV-Studie | Gemäß dem „Law of Three“ sind immer dreimal mehr Patienten als die reziproke Auftrittswahrscheinlichkeit einer unerwünschten Arzneimittelwirkung (UAW) notwendig, um eine UAW aufzudecken: Um beispielsweise eine UAW mit einer Wahrscheinlichkeit von 1:10 000 zu identifizieren, müssen mindestens 30 000 Patienten (3 × 10 000) mit dem Medikament behandelt werden. Daher gibt es große Phase IV-Studien und Anwendungsbeobachtungen: Nach der Marktzulassung werden Arzneimittel weiter beobachtet, um seltene UAW zu erkennen (Pharmakovigilanz).

Für die Zulassung in Europa ist die 1995 gegründete European Agency for the Evaluation of Medicinal Products (EMEA, http://www.emea.europa.eu/) verantwortlich.

EXKURS

2004 wurde Rofecoxib (Vioxx®) aufgrund kardiovaskulärer Nebenwirkungen vom Markt genommen. Man vermutete eine kardiovaskuläre Schädigung als Gruppeneffekt der neuen selektiven COX-2-Inhibitoren, den Coxiben (s. S. 275). Daher wurden Forderungen nach Rückkehr zu den alten „bewährten“ und „sicheren“ NSA (nicht steroidale Analgetika) wie Diclofenac geäußert. Die meisten der „altbewährten“ NSA wurden vor der u. a. wegen des Contergan®-Skandals (s. S. 331) eingeführten Zulassungsregelung von 1976 in den Markt eingeführt. Die längste Studie zur Erfassung von Nebenwirkungen von Diclofenac versus Placebo dauerte 24 Wochen und umfasste 144 Patienten, was ca. 70 Patientenjahren entspricht (Informationen des Herstellers). Rofecoxib dagegen wurden bis zur Marktrücknahme gegenüber Placebo an tausenden Patienten in mehreren bis zu drei Jahren dauernden Studien getestet, mit weit über 5 000 Patientenjahren. Die angebliche Sicherheit der NSA war nur eine emotional gefühlte, und heute kann man davon ausgehen, dass NSA in äqui-analgetischer Dosierung ein ähnliches, den Coxiben vergleichbares kardiovaskuläres Nebenwirkungsprofil haben. Die *Evidence of Absence* der UAW entspricht in diesem Fall einer *Absence of Evidence*.

Das **Uppsala Monitoring Center (UMC) der WHO** (http://www.who-umc.org/) sammelt Berichte über UAW und wertet diese aus. Mit qualitativen und quantitativen Methoden (z. B. Signalerkennungsalgorithmen) werden neue und alte Arzneimittel fortlaufend überwacht.

In Deutschland ist das Bundesinstitut für Arzneimittel und Medizinprodukte (BfArM) in Bonn (http://www.bfarm.de/) dazu verpflichtet, die Arzneimittelsicherheit zu überwachen, und übernimmt auf nationaler Ebene die Aufgaben von UMC und EMEA. Wichtig ist vor allem die **Spontanberichterstattung:** Ärzte sind angehalten, bei vermuteten Interaktionen oder Nebenwirkungen eine Meldung einzureichen. So sollen bei neuen Medikamenten (< 2 Jahre zugelassen) alle unerwünschten Ereignisse, bei älteren Medikamenten nur fatale UAW gemeldet werden.

Tabelle 2.18

Evidenzklassen

Kategorie	Methodik bzw. Studientyp
1a	Meta-Analyse oder Übersicht randomisierter, kontrollierter Studien (Goldstandard)
1b	einzelne randomisierte, kontrollierte Studie (Follow-Up* > 80 %)
2a	Meta-Analyse von Kohortenstudien
2b	individuelle Kohortenstudie oder randomisierte, kontrollierte Studie minderer Qualität (Follow-Up < 80 %)
3a	Meta-Analyse von nicht experimentellen, deskriptiven Studien (z. B. Fall-Kontroll-Studien)
3b	einzelne nicht experimentelle, deskriptive Studie
4	Expertenmeinung
5	Fallbericht

**Follow-up: Anteil der Studienteilnehmer, die an der Studie bis zum Ende teilgenommen haben und nicht vor Erreichen der definierten Endpunkte ausgeschieden sind.*

2.7 Evidenzbasierte Medizin (EBM)

Key Point

Die evidenzbasierte Medizin wird definiert als bewusste, ausdrückliche und wohlüberlegte Nutzung der besten Informationen für die Entscheidungsfindung über die Behandlung eines Patienten. Die EBM spielt in der Medizin heute eine große Rolle.

Die **EBM** überträgt wissenschaftliche Methoden auf die klinische Praxis. Studien zu Medikamenten werden in Bezug auf ihre Aussage und Aussagekraft miteinander verglichen, um eine Empfehlung zur Behandlung nach gegenwärtiger Studienlage zu geben. Die Aussagekraft von Studien oder Publikationen ist unterschiedlich, je nachdem mit welcher Methodik gearbeitet und wie Daten erhoben wurden. Die EBM vergibt fünf verschiedene Klassen von Evidenzen (**Tab. 2.18**). Die höchste Evidenz hat die Kategorie 1a, das ist eine Meta-Analyse von randomisierten, kontrollierten, doppelblinden Studien, dem Goldstandard in der klinischen Forschung. EBM-Artikel sind in der Cochrane Library (http://www.cochrane.org/) einsehbar.

MERKE

Goldstandard bei Studien ist die randomisierte, kontrollierte, doppelblinde Studie.

Arzneistoffe werden im Vergleich mit anderen Arzneistoffen oder, soweit ethisch vertretbar, im Vergleich mit einem Placebo getestet. Es werden bestimmte Ereignisse als Endpunkte für die Studie festgelegt, wie Laborwerte (z. B. Blutzucker) oder Untersuchungsbefunde (z. B. Blutdruck) oder sog. „harte Endpunkte" wie Todesfälle oder Krankenhauseinweisungen. Für eine **Nutzen-Risiko-Bilanzierung** gibt es einige wichtige Größen, deren Bedeutung verstanden werden muss (**Tab. 2.19**).

Tabelle 2.19

Nutzen-Risiko-Abwägung

Größe und Berechnung	Aussage
– prozentuale Anzahl der Ereignisse im Therapiearm (*experimental event rate*, EER) – prozentuale Anzahl der Ereignisse im Kontrollarm (*control even rate*, CER) $\text{EER bzw. CER} = \frac{\text{Anzahl Ereignisse}}{\text{Anzahl Patienten}}$	Verglichen werden können erwünschte Ereignisse (z. B. Anzahl der schmerzfreien Patienten in den beiden Gruppen) oder unerwünschte Ereignisse (z. B. Mortalität in den Patientengruppen). Zu beachten ist, dass die Ereignisrate im Kontrollarm (CER) je nach Probandenselektion und zu untersuchendem Ereignis auch extreme Werte annehmen kann (0,1 %; 100 %), die die Aussagekraft der darauf basierenden folgenden Berechnungen minimieren.
absolute Risikoreduktion (ARR) $ARR = CER - EER$	Wie viel Prozent der Ausgangsgruppe profitieren unter der neuen Behandlung weniger bzw. mehr?
relative Risikoreduktion (RRR) $RRR = \frac{ARR}{CER} = \frac{CER - EER}{CER}$	Wie viel Prozent der Gruppe, die unter Kontrollbehandlung nicht profitiert hat, profitieren unter der neuen Behandlung weniger bzw. mehr?
number needed to treat (NNT), number needed to vaccinate (NNV) $\text{NNT bzw. NNH} = \frac{1}{ARR} = \frac{CER}{CER - ERR}$	Wie viele Menschen müssen mit dem Arzneistoff behandelt werden, um einen erwünschten Endpunkt (z. B. Schmerzfreiheit oder Überleben) zu erreichen bzw. um einen unerwünschten definierten Endpunkt (Todesfall, Verschlechterung des Zustandes) zu vermeiden? Die NNT sollte immer als NNT pro Zeitraum, z. B. NNT/Jahr, angegeben werden. Je geringer die NNT, desto besser erreicht man mit diesem Arzneistoff den erwünschten (bzw. verhindert den unerwünschten) Endpunkt. Für eine Akutbehandlung (z. B. Analgetika) sind Pharmaka mit einer NNT von 1–5 gewünscht; für eine Langzeitprophylaxe sind aber manchmal auch noch NNT bis 100 akzeptabel.
number needed to harm (NNH) (Formel s. NNT)	Wie viele Menschen müssen mit dem Arzneistoff behandelt werden, bis ein definierter Endpunkt (UAW, Todesfall) auftritt?

EXKURS

Gemfibrozil wurde im Vergleich zu einem Placebo auf seine cholesterinreduzierende Wirkung getestet. Endpunkt dieser Studie war das Auftreten von Todesfällen. In der Gemfibrozil-Gruppe starben 2,7 %, in der Placebo-Gruppe 4,1 % innerhalb der Studiendauer. Die absolute Risikoreduktion (ARR) errechnet sich nun aus der Differenz der Mortalitäten (4,1 %–2,7 %) und beträgt demnach 1,4 % ARR. Für die relative Risikoreduktion (RRR) muss diese Differenz noch durch die Mortalität in der Placebogruppe dividiert werden. Der Quotient (4,1 %–2,7 %)/4,1 % ergibt hier 34 % RRR.
Wie viele Menschen muss man also mit Gemfibrozil behandeln, um einen Endpunkt (hier Todesfall) zu verhindern? Die Antwort bietet die *Number Needed to Treat* (NNT), die sich aus 1/ARR (1/1,4 %) berechnet, also 71/Studiendauer. Je geringer die NNT, desto besser verhindert das Pharmakon den definierten Endpunkt.
Analog dazu kann man die *Number Needed to Harm* (NNH) ermitteln, also das Risiko von Nebenwirkungen bzw. die Zahl von behandelten Patienten, bei denen eine Nebenwirkung auftritt. Je geringer die NNH, desto gefährlicher ist eine Behandlung mit diesem Pharmakon.

MERKE

- Das Verhältnis von NNH/NNT ist ein Maß für die therapeutische Breite.
- Bei der Betrachtung eines neuen Pharmakons sollte immer der Grad der Evidenz der Studien geprüft und die NNT bzw. NNH in die Therapieüberlegungen einbezogen werden.

2.8 Nebenwirkungen

Man unterscheidet:

- **Unerwünschte Ereignisse** *(adverse events)* sind Ereignisse, die nur in einem zeitlichen Zusammenhang, aber nicht notwendigerweise kausalen Zusammenhang zur Pharmakotherapie stehen (z. B. Schlaganfall während der Therapie eines Harnweginfekts).
- **Unerwünschte Arzneimittelwirkungen** (UAW, *adverse reactions*) bezeichnet alle nicht erwünschten Wirkungen, die im zeitlichen und kausalen Zusammenhang zur Arzneimitteltherapie stehen (z. B. Diabetes bei Prednisolontherapie).
- **Nebenwirkungen** *(side effects)* bezeichnet ganz allgemein Wirkungen, die sich neben der beabsichtigten Hauptwirkung ergeben. Sie können erwünscht oder unerwünscht sein (z. B. Sedierung unter Therapie mit Antidepressiva). „Nebenwirkung" ist somit ein primär neutraler Begriff.

Im Gegensatz zur genaueren WHO-Definition wird in diesem Buch kein Unterschied zwischen Nebenwirkungen und UAW bezüglich der pharmakologischen Erklärbarkeit der Effekte gemacht.

BEACHTE

Nebenwirkung wird in diesem Buch synonym im Sinne einer schädlichen unerwünschten Arzneimittelwirkung gebraucht.

Die Grenze zwischen Nebenwirkungen und der therapeutischen „Hauptwirkung" kann fließend sein. So ist z. B. die Hemmung der Thrombozytenaggregation durch ASS vor Operationen wegen Blutungsgefahr oft unerwünscht oder andererseits zur Prophylaxe thromboembolischer Ereignisse erwünscht. Die gleichzeitige Gabe mehrerer mit einer Nebenwirkung assoziierten Substanzen erhöht das Risiko des Auftretens und den Schweregrad der Ausprägung dieser Nebenwirkung (z. B. kumulative Nephrotoxizität von NSA).

2.9 Fachinformationen

Zu allen in Deutschland zugelassenen Medikamenten müssen die sog. **Fachinformationen** (http://www.fachinfo.de/) für Fachpersonal (Ärzte, Zahnärzte, Apotheker) bereitgestellt werden. Diese Fachinformationen enthalten 11 Punkte, von denen für Ärzte insbesondere Punkt 4 (Klinische Angaben) wichtig ist. Neben den zugelassenen Indikationen und der Dosierung werden hier auch Informationen zur individuellen Arzneimitteltherapie (vgl. S. 441 ff.) wie Dosisanpassung, Arzneimittelinteraktionen, Schwangerschaft und Stillzeit gegeben. Wird ein Arzneimittel außerhalb der zugelassenen Dosierungen und Indikationen verwendet, spricht man von zulassungsüberschreitender Anwendung **(Off-Label-Use).** Off-Label-Use kommt insbesondere in der Pädiatrie, Psychiatrie und Onkologie häufig vor, da Arzneimittel aus wirtschaftlichen und juristischen Überlegungen des Herstellers oft nicht zu allen denkbaren Indikationen und Patientengruppen (v. a. Kinder) offiziell zugelassen werden. Punkt 4.8 der Fachinformationen beschreibt die Nebenwirkungen, die beobachtet wurden, samt ihren Häufigkeiten (**Tab. 2.20**).

Tabelle 2.20

Kategorisierung der Häufigkeiten von Nebenwirkungen

Kategorie	Frequenz
sehr häufig	> 10 %
häufig	1 %–10 %
gelegentlich	0,1 %–1 %
selten	0,01 %–0,1 %
sehr selten	< 0,01 %
nicht bekannt	nicht abschätzbar auf Grundlage der verfügbaren Daten

Weiterführende Informationen

- Health On the Net Foundation: http://www.hon.ch/
- The International Union of Basic and Clinical Pharmacology: http://www.iuphar.org/
- http://www.cochrane.org/
- http://www.ncbi.nlm.nih.gov/PubMed/
- Fachinformationen & Rote Liste:
  - http://www.fachinfo.de/
  - http://www.rote-liste.de/
- http://leitlinien.net/

3 Pharmakologisch relevante Transmittersysteme

3.1 Transmittervermittelte Signaltransduktion

Key Point

Wichtige Körperfunktionen werden über Transmitter wie Acetylcholin, Noradrenalin, Adrenalin, Dopamin, Serotonin, GABA, Glutamat oder Histamin reguliert. Sie sind Bestandteile zahlreicher Regelkreisläufe und wesentliche pharmakologische Angriffspunkte. Jedoch verursachen pharmakologische Interventionen an diesen Systemen viele Nebenwirkungen.

Transmitter und ihre Rezeptoren dienen der **interzellulären Kommunikation**. Transmittersysteme bestehen aus dem freigesetzten endogenen **Liganden (Transmitter)** und ihren meist membrangebundenen **Rezeptoren**. Nach erfolgreicher Bindung verändern die Rezeptoren ihre Konformation und lösen so eine **Signalkaskade** aus. Viele Arzneistoffe stimulieren oder hemmen körpereigene Transmittersysteme. Anfangs wurden insbesondere Neurotransmitter (überwiegend biogene Amine) und Hormone (Peptide) identifiziert, mittlerweile sind jedoch auch Fettsäurederivate (z. B. Prostaglandine, Endocannabinoide), Gase (NO) und kleine Peptide (z. B. Neuropeptide) bekannt, die Transmitterfunktionen wahrnehmen und deren Funktionen pharmakologisch moduliert werden.

Rezeptoren werden nach ihrer Struktur sowie nach der mit ihnen assoziierten Signalkaskade in mehrere Superfamilien eingeteilt (**Abb. 3.1**).

3.1.1 Ionenkanalgekoppelte Rezeptoren (ionotrope Rezeptoren)

An Ionenkanäle gekoppelte Rezeptoren heißen auch **ionotrope Rezeptoren** oder Liganden-gesteuerte Ionenkanäle (*ligand gated ion channels*). Nach Bindung des Liganden an den Rezeptor wird ein Ionenkanal geöffnet, das **Membranpotenzial** und die intrazellulären Elektrolytkonzentrationen verändern sich und lösen so sekundäre Effekte aus (z. B. Freisetzung von Hormonen, Muskelkontraktion). Mit wenigen Ausnahmen gehören die ionotropen Rezeptoren zur selben Superfamilie und bestehen aus einem **Pentamer**, d. h. 5 Untereinheiten (s. **Abb. 3.1**). Die einzelnen Untereinheiten werden mit griechischen Buchstaben und Nummern bezeichnet. Die Rezeptoren haben je nach Expression ihrer Untereinheiten spezifische Lokalisationen und verschiedene Funktionen im Körper.

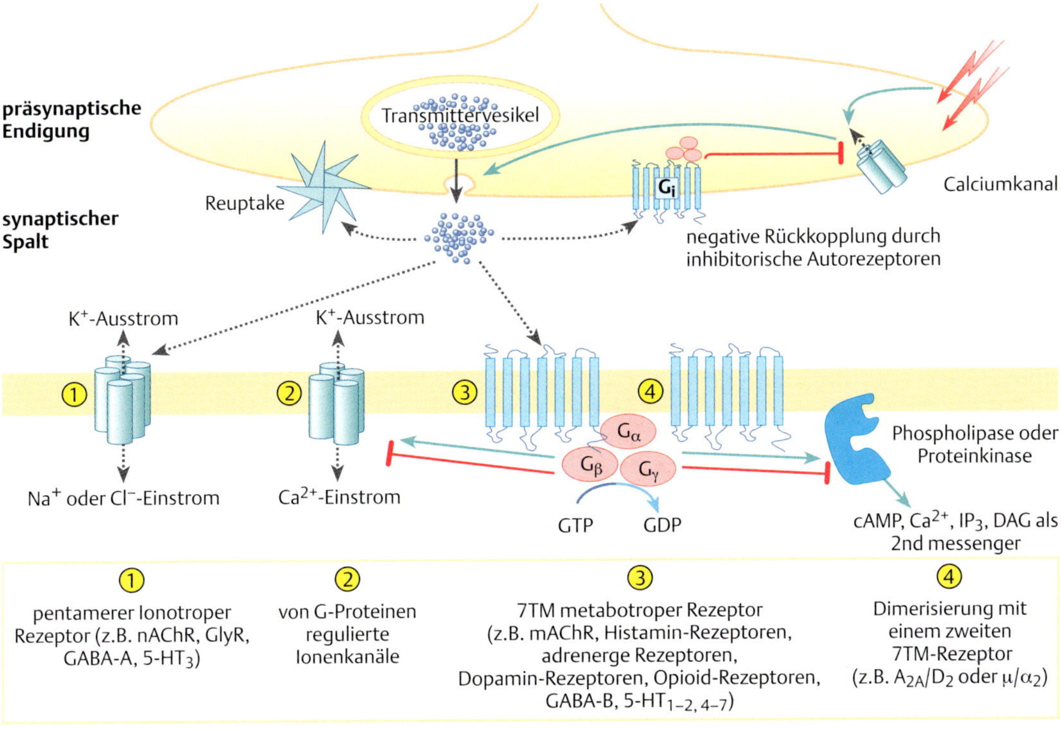

Abb. 3.1 Transmitterfreisetzung und membrangebundene Rezeptoren mit ihren Signalkaskaden.

MERKE

Die Affinität von Arzneistoffen zu bestimmten Untereinheiten von oligomeren Zielstrukturen ermöglicht die gezielte Beeinflussung bestimmter Gewebe oder Organe.

3

3.1.2 Second-Messenger-gekoppelte Rezeptoren (metabotrope Rezeptoren)

Metabotrope Rezeptoren modulieren als Teil ihrer Signalkaskade die Aktivität membrangebundener oder intrazellulärer Enzyme (Kinasen, Phosphatasen) und/oder die intrazelluläre Konzentration von Signalmolekülen (second messenger: cAMP, cGMP, Ca^{2+}, IP_3). Die **G-Protein-gekoppelten Rezeptoren** sind die größte Gruppe unter den metabotropen Rezeptoren. Hiervon sind die Kinase-gekoppelten Rezeptoren wie der Insulin- oder VEGF-Rezeptor abzugrenzen.

G-Protein-gekoppelte Rezeptoren

G-Protein-gekoppelte Rezeptoren (*G-Protein coupled receptor*, GPCR) bestehen aus sieben transmembranalen Domänen **(7TM-Rezeptoren)** und sind in der Regel fest mit einem monomeren (= "kleinen") oder trimeren G-Protein assoziiert. G-Protein-gekoppelte Rezeptoren können miteinander dimerisieren, d. h. sich zusammenlagern (z. B. Opioidrezeptor-Heterodimere). Dadurch verändern sie ihre G-Protein-Kopplung und Funktion (s. **Abb. 3.1**, **Abb. 3.2**).

G-Proteine durchlaufen bei Rezeptoraktivierung einen besonderen Zyklus: Die **α-Untereinheit** bestimmt, an welche weiteren Mediatoren die Signalkaskade gekoppelt ist und gibt dem G-Protein seine genaue Bezeichnung. Mittlerweile sind zahlreiche α-Untereinheiten bekannt. Unter pharmakologischen Gesichtspunkten können sie in **drei Familien (G_s, G_q, G_i)** zusammengefasst werden. Die **β- und γ-Untereinheiten** können auch über Öffnen von K^+-Kanälen (*G-protein-coupled inwardly rectifying K^+-channels*, GIRK), Schließen von Ca^{2+}-Kanälen und Aktivierung von Kinasen selbst weitere Signalkaskaden aktivieren. Die Antwort der postsynaptischen Effektorzelle kann sofort erfolgen (z. B. Änderung des Aktionspotenzials) oder erst nach Stunden bis Tagen (z. B. Veränderung der Genexpression).

3.1.3 Veränderung der Rezeptoraktivität

Alle Rezeptoren besitzen einen gewissen **Grundtonus** ihrer Aktivität. Bei ionotropen Rezeptoren ist dies ein Ruhestrom an Ionen, bei metabotropen Rezeptoren eine spontane, nicht durch Transmitter induzierte Selbstaktivierung. **Inverse Agonisten** (s. S. 21) können diesen Grundtonus herabsetzen und den Kanal komplett schließen bzw. den Rezeptor in der inaktiven Konformation „gefangen" halten.

Toleranz

Die Transmission kann durch maximale Stimulation oder bei Dauerstimulation erschöpft werden. Bei einer schnellen Toleranzentwicklung spricht man von **Tachyphylaxie,** bei der langsamen Entwicklung der Resistenz von **Habituation** (**Tab. 3.1**). Diese Habituation kann unterschiedlich schnell und stark für die einzelnen Wirkkomponenten eines Arzneistoffes erfolgen: So verschwindet z. B. nach längerer Opioidgabe die initiale Übelkeit, aber die Obstipation bleibt als hartnäckigste Nebenwirkung während der gesamten Therapiedauer bestehen.

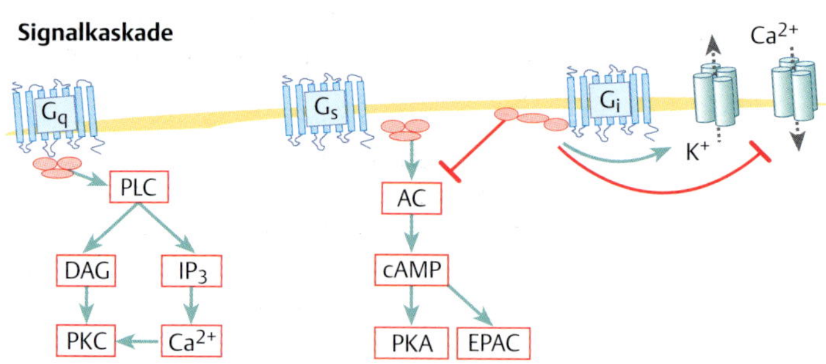

Beispiele		adrenerger α_2-Rezeptor mAChR$_2$-Familie (M_2, M_4)
adrenerger α_1-Rezeptor	adrenerge β-Rezeptoren	D2-Dopaminrezeptor-Familie (D2, D3, D4)
H_1-Histaminrezeptor	H_2-Histaminrezeptor	μ, δ, κ-Opioidrezeptoren
mAChR$_1$-Familie (M_1, M_3, M_5)	D_1-Dopaminrezeptor-Familie (D_1, D_5)	5-HT$_{1,\ 2A,\ 2C}$-Serotoninrezeptoren
5-HT$_{2A,\ 2B,\ 2C}$-Serotoninrezeptoren	5-HT$_4$-Serotonin-rezeptoren	$A_{1,\ 3}$-Adenosinrezeptoren
Orexinrezeptoren	A_2-Adenosinrezeptoren	Cannabinoidrezeptoren
Toxinsensibilität	Choleratoxin hält G_s im aktiven Zustand	Pertussistoxin hält G_i im inaktiven Zustand

Abb. 3.2 Metabotrope Rezeptoren verändern nicht direkt die Membranleitfähigkeit, sondern aktivieren membrangebundene oder intrazelluläre Enzyme, die Teil einer Signalkaskade sind. Gq, Gs, Gi: trimere G-Proteine, PLC: Phospholipase C, DAG: Diacylglycerol, IP3: Inositoltriphosphat, PKC: Proteinkinase C, AC: Adenylatcyclase, cAMP: cyclisches AMP, PKA: Proteinkinase A, EPAC: exchange protein activated by cAMP

Tabelle 3.1

Pharmakologische Toleranzentwicklung

Toleranzentwicklung	Mechanismus
schnell	**Tachyphylaxie,** z. B. durch Entleerung der Vesikel mit fehlender Wirksamkeit der Transmission (z. B. Amphetamine) → Durchbruch der Resistenz nicht möglich
langsam	**Desensibilisierung/Habituation,** z. B. bei Opioiden durch Phosphorylierung und damit Inaktivierung von G-Proteinen (GPCR-Kinasen) sowie Internalisierung von Rezeptoren mit nachfolgend verringerter Rezeptordichte → mittels Dosiserhöhung zu durchbrechen

MERKE

Arzneistoffe können die Transmitterkonzentration, Rezeptoren und/oder die Signalkaskade therapeutisch beeinflussen.

3.2 Vegetatives Nervensystem

Key Point

Sympathikus und Parasympathikus lassen sich sowohl funktionell als auch anhand anatomischer Gesichtspunkte unterscheiden. Transmitter sind Acetylcholin, Noradrenalin und Adrenalin.

Der postganglionäre Transmitter des Parasympathikus ist **Acetylcholin**), der wichtigste postganglionäre Transmitter des Sympathikus **Noradrenalin.** Beide regulieren gemeinsam vegetative Funktionen, mit Ausnahme von Herzventrikeln, M. dilatator pupillae und Haarfollikeln, die nur vom Sympathikus innerviert werden, sowie vom M. sphincter pupillae, der nur vom Parasympathikus versorgt wird. Das **Nebennierenmark** ist ebenfalls Teil des sympathischen Nervensystems, produziert aber vor allem **Adrenalin,** welches als Hormon direkt ins Blut abgegeben wird.
Arzneistoffe, die in die Transmission eines dieser Transmitter eingreifen, bewirken Funktionsveränderungen des vegetativen Nervensystems und des Gehirns, da Acetylcholin und Noradrenalin auch pharmakotherapeutisch bedeutsame **Transmitter im ZNS** sind, wobei sie hier andere Funktionen übernehmen als im Sympathikus bzw. Parasympathikus.

3.3 Cholinerges System

Key Point

Acetylcholin ist ein Neurotransmitter an den cholinergen Synapsen des Parasympathikus, an allen präganglionären Sympathikusfasern sowie an motorischen Endplatten. Im ZNS vermittelt es u. a. Lernen und Erinnern.

3

3.3.1 Synthese und Abbau

Cholinerge Rezeptoren kommen ubiquitär vor. Aus pharmakologischer Sicht sind besonders die Rezeptoren

- im vegetativen Nervensystem
- im zentralen Nervensystem und
- an der motorischen Endplatte interessant.

Der einzige endogene Transmitter ist das **Acetylcholin (ACh).** Es wird durch das für cholinerge Neuronen spezifische Enzym Cholinacetyltransferase aus Acetyl-CoA und Cholin synthetisiert.

BEACHTE

Acetylcholin tritt nur als Neurotransmitter und Neuromodulator, niemals als Hormon auf, da es schnell im Blut oder synaptischen Spalt außerhalb der Zellen abgebaut wird. Deshalb kann es auch nicht als Medikament eingesetzt werden.

Acetylcholin wird im Blut und im synaptischen Spalt durch die spezifische **Acetylcholinesterase** (AChE) und weitere unspezifische Esterasen wie **Butyrylcholinesterase** (BChE, syn. Pseudocholinesterase) in Acetat und Cholin gespalten. Beide kommen in unterschiedlichen Isoformen vor und lassen sich therapeutisch unselektiv (Physostigmin) oder selektiv (Rivastigmin als Hemmstoff der G1-Isoform des AchE) hemmen.

3.3.2 Acetylcholinrezeptoren

Es gibt zwei Rezeptorfamilien (**Tab. 3.3**). Die metabotrope, muskarinerge, G-Protein-gekoppelte **Rezeptorfamilie M** (mAChR) ist durch das Pilzgift Muskarin erregbar (Name!) und wird unterteilt in:

- **M_1-Familie:** M_1, M_3 und M_5 sind an **stimulierende G_q-Proteine** gekoppelte Rezeptoren
- **M_2-Familie:** M_2 und M_4 sind an **inhibitorische G_i-Proteine** gekoppelte Rezeptoren.

Vorkommen: ZNS, Parasympathikus, sympathisch innervierten Schweißdrüsen.
Weiterhin gibt es **nicotinerge, Ionenkanal-gekoppelte Rezeptoren N** (nAChR):

- neuronaler Subtyp N_N im VNS und ZNS (daher „N")
- motorischer Subtyp N_M an der motorischen Endplatte (daher „M").

Tabelle 3.2

Cholinerges System

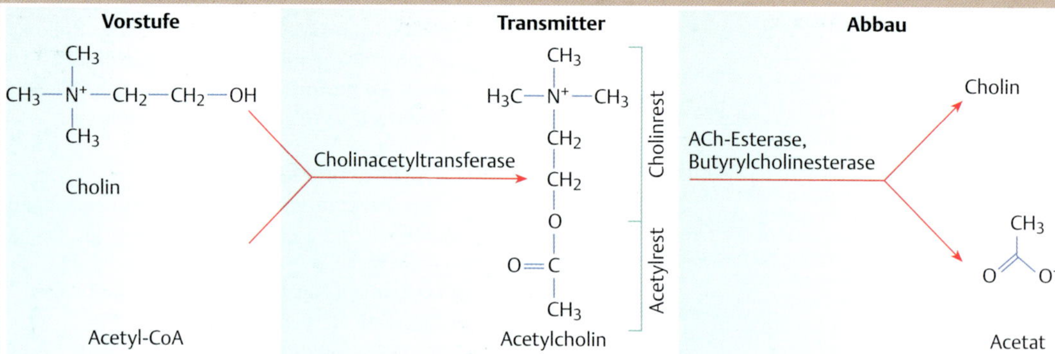

Vorkommen	Synthese	ubiquitär
	Rezeptoren	ubiquitär
Rezeptoren		nicotinerge ACh-Rezeptoren (nAChR) muskarinerge ACh-Rezeptoren (mAChR, M-Rezeptor)
Pharmakologische Angriffspunkte		Rezeptoren Esterasen

Der nicotinerge Rezeptor (nAChR) ist ein Pentamer, das aus **verschiedenen Untereinheiten (α, β, γ, δ, ϵ)** besteht. So sind mehrere Kombinationen mit unterschiedlicher Wirkspezifität möglich. Nikotin ist der bekannteste spezifische Ligand für diese Rezeptorfamilie und hat ihr seinen Namen gegeben. Der Rezeptor ist ionotrop, d. h. bei Aktivierung öffnet sich ein Na^+/K^+-Kanal, und ist hauptsächlich an der motorischen Endplatte, im ZNS und auf dem postganglionären Neuron von Parasympathikus und Sympathikus lokalisiert.

MERKE

Beide Rezeptorfamilien binden Acetylcholin, unterscheiden sich jedoch deutlich in ihrer Affinität zu Arzneistoffen.

3.3.3 Stimulation der cholinergen Signaltransduktion

Das cholinerge System lässt sich folgendermaßen stimulieren:

- **direkt** durch Agonisten von Acetylcholinrezeptoren (im Parasympathikus auch als direkte Parasympathomimetika bezeichnet)
- **indirekt** durch Blockade des Acetylcholinabbaus mittels Hemmung der Acetylcholinesterase (im Parasympathikus auch als indirekte Parasympathomimetika bezeichnet).

Agonisten von Acetylcholinrezeptoren

ACh-Rezeptor-Agonisten sind vor allem für die Ophthalmologie (topische Gabe) und die experimentelle Physiologie von Bedeutung. Unspezifische Agonisten werden gar nicht, selektive nur selten (z. B. Bethanechol als Mittel gegen Blasen- und Darmatonien) systemisch eingesetzt, da sie das cholinerge System unspezifisch stimulieren und viele Nebenwirkungen wie Muskelkrämpfe (nAChR) oder cholinerge Symptome (mAChR) verursachen (**Tab. 3.5**).

EXKURS

Nikotin ist ein Alkaloid (stickstoffhaltige organische Verbindung) der Tabakpflanze. Durch Rauchen oder Kauen von Tabak aufgenommen, stimuliert es über nAChR mit $\alpha_4\beta_2$-Untereinheiten die Dopaminfreisetzung und führt so zu Belohnungsgefühlen und Sucht. Toxische Dosen (ab 50 mg, also ca. 50 *gerauchte* Zigaretten) führen zur Dauerdepolarisation und Ganglienblockade.

Hemmung der Acetylcholinesterase

Durch Hemmung der Acetylcholinesterase (AChE) und Butyrylcholinesterase (BChE) wird die **Acetylcholinkonzentration im synaptischen Spalt erhöht** und die cholinergen Wirkungen verstärkt. Es gibt eine zentralnervöse Wirkkomponente bei den ungeladenen Esterasehemmstoffen wie Rivastigmin, die die Blut-Hirn-Schranke überwinden können und bei der Behandlung des Morbus Alzheimer genutzt werden (s. S. 393). Andere Hemmstoffe, wie die geladenen

Tabelle 3.3

Physiologische Bedeutung der Acetylcholinrezeptoren und Auswirkung ihrer pharmakologischen Hemmung

Typ	Subtyp	Lokalisation			physiologische Funktion	Auswirkung einer Hemmung
mAChR	M_1-Familie	ZNS			kognitive Funktionen, Gedächtnis	Gedächtnis- und Konzentrationsstörungen, Verwirrtheit
		sekretorische Drüsen	Tränendrüsen		Tränenfluss ↑	Xerophthalmie
			Speicheldrüsen		Speichelfluss ↑	Mundtrockenheit
			Drüsen des Verdauungstrakts		Freisetzung von Galle und Pankreasenzymen	Verdauungsstörungen
			Lunge, Bronchien		Sekretbildung ↑	
			Parietalzellen		Magensäuresekretion	Achlorhydrie
			Schweißdrüsen		Transpiration ↑	trockene Haut, Hyperthermie
		glatte Muskulatur	Auge	M. ciliaris	Nahakkommodation, Kammerwasserabfluss	Akkommodationsstörungen, Engwinkelglaukom
				M. sphincter pupillae	Miosis	Mydriasis, Lichtempfindlichkeit
			Bronchien		Bronchokonstriktion	Bronchodilatation, Bronchospasmolyse
			Blase (M. detrusor vesicae)		Miktion	Harnverhalt
			Darmmuskulatur		Steigerung der Darmmotilität	Darmatonie, Obstipation
			M. sphincter ani internus		Defäkation	
			Gefäße		Gefäßdilatation via NO aus Endothel	
	M_2-Familie	Herz			negativ chronotrop, dromotrop, bathmotrop und lusitrop **Merke:** kein Einfluss auf Inotropie oder ventrikulären Eigenrhythmus, da die Ventrikel nicht parasympathisch innerviert sind	Tachykardie, supraventrikuläre Arrhythmien
nAChR	N_N	erstes Neuron des VNS, zweites Neuron des Parasympathikus und Sympathikus			Aktivierung der vegetativen Ganglien	
	N_M	motorische Endplatte des Skelettmuskels			Muskelkontraktion	Muskelrelaxierung

quartären und damit nicht-ZNS-gängigen Amine Neostigmin und Pyridostigmin, werden gegen Myasthenia gravis und zur Antagonisierung nicht-depolarisierender Muskelrelaxanzien eingesetzt. **Physostigmin**, ein tertiäres und damit gehirngängiges Amin aus der Kalabar-Bohne, kann als Antidot gegen atropinerge Substanzen sowie Off-Label gegen andere Toxine verwendet werden (**Tab. 3.4**).

EXKURS

Sarin

1995 wurde das japanische U-Bahnnetz von Mitgliedern einer Sekte mit dem Giftgas und AChE-Inhibitor Sarin attackiert. Die Terroristen trugen Sarin-gefüllte Plastiktüten bei sich, die sie beim Verlassen der U-Bahn auf den Boden warfen und zerstachen.

Zu den Vergiftungssymptomen zählen cholinerge Effekte wie Miosis, Hypersalivation, Übelkeit, Harn- und Stuhlabgang, Krämpfe und schließlich Lähmung der Atemmuskulatur. Das geruchslose Organophosphat Sarin tötete zwölf Menschen, verwundete 54 Menschen schwer und führte zu Sehstörungen bei Tausenden.

Die einzig effektive Therapie gegen eine tödliche Dosis, die innerhalb von wenigen Minuten durchgeführt werden muss, ist die Gabe von Atropin. Eine wirksame Atropinisierung ist dann erreicht, wenn die Pupillen dilatieren und die Salivation sistiert.

Da die Hemmung der AChE durch Sarin nahezu irreversibel ist, kann die Enzymaktivität nur durch Neusynthese der AChE nach mehreren Tagen bzw. Wochen wiederhergestellt werden. Nach Atropingabe kann innerhalb von 24 h versucht werden, mit Obidoxim oder Pralidoxim die Cholinesterase durch Ablösen des Alkylphosphates und Dephosphorylierung des Enzyms zu reaktivieren. Die Gabe von Serum-Cholinesterase ist ebenfalls möglich.

Tabelle 3.4

ZNS-Gängigkeit und Esterase-Spezifität von Arzneistoffen und Giften

Penetrationsvermögen	Hemmung von	
	AChE	AChE und BChE
ungeladen und ZNS-gängig	Physostigmin Donepezil Galantamin	Rivastigmin Nervengase VX, Sarin u. a. Insektizid Parathion (E605)
geladen und nicht ZNS-gängig	Neostigmin Pyridostigmin Edrophonium	

Tabelle 3.5

Stimulatoren der cholinergen Signaltransduktion und ihr klinisches Einsatzgebiet

Arzneistoff	Zielstruktur/ Mechanismus	Indikation
Amifampridin (Zenas®)	präsynaptischer Calcium-Kanal	verbesserte ACh-Freisetzung bei Muskelschwäche
Carbachol (Carbamann®)	AChR-Agonisten (mAChR >> nAChR)	Glaukom
Bethanechol (Myocholine Glenwood®)		Blasen-/Darmatonie
Pilocarpin (Pilomann®)		Glaukom, Sjögren-Syndrom
Rivastigmin (Exelon®)	AChE- und BChE-Inhibitoren	Demenz
Donepezil (Aricept®)	AChE-Inhibitoren	
Physostigmin (Anticholium®)		Antidot gegen Atropin
Neostigmin (Neostig®)		Myasthenia gravis, Glaukom, Antidot, Beendigung einer Muskelrelaxation mit nicht-depolarisierenden Relaxanzien
Edrophonium (Tensilon®)		

3.3.4 Hemmung der cholinergen Signaltransduktion

Antagonisten von muskarinergen Acetylcholinrezeptoren

Scopolamin und **Atropin** sind die klassischen Hemmstoffe des mACh-Rezeptors und seit Jahrhunderten in Form von heilenden oder berauschenden Pflanzen bekannt. **Atropin** ((R,S)-DL-Hyoscyamin) ist Bestandteil der schwarzen Tollkirsche (*Atropa belladonna*). Das (S)-*L*-Enantiomer ist die pharmakodynamisch aktive Substanz. Es wird heute zu medizinischen Zwecken als Antidot, Spasmolytikum, zur Verminderung der Speichel- und Magensäureproduktion während der Narkoseeinleitung und als Mydriatikum (wegen langer Wirkung zur Therapie, nicht Diagnostik) eingesetzt (s. **Tab. 3.6**).

Praxistipp

Beim Einsatz von Atropin gegen Bradykardie, AV-Block oder zur Reanimation ist zu beachten, dass zu niedrig dosiertes Atropin über Hemmung sympathischer Ganglien bradykardisierend wirkt (paradoxe Bradykardie). Dann muss die Dosis erhöht werden.

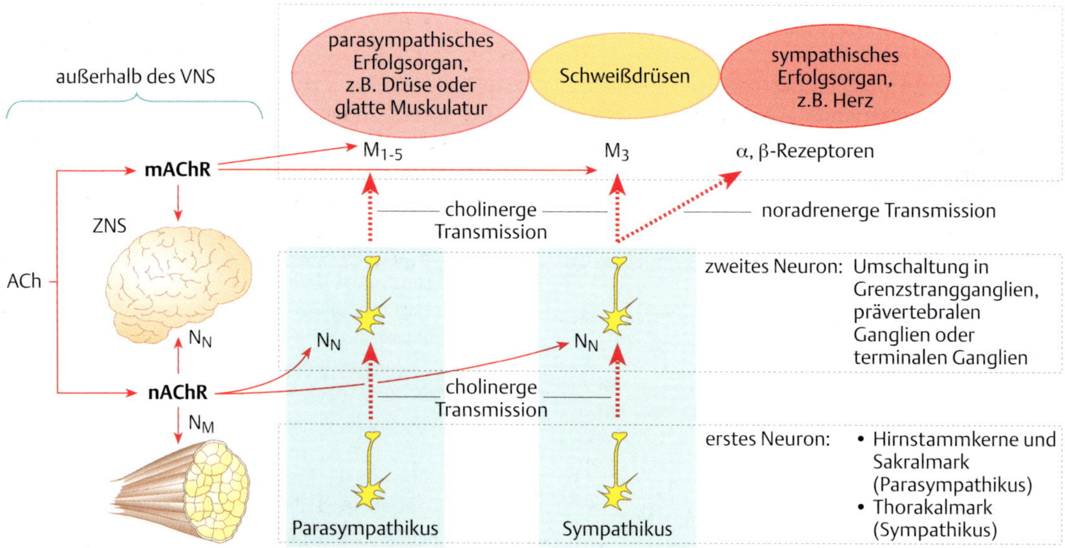

Abb. 3.3 Verteilung der cholinergen Rezeptoren. Die erste Umschaltung erfolgt mittels cholinerger Transmission. Anticholinergika können somit auch den Sympathikus hemmen. Parasympathische Erfolgsorgane werden überwiegend cholinerg, sympathische Erfolgsorgane hingegen noradrenerg oder cholinerg (Schweißdrüsen) stimuliert.

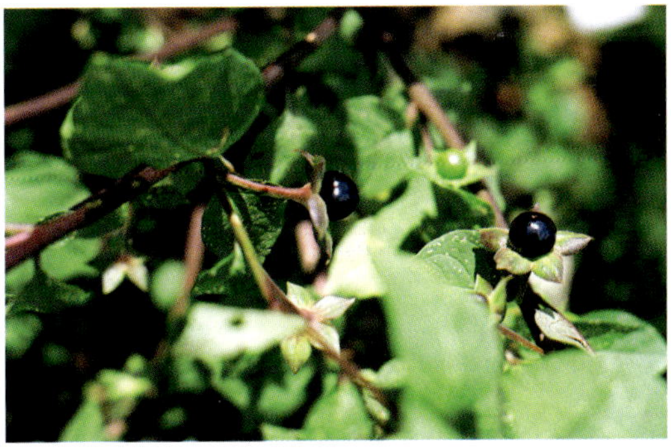

Abb. 3.4 Atropin ist Bestandteil der schwarzen Tollkirsche (Atropa belladonna). „Bella donna" heißt italienisch „schöne Frau". Die durch die Anwendung am Auge induzierte Pupillendilatation verlieh der Trägerin dunkle, glänzende Augen, die dem allgemeinen weiblichen Schönheitsideal entsprachen – und provozierte darüber hinaus Sehstörungen.

Das chemisch und pharmakologisch sehr eng mit Atropin verwandte, jedoch besser ZNS-gängige **Scopolamin** ((S)-L-Hyoscin), ein Alkaloid des Bilsenkrauts (*Hyoscyamus niger*), diente früher der Asthmabehandlung, als berauschender Bierzusatz (Bilsenkraut als mögliche Wortwurzel von „Pils") und als „Wahrheitsserum" für Geheimdienste. Es blockiert die mACh-Rezeptoren im Brechzentrum und im Vestibularapparat und wird niedrig dosiert als Pflaster gegen Schwindel, Übelkeit und Erbrechen bei **Kinetosen** eingesetzt.

Falls eine zentrale Wirkkomponente nicht erwünscht ist, können quartäre Amine wie N-Butylscopolamin z. B. als nebenwirkungsärmere **Spasmolytika** verwendet werden. Aufgrund ihrer geringen Lipophilität sind bei oraler Gabe jedoch hohe Dosen erforderlich.

Agonisten und Antagonisten von nicotinergen Acetylcholinrezeptoren

nAChR-Agonisten und -Antagonisten mit Präferenz für den N_M-Rezeptor werden primär als **Muskelrelaxanzien** eingesetzt (**Tab. 3.6**). Die Muskelkontraktion kann gehemmt werden durch

- Besetzung des Rezeptors durch einen Agonisten mit nachfolgender Dauerdepolarisation und Inaktivierung von spannungsabhängigen Natriumkanälen (*voltage dependent sodium channels*, VDSC, s. S. 63), die keine für eine geordnete Muskelkontraktion notwendigen Aktivierungen zulässt **(depolarisierende Muskelrelaxanzien)** oder
- Blockade des Rezeptors durch einen Antagonisten **(nicht-depolarisierende Muskelrelaxanzien).**

Succinylcholin (syn. Suxamethonium) ist ein depolarisierendes Muskelrelaxans und wirkt als **Agonist** am N_M-Rezeptor. Nach anfänglichen Faszikulationen führt es zu einer Dauerdepolarisation. Nebenwirkungen sind ein durch die **dauerhafte Depolarisation** mit offenen Kaliumkanälen verursachter **Anstieg des Ka-**

Tabelle 3.6

Inhibitoren der cholinergen Signaltransduktion und ihr klinisches Einsatzgebiet

Arzneistoff	Zielstruktur/ Mechanismus	Indikation
Pirenzepin (Gastrozepin®)	M_1-Antagonist	gastrointestinale Ulzera
Darifenacin (Emselex®)	M_3-Antagonist	Blaseninkontinenz
Tiotropium (Spiriva®)		Bronchodilatation, Asthma, COPD
Tropicamid (Mydriaticum®)	M_4-Antagonist	Augentropfen zur Induktion von Zykloplegie, Mydriasis
Atropin	zentral und peripher wirkende unselektive mAChR-Antagonisten	Antidot, Augentropfen zur Mydriasis
Scopolamin (Scopoderm TTS®)		Kinetosen
Biperiden (Akineton®)		gegen Tremor bei Morbus Parkinson
Ipratropium (Atrovent®)	nur peripher wirkende mAChR-Antagonisten	Bronchodilatation, Asthma, COPD
N-Butylscopolamin (Buscopan®)		Spasmolyse
Succinylcholin (Lysthenon®)	nAChR-Agonist (!)	Muskelrelaxierung (depolarisierend)
Pancuronium	nAChR-Antagonist	Muskelrelaxierung (nicht-depolarisierend)
Clostridium botulinum Toxin Typ A (Botox®)	Spaltung von SNAP-25 (Hemmung der ACh-Freisetzung)	Spasmen, Dystonien, Hyperhydrosis u. v. a.

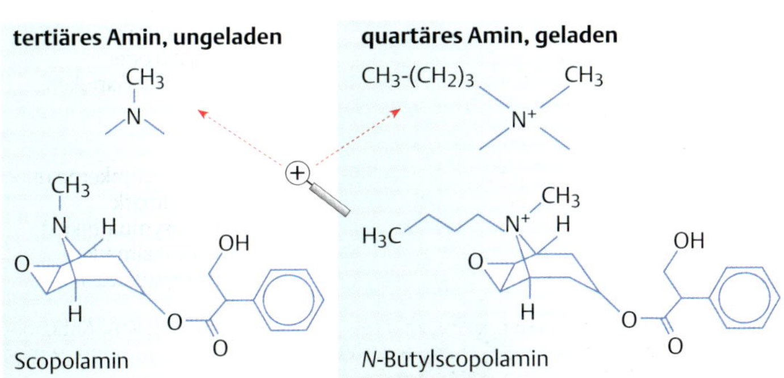

Abb. 3.5 ZNS-Gängigkeit von mAChR-Antagonisten. Butylscopolamin ist im Gegensatz zum ungeladenen tertiären Amin Scopolamin ein polares quartäres Amin und kann somit die Blut-Hirn-Schranke schlechter überwinden.

liumspiegels, eine Steigerung des Augeninnendrucks und in seltenen Fällen eine **maligne Hyperthermie** (s. S. 334). Oft klagen die Patienten über muskelkaterartige Schmerzen.

Bei einigen Patienten (1 : 3 500) liegt aufgrund eines genetischen Defekts ein zu geringer Spiegel von Butyrylcholinesterasen vor, die Succinylcholin abbauen. Hier darf kein Succinylcholin zur Muskelrelaxierung gegeben werden, im Vergiftungsfall ist **Serum-Cholinesterase i. v.** indiziert. Aufgrund dieser gravierenden Nebenwirkungen wird Succinylcholin in der Anästhesie nur noch in Notfällen zur *rapid sequence induction (RSI)* eingesetzt, z. B. bei nicht nüchternen Patienten, die ein hohes Aspirationsrisiko haben. Der sehr schnelle Wirkungseintritt von Succinylcholin (45–60 Sekunden) erleichtert die rasche Intubation erheblich.

Die **nicht-depolarisierenden Muskelrelaxanzien** haben einen langsameren Wirkungseintritt als Succinylcholin (1,5–5 Minuten) und können nach Wirkdauer in drei Gruppen eingeteilt werden:

- kurz wirksame (15–30 Minuten) wie Atracurium oder Vecuronium
- mittellang wirksame (30–60 Minuten) wie Cisatracurium
- lang wirksame (60–120 Minuten) wie Pancuronium.

Sie können gut mit Edrophonium oder **Neostigmin antagonisiert** werden.

EXKURS

Botulinum-Toxin

Das Toxin des Bakteriums Clostridium botulinum ist eines der stärksten bekannten Gifte. Intramuskulär verabreichtes Toxin A (Botox®) wird selektiv von cholinergen Nervenendigungen der peripher motorischen Efferenzen bzw. autonomen Efferenzen durch aktiven Transport aufgenommen. In den Nervenendigungen spaltet Botulinumtoxin SNAP-25 *(synaptosome-associated protein of 25 kDa)*, das für die Freisetzung von Acetylcholin notwendig ist. Innerhalb von 2 bis 3 Tagen zeigt sich klinisch eine Paralyse und Atrophie der vom betroffenen Nerven versorgten Muskelfasern, die nach 5 bis 6 Wochen ihr Maximum erreicht und ungefähr 12 Wochen andauert. Indikationen für Botulinustoxin A sind u. a. muskuläre Tonussteigerungen, Spasmen, Dystonien sowie eine schwere Hyperhidrosis. Die Indikationen werden immer weiter ausgeweitet, z. B. benigne Prostatahyperplasie oder Schönheitschirurgie („Sorgenfalten").

Nebenwirkungen sind Immunreaktionen und zu starke lokale Deinnervation der Muskeln.

Tabelle 3.7

Anticholinerge Symptome
Parasympathikolyse
– Mundtrockenheit (erstes Symptom) – Mydriasis (Erschlaffung des M. sphincter pupillae) – Akkommodationsstörungen, Engwinkelglaukom (Verlegung des Kammerwasserabflusses) – Herzrhythmusstörungen (supraventrikuläre Tachykardie) – trockene, überwärmte Haut – eingeschränkte Motilität in Magen und Verdauungstrakt (Völlegefühl, Obstipation) – Harnretention
zerebrale Störungen: – zentrales anticholinerges Syndrom (ZAS): Gedächtnisstörungen, Sedierung (niedrige Dosis) oder Delirium, Unruhe (hohe Dosis)

Anticholinerge Nebenwirkungen

Durch Hemmung der ACh-Transmission kommt es zu starken Nebenwirkungen, die oft zum Absetzen des Arzneistoffes führen (**Tab. 3.7**).

Praxistipp

Besonders in der Geriatrie sollten Substanzen mit anticholinerger Wirkung aufgrund der zahlreichen Nebenwirkungen möglichst vermieden werden!

Vergiftungen und Antidottherapie am cholinergen System

→ s. S. 470.

3.4 Adrenerges System

Key Point

Noradrenalin (engl. norepinephrine) und Adrenalin (engl. epinephrine) sind Transmitter des adrenergen Systems und vermitteln die Funktionen des Sympathikus. Zusammen mit Dopamin (s. S. 45) gehören sie zur Gruppe der Katecholamine.

3.4.1 Synthese

Adrenalin und **Noradrenalin** werden wie alle Katecholamine ausgehend von der aromatischen Aminosäure Tyrosin synthetisiert (s. S. 46). Nur Zellen mit der entsprechenden Enzymausstattung können Katecholamine synthetisieren. Die meisten dieser Zellen sind Neurone des Sympathikus (einschl. Nebennierenmark) oder befinden sich in wenigen Kerngebieten des ZNS.

Tabelle 3.8

Adrenerges System

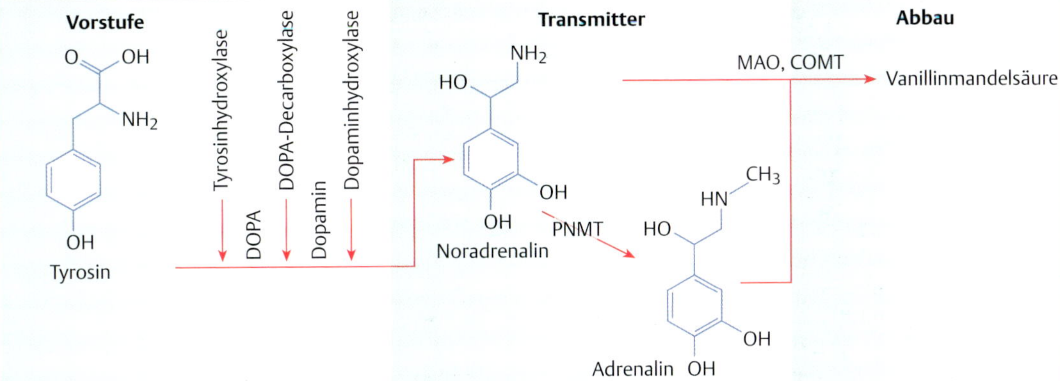

Vorkommen	Synthese	VNS (v. a. Sympathikus und Nebennierenmark) ZNS (v. a. Locus coeruleus und Formatio reticularis)
	Rezeptoren	ubiquitär
Rezeptoren		$\alpha_{1,2}$ $\beta_{1,2,3}$
Pharmakologische Angriffspunkte		Rezeptoren Abbauwege (MAO, COMT) Wiederaufnahme (NET, VMAT-2)

3.4.2 Rezeptoren

Adrenalin und Noradrenalin vermitteln ihre Wirkung über **adrenerge Rezeptoren,** die sich in Rezeptorprofil (**Tab. 3.9**) und Vorkommen (**Tab. 3.10**) unterscheiden. Sie können in α-und β-Rezeptorfamilien unterteilt werden. Vereinfacht ausgedrückt ist

- **Noradrenalin** der wichtigere Agonist von **α-Rezeptoren** und dient zumeist als Neurotransmitter (sympatho-nerval), während
- das im Nebennierenmark gebildete **Adrenalin** an **α- und β-Rezeptoren** wirkt und überwiegend als Hormon, d. h. via Blutzirkulation, wirkt (sympatho-adrenal).

Alle adrenergen Rezeptoren sind an **$G_{q/s}$ gekoppelt** (s. S. 34) und bewirken eine Stimulation. Ausnahme ist der überwiegend G_i-gekoppelte und damit inhibitorische, oft präsynaptisch lokalisierte α_2-Rezeptor.

Imidazolin-Derivate mit Affinität zu α_2-Rezeptoren, wie z. B. Clonidin, binden meist auch an die **I_1-Imidazolin-Rezeptoren,** die funktionell den α_2-Rezeptoren ähneln.

3.4.3 Wiederaufnahme und Abbau

Noradrenalin und Adrenalin werden ebenso wie Dopamin oder Serotonin von **Transportern der Zellmembran** (DAT für Dopamin-, NET für Noradrenalin- und SERT für Serotonintransporter, s. S. 48) aus dem synaptischen Spalt zumeist in die präsynaptische Zelle wieder aufgenommen, wo sie von **vesikulären Monoamintransportern** (VMAT-1, VMAT-2) in die Vesikel zurücktransportiert werden (**Abb. 3.6, Tab. 3.11**). DAT und NET sind nur schwach substratspezifisch, beide nehmen Noradrenalin und Adrenalin wieder auf. NET hat eine höhere Affinität zu Dopamin und Noradrenalin als DAT (s. **Tab. 3.27**).

Tabelle 3.9

Effekte der Katecholamine auf α- und β-Rezeptoren

Rezeptorsubtyp		G-Protein	Noradrenalin	Adrenalin*	Dobutamin	Dopamin*
α	α_1	$G_{q/11}$	+++	++/+++	++	+/++
	α_2	$G_{i/o}$	+++	++/+++	0	+/++
β	β_1	G_s	++	++	+++	++
	β_2	G_s	+	+++	++	+
	β_3	G_s	+	+	+	+

** Das Wirkprofil kann dosisabhängig variieren.0, +, ++, +++: keine, schwache, mittlere, starke Rezeptor-vermittelte Wirkung*

Tabelle 3.10

Pharmakologische Bedeutung der adrenergen Rezeptoren und Rezeptoren für Imidazolin-Derivate

Typ	Subtyp	Lokalisation	physiologische Funktion	Wirkung bei Hemmung
α	α_1	Auge (M. dilatator pupillae)	Mydriasis	
		Gefäße	Vasokonstriktion und Blutdruckanstieg	Hypotonie
		Blase (M. sphincter internus)	Kontraktion (Harnkontinenz)	Erleichterung der Miktion (v. a. bei Prostatahyperplasie)
		Uterus	Kontraktion	
	α_2	pankreatische β-Zellen	verminderte Insulinfreisetzung	
		präsynaptischer Hetero- und Autorezeptor in ZNS und PNS	Hemmung der Freisetzung von Transmittern im ZNS/PNS mit Sedierung, Analgesie und Blutdruckabfall (Sympatholyse)	Erhöhung des Sympathikotonus, Antriebssteigerung, Atemstimulation
		postsynaptisch N. vagus		
I_1-Imidazolin-Rezeptoren		Rückenmark, Medulla oblongata		
β	β_1, β_2	Herz	positiv bathmotrop positiv lusitrop positiv chronotrop positiv dromotrop positiv inotrop	Ökonomisierung der Herzarbeit, negativ chrono-, bathmo-, lusi-, dromo- und inotrop
		ZNS		Dysphorie
		Niere	Reninfreisetzung	verminderte Reninfreisetzung, Diurese
	β_2, (β_3)	**glatte Muskulatur**		
		– Gefäße	Vasodilatation der Haut- und Skelettmuskelgefäße	periphere Vasokonstriktion (kalte Akren)
		– Ziliarmuskel	Relaxation (Fernakkommodation)	Kontraktion (verbesserter Kammerwasserabfluss)
		– Uterus	Tokolyse	Wehen
		– Blase (M. detrusor vesicae)	Relaxation (Harninkontinenz)	Kontraktion (Harndrang)
		– Gallenblase, Darm	Tonussenkung	gastrointestinale Störungen
		– Bronchialmuskulatur	Bronchodilatation	Bronchospasmus
		Leber	Lipolyse, Glykogenolyse	
		pankreatische β-Zellen	Insulinproduktion	
		Skelettmuskulatur	Tonuserhöhung mit Tremor	Verminderung des Tremors
		Fettzellen		
		– weißes Fettgewebe	Lipolyse, Umwandlung in braunes Fettgewebe	
		– braunes Fettgewebe	Thermogenese	Umwandlung in weißes Fettgewebe

Tabelle 3.11

Monoamintransporter

Zielstruktur	Wirkmechanismus	Beispielsubstanzen	Wirkung
DAT, NET, SERT	Blockade	Antidepressiva und Kokain	Transmitter im synaptischen Spalt ↑: antriebssteigernd, stimmungsaufhellend, appetitsenkend
	Blockade sowie Substrate	Amphetamin	
VMAT-1, VMAT-2	Blockade	Reserpin Tetrabenazin	fehlende Vesikelbeladung und gesteigerter zytoplasmatischer Transmitterabbau: antipsychotisch, antihypertensiv
	Umkehr des Transports	Amphetamin (hohe Dosis)	Transmitter im synaptischen Spalt ↑: stark antriebssteigernd, Euphorie, paranoide Psychosen
Vesikel-Membran-Verschmelzung	Blockade	Guanethidin	Blutdrucksenkung

NET: Noradrenalin-Transporter, DAT: Dopamin-Transporter, SERT/5-HTT: Serotonin-Transporter, VMAT: vesikulärer Monoamintransporter

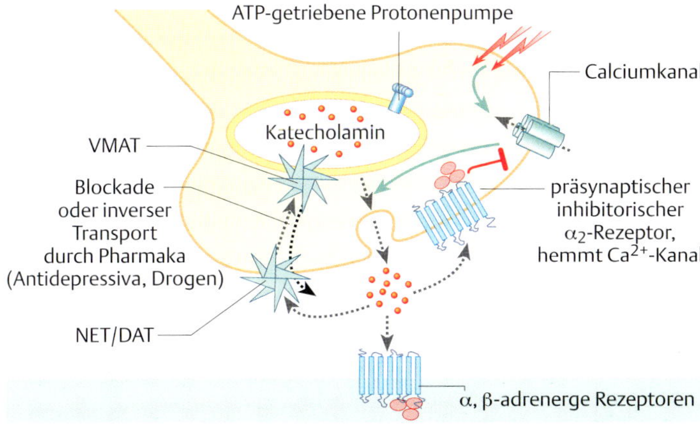

Abb. 3.6 Zusammenspiel von Wiederaufnahme und Freisetzung. Die protonierten Katecholamine sind im Vesikel gefangen, das durch ATP-abhängige Protonenpumpen angesäuert ist. Nach Stimulation der Zelle und Verschmelzung der Vesikel mit der Zellmembran werden die Katecholamine freigesetzt und über zwei nachgeschaltete Transporter wieder präsynaptisch in neugebildete Vesikel aufgenommen (NET: Noradrenalin-Transporter, DAT: Dopamin-Transporter, VMAT: vesikulärer Monoamintransporter).

3

Der Abbau erfolgt über die **Catechol-O-Methyl-Transferase (COMT)** und die **Monoaminooxidasen** (**MAO**, s. S. 51).

Phenylethylamin ist das Grundgerüst der meisten Adrenorezeptorliganden. **Substitution** an verschiedenen Stellen dieses Moleküls verändert die Lipophilie und die Affinität zu Rezeptoren oder abbauenden Enzymen. **Abb. 3.7** zeigt die wichtigsten **Substitutionen am Grundgerüst:**

1. OH-Gruppen:

- steigern die Adrenorezeptoraffinität (keine OH-Gruppen = keine direkte Rezeptorinteraktion)
- vermindern die intestinale Resorption und die Penetration der Blut-Hirn-Schranke (sowie anderer Barrieren für hydrophile Substanzen)
- ortho-OH-Gruppen können von COMT methyliert und inaktiviert werden (starke Metabolisierung)

2. Substitution am Stickstoff

- verschiebt Affinität zur β-Selektivität
- weitere Substitution fördert die β_2-Selektivität

3. Substitution an der α-Methylgruppe oder am Stickstoff verhindert oxidative Desaminierung durch MAO

4. R-Enantiomere vieler chiraler Katecholamine sind potenter als S-Enantiomere.

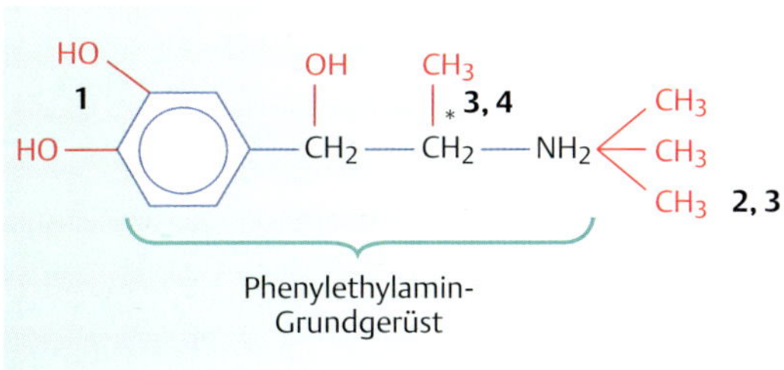

Abb. 3.7 Substitution am Phenylethylamin-Grundgerüst (Erklärung der Nummern 1 bis 4 siehe Haupttext).

3.4.4 Stimulation des adrenergen Systems

Das **adrenerge System** lässt sich **stimulieren** durch:

- Agonisten von adrenergen Rezeptoren (im Sympathikus auch als direkte Sympathomimetika bezeichnet)
- Blockade des Katecholaminabbaus (s. S. 51) via Hemmung der Catechol-O-Methyl-Transferase (COMT) oder der Monoaminooxidasen (MAO) und
- Erhöhung der Transmitter im synaptischen Spalt via Hemmung der Monoamintransporter für Noradrenalin (NET) (im Sympathikus auch als indirekte Sympathomimetika bezeichnet) oder Hemmung des präsynaptischen α_2-Autorezeptors.

Agonisten adrenerger Rezeptoren

Adrenalin, **Noradrenalin** und das an α- und β-Rezeptoren bindende synthetische Katecholamin **Dobutamin** werden in der Intensivmedizin (Blutdruckabfall) und Notfallmedizin (anaphylaktischer Schock) eingesetzt.

EXKURS

Auch Dopamin wurde früher beim Schock eingesetzt, denn neben der Förderung der Nierendurchblutung via D_1-Rezeptor aktiviert Dopamin auch β_1- und in höheren Dosen α-Rezeptoren. Da es jedoch auch eine Koronarkonstriktion bewirkt, wurde es weitgehend aus der Intensivmedizin verdrängt.

Adrenalin wirkt im niedrigen Dosisbereich (1–2 µg/Minute) überwiegend β-adrenerg. Es steigert das **Herzzeitvolumen** und damit den systolischen Blutdruck. Durch Weitstellung peripherer Gefäße via β_2-Rezeptoren nimmt der diastolische Blutdruck ab. Im mittleren Dosisbereich (2–10 µg/Minute) gleichen sich durch den α_1-Rezeptor vermittelte Vasokonstriktion und durch den β_2-Rezeptor vermittelte Vasodilatation aus, im Hochdosisbereich überwiegen die Vasokonstriktion und die damit verbundene Erhöhung

Tabelle 3.12

Stimulatoren der adrenergen Signaltransduktion und ihr klinisches Einsatzgebiet

Arzneistoff		Zielstruktur/Mechanismus	Indikation
Dobutamin (Dobutrex®)		präferenzieller β-Rezeptor-Agonist (β > α)	Steigerung des HZV, Herzinsuffizienz
Adrenalin (Suprarenin®)	niedrige Dosis		
	hohe Dosis	präferenzieller α-Rezeptor-Agonist (α > β)	lokal als Vasokonstriktor
			kardiopulmonale Reanimation
Noradrenalin (Arterenol®)			Erhöhung des peripheren Widerstands bei anaphylaktischem oder septischem Schock
Ergotamin (Migril®)		präferenzielle α_1-Rezeptor-Agonisten ($\alpha_1 > \alpha_2 >> \beta$)	Migräne, Hypotension
Oxymetazolin (Nasivin®) Xylometazolin (Otriven®)			Abschwellung der Nasenschleimhaut
tetrazyklische Antidepressiva Mirtazapin (Remergil®)		α_2-Rezeptor-Antagonist (**!**)	Verstärkung der katecholaminergen Transmission bei Depression
Orciprenalin (Alupent®)		präferenzieller β_2-Rezeptor-Agonist ($\beta_2 > \beta_1$)	Antidot gegen β-Blocker Bradykardie Status asthmaticus
Fenoterol (Berotec®)		β_2-Rezeptor-Agonisten ($\beta_2 >> \beta_1$)	Bronchodilatation bei Asthma oder COPD
Salbutamol (Sultanol®)			
MAO-A-Hemmer Moclobemid (Aurorix®)		Hemmung von MAO-A	Depression
Amphetamine wie Methylphenidat (Ritalin®) SSRI-Derivate wie Atomoxetin (Strattera®)		Hemmung von NET (aber evtl. auch SERT und DAT)	ADHS
Amfepramon (Regenon®)			Appetitzügler
Kokain			lokal als Mydriatikum
trizyklische Antidepressiva / NRI Desipramin (Petylyl®) Reboxetin (Edronax®)			Depression
Dipivefrin (Glaucothil® 0,1 % Augentropfen)		Adrenalin-Vorstufe	Glaukom

des **peripheren Widerstands**. Daraus ergeben sich die je nach Indikation unterschiedlichen Adrenalindosierungen.
Durch Vorbehandlung mit α-Blockern kann diese Vasokonstriktion verhindert werden und Adrenalin senkt den mittleren Blutdruck **(Adrenalin-Umkehr)** infolge der β_2-vermittelten Vasodilatation.
Die Kombination von β-Agonisten (z. B. Theodrenalin) und Phosphodiesterase-Hemmern (z. B. Cafedrin) wirkt synergistisch und steigert das HZV.

Praxistipp
Adrenalin gehört ebenso wie Atropin zu den wenigen Notfallmedikamenten, die nicht einfach als komplette Ampulle gegeben werden können. Es muss 1 : 10 verdünnt werden und dann kontrolliert verabreicht werden (i. v. oder endotracheal, niemals intraarteriell).

Als Zusatz zu Lokalanästhetika begrenzt Adrenalin durch die α-Rezeptor-vermittelte Vasokonstriktion die Verteilung und verstärkt bzw. verlängert die Wirkung des Lokalanästhetikums, welches nicht so schnell abfluten kann (s. S. 335). Die β_1-sympathomimetische Wirkkomponente von Dobutamin, Noradrenalin und Dopamin wird für die Therapie von Herzrhythmusstörungen in der Intensivmedizin genutzt. β_2-Sympathomimetika wie Fenoterol oder Salbutamol werden zur Notfalltokolyse oder Bronchodilatation eingesetzt (s. S. 121).

Hemmung des Monoamintransporter

Der membranäre Noradrenalintransporter **NET** *(norepinephrine transporter)* und in geringerem Umfang auch der membranäre Dopamintransporter **DAT** *(dopamine transporter)* nehmen Noradrenalin und Adrenalin wieder in die Zelle auf. Therapeutisch steht bei Hemmstoffen des NET ihre Wirkung auf das ZNS im Vordergrund (**Tab. 3.12**).
Vertreter der pharmakologisch inhomogenen Gruppe der **Amphetamine** interagieren mit NET/DAT, VMAT-2, MAO und/oder Rezeptoren. Es kommt zu einer vermehrten Monoaminwirkung mit **Antriebssteigerung** und **Appetitminderung** (s. S. 364).

Hemmung des adrenergen Systems

Das **adrenerge System** lässt sich **hemmen** durch

- Antagonisten von adrenergen Rezeptoren (außer α_2, **Tab. 3.13**),
- selektive Stimulation des präsynaptischen α_2-Autorezeptors mit nachfolgend erniedrigter Katecholaminfreisetzung (Antisympathikotonika) und
- Depletion der Monoaminspeichervorräte im Neuron durch Blockade von vesikulären Monoamintransportern (VMAT).

Antagonisten von adrenergen Rezeptoren

Die wichtigsten Antagonisten von adrenergen Rezeptoren sind **β_1-präferenziellen Betablocker**, die bei Herzinsuffizienz, KHK oder Hypertonus eingesetzt werden (s. S. 74). β_2-selektive Blocker werden nicht therapeutisch verwendet.
Antagonisten an **α_1-Rezeptoren** werden vor allem zur Behandlung von Hypertonie, Morbus Raynaud und bei urologischen Indikationen wie Miktionsstörungen genutzt.
Nicht-selektive α-Rezeptoren-Blocker werden präoperativ bei Phäochromozytom eingesetzt, um die kardiovaskulären Auswirkungen eventueller bolusartiger Adrenalinfreisetzungen während der Operation zu verhindern (s. S. 79).

Tabelle 3.13

Inhibitoren der adrenergen Signaltransduktion und ihr klinisches Einsatzgebiet

Arzneistoff	Zielstruktur/ Mechanismus	Indikation
Phenoxybenzamin (Dibenzyran®)	unselektiver α-Rezeptor-Antagonist ($\alpha_1 = \alpha_2$)	neurogene Blasenentleerungsstörung, α-Blockade bei Phäochromozytom-OP
Prazosin (Minipress®) Doxazosin (Alfamedin®) Urapidil (Ebrantil®)	selektive α_1-Rezeptor-Antagonisten ($\alpha_1 >> \alpha_2$)	Hypertonie, Morbus Raynaud, Blasenentleerungsstörungen aufgrund von BHP
Clonidin (Catapressan®)	α_2-Rezeptor-Agonist (**!**)	Hypertonie, Unruhe, Opioidentzug
α-Methyldopa (Dopegyt®)		Schwangerschaftshypertonus
Tizanidin (Sirdalud®)		Muskelrelaxierung
Propranolol (Dociton®)	unselektiver β-Rezeptor-Antagonist ($\beta_1 = \beta_2$)	essenzieller Tremor
Metoprolol (Beloc®)	präferenzieller β_1-Rezeptor-Antagonist ($\beta_1 > \beta_2$)	Blutdrucksenkung, Herzentlastung
Guanethidin (Ismelin®)	Hemmung der Verschmelzung der Noradrenalinvesikel mit der Membran	Hypertonie

Agonisten des α_2-Autorezeptors

Der **α_{2A}-Rezeptor** ist ein präsynaptischer Autorezeptor, der die Freisetzung von Katecholaminen und anderen Transmittern vermindert. Daher führt seine Stimulation zu einer Hemmung der adrenergen Transmission. **Clonidin** und **α-Methyldopa** sind α_2-Agonisten und wirken sympatholytisch. Der aktivierte Autorezeptor hemmt als Teil einer negativen Rückkopplung die Ausschüttung von Katecholaminen: im Hirnstamm sinkt die Aktivität des Sympathikus. Folgen sind Blutdruckabfall, Sedierung, aber auch Analgesie, da α_2-Rezeptoren die Weiterleitung von nozizeptiven Impulsen hemmen.

Blockade von vesikulären Monoamintransportern

Reserpin blockiert die vesikulären Monoamintransporter, dadurch verbleiben die Monoamine ungeschützt im Zytosol und werden über die Monoaminooxidase (MAO) abgebaut. Somit gelangen weniger Transmitter in die Speichervesikel. Reserpin wurde früher als Antihypertonikum (Verringerung der Katecholaminspiegel) und als Antipsychotikum (Verringerung des Dopamin- und Serotoninspiegels) eingesetzt, bis nebenwirkungsärmere Medikamente zur Verfügung standen.

3.4.5 Cholinerge und adrenerge Regulation des Augeninnendrucks

Unter physiologischen Bedingungen wird das Kammerwasser im Ziliarkörper durch dopaminerge oder β-adrenerge Stimulation gebildet. Es gelangt durch die Pupille in die vordere Augenkammer und wird dort bei offenem Kammerwinkel vom Trabekelwerk und vom Schlemm-Kanal wieder aufgenommen. Arzneistoffe, die in die cholinerge oder adrenerge Transmission eingreifen, beeinflussen den Augeninnendruck (**Tab. 3.14**).

3.5 Dopaminerges System

Key Point

Dopamin gehört zusammen mit Adrenalin und Noradrenalin zur Gruppe der Katecholamine und hat somit ähnliche Freisetzungs- und Abbauwege. Es ist ein Hauptangriffspunkt in der Therapie neurologischer und psychiatrischer Erkrankungen sowie bei gastrointestinalen Störungen.

Dopamin ist ein wichtiger Transmitter für die Motorik und die Bewertung von Wahrnehmungen. Darüber hinaus werden auch Prozesse außerhalb des ZNS wie die Hemmung der Magenperistaltik (bis hin zum Erbrechen, D_2-vermittelt) oder die renale Vasodilatation (D_1-vermittelt) über Dopamin gesteuert.

Tabelle 3.14

Arzneistoffe, die den Augeninnendruck beeinflussen

Wirkungsmechanismus	Substanzgruppe
Augeninnendruck ↑	
Anticholinergika und Arzneistoffe mit anticholinerger Wirkung als Nebenwirkung führen zur Relaxation des M. ciliaris mit nachfolgendem vermindertem trabekulären Abfluss	– Mydriatika der okulären Diagnostik (Atropin, Tropicamid) – Antidepressiva und Neuroleptika – Antihistaminika – Grippemittel – Antivertiginosa
starke Mydriatika und Miotika wie Anticholinergika, Cholinergika oder Sympathomimetika können über andauernde Kontraktion des M. dilatator pupillae oder M. sphincter pupillae den Kammerwinkel bei entsprechender Prädisposition (z. B. Hyperopie, höheres Alter) verlegen und zum Pupillarblock führen	– in der Intensivmedizin eingesetzte Sympathomimetika (z. B. Noradrenalin) – inhalative Betamimetika, die versehentlich ins Auge gelangen (z. B. Salmeterol) – schwefelhaltige Medikamente (Hydrochlorthiazid, Sulfonamide)
Augeninnendruck ↓	
Cholinergika verbessern den Abfluss durch Kontraktion des M. ciliaris	– Pilocarpin, Carbachol
β-Blocker, Sympatholytika oder präferenzielle α-Adrenorezeptoragonisten hemmen die Kammerwasserproduktion	– β-Blocker (z. B. Timolol) – Sympatholytika (z. B. Clonidin)
weitere Therapeutika	– Carboanhydrasehemmer (Acetazolamide) – Prostaglandine (Latanoprost)

3.5.1 Synthese, Wiederaufnahme und Abbau

Dopamin wird in wenigen Kerngebieten im Stammhirn (Substantia nigra, ventrales Tegmentum) aus der Aminosäure **Tyrosin** über das Zwischenprodukt **L-DOPA** synthetisiert. Aus den Kerngebieten projizieren dopaminerge Bahnen in andere Hirnbereiche (**Abb. 3.8**). Im übrigen Körper wird Dopamin vor allem von sympathischen Nervenfasern und anderen katecholaminergen Zellen synthetisiert. Der Rücktransport aus dem synaptischen Spalt in die Zelle erfolgt über den **NET** und **DAT** (s. S. 41). Der Abbau geschieht vor allem über **MAO-B** (s. S. 51).

EXKURS

Dopamin vermittelt **Glücks- und Belohnungsgefühle**. Alle Drogen, die angenehme oder euphorische Rauschzustände auslösen, beeinflussen direkt oder indirekt das dopaminerge System, welches als positives Verstärkersystem in den Ncl. accumbens projiziert. Drogen, die keine starke Dopaminfreisetzung erzeugen, wie die Entheogene (≈ Halluzinogene, die Ich-Störungen

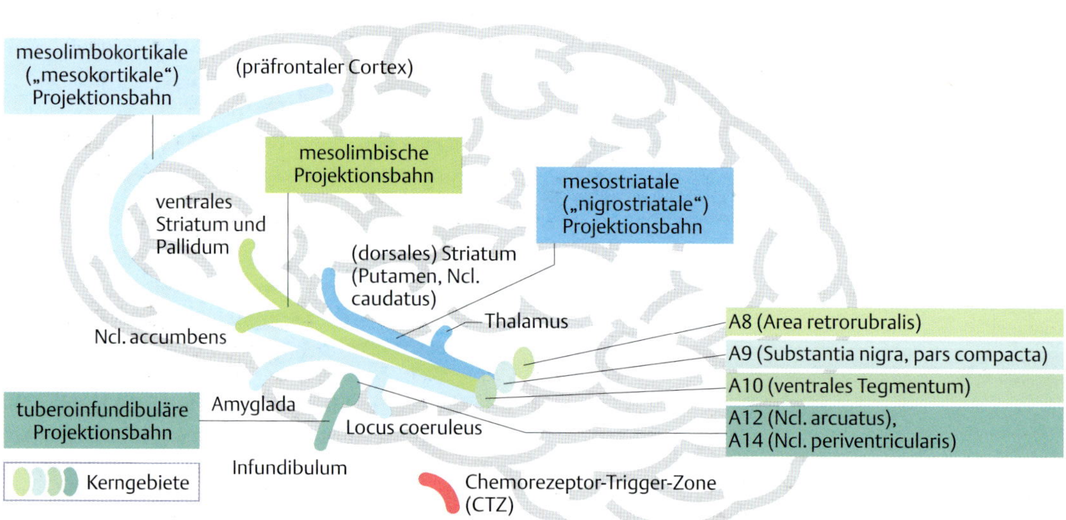

Abb. 3.8 Dopaminerge Projektionsbahnen im ZNS. Die Chemorezeptor-Trigger-Zone (CTZ) und die hypophysären Rezeptoren liegen außerhalb der Blut-Hirn-Schranke.

Tabelle 3.15

Dopaminerges System

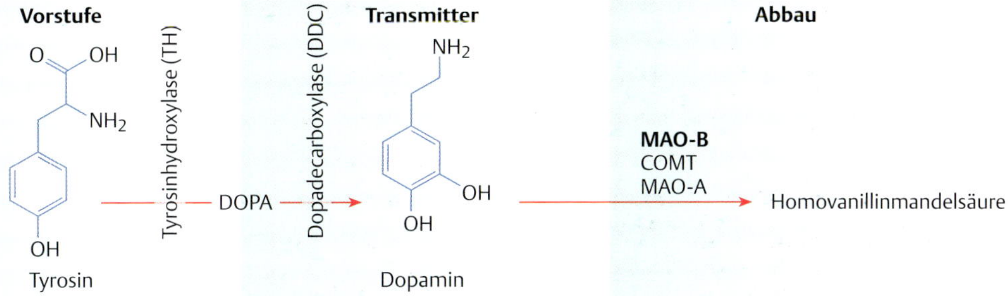

Vorkommen	Synthese	ZNS (v. a. Substantia nigra und ventrales Tegmentum) VNS (v. a. sympathische Fasern)
	Rezeptoren	ubiquitär
Rezeptoren		D_1-Familie D_2-Familie
Pharmakologische Angriffspunkte		Synthese (Dopamindecarboxylase) Rezeptoren Abbauwege (MAO-B, COMT)

verursachen) LSD (partiell serotonerg) und PCP (antiglutamaterg), fehlt die euphorische Wirkung und sie erzeugen daher eher einen „Horrortrip". Ein Dopaminmangel geht mit Anhedonie, d. h. der Unfähigkeit, Freude und Lust zu empfinden, einher.

3.5.2 Rezeptoren

Dopamin-Rezeptoren lassen sich in zwei Gruppen unterteilen, die unterschiedliche Funktionen vermitteln (**Tab. 3.16**):

- Gruppe der stimulatorischen G_s-gekoppelten **D_1-Familie** (D_1, D_5)
- Gruppe der inhibitorischen G_i-gekoppelten **D_2-Familie** (D_2, D_3, D_4).

Der **D_2-Rezeptor** ist die klinisch relevante Zielstruktur für die meisten Dopamin-modulierenden Arzneistoffe. Zwar spielt im ZNS der Synergismus zwischen D_1- und D_2-Rezeptoren eine große physiologische Rolle, aber unter pathophysiologischen Bedingungen haben sich D_1-Liganden als nicht geeignet für die Neuropharmakotherapie erwiesen.

MERKE

Der D_2-Rezeptor ist die klinisch relevante Zielstruktur für die meisten dopaminmodulierenden Arzneistoffe.

3.5.3 Stimulation des dopaminergen Systems

Das dopaminerge System lässt sich stimulieren durch (**Tab. 3.17**):

- Agonisten von dopaminergen Rezeptoren
- Gabe von L-DOPA (Vorstufe des Dopamins)

Tabelle 3.16

Physiologische und pharmakologische Bedeutung der dopaminergen Rezeptoren

Rezeptor	Lokalisation		physiologische Funktion	Wirkung bei Inhibition
D_1-Familie (D_1, D_5)	Nierengefäße		Vasodilatation	
	Herz		positiv inotrop	
D_2-Familie (D_{2-4})	Magen-Darm-Trakt		Hemmung der Darmperistaltik, Erbrechen	beschleunigte Magen-Darm-Passage (Antiemesis)
D_1- und D_2-Familie	ZNS	Kortex, limbisches System	kognitive Funktionen, Emotionen	antipsychotisch, Einschränkung kognitiver Funktionen und affektiver Schwingungsfähigkeit
		Area postrema	Übelkeit	Antiemesis
		Adenohypophyse	Hemmung der Prolaktinfreisetzung	Hyperprolaktinämie
		Basalganglien	Motorik	parkinsonartige Störungen
		Ncl. accumbens	Belohnungsgefühle, Triebkontrolle	Anhedonie, Antriebslosigkeit

Tabelle 3.17

Stimulatoren der dopaminergen Signaltransduktion und ihr klinisches Einsatzgebiet

Arzneistoff	Zielstruktur/ Mechanismus	Indikation
L-DOPA + Carbidopa (Nacom®)	Vorstufe des Dopamins	Morbus Parkinson (s. S. 383)
	peripherer Inhibitor der DDC	
Cabergolin (Dostinex®)	$D_{2/3}$-Rezeptor-Agonisten	Morbus Parkinson (s. S. 387), *Restless legs syndrome*
Pramipexol (Sifrol®)		Prolaktinom, Abstillen (s. S. 226)
Apomorphin (Apo-Go® Pen)	präferenzieller D_2-Rezeptor-Agonist	Morbus Parkinson, erektile Dysfunktion, Induktion von Erbrechen (s. S. 387)
Rasagilin (Azilect®)	MAO-B-Inhibitor	Morbus Parkinson (s. S. 388)
Entacapon (Comtess®)	Hemmung von COMT	
Bupropion (Zyban®)	Hemmung von DAT/NET	Raucherentwöhnung, Depression (s. S. 360)

- Hemmung der peripheren Dopamindecarboxylase (DDC), wodurch im ZNS mehr L-DOPA zur Verfügung steht
- Blockade des Dopaminabbaus durch Hemmung der Catechol-O-Methyl-Transferase (COMT) oder der Monoaminooxidasen (MAO-B > MAO-A)
- Hemmung des Dopamintransporters (DAT).

Praxistipp
Die Aktivierung der dopaminergen Transmission kann zu Übelkeit, Erbrechen und psychotischen Symptomen führen.

Dopamin-Rezeptor-Agonisten

D_2-Agonisten werden bei Morbus Parkinson eingesetzt. Da Dopamin ein Inhibitor der Prolaktinsynthese ist, sind D_2-Agonisten auch bei übermäßiger, unerwünschter Prolaktinsekretion, Prolaktinom oder zum Abstillen indiziert.

Gabe von L-DOPA und Hemmung der Dopamindecarboxylase

Die **Vorstufe L-DOPA** wird therapeutisch zur Parkinsonbehandlung eingesetzt, weil Dopamin selbst sehr instabil und schlecht gehirngängig ist (s. S. 383). Nicht gehirngängige Hemmstoffe der Dopamindecarboxylase wie Benserazid oder Carbidopa verhindern die Dopaminbildung aus L-DOPA außerhalb des ZNS.

Tabelle 3.18

Inhibitoren der dopaminergen Signaltransduktion und ihr klinisches Einsatzgebiet

Arzneistoff	Zielstruktur/ Mechanismus	Wirkung
Neuroleptika, z. B. Haloperidol (Haldol®)	D_2-Rezeptor-Antagonismus	antipsychotisch, antiemetisch
Metoclopramid (Paspertin®)		antiemetisch, prokinetisch
Domperidon (Motilium®)	nur peripherer D_2-Rezeptor-Antagonismus	

3.5.4 Hemmung des dopaminergen Systems

Bei der Hemmung des dopaminergen Systems steht der **D_2-Antagonismus** im Vordergrund (**Tab. 3.18**). Andere dopaminerge Antagonisten werden aktuell nicht eingesetzt.

Nebenwirkungen sind vor allem **motorische Störungen**, die durch die D_2-Rezeptor-Blockade der nigrostriatalen Projektionsbahn entstehen. Durch Blockade des tuberoinfundibulären Systems kommt es außerdem zur **Hyperprolaktinämie** mit Gynäkomastie und Libidoverlust.

Da die **Chemorezeptor-Trigger-Zone** außerhalb der Blut-Hirn-Schranke liegt, lassen sich gezielt Dopaminantagonisten herstellen, die **antiemetisch** wirken, kaum die Motorik stören und nicht antipsychotisch wirken.

Praxistipp
Metoclopramid und Domperidon sind zwei prokinetische D_2-Antagonisten. Domperidon ist nicht ZNS-gängig (im Gegensatz zu Metoclopramid) und sollte daher bevorzugt als Antiemetikum bei Dyskinesien oder Morbus Parkinson eingesetzt werden.

3.6 Serotonerges System

Key Point
Serotonin ist ein wichtiger trophischer Faktor in einer Vielzahl von Geweben. Eine gestörte serotonerge Transmission wurde mit zahlreichen Krankheiten in Verbindung gebracht, darunter Depressionen, Angst- und Zwangsstörungen, Migräne, Essstörungen, Fibromyalgie und Colon irritabile.

3.6.1 Synthese und Abbau

Serotonin (5-Hydroxytryptamin, 5-HT) gehört zusammen mit den Katecholaminen zur Gruppe der Monoamine (s. S. 51). Vorstufe des Serotonins ist das **Tryptophan,** welches v. a. durch das Schlüsselenzym L-Tryptophanhydroxylase umgesetzt wird. Serotoninproduzierende Zellen finden sich vor allem unter

Tabelle 3.19

Serotonerges System

Vorstufe		Transmitter		Abbau
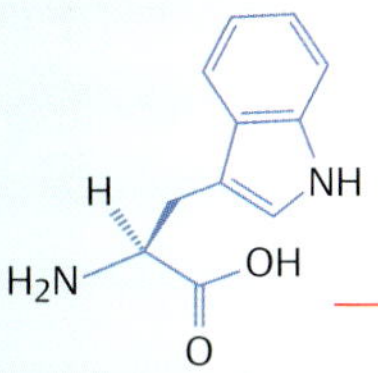 Tryptophan	verschiedene Enzyme →	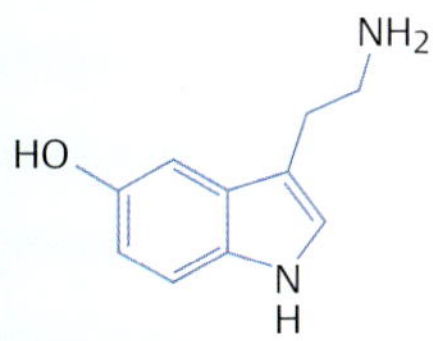 Serotonin (=5-HT)	MAO-A →	5-Hydroxyindolessigsäure

Vorkommen	Synthese	ubiquitär
	Rezeptoren	ubiquitär
Rezeptoren		5-HT_{1-7}
Pharmakologische Angriffspunkte		Rezeptoren Wiederaufnahme (SERT) Abbauwege (MAO-A)

den **enterochromaffinen Zellen des Gastrointestinaltraktes** und zu einem kleinen Teil in den **hinteren Raphekernen** des ZNS. Serotonin ist auch der Vorläufer von **Melatonin,** welches eine Rolle bei der Schlaf- und Traumregulation spielt.

Der membranäre **Serotonin-Transporter (SERT)** nimmt Serotonin wieder in die Neuronen auf. Der Abbau erfolgt überwiegend über die MAO-A (s. S. 52).

3.6.2 Rezeptoren

Serotonin und seine Rezeptoren finden sich im

- Nervensystem
- Magen-Darm-Trakt
- kardiovaskulären System und
- Blut.

Aktuell sind sieben Rezeptorsubtypen bekannt, von klinischer Bedeutung sind vor allem die **Subtypen 1–4** (**Tab. 3.20**). Bis auf den an einen Ionenkanal gekoppelten 5-HT_3-Rezeptor sind diese Rezeptoren alle G-Protein-gekoppelt (s. S. 34). Die Rückkopplung bzw. autogene Hemmung der 5-HT-Freisetzung erfolgt durch die inhibitorischen, präsynaptischen 5-HT_1-Rezeptoren analog zur Autoinhibition der D_2- oder α_2-Rezeptoren. 5-HT_{2-4}-Rezeptoren haben stimulierende Funktion.

Tabelle 3.20

Physiologische und pharmakologische Bedeutung der serotonergen Rezeptoren

Typ		Lokalisation	Physiologische Funktion		Wirkung bei Hemmung
5-HT_1	A	ZNS	inhibitorische präsynaptische Hetero- und Autorezeptoren	→ Schlaf, Angst, Aggression	gestörte Thermoregulation
	B			→ Vasokonstriktion	
	D			→ verminderte Neuropeptidfreisetzung	
5-HT_2	A	ZNS	Wahrnehmungsverarbeitung, Träume		antipsychotisch, anxiolytisch
		Hypothalamus/ Hypophyse	CRF-/ACTH-Freisetzung		
		Thrombozyten	Gerinnung		Gerinnungshemmung
		Gefäße	Vasokonstriktion		
	B	Magen	Hemmung der Magenperistaltik		antiemetisch
		Herzklappen	Fibrose, Valvulopathie		
		Endothel	NO-Freisetzung	→ Vasodilatation	
	C	ZNS	Träume, Regulation des Ess- und Sexualverhaltens		antipsychotisch
5-HT_3	A	Magen-Darm-Trakt, CTZ	Übelkeit, Erbrechen		antiemetisch
5-HT_4		Magen-Darm-Trakt	Acetylcholin-Ausschüttung	→ Steigerung der Peristaltik	Erbrechen
		Herz	positiv inotrop und chronotrop		

Tabelle 3.21

Stimulatoren der serotonergen Signaltransduktion und ihr klinisches Einsatzgebiet

Arzneistoff	Zielstruktur/-mechanismus	Indikation
Buspiron (Buspar®)	u. a. partieller $5\text{-}HT_{1A}$-Agonismus	Augmentation bei antidepressiver Therapie, Anxiolyse (s. S. 364)
Triptane, z. B. Sumatriptan (Imitrex®)	$5\text{-}HT_{1B/D}$-Agonismus	Migräne (s. S. 270)
Prucaloprid (Resolor®)	$5\text{-}HT_4$-Agonist	chronische Obstipation
MAO-A-Hemmer, z. B. Moclobemid (Aurorix®)	MAO-A-Hemmung	Depression (s. S. 360)
Antidepressiva (v. a. SSRI/NSRI, z. B. Fluoxetin [Prozac®])	v. a. Inhibition von SERT	Depression (s. S. 359)
Sibutramin (Reductil®)	u. a. Inhibition von SERT	Adipositas, Appetitzügler (s. S. 199)

3.6.3 Stimulation des serotonergen Systems

Das **serotonerge System** lässt sich **stimulieren** durch (**Tab. 3.21**):

- Agonisten von serotonergen Rezeptoren
- Hemmung des Serotonintransporters (SERT)
- Hemmung der Monoaminooxidase (MAO-A)
- vermehrte Freisetzung mittels Antagonisten von präsynaptischen Hetero- oder Autorezeptoren (α_2- bzw. $5\text{-}HT_1$-Rezeptoren).

3.6.4 Hemmung des serotonergen Systems

Das **serotonerge System** lässt sich durch Antagonisten oder inverse Agonisten von serotonergen Rezeptoren **hemmen** (**Tab. 3.22**).

Tabelle 3.22

Inhibitoren der serotonergen Signaltransduktion und ihr klinisches Einsatzgebiet

Arzneistoff	Wirkung	Indikation
atypische Neuroleptika, z. B. Clozapin (Leponex®)	$5\text{-}HT_2$-Antagonismus oder inverser $5\text{-}HT_2$-Agonismus	Psychosen (s. S. 377)
klassische Neuroleptika (meist nur in höheren Dosen), z. B. Haloperidol (Haldol®)		
Ondansetron (Zofran®)	$5\text{-}HT_3$-Antagonist	Erbrechen (s. S. 162)

3.7 Histaminerges System

Key Point

Histamin spielt eine zentrale Rolle im Immunsystem, bei allergischen Reaktionen, im Magen-Darm-Trakt bei der Regulation der Magensäureproduktion und der Motilität, sowie im ZNS bei der Steuerung des Schlaf-Wach-Rhythmus und der Appetitkontrolle.

3.7.1 Synthese und Abbau

Histamin ist ein **biogenes Amin,** das aus der Aminosäure **Histidin** gebildet wird. Es kommt ubiquitär im Körper vor, aber vor allem in

- Immunzellen (basophile Granulozyten, Mastzellen)
- enterochromaffinen Zellen des Gastrointestinaltrakts und
- in Neuronen des ZNS.

Histamin spielt eine zentrale Rolle im Immunsystem, z. B. für die Chemotaxis der Leukozyten. In der Haut führt Histaminfreisetzung zu Juckreiz. Histamin steigert außerdem die Magensaftproduktion und induziert Brechreiz über Stimulation von H_1-Rezeptoren im ZNS. Als Neurotransmitter ist es an der Regulation von Schlaf und Nahrungsaufnahme beteiligt. An Gefäßen ruft es eine Vasokonstriktion der großen Gefäße und eine Vasodilatation der Kapillargefäße hervor.

Tabelle 3.23

Histaminerges System

Vorstufe		Transmitter	Abbau
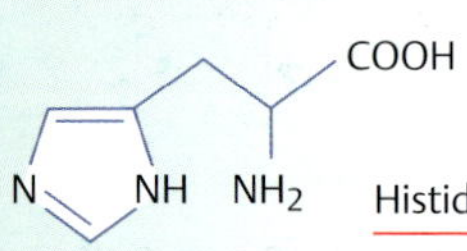 Histidin	Histidindecarboxylase →	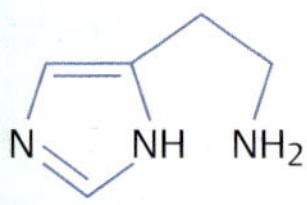 Histamin	Diaminooxyidase (DAO), MAO, N-Methyltransferase →

Vorkommen	Synthese	ubiquitär
	Rezeptoren	ubiquitär
Rezeptoren		H_{1-4}
Pharmakologische Angriffspunkte		Rezeptoren

Tabelle 3.24

Physiologische und pharmakologische Bedeutung der histaminergen Rezeptoren (ohne H_{3-4})

Typ	Lokalisation	physiologische Funktion	Wirkung bei Hemmung
H_1	Immunzellen: Mastzellen, basophile Granulozyten	Immunreaktion	antiallergen
	ZNS	Schlaf- und Wachzyklus, Sättigungsgefühl	Sedierung, Appetitsteigerung
		Brechzentrum	antiemetisch
H_2	Magen	Säureproduktion	Hemmung der Säureproduktion

Histamin wird primär über das Enzym **Diaminooxidase (DAO)** abgebaut. Enzymmangel führt zur **Histaminintoleranz**, einer generellen Neigung zu Überempfindlichkeitsreaktionen auf histaminhaltige Nahrungsmittel (z. B. Rotwein, geräucherter Schinken, reifer Käse).

3.7.2 Rezeptoren

Es sind **vier Histaminrezeptoren** bekannt. Pharmakologisch bedeutsam ist die Blockade der G_q-gekoppelten H_1- und der G_s-gekoppelten H_2-Rezeptoren (**Tab. 3.24**).

3.7.3 Stimulation des histaminergen Systems

Betahistin (Aequamen®) ist ein H_1/H_3-Rezeptoragonist, der als Antivertiginosum bei Morbus Menière eingesetzt wird.

Diagnostisch kommt Histamin zur **Provokation allergischer und atopischer Reaktionen** und als Positivkontrolle bei Intrakutantests zum Einsatz. Als Entzündungsmediator wird Histamin von Mastzellen freigesetzt, wenn diese physiologischerweise durch IgE aktiviert werden.

Einige Pharmaka wie Morphin, Tubocurarin und Vancomycin können Histamin freisetzen (**pseudoallergische Reaktion**, aber keine Arzneimittelallergie im engeren Sinne).

3.7.4 Hemmung des histaminergen Systems

H_1-Antihistaminika werden vorwiegend als **Antiallergika** eingesetzt (**Tab. 3.25**). Außerdem waren sie Ausgangspunkt für die Synthese zahlreicher Antiemetika und Psychopharmaka, wie z. B. klassische Neuroleptika und trizyklische Antidepressiva als Derivate des Antihistaminikums Promethazin. Die enge Verwandtschaft der Substanzen macht sich heute noch bei den antihistaminergen Nebenwirkungen vieler Neuropharmaka bemerkbar. H_1-Antihistaminika werden auch als Schlafmittel oder Antiemetika eingesetzt (s. S. 162).

H_2-Antihistaminika, wie Ranitidin, werden heute als Antazida der 2. Wahl eingesetzt, da es die besser wirksamen Protonenpumpeninhibitoren gibt (s. S. 154).

Tabelle 3.25

Inhibitoren der histaminergen Signaltransduktion und ihr klinisches Einsatzgebiet

Arzneistoff	Zielstruktur/ -mechanismus	Indikation
Diphenhydramin (Vivinox®)*	inverse H_1-Rezeptor-Agonisten	Sedierung, Schlaf (s. S. 331)
Clemastin (Tavegil®)*		Allergie, Juckreiz
Dimenhydrinat (Vomex®)*		Übelkeit, Erbrechen, Kinetosen (s. S. 163)
Fexofenadin (Telfast®)**		allergische Hautreaktionen, allergische Rhinitis (s. S. 126)
Ranitidin (Zantic®), Cimetidin (Tagamet®, Zitac®)	inverse H_2-Rezeptor-Agonisten	Magenschutz, Ulkustherapie (s. S. 156)
Cromoglicat (Intal®)	Blockade des IgE-gesteuerten Calciumkanals mit nachfolgend verminderter Freisetzung von Histamin	Asthma bronchiale (s. S. 125)

* *ZNS-gängig (Antihistaminika der 1. Generation)*
** *nicht ZNS-gängig*

3.8 Gemeinsamkeiten der biogenen Amine

Key Point

Aufgrund identischer oder ähnlicher Transport- und Abbauwege verändert die Pharmakotherapie eines Systems der biogenen Amine auch den Stoffwechsel anderer biogener Amine und bietet somit Potenzial für Arzneimittelinteraktionen.

3.8.1 Synthese

Die Katecholamine Noradrenalin, Adrenalin und Dopamin werden mit dem Indolalkylamin Serotonin zu den **Monoaminen** gezählt. Die Monoamine bilden unter anderem mit Histamin und vielen anderen Substanzen die Gruppe der **biogenen Amine:** stickstoffhaltige Verbindungen, die ausgehend von den Aminosäuren Tyrosin, Tryptophan oder Histidin synthetisiert werden. Katecholamine werden durch aufeinander folgende Reaktionen aus **Levodopa** (L-DOPA) synthetisiert. Das erste Enzym, die **Tyrosinhydroxylase,** ist dabei der geschwindigkeitsbestimmende Schritt.

EXKURS

Patienten mit einem Tyrosinhydroxylasemangel entwickeln ein frühkindliches Parkinsonsyndrom und dystone Bewegungsstörungen. Diese Patienten können durch L-DOPA-Substitution gut behandelt werden.

3

MERKE

Die Enzymausstattung der katecholaminergen Neurone bestimmt ihren Phänotyp (dopaminerg, noradrenerg, adrenerg).

3.8.2 Abbau

Das Enzym **Monoaminooxidase (MAO)** liegt an der äußeren Mitochondrienmembran in den beiden Isoformen **MAO-A** und **MAO-B** vor, die sich in ihrer Substratspezifität und ihrer Empfindlichkeit für Inhibitoren unterscheiden.

MAO bauen die nicht in Vesikeln gespeicherten, freien Monoamine ab. Katecholamine werden zusätzlich über die Catechol-O-Methyl-Transferase (COMT) abgebaut (**Abb. 3.9**). Diese Abbauwege lassen sich spezifisch hemmen (**Tab. 3.26**).

EXKURS

Tyramin

Das Spurenamin Tyramin entsteht bei der Zersetzung von Eiweißen und ist häufig natürlicher Begleitstoff von Nahrungsmittel, zu deren Fertigung Schritte wie Gärung oder Fermentation gehören, so z. B. viele Käsesorten, Rotwein oder Schokolade. Es wirkt als indirektes Sympathomimetikum, wird jedoch durch Monoaminooxidasen rasch abgebaut, sodass im Normalfall bei oraler Aufnahme keine Kreislaufwirkung beobachtet werden kann. Bei einer gleichzeitig vorliegenden Medikation mit unspezifisch wirkenden MAO-Hemmern wie Tranylcypromin kann die Ingestion im Zuge der Hemmung seines Abbaus zu einer Anreicherung

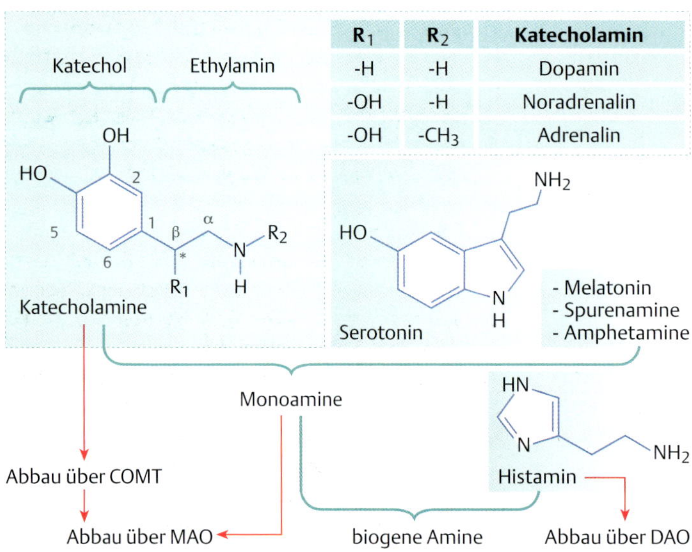

Abb. 3.9 Pharmakologisch relevante biogene Amine und ihre Abbauwege.

Tabelle 3.26

MAO und COMT und der therapeutische Einsatz ihrer Hemmung

Isoform	Lokalisation	Substrate (Auswahl)	Inhibitoren spezifisch	Inhibitoren unspezifisch	Indikation
MAO-A	ubiquitär, v. a. in Leber, katecholaminergen Neuronen, Plazenta	– Serotonin – Noradrenalin – Dopamin	Moclobemid (reversibel)	Tranylcypromin (irreversibel)	Depression (s. S. 360)
MAO-B	ubiquitär, v. a. in Thrombozyten, Lymphozyten, Astrozyten, serotonergen Neuronen	– Phenylethylamin – Dopamin	Rasagilin, Selegilin (beide irreversibel)		Morbus Parkinson (s. S. 387)
COMT	ubiquitär, v. a. Leber Niere	– Katecholamine	Entacapon, Tolcapon		

Tabelle 3.27

Freisetzung, Rücktransport und Abbau der biogenen Amine

Vergleichskriterium		**Noradrenalin/Adrenalin**	**Serotonin (5-HT)**	**Dopamin**	**Histamin**
Wiederaufnahme in die präsynaptische Zellendigung	NET	+++		+++	
	DAT	+	+	+	
	SERT		+++		
	EMT				+++
Aufnahme in Vesikel	VMAT-1	+++	+++	+++	+
	VMAT-2	+++	+++	+++	+++
Abbau	MAO-A	+++	+++	++	
	MAO-B			++	
	COMT	+++		+++	
	DAO				+++
präsynaptische Hemmung	Autorezeptor	$\alpha_{2a/c}$	5-HT_{1A}	D_{2S}	H_3
	Heterorezeptor		$\alpha_{2a/c}$		

des Tyramins mit katecholaminartig ggf. stark ausgeprägter Kreislaufwirkung führen.

3.8.3 Wiederaufnahme und Freisetzung biogener Amine

Die Wirkung von biogenen Aminen wird von Autorezeptoren, membranären und vesikulären Transportern sowie abbauenden Enzymen kontrolliert. Dopamin stellt eine sehr reaktive ROS (*reactive oxygen species*)-produzierende und dadurch **intrazellulär toxische Verbindung** dar, die über die vesikulären Monoamintransporter **VMAT-1** und **VMAT-2** sehr schnell in Vesikel aufgenommen oder durch Enzyme umgewandelt werden muss. Da Dopamin wie auch die anderen Katecholamine in den Vesikeln protoniert wird, kann es als geladene Verbindung das Vesikel nicht mehr verlassen und somit der Zelle nicht schaden.

Ist dieser Transport gehemmt, z. B. durch eine Genmutation des VMAT-2-Gens, oder läuft der Transporter „rückwärts", z. B. durch MDMA (Ecstasy) oder Amphetamine, kommt es zur Zerstörung von dopaminergen und noradrenergen Neuronen. Darüber hinaus können Metabolite der Amphetamin-Derivate auch selbst toxisch wirken (z. B. Neuritendegeneration serotonerger Neurone durch MDMA).

MERKE

Hemmstoffe von Monoamintransportern sind meist nicht selektiv, sondern hemmen mehrere Monoamintransporter.

3.9 Glutamaterges System

Key Point

Die Aminosäure Glutamat ist ein Neurotransmitter, der an kognitiven Funktionen wie Gedächtnis und Lernen, beteiligt ist. Viele Krankheiten wie Epilepsie, Schmerzsyndrome oder Schizophrenie gehen mit Änderungen der Glutamat-Übertragung einher.

3.9.1 Synthese

Glutamat ist der wichtigste **exzitatorische Neurotransmitter** im ZNS und kann durch verschiedene Stoffwechselwege synthetisiert werden (z. B. α-Ketoglutarat aus dem Zitratzyklus).

Glutamat liegt ebenso wie z. B. Aspartat oder Glycin im Blut in einer etwa 1 000-fach höheren Konzentration als im ZNS vor. Die Blut-Hirn-Schranke verhindert den Übertritt des peripher gebildeten Glutamats in Gehirn oder Rückenmark und stellt so sicher, dass es nicht zu einem Überangebot an Glutamat kommt.

3.9.2 Abbau

Glutamat wird durch Umkehr der Synthesewege wieder abgebaut. Der Metabolit Aspartat kann ebenfalls als Neurotransmitter fungieren. Das Decarboxylierungsprodukt **γ-Aminobuttersäure (GABA)** ist der wichtigste inhibitorische Neurotransmitter (s. S. 55).

3.9.3 Rezeptoren

Für Glutamat existieren zahlreiche verschiedene Rezeptoren im ZNS. Pharmakologisch relevant sind die ionotropen, exzitatorischen N-Methyl-D-Aspartat-Rezeptoren **(NMDA-Rezeptoren)** (**Tab. 3.29**). NMDA-Rezeptoren sind Tetramere, deren Ionenkanal mit Magnesiumionen verschlossen wird. Sie sind wichtig

Tabelle 3.28

Glutamaterges System

Vorstufe	**Transmitter**	**Abbau**
Ausgangspunkte, wie Aspartat, Glutamin oder Produkte des Zitratzyklus →	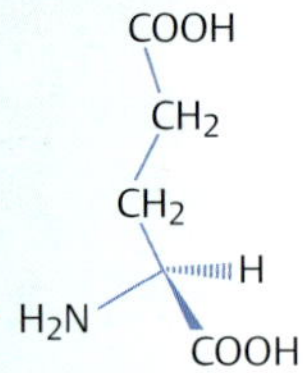 Glutamat →	zahlreiche Umwandlungen, z.B. zurück in Glutamin oder Aspartat; Decarboxylierung zu GABA
Vorkommen	Synthese	ubiquitär
	Rezeptoren	ubiquitär
Rezeptoren		NMDA-Rezeptor AMPA-Rezeptor Kainat-Rezeptor metabotrope Glutamatrezeptoren
Pharmakologische Angriffspunkte		NMDA-Rezeptoren AMPA-Rezeptoren

Tabelle 3.29

Physiologische und pharmakologische Bedeutung der glutamatergen Rezeptoren

Typ	Kopplung	Lokalisation	physiologische Funktion	Wirkung bei Hemmung
NMDA	ionotrop	ZNS, v. a. Kortex und Thalamus	kognitive Funktionen, Erregungsweiterleitung von sensorischen Informationen und Schmerz	Analgesie, Anästhesie, Neuroprotektion, Antikonvulsion, psychotische Symptome

für Langzeitpotenzierung, Neuroplastizität und Lernen, aber auch für die Nozizeption.

NMDA-Rezeptoren können durch Liganden oder Aktionspotenziale aktiviert werden und öffnen dann einen Ionenkanal für Na^+, K^+ und Ca^{2+}. Zur Öffnung müssen Glycin und Glutamat gleichzeitig binden.

3.9.4 Stimulation des glutamatergen Systems

Eine Stimulation des glutamatergen Systems wird **therapeutisch nicht genutzt**.

EXKURS

Chinarestaurant-Syndrom

Glutaminsäure wird auch als Geschmacksverstärker eingesetzt und ist Träger der Geschmacksqualität Umami. Das Würzen mit Glutamatsalzen führt bei einigen Menschen zum „Chinarestaurant-Syndrom" mit Nackentaubheit, Übelkeit, Kopfschmerzen und Juckreiz. Ob es sich dabei wirklich um eine Glutamatwirkung oder einen Noceboeffekt handelt, ist noch unklar.

3.9.5 Hemmung des glutamatergen Systems

Die klinisch eingesetzten **allosterischen NMDA-Antagonisten** blockieren die Pore des Calciumkanals des NMDA-Rezeptors (**Tab. 3.30**). Ihre Wirkung ist ladungsabhängig und erfordert eine vorherige Öffnung des Kanals durch Agonisten wie Glutamat.

Ein NMDA-vermittelter exzessiver Einstrom von Calcium in die Nervenzellen ist **neurotoxisch** (exzitatorische Toxizität = Exzitotoxizität). Daher gelten **schwache NMDA-Blocker** wie Memantin oder Amantidin als neuroprotektiv.

Stärkere NMDA-Blocker wie das dissoziative Anästhetikum und Analgetikum Ketamin unterbrechen die Erregungsfortleitung im ZNS. Folgen sind Analge-

Tabelle 3.30

Inhibitoren der glutamatergen Signaltransduktion und ihr klinisches Einsatzgebiet

Arzneistoff	Zielstruktur/ -mechanismus	Indikation
Ketamin (Ketanest®)	allosterische NMDA-Rezeptor-Antagonisten (Kanalblocker)	Anästhesie und Analgesie (s. S. 333)
Amantadin (PK-Merz®)		Morbus Parkinson (s. S. 389)
Memantin (Axura®) Ginkgo biloba (Tebonin®)		Demenz (s. S. 393)
Topiramat (Topamax®)	u. a. AMPA-Rezeptor-Antagonist	Epilepsie (s. S. 345), Migräne, affektive Störungen

Tabelle 3.31

GABAerges System

Vorstufe | **Transmitter** | **Abbau**

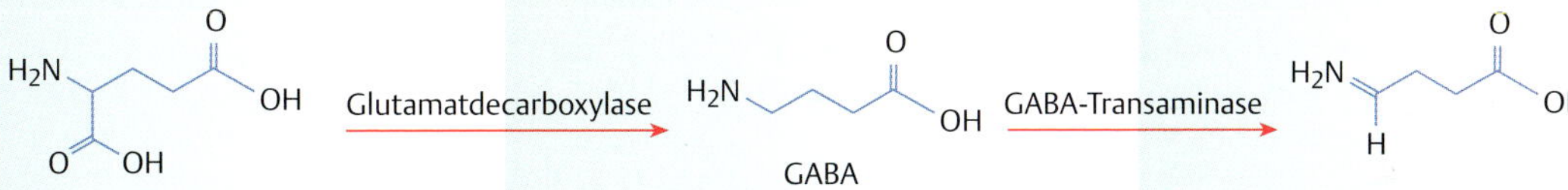

Glutamat | GABA (γ-Aminobuttersäure) | Succinatsemialdehyd

Vorkommen	Synthese	ubiquitär
	Rezeptoren	ubiquitär
Rezeptoren		GABA-A GABA-B
Pharmakologische Angriffspunkte		allosterisch an Rezeptoren Abbauweg

sie, Anästhesie und eine Beeinträchtigung kognitiver Funktionen. Außerdem treten psychotische Symptome auf, die bei der Vorgängersubstanz Phenylcyclidin (PCP, *angel dust*) noch ausgeprägter waren. Störungen des glutamatergen Systems sind auch Teil der Pathobiochemie der Negativ-Symptomatik der Schizophrenie. Ketamin zeigt eine **neuroprotektive** Wirkung nach Schlaganfall oder Trauma (z. B. Brandopfer). Gleichzeitig erhöht es aber auch das Risiko für **psychische Störungen** wie dissoziative Störungen (s. S. 333).

Praxistipp

Ketamin sollte zur Vermeidung akuter und chronischer psychischer Störungen nach Möglichkeit mit einem Benzodiazepin kombiniert werden.

3.10 GABAerges System

Key Point

Die γ-Aminobuttersäure (GABA) ist das biogene Amin der Glutaminsäure und der wichtigste inhibitorische Neurotransmitter im ZNS. Sie vermittelt u. a. Schlaf und Muskelrelaxation und unterdrückt Krampfaktivitäten.

3.10.1 Synthese und Abbau

Die γ-Aminobuttersäure (GABA) wird durch die **Glutamatdecarboxylase** aus Glutamat (s. S. 53) synthetisiert und durch die GABA-Transaminase abgebaut.

Praxistipp

Da die Glutamatdecarboxylase Vitamin B_6 als Kofaktor benötigt, kann ein Vitamin B_6-Mangel zu epileptischen Anfällen führen.

3.10.2 Rezeptoren

Für GABA gibt es zwei Rezeptoren (**Tab. 3.32**):

- den an einen Chlorid-Ionenkanal gekoppelten **GABA-A-Rezeptor** und
- den G-Protein-gekoppelten **GABA-B-Rezeptor.**

GABA-A

Wie die meisten **ionotropen Rezeptoren** besteht auch der **GABA-A-Rezeptor** aus 5 Untereinheiten, die sich aus mindestens 7 verschiedenen Klassen von möglichen Untereinheiten rekrutieren. Die Affinität zu seinen Liganden und die Lokalisation des Rezeptors im Körper sind von der Zusammensetzung des Rezeptors abhängig. Der Rezeptor weist verschiedene Bindungsstellen für Liganden auf, die sich in ihrer Wirkung gegenseitig beeinflussen können.

FALLBEISPIEL

Ein aggressiver, offensichtlich angetrunkener 32-jähriger Patient wird von der Polizei zur unfallchirurgischen Ambulanz gebracht. Der diensthabende Assistenzarzt verabreicht ihm 5 mg Diazepam. Daraufhin beginnt der Patient verwaschen zu sprechen, schläft ein, erleidet einen kurz andauernden Atemstillstand und muss

Tabelle 3.32

GABAerge Rezeptoren im ZNS

Typ	physiologische Funktion	Wirkung bei Hemmung
GABA-A	– Sedierung (α_1-Untereinheit-vermittelt) – Anxiolyse (α_2-Untereinheit-vermittelt) – Antikonvulsion (β_3-Untereinheit-vermittelt) – Aggressionshemmung – Muskelrelaxierung (α_2-Untereinheit-vermittelt)	Unruhe, Krampfanfälle, Halluzinationen
GABA-B	u. a. Muskelrelaxierung	Krampfanfälle

beatmet werden. Was ist passiert? Beide Substanzen, Ethanol und Diazepam, binden allosterisch an den GABA-A-Rezeptor, verstärken die Affinität von GABA zum GABA-A-Rezeptor und erhöhen damit ihre Wirksamkeit und Potenz. Daher sollten Benzodiazepine bei alkoholintoxikierten Patienten sehr zurückhaltend eingesetzt werden, bzw. es sollte auf eine andere Arzneistoffgruppe ausgewichen werden, z. B. niedrigpotente Neuroleptika.

MERKE

Benzodiazepine sollten bei alkoholisierten Patienten vermieden werden, da sie und Alkohol an den GABA-A-Rezeptor binden und sich so in der Wirkung verstärken.

GABA-B

Der **GABA-B-Rezeptor** ist ein $G_{i/o}$-gekoppelter **7TM-Rezeptor** (s. S. 34), der als Heterodimer (GABA-B-R1 und GABA-B-R2) vorliegen kann. Seine Aktivierung führt zur Öffnung eines Kaliumkanals. Der GABA-B-Rezeptor vermittelt ähnliche physiologische Funktionen wie der GABA-A-Rezeptor und ist u. a. an der Schmerzwahrnehmung beteiligt. Die Drogen Ethanol und γ-Hydroxybuttersäure (GHB, Liquid-Ecstasy) binden zusätzlich an den GABA-B-Rezeptor.

3.10.3 Stimulation des GABAergen Systems

Das **GABAerge System** lässt sich **stimulieren** durch (**Tab. 3.33**):

- allosterische und ago-allosterische Enhancer von GABA-A-Rezeptoren (vereinfacht auch „allosterische Agonisten")
- orthosterische Agonisten von GABA-B-Rezeptoren
- Hemmung der GABA-Transaminase.

Allosterische und ago-allosterische Enhancer des GABA-A-Rezeptors

Ago-allosterische Enhancer, d. h. Substanzen, die sowohl Veränderung von Potenz und Wirksamkeit des orthosterischen Agonisten GABA verursachen, als auch eine eigene intrinsische Aktivität haben (s. Kap. 2), sind die Barbiturate. Alle anderen hier aufgeführten Substanzen, wie die **Benzodiazepine** oder die α_1-Untereinheit-selektiven **nicht-Benzodiazepin-GABA-A-Enhancer** wie **Zolpidem** sind nur **allosterische Enhancer** ohne eigene intrinsische Aktivität. Orthosterische Agonisten wie das Pilzgift Muscimol werden nicht therapeutisch eingesetzt.

Tabelle 3.33

Stimulatoren der GABAergen Signaltransduktion und ihr klinisches Einsatzgebiet

Arzneistoff	Zielstruktur/ Mechanismus	Indikation
Barbiturate, z. B. Phenobarbital (Luminal®)	ago-allosterische GABA-A-Enhancer	Epilepsie (s. S. 347)
Benzodiazepine, z. B. Diazepam (Valium®)	allosterische GABA-A-Enhancer	Schlafstörung, Angststörung (s. S. 363), Epilepsie (s. S. 347)
nicht-BDZ-GABA-A-Enhancer, z. B. Zolpidem (Stilnox®)		Schlafstörung (s. S. 330)
Inhalationsanästhetika, z. B. Isofluran (Forene®)		Narkose (s. S. 334)
Clomethiazol (Distraneurin®)		Sedierung bei Delir und hirnorganischem Psychosyndrom (s. S. 331)
Baclofen (Lioresal®)	GABA-B-Agonist	Muskelrelaxation bei Spastik/multipler Sklerose
Valproat (Convulex®)	GABA-Transaminase-Inhibitor	Epilepsie (s. S. 344)

Praxistipp

Drogen wie Ethanol, γ-Hydroxybuttersäure (Liquid-Ecstasy) und „Schnüffelstoffe" wie Toluol sind allosterische GABA-A-Rezeptor-Agonisten und können die Wirkung anderer GABAerger Substanzen potenzieren (s. S. 476).

Orthosterische Agonisten des GABA-B-Rezeptors

Klinische Bedeutsamkeit hat am GABA-B-Rezeptor nur das als Agonist wirkende Muskelrelaxans Baclofen. Es vermindert Spastiken, vor allen durch Wirkung an Renshaw-Interneuronen im Rückenmark.

Hemmung der GABA-Transaminase

Eine generelle Steigerung des GABAergen Tonus erreicht Valproat, das die GABA-Transaminase hemmt.

3.10.4 Hemmung des GABAergen Systems

Eine Hemmung des GABAergen Systems am GABA-A-Rezeptor wird therapeutisch nicht genutzt, mit Ausnahme der **Antagonisierung von Benzodiazepinen** durch **Flumazenil** (Anexate®), welches ursprünglich als Ethanolantagonist konzipiert wurde (s. S. 471). Einige Pflanzengifte wie Picrotoxin oder das in Absinth enthaltene Thujon wirken ebenfalls GABA-inhibitorisch und damit auch potenziell halluzinogen, angst- und krampfauslösend.

Tabelle 3.34

Purinerges System		
Vorstufe	**Transmitter**	**Abbau**
aus AMP oder Neusynthese →	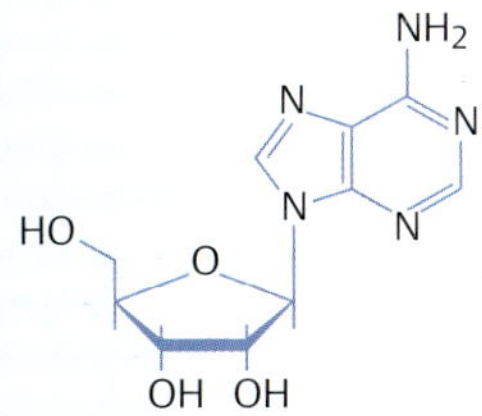 Adenosin	→ AMP und weitere Verbindungen

Vorkommen	Synthese	ubiquitär
	Rezeptoren	ubiquitär
Rezeptoren		Adenosinrezeptoren (P_1-Purinorezeptoren) P_2-Purinorezeptoren
Pharmakologische Angriffspunkte		kompetitiv an Rezeptoren

EXKURS

Von klinischer Bedeutung sind u. a. folgende Zusammenhänge:
Opioide hemmen GABAerge Neurone. Daher senken sie die Krampfschwelle. Außerdem können die GABAergen Interneurone nicht mehr hemmend auf dopaminerge Neurone wirken (Disinhibition). Folgen sind Übelkeit und Erbrechen.
Penicillin blockiert den GABA-A-Chloridkanal und hat so eine unerwünschte antiGABAerge Wirkkomponente. Es sollte daher im Hochdosisbereich (> 20 Mio IE) bei erhöhter Krampfneigung (Epilepsie, Tetanus) und/oder beschädigter Blut-Hirn-Schranke (Meningitis, Urämie) nur vorsichtig eingesetzt werden.

3.11 Purinerges System

Key Point
Adenosin blockiert die Ausschüttung von Transmittern, wie zum Beispiel Dopamin, Acetylcholin oder Noradrenalin. Dies bewirkt u. a. eine Gefäßdilatation. Koffein wirkt antagonistisch an den Adenosin-Rezeptoren und führt so zu einer Stimulation von Herz, ZNS und anderen Organen. ADP wird für die Gerinnung benötigt.

Die Purin-Nukleoside **Adenosin** und **Uridin** sowie ihre Di- und Triphosphate (= Nukleotide) binden an **Adenosinrezeptoren** (P_1-Purinorezeptoren) und **P_2-Purinorezeptoren**.
Das purinerge System spielt eine wichtige Rolle für:
- Vasokonstriktion und -dilatation
- Steigerung der Diurese
- ADP-abhängige Thrombozytenaggregation
- Immunreaktionen wie Chemotaxis oder Histaminfreisetzung, z. B. bei Asthma oder Allergien
- Nozizeption
- Modulation anderer Transmitter, z. B. Katecholamine und darüber indirekt Kontrolle von Schlaf-Wach-Rhythmus, Motorik im extrapyramidalen System und Herzfrequenz und -kraft.

3.11.1 Synthese und Abbau

Purine wirken als **autokrine** und **parakrine** Transmitter. Die räumliche Beziehung zwischen Transmitterfreisetzung und Purinorezeptoren ist essenziell. **Adenosin** hat eine HWZ von weniger als 10 s und wirkt bei systemischer Gabe nur für maximal 20 s. Es diffundiert kontinuierlich in den Extrazellularraum und dient als **Neuromodulator**. UDP, UTP, ADP und ATP hingegen, die endogenen Liganden von P_2-Purinorezeptoren, sind vesikulär gespeichert. ATP ist Kotransmitter cholinerger Synapsen bzw. Monotransmitter im enterischen Nervensystem.

MERKE

Adenosin und ATP nehmen zwei Funktionen ein: Sie transportieren Energie und wirken als Transmitter. Das hochenergetische ATP aktiviert dabei andere Rezeptoren als das energiearme Adenosin.

3.11.2 Rezeptoren

Die Purinorezeptoren unterscheiden sich in ihren Funktionen und physiologischen Liganden (**Tab. 3.35**). Sie werden daher im Folgenden getrennt betrachtet.

Adenosinrezeptoren (P1-Purinorezeptoren)

Die **Adenosinrezeptoren** A_1, A_{2A}, A_{2B} und A_3 kommen ubiquitär vor und vermitteln zahlreiche physiologische Funktionen. A_1 und A_3 sind an inhibitorische

Tabelle 3.35

Physiologische und pharmakologische Bedeutung der Adenosin- und P_2-Purinorezeptoren (Auswahl)

Typ	Lokalisation	Physiologische Funktion	Wirkung bei Hemmung
A_1	Bronchien	Bronchokonstriktion	Bronchodilatation
	Gefäße	Vasokonstriktion	Vasodilatation
	ZNS (prä- und postsynaptisch)	Schlaf durch Inhibition cholinerger Neurone	Aufmerksamkeitssteigerung, psychomotorische Aktivierung
	Niere	Freisetzung von Renin	Diurese
A_{2A}	Basalganglien	Inhibition von Dopamin im Striatum	Normalisierung der motorischen Störungen bei Chorea Huntington oder Morbus Parkinson
		Kontrolle von glutamaterger Transmission und damit von Exzitotoxizität	Neuroprotektion bei Morbus Parkinson oder Morbus Alzheimer
	Leukozyten	antiinflammatorisch	stärkere Entzündungsreaktion nach initialer Gewebeschädigung
	Gefäße	Vasodilatation	Vasokonstriktion
A_{2B}, A_3	Leukozyten	Aktivierung der Immunantwort (Chemotaxis, Degranulation)	antiallergisch
A_1, A_3	Herz	Bradykardie	Tachykardie
$P_2Y_{1,12}$ (= „ADP-Rezeptoren")	Thrombozyten	Förderung der Thrombozytenaggregation	Hemmung der Thrombozytenaggregation

G_i-Proteine, A_2-Rezeptoren an stimulatorische $G_{s/Olf}$-Proteine gekoppelt (s. S. 34).
Alle Adenosinrezeptoren **unterdrücken die Transmission** von Acetylcholin, Noradrenalin, Serotonin oder Dopamin. Die A_1- und A_3-Rezeptoren hemmen die Freisetzung aus entsprechenden Neuronen, während die A_{2A}-Rezeptoren im Striatum mit D_2-Rezeptoren heterodimerisieren und dort die postsynaptische Wirkung von Dopamin verhindern.
Am Ende der Wachperioden steigt die Adenosinkonzentration im frontalen Kortex und verursacht das Gefühl der **Müdigkeit** durch die Hemmung der cholinergen und noradrenergen Transmission.
Adenosin findet sich ebenfalls in hohen Konzentrationen in entzündetem Gewebe, wo es aus nekrotischen Zellen austritt. A_1- und A_2-Rezeptoren vermitteln Bronchokonstriktion, A_{2B}-Rezeptoren Mastzelldegranulation und A_3-Rezeptoren die Chemotaxis von eosinophilen Granulozyten. Eine Hemmung aller drei Rezeptoren wirkt dementsprechend **antiasthmatisch.**

Stimulation der Adenosinrezeptoren
Adenosin wird in der Kardiologie gegen paroxysmale AV-junktionale (Reentry-) Tachykardien oder zur koronaren Vasodilatation bei Herzkatheteruntersuchungen eingesetzt. Die antiinflammatorischen, analgetischen oder antikonvulsiven Eigenschaften sind bislang aufgrund der kardiovaskulären Wirkung nicht nutzbar.

Hemmung der Adenosinrezeptoren
Die **Methylxanthinderivate** Koffein, Theophyllin und Theobromin sind sowohl kompetitive Hemmstoffe der Phosphodiesterasen (s. S. 61), Öffner von ryanodinsensitiven, sarkoplasmatischen Calciumkanälen, GABA-Rezeptor-Blocker als auch Adenosinrezeptor-Antagonisten. Bei therapeutischen Plasmaspiegeln steht vor allem die **unspezifische Adenosinrezeptorblockade** als Wirkprinzip im Vordergrund.
Koffein, enthalten in Kaffee, Guarana und anderen stimulierenden Getränken und Pflanzenextrakten (z. B. als „Teein" in Tee), bewirkt über die A_1-Blockade eine Katecholaminfreisetzung und wirkt damit **indirekt stimulierend auf Herz, ZNS** und andere Organe (**Abb. 3.10**). Es senkt auch die Krampfschwelle und kann epileptische Anfälle auslösen oder verstärken. Koffein wird in **analgetischen Kombinationspräparaten** eingesetzt. Der Wirkungsmechanismus ist allerdings noch unklar.
Theophyllin verhindert durch Blockade des A_{2B}-Rezeptors und Inhibition von Phosphodiesterasen (PDE) die Bronchokonstriktion und begrenzt über Blockade von A_{2B}- und A_3-Rezeptoren die Immunreaktion bei Asthma (s. S. 122).

P_2-Purinorezeptoren
Zu der P_2-Purinrezeptorfamilie gehören die
- trimeren ionotropen **P_2X-Rezeptoren** und die
- $G_{q/i}$-Protein-gekoppelten **P_2Y-Rezeptoren.**

Von besonderer Bedeutung sind **ADP-Rezeptoren (P_2Y_1, P_2Y_{12}):** Bei Kontakt mit Kollagen, vWF oder Thrombin setzen Thrombozyten Thromboxan A_2 frei, welches über den Thromboxanrezeptor zur Degranu-

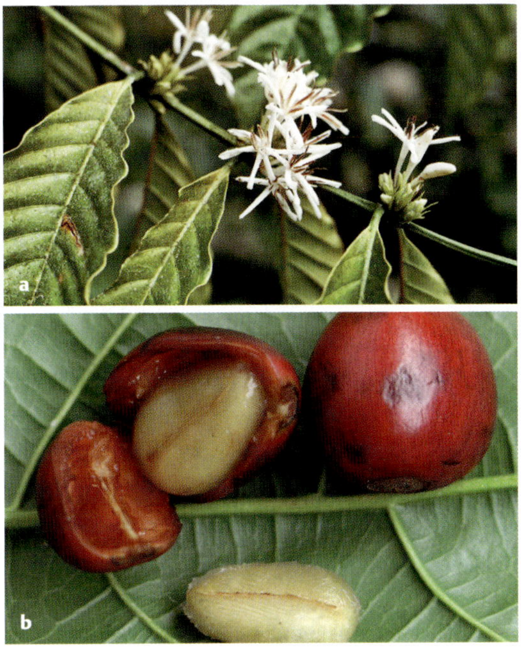

Abb. 3.10 Coffea arabica. a Zweig mit Kaffeeblüten, **b** reife Kaffeefrucht mit zwei Steinkernen. In jedem Stein sitzt in einer dünnen Samenhaut ein Samen, die Kaffeebohne. Xanthinderviate aus *Coffea arabica* (im Kaffee), *Camellia sinensis* (im Tee), *Cola nitida* (in Coca-Cola®) oder *Theobroma cacao* (in Schokolade) gehören zu den am meisten konsumierten psychoaktiven Substanzen. Sie besitzen eine große therapeutische Breite und es wurden bislang überwiegend positive Wirkungen, keine gravierenden Langzeitschäden und nur leichte Abhängigkeitssymptome beschrieben.

lation von thrombozytären ADP-Vesikeln führt. Der **P_2Y_1**- und der G_i-gekoppelte **P_2Y_{12}-Rezeptor** führen durch diese auto- und parakrine Stimulation zur Aktivierung von Glykoprotein IIb/IIIa (GPIIb/IIIa) und vermittelt so die **Thrombozytenaggregation** (s. u.).

Stimulation der P_2-Purinorezeptoren

Alle denkbaren therapeutischen Möglichkeiten werden z. Zt. nicht klinisch genutzt.

Hemmung des P2Y12-Rezeptors (ADP-Rezeptor)

Einzige im Moment zugelassene Anwendung ist die Hemmung der Thrombozytenaggregation: Der thrombozytäre ADP-Rezeptor kann durch **Ticlopidin** und **Clopidogrel** gehemmt werden (**Tab. 3.36**).

Tabelle 3.36

ED_{50}-Werte von Theophyllin und Koffein für verschiedene Zielstrukturen (vgl. S. 122)

Zielstruktur	Mechanismus	Theophyllin [µM]	Koffein [µM]
A_{2A}-Rezeptor	Inhibition	2	2
A_1-Rezeptor		7	12
Phosphodiesterasen		400	700
GABA-Rezeptoren		1000	1000
ryanodinsensible Calciumkanäle	Aktivierung	3000	3000
Typische Blutplasmaspiegel nach Konsum/Aufnahme der angegebenen Substanzmenge			
Einnahme von		**Theophyllin [µM]**	**Koffein [µM]**
1 Tasse Kaffe (ca. 100 mg reines Koffein)		–	2–10
600 mg Theophyllin (empfohlene Tagesdosis bei Asthma)		50–100	–

Tabelle 3.37

Hemmung der Purinorezeptoren

Arzneistoff	Zielstruktur/-mechanismus	Indikation
Koffein (u. a. in Thomapyrin®)	u. a. Adenosin-Rezeptor-Antagonist	in NSA-Kombinationspräparaten
Theophyllin		Asthma, COPD
Clopidogrel (Plavix®), Ticlopidin (Tiklyd®)	P_2Y_{12}-Rezeptor-Antagonist	Thrombozytenaggregationshemmung

3.12 Endocannabinoidsystem

Key Point

Das Endocannabinoidsystem, benannt nach den an Cannabinoidrezeptoren bindenden Wirkstoffen aus Cannabis sativa (indischer Hanf), ist ein wichtiges neuromodulatorisches System und reguliert die synaptische Plastizität (Lernen).

3.12.1 Synthese und Abbau

Ausgangssubstanz für die **Endocannabinoide** ist die **Arachidonsäure**. Aus ihr entstehen amidierte Fettsäurederivate, die **Anandamide** (nach dem Sanskritwort für „Glückseligkeit"). Sie binden an die G_i-Protein-gekoppelten, membranständigen CB_1- und CB_2-Rezeptoren, an denen auch das THC (Δ^9-Tetrahydrocannabinol, Dronabinol) der Cannabispflanze andockt. Ähnlich wie Adenosin werden auch die Anandamide nicht in Vesikeln gespeichert, sondern über Transporter zu ihrem Wirkort transportiert (meist Präsynapse) und wirken als parakrine und autokrine Neuromodulatoren.

Tabelle 3.38

Endocannabinoidsystem

Vorstufe	Transmitter	Abbau
Arachidonsäure ↓ N-Acylphosphatidyl-ethanolamin	Phospholipase D → 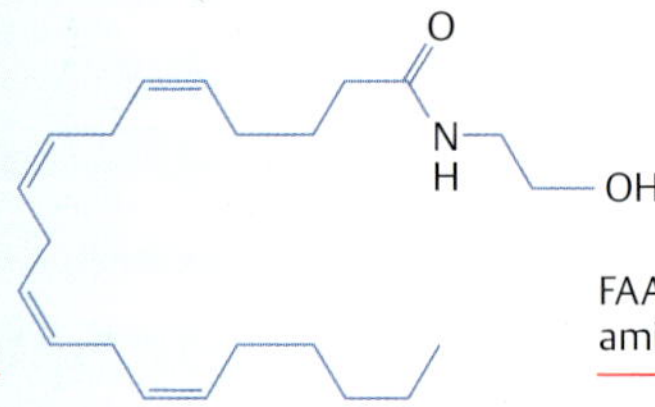 Anandamid	FAAH (Fatty acid amidohydrolase) → Arachidonsäure + Ethanolamin

Vorkommen	Synthese
	ubiquitär
Rezeptoren	v. a. Neurone, Adipozyten und Immunzellen
Rezeptoren	CB_1-Cannabinoidrezeptoren CB_2-Cannabinoidrezeptoren
Pharmakologische Angriffspunkte	kompetitiv an Rezeptoren

Die **Endocannabinoide** werden sehr schnell über die **FAAH** *(fatty-acid-amidohydrolase)* abgebaut. **Exogen zugeführte Cannabinoide,** wie das sehr lipophile THC werden nur sehr langsam metabolisiert und ausgeschieden. Sie **reichern sich im Fettgewebe an** und werden im enterohepatischen Kreislauf rückresorbiert.

Das Anästhetikum Propofol (s. S. 333) und die nichtsteroidalen Analgetika Ibuprofen und Indometacin (s. S. 281) wirken teilweise durch Hemmung der FAAH und den damit verbundenen Anstieg von Endocannabinoiden sedierend bzw. analgetisch.

3.12.2 Rezeptoren

Der G_i-gekoppelte **CB_1-Rezeptor** wird von Neuronen, Adipozyten und zahlreichen anderen Geweben exprimiert und beeinflusst u. a. Nahrungsaufnahme, Fettstoffwechsel, gastrointestinale Motilität, Schmerzempfinden, Konzentrationsvermögen, Wahrnehmung, Herzfrequenz und Angstempfinden.

Der **CB_2-Rezeptor** wird besonders auf Immunzellen exprimiert, die genaue Funktion ist jedoch noch ungeklärt.

Endocannabinoide **wirken retrograd,** d. h. sie melden der „feuernden" präsynaptischen Zelle eine ausreichende postsynaptische Aktivierung zurück und unterbinden die weitere Transmitterfreisetzung.

EXKURS

Ein überaktives Endocannabinoidsystem oder die exogene Zufuhr von Cannabinoiden wirkt im ZNS wahrscheinlich auf zellulärer Ebene neuroprotektiv, führt jedoch zu massiven funktionellen Störungen, wie die Hemmung der Langzeitpotenzierung *(long-term-potentiation LTP)*, der zellulären Grundlage von Lernen und Erinnern. Die Langzeitpotenzierung ist ein Phänomen, das an Synapsen von Nervenzellen beobachtet werden kann. Man versteht hierunter eine lang andauernde Verstärkung der synaptischen Übertragung.

3.12.3 Stimulation der Cannabinoidrezeptoren

THC (**Dronabinol** [Marinol®]) ist ein Partialagonist beider $CB_{1/2}$-Cannabinoidrezeptoren. Es wird als Hauptwirkstoff der illegalen Drogen Haschisch und Marihuana konsumiert. Pharmakotherapeutisch wird insbesondere der **appetitsteigernde** und **antiemetische** Effekt bei kachektischen AIDS- oder Tumorpatienten genutzt. Dieses Medikament und ähnliche unspezifische Cannabinoid-Agonisten wie **Nabilon** sind in Deutschland nicht zugelassen, können jedoch als Betäubungsmittel (BtM) importiert oder rezeptiert werden. Sie sind in anderen Ländern auch zur Behandlung von Schmerzen und Spastik bei Multipler Sklerose zugelassen.

EXKURS

Off-label werden Cannabinoide gegen neuropathische Schmerzen, Tourette-Syndrom, Epilepsie und Glaukom eingesetzt. Für diese Indikationen gibt es aber meist bessere pharmakologische Alternativen. Die Evidenz für diese off-label-Behandlungen ist aufgrund fehlender qualitativ hochwertiger Studien fragwürdig, wobei in der Bewertung zu beachten ist, dass THC als seit Jahrzehnten illegale Droge abwechselnd unkritisch als Allheilmittel gepriesen oder als extrem gefährlich stigmatisiert wird (s. S. 163 und 266).

3.13 Phosphodiesterasen und Second messenger cAMP und cGMP

Key Point
Arzneistoffe greifen auch an intrazellulären Signalkaskaden wie cAMP oder cGMP an. Ein Beispiel sind die Phosphodiesterasehemmer, die u. a. bei pulmonaler Hypertonie und erektiler Dysfunktion zum Einsatz kommen.

3.13.1 cAMP und cGMP

cAMP wird durch G-Protein-gekoppelte Rezeptoren über Aktivierung der **Adenylatcyclase** synthetisiert, **cGMP** von intrazellulären, löslichen (*soluble*, daher sGC) oder membranständigen **Guanylatcyclasen** (mGC). Die lösliche Guanylatcyclase wird durch Stickstoffmonoxid (NO) aktiviert, die membranständige Form ist an spezielle Rezeptoren, wie den ANF-Rezeptor (atrialer natriuretischer Faktor) gekoppelt. Adenylatcyclase und Guanylatcyclase sowie ihre Produkte cAMP und cGMP kommen ubiquitär vor. cAMP und cGMP aktivieren ihrerseits viele Ionenkanäle und/ oder Enzyme (**Tab. 3.39**).

Wie kann der gleiche Mediator so unterschiedliche zelluläre Reaktionen einleiten? Die gewebespezifischen Reaktionen sind von der **enzymatischen Ausstattung der Zelle** und der **Lokalisation der beteiligten Enzyme** und Ionenkanäle abhängig. So gibt es verschiedene G-Protein-gekoppelte Rezeptoren sowie Isoformen von Guanylatcyclase und Phosphodiesterase. Außerdem existieren je nach Gewebe unterschiedliche Zielmoleküle für cAMP und cGMP, wie Kationenkanäle, Proteinkinasen oder Transkriptionsfaktoren. In Muskelzellen vermittelt die Proteinkinase A beispielsweise eine Kontraktion oder Relaxation, abhängig davon, welche Zielstruktur durch die Proteinkinase A phosphoryliert wird. Aufgrund anderer enzymatischer Ausstattung und Morphologie wirkt cAMP im Herzmuskel und in der glatten Muskulatur genau entgegengesetzt (**Abb. 3.11**).

3

MERKE
cAMP wirkt am Herzen vor allem durch Öffnung von L-Typ-Calciumkanälen positiv inotrop und chronotrop *(Kontraktion)*. Auf glatte Muskulatur (Gefäße, Lunge) wirkt cAMP hingegen relaxierend *(Relaxation)*. Dies erklärt die durch β-Rezeptoren vermittelten, unterschiedlichen Reaktionen verschiedener Zelltypen.

Tabelle 3.39

Zelluläre Reaktionen auf cAMP-Anstieg

Zelltyp	cAMP-Anstieg durch	zelluläre Reaktion
Skelettmuskulatur	Adrenalin	Abbau von Glykogen zu Glukose
glatte Muskelzelle	Adrenalin via β_2-Rezeptor	Vasodilatation, Bronchodilatation
Herzmuskelzellen	Adrenalin via β_1-Rezeptor	positiv ino- und chronotrop
Fettzellen	Adrenalin, ACTH, Glucagon	Abbau von Triglyzeriden
Gastrointestinaltrakt	Adrenalin	Flüssigkeitssekretion
Niere	Vasopressin	Wasserresorption
NNR	ACTH	Freisetzung von Aldosteron und Kortison
Schilddrüse	TSH	Freisetzung von Thyroxin
Osteoblasten	PTH	Knochenabbau und Freisetzung von Calcium
Thrombozyten	Prostazyklin ($PG\text{-}I_2$)	Hemmung der Thrombozytenaggregation

3.13.2 Phosphodiesterasen

Phosphodiesterasen (PDE) sind Enzyme, die cAMP und cGMP spalten und damit inaktivieren. Die verschiedenen Phosphodiesterasen (PDE 1 bis 11) liegen jeweils als spezielle **Isoformen** vor, die eine gewisse **Organspezifität** aufweisen. Die gezielte Hemmung einer PDE-Isoform kann daher zur Therapie verschiedener Krankheiten eingesetzt werden (**Tab. 3.40**). Relevant sind vor allem folgende Isoformen:

- **PDE_3:** Herzkontraktion
- **PDE_4:** Entzündungsprozesse (v. a. pulmonal), Übelkeit
- **PDE_5:** Gefäßregulation im Corpus cavernosum (therapeutischer Wirkmechanismus von Sildenafil)
- **PDE_6:** Sehvorgang.

Tabelle 3.40

Pharmakotherapeutische Inhibition der Phosphodiesterase (PDE)

Arzneistoff	Zielstruktur/ -mechanismus	Indikation
Theophyllin	u. a. unselektive PDE-Inhibition	Bronchodilatation
Cafedrin + Theodrenalin (Akrinor®)	PDE-Inhibition (Cafedrin) und β-Rezeptorstimulation (Theodrenalin)	hypotones Kreislaufversagen
Sildenafil (Viagra®)	PDE_5-Inhibition (cGMP-spezifisch)	erektile Dysfunktion, pulmonale Hypertonie
Enoximon (Perfan®) Milrinon (Corotrop®)	PDE_3-Inhibition	akute und schwere Herzinsuffizienz
Cilostazol (Pletal®)		Claudicatio intermittens (pAVK), Hemmung der Thrombozytenaggregation

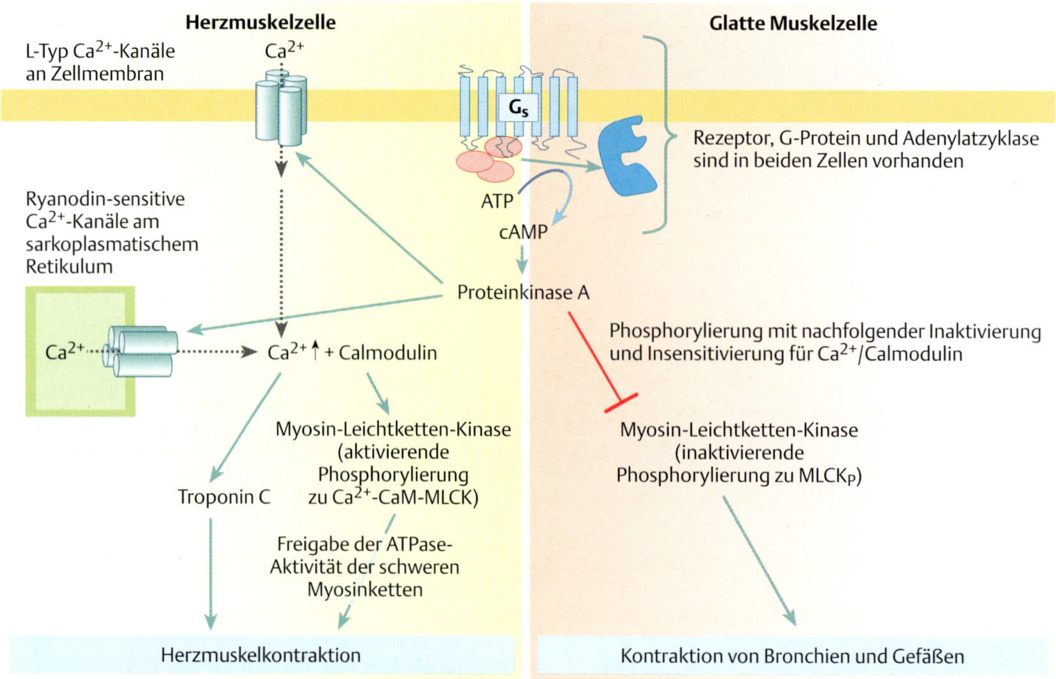

Abb. 3.11 Zelltyp-abhängige Wirkung von cAMP und cGMP. Die β-Rezeptoren sind alle an das gleiche G-Protein (G_s) gekoppelt und erhöhen durch die Aktivierung der Adenylatzyklase die intrazelluläre cAMP-Konzentration. Während cAMP in der glatten Muskelzelle Proteinkinase-A-vermittelt die Myosin-Leichtketten-Kinase (MLCK) phosphoryliert und dadurch inaktiviert bzw. eine Kontraktion verhindert (roter Pfeil), löst es in der Herzmuskelzelle durch Öffnung sarkoplasmatischer Calciumkanäle mit nachfolgender Aktivierung der MLCK eine Kontraktion aus.

EXKURS

Auch eine angeblich „selektive" Hemmung einzelner Isoformen geht mit einer gewissen Hemmung anderer Isoformen einher. So inhibiert Sildenafil (Viagra®) mit nur zehnfach geringerer Potenz als PDE_5 auch PDE_6. Das erklärt die Sehstörungen als Nebenwirkung. Andererseits muss aber, um die PDE_3-kontrollierte Herzkontraktion mit Sildenafil zu beeinflussen, immerhin eine 4 000fach höhere Dosis gewählt werden als für die PDE_5-vermittelte Gefäßregulation in den Corpora cavernosa.

PDE_5-Inhibitoren und Stickstoffmonoxid (NO), das durch Nitrate freigesetzt wird, steigern beide durch unterschiedliche Mechanismen die intrazelluläre cGMP-Konzentration. Zusammen verabreicht verursachen sie einen starken Blutdruckabfall. Daher sollte routinemäßig vor einer Behandlung mit NO oder Nitraten nach der Einnahme von PDE_5-Inhibitoren (Viagra®, Cialis®, Levitra®) gefragt werden.

3.14 Ionenkanäle

Key Point

Zahlreiche, meist spannungsabhängige Ionenkanäle werden auch pharmakologisch zur Behandlung von kardialen Arrhythmien, Hypertonie, Epilepsie, Schmerzen oder Diabetes mellitus moduliert.

Ionenkanäle werden entweder direkt durch Liganden, β- und γ-Untereinheiten von G-Proteinen oder das Membranpotenzial (engl. *voltage gated* oder *voltage dependent*) reguliert. Die Bindung von Liganden ist meist auf bestimmte Untereinheiten angewiesen. So können für bestimmte Untereinheiten spezifische Arzneistoffe synthetisiert werden. Pharmakologisch relevante Ionenkanäle sind in **Tab. 3.41** aufgeführt.

3.14.1 Calcium-Ionenkanäle

Calcium ist der wichtigste **intrazelluläre Botenstoff** und Aktivator für zahlreiche Enzyme. Das endoplasmatische Retikulum, das sarkoplasmatische Retikulum und in geringerem Umfang auch die Mitochondrien stellen ein Reservoir für Calcium dar. Der second messenger **Inositoltriphosphat (IP_3)** öffnet spezielle Ryanodin-sensitive Kanäle am endoplasmatischen Retikulum und steigert so schnell die intrazelluläre,

Tabelle 3.41

Pharmakologisch relevante Ionenkanäle

Ion	Kanalbezeichnung			Indikationen
Calcium	voltage-dependent calcium channel (VDCC)	HVA (high voltage activated)	L-Typ	kardiale Arrhythmie, Hypertonie (s. S. 76)
			N-Typ	Schmerz
		LVA (low voltage activated)	T-Typ	Epilepsie, Schmerz (s. S. 266, 339)
	Ryanodin-sensitiv (RyR)			Muskelspasmen, maligne Hyperthermie
Kalium	ATP-abhängiger Kaliumkanal (K_{ATP})			Diabetes mellitus Typ 2 (verminderte Sekretion von Insulin), Insulinom (Hypersekretion von Insulin), Hypertonie (s. S. 178)
	G-protein coupled inward rectifying K^+-channel (GIRK)			Schmerz
	spannungsabhängiger Kaliumkanal (human ether-a-go-go-related gene: hERG, I_K, KCNH2, K_v11.1)			Arzneistoffe, die hERG blockieren (z. B. Antihistaminika), verursachen **QT-Zeit-Verlängerungen** und/oder Torsades de Pointes und werden oft vom Markt genommen(s. S. 102)!
Natrium, Kalium	cAMP-abhängiger kardialer Kalium- und Natriumkanal (I_f-Kanal, HCN4-Kanal)			Angina pectoris, Sinustachykardie
Natrium	voltage-dependent sodium channel (VDSC)			Epilepsie, Schmerz, Muskelrelaxierung (s. S. 268, 339)
	später Natrium-Einstrom (I_{Na}-late)			Angina pectoris (s. S. 101)

zytosolische Calciumkonzentration. Calcium bindet intrazellulär u. a. an Calmodulin. Dieser Komplex aktiviert Ca^{2+}/Calmodulin-abhängige Kinasen (CaM-Kinasen), die je nach Zelltyp spezifische Reaktionen auslösen.

Zahlreiche Pharmaka verändern die intrazelluläre Calciumkonzentration, indem sie Calciumkanäle beeinflussen (**Tab. 3.42**). N-Typ-, L-Typ- und T-Typ-Calciumkanäle gehören zu den ***voltage-dependent calcium channels*** **(VDCC).** Sie werden durch Depolarisationen aktiviert und verstärken diese:

- Der **L-Typ** (*long lasting activation*) kommt fast ubiquitär im Körper vor; pharmakologisch relevant ist die Hemmung an Herz und Gefäßsystem.
- Der **T-Typ** (*transient activation*) kommt am Sinusknoten und im Nervensystem vor.
- Der **N-Typ** (*neither L nor T*) findet sich ebenfalls im Nervensystem und ist Angriffspunkt für analgetisch wirkende Conotoxine wie Ziconotid (s. S. 266).

Tabelle 3.42

Pharmakologische Beeinflussung des intrazellulären Ca^{2+}-Spiegels

Arzneistoff	Zielstruktur/ Mechanismus	Indikation
Digitalis-Glykoside	Inhibition der Na^+/K^+-Pumpe, dadurch Inhibition des Na^+/Ca^{2+}-Antiports	Herzinsuffizienz
Verapamil (Isoptin®)	Inhibition der L-Typ-Kanäle	Arrhythmie, Hypertonie
Nifedipin (Adalat®)	Inhibition der L-Typ-Kanäle, gefäßprävalent	Hypertonie
Ziconotid (Prialt®)	Hemmung von N-Typ-Kanälen	intrathekale Analgesie
Gabapentin (Neurontin®)	Inhibition der T-Typ-Kanäle, über Hemmung der α_2- und akzessorischen δ-Untereinheit	Epilepsie, Schmerz
Ethosuximid (Suxilep®)	Inhibition der T-Typ-Kanäle, an α_{1G}-Untereinheit	
Dantrolen (Dantamacrin®)	Ryanodin-sensitive Calciumkanäle	Muskelspasmen, maligne Hyperthermie

3.14.2 Kalium-Ionenkanäle

Kalium ist ein Kation, welches für die Aufrechterhaltung des Ruhepotenzials und für die **Hyperpolarisation** essenziell ist. Bei Öffnung von Kaliumkanälen wird die elektrische Erregbarkeit der Zelle gehemmt (**Tab. 3.43**).

Eine pharmakotherapeutisch wichtige Zielstruktur von Antidiabetika (s. S. 178) ist der **ATP-abhängige Kaliumkanal** (K_{ATP}), ein Tetradimer aus dem eigentlichen Kanal (K_{ir}6.2/6.1) und dem Sulfonylharnstoffrezeptor (SUR1/2).

3.14.3 I_f-Kanal (HCN4-Kanal)

Der **I_f-Kanal** (f für *funny*) an den Schrittmacherzellen am Sinusknoten ist ein Na^+/K^+-Kanal, der die langsame diastolische Depolarisation und damit Ausbildung eines neuen Aktionspotenzials bewirkt. Hemmstoffe wie **Ivabradin** (Procorolan®) hemmen den Kanal, reduzieren so die spontane Depolarisation und senken damit die Herzfrequenz ohne die Inotropie zu beeinflussen (s. S. 101).

3.14.4 Natrium-Ionenkanäle

Spannungsgesteuerte Natriumkanäle (*voltage-dependent sodium channels*, VDSC) sind für die Ausbreitung von Membrandepolarisationen in allen erregbaren Zellen wie Neuronen, Muskelzellen und neuroendokrinen Zellen wichtig. Es werden mindestens 9 Subtypen ($Na_V1.1$ bis $Na_V1.9$) unterschieden. Eine Blockade der Natriumkanäle führt im Nervensystem zu einer Leitungsblockade und wird daher oft analgetisch eingesetzt (**Tab. 3.44**).

3

Weiterführende Informationen

- Official database of the IUPHAR Committee on Receptor Nomenclature and Drug Classification: http://www.iuphar-db.org/
- Drugbank: http://redpoll.pharmacy.ualberta.ca/drugbank/

Tabelle 3.43

Pharmakologische Beeinflussung von Kaliumkanälen

Arzneistoff	Zielstruktur/Mechanismus	Indikation
Diazoxid (Proglicem®)	Öffnung von K_{ATP}	insulinbedingte Hypoglykämie (z. B. Insulinom)
Minoxidil (Lonolox®)		Hypertonie
Sulfonylharnstoffe und Glinide wie Glibenclamid (Euglucon®), Glimepirid (Amaryl®), Repaglinid (NovoNorm®)	Hemmung von K_{ATP}	Diabetes mellitus Typ 2
Flupirtin (Katadolon®)	Öffnung von G-Protein-gekoppelten Kaliumkanälen (GIRK)	Schmerzen (u. a. Tumorschmerzen, Spannungskopfschmerz), Myotonolyse
Amiodaron (Cordarex®) Sotalol (Sotalex®)	Hemmung von hERG (I_{Kr}-Strom)	Herzrhythmusstörungen
4-Aminopyridin (Ampyra®)	Hemmung von voltage-dependent potassium channels (VDPC)	multiple Sklerose

Tabelle 3.44

Pharmakologische Beeinflussung des intrazellulären Na^+-Spiegels

Arzneistoff	Zielstruktur/Mechanismus	Indikation
Amitriptylin (Saroten®)	Hemmung von spannungsgesteuerten Natriumkanälen (VDSC)	neuropathischer Schmerz (s. S. 267)
Lokalanästhetika, z. B. Lidocain (Xylocain®)		Lokalanästhesie (s. S. 335)
Topiramat (Topamax®)		Epilepsie, Phasenprophylaxe bei bipolaren affektiven Störungen (s. S. 345)
Tolperison (Myocalm®)		Myotonolyse
Antiarrhythmika der Klasse I wie Chinidin		Herzrhythmusstörungen (s. S. 96)
Ranolazin (Ranexa®)	Hemmung von Na_V 1.5 (I_{Na}-late-Strom)	Angina pectoris (s. S. 87)

B

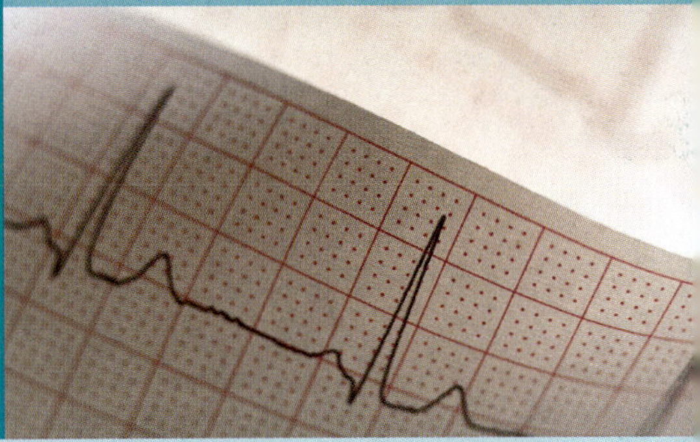

Kardiovaskuläres System und Pneumologie

Gefährliche Antikoagulation

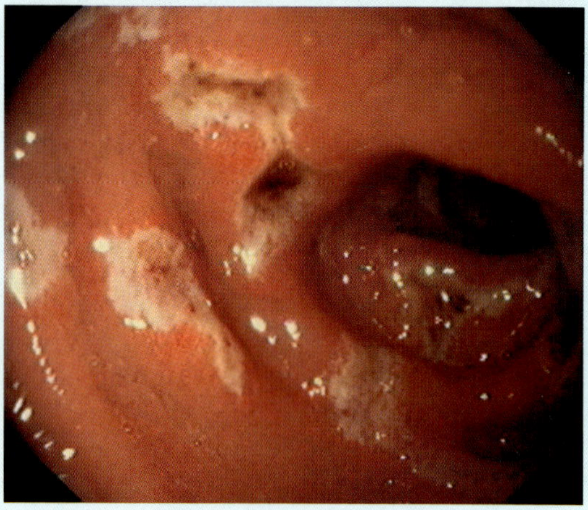

Fibrinbedecktes Ulcus duodeni mit Hämatinspuren.

Der Vitamin K-Antagonist Marcumar ist eines der am häufigsten eingesetzten Medikamente bei Patienten mit kardiovaskulären Erkrankungen. Doch nur unter Beachtung der zahlreichen Wechselwirkungen mit anderen Stoffen sind verhängnisvolle Nebenwirkungen von Marcumar zu vermeiden.

Kopfschmerzen unter Marcumar

Der Wecker klingelt. Frau T. setzt sich auf und schaut aus dem Fenster. Ihr Gesicht sieht wie so oft in letzter Zeit traurig und betrübt aus. Langsam legt sie die Handfläche auf ihre schmerzende Stirn. „Vielleicht liegen die Kopfschmerzen an dem Marcumar, das der Doktor verschrieben hat...“, fragt sie sich und zwingt sich aufzustehen. Sie weiß: Nur mit Mühe wird sie den heutigen Tag bewältigen können. In der Küche angekommen löst die 78-Jährige Acetylsalicylsäure-Brausetablette im Wasser und richtet sich eine Tablette Diclofenac. Die Pillen bekam sie kürzlich von ihrem Sohn, der an beginnender Kniearthrose leidet. Sie würden auch gegen Kopfschmerzen helfen, hatte er gesagt. Die Marcumar-Tabletten nimmt Frau T. wegen Vorhofflimmern seit nun über zwei Monaten ein. Seit etwa einem Monat hat sie immer wieder Kopfschmerzen, die sie mit ASS und anderen Schmerzmitteln selbst behandelt. Manchmal klagt sie auch über Übelkeit und Oberbauchschmerzen. Schon seit längerer Zeit verträgt sie viele Lebensmittel nicht mehr und isst sehr wenig. Eine besondere Abneigung hat Frau T. gegen Salat jeglicher Art.

Alarmzeichen: schwarzer Stuhlgang

„Mutti, du bist so blass“, sagt ihr 54-jähriger Sohn eines Morgens. Ihm ist aufgefallen, dass seine Mutter sich jetzt auch noch müde und abgeschlagen fühlt. Seit ein paar Tagen klagt die ältere Frau auch darüber, dass ihr Stuhlgang schwarz ist. Der Sohn macht sich Sorgen und bringt seine Mutter zum Hausarzt. Als dieser von den Symptomen hört, weist er die Patientin umgehend in eine gastroenterologische Klinik ein. „Teerstuhl unter Marcumar, ASS und NSA-Einnahme“, steht auf dem Einweisungsschein.

Therapie der Blutungsanämie

Die Blutwerte der Patientin in der Klinik zeigen einen Hb-Wert von 9,0 g/dl (normal 12–16 g/dl), einen niedrigen Hämatokrit und einen zu hohen INR-Wert von 3,1. In der Endoskopie sehen die Klinikärzte ein blutendes Ulkus, das sie mit Fibrinkleber versorgen können. Die Therapie mit ASS und Diclofenac wird abgesetzt und die Marcumar-Wochendosis reduziert. Eine Vitamin K-reiche Kost mit Salat wird der Patientin empfohlen, bei Kopfschmerzen soll sie Paracetamol einnehmen. Ein Protonenpumpenhemmer als Dauertherapie soll die Magenschleimhaut vor neuen Läsionen schützen. Frau T. und ihr Sohn können aufatmen: Diesmal ist alles noch einmal gut gegangen!

4 Arterieller Hypertonus

4.1 Grundlagen

Key Point
Bluthochdruck ist eine Volkskrankheit und ein wesentlicher Risikofaktor für kardiovaskuläre Erkrankungen wie Schlaganfall, Herzinfarkt, Herzinsuffizienz sowie Nieren- und Gefäßerkrankungen. Da Bluthochdruck lange Zeit keine Beschwerden verursacht, wird die Erkrankung meist erst spät entdeckt.

Es besteht ein linearer Zusammenhang zwischen der Höhe des Blutdrucks und dem kardiovaskulären Gesamtrisiko. Daher ist jede Definition der Hypertonie willkürlich und orientiert sich am individuellen Gesamtrisiko eines Patienten. In **Tab. 4.1** ist die Definition der Hypertonie entsprechend den Leitlinien wiedergegeben. Danach ist ein Blutdruck von ≥ 140/≥ 90 mmHg als Hypertonie definiert, wobei je nach Höhe des Blutdruckes drei Schweregrade unterschieden werden. Eine isolierte systolische Hypertonie liegt bei einem Blutdruck von ≥ 140/≤ 90 mmHg vor. Im normotensiven Blutdruckbereich wird weiter in hochnormal, normal und optimal unterschieden. Danach ist für einen Patienten mit einem niedrigen Risikoprofil ein hochnormaler Blutdruck akzeptabel, während ein Patient mit hohem kardiovaskulären Risiko bereits behandlungsbedürftig ist.

MERKE
Sowohl diastolischer als auch systolischer Blutdruck sind unabhängige Prädiktoren für Schlaganfall und koronare Herzkrankheit (KHK).

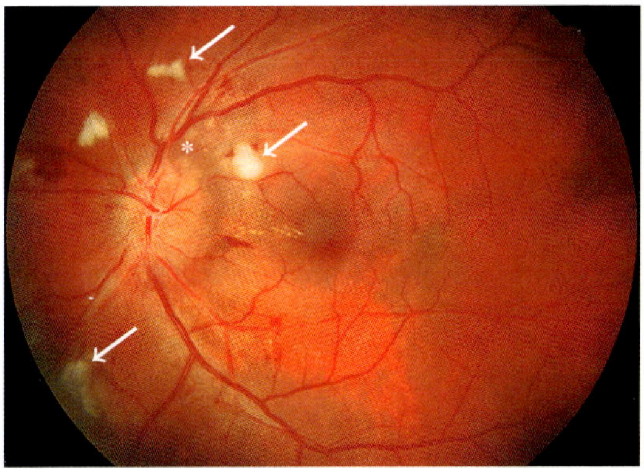

Abb. 4.1 Fundus hypertonicus. Auch die Gefäße in der Netzhaut werden bei arterieller Hypertonie in Mitleidenschaft gezogen. Hier das Bild eines Augenhintergrunds im Stadium IV. Typisch sind u. a. die gut sichtbaren Blutungen, Cotton-wool-Herde (→) und ein Papillenödem (*).

Tabelle 4.1

Definition der Hypertonie*

Klassifikation	systolisch	diastolisch
optimal	< 120	< 80
normal	< 130	< 85
hochnormal	130–139	85–89
leichte Hypertonie (Schweregrad 1)	140–159	90–99
mittelschwere Hypertonie (Schweregrad 2)	160–179	100–109
schwere Hypertonie (Schweregrad 3)	≥ 180	≥ 110
isolierte systolische Hypertonie	≥ 140	≤ 90

* nach WHO, International Society of Hypertension und Deutscher Hochdruckliga

Tabelle 4.2

Prognosebestimmende Faktoren für kardiovaskuläre Erkrankungen

Kardiovaskuläre Risikofaktoren	Endorganschäden
beeinflussbar	
– Schweregrad der Hypertonie – Rauchen – Dyslipoproteinämie – Diabetes mellitus – erhöhter Bauchumfang (Männer ≥ 102 cm, Frauen ≥ 88 cm) – CRP ≥ 1 mg/dl	– Linksherzhypertrophie – erhöhte Intima-Media-Dicke und/oder Nachweis arteriosklerotischer Plaques – Mikroalbuminurie – leichte Kreatininerhöhung
nicht beeinflussbar	**Begleiterkrankungen**
– genetische Faktoren – positive Familienanamnese – Alter: Männer > 55 J Frauen > 65 J	– koronare Herzkrankheit – Herzinsuffizienz – TIA, Schlaganfall – chron. Nierenerkrankung/ Proteinurie – periphere arterielle Verschlusskrankheit – Retinopathie

Das Risikoprofil eines Hypertoniepatienten wird durch verschiedene Risikofaktoren, Endorganschäden sowie Folge- und Begleiterkrankungen erstellt (**Tab. 4.2**, **Abb. 4.1**).

4.1.1 Ursachen und Diagnostik

In über 90 % der Fälle liegt eine **essenzielle bzw. primäre Hypertonie** vor, d. h. die Ursache ist nicht eindeutig erkennbar. Bestimmte Risikofaktoren begünstigen die Entstehung der Hypertonie. Dazu gehören unter anderem eine familiäre Neigung zu erhöhtem Blutdruck, Übergewicht, Bewegungsmangel, Stress, Rauchen und hoher Salzkonsum. Überdurchschnittlich oft tritt die essenzielle Hypertonie in **Zusammenhang mit anderen Erkrankungen** wie Übergewicht, Typ-2-Diabetes, hohen Blutfettwerten und Gicht auf.

Die **sekundäre Hypertonie** ist Folge einer anderen Erkrankung (ca. 5–10 % der Patienten). Am häufigsten sind Erkrankungen der Nieren der Grund (Verengungen an den Nierenarterien oder chronische Nierenleiden) sowie Veränderungen im Hormonhaushalt, z. B. Phäochromozytom oder Cushing-Syndrom. Auch durch Schlafapnoe oder bestimmte Medikamente kann eine Hypertonie induziert werden.

Für die Diagnose einer Hypertonie ist eine **mehrfache Messung erhöhter Blutdruckwerte unter standardisierten Bedingungen** notwendig.

Praxistipp

Bei Verdacht auf eine „Weißkittelhypertonie" (erhöhte Blutdruckwerte nur bei Praxismessung) oder eine nächtliche Hypertonie ist eine ambulante 24-h-Blutdruckmessung sinnvoll.

Zielblutdruck

Der Blutdruck sollte generell **unter 140/90 mmHg** liegen. Bei Diabetikern und Patienten mit Niereninsuffizienz ist ein Blutdruck von unter 130/80 mmHg, bei Vorliegen einer Proteinurie > 1 g/Tag ein Wert von <125/70 mmHg anzustreben. Diese Empfehlungen stützen sich auf die Ergebnisse großer randomisierter Studien zur kardiovaskulären Mortalität und Morbidität.

BEACHTE

Hypertoniebedingte Erkrankungen des Herz-Kreislauf-Systems bilden die häufigste Ursache für Morbidität und Mortalität in Deutschland. Dennoch ist bei mehr als 80 % aller Hypertoniepatienten der Blutdruck unzureichend kontrolliert!

4.1.2 Allgemeine Behandlungsstrategien

Neben der medikamentösen Therapie der Hypertonie ist eine Behandlung eventueller Begleiterkrankungen, wie Diabetes mellitus oder Dyslipidämien, notwendig. Außerdem sollten einige wichtige **Allgemeinmaßnahmen** eingeleitet werden, die manchmal allein schon ausreichen, um den Blutdruck zu normalisieren:

- Gewichtsreduktion (bei Übergewicht)
- Senkung des Alkoholkonsums (< 30 g/Tag)
- regelmäßige körperliche Aktivität
- kochsalzarme Kost (< 6 g/Tag)
- Nikotinverzicht.

4.1.3 Humorale, neurale und lokale Effektoren zur Regulation des Gefäßtonus

Der arterielle Gefäßtonus wird über ein komplexes Zusammenspiel von vasodilatatorisch und vasokonstriktorisch wirksamen Effektorsystemen reguliert. Die Effektorsubstanzen können über die Blutbahn (humoral) herantransportiert, neuronal freigesetzt oder lokal gebildet werden.

Vasodilatation

Verschiedene **lokal gebildete Mediatoren** wie Bradykinin, Acetylcholin oder Endothelin bewirken durch Stimulation ihrer **endothelialen** Rezeptoren (B_2-, M_3- oder ET_B-Rezeptor) eine vermehrte Bildung von **Stickstoffmonoxid (NO) und Prostacyclin (PGI_2),** die eine Gefäßdilatation glatter Gefäßmuskelzellen verursachen (**Abb. 4.2**). Außerdem hemmen sie die Thrombozytenaggregation und das Zellwachstum.

Bei Vorliegen bestimmter Risikofaktoren wie z. B. Hypertonie, Diabetes mellitus oder Hyperlipidämie kann es zu einer **Endotheldysfunktion** kommen. Damit vergesellschaftet ist eine vermehrte Plaquebildung, die ein hoher Risikofaktor für die Entstehung eines Thrombus ist.

MERKE

Das Gefäßendothel spielt als Produktionsstätte von Stickstoffmonoxid und Prostacyclin eine herausragende Rolle für kardiovaskuläre Regulationsvorgänge.

Vasokonstriktion

An glatten Gefäßmuskelzellen bewirken verschiedene Mediatoren wie Angiotensin II, AVP, Adrenalin, Thromboxan A_2 oder Endothelin eine rezeptorvermittelte Vasokonstriktion. Die Gefäßkonstriktion wird durch Erhöhung des intrazellulären Calciums nach Stimulation der Phospholipase C und nachfolgende Bildung von Inositoltriphosphat erreicht.

MERKE

Die Erhöhung der intrazellulären Calciumkonzentration sowie die Aktivierung der Proteinkinase C führen zu Vasokonstriktion und Zellwachstum.

4.2 Pharmakotherapie

Key Point

Ziel einer antihypertensiven Therapie ist die Senkung des Blutdrucks und somit der hypertoniebedingten Morbidität und Mortalität. Die Auswahl des Mittels richtet sich nach der individuellen Verträglichkeit und den Begleiterkrankungen. Da die medikamentöse Therapie in der Regel eine Dauertherapie über Jahre bedeutet, ist eine ausreichende Compliance ausgesprochen wichtig.

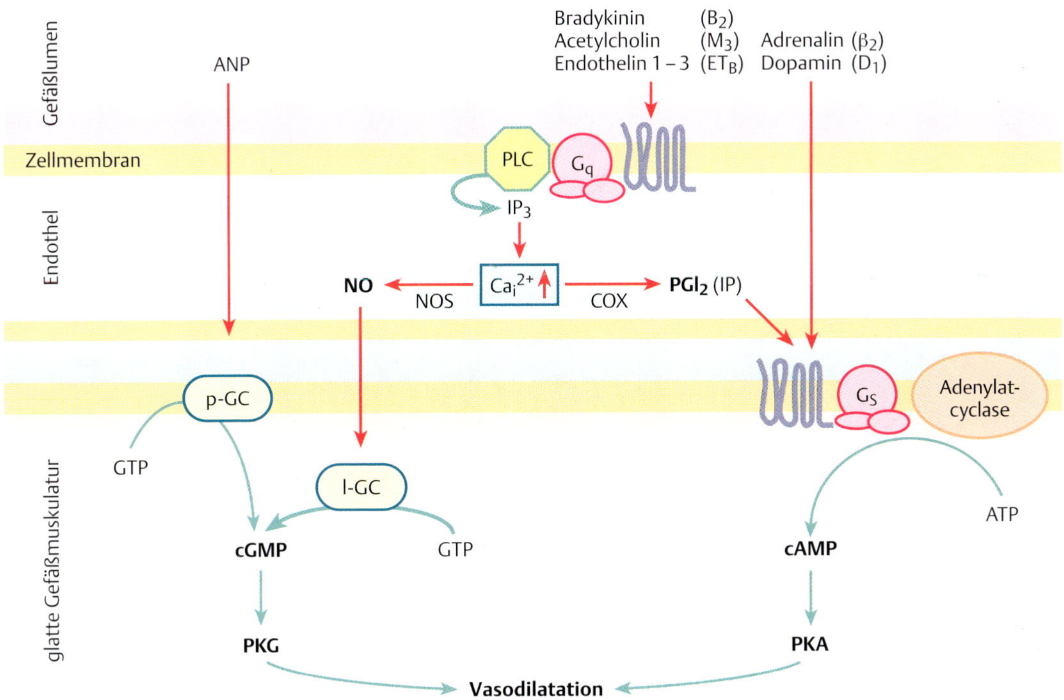

Abb. 4.2 Vasodilatation. Die Stimulation endothelialer B_2-, M_3- oder ET_B-Rezeptoren bewirkt eine G_q-vermittelte Aktivierung der Phospholipase C (PLC) mit nachfolgender Bildung von Inositol-1,4,5-triphosphat (IP_3), Erhöhung von intrazellulärem Calcium und Aktivierung der Stickstoffmonoxid (NO)-Synthase (NOS). Das gebildete NO aktiviert die lösliche Guanylatcyclase (l-GC) und führt über die Synthese von cGMP und Aktivierung der Proteinkinase G (PKG) zur Vasodilatation. Die Bildung von cGMP wird auch durch das atriale natriuretische Peptid (ANP) über die Stimulation einer membrangebundenen, partikulären Guanylatcyclase (p-GC) gefördert. Die Aktivierung des Prostacyclin (PGI_2)-Rezeptors IP, β_2-Rezeptoren durch Adrenalin oder D_1-Rezeptoren durch Dopamin an der Zellmembran glatter Gefäßmuskelzellen führt über eine Stimulation der Adenylatcyclase, Bildung von cAMP und Aktivierung der Proteinkinase A (PKA) zur Vasodilatation. GTP = Guanosintriphosphat, ATP = Adenosintriphosphat, COX = Cyclooxigenase.

Abb. 4.4 zeigt die **Antihypertensiva der ersten Wahl** sowie Kombinationsmöglichkeiten. Reserve-Antihypertensiva sind in **Tab. 4.12** auf S. 79 aufgeführt. Therapiestrategien werden auf S. 79 beschrieben.

4.2.1 ACE-Hemmer

Wirkmechanismus | Der Wirkmechanismus basiert auf einer Hemmung des Angiotensin Converting Enzyme (ACE) im Gefäßendothel der Lunge und anderer Organe mit nachfolgender **Verminderung der Angiotensin-II-Bildung** und des **Bradykinin-Abbaus** (**Abb. 4.5**). Hierdurch werden folgende Wirkungen erreicht:

- Aufhebung der Angiotensin-II-vermittelten Vasokonstriktion
- Hemmung des Remodelings am Myokard (s. S. 89)
- Hemmung der AT-II-vermittelten Katecholaminfreisetzung und dadurch Senkung des Sympathikotonus
- vermehrter Anfall von Bradykinin führt zur vermehrten Bildung der vasodilatatorisch wirksamen Substanzen Prostacyclin und NO (s. S. 90)
- Abnahme der Aldosteron- und ADH-Produktion, Folge ist eine leichte Diurese.

MERKE

ACE ist eine unspezifische Protease mit einer Vielzahl an Peptidsubstraten. Neben dem Angiotensin I, das zu Angiotensin II abgebaut wird, hydrolisiert ACE eine Reihe weiterer Peptide wie Bradykinin und Substanz P. Diese können zur therapeutischen Wirkung der ACE-Hemmer beitragen, aber auch für unerwünschte Arzneimittelwirkungen verantwortlich sein.

Unklar ist noch die Bedeutung von bestimmten Enzymen, wie der Chymase, die ACE-unabhängig Angiotensin II bilden können und nicht von ACE-Hemmern inhibiert werden.

Die Wirkungen von Angiotensin II werden vorwiegend über zwei Rezeptoren vermittelt: **den AT_1- und den AT_2-Rezeptor.** Die Mehrzahl der bekannten Effekte von Angiotensin II wie Vasokonstriktion, Herz- und Gefäßhypertrophie oder Aldosteronfreisetzung, werden über den AT_1-Rezeptor vermittelt (**Abb. 4.6**, vgl. **Tab. 4.4**).

Der **AT_2-Rezeptor** wird hauptsächlich fetal exprimiert und kurz nach der Geburt herunterreguliert. Er ver-

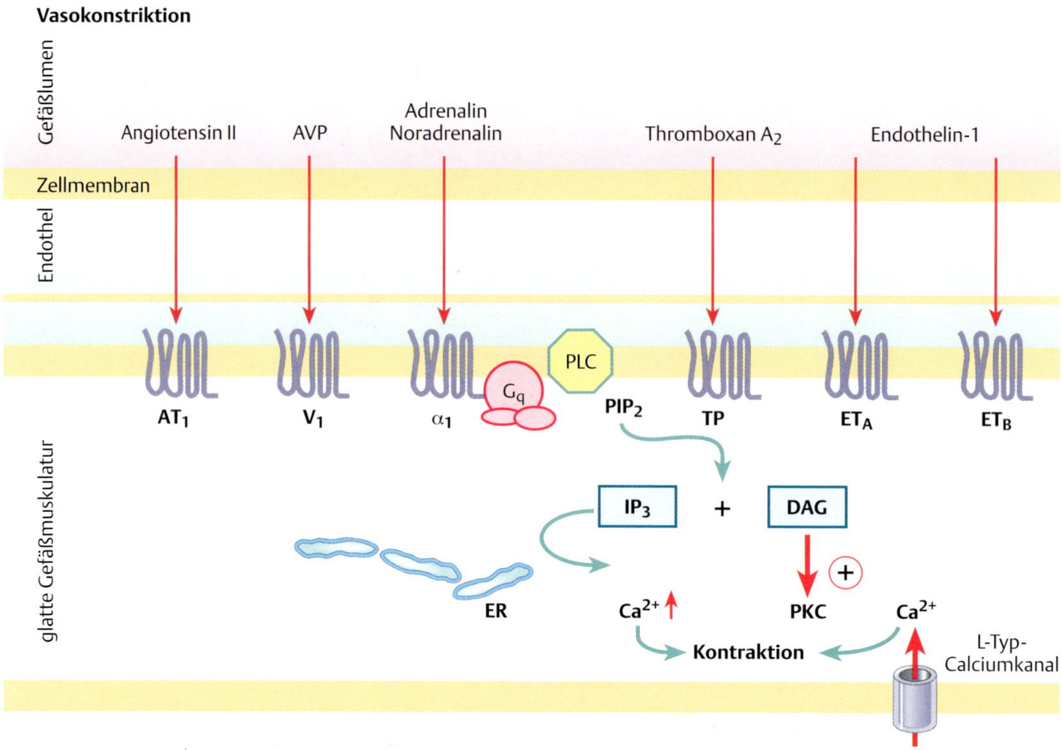

Abb. 4.3 Vasokonstriktion. Die Stimulation von AT_1-Rezeptoren durch Angiotensin II, V_1-Rezeptoren durch Arginin-Vasopressin (AVP), α_1-Rezeptoren durch Adrenalin oder Noradrenalin, TP-Rezeptoren durch Thromboxan A_2 und ET_A-oder ET_B-Rezeptoren durch Endothelin-1 an der Zellmembran der glatten Gefäßmuskulatur bewirken eine G_q-vermittelte Aktivierung der Phospholipase C (PLC) mit Bildung von Inositol 1,4,5-triphosphat (IP_3) und Diacylglycerol (DAG). IP_3 bewirkt eine Freisetzung von Calcium aus dem endoplasmatischen Retikulum (ER). DAG aktiviert die Proteinkinase C (PKC).

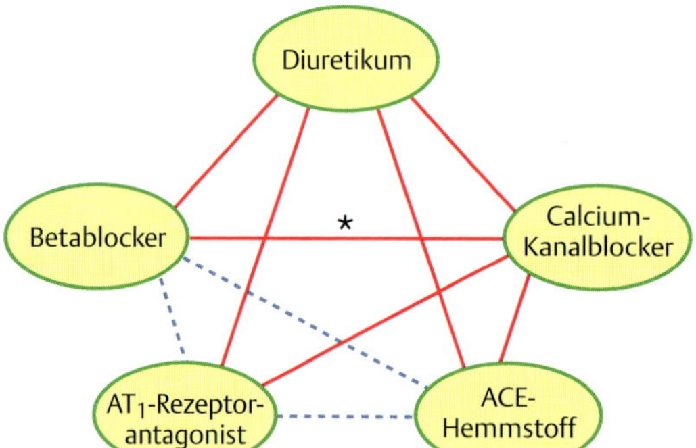

Abb. 4.4 Antihypertensiva der ersten Wahl. * = nur für Dihydropyridine sinnvoll (s. S. 77); rote Linie = synergistisch; gepunktete Linie = möglich.

mittelt eine **Bradykinin- und NO-abhängige Vasodilatation** sowie **antiproliferative Effekte.** Interessanterweise erfolgt eine Re-Expression des Rezeptors unter pathophysiologischen Bedingungen, wie nach Schlaganfall oder Myokardinfarkt.

Die durch ACE-Hemmer induzierte **lokale Erhöhung der Bradykininkonzentration** ist wesentlich für die kardioprotektiven Wirkungen. Das ACE ist zum überwiegenden Teil an der luminalen Seite des Gefäßendothels lokalisiert und kann lokal gebildetes Bradykinin zu inaktiven Peptidfragmenten abbauen. Die endothelabhängige Bildung von NO und PGI_2 bewirkt nicht nur eine Gefäßdilatation und damit eine Blutdrucksenkung, sondern trägt über die Hemmung der Thrombozytenaggregation und des Zellwachstums wesentlich zur **herz- und gefäßprotektiven Wirkung** der ACE-Hemmer bei (**Abb. 4.7**).

MERKE

ACE-Hemmer haben einen dualen Wirkmechanismus, der auf einer Hemmung der Angiotensin-II-vermittelten Effekte und einer Verstärkung der Bradykinin-vermittelten Wirkungen basiert.

Indikationen I ACE-Hemmer gehören zu den Mitteln der ersten Wahl bei der Behandlung von Patienten mit Hypertonie. Weitere Indikationen für ACE-Hemmer sind die Herzinsuffizienz (s. S. 89), die Postinfarktphase (Therapiebeginn 2–9 Tage nach akutem Myokardinfarkt, s. S. 87) und die diabetische Nephropathie (s. S. 184).

Wirkstoffe I ACE-Hemmer binden mittels einer Sulfhydrylgruppe (Captopril), einer Phosphinylgruppe

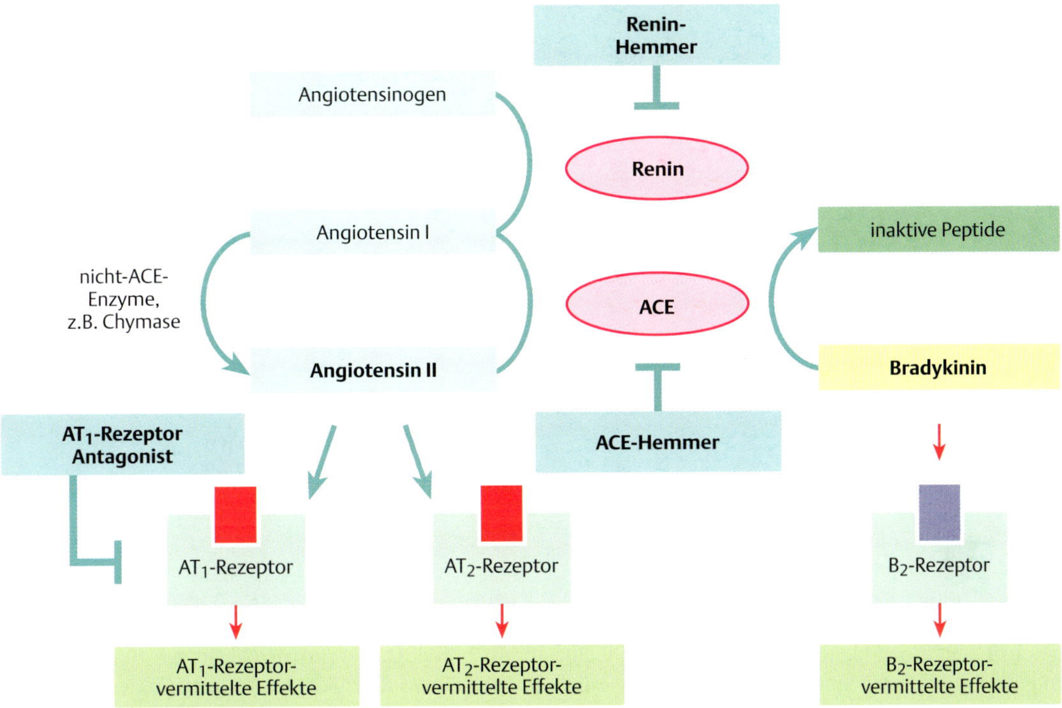

Abb. 4.5 Das Renin-Angiotensin-System und seine Hemmstoffe. In einer enzymatischen Kaskade wird aus Angiotensinogen das inaktive Angiotensin I und nachfolgend das aktive Angiotensin II gebildet. Reninhemmer blockieren die Bildung von Angiotensin I, ACE-Hemmer die Bildung von Angiotensin II. Damit steht weniger Angiotensin II für die Stimulation der AT_1- und AT_2-Rezeptoren zur Verfügung. AT_1-Rezeptorantagonisten hemmen spezifisch den AT_1-Rezeptor und führen indirekt zu einer verstärkten Stimulation des AT_2-Rezeptors. Eine ACE-Hemmung führt zu einem verminderten Abbau von Substraten des ACE (z. B. Bradykinin), das durch vermehrte Stimulation des Bradykinin-B_2-Rezeptors zum Wirkmechanismus der ACE-Hemmer beiträgt.

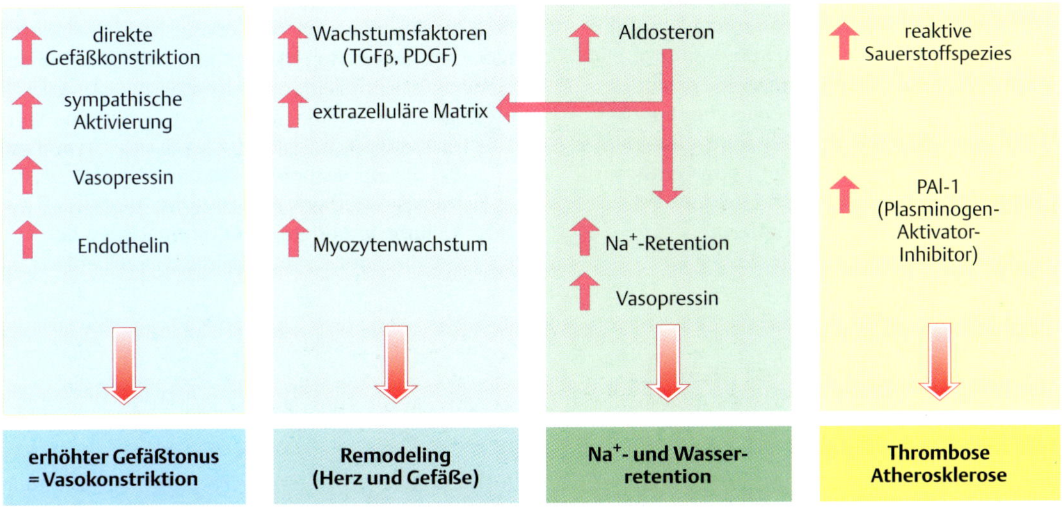

Abb. 4.6 AT_1-Rezeptor-vermittelte Wirkungen von Angiotensin II.

(Fosinopril) oder einer Carboxylgruppe an das Zink im aktiven Zentrum des ACE (**Abb. 4.8**, **Tab. 4.3**). ACE-Hemmer sind **Prodrugs,** mit Ausnahme von Captopril und Lisinopril. Die Carboxylgruppe, die als Zink-Ligand am ACE bindet, ist mit einer Ethylgruppe verestert (Ausnahme Lisinopril) und erhöht die Bioverfügbarkeit. Nach der Resorption aus dem Darm erfolgt eine schnelle Aktivierung durch Esterasen im Blut und vor allem in der Leber.

Pharmakokinetik | ACE-Hemmer unterscheiden sich in terminaler Halbwertzeit (HWZ) und Elimination. Die **terminale HWZ** gibt die Affinität und die Stärke

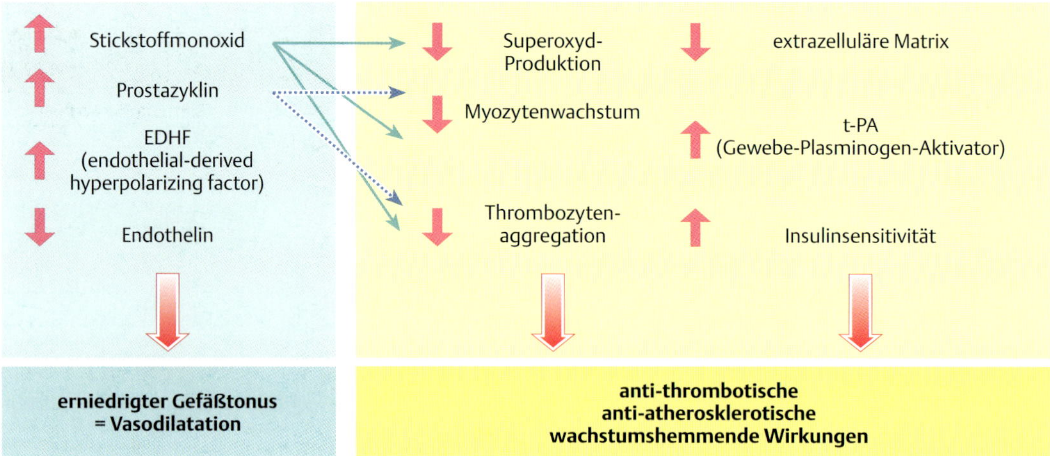

Abb. 4.7 Bradykinin B_2-Rezeptor-vermittelte Wirkungen von Bradykinin.

der Bindung eines ACE-Hemmers am ACE wieder und ist für die Wirkdauer mit entscheidend. Daher müssen ACE-Hemmer mit einer sehr kurzen terminalen HWZ und einer schwachen Bindung zum ACE wie Captopril 2 bis 3 mal täglich appliziert werden, während ACE-Hemmer mit einer langen terminalen Halbwertszeit und einer starken Bindung zum ACE wie Ramipril oder Trandolapril nur einmal täglich gegeben werden müssen. Die **Elimination** erfolgt renal und/oder hepatisch (**Tab. 4.3**).

Praxistipp

Die Kenntnis der Elimination ist für die Behandlung von Patienten mit Leber- oder Nierenerkrankungen wichtig. Ramipril, Trandolapril und insbesondere Fosinopril werden sowohl renal als auch hepatisch eliminiert. Überwiegend hepatisch eliminiert werden Spirapril, Moexipril und Temocapril. Diese Wirkstoffe sind gut geeignet bei Patienten mit Niereninsuffizienz.

Nebenwirkungen | ACE-Hemmer sind gut verträgliche Medikamente mit insgesamt eher geringen Nebenwirkungen. Häufig ist das Auftreten eines **trockenen Reizhustens,** der nicht selten zum Therapieabbruch zwingt. Verantwortlich ist die Hemmung des Abbaus von **Bradykinin** und insbesondere von **Substanz P.**

Eine gefährliche, aber seltene Nebenwirkung (< 0,1 %) ist das **angioneurotische Ödem**. Antidot: Bradikinin B_2-Rezeptorantagonist Icatibant.

Arzneimittelinteraktionen | Durch die Hemmung der Aldosteronfreisetzung kann es unter ACE-Hemmern zu einer **Hyperkaliämie** kommen, die insbesondere bei Kombination mit kaliumsparenden Diuretika, beispielsweise im Rahmen der Behandlung einer Herzinsuffizienz, zu beachten ist.

Praxistipp

Bei der Hypertoniebehandlung ist eine Kombination von ACE-Hemmer und kaliumsparendem Diuretikum wegen der Gefahr einer Hyperkaliämie zu vermeiden.

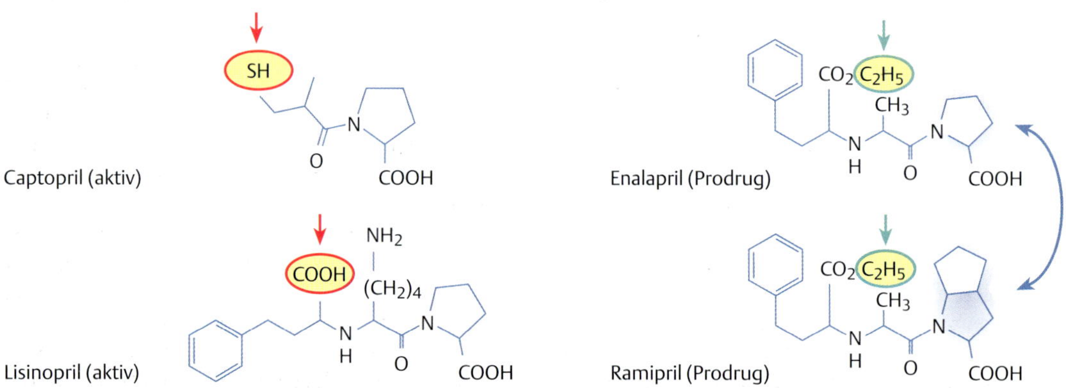

Abb. 4.8 Strukturformeln einiger ACE-Hemmer. Über die Sulfhydril (SH)-Gruppe bzw. die Carboxyl (COOH)-Gruppe interagieren Captopril und Lisinopril mit dem Zink im aktiven Zentrum des ACE (rote Pfeile). Mit Ausnahme von Captopril und Lisinopril sind alle anderen ACE-Hemmer Prodrugs, die durch Esterspaltung in die aktiven Substanzen umgewandelt werden (grüne Pfeile). Die meisten ACE-Hemmer sind vom Enalapril abgeleitet und unterscheiden sich durch Substitutionen am Prolinring (blauer Pfeil).

Tabelle 4.3

Pharmakokinetische Eigenschaften von ACE-Hemmer

ACE-Hemmer	Prodrug	Elimination Renal/Hepatisch (R/H)	HWZ (h)	Einmalgabe täglich
Benazapril (Cibacen®)	ja	R/(H)	10–11	+
Captopril (Lopirin®)	nein	R	2	–
Cilazapril (Dynorm®)	ja	R	9	+
Enalapril (Xanef®)	ja	R	11	–
Fosinopril (Fosinorm®)	ja	R/H (50/50)	12	+
Lisinopril (Acerbon®)	nein	R	12–13	+
Moexipril (Fempress®)	ja	H/(R)	10	–
Perindopril (Coversum®)	ja	R	6–9	+
Quinapril (Accupro®)	ja	R	3	–
Ramipril (Delix®)	ja	R/(H)	13–17	+
Spirapril (Quadropril®)	ja	H/(R)	30	+
Trandolapril (Udrik®)	ja	H/(R)	16–24	+
Temocapril	ja	H	10	+

4

Kontraindikationen | Patienten mit einseitiger **Nierenarterienstenose** reagieren aufgrund des aktivierten Renin-Angiotensin-Systems sehr sensibel auf ACE-Hemmer und können schnell einen starken Blutdruckabfall erleiden. Eine **beidseitige Nierenarterienstenose** ist eine absolute Kontraindikation, da unter diesen Bedingungen die glomeruläre Filtration über eine Angiotensin-II-abhängige Vasokonstriktion der efferenten Arteriole aufrechterhalten wird. Weiterhin sind ACE-Hemmer bei **Schwangerschaft,** in der **Stillzeit** und einem **angioneurotischen Ödem** in der Anamnese kontraindiziert.

4.2.2 AT_1-Rezeptorantagonisten (Sartane)

Wirkmechanismus Der Wirkmechanismus beruht auf einer **selektiven Blockade der AT_1-Rezeptoren** und indirekt auf einer Stimulation von AT_2-Rezeptoren. Die Blockade von AT_1-Rezeptoren im juxtaglomerulären Apparat der Niere unterdrückt die physiologische, über Angiotensin II-vermittelte Hemmung der Reninfreisetzung (vgl. S. 134). Die daraus folgende Erhöhung der Reninaktivität im Plasma führt zu einer gesteigerten Bildung von Angiotensin II und einer Stimulation der nicht blockierten AT_2-Rezeptoren (**Tab. 4.4**):

- ACE-Hemmer und AT_1-Rezeptorantagonisten erhöhen die Reninaktivität durch Aufhebung der Angiotensin-II-vermittelten Hemmung der Renin-Freisetzung.
- Das nachfolgend verstärkt gebildete Angiotensin I wird unter AT_1-Rezeptorblockade weiter zu Angiotensin II umgewandelt, da das ACE nicht gehemmt ist.

Tabelle 4.4

Einfluss der Hemmstoffe des Renin-Angiotensin-Systems

	Renin	Angiotensin I	Angiotensin II	Bradykinin	ACE
ACE-Hemmer	↑↑	↑↑	↓	↑↑	↓↓
AT_1-Antagonisten	↑↑	↑	↑↑	↑	–
Reninhemmer	↓↓*	↓↓	↓↓	–	–

* *Hemmung der Aktivität, nicht der Freisetzung*

- Die Bradykininkonzentration steigt durch Hemmung des Bradykininabbaus (ACE-Hemmer) bzw. über eine AT_2-Rezeptor-vermittelte Bildung von Bradykinin (AT_1-Rezeptorantagonisten).

Der erste oral bioverfügbare AT_1-Rezeptorantagonist war **Losartan**, das in der Leber überwiegend über CYP2C9 (s. S. 443) zu dem noch aktiveren und länger wirksamen Metaboliten EXP3174 metabolisiert wird (**Abb. 4.9**).

Candesartan cilexetil und **Olmesartan** medoxomil sind echte Prodrugs. Der cilexetil- bzw. medoxomil-Rest wird während der Resorption in der Darmwand abgespalten, sodass nur die aktiven Antagonisten, Candesartan und Olmesartan, in die Blutbahn gelangen (**Tab. 4.5**).

Alle AT_1-Rezeptorantagonisten sind **kompetitive Hemmstoffe,** unterscheiden sich aber zum Teil deutlich in der Affinität zum Rezeptor und der Dissoziationshalbwertszeit. Candesartan bindet mit sehr hoher Affinität an den AT_1-Rezeptor und dissoziiert nur langsam vom Rezeptor ab. Die langsame Dissoziation vom Rezeptor bedingt eine sichere 24-Stunden-Wirksamkeit bei einmal täglicher Applikation.

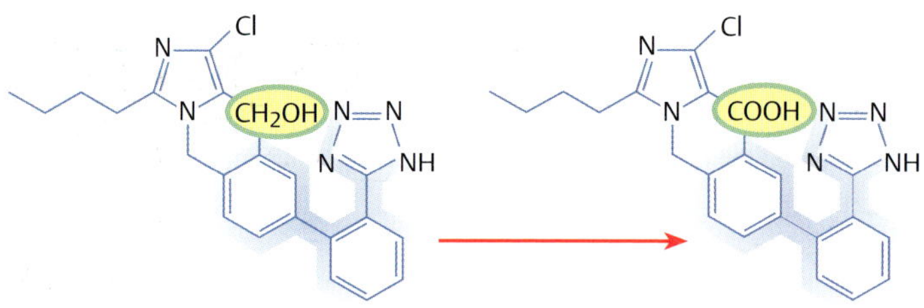

Losartan Biphenyl-Tetrazol-Grundstruktur **EXP3174**

Abb. 4.9 AT_1-Antagonisten. Strukturformel von Losartan mit der Biphenyl-Tetrazol-Grundstruktur. In der Leber erfolgt die Umwandlung zum aktiveren Metaboliten EXP3174, der eine längere HWZ hat und stärker wirksam ist.

Tabelle 4.5

Pharmakokinetische Eigenschaften von AT1-Rezeptorantagonisten

AT_1-Rezeptorantagonist	Prodrug	HWZ (h)	tägliche Einmalgabe
Candesartan cilexetil (Atacand®)	+	9–13	+
Eprosartan (Teveten®)	–	5–9	–
Irbesartan (Aprovel®)	–	11–15	+
Losartan (Lorzaar®)	(+)	2–3	–
Olmesartan medoxomil (Olmetec®)	+	10–15	+
Telmisartan (Micardis®)	–	24	+
Valsartan (Diovan®)	–	6–7	+

Indikationen | arterielle Hypertonie, Herzinsuffizienz (bei Kontraindikationen gegen ACE-Hemmer), Typ-2-Diabetiker mit diabetischer Nephropathie.

Pharmakokinetik | Die orale Bioverfügbarkeit ist sehr unterschiedlich (**Tab. 4.5**). Die Eliminations-Halbwertzeiten sind ausreichend lang, um eine 24-h-Wirksamkeit und damit eine einmal tägliche Gabe zu ermöglichen. Eine Ausnahme ist Losartan mit einer kurzen Eliminations-HWZ von 2–3 h. Obwohl Losartan zu etwa 14% zu dem länger und stärker wirkenden EXP3174 metabolisiert wird, ist dennoch eine 2-mal tägliche Gabe nötig.

Wirkstoffe | s. **Tab. 4.5**.

Nebenwirkungen | AT_1-Rezeptorantagonisten sind sehr gut verträglich. Insbesondere der bei ACE-Hemmern häufig auftretende Reizhusten wird nicht beobachtet, auch das angioneurotische Ödem ist seltener.

Kontraindikationen | siehe ACE-Hemmer, jedoch kein angioneurotisches Ödem in der Anamnese.

Arzneimittelinteraktionen | siehe ACE-Hemmer.

EXKURS

Reninhemmstoffe

Reninhemmstoffe hemmen direkt das Renin. Daher werden alle weiteren Schritte der RAS-Kaskade gehemmt (s. **Tab. 4.4**). Ein Vertreter ist der Wirkstoff Aliskiren (Rasilez®).

4.2.3 Beta-Adrenozeptor-Antagonisten (Betablocker)

Wirkmechanismus

Die blutdrucksenkende Wirkung von Betablockern beruht auf mehreren Mechanismen, wenngleich die genaue Wirkung nach wie vor unklar ist. Initial stehen die kardialen Wirkungen der Betablocker im Vordergrund.

- **Blockade von β_1-Rezeptoren** im Herzen: negativ chronotrop (Herzfrequenz ↓), dromotrop (Leitungsgeschwindigkeit ↓), inotrop (Kontraktilität ↓) und bathmotrop (Erregbarkeit des Herzens ↓).
- Längerfristig tragen die **Hemmung der Sympathikus-Aktivität** sowie eine durch **Hemmung der Reninsekretion** bedingte, partielle Hemmung des Renin-Angiotensin-Systems zur blutdrucksenkenden Wirkung bei.

Die meisten Betablocker weisen strukturelle Gemeinsamkeiten auf (**Abb. 4.10**).

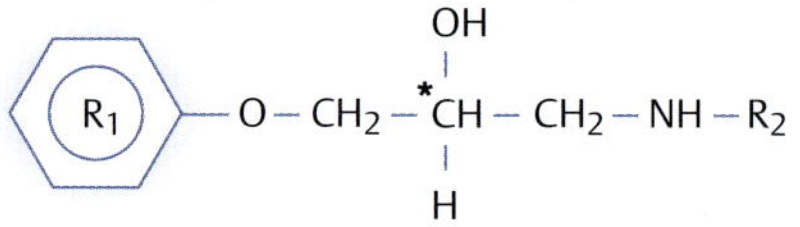

Abb. 4.10 Grundstruktur der Betablocker. Wegen des chiralen Zentrums (*) sind alle Betablocker optisch aktiv. Lediglich das (-)- Enantiomer ist für die Rezeptorblockade wichtig. Substitutionen an R_1 und R_2 bestimmen die pharmakologischen Eigenschaften.

Tabelle 4.6

Pharmakologische Eigenschaften von Betablockern						
Substanz	**β_1-selektiv**	**ISA**	**lipophil (L)/ hydrophil (H)**	**periphere Vasodilatation**	**First-pass (%)**	**HWZ (h)**
Bisoprolol (Concor®)	++	0	L	0	10	10–12
Metoprolol *ZOK (Belok-Zok®)	+	0	L	0	60	3–4 retardiert 24
Carvedilol (Dilatrend®)	–	0	L	α_1- Blockade	60–70	6–7
Nebivolol (Nebilet®)	++	0	L	NO-Freisetzung	80–90	17–31
Celiprolol (Selectol®)	++	+	L	β_2-Stimulation	10	5
Betaxolol (Kerlone®)	++	0	L	0	10	14–22
Propranolol (Dociton®)	–	0	L	0	60	2–5
Atenolol (Tenormin®)	+	0	H	0	0	6–9
* ZOK= Zero-order-Kinetik						

Durch Einführung verschiedener Substituenten entstanden Betablocker, die sich in mehreren Eigenschaften unterscheiden.

Intrinsische sympathomimetische Aktivität (ISA) | Betablocker mit ISA sind partielle Antagonisten am Betarezeptor, die noch eine adrenerg stimulierende Wirkung aufweisen. Diese Eigenschaft scheint für die Behandlung der chronischen Herzinsuffizienz problematisch zu sein, da die Arrhythmieneigung, bedingt durch die Aktivierung kardialer β_1-Rezeptoren, erhöht ist (s. S. 98). Ihre Bedeutung bei der Hypertoniebehandlung ist unklar. Generell sollten daher Betablocker mit ISA vermieden werden.

β_1-Selektivität | Die β_1-selektiven Betablocker zeigen eine gewisse Präferenz für den β_1-Rezeptor. Dennoch muss auch bei β_1-selektiven Betablockern mit β_2-blockierenden Effekten gerechnet werden, da die Selektivität nur begrenzt ist (10- bis 80-fach). Zu den Effekten am β_1 und β_2-Rezeptor vgl. S. 41.

Lipophilie | Positive Effekte bezüglich der Prognoseverbesserung bei Herzinsuffizienz zeigen bislang nur lipophile Betablocker. Möglicherweise trägt die Dämpfung zentraler sympathischer Impulse durch lipophile Betablocker wesentlich zur Gesamtwirkung bei.

Membranstabilisierende Eigenschaften | Die Membranstabilisierung hat keine Bedeutung, da die hierfür notwendigen Konzentrationen therapeutisch kaum erreicht werden.

Zusätzliche vasodilatierende Eigenschaften | Die vasodilatierende Eigenschaft einiger Betablocker wird über eine

- α_1-Blockade (Carvedilol)
- β_2-Stimulation (Celiprolol)
- NO-Freisetzung (Nebivolol)

vermittelt und verstärkt die Senkung des Blutdrucks. Außerdem verringert sich das Auftreten von unerwünschten Wirkungen wie Potenzstörungen (NO-Freisetzung durch Nebivolol) oder Asthmaanfälle (β_2-Stimulation durch Celiprolol) (**Tab. 4.6**).

Praxistipp

Generell sollten lipophile Betablocker mit einer relativen β_1-Selektivität bevorzugt und Betablocker mit ISA vermieden werden.

EXKURS

Die Bedeutung der Betablocker als Antihypertensiva der ersten Wahl wurde kürzlich infrage gestellt. So empfiehlt die Britische Hochdruckgesellschaft Betablocker nicht mehr routinemäßig als Antihypertensiva der ersten Wahl. In klinischen Vergleichsstudien schnitten Betablocker im Vergleich zu neueren Antihypertensiva schlechter ab. In diesen Studien wurde überwiegend der hydrophile Betablocker Atenolol, der nicht ZNS-gängig ist, verwendet. Die Frage, ob diese Ergebnisse auch auf lipophile Betablocker übertragbar sind, ist bislang offen.

Indikationen

Betablocker kommen bei folgenden **Indikationen** zur Anwendung: arterielle Hypertonie, koronare Herzkrankheit (s. S. 83), tachykarde Rhythmusstörungen (s. S. 98), Tremor (s. S. 389), Migräneprophylaxe (s. S. 272), Senkung des Augeninnendrucks (s. S. 45), Herzinsuffizienz (s. S. 87), Hyperthyreose (s. S. 230).

Wirkstoffe

s. **Tab. 4.6**

Pharmakokinetik

Einige **lipophile Betablocker** wie Metoprolol, Carvedilol oder Nebivolol unterliegen einem ausgeprägten First-Pass-Effekt in der Leber (s. **Tab. 4.6**, vgl. S. 8). Daher ist bei diesen Substanzen die Bioverfügbarkeit trotz nahezu vollständiger Resorption aus dem

Darm deutlich reduziert. In diesem Zusammenhang sind Polymorphismen im CYP2D6-Gen zu beachten, denn bei einem Gendefekt im CYP2D6-Gen *(poor metabolizer)* kommt es zu einer relativen Überdosierung der betroffenen Betablocker aufgrund des verminderten hepatischen Abbaus (s. S. 459).

Betablocker besitzen – mit Ausnahme von Carvedilol und Propranolol – eine lange HWZ, die für eine einmal tägliche Applikation ausreicht. Für die Hypertoniebehandlung wird Metoprolol ausschließlich in retardierter Formulierung als Tartrat oder Succinat eingesetzt, um eine 24-Stunden-Wirksamkeit zu ermöglichen.

Für die Behandlung der Herzinsuffizienz ist die Galenik von Metoprolol bedeutsam, da nur für Metoprololsuccinat in einer **Zero-order-Kinetik (ZOK)**, nicht aber für Metoprololtartrat eine Mortalitätssenkung nachgewiesen wurde (s. S. 90). Für die Behandlung der Hypertonie ist dieser Vorteil nicht nachgewiesen.

Unerwünschte Wirkungen

→ **Tab. 4.7**

Die unerwünschten Nebenwirkungen wie **Sinusbradykardie und AV-Überleitungsstörungen** am Herzen leiten sich von den negativ chronotropen und dromotropen Wirkungen der Betablocker ab (s. S. 42).

Asthmaanfälle können über eine Bronchokonstriktion, bedingt durch eine Blockade von β_2-Rezeptoren, ausgelöst werden.

Ebenso verstärkt die Hemmung der Glykogenolyse über eine Blockade von β_2-Rezeptoren in der Leber die **Hypoglykämiegefahr** bei Diabetikern, die mit Insulin oder Sulfonylharnstoffen behandelt werden. Zudem bleiben die Warnsymptome einer Hypoglykämie (Tachykardie, Tremor, Schwitzen) durch die Sympathikushemmung unbemerkt, und der Wiederanstieg des Blutzuckerspiegels ist verzögert.

Tabelle 4.7

Wichtige unerwünschte Wirkungen von Betablockern

Nebenwirkungen
– Bradykardie (negativ chronotrop) – Herzinsuffizienz (negativ inotrop) – Überleitungsstörungen (negativ dromotrop) – Auslösung von Asthmaanfällen – Verstärkung einer Hypoglykämieneigung (Verschleierung der Symptome) – zentralnervöse Störungen (Müdigkeit, depressive Verstimmung, Albträume)* – Potenzstörungen – Parästhesien und Kältegefühl in den Extremitäten, Verstärkung peripherer Durchblutungsstörungen
** zentralnervöse Störungen treten vor allem bei lipophilen Betablockern auf*

MERKE

Die unerwünschten Wirkungen durch β_2-Rezeptorblockade sind auch mit β_1-selektiven Betablockern aufgrund der unzureichenden Selektivität nicht ausgeschlossen.

Bei lipophilen Betablockern werden **zentralnervöse unerwünschte Wirkungen** wie Müdigkeit und depressive Verstimmung beobachtet.

Betablocker können durch Blockade der β_2-Rezeptor-vermittelten Vasodilatation **periphere Durchblutungsstörungen** verstärken und ein Kältegefühl in den Gliedmaßen erzeugen. Auch **Potenzstörungen** können auftreten, Ausnahme ist Nebivolol, bei dem diese Nebenwirkung aufgrund der zusätzlichen NO-Freisetzung seltener vorkommt.

Eine länger anhaltende Therapie mit Betablockern sollte nicht abrupt beendet werden, da die **Gefahr eines Reboundeffektes** mit Blutdruckanstieg, Tachykardie und Angina pectoris besteht. Als Ursachen gelten eine Zunahme der β-Rezeptoren und eine erhöhte Katecholaminempfindlichkeit unter Betablockertherapie.

Praxistipp

Nach einer länger andauernden Therapie müssen Betablocker ausschleichend abgesetzt werden, um einen Reboundeffekt zu vermeiden.

Kontraindikationen

In **Tab. 4.8** sind Kontraindikationen für Betablocker aufgelistet.

Arzneimittelinteraktionen

Die kardiodepressive Wirkung der Betablocker verbietet eine Kombination mit den ebenfalls kardiodepressiv wirksamen Calciumantagonisten vom Verapamil- und Diltiazem-Typ.

4.2.4 Calciumkanalblocker

Wirkmechanismus

Die alte Bezeichnung Calciumantagonisten wird dem Wirkmechanismus nicht gerecht. Zutreffender ist der Begriff **Calciumkanalblocker:** Sie hemmen den

Tabelle 4.8

Absolute und relative Kontraindikationen für Betablocker

absolut	**relativ**
– Asthma bronchiale – akute Herzinsuffizienz – Bradykardie (< 50/min) – AV-Block II. und III. Grades	– COPD – AV-Block I. Grades – periphere arterielle Verschlusskrankheit (pAVK)

Tabelle 4.9

Kardiovaskuläre Wirkungen der Calciumkanalblocker

	Nifedipin-Typ	Verapamil- und Diltiazem-Typ
Koronarwiderstand	↓↓↓↓	↓↓
peripherer Widerstand	↓↓↓↓	↓↓
Blutdruck	↓↓↓	↓↓↓
Herzfrequenz	↑	↓↓
AV-Überleitung	–	↓↓
Kontraktilität	–↓	↓↓

Calciumeinstrom in die glatten Muskelzellen von Herz und Gefäßen über eine **reversible Blockade spannungsabhängiger L-Typ-Calciumkanäle** und vermindern dadurch die intrazelluläre Calciumkonzentration. Die folgende arterielle Gefäßdilatation senkt den peripheren Widerstand.
Am Herzen führt die Calciumkanal-Blockade zu einer Abnahme der Kontraktionskraft, der AV-Überleitung und der Herzfrequenz. Es bestehen jedoch deutliche Unterschiede zwischen den verschieden Gruppen von Calciumkanalblockern hinsichtlich der kardialen Wirkungen.
Nach der chemischen Grundstruktur unterscheidet man 3 Gruppen:

- **Dihydropyridine (Nifedipin-Typ)**
- **Phenylalkylaminderivate (Verapamil-Typ)**
- **Benzothiazepinderivate (Diltiazem-Typ).**

Calciumkanalblocker vom Verapamil-und Diltiazem-Typ sind hinsichtlich ihrer kardiovaskulären Wirkung vergleichbar (**Tab. 4.9**). Neben den vaskulären Wirkungen, die schwächer als bei den Dihydropyridinen ausgeprägt sind, weisen beide Substanzgruppen direkte negativ chronotrope, inotrope und dromotrope Wirkungen am Herzen auf.

MERKE

Dihydropyridine wirken vor allem an den peripheren Gefäßen (arteriell > venös), Verapamil und Diltiazem wirken zusätzlich am Herzen.

Alle **Dihydropyridine** sind chemische **Modifikationen von Nifedipin** (**Abb. 4.11**) und unterscheiden sich im Wesentlichen in der Schnelligkeit des Wirkeintritts, der Wirkdauer sowie in der relativen Selektivität zu Calciumkanälen in der glatten Gefäßmuskulatur. Der Prototyp der Dihydropyridine, das Nifedipin, hat einen schnellen Wirkeintritt und eine kurze Wirkdauer. Diese Substanz ist daher in ihrer nicht-retardierten Form ungeeignet zur Therapie einer chronischen arteriellen Hypertonie.

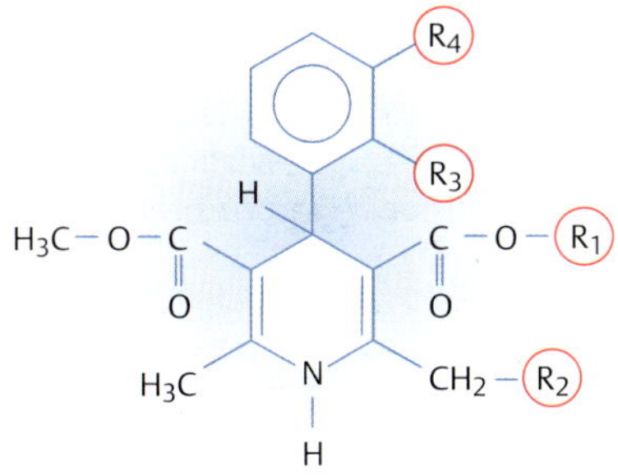

Abb. 4.11 Grundstruktur der Dihydropyridine.

Zu beachten ist die **sympathische Gegenregulation:** Vor allem die nicht retardierten Dihydropyridine steigern die Herzfrequenz, da die kardialen Wirkungen gering, die gefäßerweiternden Wirkungen jedoch stark ausgeprägt sind. In Abhängigkeit vom Wirkungseintritt und der Stärke der Blutdrucksenkung kann es dann zur Aktivierung des Barorezeptorenreflexes mit nachfolgendem Anstieg der Herzfrequenz kommen (Reflextachykardie).
Die Dihydropyridine der 2. und insbesondere der 3. Generation sind für die Hypertoniebehandlung aufgrund der längeren Wirkdauer und des langsameren Wirkungseintritts besser geeignet (**Tab. 4.10**). Sie ermöglichen eine konstante Blutdrucksenkung über 24 h ohne eine klinisch relevante sympathische Gegenregulation auszulösen.

Tabelle 4.10

Pharmokokinetische Eigenschaften von Calciumkanalblockern

Substanzen	Bioverfügbarkeit (%)	HWZ (h)
Dihydropyridine		
1. Generation		
Nifedipin (Adalat®)	50–65	2
2. Generation		
Nitrendipin (Bayotensin®)	25	8–12
Isradipin (Lomir®)	15	9
Felodipin retard (Modip®)	15	15
3. Generation		
Amlodipin (Norvasc®)	70	40
Lacidipin (Motens®)	10	13–19
Lercanidipin (Carmen®)	10	8–10
Phenylalkylamine		
Verapamil retard (Isoptin®)	15	4
Benzothiazepine		
Diltiazem retard (Dilzem®)	50	4–5

Praxistipp
Zur Vermeidung von Reflextachykardien sollten nur Dihydropyridine mit langsamem Wirkungseintritt und langer Wirkdauer oder retardierte Formulierungen zum Einsatz kommen.

Indikationen
Calciumkanalblocker kommen bei folgenden Indikationen zum Einsatz: arterieller Hypertonus, hypertensiver Notfall (s. S. 82), vasospastische Angina, Angina pectoris (s. S. 86), Raynaud-Syndrom, tachykarde Rhythmusstörungen (Diltiazem, Verapamil, s. S. 100).

Wirkstoffe
Häufig verwendete Wirkstoffe und wichtige pharmakokinetischen Eigenschaften sind in **Tab. 4.10** zusammengefasst.

Nebenwirkungen
Calciumkanalblocker sind insgesamt gut verträglich. Schwindel, Kopfschmerzen und Flush können als Folge der Vasodilatation auftreten (**Tab. 4.11**). Häufig sind Knöchelödeme („Schuhe passen nicht mehr"), die nicht durch Diuretika ausgeschwemmt werden können. Bei Calciumkanalblockern vom Nifedipin-Typ kann es zu Herzklopfen, beim Verapamil-Typ zu Bradykardie und AV-Block sowie zu Obstipation kommen.

Kontraindikationen
Calciumkanalblocker sind bei instabiler Angina pectoris, schwerer Hypotonie und in den ersten 4 bis 8 Wochen nach einem Herzinfarkt kontraindiziert. Bei der Therapie der Herzinsuffizienz sollten Calciumkanalblocker (außer Amlodipin) vermieden werden (s. S. 86). Bei AV-Block II. und III. Grades verbietet sich wegen der kardiodepressiven Wirkungen die Anwendung von Verapamil und Diltiazem.

Tabelle 4.11

Unerwünschte Wirkungen von Calciumkanalblockern

Dihydropyridine (DHP)	Verapamil/Diltiazem (V/D)
Knöchelödeme (DHP > V/D) Gesichtsröte (Flush) (DHP >V/D) Schwindel, Kopfschmerzen Hautreaktionen Gingiva-Hyperplasie Obstipation (vor allem V)	
Herzklopfen	Bradykardie AV-Block

Arzneimittelinteraktionen
Viele Calciumkanalblocker sind Substrate von Cytochrom-P450 3A4 (CYP3A4) und unterliegen daher einem ausgeprägten First-Pass-Metabolismus in der Leber (s. S. 13). Daher ist bei gleichzeitiger Anwendung von Enzyminduktoren auf eine mögliche Wirkungsabschwächung zu achten. Bei gleichzeitiger Anwendung von Enzymhemmern oder Arzneimitteln, die ebenfalls über CYP3A4 metabolisiert werden, muss mit einer Wirkverstärkung und erhöhten Nebenwirkungen gerechnet werden. Verapamil ist sowohl Substrat wie auch Hemmstoff von CYP3A4.

Praxistipp
Betablocker dürfen aufgrund der kardiodepressiven Wirkung nicht mit Calciumkanalblockern vom Verapamil- und Diltiazem-Typ kombiniert werden. Die Kombination mit Dihydropyridinen kann hingegen zur Vermeidung einer Reflextachykardie geeignet sein.

4.2.5 Diuretika

→ ausführliche Informationen s. S. 133

Diuretika sind für die Therapie der Hypertonie unverzichtbar. Dabei kommen wegen der langen Wirkdauer bevorzugt **Thiazide** (z. B. Hydrochlorothiazid) **und Thiazid-Analoga** (z. B. Chlortalidon) zum Einsatz. Schleifendiuretika sind aufgrund des schnell einsetzenden und nur kurz anhaltenden diuretischen Effektes weniger für eine Dauertherapie der Hypertonie geeignet und müssen zudem mehrfach täglich appliziert werden.

Diuretika haben ihren besonderen Stellenwert in der **Kombinationstherapie** der Hypertonie, da sie synergistisch wirken und mit nahezu jedem Antihypertensivum kombiniert werden können.

Eine typische unerwünschte Arzneimittelwirkung der Diuretika ist die Hypokaliämie, die effektiv durch die Kombination mit einem kaliumsparenden Diuretikum (z. B. Amilorid) oder mit einem Hemmstoff des Renin-Angiotensin-Systems (ACE-Hemmer oder AT_1- Rezeptorantagonist) verhindert werden kann.

Ein diuretikainduzierter Anstieg der Serum-LDL-Konzentration und eine verminderte Glukosetoleranz kann das Risikoprofil eines Hypertoniepatienten verschlechtern. Diese unerwünschten Wirkungen sind jedoch dosisabhängig und halten sich mit den heute üblichen niedrigen Tagesdosen in Grenzen. Bedenklich ist das in klinischen Studien beobachtete Auftreten von neuen Diabetes-mellitus-Fällen.

4.2.6 Reserve-Antihypertensiva

Key Point
Reserve-Antihypertensiva werden bei therapieresistenter Hypertonie, hypertensiven Notfällen oder bei Schwangerschaftshypertonie eingesetzt.

Reserveantihypertensiva werden aufgrund ihres ungünstigen Nebenwirkungsprofils nicht mehr in der Monotherapie eingesetzt, spielen aber als Kombinationspartner bei der Behandlung einer schwer einstellbaren Hypertonie oder bei Zusatzindikationen eine Rolle (**Tab. 4.12**).

EXKURS

Phäochromozytom

Phäochromozytome sind katecholaminproduzierende Tumoren, die sowohl intraadrenal im Nebennierenmark, aber auch extraadrenal im Bereich der Paraganglien lokalisiert sein können. Typisches Symptom ist ein sekundärer Hypertonus. Therapeutisch steht an erster Stelle die operative Therapie. Vor Operation müssen die Patienten ausreichend lang mit α_1-Blockern vorbehandelt werden, um intraoperative Blutdruckkrisen zu vermeiden.

4.3 Therapiestrategien

Key Point
Eine antihypertensive Therapie kann entweder mit einer Monotherapie (vgl. Abb. 4.4) oder mit einer Kombinationstherapie unter Verwendung zweier niedrig dosierter Antihypertensiva in Fixkombination begonnen werden.

Die Therapie sollte **einschleichend beginnen,** um die Zielblutdruckwerte innerhalb mehrerer Wochen zu erreichen. Im Einzelfall ist eine Vorhersage, auf welches Antihypertensivum ein Patient anspricht, nicht möglich, da die Regulation des Blutdrucks sehr komplex ist und die Ursachen der primären Hypertonie in der Regel nicht bekannt sind (**Abb. 4.2**). Daher muss bei jeder Monotherapie mit ca. 30 bis 50 % Nonrespondern gerechnet werden.

Bei einer **Kombinationstherapie** ist die Responderrate erhöht, aber auch die Gefahr einer unnötigen Medikamentenbelastung. Bei Nichterreichen der Zielblutdruckwerte bei Monotherapie sollte die Dosis daher zunächst erhöht (Beachte: Nebenwirkungen) oder ein anderes Medikament gewählt werden.

Kombinationen zweier Antihypertensiva sollten sich sinnvoll ergänzen (**Tab. 4.13**). Häufig ist die Zugabe

Tabelle 4.12

Reserve-Antihypertensiva

Substanz	Wirkprinzip	Nebenwirkungen	Besonderheit
α_1-Blocker – Doxazosin (Diblocin®) – Prazosin (Minipress®) – Terazosin (Heitrin®)	– Blockade von α_1-Rezeptoren – Dilatation des arteriellen Gefäßsystems	– orthostatische Dysregulation – Kopfschmerzen – Müdigkeit	– Indikation bei Prostatahyperplasie – günstige Wirkung auf Lipidstoffwechsel (Triglyzeride, Cholesterin)
Urapidil (Ebrantil®)	– α_1-Blocker – zusätzlich Stimulation zentraler $5HT_{1A}$-Rezeptoren	– s. o.	– langsame i. v.-Gabe beim hypertensiven Notfall
α_2-Agonisten – Clonidin (Catapresan®) – α-Methyl-Dopa (Presinol®) – Moxonidin (Cynt®)	– Stimulation zentraler α_2-Rezeptoren – Stimulation zentraler Imidazolinrezeptoren (Moxonidin > Clonidin)	– Sedierung – Mundtrockenheit – orthostatische Dysregulation – Rebound bei plötzlichem Absetzen – Obstipation	– Clonidin zur Behandlung von Entzugssyndromen – α-Methyl-DOPA Mittel der Wahl bei Hypertonie in der Schwangerschaft
Dihydralazin (Depressan®)	– Dilatation von Arteriolen und kleinen Arterien – Mechanismus unbekannt	Sympathikus und RAS werden aktiviert → Herzfrequenzanstieg	Kombinationspartner in Dreierkombinationen mit Diuretikum und Betablocker
Kaliumkanalöffner: Minoxidil (Lonolox®)	Öffnung von Kaliumkanälen – K^+-Austrom mit Hyperpolarisation und Dilatation von Arteriolen	– Steigerung des Haarwuchses – Reflextachykardie – Na^+- und Wasserretention – Kopfschmerz – Perikarditis	– Kombination mit Diuretikum wegen Na^+- und Wasserretention – topische Anwendung als Haarwuchsmittel
Reserpin (s. S. 45) (Inhaltsstoff von Briserin® + Clopamid)	– bindet irreversibel an Vesikelmembran – hemmt vesikulären Monoamintransport – senkt die Speicherung von Noradrenalin, Dopamin und Serotonin	– Depression – Sedierung – orthostatische Dysregulation	Fixkombination mit Thiaziddiuretika

Tabelle 4.13

Zweifachkombinationen	
1. Wirkstoff	**2. Wirkstoff**
Diuretikum	+ Betablocker + ACE-Hemmer bzw. AT_1-Rezeptorantagonist + Calciumkanalblocker
Calciumkanalblocker	+ ACE-Hemmer bzw. AT_1-Rezeptorantagonist
Betablocker	+ Calciumkanalblocker (nur Dihydropyridine!)

4

eines dritten Medikaments zum Erreichen des Zielblutdrucks notwendig (**Tab. 4.14**). Hier können auch Reserve-Antihypertensiva zum Einsatz kommen (s. **Tab. 4.12**).

MERKE

Evidenzbasierte Daten zum Beginn einer Hypertoniebehandlung mit niedrig dosierter Kombinationstherapie gibt es bislang nur für: Diuretikum + ACE-Hemmer bzw. Diuretikum + Betablocker.

4.3.1 Therapieresistenz

Wird der Zielblutdruck trotz Dreifachkombination nicht erreicht, liegt eine **therapieresistente Hypertonie** vor. Hierfür können zahlreiche Gründe wie mangelnde Compliance, nicht erkannte sekundäre Hochdruckformen, inadäquate medikamentöse Therapie, pharmakologische Interaktionen u. a. verantwortlich sein (**Tab. 4.15**).

Liegt keiner dieser Gründe vor, kann ein Therapieversuch mit dem Kaliumkanalöffner **Minoxidil** in Kombination mit einem Schleifendiuretikum und einem Betablocker erwogen werden.

Tabelle 4.14

Sinnvolle Dreifachkombinationen				
1. Wirkstoff		**2. Wirkstoff**		**3. Wirkstoff**
Diuretikum	+	Betablocker	+	Vasodilatator: – ACE-Hemmer – AT_1-Antagonist – Calciumkanalblocker – α_1- Blocker – Dihydralazin
Diuretikum	+	ACE-Hemmer	+	Calciumkanalblocker
Diuretikum	+	AT_1-Rezeptorantagonist	+	Calciumkanalblocker
Diuretikum	+	Antisympathotonikum – Clonidin – α-Methyldopa – Moxonidin – Reserpin	+	Vasodilatator (siehe oben)

Tabelle 4.15

Ungenügende Blutdrucksenkung	
Ursachen	**Beispiele**
– mangelnde Compliance	
– unerkannte sekundäre Hochdruckursache	
Wasser- und Natriumretention	– zu hohe Natriumzufuhr – unzureichende Diuretikabehandlung – zunehmende Niereninsuffizienz
inadäquate medikamentöse Therapie	– z. B. Unterdosierung – irrationale Kombinationstherapie – Substanzen mit zu kurzer HWZ – Substanzen mit gleichem Wirkmechanismus
pharmakologische Erhöhung des Blutdruckes bzw. der Vorlast	– Sympathikomimetika – Antidepressiva – Appetitzügler – orale Kontrazeptiva, Steroide – NSA – Erythropoetin
weitere Ursachen für Therapieresistenz	– progressive Gewichtszunahme – überhöhter Alkoholkonsum – Schlafapnoe – chronische Schmerzen – organische zerebrale Syndrome – Lakritze (Glycyrrhizinsäure)
gegenregulatorische Mechanismen	– Diuretika: sekundärer Hyperaldosteronismus – Vasodilatatoren: Reflextachykardie und Flüssigkeitsretention

4.3.2 Differenzialtherapie der Hypertonie

Bei Hypertoniepatienten mit bestehenden Begleiterkrankungen ist die Auswahl des Antihypertensivums durchaus bedeutsam (**Tab. 4.16**). So profitieren Hypertoniker nach einem Herzinfarkt von der Gabe eines Betablockers oder eines ACE-Hemmers.

Bei Diabetikern mit Nephropathie ist ein ACE-Hemmer oder ein AT_1-Rezeptorantagonist anderen Antihypertensiva überlegen, für einen Hypertoniker mit benigner Prostatahyperplasie eignet sich die Gabe eines α_1-Blockers, sofern keine Herzinsuffizienz vorliegt.

Mittel der ersten Wahl bei Hypertonikern mit Nierenerkrankung sind ACE-Hemmer, die jedoch in der Regel mit Calciumkanalblocker oder Diuretika kombiniert werden müssen, um den Zielblutdruck zu erreichen.

Bei Herzinsuffizienz ist die antihypertensive Therapie mit ACE-Hemmer bzw. AT_1-Rezeptorantagonisten, Diuretika und Betablockern im Prinzip vorgegeben.

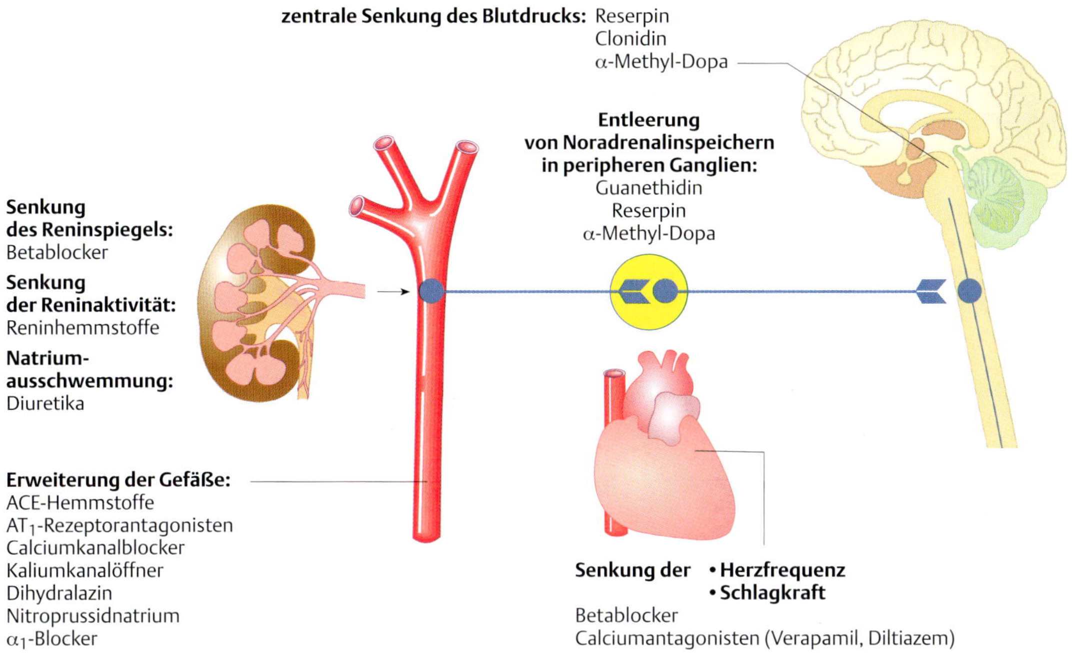

Abb. 4.12 Angriffspunkte der Antihypertensiva.

Tabelle 4.16

Differenzialtherapie: Hypertonie + Begleiterkrankungen bzw. Zusatzkriterien

Begleiterkrankung oder Zusatzkriterium	ACE-Hemmer	AT_1-Antagonisten	Betablocker	Calciumkanalblocker	Diuretika
ältere Patienten (> 65 Jahre)				+	+
Linksherzhypertrophie	+	+		+	
koronare Herzkrankheit			+		
nach Myokardinfarkt	+	+	+	–*	
Herzinsuffizienz	+	+	+	–	+
Nierenerkrankungen	+	+			–
obstruktive Atemwegserkrankungen			–		
diabetische Nephropathie bei Diabetes Typ 2	+	+			

+ = aufgrund der Studienlage besonders gut geeignet
– = nicht geeignet
** = bis 4 Wochen nach einem Myokardinfarkt kontraindiziert*

EXKURS

Obwohl das Langzeitrisiko einer arteriellen Hypertonie bekannt ist und geeignete Medikamente zur Blutdrucksenkung zur Verfügung stehen, erreicht nur etwa jeder fünfte Hypertoniepatient den Zielblutdruck. Entweder wissen also über 80 % aller Hypertoniker nichts von ihrer Erkrankung (fehlende Diagnose) oder werden nicht bzw. nur unzureichend antihypertensiv behandelt. Ein mangelndes Problembewusstsein bei Arzt und Patient, fehlende Compliance sowie nicht vorhandene Krankheitsbeschwerden bei gleichzeitig auftretenden Nebenwirkungen durch die Medikamente sind nur einige Gründe für dieses Problem. Ein einfaches Therapieschema unter Verwendung von lang wirksamen Medikamenten mit einer 24-Stunden-Wirksamkeit (einmal tägliche Einnahme), Fixkombinationen bei Kombinationsbehandlung und Nutzung von nebenwirkungsarmen Medikamenten können die Gesamtsituation verbessern.

4.3.3 Hypertensiver Notfall

Von einem **hypertensiven Notfall** spricht man, wenn stark erhöhte Blutdruckwerte zu einer **vitalen Gefährdung** durch Organkomplikationen führen. Abhängig von der begleitenden Symptomatik muss der Blutdruck sofort und konsequent behandelt und der Patient in eine Klinik eingewiesen werden. Eine Blutdrucksenkung von 20 bis 25 % innerhalb von 2 Stunden ist meist ausreichend. Zum Erreichen dieses Behandlungsziels können in Abhängigkeit von den Begleitsymptomen folgende Arzneimittel eingesetzt werden:

- **Glyceroltrinitrat:** bei Lungenödem, instabiler Angina pectoris, Myokardinfarkt
- Nifedipin oder Nitrendipin (KI: instabile Angina pectoris, Myokardinfarkt)
- **Urapidil:** bei Phäochromozytom, Schwangerschaft
- **Clonidin**
- **Furosemid:** bei Niereninsuffizienz, Hirnödem (Cave: Volumenmangel)
- **Dihydralazin:** bei Schwangerschaft
- **Natriumnitroprussid.**

Anders als bei der Behandlung der chronischen arteriellen Hypertonie werden Nifedipin und Nitrendipin in einer schnell resorbierbaren Form gegeben. Die weiteren Arzneimittel werden sublingual (Glyceroltrinitrat, s. S. 84), subkutan (Clonidin) oder intravenös (Clonidin, Urapidil, Dihydralazin, Furosemid, Natriumnitroprussid) appliziert. Bei allen genannten Arzneimitteln ist eine wiederholte Applikation möglich.

4.3.4 Hypertonie in der Schwangerschaft

Da die meisten Antihypertensiva bei einer vorliegenden Schwangerschaft kontraindiziert sind, kommt das ansonsten obsolete Antisympathotonikum **α-Methyl-Dopa als Mittel der Wahl** in Betracht (vgl. S. 79). Eingeschränkt geeignet sind:

- **Betablocker:** potenzielle Verstärkung einer intrauterinen Wachstumsretardierung
- **Dihydralazin:** Nebenwirkungen Reflextachykardie, Kopfschmerzen
- **Nifedipin:** nicht im 1. Trimenon, keine Langzeiterfahrung
- **Verapamil:** keine ausreichende Erfahrung, jedoch Anwendung bei tachykarden Rhythmusstörungen und als Begleitmedikation bei Tokolyse.

MERKE

α-Methyl-Dopa ist das Mittel der Wahl zur Behandlung einer Hypertonie in der Schwangerschaft.

5 Herz-Kreislauf-System

5.1 Koronare Herzkrankheit

Key Point

Bei der Langzeittherapie der koronaren Herzkrankheit steht die Vermeidung von Angina-pectoris-Anfällen und des Myokardinfarkts im Vordergrund. In der Akuttherapie kommt es vor allem auf eine schnelle Kupierung des Anfalls und die Vermeidung myokardialer Nekrosen an.

5.1.1 Grundlagen

Bei der KHK besteht ein Missverhältnis zwischen O_2-Angebot und -bedarf im Myokard. Häufigste Ursache ist eine **Atherosklerose,** aber auch tachykarde Rhythmusstörungen und Koronarspasmen können auslösend sein (**Abb. 5.1**). Mit zunehmender Gefäßeinengung kommt es dann zur Minderdurchblutung und Ischämien am Herzmuskel. Leitsymptom der KHK ist die **Angina pectoris,** die typischerweise mit einem retrosternalen oder linksthorakalen Schmerz einhergeht und durch körperliche oder psychische Belastung ausgelöst wird. Man unterscheidet zwei Verlaufsformen:

- **stabile Angina pectoris:** regelmäßig z. B. durch Belastung auslösbar, Besserung in Ruhe, nitratsensibel
- **instabile Angina pectoris (akutes Koronarsyndrom):** jede erstmalig auftretende AP, AP in Ruhe, zunehmende Häufigkeit, Dauer und Intensität der Schmerzen.

5.1.2 Pharmakotherapie

Therapieprinzipien

Ziel der Behandlung ist die Beseitigung des Missverhältnisses zwischen Sauerstoffangebot und -bedarf (**Tab. 5.1**, **Abb. 5.1**). Dies kann durch Steigerung des

Tabelle 5.1

Koronare Herzkrankheit	
Problem	Missverhältnis O_2-Angebot/O_2-Verbrauch
Ursache	Koronarsklerose Thrombose Gefäßspasmen enddiastolischer Druck ↑ Tachykardie Myopathie
Therapieprinzip	O_2-Angebot ↑; Herzfrequenz ↓ O_2-Verbrauch ↓; Vorlast/Nachlast ↓
Substanzen	– **Nitrate:** Vorlast ↓ – **Betablocker:** Herzfrequenz ↓, Kontraktilität ↓, Blutdruck ↓ – **Ca-Kanalblocker:** Nachlast ↓, Koronarspasmen ↓, Kontraktilität ↓ – **Ivabradin:** Herzfrequenz ↓ – **Ranolazin:** Calcium-Akkumulation ↓, Energieverbauch ↓

5

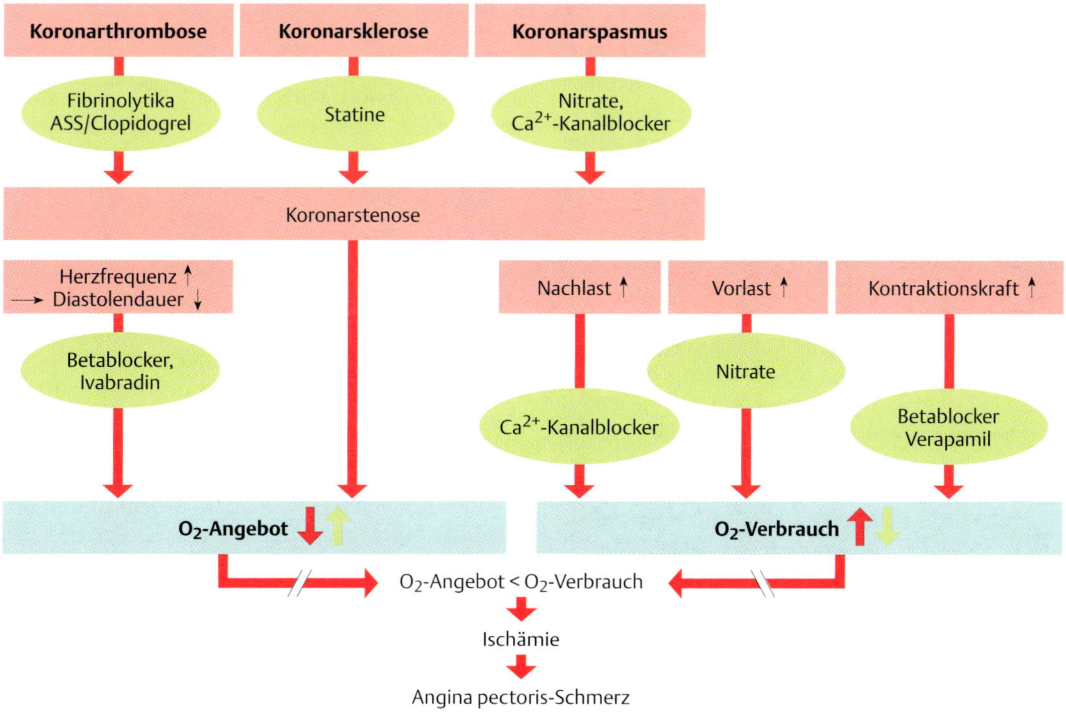

Abb. 5.1 Ursachen (rot) und Therapiemöglichkeiten (grün) der koronaren Herzkrankheit. Gelbe Pfeile zeigen die Änderungen nach Medikamentengabe.

Sauerstoffangebots und durch Senkung des Sauerstoffbedarfs erreicht werden.
Präventive Maßnahmen umfassen neben der **Änderung des Lebensstils** (Anpassung der Ernährung, mehr Bewegung, Rauchen einstellen, Gewichtsreduktion) vor allem die **Behandlung von Begleiterkrankungen,** wie Fettstoffwechselstörungen, Bluthochdruck und Diabetes mellitus. Zielwerte:

- LDL-Cholesterin: < 100 mg/dl (< 2,6 mmol/l)
- HDL-Cholesterin: > 40 mg/dl (> 1 mmol/l)
- Triglyzeride: < 200 mg/dl (< 2,3 mmol/l)
- Blutdruck: < 140/< 90 mmHg, bei Diabetes mellitus < 130/< 80 mmHg
- $HbA1_C$: < 6,5 %.

Glyceroltrinitrat und Isosorbitdinitrat sind im Anfall schnell wirksam. In der Langzeittherapie kommen Nitrate (Vorlast ↓), Betablocker (Herzfrequenz ↓, alternativ Ivabradin) oder Ca-Kanalblocker zum Einsatz (Nachlast ↓).
Zur Hemmung der Thrombozytenaggregation wird Acetylsalicylsäure (100 mg) oder Clopidogrel verabreicht (s. S. 106), zur Cholesterinsenkung Statine (s. S. 194). Nachfolgend sind die wichtigsten **antianginös wirkenden Pharmaka** aufgeführt.

Nitrate und Molsidomin

Wirkmechanismus | Nitrate dilatieren vorwiegend venöse Kapazitätsgefäße und **Koronararterien** sowie myokardiale Kollateralgefäße. Arterielle Widerstandsgefäße werden dagegen erst in höheren Dosierungen erweitert. Das venöse Pooling reduziert das venöse Blutangebot an das Herz, **senkt die Vorlast** und verbessert durch Verminderung des linksventrikulären enddiastolischen Druckes den koronaren Perfusionsdruck. Dadurch wird der myokardiale Sauerstoffverbrauch vermindert und die koronare Blutversorgung verbessert. Zusätzlich wird über eine Abnahme der Nachlast der Sauerstoffbedarf des Herzens gesenkt. In höheren Dosierungen sinkt der Blutdruck durch zusätzliche Dilatation arterieller Widerstandsgefäße.
Alle organischen Nitrate und Molsidomin aktivieren durch die Freisetzung von NO die lösliche Guanylatcyclase in den glatten Gefäßmuskelzellen. Die darauf folgende **Bildung von cGMP** führt über eine Senkung der intrazellulären Ca^{2+}-Konzentration zur Gefäßrelaxation (s. S. 61). Die **Freisetzung von NO** aus Glyceroltrinitrat, Isosorbitdinitrat (ISDN) und Isosorbitmononitrat (ISMN) erfolgt enzymatisch, bei Molsidomin spontan. Für die enzymatische Freisetzung von NO müssen Sulfhydril (SH)-Gruppen von endogenen SH-Donatoren (Glutathion, Cystein) bereitgestellt werden.

MERKE

Nitrate substituieren einen endogenen NO-Mangel, der durch eine Schädigung des Endothels bei artherosklerotischen Veränderungen verursacht wird.

Indikation | Kupierung und Prophylaxe von Angina-pectoris-Anfällen.
Wirkstoffe | Glyceroltrinitrat, besser bekannt als „Nitroglycerin", ist das Mittel der Wahl zur Kupierung eines Angina-pectoris-Anfalls. Aufgrund der guten Gewebepenetration wird es nach sublingualer (Zerbeißkapseln) oder bukkaler (Spray) Applikation schnell resorbiert und wirkt innerhalb von 1–2 min. Zur Anfallsprophylaxe kann Glyceroltrinitrat als Pflaster mit kontinuierlicher Freisetzung des Wirkstoffes eingesetzt werden. Hierbei ist auf eine Abnahme des Pflasters während der Nacht zu achten, um eine Toleranzentwicklung zu verhindern (**Abb. 5.2**).
Isosorbitdinitrat (ISDN) kann sowohl im akuten Anfall als auch zur Anfallsprophylaxe eingesetzt werden. Dagegen eignet sich **Isosorbit-5-Mononitrat (5-ISMN)** aufgrund des langsamen Wirkungsbeginns ausschließlich für die Anfallsprophylaxe. ISDN wird in der Leber zu 5-ISMN und 2-ISMN abgebaut.

MERKE

Im akuten Angina-pectoris-Anfall sind nur Wirkstoffe mit schnellem Wirkungsbeginn wie Glyceroltrinitrat und ISDN geeignet.

Pentaerithrityltetranitrat (PETN) hat eine große strukturelle Ähnlichkeit mit Glyceroltrinitrat (**Abb. 5.2**). Da die Wirkung erst nach 1–2 h einsetzt, wird es ausschließlich für die **Anfallsprophylaxe** eingesetzt. Die NO-Freisetzung erfolgt deutlich langsamer als bei den anderen Nitraten. Gleichzeitig besitzt PETN antioxidative Eigenschaften. Diese Eigenschaften erklären die im Vergleich zu anderen Nitraten deutlich schwächer ausgeprägten Nebenwirkungen und die geringere Toleranzentwicklung.
Molsidomin wird zur Prophylaxe der Angina pectoris angewendet, wenn andere Mittel nicht ausreichen. Aufgrund der fehlenden Toleranzentwicklung kann es auch zur Überbrückung einer nächtlichen Nitratpause eingesetzt werden. Es wird in der Leber zu Linsidomin (SIN-1) abgebaut, welches weiter zum labilen SIN-1A zerfällt und nicht enzymatisch und ohne Vermittlung von SH-Gruppen NO freisetzt (**Abb. 5.3**, vgl. Nitrattoleranz, S. 86).

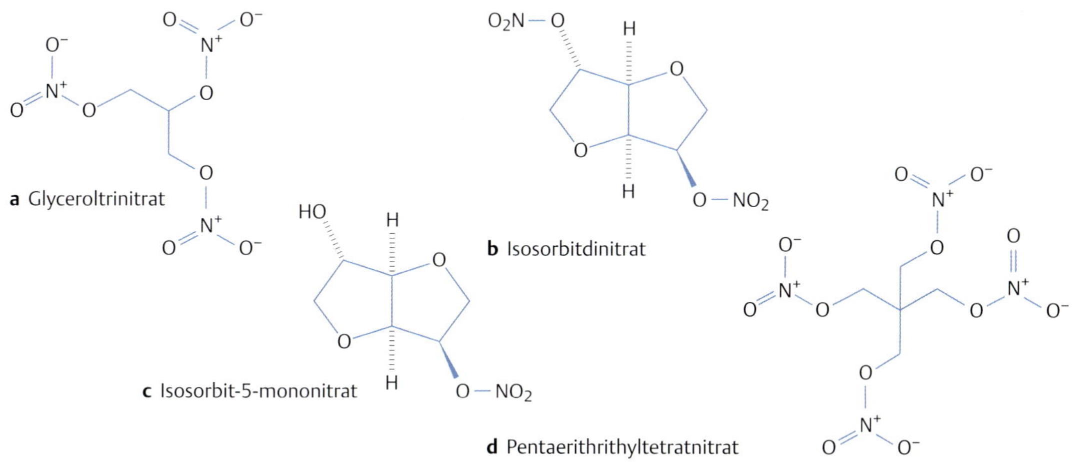

Abb. 5.2 Strukturformeln von NO-Donoren. a Glyceroltrinitrat, **b** Isosorbitdinitrat (ISDN), **c** Isosorbit-5-Mononitrat und **d** Pentaerithrityltetranitrat (PETN). ISDN wird hepatisch zu den ebenfalls wirksamen Metaboliten Isosorbit-2-Mononitrat (15–20 %) und Isosorbit-5-Mononitrat metabolisiert.

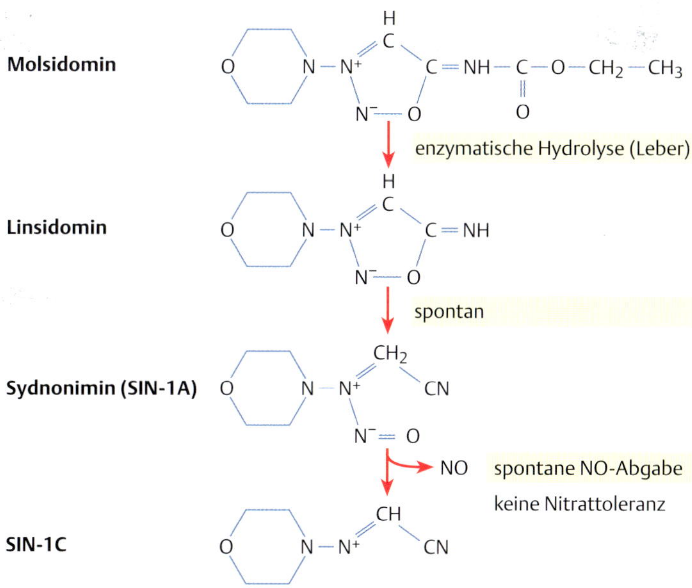

Abb. 5.3 Strukturformel von Molsidomin und nicht enzymatische Abgabe von NO.

Praxistipp

Konstant hohe Blutspiegel von Glyceroltrinitrat, ISDN und ISMN über 24 h führen zum Wirkverlust. Daher sollte eine Therapie mit diesen Substanzen intermittierend unter Einhaltung von Nitrat-Pausen erfolgen.

Nebenwirkungen I Typische unerwünschte Wirkungen der Nitrate sind Kopfschmerzen („Nitratkopfschmerz"), Schwindel, Übelkeit und Hautrötung (Flush). Der **Nitratkopfschmerz** wird durch die nitratinduzierte Dilatation der zerebralen Blutgefäße verursacht und tritt besonders zu Beginn der Therapie häufig auf. Die Nebenwirkungen sind dosisabhängig und gehen meist unter fortgesetzter Anwendung zurück.

Kontraindikationen I akutes Kreislaufversagen, ausgeprägte Hypotonie, gleichzeitige Einnahme von Phosphodiesterasehemmern. In Verbindung mit dem Phosphodiesterase-5-Hemmstoff Sildenafil (Viagra®) und ähnlichen Mitteln kann es zu starken Blutdrucksenkungen und als Folge zu Durchblutungsstörungen des Herzens einschließlich Herzinfarkt kommen.

Tabelle 5.2

Dosierung und Pharmakokinetik von organischen Nitraten und Molsidomin

Wirkstoff	Zubereitung	Wirkung-beginn (min)	Wirkungs-dauer (h)
Glyceroltrinitrat	Spray (Corangin Nitrospray®)	1	0,5
	Zerbeißkapsel (Nitrolingual®)	1	0,5
	transdermales Pflaster (Nitroderm®)	–	24
Isosorbitdinitrat (Isoket®)	Sublingual-tablette	1–2	1
	Spray	1–2	0,5
	Retardkapsel	10–30	8–10
Isosorbitmononitrat (Coleb Duriles®)	Tablette	30–60	8–10
Pentaerithrityltetranitrat (Pentalong®)	Tablette	60–120	4–8
Molsidomin (Corvaton®)	Tablette	10–15	3–4

Praxistipp
Langzeitnitrate dürfen nicht abrupt abgesetzt werden, um ein Entzugssyndrom mit Angina-pectoris-Beschwerden zu vermeiden.

EXKURS

Nitrattoleranz

Bei der Dauerbehandlung mit organischen Nitraten kommt es schnell zu einem Wirkungsverlust, der nach Absetzen des Wirkstoffes reversibel ist. Der zugrunde liegende Mechanismus für diese Toleranzentwicklung ist noch nicht vollständig aufgeklärt, schließt aber folgende Möglichkeiten ein:

- verminderte enzymatische Freisetzung von NO durch Depletion von SH-Donatoren
- reflektorische Aktivierung des Renin-Angiotensin-Systems.
- Inaktivierung von NO durch vermehrte Bildung von freien Sauerstoffradikalen.

Bei Molsidomin findet keine Toleranzentwicklung statt, vermutlich weil NO hier nicht-enzymatisch freigesetzt wird. Auch unter PETN wird im empfohlenen Dosierungsbereich keine Toleranzentwicklung beobachtet.

Betablocker

(→ vgl. S. 74, 90).

Auch Betablocker werden bei der koronaren Herzkrankheit zur Prävention von Angina-pectoris-Anfällen eingesetzt. Sie sind Mittel der ersten Wahl bei der Behandlung der stabilen Angina pectoris, wirken antianginös und senken die kardiovaskuläre Ereignisrate. Im Vordergrund steht die Senkung der Herzfrequenz, die über eine Verlängerung der Diastolendauer das Sauerstoffangebot zum Herzen erhöht.

Wirkungen der Betablocker bei KHK:

- Senkung der Herzfrequenz mit Verlängerung der Diastolendauer (O_2-Angebot ↑)
- Senkung des Blutdrucks (O_2-Verbrauch ↓)
- Senkung der Kontraktionskraft des Herzens (O_2-Verbrauch ↓).

Praxistipp
Zur Vermeidung eines „Entzugssyndroms" darf eine Langzeittherapie mit Betablockern nicht abrupt abgebrochen werden.
Ein langsames Ausschleichen über 1 bis 2 Wochen ist notwendig.

Calciumkanalblocker

(→ vgl. S. 76).

Calciumkanalblocker wirken über die **Senkung der Nachlast** (alle) sowie der Kontraktilität des Myokards und Frequenz (Verapamil und Diltiazem) antianginös und werden zur Anfallsprophylaxe der Angina pectoris eingesetzt. Die Mortalität wird durch Therapie mit Calciumkanalblockern jedoch nicht vermindert.

Zur Vermeidung von **Reflextachykardien** dürfen schnell freisetzende Formulierungen mit Dihydropyridinen in der Langzeittherapie der KHK nicht eingesetzt werden. In Verbindung mit Betablockern verstärken Verapamil und Diltiazem die negativ inotrope, chronotrope und dromotrope Wirkung (Kontraindikation, s. S. 78).

Wirkungen der Calciumkanalblocker bei KHK:

- Senkung der Nachlast (O_2-Verbrauch ↓)
- Verhinderung von Koronarspasmen
- Senkung der Kontraktionskraft des Herzens (O_2-Verbrauch ↓); bei DHP nur schwacher Effekt
- Senkung der Herzfrequenz (nur Verapamil und Diltiazem) mit Verlängerung der Diastolendauer (O_2-Angebot ↑).

Ivabradin

Ivabradin (Procorolan®) reduziert spezifisch die Herzfrequenz über eine Blockade der *Funny*-Ionenkanäle (I_f-Kanäle, s. S. 63) in den kardialen Schrittmacherzellen. Durch die Senkung der Herzfrequenz wird die Diastolendauer verlängert und damit das Sauerstoffangebot erhöht sowie der myokardiale Sauerstoffbedarf vermindert.

Ivabradin ist bei Patienten mit stabiler Angina pectoris zugelassen, die Betablocker nicht tolerieren oder wegen Kontraindikationen nicht einnehmen dürfen. Da Ivabradin keine blutdrucksenkende Wirkung ausübt, ist auch ein Einsatz bei KHK-Patienten mit **niedrigem Blutdruck** möglich.

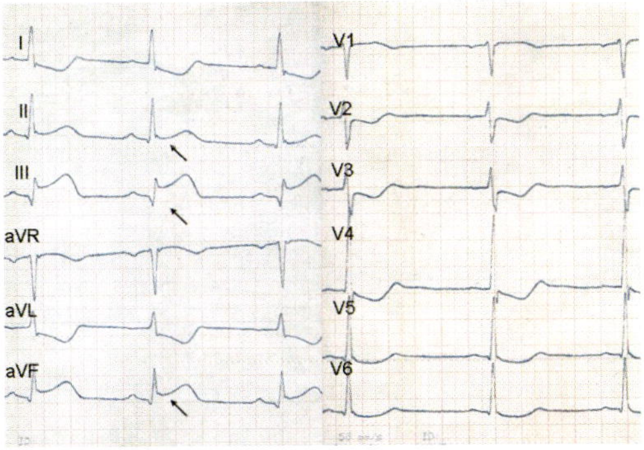

Abb. 5.4 Akuter Myokardinfarkt. Das EKG zeigt den Befund eines akuten Hinterwandinfarkts mit ST-Hebungen in Ableitung II, III und aVF (Pfeile) und spiegelbildlichen ST-Senkungen in V2–V6.

Das Piperazin **Ranolazin** (Ranexa®) hemmt den Na_v 1.5 und damit späten Natrium-Einstrom (I_{Na}-late), der im ischämisch geschädigten Herz erhöht ist. Dadurch unterbleibt eine Akkumulation von Calcium, welche zu einer erhöhten Wandspannung und einem vermehrten Energieverbrauch führt. Die Myokardperfusion verbessert sich. Ranolazin ist ein CYP3A4-Substrat und CYP3A4-Hemmstoff (Komedikation von CYP3A4-Hemmern ist kontraindiziert). Es ist bei stabiler Angina pectoris als Mittel der 2. Wahl zugelassen.

5.1.3 Myokardinfarkt

Jeder Myokardinfarkt ist eine Notsituation und erfordert schnelles Handeln, denn: *„time is muscle"* (**Abb. 5.4**). Im Vordergrund steht eine **frühzeitige Revaskularisation.** Therapie der Wahl ist die primäre perkutane Koronarintervention, d. h. eine mechanische Öffnung des Gefäßes mit anschließender Ballondilatation und Stentimplantation mittels Herzkatheter. Wenn diese Möglichkeit nicht besteht, sollte möglichst noch prästationär eine Lysetherapie z. B. mit Alteplase (t-PA) zur Auflösung des Thrombus eingeleitet werden. Zusätzlich können zur Vermeidung von thromboembolischen Komplikationen Gerinnungshemmer wie Heparin (initial 70 bis 140 I. E./kg als Bolus und anschließender Dauerinfusion von 10 bis 12 I. E./kg/h) gegeben werden (Beachte: Blutungsgefahr!).
Zur **Thrombozytenaggregationshemmung** (s. S. 106) wird niedrig dosiert 100 mg Acetylsalicylsäure gegeben. Bei Unverträglichkeit kann auf Clopidogrel zurückgegriffen werden. Wichtige Begleitmaßnahmen umfassen außerdem eine ausreichende **Schmerztherapie** durch Opiate (z. B. Morphin 10 mg i. v.), eine **Ruhigstellung** des Patienten durch Tranquilizer (z. B. Diazepam 10 mg i. v.) und eine Entlastung des Myokards durch Vor- und Nachlastsenkung mit Nitraten (z. B. Gyceroltrinitrat). Weiterhin müssen

Tabelle 5.3

Myokardinfarkt	
Therapeutisches Vorgehen	
Problem	Untergang von Herzmuskelgewebe
Ursache	z. B. Verschluss einer Koronararterie
Therapieprinzipien	– Fibrinolyse – Antikoagulation – Thrombozytenaggregationshemmung – Sedierung – Schmerzbekämpfung – Arrhythmiebehandlung – hämodynamische Entlastung
Substanzen	**akut:** – Fibrinolytika (z. B. Alteplase) – Heparin – Tranquillanzien (z. B. Diazepam) – Opioide (z. B. Morphin) – Antiarrhythmika (z. B. Lidocain, Amiodaron) – Nitrate (z. B. Glyceroltrinitrat) **Post-Infarkt:** – ACE-Hemmer – Betablocker – ASS oder Clopidogrel – Statine

ventrikuläre Arrhythmien möglichst frühzeitig z. B. mit Lidocain oder Amiodaron abgefangen werden (**Tab. 5.3**).

5.2 Herzinsuffizienz

Key Point
Die Herzinsuffizienz beeinträchtigt die Lebensqualität und die Lebenserwartung der Betroffenen beträchtlich. Trotz neuer therapeutischer Ansätze und Erfolgen bei der Senkung der Gesamtmortalität ist die Prognose mit einer durchschnittlichen 5-Jahres-Überlebensrate von unter 50 % immer noch schlecht.

5.2.1 Grundlagen

Bei der Herzinsuffizienz besteht ein mehr oder weniger stark ausgeprägtes Unvermögen des Herzens, die Gewebe mit genügend Blut und damit genügend Sauerstoff zu versorgen. Neben gemeinsamen Symptomen wie Leistungsminderung, Nykturie, sympathikotoner Überaktiviät und einer Vergrößerung des Herzens treten je nach betroffener Kammer weitere typische Symptome auf:

- **Linksherzinsuffizienz:** Dyspnoe, Orthopnoe, Lungenödem (**Abb. 5.5**).
- **Rechtsherzinsuffizienz:** Halsvenenstauung, Ödeme, Stauungsleber, Stauungsgastritis, Proteinurie.
- Globalherzinsuffizienz.

Nach Vorschlägen der New York Heart Association (NYHA) wird die Herzinsuffizienz in vier Stufen unter-

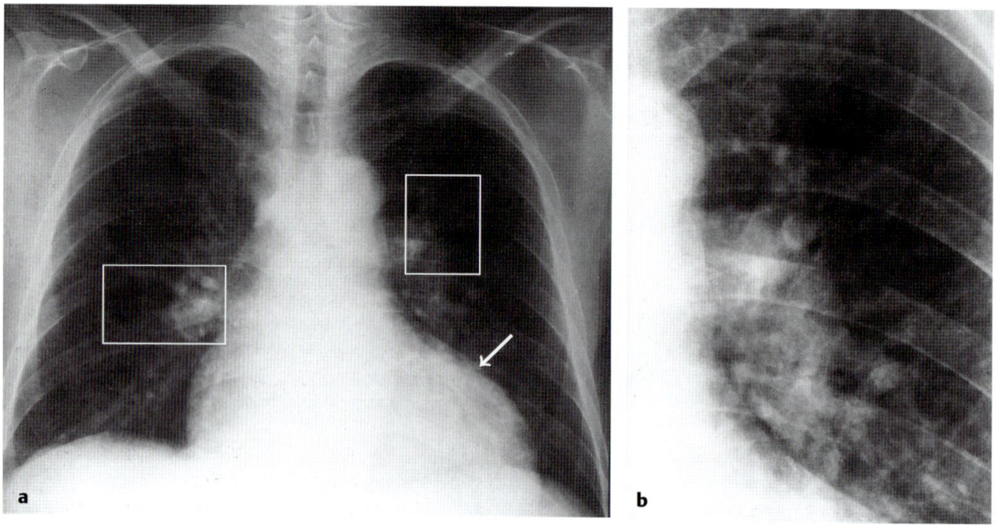

Abb. 5.5 Röntgenbild bei chronischer Herzinsuffizienz. Deutlich nach links verbreiterte Herzsilhouette (↓) als Ausdruck der linksventrikulären Dilatation. Die Ausschnittvergrößerung zeigt eine vermehrte Gefäßzeichnung im Hilusbereich.

teilt, die sich an der Leistungsfähigkeit des Patienten orientieren:

- **NYHA I:** eingeschränkte Ventrikelfunktion, keine Einschränkung der körperlichen Leistungsfähigkeit.
- **NYHA II:** leichte Einschränkung der körperlichen Leistungsfähigkeit, keine Beschwerden in Ruhe, Symptome bei ungewohnten körperlichen Aktivitäten.
- **NYHA III:** erhebliche Einschränkung der körperlichen Leistungsfähigkeit, keine Beschwerden in Ruhe, Symptome bei gewohnten körperlichen Aktivitäten.
- **NYHA IV:** Beschwerden in Ruhe.

Häufigste Ursachen einer Herzinsuffizienz sind ein arterieller Hypertonus und eine koronare Herzkrankheit.

5.2.2 Pharmakotherapie

Die Therapieprinzipien haben sich in den letzten 20 Jahren grundlegend gewandelt. Während früher die Stärkung der Herzkraft durch Einsatz positiv inotroper Substanzen und die symptomatische Behandlung der Ödeme im Vordergrund standen, liegt das Hauptaugenmerk der modernen Herzinsuffizienztherapie in der **Unterbrechung der neuroendokrinen Aktivierung.** Zur Aufrechterhaltung der Organperfusion bei Herzinsuffizienz erfolgt eine kompensatorische Aktivierung des Sympathikus und des Renin-Angiotensin-Systems (**Abb. 5.6**, vgl. S. 133). Die langfristigen Folgen wie Zunahme der Herzfrequenz, Vasokonstriktion, Salz- und Wasserretention und Verstärkung des kardialen Remodelings starten einen pathophysiologischen Teufelskreis, der mitverantwortlich für die schlechte Prognose ist.

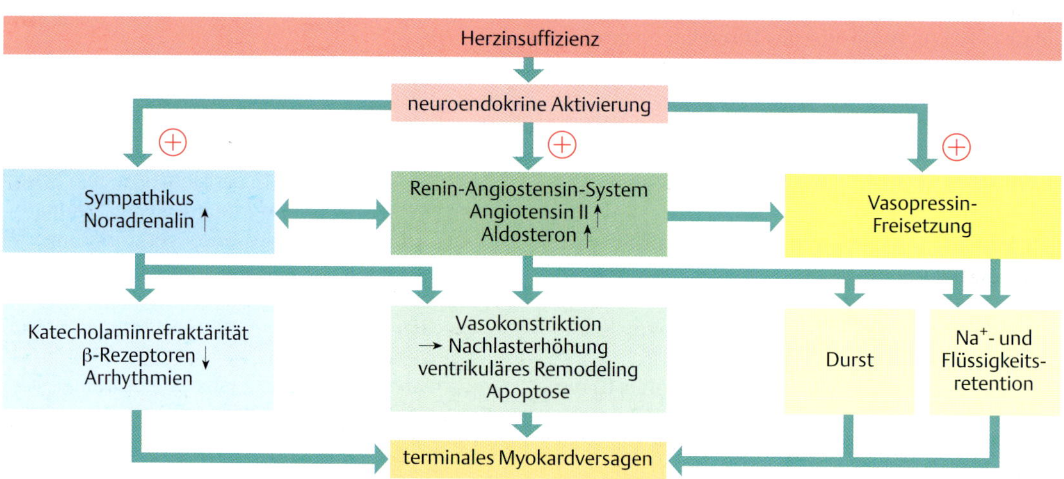

Abb. 5.6 Pathomechanismen der Herzinsuffizienz.

MERKE

Die Herzinsuffizienz geht mit einer Aktivierung des Sympathikus und des Renin-Angiotensin-Systems einher. Ein wichtiges Therapieziel ist daher die Unterbrechung dieser neuroendokrinen Aktivierung.

Ziel der Therapie ist die Verbesserung der Prognose und der Lebensqualität, die Senkung der Mortalität und der Hospitalisierungsrate sowie eine Hemmung der Progression der kardialen Dysfunktion. In großen prospektiv-randomisierten Studien wurde eine Senkung der Mortalität bislang für ACE-Hemmer, AT_1-Rezeptorantagonisten, Aldosteronantagonisten und Betablocker nachgewiesen.
Diuretika haben ihren Stellenwert bei der symptomatischen Behandlung von Ödemen (**Tab. 5.4**), während Herzglykoside zur Frequenzkontrolle bei tachyarrhythmischem Vorhofflimmern eingesetzt werden (s. S. 92). Herzglykoside verbessern die Lebensqualität bei schwerer Herzinsuffizienz, senken aber nicht die Mortalität.

Kausale Therapieansätze

Kausale Therapieansätze richten sich nach der Ätiologie der Herzinsuffizienz. Hierzu zählen die Kontrolle und Einstellung von Blutdruck, Blutzucker und Blutfettwerten, die Behandlung endokriner Störungen (z. B. Hyperthyreose), die Therapie von Herzrhythmusstörungen sowie operative Eingriffe, z. B. Bypassoperation bei koronarer Herzkrankheit mit Myokardischämie, oder die Beseitigung von Klappenfehlern.

Medikamentöse Therapie

Die **medikamentöse Therapie** der chronischen Herzinsuffizienz basiert auf folgenden Prinzipien (**Tab. 5.4**):

- **Verminderung der neurohumoralen Aktivierung** durch ACE-Hemmer, AT_1-Rezeptorantagonisten, Aldosteronantagonisten sowie Betablocker.
- **Senkung der Vor- und Nachlast** des Herzens mit ACE-Hemmer, AT_1-Rezeptorantagonisten und Diuretika.
- **Steigerung der Kontraktionskraft** mit Herzglykosiden.

ACE-Hemmer (vgl. S. 69)

ACE-Hemmer bewirken über die Hemmung der Angiotensin-II-Bildung und des Bradykinin-Abbaus eine **Senkung der Vor- und insbesondere der Nachlast**. Hinzu kommen die Hemmung der Wasser- und Salzretention durch Verminderung der Aldosteron- und Vasopressin-Synthese sowie eine Senkung des Symphatikotonus. Bedeutsam ist außerdem der langfristige Einfluss auf das **kardiale Remodeling**, d. h. die Verhinderung oder Verzögerung ungünstiger Umbau- und Anpassungsvorgänge am Herzen.
In der CONSENSUS-I-Studie konnte eine Mortalitätssenkung und eine Verbesserung der Lebensqualität bei Patienten mit schwerer Herzinsuffizienz nach Behandlung mit **Enalapril** nachgewiesen werden. Zahlreiche Nachfolgestudien mit verschiedenen ACE-Hemmstoffen zeigten eine Senkung der Mortalität, Verbesserung der Symptomatik und Reduktion der Krankenhauseinweisungen auch bei allen anderen Schweregraden der chronischen Herzinsuffizienz, sodass **ACE-Hemmer bei jeder Form der manifesten Herzinsuffizienz indiziert** sind (**Tab. 5.4**). Die Therapie sollte vorsichtig mit kleinen Dosen begonnen und langsam (Dosisverdopplung etwa alle zwei Wochen) bis zu den in den Herzinsuffizienzstudien verwendeten Zieldosen gesteigert werden.

MERKE

ACE-Hemmer sind bei jeder Form der manifesten Herzinsuffizienz indiziert.

Tabelle 5.4

Medikamentöse Stufentherapie bei systolischer linksventrikulärer Dysfunktion (EF < 40 %)

<table>
<tr><th>Medikament</th><th>NYHA I</th><th>NYHA II</th><th>NYHA III</th><th>NYHA IV</th></tr>
<tr><td>ACE-Hemmer</td><td colspan="4">indiziert</td></tr>
<tr><td>Betablocker (ohne ISA)</td><td>nach Myokardinfarkt
bei Hypertonie</td><td colspan="3">indiziert
nur bei stabilen Patienten, langsam einschleichend</td></tr>
<tr><td>Thiazid-Diuretika</td><td>bei Hypertonie</td><td>bei Flüssigkeitsretention</td><td colspan="2">indiziert</td></tr>
<tr><td>Schleifen-Diuretika</td><td>–</td><td>bei Flüssigkeitsretention</td><td colspan="2">indiziert</td></tr>
<tr><td>Aldosteron-Antagonisten</td><td colspan="2">nach Myokardinfarkt</td><td colspan="2">indiziert</td></tr>
<tr><td>AT_1-Rezeptor-Antagonisten</td><td colspan="4">bei ACE-Hemmer-Intoleranz</td></tr>
<tr><td>Herzglykoside</td><td colspan="2">bei tachyarrhythmischem Vorhofflimmern</td><td colspan="2">indiziert*</td></tr>
<tr><td colspan="5">* mit niedrigen Zielserumspiegeln</td></tr>
</table>

Bei der Herzinsuffizienzbehandlung ist insbesondere bei gleichzeitigem Einsatz von Aldosteronantagonisten auf die erhöhte **Gefahr einer Hyperkaliämie** zu achten (s. S. 136).

Einen wesentlichen Beitrag zu den kardioprotektiven Wirkungen der ACE-Hemmer leisten die endothelialen Mediatoren **NO und Prostacyclin**. Daher kann die **gleichzeitige Gabe von Hemmstoffen der Cyclooxigenase** die Wirkung der ACE-Hemmer auf das Herz abschwächen (nicht beim Einsatz niedriger Dosen von Acetylsalicylsäure zur Thrombozytenaggregationshemmung, s. S. 106).

AT_1-Rezeptorantagonisten (vgl. S. 73)

Für den Wirkmechanismus der **AT_1-Rezeptorantagonisten** ist neben der im Vergleich zum ACE-Hemmer effektiveren Blockade der Angiotensin-II-Wirkungen am AT_1-Rezeptor die verstärkte Stimulation des AT_2-Rezeptors und die darüber vermittelte lokale Bradykinin-Bildung im Herzen möglicherweise von zusätzlicher Bedeutung. In einigen klinischen Studien konnte die Effektivität der AT_1-Rezeptorantagonisten bei der Behandlung der chronischen Herzinsuffizienz aufgezeigt werden.

Im direkten Vergleich mit einem ACE-Hemmer erwies sich der AT_1-Rezeptorantagonist Losartan in der ELITE-II-Studie als gleichwertig. Die CHARM-Alternative-Studie mit Candesartan verdeutlicht, dass AT_1-Rezeptorantagonisten eine geeignete **Alternative bei ACE-Hemmer-Unverträglichkeit** darstellen. Durch eine zusätzliche Gabe eines AT_1-Rezeptorantagonisten zu einem ACE-Hemmer kann eine weitere leichte Reduktion der Gesamtmortalität (CHARM-added-Studie) und eine weitere Verbesserung der Lebensqualität (ValHeFT-Studie) erreicht werden.

Die **Nebenwirkungen** der ACE-Hemmer, wie trockener Reizhusten und angioneurotisches Ödem, treten bei der Anwendung von AT_1-Rezeptorantagonisten nicht auf. Die über eine Stimulation des AT_2-Rezeptors erhöhte lokale Bradykininbildung ist in der Regel nicht ausreichend, um ein angioneurotisches Ödem auszulösen, wenngleich Einzelfälle berichtet wurden. Dagegen muss bei **gleichzeitiger Gabe von Cyclooxigenase-Hemmstoffen** mit einer Hemmung der bradykinininduzierten Prostacyclinbildung gerechnet werden.

Ein erhöhtes Auftreten von Hypotonie und Hyperkaliämie ist bei gleichzeitigem Einsatz von AT_1-Rezeptorantagonisten und/oder Aldosteronantagonisten zu erwarten.

MERKE

AT_1-Rezeptorantagonisten sind eine geeignete Alternative bei Patienten mit ACE-Hemmer-Unverträglichkeit.

Betablocker (vgl. S. 74)

Bezüglich der Anwendung von **Betablockern bei der Herzinsuffizienz** hat sich ein Paradigmenwechsel ereignet. Waren sie bei der stabilen Herzinsuffizienz wegen ihrer negativ inotropen Wirkung vor Jahren noch absolut kontraindiziert, sind sie mittlerweile **essenzieller Bestandteil der Basismedikation.**

Bei der Herzinsuffizienz werden Betablocker **ergänzend** ab NYHA-Stadium II gegeben (s. **Tab. 5.4**). Dabei sollten Betablocker **ohne ISA** zum Einsatz kommen wie Carvedilol, Bisoprolol, Metoprolol-Succinat (nicht Metoprolol-Tartrat!), Nebivolol.

MERKE

Bei der Therapie der Herzinsuffizienz sollten die in klinischen Studien erfolgreich eingesetzten Betablocker eingesetzt werden und insbesondere auf Substanzen mit ISA verzichtet werden.

Voraussetzung für die Therapie ist eine stabile Herzinsuffizienz ohne Flüssigkeitsretention. Ein vorsichtiger **Start der Therapie mit sehr niedrigen Dosen** (etwa 1/10 der Zieldosis) und eine langsame Dosissteigerung (mindestens 2-wöchige Intervalle) bis zur Zieldosis ist sehr wichtig.

EXKURS

Die Gründe für die günstigen Effekte der Betablocker bei der chronischen Herzinsuffizienz sind noch nicht vollständig geklärt. Infrage kommen:

1. Stabilisierung des Herzrhythmus → Häufigkeit des plötzlichen Herztodes ↓.
2. Senkung der Herzfrequenz mit Verminderung des Energieverbrauchs = Ökonomisierung.
3. Abschirmung des Herzens vor einem überaktivierten Sympathikus (**Abb. 5.7**): Als Folge der Dauerstimulation des Sympathikus kommt es zu einer Abnahme der myokardialen β-Rezeptoren. Betablocker verbessern durch eine Erhöhung der Dichte der β-Rezeptoren und Resensitivierung der β-adrenergen Signalkaskade die Ansprechbarkeit des Myokards auf endogene Katecholamine.

Generell ist eine klinische Besserung nicht vor Ablauf von 3 Monaten zu erwarten (**Abb. 5.8**). Bei der Anwendung von Metoprolol und Carvedilol muss die hepatische Metabolisierung über CYP2D6 berücksichtigt werden (s. S. 443). Insbesondere bei Langsam-Metabolisierern ist der Abbau von Metoprolol und Carvedilol herabgesetzt und die Plasmaspiegel bis zum 5-fachen erhöht. In diesen Fällen kann auf Bisoprolol, das kaum hepatisch metabolisiert wird, zurückgegriffen werden.

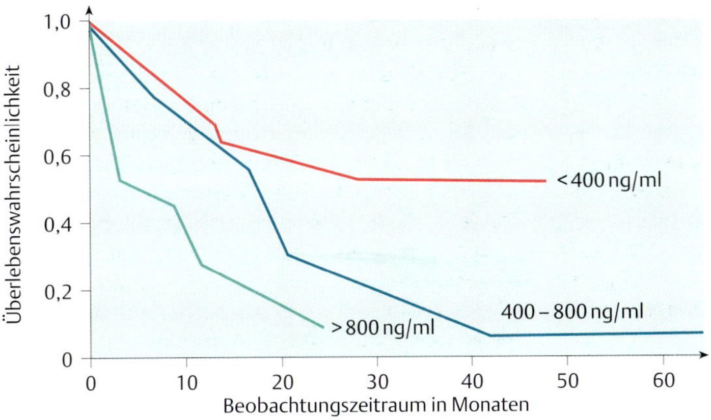

Abb. 5.7 Überlebenswahrscheinlichkeit von Patienten mit chronischer Herzinsuffizienz in Abhängigkeit von der Plasma-Noradrenalin-Konzentration (ng/ml).

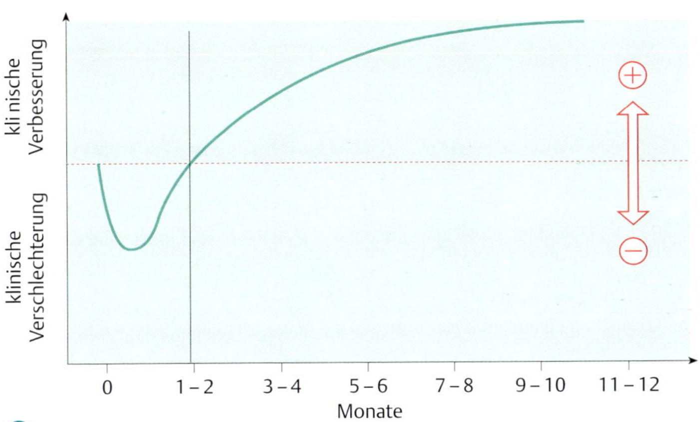

Abb. 5.8 Wirkungen der Betablocker bei Herzinsuffizienz. Eine klinische Verbesserung ist erst nach 2–3 Monaten zu erwarten.

Praxistipp
Aufgrund der kardiodepressiven Wirkungen kann es bei Therapiebeginn trotz niedriger Anfangsdosen zu einer Verschlechterung der Symptomatik bis hin zu einer kardialen Dekompensation kommen. Die Therapie einer Herzinsuffizienz mit Betablockern muss daher vorsichtig und einschleichend unter engmaschiger Kontrolle begonnen werden.

Aldosteron-Antagonisten (vgl. S. 140)

Aldosteron-Antagonisten verhindern durch kompetitive Hemmung des Aldosteron-Rezeptors die Wirkungen des Aldosterons wesentlich effektiver als ACE-Hemmer und AT_1-Rezeptorantagonisten. Für **Spironolacton** und **Eplerenon** konnte eine Reduktion der Gesamtmortalität und der Hospitalisierungshäufigkeit belegt werden. Beide werden für die Behandlung der chronischen Herzinsuffizienz in einer niedrigen Dosierung eingesetzt (**Tab. 5.4**). Die schwache diuretische Wirkung dieser kaliumsparenden Diuretika scheint allerdings von untergeordneter Bedeutung zu sein, im Vordergrund steht die Hemmung der aldosteroninduzierten Förderung der myokardialen Fibrose und somit ein Eingriff in das kardiale Remodeling (s. S. 88).

MERKE
Niedrig dosierte Aldosteron-Antagonisten vermindern bei Herzinsuffizienz nach einem Myokardinfarkt zusätzlich zum ACE-Hemmer und Betablocker die Mortalität und die Zahl der Krankenhauseinweisungen.

Der kaliumsparende Effekt der Aldosteron-Antagonisten ist für das erhöhte Hyperkaliämierisiko verantwortlich (s. S. 136), das vor allem bei Kombination mit ACE-Hemmern und AT_1-Rezeptorantagonisten zu beachten ist. Spironolacton führt aufgrund seiner geringen Selektivität bei bis zu 10 % der Patienten zu einer Gynäkomastie.

Praxistipp
Bei gleichzeitiger Gabe von Aldosteron-Antagonisten und ACE-Hemmern/ AT_1-Rezeptor-Antagonisten ist wegen der erhöhten Gefahr einer Hyperkaliämie eine regelmäßige Kontrolle der Plasma-Kaliumspiegel notwendig.

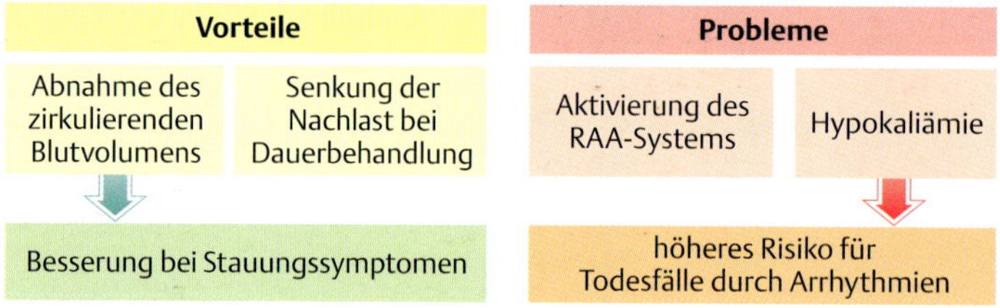

Abb. 5.9 Vorteile und Probleme der Herzinsuffizienztherapie mit Thiazid- und Schleifendiuretika.

Diuretika (vgl. S. 133)

Diuretika haben ihren besonderen Stellenwert in der **Therapie von Ödemen.** Sie vermindern das zirkulierende Blutvolumen und führen bei Dauertherapie zusätzlich zu einer Senkung der Nachlast (**Abb. 5.9**). Im Gegensatz zu den vorherigen Substanzgruppen existieren für die Diuretika keine klinischen Studien zur Beeinflussung der Gesamtmortalität.

MERKE

Wegen der Abnahme des zirkulierenden Volumens kommt es unter Diuretika zu einer Aktivierung des Renin-Angiotensin-Systems. Deshalb sollten bei der Behandlung der Herzinsuffizienz Diuretika nur gemeinsam mit ACE-Hemmer oder AT_1-Rezeptorantagonisten gegeben werden.

Bei schwerer Herzinsuffizienz (NYHA III–IV) zählen die Diuretika zur Standardtherapie. Dagegen ist in frühen Stadien der Herzinsuffizienz der Einsatz von Diuretika nur bei Ödemen sinnvoll. Die **Indikationen** für den Einsatz von Diuretika bei chronischer Herzinsuffizienz sind in **Tab. 5.5** aufgeführt.

MERKE

Eine einfache Verlaufskontrolle für eine erfolgreiche Diuretikabehandlung ist die tägliche Gewichtsbestimmung.

Eine durch Thiazide oder Schleifendiuretika induzierte **Hypokaliämie** erhöht das Risiko für kardiale Arrhythmien. Häufig ist die Kombination mit einem ACE-Hemmer oder einem AT_1-Rezeptorantagonisten bereits ausreichend zur Vermeidung einer Hypokaliämie. Ansonsten sollte zusätzlich ein kaliumsparendes Diuretikum eingesetzt werden (Beachte: Gefahr einer Hyperkaliämie). Bei Postinfarkt-Patienten und schwerer Herzinsuffizienz sind Aldosteronantagonisten wegen der Verbesserung der Prognose vorzuziehen.

Tabelle 5.5

Einsatz von Diuretika bei chronischer Herzinsuffizienz

Wirkstoff	Indikation
Thiazide	geringgradige Flüssigkeitsretention, normale Nierenfunktion
Schleifendiuretika	schwere Herzinsuffizienz, eingeschränkte Nierenfunktion
Thiazide + Schleifendiuretika	therapieresistente Ödeme, sequenzielle Nephronblockade*
kaliumsparende Diuretika	Hypokaliämie trotz gleichzeitiger Gabe von ACE-Hemmer/AT_1-Rezeptorantagonist
– Amilorid oder Triamteren	bis NYHA II (bessere Verträglichkeit)
Aldosteronantagonisten	Postinfarktphase oder NYHA III-IV (Prognoseverbesserung)

* *auftretende Resistenz gegen Schleifendiuretika, die durch kompensatorische Steigerung der Natrium-Rückresorption im distalen Tubulus erklärt wird (s. S. 141)*

Positiv inotrope Substanzen

Positiv inotrope Substanzen haben ihren Stellenwert bei der Behandlung der **akuten Herzinsuffizienz**. Bei der Therapie der chronischen Herzinsuffizienz haben sie an Bedeutung weitgehend verloren, da sie – mit Ausnahme der Herzglykoside – zu einer Übersterblichkeit führen. Zu den positiv inotropen Substanzen zählen u. a.:

- **Phosphodiesterase-III-Hemmstoffe** (Milrinon, Enoximon): Sie vermindern den Abbau von cAMP durch Blockade der Phosphodiesterase III (s. S. 61).
- **Katecholamine** (z. B. Dobutamin, s. S. 41): Sie üben ihre positiv inotrope Wirkung durch Stimulation kardialer β-Rezeptoren mit nachfolgender Aktivierung der Adenylatcyclase mit vermehrter Bildung von cAMP aus.
- **Herzglykoside** (Digoxin, Digitoxin).

Herzglykoside

Herzglykoside kommen in verschiedenen Pflanzen vor. Die bekanntesten und therapeutisch bedeutsamsten sind **Digoxin** und **Digitoxin**, die im roten und wolligen Fingerhut (Digitalis purpurea und lanata) gefunden werden. Sie bestehen aus einem Steroidgrundgerüst mit einem ungesättigten Lactonring in 17-Stellung (Genin) und einem oder mehreren Zuckerresten (**Abb. 5.10**). **Pharmakokinetische Unterschiede** zwischen Digitoxin und Digoxin erklären sich durch eine zusätzliche OH-Gruppe in Stellung 12 des Steroidgerüsts von Digoxin (**Abb. 5.10**), die der Substanz eine höhere Polarität verleiht. Digitoxin wird teilweise (ca. 80 %) zu Digoxin metabolisiert

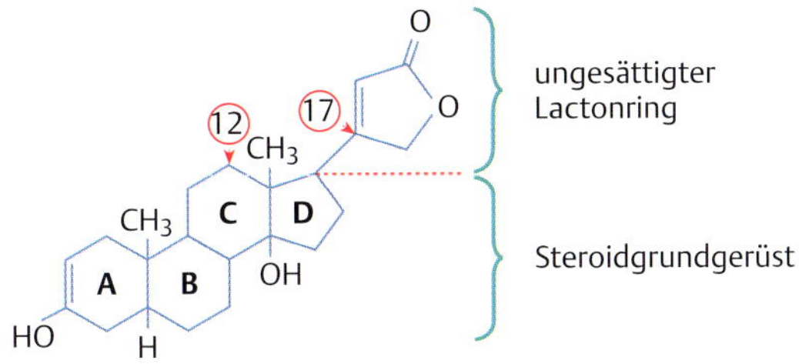

Abb. 5.10 Strukturformel des Digitoxigenins.

(**Tab. 5.6**). Durch Acetylierung oder Methylierung der OH-Gruppen der endständigen Zuckerreste erhält man halbsynthetische Herzglykoside (β-Acetyl-Digoxin und β-Methyl-Digoxin), die aufgrund der höheren Lipophilie besser enteral resorbiert werden als Digoxin. Die **pharmakodynamischen Eigenschaften** von Digoxin und Digitoxin sind gleich.

Indikationen für Herzglykoside sind die chronische Herzinsuffizienz ab NYHA III (s. **Tab. 5.4**) und die Tachyarrhythmia absoluta (Konversion in den Sinusrhythmus wird meist nicht erreicht).

Wirkmechanismus | Herzglykoside wirken **positiv inotrop und bathmotrop** sowie **negativ chronotrop und dromotrop**. Die positiv inotrope Wirkung ist Folge der Hemmung der Na^+-K^+-ATPase in der Myozytenmembran. Dadurch wird der aktive Auswärtstransport von Na^+ verhindert, was indirekt zu einer Verminderung des Auswärtstransports von Ca^{2+} über den Na^+-Ca^{2+}-Austauscher führt: Die Zunahme der intrazellulären Ca^{2+}-Konzentration bewirkt eine Steigerung der Kontraktionskraft.

Durch die **Zunahme des Schlagvolumens** wird die Empfindlichkeit der Barorezeptoren gesteigert, was zu einer Abnahme des Sympathikustonus und zu einem erhöhten Tonus des Parasympathikus führt. Zusätzlich erfolgt eine direkte Erregung zentraler Vaguskerne. Diese Effekte werden bereits im niedrigen Dosisbereich der Herzglykoside beobachtet und sind maßgeblich für ihre negativ chronotropen und dromotropen Wirkungen verantwortlich. Sie werden einerseits zur Behandlung von tachykarden supraventrikulären Rhythmusstörungen genutzt (s. S. 95), sind aber andererseits auch für unerwünschte Wirkungen wie AV-Blockierung verantwortlich.

MERKE

Wirkungen der Herzglykoside:
- Steigerung der Kontraktionskraft (positiv inotrop)
- Senkung der Herzfrequenz (negativ chronotrop)
- Verzögerung der atrioventrikulären Erregungsleitung (negativ dromotrop)
- Erhöhung der Erregbarkeit des Herzens (positiv bathmotrop).

Tabelle 5.6

Vergleich der Pharmakokinetik von Digoxin und Digitoxin

Parameter	Digoxin (Lanicor®)	Digitoxin (Digimerck®)
Bioverfügbarkeit in %	70–80	90–100
Elimination (überwiegend)	renal	hepatisch
Plasmaproteinbindung (%)	20–30	95
tägliche Abklingquote (%)	20	7
tägliche orale Erhaltungsdosis (mg)	0,15–0,3	0,07–0,1
therapeutische Plasmakonzentration (ng/ml)	0,5–0,8	10–20
HWZ (Tage)	1–2	6–8

EXKURS

Herzglykoside hatten in der DIG-(Digitalis Investigation Group) Studie keinen Einfluss auf die Gesamtmortalität. Subgruppenanalysen lassen jedoch vermuten, dass mit niedrigen Plasmakonzentrationen von Digoxin (0,5–0,8 ng/ml) eine Prognoseverbesserung erreicht werden kann, während hohe, aber noch im therapeutischen Bereich liegende, Plasmakonzentrationen (bis 1,2 ng/ml) die Gesamtmortalität erhöhen.

Nebenwirkungen | Herzglykoside weisen eine extrem **geringe therapeutische Breite** von 1,5–2,5 auf, d. h. unerwünschte Wirkungen treten relativ häufig auf. Sie betreffen in erster Linie das Herz (70 %), den Gastrointestinaltrakt und das ZNS (**Tab. 5.7**).

Tabelle 5.7

Unerwünschte Wirkungen von Herzglykosiden

Organsystem	unerwünschte Wirkungen
Herz	– AV-Überleitungsstörungen – Vorhofflimmern – ventrikuläre Extrasystolen – ventrikuläre Tachykardien – Kammerflimmern – Bradykardie
Magen-Darm-Trakt	– Übelkeit – Erbrechen – Appetitlosigkeit – Bauchschmerzen
ZNS	– Kopfschmerz – Müdigkeit – Schlaflosigkeit – Verwirrtheit – Halluzinationen – Grün-/Gelb-Sehen – Skotome
andere	– Gynäkomastie

EXKURS

Therapie der Herzglykosidvergiftung
Bei einer Herzglykosid-Vergiftung mit Digitoxin kann unter Ausnutzung des enterohepatischen Kreislaufs die Glykosidmenge im Körper durch Aktivkohle oder Colestyramin gesenkt werden. Kalium kann bei tachykarden Rhythmusstörungen zum Einsatz kommen, sofern keine Hyperkaliämie oder ein AV-Block vorliegt. In diesen Fällen kann Lidocain verwendet werden. Bradykarde Rhythmusstörungen werden mit Atropin behandelt, gegebenenfalls wird ein temporärer Schrittmacher notwendig. Bei schweren Herzglykosidvergiftungen kann der Einsatz von Digitalisantikörpern (Digitalisantidot BM®) lebensrettend sein (s. S. 472).

5

Kontraindikationen | ventrikuläre Tachyarrhythmien, AV-Block 2. und 3. Grades, ausgeprägte Hypokaliämie, Hyperkalzämie, obstruktive Kardiomyopathie, WPW-Syndrom.

Praxistipp
Einem digitalisierten Patienten nie Calcium i. v. geben!

Arzneimittelinteraktionen | Aufgrund der geringen therapeutischen Breite müssen Interaktionen vermieden werden. Da Digoxin ein Substrat des p-Glykoproteins ist (s. S. 443), steigern Hemmstoffe des p-Glykoproteins wie Verapamil, Chinidin und Ciclosporin den Plasmaspiegel. Andererseits können Induktoren des p-Glykoproteins die Digoxinspiegel senken und einen Wirkverlust induzieren. Auch Änderungen der Plasma-Kalium-Konzentration haben entscheidenden Einfluss auf die Herzglykosidwirkung (**Tab. 5.8**).

Tabelle 5.8

Wichtige Interaktionen von Herzglykosiden

Interaktion	Substanzen	Wirkung auf Herzglykoside
Intoxikation		
Hemmung von P-Glykoprotein	– Verapamil, Chinidin, Ciclosporin	– enteraler Auswärtstransport ↓ – Plasmaspiegel ↑
Hypokaliämie	– Thiazide – Schleifendiuretika – $Beta_2$-Sympathomimetika – Kortikosteroide	Bindung von Digitalis an die ATPase wird verstärkt
Wirkungsabschwächung		
Induktion von p-Glykoprotein	– Johanniskraut – Rifampicin	– enteraler Auswärtstransport ↑ – Plasmaspiegel ↓
Hyperkaliämie	– Aldosteronantagonisten – ACE-Hemmer – AT_1-Antagonisten – Amilorid, Triamteren	Bindung von Digitalis an die ATPase wird gehemmt

5.3 Herzrhythmusstörungen

Key Point
Herzrhythmusstörungen treten bei zahlreichen, vor allem kardiovaskulären Erkrankungen auf und können als potenziell lebensbedrohliche Ereignisse das Krankheitsbild dominieren. Antiarrhythmika sind neben dem Einsatz eines Herzschrittmachers und kardiochirurgischen Eingriffen eine wichtige Therapieoption, ihre Wirkungen sind aber durch pro-arrhythmogene Effekte begrenzt.

5.3.1 Grundlagen

Herzrhythmusstörungen entwickeln sich als Folge von kardialen Erkrankungen, Elektrolytstörungen, endokrinologischen Erkrankungen, nach Einnahme von Medikamenten, Genussmitteln uvm. Die Symptome variieren erheblich. Oft haben die Betroffenen subjektiv keine Beschwerden, teilweise werden Palpitationen (Herzklopfen) oder Herzstolpern wahrgenommen. Es können aber auch akut bedrohliche Symptome entstehen, verstärkt durch Atemnot, Unruhe oder andere Stressreaktionen. Lebensbedrohlich sind besonders Arrhythmien, die von den Herzkammern ausgehen. Die pharmakologische Therapie wird zunehmend von Schrittmachern und interventionellen Eingriffen ergänzt bzw. abgelöst.

MERKE
Zusätzlich zur antiarrhythmischen Therapie muss die kardiovaskuläre Grunderkrankung optimal versorgt werden.

Herzrhythmusstörungen werden **eingeteilt** in:
- bradykarde Herzrhythmusstörungen
- tachykarde Herzrhythmusstörungen
  - supraventrikuläre Rhythmusstörungen
  - ventrikuläre Rhythmusstörungen.

Antiarrhythmika sollen die pathologische Schlagfrequenz normalisieren; sie können prinzipiell
- die Herzfrequenz steigern oder senken
- die ektope Erregungsbildung unterdrücken
- die Überleitung beschleunigen oder verzögern.

Antiarrhythmika sind potenziell **pro-arrhythmogen**, d. h. sie fördern selbst die Entstehung von Arrhythmien. Jedoch ist es schwer, pro-arrhythmogene Effekte von mangelnder Wirksamkeit zu unterscheiden.

5.3.2 Therapie bradykarder Rhythmusstörungen

Zur Langzeittherapie von bradykarden Rhythmusstörungen (HF < 60/min) oder Rhythmusstörungen mit langen Pausen ist der **Herzschrittmacher das Mittel der Wahl**. Für eine **akute Intervention**, z. B. als überbrückende Maßnahme bis zum Einsatz eines Schrittmachers, stehen zwei Wirkstoffgruppen zur Verfügung: Parasympatholytika und β-Rezeptor-Agonisten.

Parasympatholytika (Vagolytika) | Hier kommen **Atropin** oder das nicht ZNS-gängige **Ipratropium** (Itrop®; i. v., endotracheal oder oral) zum Einsatz.

Im Gegensatz zu den β-Rezeptor-Agonisten wirken die Parasympatholytika nicht auf die Herzkammern und verursachen daher keine ventrikulären Rhythmusstörungen. Die Nebenwirkungen ergeben sich aus den gehemmten Funktionen des Parasympathikus (s. S. 36).

β-Rezeptor-Agonisten (Sympathomimetika) | **Orciprenalin** (Alupent®; mäßige $\beta_2 > \beta_1$-Präferenz) oder **Adrenalin** steigern u. a. die Erregungsfrequenz (beschleunigter Anstieg des Aktionspotenzials) und die Inotropie (vermehrter Calcium-Einstrom).

Praxistipp

Wegen der Gefahr von Tachyarrhythmien, ektoper Schrittmacheraktivitäten sowie Nebenwirkungen wie Unruhe und Angstzuständen sollten Sympathomimetika grundsätzlich so niedrig und kurz wie möglich eingesetzt werden.

5.3.3 Therapie tachykarder Rhythmusstörungen

Antiarrhythmika (AA) gegen tachykarde Rhythmusstörungen werden auch heute noch nach der **Klassifikation von Vaughan-Williams** in die Klassen I–IV eingeteilt. Sie orientieren sich am Wirkungsmechanismus, wobei sich die Wirkungen überlappen können (vgl. **Tab. 5.10**):

- **I Natriumkanalblocker**
- **II Betarezeptorenblocker**
- **III Kaliumkanalblocker**
- **IV Calciumkanalblocker**

Diese Einteilung ist insofern problematisch, da sie die neuen spezifischen Kanal- und Rezeptorblocker nicht berücksichtigt. Eine zusammenfassende Übersicht finden Sie auf S. 101.

Die meisten Antiarrhythmika sind **amphiphil** (ähnlich den Lokalanästhetika, s. S. 335). Sie erreichen den Kanal durch die Lipidmembran (lipophiler Anteil) und blockieren in der wässrigen Phase (hydrophiler Anteil) den Durchtritt des jeweiligen Ions.

Fast alle Antiarrhythmika haben selbst **arrhythmogene Nebenwirkungen.** Sie interferieren mit der elektrophysiologischen Aktivität und können selbst **lebensgefährliche Rhythmusstörungen** auslösen. Daher müssen sie immer mit größter Sorgfalt (Beachtung der täglichen Höchstdosis etc.) und unter regelmäßiger EKG-Kontrolle verordnet werden. Zu beachten sind folgende unerwünschte Effekte:

- **tachykarde Rhythmusstörungen:** durch stimulierende Wirkstoffe wie Katecholamine oder Parasympatholytika.

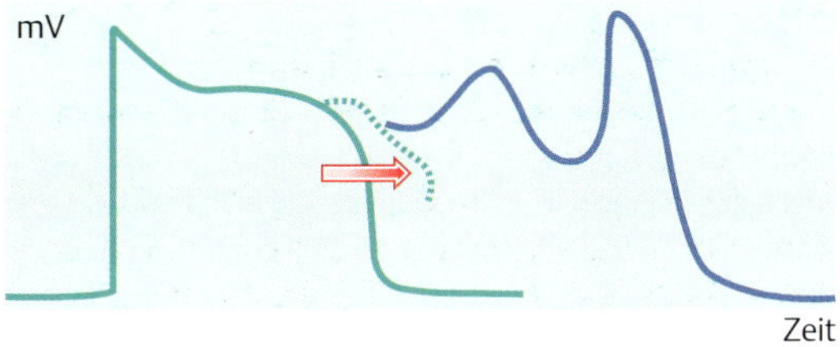

Abb. 5.11 Frühe Nachdepolarisation. Elektrophysiologische Instabilität (blaue Kurve) durch Verlängerung des Aktionspotenzials (roter Pfeil an gestrichelter Kurve) unter Klasse III-AA. Je länger das Aktionspotenzial, desto höher das Risiko für frühe ektope Erregungen wie Nachdepolarisationen.

- **frühe Nachdepolarisationen:** Sie können an alten Infarktnarben z. B. durch Klasse-III-Antiarrhythmika ausgelöst werden (**Abb. 5.11**).
- **späte Nachdepolarisationen:** Sie werden durch (diastolische) Calcium-Überladung provoziert, z. B. unter Stimulation mit Sympathotonika oder Herzglykosiden.
- **Torsade-de-pointes-Arrhythmien:** Sie sind mit einer hohen Letalität behaftet und daher besonders gefährlich. Es kommt zur völligen Instabilität ventrikulärer Erregungen, die im EKG als ständige Wechsel des Erregungsvektors imponiert. Torsade-de-pointes-Arrhythmien werden nicht nur durch Antiarrhythmika, sondern auch durch andere Wirkstoffe ausgelöst und haben schon öfters zur Marktrücknahme von Medikamenten geführt.
- **negative Inotropie:** meist keine direkte Folge der Rhythmusveränderung, aber eine klinisch relevante Nebenwirkung, die ihrerseits Rhythmusstörungen begünstigen kann. Da Rhythmusstörungen oft gemeinsam mit eingeschränkter Schlagkraft auftreten, muss diese Funktionsminderung beachtet werden.

5

MERKE

- Beim Einsatz von Antiarrhythmika muss immer auf mögliche Herzrhythmusstörungen durch pro-arrhythmische Effekte geachtet werden.
- Je länger das Aktionspotenzial oder die relative Refraktärphase, desto höher das Risiko für ektope Erregungen.
- Antiarrhythmika können die Schlagkraft herabsetzen (negativ inotrop).

Klasse I: Hemmung der Natrium-Kanäle

Natriumkanalblocker wirken **membranstabilisierend,** indem sie die Leitungsfähigkeit des Natriumkanals blockieren (**Abb. 5.12**, vgl. Lokalanästhetika, S. 335). Als Folge nehmen die Anstiegssteilheit des Aktionspotenzials und die Leitungsgeschwindigkeit ab, die Repolarisation wird verlängert. Da sich die Erho-

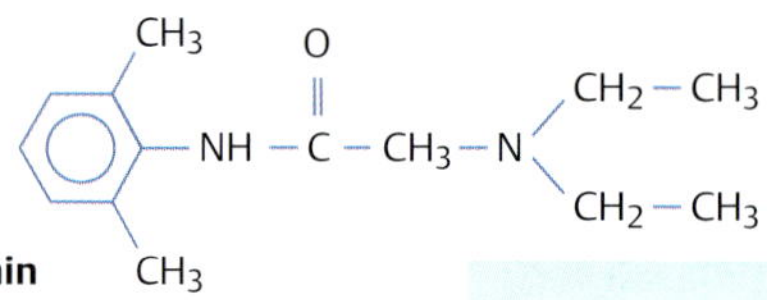

Lidocain

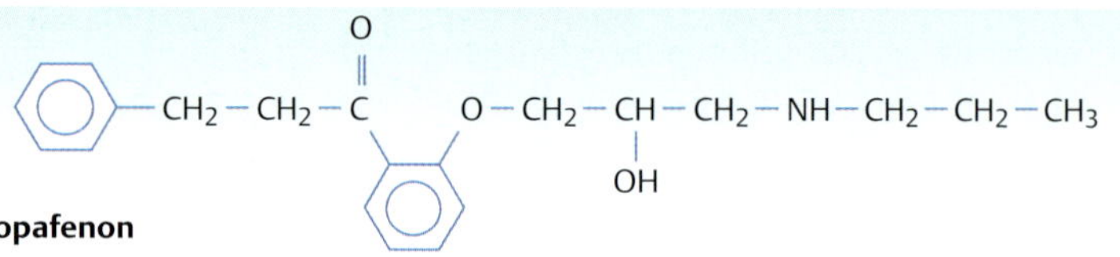

Propafenon

Abb. 5.12 Strukturformeln Klasse I-AA. Einige Klasse I-AA wie Propafenon besitzen Strukturähnlichkeiten mit Lokalanästhetika wie Lidocain.

lung der Natriumkanäle verzögert, sinkt das Risiko für früh einfallende Extrasystolen.
Zu achten ist auf die ***Use dependence*:** Klasse-I-Antiarrhythmika binden den Natrium-Kanal im offenen oder inaktiven Zustand, wobei Häufigkeit und Dauer dieser Zustände von der Frequenz und Erregungsstörung abhängen. Sie binden individuell mit unterschiedlicher Affinität und Dauer. Substanzen mit **kurzer Bindungszeit** wie Lidocain, die schnell wegdissoziieren, sind nur bei **hoher Frequenz** wirksam und damit stark *Use dependent*. Im Gegensatz wirken Substanzen mit langer Bindungszeit wie Propafenon auch bei niedrigerer Frequenz, d. h. sie sind nur schwach *Use dependent* (**Abb. 5.13**).
Natriumkanalblocker werden nach ihrer verzögerten **Erholungszeit des Natrium-Kanals** in die Unterklassen **IA, IB und IC** unterteilt (**Abb. 5.14**).
Als **Indikationen** für Klasse-I-Antiarrhythmika gelten im Prinzip nur noch supraventrikuläre Arrhythmien. **Ausnahme:** Lidocain und Phenytoin werden auch bei ventrikulären Rhythmusstörungen eingesetzt, (s. **Tab. 5.9**).
Als **Nebenwirkungen** sind vor allem proarrhythmogene Effekte und die negative Inotropie zu beachten. Generell sind Klasse I-Antiarrhythmika bei Herzinsuffizienz sowie innerhalb der ersten 3 Monate nach einem Herzinfarkt **kontraindiziert,** da in der frühen Postinfarktphase das Risiko für iatrogene Rhythmusstörungen besonders groß ist.

Klasse-IA-Antiarrhythmika

Klasse-IA-Antiarrhythmika vom Chinidintyp (nach dem Prototyp Chinidin benannt) blockieren den schnellen Natrium-Einstrom und **verlängern das Aktionspotenzial**. Als besondere Eigenschaft besitzen sie zusätzlich eine **anticholinerge Komponente**, die die antiarrhythmogene Wirkung erschwert und das Nebenwirkungsprofil verschlechtert. Dies erklärt die

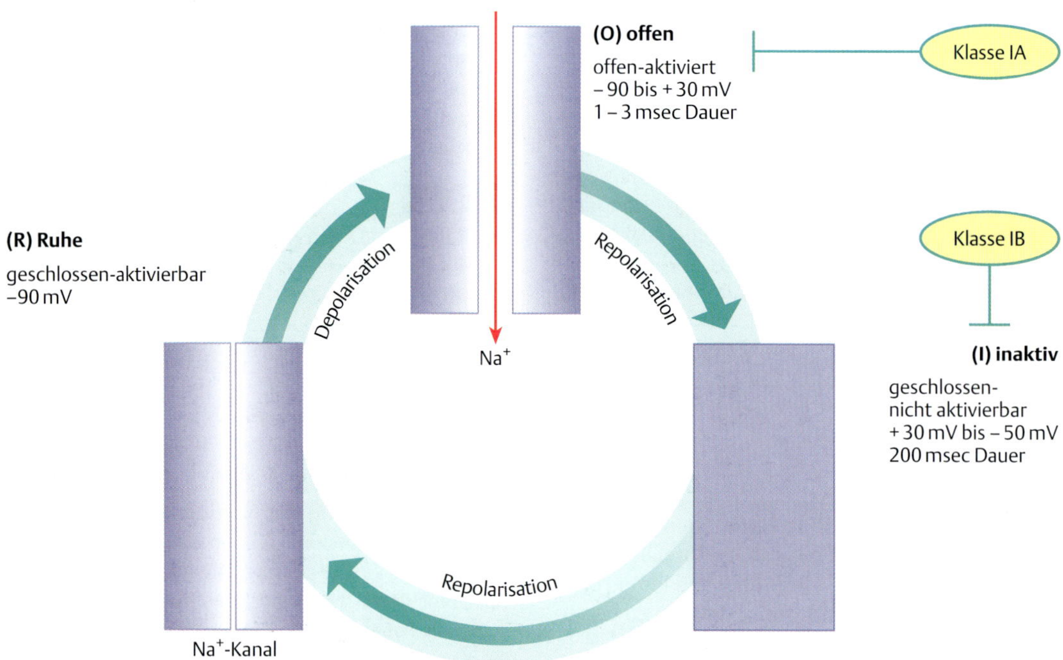

Abb. 5.13 Use dependence. Der Natrium-Kanal durchläuft die 3 Stadien Ruhe, geschlossen (R), offen (O) und inaktiv (I), die durch Depolarisation und Repolarisation ineinander übergehen. Klasse I-AA blockieren den Natrium-Kanal im Offen- oder Inaktiv-Zustand in Abhängigkeit von der Frequenz bzw. Öffnungswahrscheinlichkeit.

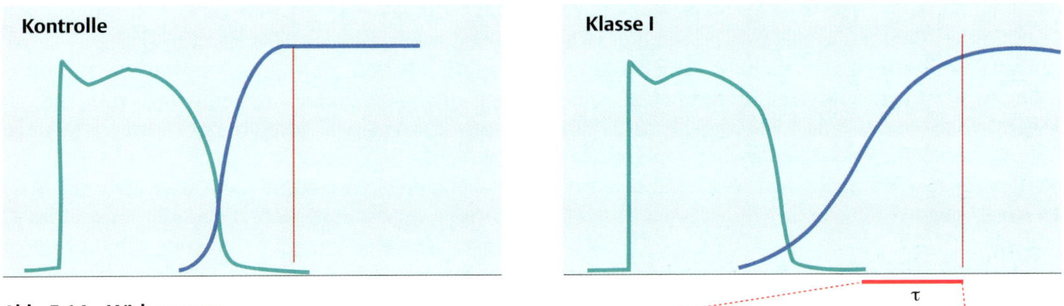

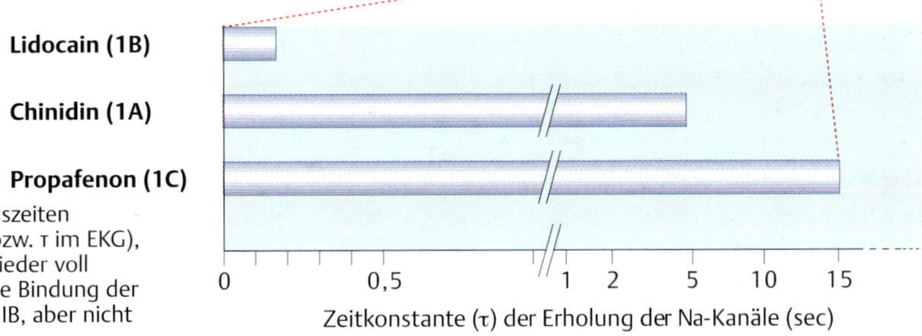

Abb. 5.14 Wirkung von Klasse-I-Antiarrhythmika. Die Hemmung des Natrium-Kanals durch Klasse I verzögert das Aktionspotenzial (Verschiebung der roten Linie nach rechts). Die Vertreter der unterschiedlichen Klasse-I-Untergruppen sind durch unterschiedliche Erholungszeiten τ charakterisiert (untere Hälfte bzw. τ im EKG), nach denen der Natriumkanal wieder voll erregbar ist. Die kurze bzw. lange Bindung der Klasse IB bzw. IC erklärt, warum IB, aber nicht IC, *Use dependent* sind.

„paradoxe“ Beobachtung, dass infolge einer beschleunigten Überleitung (= anticholinerge Wirkung) mehr Aktionspotenziale zur Kammer weitergeleitet werden, obwohl die Frequenz am Sinusknoten (Klasse-IA-Wirkung) reduziert wurde.

Praxistipp

Auf diesen Zusammenhang ist bei einer eventuellen Komedikation mit anticholinergen Wirkstoffen wie Antidepressiva, Neuroleptika etc. unbedingt zu achten.

Indikationen s. **Tab. 5.9**

Ajmalin (Gilurytmal®) wird als Klasse IA-AA der Wahl langsam intravenös unter EKG-Kontrolle bei **supraventrikulären** und bei lebensbedrohlichen ventrikulären Tachykardien appliziert. Oral wird es als **Prajmaliumbitartrat** (Neo-Gilurytmal®) bei ventrikulären Tachykardien eingesetzt. Als Nebenwirkungen werden supra- und ventrikuläre Tachyarrhythmien berichtet. Kontraindikation ist eine dekompensierte Herzinsuffizienz und Bradykardie.

Tabelle 5.9

Klasse-I-Antiarrhythmika

INN (Handelsname)	Eigenschaften	Indikationen
Klasse IA	Blockade des offenen Na-Kanals anticholinerg use dependent negativ inotrop	supraventrikäre Tachykardie Vorhofflimmern
Ajmalin (Gilurytmal®)	(früher auch als IC klassifiziert)	Mittel der Wahl bei paroxysmalen Tachykardien bei Präexzitationssyndromen (WPW-Syndrom)
Chinidin (Chinidin-Duriles®)	UAW paradoxe Tachykardien Cinchonismus Torsade-de-pointes-Arrhythmien	Vorhofflimmern Mittel der 2. Wahl
Klasse IB	Blockade des inaktiven Na-Kanals *use dependent*	ventrikuläre Tachykardien und Extrasystolen
Lidocain (Xylocard®)	i. v. Gabe	
Mexiletin (Mexitil®)	orale Gabe	Test bei neuropathischen Schmerzen
Phenytoin (Phenhydan®)	klassisches Antiepileptikum	Digitalis-Intoxikation
Klasse IC	langsame Wirkung auf Na-Kanal nicht use dependent am stärksten pro-arrhythmogen	supraventrikuläre Arrhythmien WPW-Syndrom ventrikuläre Arrhythmien
Propafenon (Rytmonorm®) Flecainid (Tambocor®)	bei langsamer Frequenz wirksam	

Chinidin (Chinidin-Duriles®) ist ein Stereoisomer des Malariamittels Chinin und blockiert neben den Natriumkanälen zusätzlich auch Kaliumkanäle. Dadurch verlängert sich die Refraktärzeit. Aufgrund der zahlreichen Neben- und Wechselwirkungen ist Chinidin Mittel der zweiten Wahl. Überdosierungen verursachen den sog. **Cinchonismus**, eine Mischung aus **atropinergen** Nebenwirkungen, Seh- und Hörstörungen und Delir.

Chinidin verursacht ausgeprägte **Wechselwirkungen** wie Wirkungsverstärkung von Digoxin (via Hemmung des P-Glykoproteins) und von Cyp2D6-Substraten wie Metoprolol oder Propafenon. Außerdem können Torsade-de-pointes-Arrhythmien ausgelöst werden.

Klasse-IB-Antiarrhythmika vom Lidocaintyp

Klasse-IB- (lokalanästhetische) Antiarrhythmika greifen v. a. an den Herzkammern an. Sie beeinflussen weniger die Dauer des Aktionspotenzials, vielmehr verlängern sie (relativ kurz) die Erholungszeit der Natriumkanäle bei hohen Frequenzen und senken dadurch die Erregungshäufigkeit.

Indikationen s. **Tab. 5.9**.

Lidocain (Xylocard®) blockiert stark *use dependent* (s. S. 96) nur bei hohen Frequenzen den Natriumkanal im inaktiven Zustand. Bei langsamer Frequenz diffundiert Lidocain aus der Pore und verliert seine Wirkung. Lidocain ist i. v. gut steuerbar und wird bei **ventrikulären Arrhythmien** eingesetzt.

Mexiletin (Mexitil®) ist eine Art „oral verfügbares Lidocain". Es wird auch bei neuropathischen Schmerzen eingesetzt, um die Ansprechbarkeit auf Natriumkanalblocker wie z. B. Antiepileptika zu testen.

Das Antiepileptikum **Phenytoin** (Phenhydan®) kommt bei ventrikulären Rhythmusstörungen und **Digitalis-Intoxikation** zum Einsatz, da es über eine zusätzliche Hemmung der Natrium- und Calcium-Ströme die Leitfähigkeit für Kalium und damit die Repolarisation verstärkt bzw. das Ruhemembranpotenzial stabilisiert.

Nebenwirkungen | In hoher Dosierung sind zentralnervöse Störungen wie Erregung und Krämpfe möglich (entsprechend der Wirkungen als Lokalanästhetika bzw. Antiepileptika).

Kontraindikationen | Nicht in den ersten drei Monaten nach Herzinfarkt, bei Herzinsuffizienz und AV-Block.

Klasse-IC-Antiarrhythmika

Substanzen der **Klasse IC** blockieren infolge ihrer langen Bindung und sehr verzögerten Erholungszeit (s. **Abb. 5.13**) den Natriumkanal auch in Ruhe (d. h. *nicht* use dependent), was im Ruhe-EKG zu einem breiten QRS-Komplex führt. In einigen Studien wiesen IC-Antiarrhythmika eine erhöhte Letaliät auf, daher gilt diese Gruppe als besonders risikobehaftet.

Hauptindikation sind supraventrikuläre Tachykardien und ventrikuläre Rhythmusstörungen, die auf supraventrikulären Rhythmusstörungen beruhen (**Tab. 5.9**).

Propafenon (Rytmonorm®), das chemisch mit Betablockern verwandt ist, besitzt chinidin- und lidocainartige Eigenschaften und hemmende Wirkungen auf den β- und Calcium-Rezeptor. Flecainid (Tambocor®) ist wegen seiner zahlreichen Anwendungsbeschränkungen nur noch 2. Wahl.

Nebenwirkungen | Arrhythmische Veränderungen, vor allem bradykarde Rhythmusstörungen, Verschlechterung einer Herzinsuffizienz, Allergien, Übelkeit, Schwindel, Kopfschmerzen, Sehstörungen.

Da das (-)-Enantiomer mit seiner β-Rezeptor-Blockade einem ausgeprägten Cyp2D6-Abbau unterliegt, besteht bei Patienten mit langsamer hepatischer Metabolisierung die Gefahr der Intoxikation (s. S. 458).

Kontraindikationen | Herzinsuffizienz, schwere tachykarde und bradykarde Herzrhythmusstörungen.

MERKE

Von den Klasse-I-Antiarrhythmika kommen vor allem Ajmalin, Lidocain und Propafenon zum Einsatz. Hauptindikation sind ventrikuläre Tachykardien.

Klasse II: Betablocker (vgl. S. 75)

$Beta_1$-Blocker sowie der unselektive Betablocker Propranolol hemmen die Erregungen am Sinusknoten, erhöhen die Filterwirkung am AV-Knoten und erschweren das Auftreten kreisender Erregungen am Vorhof. Je höher die Frequenz, desto ausgeprägter die β-Blockade. Daher eignen sich Betablocker gut bei Sinustachykardien, **supraventrikulären Tachykardien** sowie ventrikulären Extrasystolen. Unter Beachtung ihrer Nebenwirkungen und Kontraindikationen gelten Betablocker als gut verträglich (s. S. 74). Für Betablocker konnte im Gegensatz zu den Klasse I-AA eine **Reduktion der Mortalität** nachgewiesen werden.

Grundsätzlich kommen alle Betablocker infrage, die auch bei Hypertonus oder Herzinsuffizienz eingesetzt werden (s. S. 74, 90). **Esmolol** (Brevibloc®) ist ein kurz wirksamer (HWZ 10 min) und gut steuerbarer β_1-Blocker, der i. v. appliziert und rasch durch Esterasen im Blut abgebaut wird. Er kommt bei Operationen zum Einsatz, um ein vorgeschädigtes Herz vor stressbedingter Hyperaktivität zu schützen (therapeutischer Nutzen unklar).

Da Betablocker die **AV-Überleitung verzögern,** ist bei der Komedikation Vorsicht geboten. Die Gefahr eines AV-Blocks wird vor allem verstärkt durch

- Digitalis-Glykoside

- kardiodepressive Calciumantagonisten wie Verapamil oder Diltiazem
- Parasympathomimetika bzw. AChE-Hemmstoffe.

MERKE

Betablocker dämpfen effektiv die kardiale Erregung, jedoch muss die negative Inotropie und Dromotropie beachtet werden.

Klasse III: Kaliumkanalblocker

Kaliumkanalblocker blockieren den I_K-Kanal (s. S. 63), der den für die Repolarisation verantwortlichen K-Strom leitet. Der Anteil des I_K-Kanals an der Repolarisation steigt mit **abnehmender Frequenz**, sodass die Klasse-III-Antiarrhythmika besonders bei niedrigen Frequenz wirksam sind (*reverse use dependence*). Wirkstoffe sind Amiodaron und Sotalol.
Durch Hemmung der Kalium-Leitfähigkeit wird die Repolarisation verzögert und damit die **absolute Refraktärzeit** in allen Herzabschnitten **deutlich verlängert.** Nicht verlangsamt wird hingegen die Leitungsgeschwindigkeit, sodass die gefürchteten „kreisenden Erregungen" unterbrochen und ektope Erregungen vermieden werden. Auch die Schlagkraft wird nicht vermindert, im Gegenteil: durch die Verlängerung des Aktionspotenzials kann mehr Calcium einströmen.

MERKE

Kaliumkanalblocker haben insgesamt weniger proarrhythmogene Effekte als Klasse-I-Antiarrhythmika.

Indikationen sind therapierefraktäre, schwere supraventrikuläre und ventrikuläre Tachykardien (auch bei vorbestehender Herzinsuffizienz einsetzbar).

Amiodaron

Amiodaron (Cordarex®) ist ein häufig eingesetztes und gut wirksames Antiarrhythmikum, das – ebenso wie Betablocker – nachweislich die Mortalität senkt. Amiodaron blockiert Kalium-, Natrium- und Calciumkanäle, es verlängert also die Repolarisation und senkt damit auch die Frequenz am Sinusknoten (Bradykardie). Zusätzlich werden durch eine α-Rezeptor-Blockade die Koronararterien dilatiert.
Amiodaron trägt **zwei Iodatome** (**Abb. 5.15**), die zu schweren Störungen der Schilddrüsenfunktion führen können (s. u.). Die Iodierung kann aber nicht abgespalten werden, denn deiodiertes Amiodaron verliert seinen antiarrhythmogenen Effekt! Eventuell ist die veränderte Funktion von Schilddrüsenhormonen an der anti-arrhythmischen Wirkung von Amiodaron beteiligt (z. B. kann die verminderte Wirkung des peripheren Schilddrüsenhormons T3 am Herz zur Bradykardie beitragen).

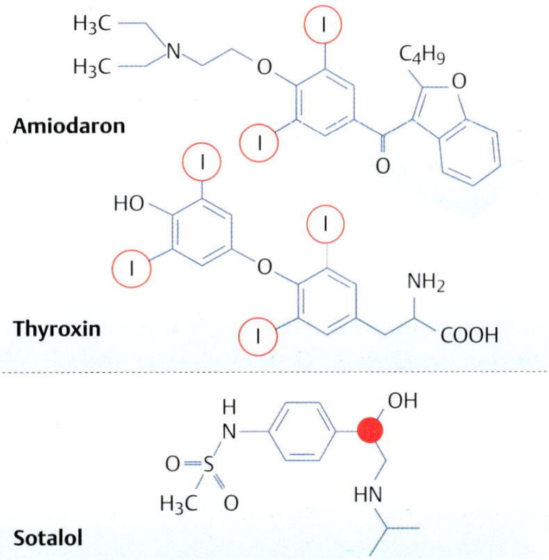

Abb. 5.15 Klasse-III-Antiarrhythmika. Amiodaron trägt nicht nur zwei Iodatome, sondern weist auch strukturelle Ähnlichkeiten mit den Schilddrüsenhormon Thyroxin auf (s. S. 227). Sotalol ist durch ein chirales Zentrum (roter Kreis) charakterisiert, seine Enantiomere besitzen verschiedene antiarrhythmische Effekte (Tab. 2.13).

Pharmakokinetik | Die kardialen Vorteile von Amiodaron werden durch komplexe Kinetik, Nebenwirkungen und Arzneimittelinteraktionen limitiert. Da Amiodaron immer häufiger verordnet wird, ist es wichtig, diese zu kennen. Besonderheiten gibt es bei Kinetik und Gewebeanreicherung. Infolge seiner geringen Wasserlöslichkeit bzw. **hohen Lipophilie** bildet Amiodaron Komplexe mit polaren Lipiden. Diese Komplexe reichern sich in den sauren Organellen wie Endosomen und Lysosomen an, was die **monatelange Eliminations-HWZ** (20 bis 100 Tage) von Amiodaron erklärt. Diese kinetische Besonderheit erfordert eine entsprechende Dosierung: zuerst wird über 8–10 Tage mit 600–1 000 mg/d aufgesättigt, danach wird auf eine Erhaltungsdosis von 100–200 mg/d reduziert, wobei nach 5 Tagen eine zweitägige Pause (z. B. am Wochenende) eingelegt werden muss. Die lange Gewebebindung wird bei älteren Patienten mit ihrem altersbedingten relativ erhöhten Fettanteil noch verstärkt. Darauf ist bei der Dosierung zu achten.

MERKE

- Amiodaron wird immer öfter bei Vorhofflimmern verordnet, da es auch bei strukturellen Herzschäden nicht negativ inotrop wirkt.
- Die lange Halbwertszeit erfordert regelmäßige Dosiskontrollen und sorgfältige monatelange Nachbeobachtung nach dem Absetzen.

Nebenwirkungen | Die Nebenwirkungen sind zahlreich. Bei bis zu 20 % der Patienten werden **Störungen der Schilddrüsenfunktion** ausgelöst (v. a. Hyperthyreose). 40 % des Molekulargewichtes von Amiodaron ist organisches Iod, das sind 75 mg bei einer 200 mg-Tablette! Bei einer täglichen Aufnahme von 100 mg bzw. 600 mg Amiodaron gelangen 3,5 bzw. 22 mg ungebundenes Iod ins Blut, was dem 20- bis 100-fachen des täglichen Bedarfs von 100–200 µg Iod entspricht.

Amiodaron hemmt allerdings auch direkt die T3-Bindung an den T3-Rezeptor sowie die periphere Deiodase und damit die Konversion von T4 zum aktiven T3. Stattdessen wird vermehrt unwirksames rT3 gebildet → Hypothyreose.

Praxistipp

Die Hyperthyreose wird nicht sofort symptomatisch manifest, da Amiodaron über die Bradykardie die typischen Symptome abschwächt.

Vor einer Therapie mit Amiodaron sollte immer eine **Schilddrüsendiagnostik** durchgeführt werden. Nach dem Absetzen muss noch monatelang auf die Symptome einer Hyperthyreose geachtet werden.

Am **Herzen** tritt häufig eine QT-Verlängerung auf (bei QT >550 msec Dosisreduktion), Bradykardie und selten auch Torsade de pointes-Tachykardien. Bei fast allen Patienten lagern sich Amiodaron-Lipid-Komplexe in der **Kornea** ab (Rückbildung 6 bis 12 Monate nach dem Absetzen) und in Alveolarmakrophagen ein, wo sie die Proliferation von Bindegewebszellen stimulieren. Bei ersten Anzeichen einer **Lungenfibrose** bzw. atypischen Pneumonie sollte Amiodaron sofort abgesetzt werden (evtl. mit Glukokortikoiden behandeln). Bei 5–30 % der Patienten wird zudem von Polyneuropathien, Schlafstörungen oder Ataxien berichtet. Die **Lichtempfindlichkeit** ist gesteigert.

MERKE

Nebenwirkungen betreffen zahlreiche Organe wie die Schilddrüse (Über- und Unterfunktion), Lunge (Fibrose), Kornea (Sehverminderung) oder das Herz (Bradykardie, QT-Verlängerung)

Kontraindikationen | Bradykardie, verzögerte Leitungsgeschwindigkeit, QT-Verlängerung bzw. Komedikation mit anderen QT-verlängernden Wirkstoffen, Hypokaliämie (Vorsicht bei Komedikation mit Laxanzien, Diuretika, Glukokortikoiden).

Arzneimittelinteraktionen | Amiodaron wird ausschließlich mittels CYP3A4 in der Leber metabolisiert. CYP3A4-Hemmstoffe (z. B. Simvastatin, Azol-Antimykotika) schwächen die antiarrhythmische Wirkung ab. Andererseits verstärkt Amiodaron über CYP2C8/9, 2D6 die Wirkung von Phenprocoumon, Phenytoin, Betablocker, ASS, Statine u. a. (Dosisreduktion).

Dronadaron (Multaq®), ein neues Derivat von Amiodaron, enthält kein Iod, ist weniger lipophil, interferiert schwächer mit CYP-Enzymen und seine HWZ beträgt nur 24 h. Es birgt signifikant weniger Nebenwirkungen, aber möglicherweise ist auch sein therapeutischer Effekt geringer (u. a. bedingt durch das Fehlen von Iod).

Sotalol

Sotalol (Sotalex®) ist ein Racemat, das sowohl unselektiv β-Rezeptoren als auch Kalium-Kanäle hemmt. Diese Wirkungen sind jedoch enantiomerspezifisch:

- R-Sotalol bzw. L-(-)-Sotalol: Blockade von Kalium-Kanälen und β-Rezeptoren
- S-Sotalol bzw. D-(+)-Sotalol: Blockade nur von Kalium-Kanälen.

Da S- bzw. D-(+)-Sotalol (überraschenderweise) nicht antiarrhythmisch wirkt, wird Sotalol immer als Racemat appliziert. Nebenwirkungen umfassen die für Betablocker typischen Störungen einschließlich AV-Verzögerung sowie Torsade-de-pointes-Tachykardien.

Klasse IV: Calciumkanalblocker (vgl. S. 76)

Wirkmechanismus | Calciumantagonisten wie **Verapamil, Gallopamil** oder **Diltiazem** hemmen den langsamen, spannungsabhängigen L-Typ-Calcium-Kanal und verzögern damit die Depolarisationsgeschwindigkeit im Sinus- und AV-Knoten sowie die AV-Überleitung. Außerdem unterdrücken sie die späten (*slow response*) Nachpotenziale, die oft in älteren Infarktgebieten generiert werden. Ähnlich den Natriumkanalblocker binden Calciumkanalblocker den Kanal im O- und I-Zustand (**Abb. 5.13**).

Im Gegensatz dazu binden Dihydropyridine an andere Domänen der α_1-Untereinheit. Ihre Wirkung ist von anderen Erregungseigenschaften abhängig, die sich zwischen Herzmuskelzellen und glatten Muskelzellen unterscheiden.

Indikationen | Supraventrikuläre Tachykardien.

Nebenwirkungen | Bei zu schneller i. v.-Injektion kann ein Herzstillstand ausgelöst werden (vgl. S. 76).

Kontraindikationen | Manifeste Herzinsuffizienz, Präexzitationssyndrome, AV-Block u. a. (vgl. S. 78).

MERKE

Verapamil und Diltiazem sind bei supraventrikulären Tachykardien indiziert.

Weitere Antiarrhythmika

Stimulation des Parasympathikus

Die Herzglykoside **Digoxin** (Lanicor®) und **Digitoxin** (Digimerck®) entfalten ihre antiarrhythmische Wirkung nicht über die Hemmung der kardialen Na-K-ATPase, sondern über eine Stimulation des Vaguskerns und Sensitivierung des Barorezeptorreflexes (s. S. 92). Aufgrund dieser Erregungsdämpfung sind sie bei **supraventrikulären** Tachykardien und **Vorhofflimmern** mit schneller AV-Überleitung indiziert. Herzglykoside sind bei **ventrikulären Arrhythmien** wegen der Gefahr einer Kammerflimmerns **kontraindiziert** (zur Erinnerung: der Parasympathikus innerviert nicht die Herzkammern, s. S. 37).

Hemmstoffe des HCN-Kanals im Schrittmacher

Ivabradin (Procoralan®) ist ein neues Antiarrhythmikum, das den **HCN-Kanal** des Sinusknotens hemmt (HCN = *hyperpolarisation activated cyclic nucleotide gated*). Die Blockade dieses Schrittmacherkanals, der K wie Na durchlässt (sog. I_f-Strom, daher werden HCN-Inhibitoren auch I_f-Hemmstoffe genannt), verzögert die spontane diastolische Depolarisation bzw. die Schrittmacherfrequenz, ohne das Erregungsleitungssystem und die Schlagkraft zu verändern. Indiziert ist Ivabradin aber nur bei stabiler Angina pectoris, wenn Betablocker kontraindiziert oder unverträglich sind (s. S. 86).

Stimulation des Adenosin-Rezeptors 1 (A1)

Adenosin (Adenoscan®) kommt bei **paroxysmalen supraventrikulären Tachykardien** zum Einsatz. Durch Stimulation des A1-Rezeptors werden spezifische Kalium-Kanäle (GIRK) am Sinusknoten geöffnet und das Ruhepotenzial stabilisiert. Zusätzlich wird am AV-Knoten die Leitungsfähigkeit herabgesetzt, da auch noch Calciumkanäle blockiert werden. Wegen seiner sehr kurzen HWZ (< 10 sec) wird Adenosin als Bolus injiziert. Unspezifische **Nebenwirkungen** sind Übelkeit und Flush. Entsprechend seiner Wirkung ist Adenosin bei **AV-Block kontraindiziert**.

5

Magnesium

Magnesium (Magnesium Diasporal®) hemmt in hoher Dosierung die Erregungsfortleitung am AV-Knoten und verlängert die Erholungszeit am Sinusknoten. Hochdosiertes Magnesium i. v. ist erste Wahl bei **Torsade-de-pointes-Arrhythmien** (s. S. 447).

Übersicht über die wichtigsten Antiarrhythmika

Eine **Übersicht über die wichtigsten Antiarrhythmika** und ihre Angriffspunkte ist in **Tab. 5.10** dargestellt.

Tabelle 5.10

Angriffspunkte und Indikationen von Antiarrhythmika

Wirkstoffgruppe	Wirkstoffe	Angriffspunkt	kardiale Effekte	Indikationen
Klasse I*	Lidocain, Ajmalin	Natriumkanal ↓	– verzögertes AP – verlängerte Repolarisation – negativ inotrop	– supraventrikuläre Tachykardie – ventrikuläre HRS
Klasse II	typische β-Blocker Esmolol, Propraolol	β-Rezeptoren ↓	– Hemmung des Sinusknotens – erhöhte Siebwirkung am AV-Knoten – Hemmung ventrikulärer Erregung – negativ inotrop	– supra- und ventrikuläre Tachykardien – ventrikuläre ES
Klasse III	Amiodaron, Sotalol	Kaliumkanal (I_K) ↓ Ca-Na-Kanäle ↓ β-Rezeptoren ↓	– verzögerte Repolarisation – Dromotropie und Inotropie unverändert	– supra- und ventrikuläre HRS – reentry-Tachykardie – Vorhofflimmern
Klasse IV	Verapamil, Diltiazem	L-Typ-Calcium-Kanal ↓	– verzögerte Depolarisation am Sinus- und AV-Knoten – negativ inotrop	supraventrikuläre Tachykardien
Herzglykoside	Digitoxin, Digoxin	Parasympathikus ↑	Hemmung der supraventrikulären Erregung	supraventrikuläre Tachykardien
Adenosin-Agonisten	Adenosin	A1-Rezeptoren	– Aktivierung von Kalium-Kanälen – Siebwirkung im AV-Knoten	supraventrikuläre Tachykardien
Elektrolyte	Magnesium		– verlängerte Erholungszeit am SK – verzögerte AV-Überleitung	Torsade-de-pointes-Arrhythmien
Sympathomimetika	Orciprenalin	β-Rezeptoren ↑	Aktivierung der Erregung	Bradykardie
Parasympatholytika	Ipratropium	muskarinerge ACh-Rezeptoren	Aktivierung der Erregung	Bradykardie

↑ bzw. ↓ = Öffnung/Aktivierung bzw. Hemmung/Blockade
** Einzelheiten zu Klasse I s. S. 95*
AP = Aktionspotenzial, ES = Extrasystole, HRS = Herzrhythmusstörung, SK = Sinusknoten

Tabelle 5.11

Therapie von Herzrhythmusstörungen*

Rhythmusstörung	1. Wahl	2. Wahl bzw. spezielle Indikation
Bradykardie	Atropin	Orciprenalin, Adrenalin
supraventrikuläre Tachyarrhythmien		
Vorhofflimmern		
– Frequenzkontrolle	Verapamil	Betablocker bei adrenergem Tonus Digitalisglykoside
– Kardioversion	Propafenon	Amiodaron bei ventr. Dysfunktion
Tachykardie	Adenosin	Calciumkanal- oder Betablocker
ventrikuläre Tachyarrhythmien		
regelmäßig	Amiodaron	Ajmalin (Faszikelblock)
polymorph	Amiodaron	Lidocain, β-Blocker
Infarkt	Amiodaron	Lidocain
QT-Verlängerung bzw. Torsade-de-pointes-Arrhythmie	Magnesium Lidocain	Orciprenalin, Adrenalin

* *Ein aktueller Überblick über den gegenwärtigen Stand der antiarrhythmischen Pharmakotherapie in Deutschland findet sich bei Lewalter et al., Deutsches Ärzteblatt 104, C997–1003 (2007)*

Vorgehen bei tachykarden Rhythmusstörungen

Das Vorgehen bei tachykarden Rhythmusstörungen ist im Gegensatz zu vielen anderen Erkrankungen nicht standardisiert. Die Empfehlungen beruhen meist auf einem Expertenkonsens, d. h. wesentliche Qualitätsmerkmale wie „level of evidence" fehlen (s. S. 30). Einen aktuellen Überblick über die Therapieempfehlungen finden Sie in **Tab. 5.11**. Danach entscheidet sich das Vorgehen nach folgenden diagnostischen Gesichtspunkten:

I. Hämodynamisch instabil | Kardioversion/Defibrillation unter Analgosedierung (Diazepam, Morphin); Amiodaron i. v. bei fehlendem Erfolg.

II. Hämodynamisch stabil | Die hämodynamisch stabile Tachykardie ist die Domäne der Pharmakotherapie.

IIA Schmaler QRS-Komplex (supraventrikulärer Ursprung):

- **IIA-1** Vorhofflimmern (unregelmäßige Zykluslänge):
  - Zur Frequenzkontrolle werden Verapamil oder Betablocker (v. a. bei adrenerger Überaktivität) sowie Digitalisglykoside eingesetzt.
  - Zur Kardioversion sind Propafenon oder Ajmalin indiziert, bei ventrikulärer Dysfunktion Amiodaron, das nicht negativ inotrop wirkt.
- **IIA-2** supraventrikuläre Tachykardie (regelmäßige Zykluslänge):
  - Nach vagalen Manövern (Valsalva-Pressversuch, Carotismassage) wird zuerst **Adenosin** injiziert, bei Versagen Calciumkanal- oder Betablocker.

IIB Breiter QRS-Komplex (ventrikulärer Ursprung):

- **IIB-1** Bei **regelmäßiger Kammertachykardie** (ventrikulärer oder unklarer Ursprungsort), wie sie in 80 % der Fälle vorkommt, ist **Amiodaron** indiziert, bei Versagen oder Faszikelblock Ajmalin
- **IIB-2** Unregelmäßige Kammertachykardie:
  - bei Infarkt bzw. ischämischer Tachykardie werden **Amiodaron** oder Lidocain injiziert
  - polymorphe Kammertachykardie ohne QT-Verlängerung: Amiodaron > Lidocain oder Betablocker
  - Torsade-de-pointes-Tachykardien bei QT-Verlängerung werden mit i. v. Magnesium oder Lidocain, bei Versagen mit Orciprenalin/Adrenalin therapiert.

Herzrhythmusstörungen durch Arzneistoffe

Viele Medikamente interferieren mit dem kardialen Erregungsleitungssystem. Besonders relevant ist dies bei vorgeschädigtem Herzen bzw. Komedikation mit anderen kardial wirksamen Arzneistoffen.

Hemmung der Frequenz, Überleitung oder Schlagkraft |

- Parasympathomimetika (AChE-Hemmstoffe bei Demenz)
- Betablocker
- kardiodepressive Calciumkanalblocker (Verapamil, Diltiazem)
- Klasse-I- und -III-Antiarrhythmika.

Steigerung der Erregbarkeit |

- Reflextachykardie durch Antihypertonika (α_1-Blocker, Calcium-Antagonisten vom Dihydropyridin-Typ, Antidepressiva und Neuroleptika mit α_1-Hemmung)
- Sympathomimetische Wirkstoffe (Betamimetika, MAO-Hemmer, Antidepressiva)
- Parasympatholytika und Hemmstoffe der muskarinergen ACh-Rezeptoren.

QT-Verlängerung | Eine Reihe von Medikamenten kann die QT-Zeit im EKG verlängern. Da die daraus entstehenden Rhythmusstörungen sich ggf. nur als Schwindelzustände oder Synkopen bemerkbar machen, sollte bei diesen Symptomen eine **Medikamentenanamnese** durchgeführt werden. Ein wichtiger Prädiktor ist die **Verlängerung der QT-Zeit** bzw. der frequenzkorrigierten QT-Zeit (QTc, je niedriger die Frequenz, desto länger das QTc-Intervall). Ein QTc >500 msec gilt als eindeutig pathologisch.

Allgemeine Risikofaktoren für eine QT-Verlängerung und Torsade-de-pointes-Arrythmien (s. S. 447):

- Hypokaliämie (Laxanzien, Diuretika), Hypomagnesiämie, Hypocalcämie
- Sinusbradykardie und AV-Blockierungen
- KHK, Herzinsuffizienz, linksventrikuläre Hypertrophie.

Wirkstoffe, die die QT-Zeit verlängern bzw. Torsade-de-pointes-Arrhythmien auslösen können:

- Antiarrhythmika Klasse I und III
- Chinolone (Grepafloxacin und Sparfloxacin)
- Antimykotika (Ketokonazol)
- H_1-Blocker (Terfenadin)
- trizyklische Antidepressiva
- Neuroleptika (Haloperidol, Sulpirid)
- Antimalaria-Mittel.

MERKE

Wirkstoffe mit QT-verlängerndem Potenzial sollten nach Möglichkeit nicht kombiniert werden.

EXKURS

1957 wurde eine norwegische Familie mit vier taubstummen Kindern beschrieben, die unter rezidivierenden Schwindelattacken bzw. Synkopen litten. Die Symptome wurden zunächst als Epilepsie fehldiagnostiziert. Alle Kinder zeigten ein erheblich verlängertes QT-Intervall und drei von ihnen verstarben an einem plötzlichen Herztod. Ursache dafür waren Mutationen bestimmter Kalium-Kanäle, die über veränderte Kaliumströme Taubheit und schwere Arrhythmien wie Torsade-de-pointes-Arrythymien verursachen.

Weiterführende Informationen

- http://www.dgk.org/leitlinien/LeitlinienHerzinsuffizienz.pdf
- http://www.uni-duesseldorf.de/awmf/awmfleit.htm

6 Blut

6.1 Blutgerinnung

Key Point
Die Blutgerinnung ist ein ausgeklügeltes System zum Schutz des menschlichen Körpers vor Blutverlust bzw. intravasaler Gerinnselbildung. Zur Prophylaxe oder Therapie thrombembolischer Ereignisse sind Hemmstoffe der Blutgerinnung indiziert. Diese hemmen entweder die Thrombozytenaggregation oder die kaskadenartig ablaufende und teilweise Vitamin-K-abhängige Aktivierung von Gerinnungsfaktoren mit abschließender Bildung von Fibrin.

6.1.1 Physiologie der Blutgerinnung

Blut besteht aus dem nicht zellulären Plasma (v. a. Proteine, Elektrolyte) und den zellulären Bestandteilen. Letztere machen etwa 40–45 % des Gesamtblutvolumens aus (Hämatokrit) und setzen sich aus ca. 99 % Erythrozyten sowie ca. 1 % Leuko- und Thrombozyten zusammen. Das Blut hat im Wesentlichen folgende Aufgaben:

- **Transport** von Sauerstoff und CO_2, Hormonen und Proteinen (Signalübertragung!), Fremdstoffen und Arzneimitteln sowie ihren Metaboliten, Vitaminen, Nährstoffen etc.
- **Abwehr** gegen Krankheitserreger (Bakterien, Viren, Toxine etc.)
- **Wärmeregulation**.

Aufgrund dieser vielfältigen und lebenswichtigen Aufgaben besitzt der Körper ausgeklügelte Regulationsmechanismen, die seine optimale Funktion sowie einen Schutz gegen Blutverlust oder intravasale Gerinnung gewährleisten.

Bei Gesunden besteht ein sorgfältig ausbalanciertes Gleichgewicht zwischen der Wirkung pro- und antikoagulatorischer Faktoren zur Verhinderung von Spontanblutungen einerseits oder einer intravasalen Gerinnung andererseits. Bei einer Gewebsverletzung wird dieses Gleichgewicht zur Gerinnungsaktivierung hin verschoben. Innerhalb weniger Sekunden findet zunächst eine rasche Blutstillung durch Vasokonstriktion und Thrombozytenadhäsion/-aggregation statt (primäre Hämostase). Dieser primäre Wundverschluss wird innerhalb weniger Minuten durch die Bildung von Fibrin im Rahmen der plasmatischen Gerinnung stabilisiert (sekundäre Hämostase).

MERKE

- 1. Primäre Hämostase: Rasche Blutstillung durch Vasokonstriktion und Thrombozytenadhäsion/-aggregation
- 2. Sekundäre Hämostase: Bildung von Fibrin durch Aktivierung der plasmatischen Gerinnung.

Primäre Hämostase

Eine Gewebsverletzung führt zu einer verminderten Freisetzung von Stickstoffmonoxid (NO) und Prostazyklin ($PG\text{-}I_2$) aus den geschädigten Endothelzellen der Gefäße. Normalerweise erweitern diese Mediatoren die Gefäße und verhindern eine Anhaftung der Thrombozyten an der Gefäßwand. Daher führt eine Endothelzellschädigung zu **Vasokonstriktion** und **Thrombozytenadhäsion**.

Thrombozytenadhäsion

Die **Anhaftung der Thrombozyten** an das Endothel wird v. a. durch den von-Willebrand-Faktor (vWF) vermittelt, der sowohl an den **Glykoprotein-Ib-Rezeptor** der Thrombozyten als auch an freigelegte, subendotheliale Kollagenfasern bindet. Darüber hinaus haften Thrombozyten auch vWF-unabhängig über die **Glykoproteine Ia und IIa** am Gefäßendothel (**Abb. 6.1**). Infolge der Bindung an Kollagen und der Wirkung zahlreicher Kofaktoren wie z. B. plättchenaktivierender Faktor (PAF), ADP oder Calcium werden die Thrombozyten aus ihrem Ruhezustand aktiviert und sezernieren vasokonstriktorisch wirksame Inhaltsstoffe (Serotonin, Thromboxan A2).

Thrombozytenaggregation

Die Zusammenlagerung zahlreicher Thrombozyten zu einem größeren Konglomerat **(weißer Abscheidungsthrombus)** wird über die Bindung von Fibrinogen an den **Glykoprotein-IIb/IIIa-Rezeptorkomplex** der Thrombozyten erreicht (**Abb. 6.1**). Neben dieser Quervernetzung über Fibrinogenbrücken bilden die normalerweise flachen Thrombozyten **sägezahnartige Pseudopodien** aus, die eine mechanische Verzahnung mehrerer Thrombozyten ermöglichen.

MERKE

- Prostazyklin und Stickstoffmonoxid (NO) aus Endothelzellen wirken *vasodilatatorisch* und *hemmen* die Thrombozytenadhäsion und -aggregation (= Hemmung der primären Hämostase)
- Thromboxan A2 und Serotonin aus Thrombozyten wirken *vasokonstriktorisch* und *fördern* die Thrombozytenadhäsion und -aggregation (= Aktivierung der primären Hämostase).

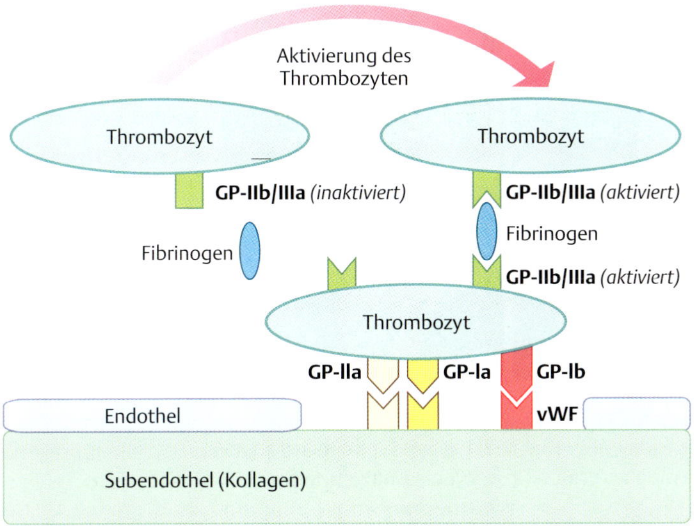

Abb. 6.1 Darstellung der Thrombozytenadhäsion und -aggregation. Die Anhaftung von Thrombozyten (Adhäsion) an das Endothel erfolgt durch Bindung von thrombozytärem Glykoprotein (GP) Ib an den vWF des Subendothels oder durch direkte Bindung von thrombozytärem GP-Ia und GP-IIa an das freigelegte Kollagen des Subendothels. Die weitere Vernetzung von Thrombozyten (Aggregation) wird durch Ausbildung von Fibrinogenbrücken zwischen den GP-IIb/IIIa-Rezeptoren der Thrombozyten vermittelt.

Sekundäre Hämostase

Im Rahmen der sekundären Hämostase erfolgt der **dauerhafte Wundverschluss** durch Ausbildung eines Fibrinnetzes. Darin verfangen sich zelluläre Blutbestandteile (v. a. Erythrozyten) und bilden den **roten Thrombus**.

Die Bildung von Fibrin aus seiner inaktiven Vorstufe Fibrinogen beruht auf einer kaskadenartigen Aktivierung von Thrombin durch Gerinnungsfaktoren. Diese **aktivieren sich gegenseitig** durch proteolytischen Abbau ihrer inaktiven Speicherformen.

Man unterscheidet eine rasche **exogene Aktivierung** aufgrund von Gewebsverletzungen (Gewebsthromboplastin, Calcium etc.) sowie eine langsamere **endogene Aktivierung** durch Kontakt mit geschädigten Endothelzelloberflächen (freigelegtes Kollagen, **Abb. 6.2**).

EXKURS

Differenzierung zwischen primärer und sekundärer Hämostase

Der **weiße Abscheidungsthrombus** besteht aus Thrombozyten und entsteht im Rahmen der primären Hämostase. Störungen der primären Hämostase (z. B. idiopathisch-thrombozytopenische Purpura) führen zu punktförmigen Hauteinblutungen (Petechien), die bei Kompression verschwinden (**Abb. 6.3a**).

Der **rote Thrombus** besteht in erster Linie aus Erythrozyten und entsteht im Rahmen der sekundären Hämostase. Störungen der sekundären Hämostase (z. B. Hä-

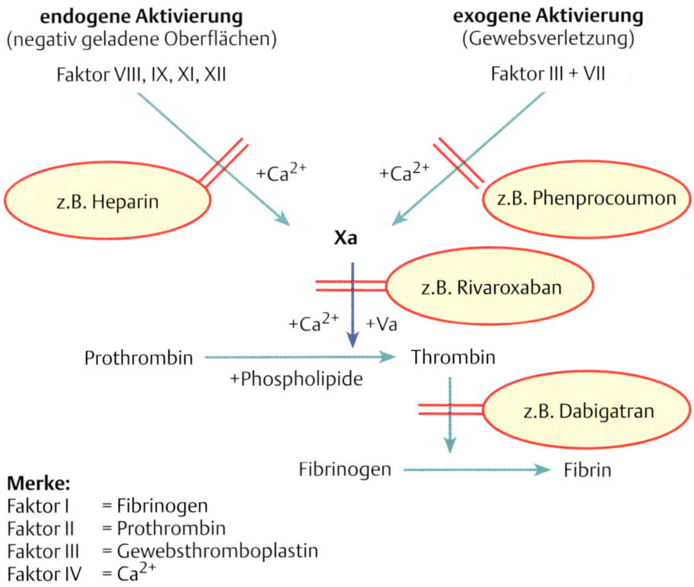

Abb. 6.2 Vereinfachte Darstellung der Gerinnungskaskade und Wirkmechanismen von Heparinpräparaten, Vitamin-K-Antagonisten, FX- und Thrombininhibitoren.

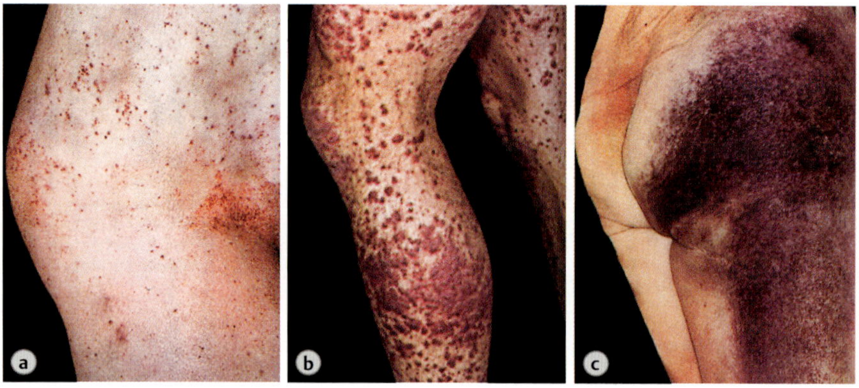

Abb. 6.3 Klinische Befunde bei Störungen der Hämostase.
a Petechien bei Thrombozytopenie,
b Purpura, hervorgerufen durch Arzneimittel,
c typisches großflächiges Hämatom bei Hämophilie.

mophilie A bzw. B) führen zu großflächigen Hauteinblutungen (Hämatome), die sich bei Kompression vergrößern (**Abb. 6.3c**).
Mischformen bei Störungen der primären und sekundären Hämostase sind ebenfalls zu beobachten (z. B. Verbrauchskoagulopathie bei Sepsis, von-Willebrand-Jürgens-Syndrom).

6.2 Medikamentöse Hemmung der Thrombozytenaggregation (primäre Hämostase)

Key Point

Hemmstoffe der Thrombozytenaggregation wirken vor allem in der arteriellen Strombahn. Sie werden insbesondere zur Prophylaxe thrombembolischer Ereignisse eingesetzt. Der bekannteste und aufgrund seines großen therapeutischen Nutzens und geringer Therapiekosten am häufigsten verwendete Wirkstoff ist Acetylsaliclysäure (ASS).

Die Auswahl an Hemmstoffen der Thrombozytenaggregation und damit der primären Hämostase ist trotz der Vielzahl von Thrombozytenaktivatoren und ihrer pharmakologischen Ansatzpunkte *(drug targets)* verhältnismäßig gering (**Abb. 6.4**). Sie wirken vornehmlich in der **arteriellen Strombahn**. Allen Hemmstoffen der Thrombozytenaggregation gemeinsam ist ein klinisch relevantes **Blutungsrisiko** (v. a. gastrointestinal, zerebral), das sich insbesondere bei einer Kombinationstherapie mit mehreren Hämostasehemmstoffen nur schwer einschätzen lässt. Darüber hinaus kommt es bei Einnahme dieser Wirkstoffe häufig zu **gastrointestinalen Beschwerden,** wie Übelkeit, Erbrechen und Diarrhö.

6.2.1 Acetylsalicylsäure (ASS)

(→ ASS als Analgetikum s. S. 280).

Wirkmechanismus | Aufgrund ihres großen therapeutischen Nutzens und geringer Therapiekosten ist **Acetylsalicylsäure** (Aspirin®, HWZ von ASS 15 min, HWZ der Salicylsäure 2–3 h) der **Thrombozytenaggregationshemmstoff der ersten Wahl** bei niedrigem und mittlerem Risiko (**Abb. 6.4**). Die Hemmung der Thrombozytenaggregation durch ASS beruht auf einer Acetylierung und damit verbundenen **irreversiblen Inaktivierung der Cyclooxygenase-1** (COX-1), die als Schlüsselenzym für die Bildung des Thrombozytenaktivators Thromboxan-A2 gilt. Die kernlosen Thrombozyten sind nicht zur Neusynthese intakter Cyclooxygenase-1 fähig, sodass die Wirkdauer von ASS der etwa 8- bis 12-tägigen Lebensdauer der Thrombozyten entspricht. Fehlendes Thromboxan führt letztlich zu einer verminderten Vasokonstriktion sowie Thrombozytenadhäsion und -aggregation.

MERKE

ASS hemmt die Cyclooxygenase-I irreversibel und damit die Bildung von Thromboxan-A2 in Thrombozyten.

Indikationen | ASS wird zur primären oder sekundären Prophylaxe thrombembolischer Ereignisse in einer **niedrigen Dosis** von 50–100 mg/d oral verabreicht (s. **Tab. 6.1**). In dieser Dosis blockiert ASS die Cox-1 zu mehr als 95 % irreversibel. Dies ist die Voraussetzung für eine effektive Kardioprotektion. Die intravenöse Gabe von ASS ist fester Bestandteil der Therapie des akuten Myokardinfarkts. Darüber hinaus wird ASS zur Prophylaxe von Infarkten bzw. Reinfarkten des Myokards (bei instabiler Angina pectoris, Z. n. Myokardinfarkt, Z. n. perkutaner, transluminaler Koronarangiographie) oder des zentralen Nervensystems (transitorisch-ischämische Attacke, Hirninfarkt) eingesetzt. Zur Dosierung von ASS als Analgetikum s. S. 280.

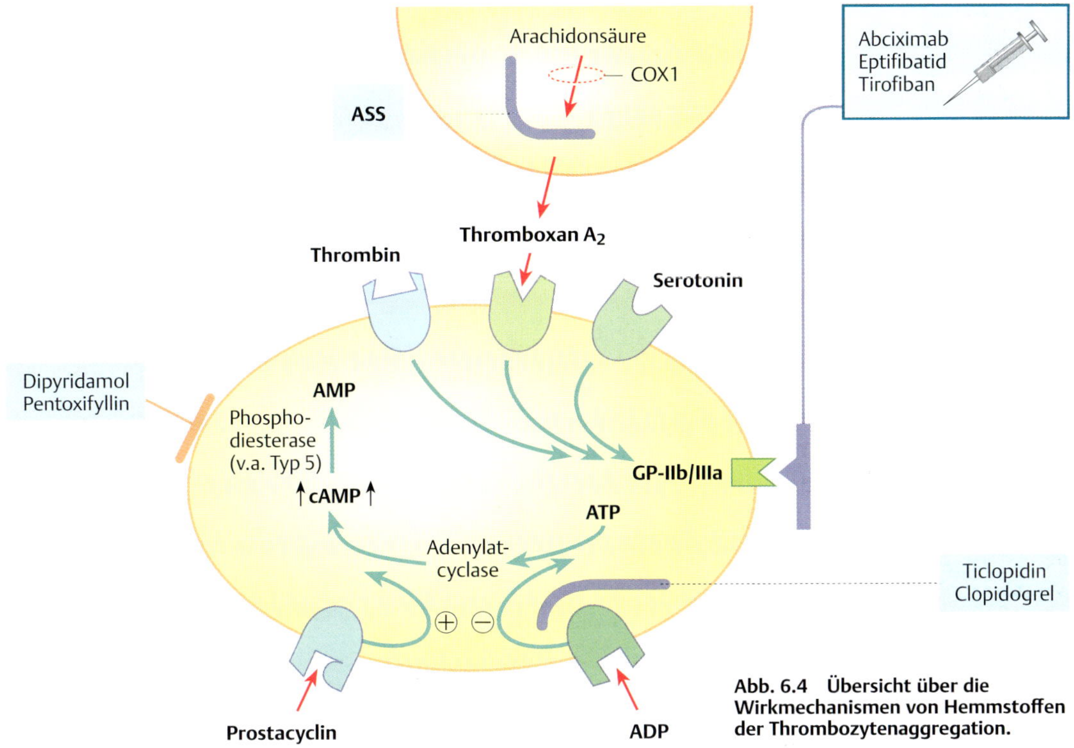

Abb. 6.4 Übersicht über die Wirkmechanismen von Hemmstoffen der Thrombozytenaggregation.

Nebenwirkungen | Häufigste Nebenwirkung sind gastrointestinale Beschwerden, z. B. Übelkeit, Erbrechen, Diarrhö. Auch in der niedrigen Dosierung von 100 mg pro Tag kommt es gelegentlich zu gastrointestinalen Blutungen (evtl. mit einer Eisenmangelanämie bei okkulten, chronischen Blutverlusten) (vgl. S. 280).
Kontraindikationen | Erhöhte Blutungsneigung, gastrointestinale Ulzera, bekannte Überempfindlichkeit gegenüber ASS, letztes Schwangerschaftsdrittel.
Arzneimittelinteraktionen | Erhöhte Blutungsneigung bei Kombination mit anderen Hemmstoffen der Hämostase (v. a. Vitamin-K-Antagonisten und Heparin aber auch SSRI).
Bei Einnahme von Ibuprofen zusammen mit ASS verhindert Ibuprofen den Zugang der Acetylgruppe zum katalytischen Zentrum der Cox-1. Daher sollte ASS bei kardiovaskulärer Indikation mindestens 30 min vor dem Ibuprofen genommen werden.

6.2.2 ADP-Rezeptorantagonisten

Wirkmechanismus | Clopidogrel (Plavix®, HWZ des aktiven Metaboliten ~ 8 h) und **Ticlopidin** (Tiklyd®, HWZ ca. 30–50 h) werden ebenfalls oral eingesetzt (s. **Abb. 6.4**). Sie bewirken eine **irreversible Hemmung des ADP-Rezeptors** am Thrombozyten und verhindern daher die Aktivierung des Glykoprotein-IIb/IIIa-Rezeptors der Thrombozytenmembran und damit die **Quervernetzung** von Thrombozyten über Fibrinogenbrücken. Clopidogrel erhöht darüber hinaus die intrazelluläre cAMP-Konzentration und vermindert daher die Freisetzung des aggregationsfördernden Plättchenfaktors 3.
Da Clopidogrel über CYP2C19 bioaktiviert wird, sollte die gleichzeitige Gabe von CYP2C19-Hemmstoffen (z. B. Omeprazol) vermieden werden, da eine Abschwächung oder Aufhebung der Thrombozytenaggregationshemmung möglich ist (sog. **Clopidogrel-Resistenz**). Die Bioaktivierung des alternativen ADP-Rezeptorantagonisten **Prasugrel** (Efient®) ist weniger CYP-abhängig als im Fall von Clopidogrel.
Indikationen | Clopidogrel wird zur Sekundärprophylaxe thrombembolischer Ereignisse angewendet, bei Z. n. Myokardinfarkt, Hirninfarkt oder pAVK. In Kombination mit ASS wird es auch bei instabiler Angina pectoris eingesetzt. **Ticlopidin** ist zugelassen für die **Sekundärprophylaxe** nach Hirninfarkten und zur Prophylaxe von Shuntkomplikationen bei Dialysepatienten mit ASS-Unverträglichkeit (vgl. **Tab. 6.1**).
Nebenwirkungen | Ähnlich häufig wie bei ASS: Blutungen, Thrombozytopenie, gastrointestinale Beschwerden. Das seltene Auftreten einer lebensbedrohlichen thrombotisch-thrombozytopenischen Purpura wurde für Ticlopidin – bislang jedoch nicht für Clopidogrel – beschrieben. Auch das Agranulozytose- bzw. Neutropenierisiko ist höher bei Anwendung von Ticlopidin als bei Clopidogrel.
Kontraindikationen | Erhöhte Blutungsneigung, gastrointestinale Ulzera, Schwangerschaft, Stillzeit.

Praxistipp
Angesichts der höheren Therapiekosten bei insgesamt ähnlicher Wirksamkeit und Verträglichkeit im Vergleich mit ASS sind Clopidogrel und Ticlopidin derzeit nur zweite Wahl. Clopidogrel erscheint aufgrund seltenerer schwerwiegender Nebenwirkungen vorteilhaft gegenüber Ticlopidin.

6.2.3 Phosphodiesterasehemmstoffe

Wirkmechanismus | Als Bestandteil des fixen Kombinationspräparates **Dipyridamol+ASS** (Aggrenox® 200 mg + 75 mg) hemmt Dipyridamol die thrombozytäre Phosphodiesterase und führt damit zur intrazellulären Kumulation von cAMP und Hemmung der Thrombozytenaggregation (**Abb. 6.4**). Zusätzlich wird die Bildung des Thrombozytenaktivators Thromboxan-A2 gehemmt. Es wird aufgrund seiner relativ schwachen Wirksamkeit **nur in Kombination mit ASS oral** eingesetzt.

6

Indikation | Dipyridamol ist gegenwärtig nur für die Sekundärprophylaxe nach Hirninfarkt zugelassen (**Tab. 6.1**).

Nebenwirkungen | Dipyridamol hemmt den Adenosintransporter und führt somit zu einer Erweiterung der Koronarien mit einer teilweise ungünstigen Perfusionsumverteilung *(Steal-Effekt, Kopfschmerzen)*. Daher sollte Dipyridamol bei kardial vorgeschädigten Patienten (z. B. KHK, chronische Herzinsuffizienz) nur mit Vorsicht angewendet werden. Beim Absetzen ist auf eine schrittweise Dosisreduktion zu achten.

Kontraindikationen | Für das Kombinationspräparat Dipyridamol+ASS gelten die gleichen Kontraindikationen wie für ASS.

Arzneimittelinteraktionen | Zusätzlich zu den ASS-vermittelten Wechselwirkungen verstärkt Dipyridamol die Wirkung von Antihypertensiva durch Hemmung der Phosphodiesterase (s. S. 78).

6.2.4 Pentoxifyllin

Wirkmechanismus | **Pentoxifyllin** (Trental®) wirkt vasodilatatorisch und senkt die Blutviskosität sowie den Fibrinogenspiegel. Es soll die Fließeigenschaften des Blutes verbessern **(Rheologikum)**.

Indikation | Periphere arterielle Verschlusskrankheit (Stadium II nach Fontaine), Durchblutungsstörungen der Netzhaut und des Innenohrs (z. B. Hörsturz).

Nebenwirkungen | Häufig gastrointestinale Beschwerden. Aufgrund der Vasodilation treten oft Schwindel, Tremor, Kopfschmerzen und Gesichtsrötung (Flush) auf. Das Blutungsrisiko ist erhöht (v. a. Netzhaut). Sehr selten treten schwerwiegende Überempfindlichkeitsreaktionen bis hin zum anaphylaktischen Schock auf (angioneurotisches Ödem, Bronchokonstriktion, tonisch-klonische Krämpfe).

Kontraindikationen | Akuter Myokardinfarkt, erhöhtes Blutungsrisiko bzw. akute Blutungen.

Arzneimittelinteraktionen | Verstärkt die Wirkung von anderen Hämostasehemmstoffen, Antihypertensiva, Antidiabetika und Theophyllin.

MERKE
Aufgrund seiner zahlreichen Nebenwirkungen und umstrittenen Wirksamkeit sollte die Verordnung von Pentoxifyllin zurückhaltend erfolgen.

6.2.5 Glykoprotein-IIb/IIIa-Rezeptorantagonisten

Wirkmechanismus | Glykoprotein-IIb/IIIa-Rezeptorantagonisten wirken über einen spezifischen Antagonismus des Glykoprotein-IIb/IIIa-Rezeptors und **verhindern so die Quervernetzung** bereits aktivierter Thrombozyten über Fibrinogenbrücken (**Abb. 6.4**). Aufgrund dieses alternativen Wirkprinzips lassen sich bei Kombination mit ASS und Heparin einerseits additive, therapeutische Effekte erzielen, andererseits ist von einem erhöhten Blutungsrisiko auszugehen.

MERKE
Alle Glykoprotein-IIb/IIIa-Rezeptorantagonisten müssen intravenös unter intensivmedizinischer Überwachung appliziert werden.

Wirkstoffe | **Abciximab** (ReoPro®) ist das Fab-Fragment eines monoklonalen Antikörpers gegen den humanen Glykoprotein-IIb/IIIa-Rezeptor und der gegenwärtig wirkungsstärkste Rezeptorantagonist. Nachteile sind seine lange Wirkdauer und sein antigenes Potenzial. Die synthetischen Glykoprotein-IIb/IIIa-Rezeptorantagonisten **Eptifibatid** (Integrilin®) und **Tirofiban** (Aggrastat®) haben kein immunogenes Potenzial und eine sehr kurze Halbwertzeit, sodass die Wirkung über die Infusionsgeschwindigkeit gesteuert werden kann.

Indikationen | Insbesondere bei hochgefährdeten Patienten mit instabiler Angina pectoris, drohendem Myokardinfarkt und geplanter PTCA (s. **Tab. 6.1**).

Nebenwirkungen | Häufigste Nebenwirkung sind Blutungen, die bei etwa 5–10 % der behandelten Patienten auftreten (schwerwiegende Blutungen in 1–2 %). Darüber hinaus kommt es häufig (>1 %) zu Thrombozytopenie und vegetativen Nebenwirkungen (Übelkeit, Erbrechen, Kopfschmerz, Fieber). Die Gefahr einer Thrombozytopenie ist bei Eptifibatid am geringsten.

Kontraindikationen | Alle Zustände, die mit einem erhöhten Blutungsrisiko in lebenswichtigen Organen einhergehen (z. B. zerebrale Aneurysmen, maligne Hypertonie, Leberinsuffizienz, Z. n. größeren Operationen [2 Monate]). Darüber hinaus sollten GP-IIb/

Tabelle 6.1

Indikationen von Thrombozytenaggregationshemmstoffen					
Indikationen	**ASS**	**Clopidogrel***	**Ticlopidin***	**Dipyridamol****	**GP-IIb/IIIa-Antagonisten*****
akuter Myokardinfarkt	+	–	–	–	–
instabile Angina pectoris	+	+	–	–	+
Sekundärprophylaxe von Myokard- bzw. Hirninfarkt	+	+	+	+	–
Prophylaxe von Shuntkomplikation bei Dialyse	+	–	+	–	–
PTCA-Vorbehandlung	–	–	–	–	+
PTCA-Nachbehandlung	+	+	–	–	–

** als Monotherapie nur bei ASS-Unverträglichkeit*
*** ausschließlich zur Prophylaxe von Hirninfarkten (stets in Kombination mit ASS)*
**** stets in Kombination mit ASS und ggf. Heparin*
PTCA – perkutane, transluminale Koronarangioplastie (ggfs. mit Stentimplantation)

IIIa-Antagonisten aufgrund der renalen Elimination nicht bei Niereninsuffizienz eingesetzt werden.

6.3 Medikamentöse Hemmung der Blutgerinnung (sekundäre Hämostase)

Key Point
Eine Hemmung der Blutgerinnung bzw. der Bildung von Fibrin kann prinzipiell an jeder Stelle der Aktivierung von Gerinnungsfaktoren ansetzen (vgl. Abb. 6.2). Klinische Bedeutung haben jedoch nur Heparin, Vitamin-K-Antagonisten und Thrombininhibitoren. Alle Hemmstoffe der Blutgerinnung zeichnen sich durch ein hohes Blutungsrisiko aus.

6.3.1 Heparin

Wirkmechanismus | Heparin ist ein sulfatiertes Oligosaccharid, bestehend aus ca. 15 (niedermolekular) bis 45 Glucoseeinheiten (unfraktioniert bzw. hochmolekular).

- **hochmolekular, unfraktioniert: Heparin** (Liquemin®; HWZ 1–2 h)
- **niedermolekular: Dalteparin** (Fragmin®; HWZ 2–4 h).

Aufgrund seiner hohen Polarität wird Heparin gastrointestinal nicht resorbiert und muss daher stets parenteral appliziert werden. Es kann daher weder die Plazentaschranke überwinden noch in die Muttermilch übertreten, sodass Heparin während der Schwangerschaft und Stillzeit uneingeschränkt angewendet werden darf. Es **bindet an Antithrombin III** (AT-III) und ändert dabei dessen Konformation. Dies begünstigt die Komplexbildung aus AT-III und den aktivierten Gerinnungsfaktoren IIa (Thrombin) bzw. Xa (Stuart-Prower-Faktor).

Hochmolekulares Heparin inaktiviert beide Gerinnungsfaktoren gleichermaßen, während **niedermolekulares Heparin** aufgrund seiner geringeren Molekülgröße keine Komplexbildung von AT-III und Thrombin induzieren kann und damit weitgehend selektiv den Faktor Xa inaktiviert (**Abb. 6.5**, **Tab. 6.2**). Dennoch haben hoch- und niedermolekulares Heparin eine ähnliche Wirksamkeit.

Praxistipp
Heutzutage verwendet man nahezu ausschließlich niedermolekulares Heparin aufgrund seiner günstigeren Pharmakokinetik (höhere Bioverfügbarkeit, längere HWZ) und besseren Vorhersagbarkeit der Dosis-Wirkungsbeziehung im Vergleich zu unfraktioniertem, hochmolekularem Heparin.

Indikationen | Heparin wird generell perioperativ zur **kurzfristigen Thromboseprophylaxe** sowie längerfristig bei Patienten mit erhöhtem Risiko für thromb-

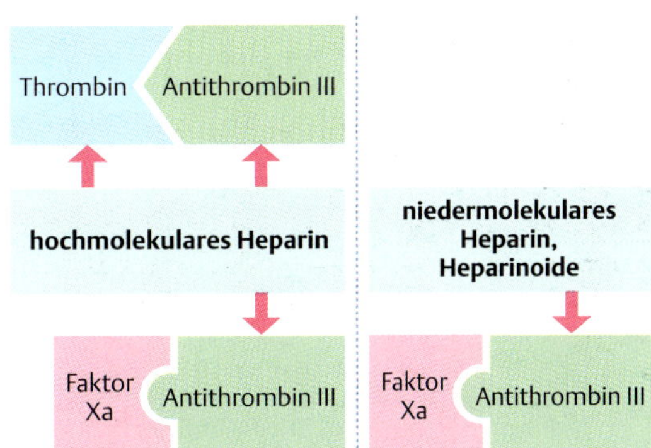

Abb. 6.5 Inaktivierung von Thrombin und Faktor Xa durch hoch- und niedermolekulares Heparin und Heparinoide. Die roten Pfeile markieren die Bindungen der Heparinmoleküle an AT III und Thrombin. Die Hemmung von Thrombin erfordert die direkte Bindung an Thrombin, die nur für das längere HMH möglich ist.

Tabelle 6.2

Unfraktioniertes (UFH) bzw. hochmolekulares versus niedermolekulares Heparin (NMH)

	unfraktioniertes bzw. hochmolekulares Heparin (Liquemin®, Thrombophob®)	**niedermolekulares Heparin (Fragmin®)**
Molekülmasse	15–30 kDa	3–5 kDa
Wirkmechanismus	– Aktivierung von AT-III – Inhibition der Aktivierung von Gerinnungsfaktor X	Inhibition der Aktivierung von Gerinnungsfaktor X
Dosierung	2–3 Einzeldosen pro Tag von jeweils 5.000–7.500 IE	1–2 Einzeldosen pro Tag von jeweils 2.500–5.000 IE
Vorteile	– bessere Antagonisierbarkeit mit Protaminsulfat – geringere Kosten – Einsatz bei eingeschränkter Nierenfunktion	– längere HWZ – bessere Steuerbarkeit – seltener Thrombozytopenie
heparininduzierte Thrombozytopenie (HIT)	HIT-1: 5–10 % HIT-2: 2–3 %	HIT-1: < 1 % HIT-2: < 0,1 %
Die Thrombozytenzahl sinkt auf 50.000–100.000/µl bei HIT-1 bzw. auf <10.000/µl bei HIT-2.		

6

embolische venöse Komplikationen eingesetzt. Sein entscheidender Vorteil gegenüber anderen Hemmstoffen der sekundären Hämostase besteht in der guten Steuerbarkeit und Möglichkeit einer raschen **Antagonisierung** durch Komplexbildung mittels **Protaminsulfat/-chlorid.**

MERKE

1 IE Protamin inaktiviert 1 IE Heparin.

Während unfraktioniertes Heparin komplett antagonisiert wird, neutralisiert Protamin die durch niedermolekulares Heparin induzierte Inaktivierung von Faktor Xa nur zu 50–60 %. Aufgrund seiner kürzeren Halbwertzeit im Vergleich zu Heparin muss Protamin außerdem wiederholt verabreicht werden.

Die Inaktivierung von Heparin erfolgt physiologisch durch Bindung an Plasmaproteine und Hydrolyse. Es wird unverändert wie auch in Form seiner Spaltprodukte renal eliminiert.

Die übliche Heparindosierung zur **Thromboseprophylaxe** beträgt 2–3 × 5.000–7.500 IE/d s. c. (hochmolekular) bzw. 1–2 × 2.500–5.000 IE/d s. c. (niedermolekular).

Nebenwirkungen | Die wichtigste unerwünschte Nebenwirkung ist die **heparininduzierte Thrombozytopenie** (HIT, **Tab. 6.3**). Man unterscheidet

- eine häufige, nicht schwerwiegende **(HIT-1)** und
- eine seltenere, schwerwiegende Form **(HIT-2).**

Praxistipp

Bei Z. n. HIT-2 ist Heparin absolut kontraindiziert. Es sollte auf Thrombininhibitoren (z. B. Lepirudin) oder selektive Faktor X-Inhibitoren (sog. Heparinoide wie z. B. Danaproid [Orgaran®] oder Fondaparinux [Arixtra®]) ausgewichen werden.

Tabelle 6.3

Heparininduzierte Thrombozytopenie

	HIT-1	**HIT-2**
Thrombozytenzahl	100.000–150.000/µl	10.000–50.000/µl
Häufigkeit	< 1 % (NMH) 5–10 % (UFH)	< 0,1 % (NMH) 2–3 % (UFH)
Manifestation	zu Therapiebeginn	nach 7–10 Tagen
dosisabhängig	ja	nein
Ursache	nicht immunologisch	immunologisch
Spontanblutungen	nein	ja
Eine erhöhte Prädisposition für HIT-2 sollte vor Therapiebeginn durch den heparininduzierten Plättchenaktivierungsassay (HIPA) nachgewiesen werden.		

Weitere Nebenwirkungen von Heparin:

- häufig: reversibler Anstieg der Serumtransaminasen (GOT, GPT, γ-GT)
- selten: reversibler Haarausfall, Osteoporose (bei Langzeitanwendung über mehrere Monate), Hypoaldosteronismus (Kaliumkontrolle!).

Kontraindikationen | Bei Vorerkrankungen, die mit einem erhöhten Blutungsrisiko einhergehen (z. B. zerebrale Aneurysmen, maligne Hypertonie, Leberinsuffizienz) ist Heparin absolut kontraindiziert, ebenso bei Zustand nach HIT-2.

6.3.2 Vitamin-K-Antagonisten

Wirkmechanismus | Phenprocoumon (Marcumar®; HWZ 6–8 d), **Warfarin** (Coumadin®; HWZ 1–2 d) und Acenocoumarol (Sintrom®; HWZ 4–8 h) sind Vitamin-K-Antagonisten und wirken über eine **Hemmung der Vitamin-K-Epoxidreduktase**. Diese ist das Schlüsselenzym für die Regeneration von reduziertem Vitamin-K-Hydrochinon, das als essenzieller Kofaktor für die **γ-Carboxylierung** der inaktiven Gerinnungsfakto-

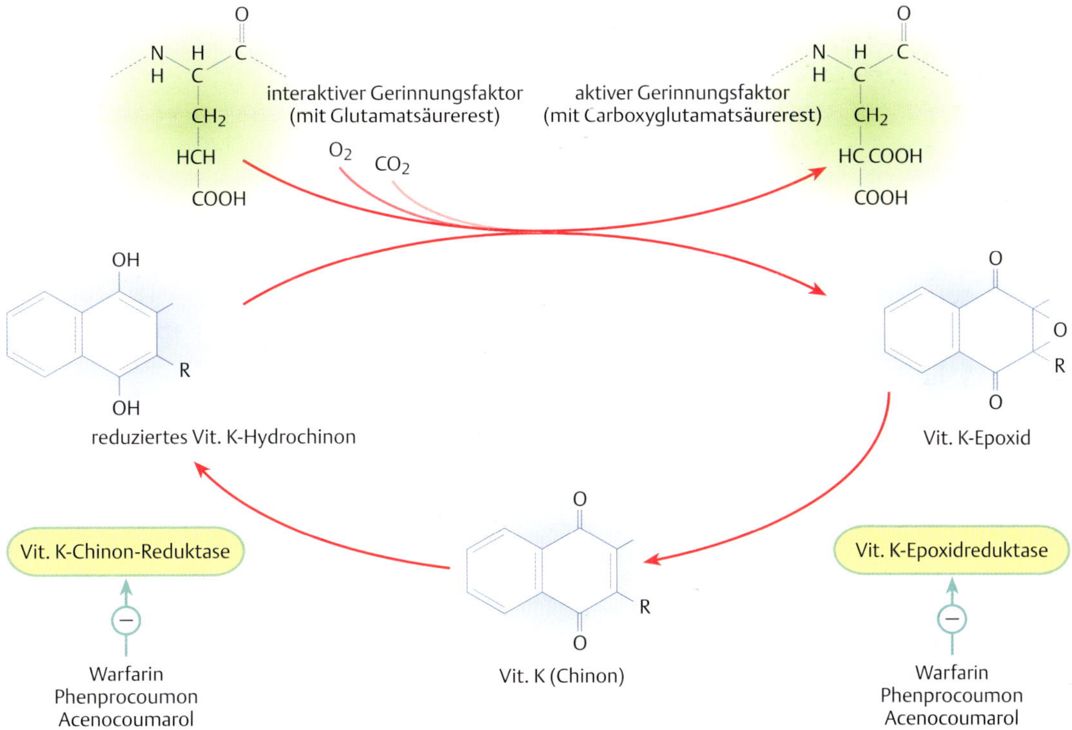

Abb. 6.6 Wirkmechanismus der Vitamin-K-Antagonisten.

6

ren II, VII, IX und X wirkt. Aufgrund der fehlenden negativ geladenen Carboxylgruppen können die Gerinnungsfaktoren dann keine für ihre Aktivierung erforderlichen Phospholipide bzw. Calcium binden (**Abb. 6.6**).

MERKE

Die angestrebte gerinnungshemmende Wirkung der Vitamin-K-Antagonisten setzt entsprechend der HWZ der Gerinnungsfaktoren erst mit einer zeitlichen Verzögerung von 3 bis 5 Tagen ein. Daher wird zu Beginn einer Anwendung zumeist überlappend mit Heparin behandelt.

Vitamin-K-Antagonisten **hemmen** auch die Bildung der **antikoagulatorisch** wirksamen **Proteine C und S**. Aufgrund der kurzen HWZ von Protein C (10 h) kann es daher zu Therapiebeginn sogar zu einer gesteigerten Gerinnungsneigung unter dem Einfluss von Vitamin-K-Antagonisten kommen. Dies führt gelegentlich – insbesondere bei adipösen Frauen mit angeborenem Protein-C-Mangel – zu lokalen Hautnekrosen (Marcumarnekrosen).

Pharmakokinetik I Alle Vitamin-K-Antagonisten werden nach oraler Gabe nahezu vollständig resorbiert und im Plasma stark proteingebunden (> 98 %) transportiert.

In Deutschland wird bevorzugt Phenprocoumon eingesetzt. Es wird sowohl in metabolisierter Form (⅔) wie auch unverändert (⅓) renal eliminiert. Die hepatische Metabolisierung von Phenprocoumon wird in gleichem Umfang durch CYP2C9 und CYP3A4 katalysiert (**Tab. 6.4**, s. S. 443).

Außerhalb Deutschlands wird hauptsächlich Warfarin verwendet, welches hepatisch über das Phase-I-Enzym CYP2C9 metabolisiert und vorwiegend renal in Form seiner Metaboliten ausgeschieden wird.

Dosierung I Die individuell erforderliche Dosis (0,5–10 mg/d) muss anhand der **INR** *(international normalized ratio,* Thromboplastinzeit) ermittelt werden, da große interindividuelle Unterschiede in der Pharmakokinetik und -dynamik bestehen. Dies führt bei Überdosierung zu schwerwiegenden Blutungskomplikationen oder bei Unterdosierung zu thrombembolischen Ereignissen. Normal ist eine INR von 1,0. Bei Antikoagulation sind je nach Indikation INR-Werte zwischen 2,0 und 3,5 gefordert.

Indikationen I Arterielle und venöse Langzeitprophylaxe von thrombembolischen Komplikationen (z. B. nach Myokardinfarkt, Lungenembolie, Hirninfarkt, tiefe Beinvenenthrombose), bei erhöhtem Thromboserisiko.

Tabelle 6.4

Pharmakokinetik der Vitamin-K-Antagonisten

	Warfarin	Phenprocoumon	Acenocoumarol
Phase-I-Metabolismus	CYP2C9	CYP2C9 + CYP3A4	CYP2C9
Elimination	ausschließlich metabolisiert	⅔ metabolisiert + ⅓ unverändert	ausschließlich metabolisiert
Eliminationsroute	v. a. renal	⅔ renal, ⅓ biliär	⅔ renal, ⅓ biliär
enterohepatischer Kreislauf	nein	ja	nein
Halbwertszeit	1–2 d	6–8 d	4–8 h
Anwendung	weltweit bevorzugt	v. a. Deutschland, Schweiz	v. a. Niederlande

6

EXKURS

Bei **akuter, arterieller Thrombose** wird die gerinnungshemmende Therapie durch die intravenöse Gabe von Heparin eingeleitet. Nach erfolgreicher Behandlung der akuten Thrombose erfolgt die zusätzliche Gabe von Phenprocoumon üblicherweise in einer initialen Dosis von 9 mg am ersten bzw. 6 mg am zweiten Behandlungstag. Spätestens am dritten Tag sollte die INR bestimmt werden und die Dosis individuell angepasst werden. Die Therapiedauer ist abhängig von der Mobilität des Patienten bzw. dem Thromboserisiko und beträgt heutzutage meist nur noch wenige Wochen.

Nebenwirkungen | Häufige Nebenwirkungen sind Blutungen (8–10 Blutungsereignisse pro 100 Behandlungsjahre). Auch gastrointestinale Beschwerden (Übelkeit, Erbrechen, Diarrhö) und reversibler Haarausfall können auftreten. Eher selten kommt es zu Marcumarnekrosen und Osteoporose.
Kontraindikationen | Schwangerschaft (Embryopathien! → Substitution mit Heparin), schwere Hypertonie (> 200/105 mmHg), gastrointestinale Ulzera, Aneurysmen des ZNS. Alle Vitamin-K-Antagonisten können die Plazentaschranke überwinden und in die Muttermilch übertreten.
Arzneimittelinteraktionen | Aufgrund der engen therapeutischen Breite von Vitamin-K-Antagonisten haben Wechselwirkungen mit anderen Arzneimitteln und eine entsprechend veränderte Dosis-Wirkungsbeziehung eine enorme klinische Relevanz. Seit Jahrzehnten gehören mit Phenprocoumon assoziierte **Blutungskomplikationen** zu den häufigsten schwerwiegenden, unerwünschten Arzneimittelwirkungen. **Verstärkte Wirkung mit erhöhter Blutungsneigung** besteht bei Kombination mit anderen Hemmstoffen der Hämostase (v. a. ASS, Heparin) sowie Substraten bzw. Inhibitoren der metabolisierenden Enzyme CYP2C9 (v. a. NSA, Phenytoin, Tolbutamid) und CYP3A4 (v. a. Tetrazykline, Makrolide, Statine). Umgekehrt können **Induktoren** dieser Enzyme (Carbamazepin, Phenobarbital, Rifampicin, Johanniskraut [!]) zu einem **gesteigerten Dosisbedarf** beitragen (vgl. S. 443).
Bei einer **Überdosierung** ist die Gabe von Vitamin K indiziert. Aufgrund seiner verzögerten Antagonisierung kann in der Akutsituation die zusätzliche Gabe von Gerinnungsfaktor- bzw. Prothrombinkonzentraten oder Frischplasma (*fresh frozen plasma*) sinnvoll sein (s. S. 147).

EXKURS

Bei vorliegender Indikation zur Hämostasehemmung sollte sich die Auswahl der Pharmaka am Risiko für die Thrombusbildung orientieren. Die alleinige Gabe von Hemmstoffen der Thrombozytenaggregation (z. B. ASS, Clopidogrel) empfiehlt sich bei geringem Thromboserisiko. Die wirksameren Vitamin-K-Antagonisten sollten aufgrund des ausgeprägten Blutungsrisikos nur bei einem hohen Risiko für thrombembolische Ereignisse wie bei Vorhofflimmern eingesetzt werden. Daher werden zur Re-Infarktprophylaxe nur noch Hemmstoffe der Thrombozytenaggregation eingesetzt.

Übersicht über die Hemmstoffe der Blutgerinnung

In **Tab. 6.5** sind die wichtigsten Hemmstoffe der Blutgerinnung mit ihren Besonderheiten noch einmal zusammengestellt.

6.3.3 Thrombininhibitoren

Wirkmechanismus | Thrombininhibitoren **binden direkt** an das aktive Zentrum und die Substratbindungsstelle von **Thrombin (Faktor II)**, sodass die proteolytische Wirkung von löslichem und fibringebundenem Thrombin gehemmt wird (im Unterschied zur indirekten Aktivierung von Antithrombin-III durch Heparin und Hemmung von löslichem Thrombin). Daher kann Thrombin das hochmolekulare Fibrinogen nicht in kleine Fibrinmonomere spalten, und die Fibringerinnselbildung wird unterdrückt (**Abb. 6.2**). Zusätzlich wird die durch Thrombin indu-

Tabelle 6.5

Hemmung der Blutgerinnung

	Heparin	**ASS**	**Phenprocoumon**
Applikation	subkutan, akut intravenös	oral, ggf. intravenös	oral
antagonisierbar	ja (Protaminsulfat)	nein	ja – verzögert*
Wirkprinzip	Hemmung sekundäre Hämostase	Hemmung primäre Hämostase	Hemmung sekundäre Hämostase
Wirkdauer	2–4 h	6–8 Tage	1–2 Wochen
Wirkort	v. a. venös	v. a. arteriell	venös + arteriell
Indikation	**kurzfristige + mittellange** Thromboseprophylaxe + Prophylaxe einer DIC**	**langfristige** Thromboseprophylaxe akut Herzinfarkt und Schlaganfall	**langfristige** Thromboseprophylaxe

** Prinzipiell lässt sich die gerinnungshemmende Wirkung von Phenprocoumon durch die Gabe von Vitamin K antagonisieren. Allerdings dauert die Neubildung der Gerinnungsfaktoren mehrere Tage, sodass bei starker Überdosierung auch humanes Frischplasma oder Gerinnungsfaktorenkonzentrate zur Anwendung kommen.*
*** disseminierte intravasale Gerinnung (DIC, Verbrauchskoagulopathie): erworbener lebensbedrohlicher Zustand, bei dem es zu einer starken intravasalen Aktivierung der Blutgerinnung kommt. Gerinnungsfaktoren werden verbraucht; hohes Risiko für (schwere) Blutungen.*

zierte Aktivierung des fibrinstabilisierenden Gerinnungsfaktors XIII verhindert.
Der erste Thrombininhibitor **Hirudin** musste aufwändig aus Blutegeln isoliert werden und ist heute nicht mehr zugelassen. Klinisch werden heutzutage die gentechnisch hergestellten, rekombinanten Hirudinanaloga **Lepirudin** und **Desirudin** oder die synthetischen direkten Thrombininhibitoren **Bivalirudin** und **Argatroban** eingesetzt. Der orale Thrombinhemmstoff **Dabigatran** steht aufgrund seiner besseren Steuerbarkeit und nicht erforderlichen Effektmonitorings für eine mögliche „Revolution" der Gerinnungstherapie: Ersatz von Heparinen und Vitamin-K-Antagonisten bei der postoperativen venösen Thromboseprophylaxe. Nachteilig ist die verhältnismäßig geringe und interindividuell stark variable Bioverfügbarkeit des P-gp-Substrats Dabigatran.
Indikationen | Prophylaxe thrombembolischer Ereignisse bei Patienten mit Zustand nach HIT-2 (s. **Tab. 6.3**). Desirudin wird zur Prophylaxe venöser Thrombembolien bei Hüft- bzw. Kniegelenkersatz verwendet. Bivalirudin wird aufgrund seiner kurzen HWZ von 25–30 min für die Gerinnungshemmung bei perkutaner Koronarintervention eingesetzt (**Tab. 6.6**).
Nebenwirkungen | Blutungskomplikationen sind die häufigste Nebenwirkung und treten mit ähnlicher Inzidenz wie bei Heparinbehandlung auf (1–3 %).
Kontraindikationen | Erhöhte Blutungsneigung, Niereninsuffizienz.

6.3.4 Faktor-X-Hemmstoffe

Das Pentasaccharid **Fondaparinux** (Arixta®, s. c.) ist ein synthetischer selektiver Hemmstoff von AT-III und damit von FXa. Es bindet nicht an Plättchenfaktor 4 und löst daher im Gegensatz zu Heparin typischerweise keine Thrombozytopenie aus. Aufgrund der renalen Elimination in unveränderter Form ergibt sich ein erhöhtes Blutungsrisiko bei Patienten mit Niereninsuffizienz. **Rivaroxaban** (Xarelto®) ist der erste Kofaktor-unabhängige Faktor-X-Hemmstoff, der oral eingenommen werden kann.
Insgesamt sind bislang keine klinisch relevanten Unterschiede zwischen Hemmstoffen von Thrombin (= Faktor II) und Faktor X im Hinblick auf Arzneimittelsicherheit und -effektivität gezeigt worden. Informationen zur Gerinnungshemmung in der Schwangerschaft und Stillzeit zeigt **Tab. 6.7**.

Tabelle 6.6

Thrombininhibitoren

	Applikation	**Indikation**	**Elimination**
Lepirudin (Refludan®)	i. v.	Z. n. HIT-2	renal
Desirudin (Revasc®)	s. c.	Prophylaxe venöser Thrombembolien bei Hüft-/Kniegelenkersatz	renal
Bivalirudin (Angiox®)	i. v.	perkutane Koronarintervention	renal und hepatisch
Argatroban (Agatra®)	i. v.	Z. n. HIT-2	hepatisch
Dabigatran (Pradaxa®)	oral	Prophylaxe venöser Thrombembolien bei Hüft-/Kniegelenkersatz	renal und fäkal (nach CYP-unabh. Hydrolyse)

Tabelle 6.7

Hemmung der sekundären Hämostase während der Schwangerschaft und Stillzeit

Wirkstoff	plazentagängig	teratogen	Übertritt in die Muttermilch	Indikation
unfraktioniertes Heparin	nein	nein	nein	indiziert
niedermolekulares Heparin	nein	nein	nein	indiziert (off label)
Heparinoide	unklar	unklar	unklar	relativ kontraindiziert (ausgenommen Patienten mit Z. n. HIT-2)
Vitamin-K-Antagonisten	ja	ja	ja	Schwangerschaft: absolut kontraindiziert Stillzeit: relativ kontraindiziert
Thrombininhibitoren	unklar	unklar	unklar	relativ kontraindiziert

6.4 Fibrinolytika und Antifibrinolytika

Key Point

Fibrinolyse bezeichnet die körpereigene Auflösung eines Thrombus durch das Enzym Plasmin. Fibrinolytika werden unmittelbar nach einem thrombembolischen Ereignis eingesetzt und wirken entweder selbst direkt fibrinolytisch oder verstärken die körpereigene Fibrinolyse.

6.4.1 Fibrinolytika

Fibrinolytika sind die einzigen gerinnungshemmenden Wirkstoffe, die ein **bereits gebildetes Gerinnsel** aus Fibrin wieder auflösen können. Sie sind daher nach einem thrombembolischen Ereignis indiziert und sollten **möglichst zeitnah** z. B. im Anschluss an einen Herzinfarkt, Schlaganfall, eine Lungenembolie oder eine periphere Thrombembolie appliziert werden.

MERKE

Je früher die Fibrinolyse desto besser die Prognose.

Alle Fibrinolytika entfalten ihre Wirkung durch die **Aktivierung von Plasmin**, welches als endogener Mediator Fibringerinnsel auflösen kann (**Tab. 6.8**).

Erste Wahl sind die gentechnologisch hergestellten, rekombinanten Gewebeplasminogenaktivatoren (rt-PA) **Alteplase** (Actilyse®, HWZ < 10 min) und **Reteplase** (Rapilysin®, HWZ < 10 min). Sie erreichen erst durch Bindung an Fibrin ihre volle proteolytische Aktivität, d. h. sie besitzen eine erhöhte Fibrinspezifität. Daher ist das Risiko einer systemischen Fibrinolyse bei Anwendung von Gewebeplasminogenaktivatoren geringer als bei konventionellen Fibrinolytika. Auch die deutlich kürzere HWZ lässt eine höhere Arzneimittelsicherheit erwarten.

Streptokinase (Kabikinase®) vermag Plasmin nur indirekt nach Komplexbildung mit Plasminogen zu aktivieren. Bei **Anistreptilase** (Eminase®) handelt es sich bereits um einen Komplex aus Streptokinase und Plasminogen, welcher sich aufgrund einer chemischen Modifikation durch eine längere Halbwertzeit und der Möglichkeit einer Bolusapplikation auszeichnet.

Urokinase (Actosolv®) wird aus Nierenzellkulturen gewonnen oder gentechnologisch hergestellt und aktiviert als endogener Aktivator Plasminogen zu Plasmin durch **direkten** proteolytischen Umbau.

Indiziert sind die Fibrinolytika im direkten Anschluss an ein thrombembolisches Ereignis. Als **Nebenwirkung** sind vor allem Blutungen möglich. **Kontraindikationen** bestehen bei erhöhtem Blutungsrisiko (z. B. Aneurysmen, Z. n. Hirninfarkt, TIA (< 2 Monate

Tabelle 6.8

Fibrinolytika

	Streptokinase	Anistreptilase	Urokinase	rt-PA
Molekulargewicht (Da)	47.000	131.000	54.000	74.000
HWZ (min)	15–25	50–90	15–20	4–8
Fibrinspezifität	minimal	minimal	moderat	hoch
Wirkmechanismus	indirekt	indirekt	direkt	direkt
Antigenität	+	+	–	–
systemische Dosis	1,5 × 10^6 IE	30 IE	2–3 × 10^6 IE	100 mg
Infusionsdauer (min)	60	5	90	90

zurückliegend), schwere Hypertonie (> 200/105 mmHg), gastrointestinalen Ulzera. Darüber hinaus sind Fibrinolytika kontraindiziert bei Karzinomen und entzündlichen bzw. infektiösen Erkrankungen (Endokarditis, akute Pankreatitis und Pyelo-/Glomerulonephritis, Sepsis, Lungentuberkulose). In den ersten vier Wochen nach einer Schwangerschaft sollten Fibrinolytika ebenfalls nicht eingesetzt werden.

6.4.2 Antifibrinolytika

Antifibrinolytika kommen bei gesteigerter lokaler oder generalisierter Fibrinolyse zum Einsatz (z. B. septischer Schock, überschießende Fibrinolysetherapie). Die synthetischen Antifibrinolytika **p-Aminomethylbenzoesäure** (AMBA) (Gumbix®) und **Tranexamsäure** (AMCHA) (Cyclokapron®) hemmen nur die Aktivierung von Plasmin, haben jedoch keinen Einfluss auf bereits gebildetes Plasmin.

Indikation | Lokale oder generalisierte Hyperfibrinolyse.

Nebenwirkungen | Gastrointestinale Beschwerden (Übelkeit, Erbrechen, Diarrhö), Sehstörungen (nur bei AMCHA).

Kontraindikationen | Schwere Niereninsuffizienz, Glaskörperblutungen, Störungen des Farbsehens (nur bei AMCHA). In der Schwangerschaft und Stillzeit sollten synthetische Antifibrinolytika aufgrund mangelnder klinischer Erfahrung nur bei vitaler Indikation eingesetzt werden.

6.5 Pharmakotherapie der Anämie

Key Point

Die Eisenmangelanämie ist die häufigste Anämieform und lässt sich effektiv durch die orale Gabe von zweiwertigem Eisen behandeln. Nur bei stark eingeschränkter, enteraler Resorptionsfähigkeit ist die parenterale Applikation von dreiwertigem Eisen indiziert. Eine Überdosierung von Eisen bzw. eine Eisenintoxikation wird mit dem Komplexbildner Deferoxamin behandelt.

6.5.1 Physiologie der Erythropoese

Für die Erythropoese im roten Knochenmark ist eine ausreichende Zufuhr von Eisen erforderlich. Ein gesunder Erwachsener hat einen Gesamtkörpereisenbestand von 3,5 bis 5 g, von denen etwa ⅔ im Hämoglobin und ein Anteil von weniger als 5 % im Myoglobin enthalten ist. Der Rest liegt im Wesentlichen in Form von Speichereisen vor und kann zuverlässig anhand des Ferritinwerts im Serum beurteilt werden. Im Plasma wird Eisen nahezu ausschließlich an Transferrin gebunden transportiert.

Der tägliche Eisenverlust bzw. -bedarf beträgt etwa 1 mg beim Mann bzw. 2 mg bei der gebärfähigen Frau. Die tägliche Eisenzufuhr liegt normalerweise bei etwa 10–12 mg, da nur 10 bis 15 % des mit der Nahrung zugeführten Eisens resorbiert werden. Während der Schwangerschaft ist der Eisenbedarf deutlich erhöht, sodass eine Substitution von bis zu 50 mg pro Tag sinnvoll erscheint. Hierbei ist zu bedenken, dass lediglich zweiwertiges Eisen (Fe^{2+}), nicht jedoch dreiwertiges (Fe^{3+}) resorbiert werden kann. Auch bei Kindern und Jugendlichen besteht in der Wachstumsphase ein in Relation zum Körpergewicht erhöhter Eisenbedarf.

6.5.2 Therapie der Eisenmangelanämie

Die weitaus häufigste Anämieform ist die **Eisenmangelanämie.** Sie zeichnet sich durch einen verminderten Hämoglobingehalt der Erythrozyten (Abnahme des korpuskulären Hb-Gehalts) und ein vermindertes Speichereisen (Abnahme des Serumferritins) aus. Das klinische Bild wird bestimmt durch verminderte, körperliche Belastbarkeit, blasse Hautfarbe sowie Schleimhautatrophie mit Zungenbrennen und Dysphagie. Die Therapie der Eisenmangelanämie besteht in der **oralen Gabe von zweiwertigen Eisenpräparaten**. Diese enthalten zusätzlich Stabilisatoren, welche die Oxidation zu dreiwertigem Eisen verhindern sollen (z. B. Gluconat bei Vitaferro®, Glycinsulfat bei Ferro sanol®). Sehr häufig treten **gastrointestinale Nebenwirkungen** auf (z. B. Übelkeit, Erbrechen, Diarrhö). Die Eisenresorption wird durch gleichzeitige Gabe von Colestyramin oder ionenhaltigen Antazida gehemmt. Umgekehrt kann Eisen die Resorption von einigen Antibiotika (z. B. Tetrazykline, Gyrasehemmer) durch Komplexbildung hemmen.

Nur in **Ausnahmefällen,** z. B. bei chronisch-entzündlichen Darmerkrankungen, ist eine **parenterale Gabe von dreiwertigem Eisen** indiziert, da hierbei die Gefahr einer Gefäßwandschädigung und Überdosierung besteht. Eine chronische Überdosierung geht mit einer Einlagerung von Eisen im retikuloendothelialen System einher (Hämosiderose).

Bei einer **akuten Überdosierung** mit Überschreiten der Transferrin-Bindungskapazität kann es zu einer schweren hypotensiven Krise und hämorrhagischer Gastroenteritis kommen (Leitsymptom-Trias: heftige Magenschmerzen, blutige Diarrhö, Blutdruckabfall bzw. Synkope). Eine Eisenintoxikation ist insbesondere bei Kindern (!) eine lebensbedrohliche Komplikation, die eine intensivmedizinische Überwachung erfordert. Die kausale Therapie besteht in der Gabe des Komplexbildners **Deferoxamin**. Sinnvoll ist auch die Einnahme von Milch aufgrund der Bildung von Eisen-Protein-Komplexen. Bei bewusstseinsklaren Patienten kann auch eine Magenspülung mit Natriumhydrogencarbonat durchgeführt werden.

6.5.3 Therapie der renalen Anämie

Die Erythropoese wird durch das Hormon **Erythropoetin (EPO)** stimuliert. Die Bildung von Erythropoetin findet in den peritubulären Zellen der distalen Nierentubuli statt und kann insbesondere bei chronischer Niereninsuffizienz vermindert sein. Als Folge bildet sich eine **renale Anämie** aus.

Die Substitution besteht in der subkutanen Injektion von humanem, rekombinantem Erythropoetin, z. B. Epoetin alpha (Erypo®), Epoetin beta (NeoRecormon®). Die Gabe erfolgt 3- bis 4-mal wöchentlich, die Dosierung wird anhand des Hämokritwertes gesteuert. Alternativ kann auch Darbepoetin alpha (Aranesp®) eingesetzt werden, das aufgrund seiner längeren HWZ von etwa 24 Stunden nur einmal wöchentlich appliziert werden muss. Dabei wird ein Hämatokrit von 30–35 % angestrebt, der deutlich unter dem physiologischen Wert von 40–45 % liegt.

Häufige **Nebenwirkung** von Erythropoetin sind grippeähnliche Beschwerden. Vereinzelt kommt es zu Thrombozytosen und thrombembolischen Ereignissen, die lebensbedrohlich sein können. Bei Hypertonie ist die Gabe von Erythropoetin kontraindiziert.

EXKURS

Die „Wunderdroge" Erythropoetin

Insbesondere Darbepoetin wurde in der Vergangenheit häufig als Dopingmittel in Ausdauersportarten missbraucht. Die erhöhte Erythrozytenzahl bedingt eine gesteigerte Sauerstofftransportkapazität und Leistungsfähigkeit des Sportlers. In diesem Zusammenhang wurden nicht selten Hämatokritwerte von über 50 % erreicht und die Sportler bei Überschreiten dieses Grenzwertes mit einer sog. Schutzsperre belegt, da die damaligen Nachweisverfahren nicht zwischen endogen gebildetem und exogen zugeführtem Erythropoetin unterscheiden konnten. Heutzutage kann eine Manipulation durch den direkten Nachweis von rekombinantem Erythropoetin aufgedeckt werden.

MERKE

- Eisenmangelanämie: Diagnostisch wegweisend ist die Abnahme des Serum-Ferritins. Therapie der ersten Wahl ist die orale Gabe von zweiwertigem Eisen.
- Renale Anämie: Diagnostisch wegweisend ist die Abnahme des Hämatokrits. Therapie der ersten Wahl ist die parenterale Gabe von humanem, rekombinantem Erythropoetin.

Weiterführende Informationen

- http://www.leitlinien.net/
- http://www.gth-online.org/

7 Atemwege

Asthma bronchiale und chronisch-obstruktive Atemwegserkrankungen (COPD) werden vorwiegend durch die inhalative Applikation von Wirkstoffen behandelt, die die Bronchialmuskulatur relaxieren und besonders die zugrunde liegenden inflammatorisch-destruktiven Prozesse bekämpfen.

7.1 Asthma bronchiale

Key Point

Das Asthma bronchiale ist eine chronisch-entzündliche Erkrankung der Atemwege mit anfallsweise auftretender Atemnot. Das Wissen um die inflammatorische bzw. allergische Pathogenese macht die zentrale Stellung der antiinflammatorischen Therapie beim Asthma verständlich.

7.1.1 Grundlagen

Die **bronchiale Hyperreagibilität mit nachfolgender Bronchokonstriktion** ist der zentrale Symptomkomplex beim Asthma bronchiale (**Abb. 7.1**). Aus verschiedenen Gründen, wie genetische Disposition oder Hyperreaktivität des Immunsystems, kommt es zur lokalen Einwanderung und Aktivierung von Immunzellen. Besonders Mastzellen und eosinophile Granulozyten setzen IgE-vermittelt **inflammatorische Mediatoren** frei (Degranulation). Folgen sind Entzündung und ödematöse Schwellung der Atemwege, spastische Konstriktion der Bronchialmuskulatur, die durch Acetylcholin über seine stimulatorischen muskarinergen Rezeptoren verstärkt wird (s. S. 37), und die verstärkte Sekretion (Hyperkrinie) eines zähen Schleimes (Dyskrinie). Im Lauf der Jahre führt dies zu

- **Umbau** (Remodeling) und Zerstörung des Bronchialepithels
- **Zunahme der Hyperreagibilität**, d. h. Asthmaanfälle werden durch immer geringere Dosen eines Reizes, Allergens oder Irritans ausgelöst.

Exogene Stimuli wie Allergene (z. B. Pollen, Hausstaub) verursachen das **extrinsische oder exogen-allergische Asthma**. Hierbei kommt es zu einer IgE-vermittelten Überempfindlichkeit, die oft zusammen mit atopischem Ekzem (Neurodermitis) und allergischer Rhinitis auftritt.

Lassen sich keine allergischen Auslöser definieren, spricht man vom **intrinsischen oder nicht allergenen Asthma.** Auslöser sind z. B. kalte Luft, körperliche Belastung (Anstrengungsasthma), psychische Belastung, Atemwegsinfektionen, Schwangerschaft oder bestimmte Medikamente (Betablocker, ASS und NSA [„Analgetikaasthma“, s. S. 279], Agonisten der muskarinergen ACh-Rezeptoren).

Die typischen **klinischen Symptome**, die v. a. nachts und am frühen Morgen auftreten, sind erschwerte Ausatmung (Giemen), Kurzatmigkeit (Luftnot) und Husten. Die körperliche Leistungsfähigkeit ist oft eingeschränkt. Die Häufigkeit der Anfälle bestimmt nicht nur den **Schweregrad**, sondern auch die Pharmakotherapie, die sich am Schweregrad orientiert (**Tab. 7.1**). Ein wichtiger Parameter für den Schweregrad ist das forcierte exspiratorische Volumen (FEV) und die forcierte Vitalkapazität (FVC).

Unter bestimmten Bedingungen kann das Asthma exazerbieren (z. B. Schwangerschaft, Infektionen). Da die bronchodilatatorisch wirksamen Katecholamine

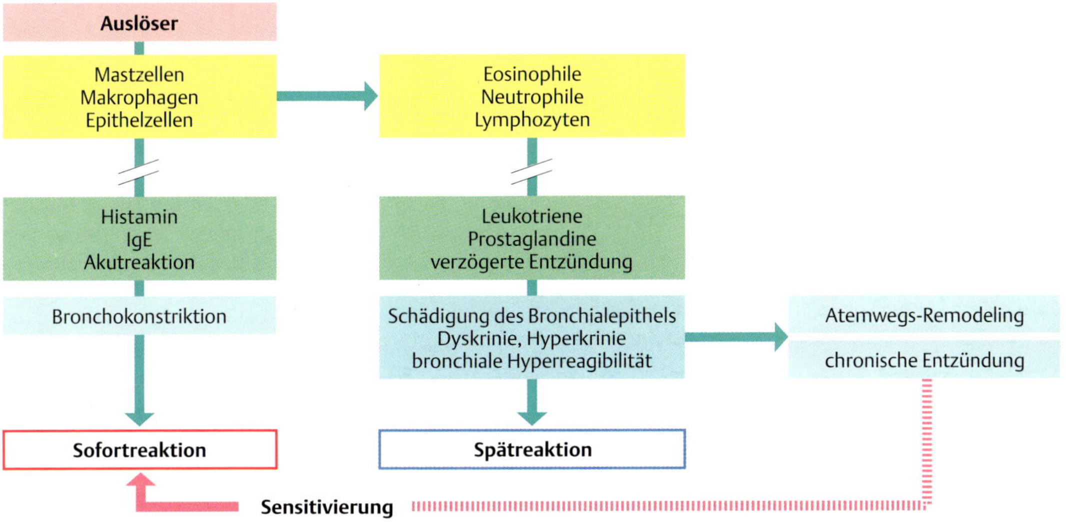

Abb. 7.1 Pathogenese des Asthma bronchiale: Die Sofortreaktion provoziert die Bronchokonstriktion, während die Spätreaktionen zu den chronischen Veränderungen der Lungenmorphologie und -funktion führen. Mit zunehmenden chronischen Veränderungen wird die Auslösung der akuten Bronchokonstriktion (Asthmaanfall) erleichtert (Sensitivierung).

Tabelle 7.1

Klassifikation der Asthma-Schweregrade*

Stufe	Symptome bzw. Anfälle		Lungenfunktion (FEV**)
	am Tag	in der Nacht	
1 leicht, intermittierend	< 2 pro Woche	< 2 pro Monat	> 80 %
2 leicht, persistierend	> 2 pro Woche, aber nicht täglich	bis 2 pro Monat	> 80 %
3 mittel, persistierend	täglich; Exazerbation kann mehrere Tage anhalten	einmal pro Woche	60–80 %
4 schwer, persistierend	ständig; begrenzte körperliche Belastung; häufig Exazerbationen	häufig	< 60 %

*** Die neue, modifizierte Leitlinie GINA (Global Initiative for Asthma) orientiert sich stärker an Symptomen und Lungenfunktion. Bestimmend ist dabei die Asthmakontrolle, nicht die Lungenfunktion.*
*** FEV = forciertes exspiratorisches Volumen.*

und das Kortisol nachts auf ihr zirkadianes Minimum fallen, verschlechtert sich das Asthma in der Nacht.

7

MERKE

Die Unterdrückung der Entzündung mittels Entzündungshemmer und Lösung der Bronchokonstriktion mittels Bronchodilatatoren sind die primären Therapieziele beim Asthma bronchiale. Schweregrad bzw. Häufigkeit einer Anfalls bestimmen die Anwendung und Dosierung von Antiasthmatika.

7.1.2 Prävention und nicht medikamentöse Maßnahmen

Es gibt keine kausale Therapie des Asthma bronchiale. Eine konsequente Pharmakotherapie kann das Fortschreiten der Krankheit jedoch abschwächen und die Letalität deutlich reduzieren. Einige wichtige allgemeine Maßnahmen sind immer zu berücksichtigen, vor allem beim extrinsisch-allergischen Asthma:

- **Allergenkarenz**, z. B. Beseitigung von Hausstaub und Milben, Ortswechsel bei bestimmten Allergenen (Pollen, Blüten)
- **Hyposensibilisierung** gegen definierte Allergene. Leider profitieren nur ca. 10–15 % der Patienten eindeutig von dieser aufwändigen Therapie, die so früh als möglich begonnen werden sollte
- Vermeidung der Triggerfaktoren wie Luftschadstoffe oder Tabakrauch.

Generell sollten weitere unterstützende Maßnahmen zum Einsatz kommen wie spezielle Atmungstechniken, autogenes Training oder sonstige Entspannungsübungen.

7.1.3 Pharmakotherapie

Einteilung der Antiasthmatika

Ziel der medikamentösen Therapie sind

- Suppression der Entzündung und Verminderung der bronchialen Hyperreagibilität
- Unterbrechung der Atemwegsobstruktion.

Antiasthmatika lassen sich daher einteilen in (**Tab. 7.2**)

- **Controller,** die als entzündungshemmende Medikamente in die inflammatorisch-immunogene Pathogenese eingreifen
- **Reliever,** die rein symptomatisch als **Bronchodilatatoren** die Bronchokonstriktion beseitigen.

Reliever und Controller können sich gegenseitig in ihrer Wirkung verstärken und in ihrem Wirkspektrum überlappen (**Abb. 7.2**).

Eine andere, mehr der Klinik entsprechende Einteilung richtet sich nach Beginn und Dauer der Wirksamkeit. Den **Bedarfstherapeutika** (*quick-relief medications*) werden die **Langzeittherapeutika** (*long-term control medications*) gegenübergestellt, die sich weniger gegen den akuten Anfall als gegen die zugrundeliegende Entzündung richten. Die Verminderung der entzündlichen Hyperreagibilität schwächt auch die Akutreaktionen ab.

Inhalative Applikation

Die inhalative Applikation ist eine primär topische Anwendung, die die Reduzierung systemischer Nebenwirkungen bzw. eine deutliche Dosissteigerung ermöglicht. Sie setzt die Lösung von komplizierten pharmazeutisch-technischen Problemen voraus: Partikel > 50 µm gelangen nicht in die Bronchien, zu kleine Partikel < 2 µm verlassen die Lunge mit der Atemluft. Nur Partikel mit einem Durchmesser von ca. 5 µm werden in den distalen Bronchien deponiert. **Pulverinhalatoren (Turboinhaler)** haben die früher gängigen Dosieraerosole weitgehend abgelöst. Bei den Pulverinhalatoren liegt der Wirkstoff bereits in der erforderlichen Partikelgröße als Pulver vor. Der Wirkstoff wird durch Vibration oder Rotation (Propeller) freigesetzt. Dabei gelangen bis zu 80 % in die Lunge. Pulverinhalatoren erfordern Training, „geistige“ Mitarbeit sowie einen ausreichend großen Atemfluss. Sie sind nicht oder nur schwer bei Kleinkindern und im Alter applizierbar. Dagegen ist die passive Aufnahme durch Treibgas bei den **Dosier-**

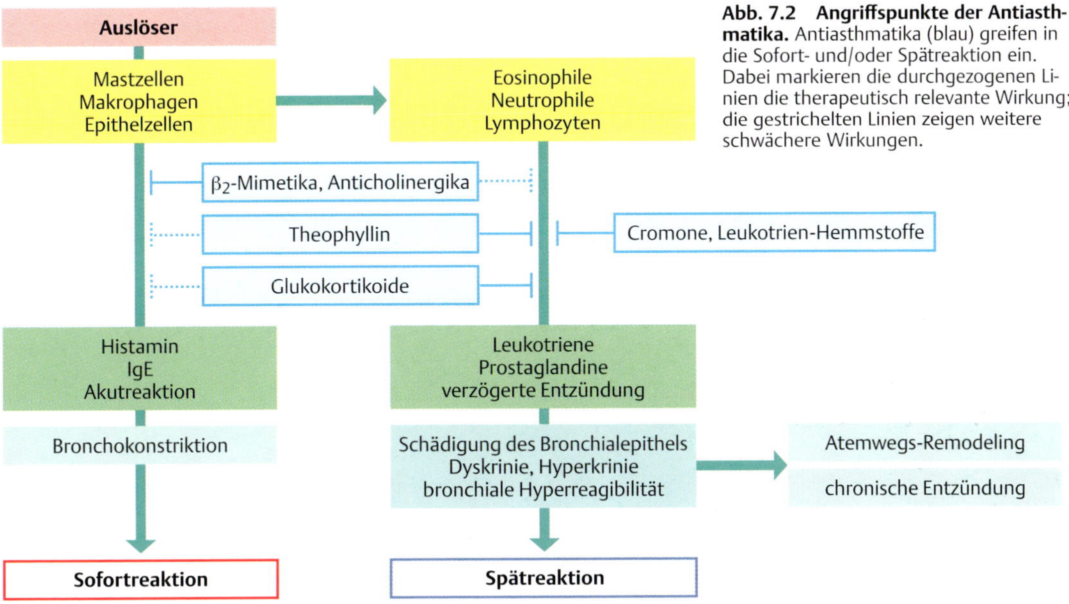

Abb. 7.2 Angriffspunkte der Antiasthmatika. Antiasthmatika (blau) greifen in die Sofort- und/oder Spätreaktion ein. Dabei markieren die durchgezogenen Linien die therapeutisch relevante Wirkung; die gestrichelten Linien zeigen weitere schwächere Wirkungen.

Tabelle 7.2

Einteilung der Antiasthmatika

Wirkstoffe	Reliever	Controller	Bedarfstherapie	Langzeittherapie	Applikation inhal.	oral	parenteral
β_2-Mimetika							
– kurz wirksam	+	–	+	–	+	+	i. v.
– lang wirksam	+	+	+	+	+	+	i. v.
Anticholinergika	+	–	+	–	+	–	–
Theophyllin	+	+	–	+	–	+	i. v.
Glukokortikoide	–	+	+	+	+	+	i. v.
Leukotrienhemmstoffe	+	+	+	–	–	+	–
Cromone	–	+	–	+	+	–	–
IgE-Antikörper	–	+	–	+	–	–	s. c.

aerosolen viel einfacher, dabei gelangen aber nur 10–20 % des Wirkstoffes in die Lunge, der Rest verbleibt im sog. Spacer, im Mund-Rachenraum oder wird verschluckt.

Nebenwirkungen ergeben sich aus dem Ausmaß der Resorption außerhalb der Lunge, wie Mund-Rachenraum, oder Verschlucken des Wirkstoffs. Das ideale inhalative Antiasthmatikum sollte daher bei systemischer Resorption inaktiviert und nur in der Lunge aktiviert werden. Bei den modernen Antiasthmatika ist nur bei dauernder Anwendung hoher Dosierungen mit relevanten Nebenwirkungen zu rechnen.

MERKE

Bei inhalativer Zufuhr von Wirkstoffen gelangen immer substanzielle Anteile in den systemischen Kreislauf. Daher spielen der First-pass-Effekt, eine geringe Resorption sowie extrahepatische Inaktivierungen eine wichtige Rolle zur Vermeidung von Nebenwirkungen (s. S. 8).

Betasympathomimetika

Wirkmechanismus | Alle β_2-Mimetika leiten sich vom **Isoprenalin** (syn. Isoproterenol) ab, einem unselektiven Agonisten der β_1- und β_2-Rezeptoren (**Abb. 7.4**). Die Hauptwirkung von β_2-Rezeptoren besteht in der Relaxierung der Bronchialmuskulatur **(Bronchodilatation).** β_2-Rezeptoren stimulieren in den glatten Muskelzellen der Bronchien (wie bei den Blutgefäßen!) via Gs-Proteinen und Adenylatzyklase

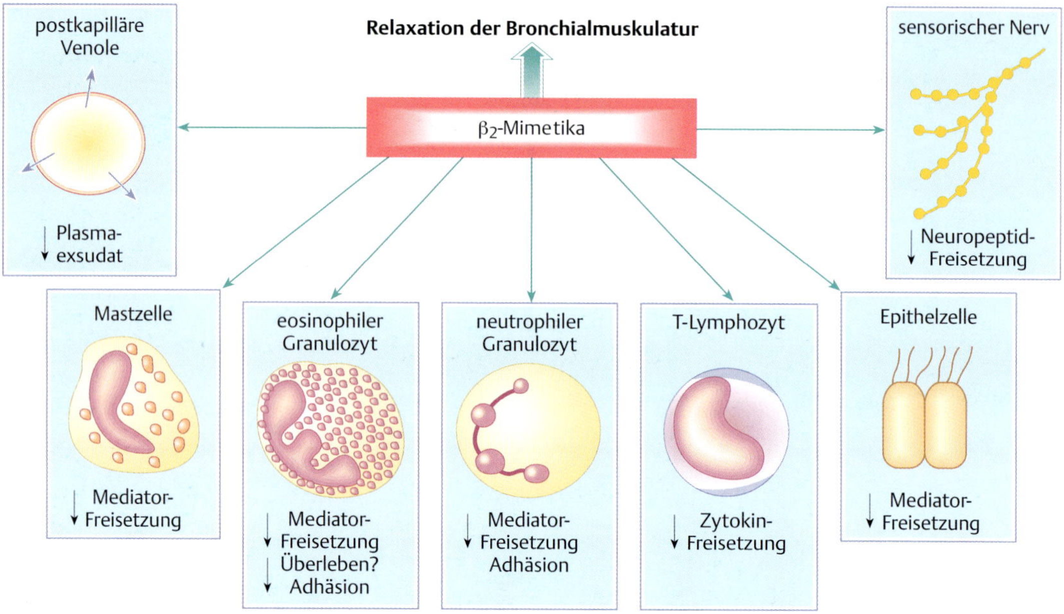

Abb. 7.3 Antiinflammatorische Wirkungen der β_2-Mimetika. Neben der Bronchodilation besitzen β_2-Mimetika verschiedene antiinflammatorische Wirkungen, die sich aber mit Dauer der Anwendung abschwächen.

die **Bildung von cAMP**, das indirekt die Aktivität der *myosin light chain kinase* (MLCK) hemmt und calciumabhängige Kaliumkanäle öffnet (s. S. 61).

An der Herzmuskulatur verursachen β_2-Rezeptoren eine Kontraktion, ebenfalls via Gs-Proteine, Adenylatcyclase und cAMP.

β_2-Mimetika besitzen durch direkte Hemmung von Immun- und Gefäßzellen auch eine **antiinflammatorische Komponente** (**Abb. 7.3**), die Flimmerbewegung der Zilien wird angeregt, neben der Verminderung von Extravasation und Ödembildung wird die mukoziliäre Clearance verstärkt. Diese Wirkungen sind auf die Sofortreaktion beschränkt, unterliegen einer Toleranz und sind klinisch eher zweitrangig.

Zu beachten ist die sich entwickelnde **Toleranz:** β-Rezeptoren entziehen sich einer permanenten Stimulation durch Verminderung ihrer Expression oder durch Entkopplung der Signaltransduktion von der Rezeptor-Ligandenbindung. Dabei muss von eine **Kreuztoleranz** innerhalb aller β_2-Mimetika ausgegangen werden. Damit werden gegenwärtig auch Studienergebnisse erklärt, die zeigen, dass unter β_2-Mimetika verglichen mit Placebo mehr Exazerbationen und Todesfälle auftraten.

Praxistipp

Werden unter lang wirksamen β_2-Mimetika zusätzlich kurz wirksame β_2-Mimetika als Bedarfsmedikation eingesetzt, so muss manchmal als Zeichen einer Toleranz die Dosis der kurz wirksamen β_2-Mimetika erhöht werden.

Indikation | β_2-Sympathomimetika sind Wirkstoffe der ersten Wahl bei drohendem oder bereits akut aufgetretenem Asthmaanfall. Bei chronischer Erkrankung stabilisieren sie prophylaktisch die Lungenfunktion. Außerdem werden sie zur Wehenhemmung eingesetzt (s. S. 220).

Applikation | Die **inhalative Applikation** ist vorzuziehen, da die orale Applikation grundsätzlich nicht wirksamer ist. Auch der theoretische Vorteil einer gleichmäßigen β_2-Stimulation ist klinisch nicht fassbar. Daher sollte die orale Einnahme mit ihrem erhöhten Nebenwirkungsrisiko Patienten vorbehalten sein, bei denen die inhalative Applikation unzuverlässig oder unmöglich ist.

Komedikation mit Glukokortikoiden | Im Gegensatz zu den kurz wirksamen β_2-Mimetika müssen lang wirksame β_2-Mimetika **immer** zusammen mit Glukokortikoiden (inhalativ oder oral) eingesetzt werden (s. S. 122), denn die rein symptomatisch-bronchodilatierende Wirkung einer Monotherapie mit β_2-Mimetika verdeckt die inflammatorische Verschlechterung. Exazerbationen sind dann schwieriger zu behandeln, letztendlich steigt die Letalität. Es ist unklar, ob Glukokortikoide auch die Toleranzentwicklung abschwächen. **Kombinationspräparate** sind z. B. Salmeterol + Fluticason (Viani®) oder Formoterol + Budesonid (Symbicort®).

Nebenwirkungen | Sie ergeben sich aus der systemischen Stimulation der β_2-Rezeptoren, z. B. Tachykardie, Rhythmusstörungen und Blutdruckanstieg. Dies wird noch verstärkt bei zusätzlicher Gabe positiv-chronotroper Wirkstoffe wie Theophyllin und Anti-

cholinergika. Das gegenüber unbehandelten Patienten erhöhte Risiko, am plötzlichen Herztod zu versterben, ist jedoch viel geringer als die Gefahr, im akuten Anfall zu ersticken. Weiterhin senken β_2-Mimetika das Kalium im Blut, da Kalium in die Muskelzellen verschoben wird. Der Blutzuckerspiegel wird erhöht (Glukoneogenese ↑).
In der Schwangerschaft verursachen β_2-Mimetika eine **Relaxierung des Uterus** und sollten daher vor der Geburt abgesetzt werden.
Kontraindikationen | Sie lassen sich aus der allgemeinen Stimulation des Sympathikus ableiten, z. B. Phäochromozytom (s. S. 79), Hyperthyreose, obstruktive Kardiomyopathie, Tachyarrhythmien.

MERKE

- β_2-Mimetika sind die wirksamsten Bronchodilatoren, sie reduzieren aber langfristig nicht die Entzündungspathologie.
- Die Mortalität ist unter β_2-Mimetika erhöht, wenn sie als Monotherapeutika oder erst verspätet zusammen mit Glukokortikoiden eingesetzt werden (Cave: Toleranz). Der Einsatz von lang wirksamen β_2-Mimetika erfordert unbedingt die antiinflammatorische Unterstützung mit Glukokortikoiden.

Kurz (rasch) wirksame β2-Mimetika
Indikationen s. **Tab. 7.3**.
Fenoterol (Berotec®), **Salbutamol** (Sultanol®) und **Terbutalin** (Bricanyl®) sind die stärksten, sofort wirksamen Reliever bzw. bronchodilatierende Bedarfstherapeutika mit einer Wirkdauer von 4–6 h. Ihre Einnahme verbessert auch die pulmonale Resorption von Glukokortikoiden, die 5–10 min nach den β_2-Mimetika inhaliert werden sollten. Dann ist der Bronchospasmus durch die β_2-Mimetika aufgehoben. Im Notfall kann Terbutalin oder als ultima Ratio auch

Tabelle 7.3

β_2-Sympathomimetika			
Wirkstoff	**HWZ (h)**	**Indikation**	**sonstige Eigenschaften**
kurz wirksam			
Fenoterol	5	Bedarf, Anfall	indiziert zur Wehenhemmung
Reproterol	1,5	Anfall	nur i. v.
Salbutamol	3–6	Bedarf, Anfall	
Terbutalin	3	Bedarf, Anfall	
lang wirksam		nächtliches Asthma	
Bambuterol	20	Prophylaxe	Prodrug
Formoterol	5–15	Prophylaxe	auch im Anfall schnell wirksam
Salmeterol	10	Prophylaxe	

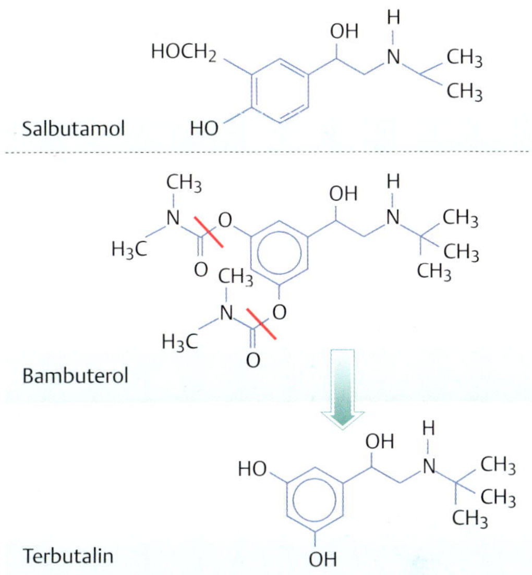

Abb. 7.4 Stukturformeln von β_2-Mimetika. β_2-Mimetika sind Weiterentwicklungen des Isoprenalin. Bambuterol wird als unwirksames Prodrug in der Lunge durch Gewebsesterasen (rot markierte Schnittstellen) in das wirksame Terbutalin umgewandelt.

Adrenalin i. v. appliziert werden (s. S. 126). **Reproterol** (Bronchospasmin®) steht nur zur i. v. Applikation zur Verfügung und als Kombination mit Cromoglycinsäure (Aarane®).

MERKE

Kurz bzw. rasch wirksame β_2-Mimetika sind Bedarfstherapeutika der ersten Wahl.

Lang wirksame β2-Mimetika
Indikation siehe **Tab. 7.3**.
Der volle β_2-Agonist **Formoterol** (Foradil®) und der Partialagonist **Salmeterol** (Aeromax®) werden nur per inhalationem verabreicht. Im Gegensatz zu den kurz wirksamen β_2-Mimetika reichern sie sich in der Nähe der Rezeptoren an, was ihre 10–12 h lange Wirkung erklärt. Formoterol mit seinem schnellen Wirkeintritt eignet sich auch zur Bedarfsmedikation.
Bambuterol (Bambec®) ist ein neues, oral verfügbares β_2-Mimetika, das erst in der Lunge aktiviert wird: gewebsspezifische Esterasen spalten einen Carbaminsäure-Rest ab, der die phenolische –OH-Gruppe maskiert. Dabei entsteht das kurz wirksame Terbutalin (**Abb. 7.4**). Außerdem stehen **Tulobuterol** (Brelomax®) als Sirup, **Clenbuterol** (Spiropent®) als Tropfen und **Terbutalin** (Bricanyl-Duriles®) als Retardtabletten zur Verfügung.

MERKE

Lang wirksame β_2-Mimetika eignen sich gut bei nächtlichem Asthma. Sie sollten nie ohne Glukokortikoide eingenommen werden.

Anticholinergika

Die Bedeutung der Anticholinergika in der Asthmatherapie liegt in der **Kombinationstherapie**, wo sie β_2-Mimetika und Glukokortikoide einsparen helfen. Die Stimulation von muskarinergen M_3-Acetylcholinrezeptoren führt zur Kontraktion von glatten Bronchialmuskelzellen. Im Gegensatz zu den β_2-Rezeptoren ist jedoch die Bedeutung von mACh-Rezeptoren bei der Pathogenese des Asthma wesentlich geringer. Die **quartären Anticholinergika** kommen nur inhalativ bei leichtem Asthma zum Einsatz, denn ihre Wirkung ist mäßig und langsam. Da Anticholinergika auch die Bronchialsekretion vermindern, wird die Expektoration abgeschwächt, was ihre Wirksamkeit zusätzlich begrenzt. Andererseits verursachen sie keine schwerwiegenden Nebenwirkungen, abgesehen von Mundtrockenheit.

7

Ipratropium (Atrovent®, HWZ 4–6 h) ist ein kurz wirksamer, unspezifischer Hemmstoff des mACh-Rezeptors. Das neuere **Tiotropium** (Spiriva®, HWZ 15–20 h) ist dagegen ein präferenzieller M3-Antagonist, der nur einmal täglich inhaliert werden muss. Tiotropium wird erfolgreich bei COPD eingesetzt (s. S. 127), kommt jedoch *off-label* auch beim Asthma zum Einsatz. Kombination mit Feneterol (Berodual®) möglich.

Theophyllin

Wirkmechanismus: **Theophyllin** (Euphyllin®) besitzt Eigenschaften eines Relievers und Controllers. Es mindert die Entzündung und Hyperreagibilität und wirkt

- lang anhaltend **bronchodilatierend** via Hemmung von Phosphodiesterasen, wodurch die cAMP-Spiegel erhöht werden
- **antiinflammatorisch** via Hemmung von Adenosinrezeptoren (A_{2B}, A_3, vgl. S. 58), deren Stimulation normalerweise die Kontraktion der Bronchialmuskulatur sowie die Histaminfreisetzung von Leukozyten fördert.

Praxistipp
Koffein, ebenfalls ein Methylxanthin, ist nur schwach wirksam, jedoch kann Kaffeekonsum die Asthma-Symptome lindern.

Pharmakokinetik | Theophyllin hat eine **enge therapeutische Breite.** Diese wird durch eine komplexe Kinetik noch kritischer, da sich die Plasma-HWZ abhängig von verschiedenen Kriterien ändert (**Tab. 7.4**). Der Abbau von Theophyllin wird beschleunigt durch Rauchen oder Enzyminduktoren von Cyp1A2, während Herz- und Leberinsuffizienz sowie hohes Alter den Abbau verlangsamen.

Tabelle 7.4

Dosisanpassung bei Theophyllin

	HWZ	Dosisanpassung*
Frühgeborene und Kinder unter 1 Jahr	> 24 h	↓ ↓
Kinder (> 1 Jahr)	3–5 h	↑
Erwachsene	7–9 h	Vergleichstandard
erwachsene Raucher	4–5 h	↑
Herz- oder Leberinsuffizienz	> 24 h	↓ ↓

**bezogen auf Erwachsene*

Indikationen | Indiziert ist Theophyllin als **prophylaktisches Langzeittherapeutikum** bei mittelschwerem sowie nächtlichem Asthma (Wirkungsbeginn nach 30 min bei oraler Gabe) sowie beim Status asthmaticus (s. S. 126, Wirkungsbeginn 3–5 min nach i. v. Injektion).

Durch Verwendung **retardierter Theophyllin-Präparate** werden Konzentrationsspitzen, die z. B. nach Gabe der rasch wirksamen Theophyllin-Tropfen auftreten, vermieden. Außerdem hilft es beim Einsparen von inhalativen Glukokortikoiden: Theophyllin + 400 mg Budesonid entspricht 800 mg Budesonid.

Nebenwirkungen | Die Wirksamkeit wird durch die sehr enge therapeutische Breite limitiert, die regelmäßige Blutspiegelbestimmungen erfordert. Ab 20 µg/ml ist mit schweren Nebenwirkungen zu rechnen, die sich vom gesteigerten cAMP-Spiegel sowie der Blockade des A_1-Rezeptors ableiten lassen:

- **ZNS:** Unruhe, Kopfschmerz, Erniedrigung der Krampfschwelle (Adenosin-Rezeptoren dämpfen die neuronale Erregung)
- **Herz:** Tachykardien, Tachyarrhythmien
- **Verdauungstrakt:** Übelkeit, Erbrechen.
- **Niere:** gesteigerte Diurese.

Kontraindikationen | Epilepsie, Hyperthyreose und Herzerkrankungen.

Praxistipp
Im schweren Status asthmaticus hilft i. v. Theophyllin bei Patienten, bei denen β_2-Mimetika nicht mehr greifen (vgl. S. 126).

Glukokortikoide

→ vgl. auch S. 285.

Inhalative und orale Glukokortikoide gehören zur Gruppe der Controller und bilden die **Basis der Asthmatherapie.** Ihr Einsatz hat die Sterblichkeit deutlich vermindert. Unter allen Antiasthmatika wirken sie am stärksten antiinflammatorisch und vermindern

- die entzündlichen Reaktionen (v. a. TH2-vermittelt)
- die Schleimbildung
- die Zerstörung des Lungenepithels

Außerdem verstärken sie die Wirkung von β_2-Mimetika (β-permissiver Effekt) über die Steigerung der Expression und Empfindlichkeit von β_2-Rezeptoren (mögliche Abschwächung der Toleranzentwicklung von β_2-Mimetika).

MERKE

- Grundsätzlich gilt: Glukokortikoide sollten so früh wie möglich eingesetzt werden. Der verzögerte Einsatz verschlimmert die Entzündungspathologie und Exazerbationen und erhöht damit auch die Sterblichkeit.
- Die Angst vor Glukokortikoiden bei Patienten und Angehörigen ist oft ein erhebliches Therapiehindernis.

Wirkmechanismus | Da Glukokortikoide in normalen Dosierungen über die Gentranskription ihre Funktionen entfalten, greifen sie nur verzögert und nicht im Anfall. Bei intravenöser Gabe (schwerer Anfall oder Status asthmaticus) kommen jedoch die nicht-genomischen Effekte mit schnellem Wirkungsbeginn zum Tragen. Die **Wirksamkeit** ist **dosisabhängig**, daher wird die Tagesdosis von Stufe 2 zu Stufe 3 zu Stufe 4 jeweils verdoppelt (**Tab. 7.5**).

Die **Wirklatenz** beträgt 4 bis 7 Tage, unter Umständen bis zu 2 Wochen. Wenn ein (erhöhter) Bedarf vorhersehbar ist (Prüfungsstress, Grippewelle, Schwangerschaft), sollte rechtzeitig mit der Einnahme bzw. Dosiserhöhung begonnen werden. Regelmäßig sollte die Dosierung und der Bedarf v. a. bei COPD mittels **Auslassversuchen** überprüft werden.

BEACHTE

Inhalative Glukokortikoide wirken *per se* nicht broncholytisch und eignen sich nicht zur Anfallstherapie. 5–10 min nach Einnahme von Bronchodilatatoren kann jedoch eine inhalative Applikation auch im Anfall wirksam sein.

Pharmakokinetik | Um die systemischen Nebenwirkungen (vgl. S. 291) zu vermindern, wurden Glukokortikoide mit einer geringen systemischen Bioverfügbarkeit entwickelt, die bei inhalativer Applikation überwiegend oder ausschließlich lokal in der Lunge wirken. Dieses Ziel kann auf zwei Wegen erreicht werden:

(A) On-site-Aktivierung | s. u.

(B) Geringe Bioverfügbarkeit | Durch strukturelle Modifikation werden inhalative Glukokortikoide, die systemisch aufgenommen werden (z. B. durch Verschlucken oder Resorption aus dem Respirationstrakt), nur schlecht gastrointestinal resorbiert und/oder in der Leber rasch metabolisiert. Alle inhalativen Glukokortikoide werden durch einen schnellen systemischen Abbau, welcher dem hepatischen Blutfluss entspricht, inaktiviert.

Dennoch muss bei hohen Dosierungen mit systemisch wirksamen Konzentrationen und einer Suppression des Plasma-Kortisols gerechnet werden. Außerdem kann sich durch Mehrfachapplikation die Bioverfügbarkeit erhöhen, die andererseits auch einen therapeutischen Vorteil darstellt.

7

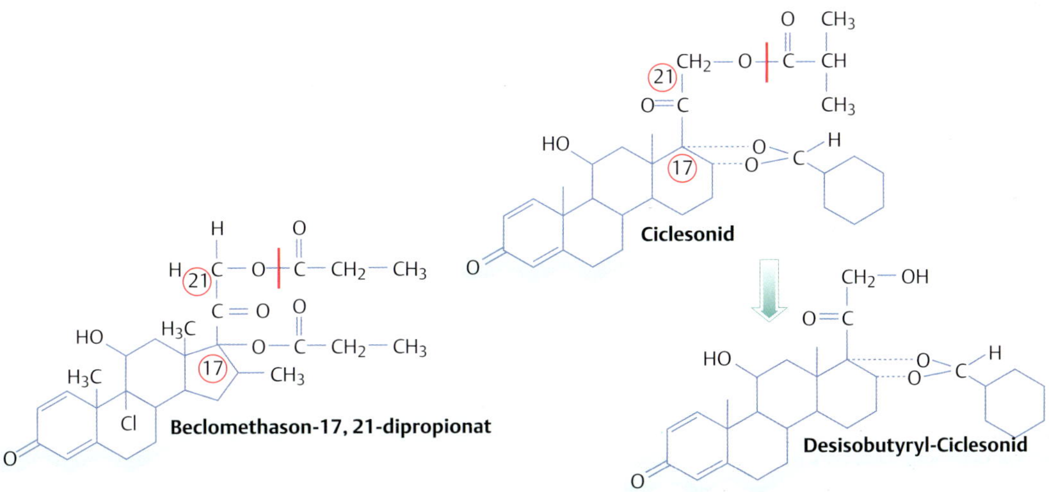

Abb. 7.5 Strukturformeln von inhalativen Glukokortikoiden. Die roten Linien markieren die Esterbindungen am C-21 Kohlenstoff, nach deren Abspaltung in der Lunge die aktiven Verbindungen Beclometason-monopropionat und Desisobutyryl-Ciclesonid entstehen. Die anderen Verbindungen werden bereits als aktive Wirkstoffe inhaliert, mit einem veresterten C-17 und einem nicht veresterten „freien" C-21, das eine starke Rezeptorverbindung ermöglicht.

Pharmakodynamisch besitzen alle inhalativen Glukokortikoide eine hohe Affinität zum Glukokortikoidrezeptor. Sie sind 10- bis 20fach affiner als das stärkste orale Glukokortikoid Dexamethason (s. S. 289). Dies erklärt auch, warum trotz der relativ geringen Bioverfügbarkeit dennoch systemische Wirkungen auftreten können.

Nebenwirkungen | Lokal schwächen Glukokortikoide die physiologische Bakterienflora, daher muss nach jeder Inhalation sorgfältig der Mund ausgespült werden, um **Soor**, **Halsschmerzen** und **Heiserkeit** (Atrophie der Kehlkopfmuskulatur durch Myopathie des M. vocalis) zu vermeiden. Bei hohen Dosierungen kommt es auch zu den bekannten **systemischen** Nebenwirkungen (s. S. 291), zumal bei schwerem Asthma Glukokortikoide oft oral eingenommen werden. Eine Osteoporoseprophylaxe mit Vitamin D und Calcium ist besonders bei COPD notwendig, da diese Patienten als Raucher einen weiteren Risikofaktor für eine Osteoporose aufweisen (s. S. 234).

Praxistipp

Glukokortikoide in einer Tagesdosis von < 1000 mg Budesonid-Äquivalenten bei Erwachsenen und < 50 mg/d bei Kindern gelten auch bei Langzeitanwendung als nebenwirkungsfrei. In höheren Dosierungen muss mit systemischen Nebenwirkungen gerechnet werden. Nur Ciclesonid bildet hier offensichtlich eine Ausnahme.

Wirkstoffe

Inhalative Glukokortikoide mit On-site-Aktivierung | Nach hydrolytischer Spaltung durch gewebespezifische Esterasen in der Lunge werden **Beclometasondipropionat** (BDP, vereinfachend als **Beclometason** bezeichnet) (Beclometason-CT®) und **Ciclesonid** (Alvesco®) in ihre aktiven Metaboliten umgewandelt (**Abb. 7.5**). Während das aktive Beclometason noch eine substanzielle Bioverfügbarkeit mit entsprechendem Risiko für Nebenwirkungen besitzt, zeichnet sich das neuere **Ciclesonid** durch eine minimale Bioverfügbarkeit und geringe Nebenwirkungen aus (**Tab. 7.5**). Dies wird unter anderem durch eine besonders schnelle systemische Clearance sowie eine ausgeprägte Lipidkonjugation in der Lunge erreicht, wo das nach der Esterspaltung am C-21 hydroxylierte Ciclesonid mit Fettsäuren konjugiert und intrazellulär als „Depot" gespeichert wird. Dies reduziert die Dosis und macht nur eine **einmalige Gabe** pro Tag erforderlich. Schließlich verursacht Ciclesonid, das als Prodrug nur schwache Rezeptoraffinität besitzt, kaum lokale oropharyngeale Nebenwirkungen (kein Mundsoor).

Inhalative GC mit geringer Bioverfügbarkeit | Budesonid (Budecort®), **Fluticason** (Atemur®) und **Mometason** (Asmanex®) werden präsystemisch eliminiert. Dennoch besitzt besonders Budesonid mit 10 % eine gewisse orale Bioverfügbarkeit, die einerseits zu systemischen Nebenwirkungen führen kann, andererseits aber auch den therapeutischen Effekt unterstützt. Fluticason ist besonders lipophil und reichert sich in der Lunge an (Depotbildung).

Tabelle 7.5

Inhalative Glukokortikoide

Wirkstoff	Rezeptor-affinität**	orale Bio-verfügbar-keit (%)	Eigenschaften
Beclo-metason*	13	25	kürzeste Eliminations-HWZ von 3 h
Budesonid	10	10	
Ciclesonid*	12	< 1	
Fluticason	18	< 1	längste Eliminations-HWZ von 8 h
Mometason	22	1–10	

* *aktiver Metabolit*
** *Bezugsgröße ist Dexamethason = 1*

MERKE

Durch Kombinationstherapie kann die Dosis der inhalativen Glukokortikoide reduziert werden.

Weitere Aspekte der klinischen Anwendung

Systemische Applikation | Die orale Einnahme (meist Prednisolon) ist bei körperlichem Stress (Verletzungen, Operationen, schwere Infektionen) indiziert. Die orale Gabe sollte so kurz wie nötig sein, und kann von inhalativen Glukokortikoiden und anderen Antiasthmatika begleitet werden.

Oral oder i. v. werden Glukokortikoide auch im Status asthmaticus appliziert.

Einsatz bei Kindern | Da ein nicht oder nur ungenügend behandeltes Asthma die Entwicklung eines Kindes beeinträchtigt, sollte so früh wie möglich mit Glukokortikoiden therapiert werden. Die Eltern befürchten meist die Nebenwirkungen, vor allem die Wachstumsretardierung. Kommt es unter inhalativer oder mäßig systemischer Gabe zu einem abgeschwächten Wachstum (Verminderung um ca. 2–4 cm), wird dieses mit einer Verzögerung von ca. 6 Monaten aufgeholt.

Einsatz in der Schwangerschaft | Bei ⅓ der Patientinnen verschlechtert sich das Asthma während der Schwangerschaft, vor allem zwischen der 30. und 36. Woche. Das akute Asthma ist infolge der Hypoxie gefährlich für den Fetus und muss unbedingt vermieden werden, wenn nötig mit oralen Glukokortikoiden oder einer i. v. verabreichten Hochdosis-Stoßtherapie. Eine konsequente, während der gesamten Schwangerschaft durchgeführte Therapie mit Glukokortikoiden vermindert die Inzidenz von akuten Anfällen verglichen mit Patientinnen ohne Glukokortikoide.

MERKE

Während der Schwangerschaft ist die inhalative Glukokortikoidtherapie bei Asthmatikerinnen grundsätzlich indiziert.

Cromone, Leukotrienhemmstoffe und Antihistaminika

Cromone, Leukotrienhemmstoffe und Antihistaminika greifen in das entzündlich-immunologische Geschehen ein. Sie sind als Monotherapeutika nur bei schwachem Asthma effektiv, helfen jedoch in der **Kombinationstherapie**, die Wirkung anderer Antiasthmatika zu unterstützen und deren Dosierungen zu reduzieren.

Cromone (Mastzellstabilisatoren)

Cromoglicinsäure (Cromohexal®) und **Nedocromil** (Tilade®-Augentropfen) stabilisieren die Mastzellen und vermindern damit die Freisetzung von Entzündungsmediatoren, sie sind jedoch antiinflammatorisch nicht so wirksam wie inhalative Glukokortikoide. Sie vermindern als Prophylaktika die Sofort- wie die Spätreaktion (**Abb. 7.2**, **Tab. 7.6**). Die lipophilen Cromone werden **ausschließlich inhaliert**, da sie nicht intestinal resorbiert werden. Deshalb kommen sie auch bei Nahrungsmittelallergien zum Einsatz. Außerdem ist zu beachten:

- Cromone wirken verzögert erst nach 4–6 Wochen. Bei einem zu erwartenden allergischen Asthma infolge Pollenfluges sollte also bereits im Januar mit der Einnahme begonnen werden.
- Sie wirken auch bei leichtem exogenen Asthma bronchiale.
- Sie sind für Kinder gut verträglich.

Tabelle 7.6

Therapeutischer Stufenplan beim Asthma bronchiale

	Stufe bzw. Schweregrad			
	1	2	3	4
Reliever*				
kurz wirksame β_2-Mimetika: inhalativ	+	+	+	+
Ipratropium: inhalativ	+	+	+	+
Controller*				
lang wirksame β_2-Mimetika: inhalativ	–	–	+	+
lang wirksame β_2-Mimetika: oral	–	–	+	+
Glukokortikoide: inhalativ	–	+	+	+
Glukokortikoide: oral	–	–	–	+
Theophyllin (oral)	–	–	+	+
Cromone (inhalativ)	–	+	–	–
Leukotrienhemmstoffe (oral)	–	+	+	–
IgE-Antikörper (s. c.)	–	–	+	+

** Kontraindikationen bei Schwangerschaft:*
– orale Glukokortikoide nicht im 1. Trimenon
– β_2-Mimetika nicht im 3. Trimenon (Wehenhemmung)

Leukotrienhemmstoffe

Leukotriene sind starke Entzündungsmediatoren und Bronchokonstriktoren (s. S. 274). Sie werden beim Asthma von Mastzellen und eosinophilen Granulozyten freigesetzt und **aktivieren Leukotrienrezeptoren** (LT). Besonders durch die Stimulation von LT_1-Rezeptoren kommt es zu Bronchokonstriktion, Ödem- und Schleimbildung sowie Schädigung des Bronchialepithels. Leukotriene und LT-Rezeptoren vermitteln auch das Analgetika-Asthma (s. S. 279).

Die oralen Leukotrienhemmstoffe sind mäßig wirksame **Kombinationstherapeutika** bei Stufe 2–4 sowie bei analgetikainduziertem Asthma und Anstrengungsasthma (**Tab. 7.6**). Sie können außerdem dabei helfen, andere Medikamente einzusparen. Weiterhin sind sie hilfreich bei **mildem Asthma bei Kindern** sowie bei allergischer Rhinokonjunktivitis.

Montelukast (Singulair®) ist ein oral verfügbarer LT_1-Rezeptorantagonist, der durch Cyp3A4 abgebaut wird. Bei erhöhten Blutspiegeln (z. B. durch Cyp3A4-Hemmstoffe, s. S. 443) verstärken sich die unspezifischen Nebenwirkungen wie Kopfschmerzen, Diarrhö oder allergische Reaktionen.

H1-Antihistaminika

→ vgl. S. 162.

Obwohl Histamin ein zentraler Mediator der asthmatischen Entzündung ist, sind H_1-Antihistaminika bei der eigentlichen Asthma-Pathologie nicht wirksam. H_1-Hemmstoffe wie **Cetirizin** oder **Loratadin** sind jedoch sinnvolle Therapeutika bei der allergischen Rhinitis.

MERKE

Die Wirksamkeit von H_1-Antihistaminika ist beim Asthma auf die allergische Rhinitis bzw. die rein allergischen Reaktionen beschränkt.

IgE-Antikörper

Omalizumab (Xolair®) ist ein humanisierter monoklonaler Antikörper gegen freies IgE. Bereits an Mastzellen gebundenes IgE kann jedoch durch Omalizumab nicht mehr „weggefangen“ werden. Omalizumab wird alle 2 oder 4 Wochen in Abhängigkeit vom IgE-Spiegel bei **schwerem allergischem**

Asthma s.c. injiziert, das trotz hoch dosierter Gabe von β_2-Mimetika und Glukokortikoiden persistiert. Nachteile sind der hohe Preis, die Notwendigkeit der IgE-Bestimmung und die Unsicherheit bezüglich IgE-abhängiger Abwehrreaktionen, wie z.B. Wurmerkrankungen und Tumorbildung. Außerdem wurden schwere Allergien beschrieben, die noch Monate nach der Einnahme von Omalizumab auftreten.

7.1.4 Stufentherapie des Asthma bronchiale

Der Einsatz von Antiasthmatika orientiert sich am Schweregrad (**Tab. 7.6**). Dosierungen und Kombinationen werden mit zunehmender Symptomatik gesteigert:

- Erhöhung der Dosierung von inhalativen Glukokortikoiden (bis zur systemischen Gabe)
- *Add-on* von Cromonen, Theophyllin und Leukotrienhemmstoffen bei Stufen 2–3
- langwirksame β_2-Mimetika zusammen mit Glukokortikoden als Basismedikation der Stufen 3–4
- zusätzlich Theophyllin bei Stufen 3–4.

7

Als **Bedarfsmedikation** können grundsätzlich kurz wirksame β_2-Mimetika und Anticholinergika inhaliert werden.

Status asthmaticus

Der **Status asthmaticus** ist ein lebensbedrohlicher, Stunden andauernder Zustand schwerer Atemwegsobstruktion mit Atemnot und Erstickungsängsten (**Abb. 7.6**). Dieser **Notfall** tritt oft nachts ein, wenn die endogenen Katecholamin- und Kortisolspiegel physiologischerweise niedrig sind. Die Therapie umfasst:

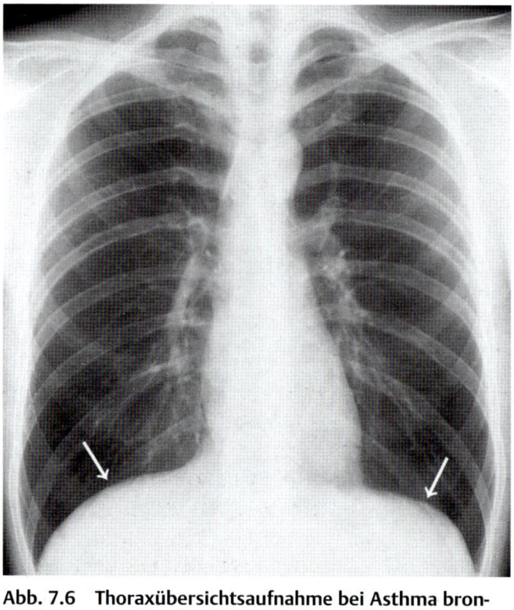

Abb. 7.6 Thoraxübersichtsaufnahme bei Asthma bronchiale mit beidseits überblähter Lunge und tiefstehendem Zwerchfell (Pfeile)

- **Sauerstoffsonde** (2–4 l/min)
- **β_2-Mimetika** inhalativ oder i.v. als erste Wahl bei drohendem oder akutem Status asthmaticus. Oft greifen jedoch β_2-Mimetika nicht mehr, da die Patienten schon selbst größere Mengen inhaliert haben. Dann wirken noch Glukokortikoide und Theophyllin.
- **Glukokortikoid** oral oder i.v. (Prednisolon). Die verzögerte Wirkung trägt zur Beendigung des Anfalls bzw. zur Stabilisierung der Lungenfunktion bei.
- **Theophyllin** oral oder langsam i.v. Davon profitieren besonders Patienten, die wegen des Anfalls wiederholt β_2-Mimetika inhaliert haben und bei denen diese keine Besserung bringen.
- Ultima Ratio: Adrenalin i.v., Magnesiumsulfat

Dosislimitierend für β_2-Mimetika und Theophyllin kann die Tachykardie sein, das Herz schlägt jedoch infolge der Erstickungsangst und Unruhe bei vielen Patienten bereits maximal.

Praxistipp

Bei Sedierung mit Benzodiazepinen (Diazepam i.v.) oder Neuroleptika (Promethazin i.v.) im schweren Asthmaanfall muss auf die Gefahr einer Atemdepression (Patient erhält Sauerstoff!) geachtet werden.

EXKURS

Antibiose und Asthma bronchiale

Bei einer nachgewiesenen oder vermuteten Exazerbation durch eine bakterielle Infektion kommen häufig Clarithromycin oder Amoxicillin zum Einsatz. Es gibt im Übrigen keine Beweise dafür, dass bei Kleinkindern eine frühe Gabe von Antibiotika das Risiko erhöht, später an Asthma zu erkranken. Umgekehrt gilt aber: Kinder mit Asthma bronchiale benötigen häufiger Antibiotika.

7.2 Allergische Rhinitis

Key Point

Die allergische Rhinitis ist mit einer Prävalenz von 10 bis 20 % eine häufige Erkrankung.

Die allergische Rhinitis gehört zum atopischen Formenkreis. Kennzeichen ist eine durch IgE vermittelte Entzündung der Nasenschleimhaut. Zur Vermeidung von Spätschäden sollte sie konsequent behandelt werden. Dabei können die Wirkstoffe auch topisch **nasal oder am Auge** appliziert werden, z.B. Glukokortikoide oder Cromone. Zur Abschwellung der Nasenschleimhaut kommen auch **α-Agonisten** wie Xylometazolin zur Anwendung. Hierbei ist zu beachten, dass die längere Gabe von α-Agonisten (> 3 Wochen) eine

nicht-allergische Nasenschwellung induziert, die eine weitere Applikation erfordert. Dieser Circulus vitiosus kann zur irreversiblen Schädigung der Nasenschleimhaut führen. Andererseits sind α-mimetische Nasentropfen das wirksamste Prinzip z. B. bei Sinusitis, wenn sie konsequent 4- bis 6-mal am Tag angewandt werden.
Der H_1-Blocker **Rupatadin** (Rupafin®) hemmt auch den Plättchen-aktivierenden Faktor (PAF) aus den Mastzellen und ist evtl. den anderen H1-Blockern bei der allergischen Rhinitis (s. S. 305) überlegen.

7.3 Chronisch-obstruktive Atemwegserkrankung (COPD)

Key Point
Die COPD ist durch eine Zerstörung der Bronchien mit vermehrter Schleimproduktion, Husten und Atemnot charakterisiert. Die Inzidenz nimmt weltweit zu. Die Therapie ist rein symptomatisch, Anticholinergika und Sauerstoff sind die wirksamsten Maßnahmen.

7.3.1 Grundlagen

Bei der COPD kommt es zu einer **Atemwegsobstruktion** auf dem Boden einer chronischen Bronchitis oder eines Lungenemphysems. Typische Symptome sind exzessive Schleimproduktion, Husten und Atemnot. Die COPD ist die häufigste chronische Lungenerkrankung, Hauptursache ist das **Rauchen,** dann ein Mangel an α1-Antitrypsin sowie rezidivierende bronchiale Infekte. Im Zentrum der Pathogenese steht die **Zerstörung der Alveolen** durch exogene Noxen und chronische Entzündungsvorgänge. Während beim Asthma eine allergische eosinophile Grundkomponente mit IgE dominiert, ist die Entzündung bei der COPD eher infiltrierend-destruktiv, getragen von neutrophilen Granulozyten und, in seltenen Fällen, ausgelöst durch einen Mangel am α1-Antitrypsin, das normalerweise die Gewebedestruktion durch Lungenproteasen verhindert. Schließlich spielt Acetylcholin als endogener Triggerfaktor der Freisetzung von Entzündungsmediatoren, wie Histamin und Leukotriene, bei der COPD eine wichtige Rolle.
Die Unterschiede in der **Pathogenese** von Asthma bronchiale und COPD erklären die verschiedenen Pharmakotherapien (**Tab. 7.7**).

MERKE
Das entscheidende Problem der COPD ist die Zerstörung des Lungenparenchyms mit alveolärer Hypoventilation sowie Kollaps der Bronchiolen.

Tabelle 7.7
Vergleich der Pathogenese von Asthma bronchiale und COPD

	Asthma	COPD
allergische Komponente	++	+
Granulozyten	eosinophile	neutrophile
T-Zellen	TH2	TH1
Mastzellen	++	–
Rolle von Acetylcholin	+	++
Rolle von β_2-Rezeptoren	++	–/+
Zerstörung der Alveolen	–/+	++
Emphysem	–	++
Fibrosierung	–/+	++
Husten	trocken, nachts	produktiv, schon morgens
exspiratorische Atemnot	anfallsweise	permanent
Bronchokonstriktion	vollständig reversibel	nur teilweise reversibel
Alter	ab Kindesalter	ab dem 40. Lebensjahr
Beachte: Asthma und COPD treten oft als Mischform auf.		

7.3.2 Pharmakotherapie

Folgende Maßnahmen stehen im Vordergrund:
- Ausschaltung der Noxen **(Nikotinkarenz!)**
- Bronchodilatation
- Zufuhr von Sauerstoff
- Therapie pulmonaler Infekte.

Die Medikamente erleichtern dem Patienten zwar das Alltagsleben, verhindern aber nicht die Entwicklung schwerer bzw. letaler Folgeerkrankungen, da sie nur symptomatisch wirken. Zusätzlich muss die Therapie von physikalischen Maßnahmen begleitet werden, wie Atemtraining, körperliche Bewegung sowie ausreichende Flüssigkeitszufuhr.

MERKE
Die Pharmakotherapie verbessert oft die Symptome und damit das alltägliche Befinden (bessere Werte in der Spirometrie). Verglichen mit Placebo ist die Pharmakotherapie aber nur mäßig wirksam bezüglich der Inzidenz von Exazerbationen und der Letalität.

Bronchodilatoren | Anticholinergika wie das langwirksame **Tiotropium** (Spiriva®) sind Mittel der ersten Wahl und besonders gut wirksam, da sie der permanenten cholinergen Bronchokonstriktion entgegenwirken sowie Atemfunktionen und Blutgase stabilisieren.
Inhalative β_2-Mimetika sind effektive, aber verglichen mit Tiotropium schwächere Bronchodilatatoren. Die lang wirksamen β_2-Mimetika sind den kurz wirk-

Tabelle 7.8

Therapeutischer Stufenplan bei der COPD

	Stufe bzw. Schweregrad			Bemerkungen
	1	2	3	
FEV	**> 80 %**	**30–80 %**	**< 30 %**	
Tiotropium inhalativ	–	+	+	1. Wahl
β_2-Mimetika				
– kurz wirksam: inhalativ	+	+	+	indiziert bei Bedarf
– lang wirksam: inhalativ	–	+	+	nicht oral geben
Glukokortikoide				
– inhalativ	–	+	+	stets überprüfen
– oral	–	–	bei Exazerbation	bis zu 2 Wochen
Theophyllin (oral)	–	+	+	3. Wahl
Sauerstoff	–	–	+	Gabe rund um die Uhr

samen vorzuziehen, da die Atemwegsobstruktion bei der COPD permanent ist. Orale β_2-Mimetika bieten keinen Vorteil. **Retardiertes Theophyllin** gilt bei der COPD lediglich als Mittel der 3. Wahl.

Entzündungshemmung | **Glukokortikoide** limitieren die Entzündung nur schwach. In der Monotherapie ergeben sich keine therapeutischen Unterschiede zwischen inhalativen β_2-Mimetika und Glukokortikoiden. Daher sollte der symptomatische Therapieerfolg (sofern vorhanden) spirometrisch nach 3 Monaten überprüft und gegebenenfalls die Glukokortikoide abgesetzt werden.

Bei **akuter Exazerbation** sind systemisch hochdosiert Glukokortikoide, wie 50–100 mg Prednisolon bis zu 14 Tagen, absolut indiziert, vor allem bei schlechter Lungenfunktion (danach über 14 Tage reduzieren bzw. ausschleichen). Darüber hinaus wird eine systemische Glukokortikoidtherapie nicht empfohlen.

Sauerstoff | Durch die Gabe von Sauerstoff (1–2 l/min per Nasensonde) wird die alveoläre O_2-Konzentration erhöht. Zu beachten ist hierbei jedoch der verminderte Atemantrieb durch CO_2-Narkose. Bei schwerer respiratorischer Insuffizienz muss rund um die Uhr, d. h. auch nachts, Sauerstoff zugeführt werden.

α1-Antitrypsin | Das teure α1-Antitrypsin ist bei jungen COPD-Patienten mit α1-Antitrypsinmangel indiziert. Es schützt das Lungengewebe vor den aus neutrophilen Granulozyten freigesetzten Proteasen (z. B. Elastase).

Mukolytika und Antitussiva | Mukolytika oder Sekretolytika sind unwirksam. Antitussiva sind nur bei unproduktivem Husten angezeigt (s. S. 256).

Antibiose | Häufig wird die bakterielle Superinfektion durch Streptococcus pneumoniae, Haemophilus influenzae und Moraxella catarrhalis verursacht. Dagegen werden häufig Aminopenicilline (s. S. 402) oder Makrolide (s. S. 411) eingesetzt. Bei schlechter Lungenfunktion überwiegen gramnegative Erreger (Erreger- und Resistenzbestimmung!).

Tabelle 7.9

Unterschiedliche Wirksamkeit von Therapeutika gegen Asthma und COPD

	Asthma	COPD
β_2-Mimetika	++	+
Anticholinergika	+	++
Theophyllin	+	+
Glukokortikoide – inhalativ – systemisch	 ++ ++	 + nur bei Exazerbation
Cromone	+	–
Leukotrien-hemmstoffe	+	–
IgE-Antikörper	+	–
Sauerstoff	nur im Anfall	++
–, +, ++ = nicht, schwach, stark (symptomatisch) wirksam		

7.3.3 Stufentherapie der COPD

Einen Überblick über den **therapeutischen Stufenplan** bei COPD gibt **Tab. 7.8**. Auf die unterschiedliche **Wirksamkeit** der verschiedenen Therapeutika gegen Asthma und COPD geht **Tab. 7.9** ein.

Weiterführende Informationen |

- http://www.pneumologie.de/
- http://www.goldcopd.com
- http://www.copd.versorgungsleitlinien.de/
- http://www.versorgungsleitlinien.de/asthma

C

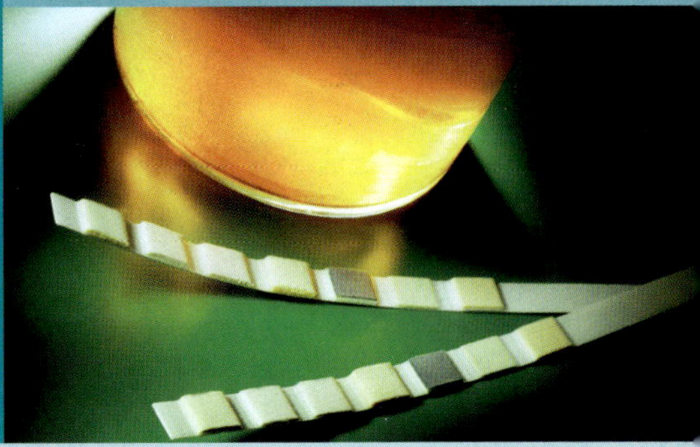

Nephrologie und Wasserhaushalt

Medikamentenkombination mit Folgen

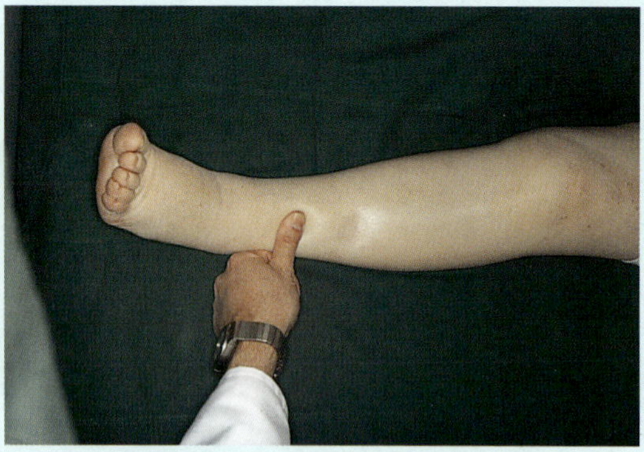

Nachweis des prätibialen Ödems: Nach Eindrücken entsteht eine typische Delle.

Schwer atmend schleppt sich Frau M. die Treppe hinauf zu ihrem Hausarzt. In einer weißen Leinentasche trägt sie Brötchen aus ihrer eigenen Bäckerei – für den Doktor. Dieser lächelt ihr breit zu, als er sie im Wartezimmer empfängt. Dr. Heinrich betreut Frau M. schon seit Jahren und kennt nur zu gut ihre leidige Herzinsuffizienz, die sich als Folge mehrerer Herzinfarkte eingestellt hat. Doch diesmal scheint die Sache irgendwie akuter zu sein als sonst. Bereits die wenigen Schritte aus dem Wartezimmer in den Untersuchungsraum machen der 62-jährigen Patientin Beschwerden. Sie atmet schwer. Ihre Lippen verfärben sich blau, als sie mit Mühe versucht, auf die Untersuchungsliege zu klettern.

Dyspnoe bei Lungenstauung

Dr. Heinrich hört das Herz ab, misst den Blutdruck und lässt ein EKG schreiben. Er hört weder ein pathologisches Herzgeräusch noch sieht er im EKG Zeichen eines akuten kardialen Geschehens. Was er allerdings hört, sind beidseits grobblasige Rasselgeräusche in der Lunge. Auch der Blutdruck ist mit 180/90 mmHg viel zu hoch. Als die Patientin ihre Unterschenkel und Füße präsentiert, steht die Diagnose, denn die Beine sind genauso gestaut wie die Lunge: Frau M. hat eine dekompensierte Herzinsuffizienz. Nach einer Kontrolle der Laborparameter spritzt Dr. Heinrich der älteren Dame ein Schleifendiuretikum i. v. für eine rasche Entwässerung, die ihr das Atmen erleichtert.

Rasch zunehmende Beschwerden

Trotz der ausreichenden Diagnose und Therapie möchte sich der junge Hausarzt nicht mit der Situation zufrieden geben. Er wundert sich über die schnelle Zunahme der Beschwerden der Patientin: Noch vor zwei Monaten konnte sie längere Strecken zurücklegen, ohne dyspnoeisch zu werden. Nachdem es Frau M. unter dem Schleifendiuretikum besser geht, erhebt er eine genaue Anamnese und erfährt, dass die 62-Jährige seit anderthalb Monaten dreimal täglich 800 mg Ibuprofen einnimmt. Er kombiniert: Die Dame hat in der Dauertherapie einen ACE-Hemmer und ein Thiaziddiuretikum. Jetzt hat sie ein nichtsteroidales Antiphlogistikum (NSA) bekommen. Dieses hemmt die Prostaglandin-Bildung und damit die Diurese.

Der Arzt weiß: Bei Herzinsuffizienz ist das effektive zirkulierende Volumen kleiner als normal. Das Renin-Angiotensin-Aldosteron-System wird aktiviert, und die Niere benötigt besonders Prostaglandine, um ihre Durchblutung und die GFR aufrechtzuerhalten. Die Hemmung der Prostaglandine durch NSA reduziert die renale Perfusion und die GFR und erhöht auf diese Weise die Vorlast und den Blutdruck. Es ist ein Teufelskreis, der nur durchbrochen werden kann, wenn man die Prostaglandinhemmer weglässt. Dr. Heinrich zieht die Konsequenz, setzt das Ibuprofen ab und verordnet Metamizol bei Bedarf. Jetzt müsste sich das Herz wieder erholen!

8 Niere und ableitende Harnwege

8.1 Grundlagen

Key Point

Die Pharmakotherapie der Nierenfunktion dient hauptsächlich der Senkung der kardialen Vorlast und des Blutdruckes, der Korrektur von Elektrolytveränderungen, der Stimulation der glomerulären Filtration sowie der Ausscheidung körpereigener oder körperfremder Substanzen.

Die Niere bildet pro Tag durchschnittlich 180 l Primärharn, d. h. das Plasmavolumen von 3 l wird 60-mal in der Niere filtriert und einem Klärungsprozess unterworfen. Davon werden nur 1–2 % als Endharn ausgeschieden, woraus sich weitreichende Konsequenzen ergeben:

- eine zusätzliche Ausscheidung von nur weiteren 1–2 % des Primärharns bedeutet einen Flüssigkeitsverlust von 2–4 l/d, was zur lebensbedrohlichen Exsikkose führen kann bzw. zur entsprechend kompensatorischen Wasseraufnahme (Polydipsie)
- mit dem Harn gehen auch substanzielle Mengen an Elektrolyten verloren. Dies begünstigt die Entstehung von Herzrhythmusstörungen, einer Osteoporose, neurologischen Symptomen u. v. a. m.

8.1.1 Durchblutung und glomeruläre Filtrationsrate

Der **Blutfluss durch die Niere** erfüllt zwei Aufgaben:

- Ernährung und Sauerstoffversorgung des Organs
- „Dienstleistung" für den gesamten Körper, nämlich die Entsorgung harnpflichtiger Substanzen und Fremdstoffe.

In der Niere sind beide Funktionen hintereinander geschaltet: Zuerst wird aus den Arterien der Nierenrinde das Blut in den Glomeruli in das tubuläre System filtriert. Da sich dabei der Sauerstoffgehalt nicht ändert, fließt das restliche Blut weiterhin als arterielles Blut aus den Nierenkörperchen und gibt im arterio-venösen Kapillarnetz Sauerstoff und Nährstoffe ans Nierenparenchym ab.

Die **glomeruläre Filtrationsrate (GFR)** ist das Flüssigkeitsvolumen, das von allen Glomeruli der Nieren pro Zeiteinheit filtriert wird (normal ca. 120 ml/min). Sie wird im klinischen Alltag als Kenngröße zur **Beurteilung der Nierenfunktion** herangezogen.

Das Blut fließt aus den Aa. renales über die Vasa afferentia in die Bowman-Kapsel, wo durch den Filtrationsdruck das arterielle Blut durch semipermeable Filterbarrieren gepresst wird (**Abb. 8.1**). Dieses Ultrafiltrat kommt als Primärharn ins Tubulussystem.

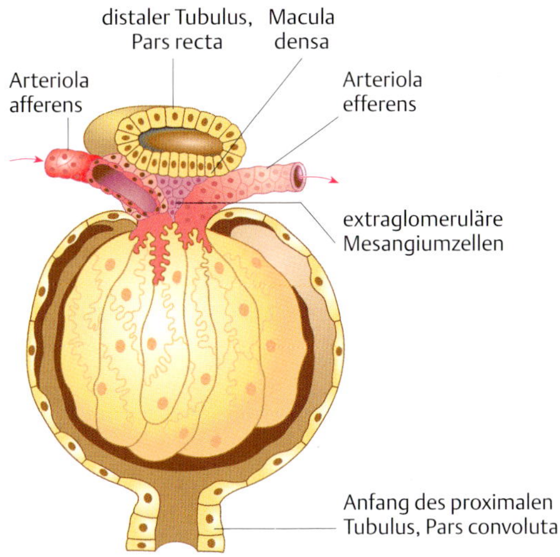

Abb. 8.1 Glomeruläre Blutversorgung und GFR. Die Vasokonstriktion im Vas efferens sowie eine genügende Blutzufuhr (Vasodilatation) im Vas afferens sichern einen genügend hohen Perfusionsdruck für die GFR. Die Reduktion dieses Druckes (z. B. Nierenarterienstenose oder verminderte Prostaglandin-Konzentration durch NSA bzw. Coxibe) senkt die GFR. Beachte die Vernetzung von distalem Tubulussystem bzw. Macula densa und dem Vas afferens, die im Sinne eines Feedback die GFR an die Rückresorption anpasst.

Neben der Filtration gelangen einige Moleküle wie organische Säuren (z. B. Harnsäure) auch durch **Sekretion** in den Primärharn. Auch Medikamente erreichen über den Säuretransport den Primärharn, wie Penicilline, saure NSA oder Probenecid. Die Kompetition am Säuretransporter vermindert die Sekretion dieser Arzneistoffe mit dem Risiko einer Akkumulation.

8.1.2 Tubulussystem, Rückresorption und Diurese

Im Tubulussystem werden schrittweise 98–99 % des Primärharns (Flüssigkeit und Elektrolyte) in die Tubuluszellen zurückresorbiert. Von dort werden sie ins Interstitium ausgeschleust und ins Blut aufgenommen. Der verbleibende Rest wird als **Endharn** ausgeschieden (**Abb. 8.2**, **Tab. 8.1**).

Proximaler Tubulus | Hier werden 60 % des Primärharns rückresorbiert. Theoretisch könnten Diuretika, die hier angreifen, die stärkste Diurese bewirken, da hier die größte Menge rückresorbiert wird. Dies wird jedoch durch Kontrollmechanismen im distalen Tubulus verhindert. Die **proximale Rückresorption** geschieht durch einen aktiven Natriumtransport mittels Na^+-K^+-ATPasen, wobei Natrium Wasser mitzieht (*solvent drag*). Im Austausch von Na^+ wird H^+ unter Beteiligung der Carboanhydrase ins Tubuluslumen ausgeschleust (Angriffspunkt der Carboanhydrase-Hemmstoffe, s. S. 137). Auch niedermolekulare Moleküle wie Glukose, Aminosäuren oder Harnsäure werden im proximalen Abschnitt durch spezifische Trans-

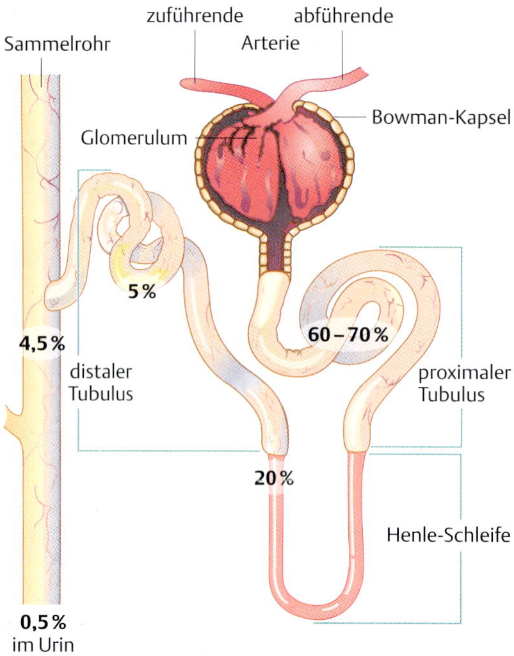

Abb. 8.2 Aufbau des Tubulussystems. Die Resorptionskraft nimmt mit zunehmender Entfernung vom Glomerulus ab, wie der prozentuale Anteil des rückresorbierten Natriums zeigt (100 % ist die filtrierte Menge). Aus Gründen der Übersichtlichkeit ist die Macula densa nicht eingezeichnet.

Tabelle 8.1

Mechanismen der Diurese und Angriffspunkte von Diuretika

Tubulusabschnitt	beteiligte Proteine der Rückresorption	Hemmung durch
proximal	Carboanhydrase	Carboanhydrase-Hemmstoffe
Henle-Schleife	Na^+-K^+-$2Cl^-$-Carrier	Schleifendiuretika
frühdistal	Na^+-Cl^--Kotransporter	Thiaziddiuretika
spätdistal	Mineralkortikoidrezeptor	Antagonisten des Mineralkortikoidrezeptors
	Natriumkanäle	Natrium-Kanal-Hemmstoffe (kaliumsparende Diuretika)

porter **aktiv rückresorbiert.** Peptide und kleinere Proteine bis 70 kD werden durch Endozytose in die Tubuluszelle aufgenommen.

Henle-Schleife | Im aufsteigenden, wasser**un**durchlässigen dicken Teil der Schleife wird Natrium ohne Wasser mit einem Na^+-K^+-$2Cl^-$-Kotransport rückresorbiert (Angriffspunkt der Schleifendiuretika, s. S. 135). Als Sekundäreffekt erhöht sich die osmotische Konzentration im Nierenmark, die als treibende Kraft für die Rückresorption aus den Sammelrohren wirkt.

Frühdistaler Tubulus | Hier wird mit einem Na^+-Cl^--Kotransport (Angriffspunkt der Thiaziddiuretika, s. S. 135) nochmals Na^+ rückresorbiert und eine erste Feineinstellung für die Ausscheidung von Flüssigkeit und Elektrolyten vorgenommen. Dafür spielt die Messung der Natriumkonzentration in der Macula densa eine zentrale Rolle (s. S. 133).

Spätdistaler Tubulus | Die letzten Abschnitte des Tubulussystems stehen unter humoraler Kontrolle. Im spätdistalen Tubulus kontrolliert Aldosteron über den Mineralkortikoid-Rezeptor die Transkription von Natrium-Kanalproteinen, die Natrium gegen Kalium oder Wasserstoff rückresorbieren. Dies verhindern die Aldosteron-Antagonisten, während die kaliumsparenden Diuretika direkt die Natriumkanäle blockieren (s. S. 139). Gelangen große Mengen an Natrium in den distalen Tubulus, werden sie im Austausch gegen Kalium rückresorbiert.

MERKE

Je höher das Natriumangebot im distalen Tubulus, desto mehr Kalium geht in den Endharn verloren (hypokaliämische Alkalose bei Natriurese).

Sammelrohr | Hier wird die letzte Gelegenheit zur Rückresorption durch das aus dem Hypophysenhinterlappen freigesetzte **antidiuretische Hormon (ADH, Vasopressin)** wahrgenommen. Die Bedeutung von ADH ergibt sich aus der immer noch großen Menge von 10–20 l Harn, die im letzten Tubulusabschnitt auf 1–2 l Endharn reduziert werden. ADH verändert die Permeabilität des Sammelrohrepithels. Fehlt ADH oder ist seine Wirkung neutralisiert, wird das Sammelrohr wasserundurchlässig und es resultiert ein **massiver** Flüssigkeitsverlust (Diabetes insipidus). Die Wirkung bzw. Freisetzung von ADH wird pharmakologisch vermindert durch

- Lithium, das indirekt die intrazelluläre Wirkung von ADH abschwächt (Diabetes insipidus renalis, s. S. 226)
- Steroide, ACE- bzw. AT1-Hemmstoffe und Alkohol, die die Freisetzung von ADH reduzieren.

Im Gegensatz dazu steigern Antidepressiva vom SSRI-Typ die ADH-Freisetzung (Verdünnungshyponatriämie).

MERKE

Je weiter distal ein Diuretikum angreift, desto geringer ist seine diuretische Wirkung (s. **Abb. 8.4**).

8.1.3 Regulatoren der GFR und der Diurese

Angiotensin II

Über AT1-Rezeptoren reguliert **Angiotensin II** auf vier Ebenen die Nierenfunktion (**Tab. 8.2**, vgl. S. 69):

Tabelle 8.2

Freisetzung von Renin	
Stimulation	– erhöhte Natrium-Konzentration an der Macula densa bei • Volumenmangel oder -verlust (Schwitzen, Dehydratation, Blutverlust) • proximal wirkenden Diuretika wie Schleifendiuretika oder Osmodiuretika – Sympathikusaktivierung via β_1-Rezeptoren (Volumenmangel, Herzinsuffizienz, s. S. 87) – Einschränkung der Nierendurchblutung bei Nierenarterienstenose – Prostaglandine, NO – ACE-Hemmstoffe, Sartane (s. S. 69)
Hemmung	– Angiotensin II via AT1-Rezeptor – β-Blocker via β_1-Rezeptor (s. S. 74) – NSA durch Hemmung der Prostaglandinsynthese (s. S. 275)

- Durch eine Konstriktion der Vasa efferentia wird der Filtrationsdruck erhöht. Dadurch wird die GFR auch unter Volumenmangel aufrechterhalten.
- Direkte Stimulation der ADH-Freisetzung aus dem Hypothalamus
- Durch die Freisetzung von Aldosteron aus der Nebennierenrinde wird die Diurese und Natrium-Ausscheidung vermindert.
- Hemmung der Freisetzung von Renin (negatives Feedback), das für den größten Teil der Bildung von Angiotensin I aus Angiotensinogen verantwortlich ist.

Aldosteron

Aldosteron induziert im spätdistalen Tubulus durch Bindung an seinen Mineralkortikoidrezeptor die Expression der Na^+-K^+-ATPase. Seine wesentliche Funktion ist die Kalium-Ausscheidung bzw. die Rückresorption von Natrium und Wasser. Der wichtigste direkte Stimulator der Aldosteron-Produktion bzw. -Freisetzung ist Angiotensin II. Damit unterliegt die Aldosteron-Freisetzung einer ähnlichen Regulation wie die Renin-Freisetzung (**Tab. 8.2**). Auch Katecholamine und Elektrolyte erhöhen die Aldosteron-Sekretion, ANP und Dopamin hemmen sie.

MERKE

Aldosteron erhöht die Rückresorption von Wasser und Natrium im Austausch gegen Kalium.

Prostaglandine

Prostaglandine modulieren überwiegend Cox-2-abhängig die Nierenfunktion (vgl. S. 275). Sie sorgen für einen hohen glomerulären Perfusionsdruck und fördern die distale Ausscheidung von Wasser und Natrium. Außerdem setzen sie Renin frei. Vor allem bei aktiviertem RAAS sind Prostaglandine für die Diurese notwendig. Die **Hemmung der Prostaglandin-Synthese durch NSA** schwächt die GFR bis zur Anurie ab, besonders bei aktiviertem RAAS (z. B. Volumenmangel, Exsikkose). Außerdem wird weniger Renin freigesetzt. Die Kaliumausscheidung nimmt infolge der reduzierten Aldosteronbildung ab (Gefahr der Hyperkaliämie). Schließlich induziert die Steigerung der Vorlast Ödeme und Blutdruckerhöhung.

Praxistipp

Prostaglandine unterstützen überwiegend Cox-2-abhängig die GFR und die Diurese. Cox-2-Hemmstoffe (NSA) schränken daher die Ausscheidung bis zur Anurie ein, besonders bei älteren Patienten und bei aktiviertem RAAS.

8.1.4 Macula densa und Renin-Angiotensin-Aldosteron-System (RAAS)

Als **Macula densa** bezeichnet man eine Ansammlung spezialisierter Zellen im distalen Tubulus, die dem Vas afferens anliegen. Sie sind Teil des juxtaglomerulären Apparats und dienen als Chemorezeptoren zur **Bestimmung des Natriumgradienten** zwischen dem Blut im Vas afferens und dem Harn im Tubulus. Hohe Natriumkonzentrationen werden vom Körper als Volumenverlust interpretiert und führen zur Freisetzung von Adenosin und damit zur Vasokonstriktion des V. afferens. Weiterhin wird Renin durch Stimulation der juxtamedullären β_1-Rezeptoren freigesetzt. Renin spaltet Angiotensin I vom Angiotensinogen ab, das dann von ACE bzw. lokalen Chymasen zum aktiven Angiotensin II metabolisiert wird (vgl. S. 71). Angiotensin II ist der wesentliche Faktor für die Freisetzung von Aldosteron aus der Nebennierenrinde (**Tab. 8.3**).

8

8.2 Diuretika

Key Point

Menge und Zusammensetzung des durch Diuretika vermehrt ausgeschiedenen Harns werden maßgeblich durch den intrarenalen Angriffspunkt der Diuretika bestimmt. Dabei gehen mit steigender Harnmenge auch zunehmend Elektrolyte verloren.

Diuretika erhöhen die Flüssigkeits- und Elektrolytausscheidung und vermindern damit das zirkulierende Volumen. Daraus ergeben sich die wesentlichen **Indikationen:**

- Reduktion der Vorlast bei Bluthochdruck und Herzinsuffizienz (s. S. 78, 92)
- Aktivierung der Diurese bei eingeschränkter Nierenfunktion (Niereninsuffizienz) oder drohendem Nierenversagen (**Abb. 8.3**)

Tabelle 8.3

Regulation der GFR und Diurese sowie ihre (indirekte) Beeinflussung durch Arzneistoffe

	Mechanismus	GFR	Diurese
physiologische Regulation			
RAAS (vgl. S. 71)			
– Renin	Bildung von Angiotensin II	–	–
– Angiotensin II	erhöhter glomerulärer Perfusionsdruck via Vasokonstriktion im Vas efferens	↑	–
	distale Na^+-Rückresorption	–	↓
	ADH-Freisetzung	–	↓
	Aldosteron-Freisetzung	–	↓
– Aldosteron	distale Rückresorption von Natrium und Wasser	–	↓
Prostaglandine	Vasodilatation am Vas afferens	↑	–
	distale H_2O -Diurese	–	↑
ANP, BNP	GFR	↑	
	Na^+- und H_2O-Ausscheidung	–	↑
pharmakologische Wirkungen			
ACE- und AT1-Hemmstoffe (s. S. 69, 73)	Abnahme der Angiotensin-II-Wirkung mit		
	– Abnahme des Perfusionsdruckes	↓	–
	– verminderter ADH-Freisetzung	–	↑
NSA, Coxibe(s. S. 274)	Hemmung der Prostaglandin-Bildung mit		
	– Vasokonstriktion am Vas afferens	↓	–
	– verminderter Wasserdiurese	–	↓
Methylxanthine (s. S. 58)	Hemmung von Adenosin mit Vasodilatation und verminderter Markkonzentrierung	–	↑
Hydrocortison, Prednisolon (s. S. 285)	Aktivierung des Mineralkortikoidrezeptors	–	↓
Lithium (s. S. 362)	verminderte Verfügbarkeit von Aquaporin-2-Kanälen	–	↑
Alkohol	verminderte Freisetzung von ADH	–	↑

↓, ↑ = Abnahme bzw. Zunahme, – keine bzw. keine direkte Wirkung

8

- Korrektur von pathologisch veränderten Elektrolytkonzentrationen oder pH-Änderungen bei metabolischen Störungen (s. S. 148)
- Ausscheidung körpereigener Abbauprodukte (z. B. Kreatinin, Harnsäure) und körperfremder Substanzen (z. B. Arzneistoffe).

8.2.1 Allgemeine Wirkungen

Diuretika teilen eine Reihe von Eigenschaften. **Alle Diuretika** gelangen durch **glomeruläre Filtration** bzw. **tubuläre Sekretion** in den Tubulus. Dadurch werden sie – verglichen mit dem Blut – 10- bis 100fach höher in der Tubulusflüssigkeit angereichert. Im Tubulus greifen sie an verschiedenen Stellen an (**Abb. 8.4**), was ihre differenzielle Wirkung erklärt.

MERKE

Mit zunehmendem Funktionsverlust der Niere verlieren auch die Diuretika ihre Wirkung.

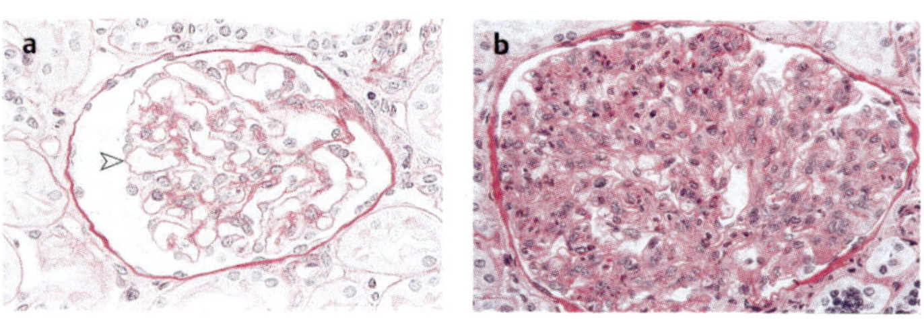

Abb. 8.3 Veränderungen am Glomerulus bei Glomerulonephritis. a normaler Glomerulus mit zarter Basalmembran (Pfeil), **b** exsudatives Stadium einer Poststreptokokken-Glomerulonephritis (a + b PAS-Färbung).

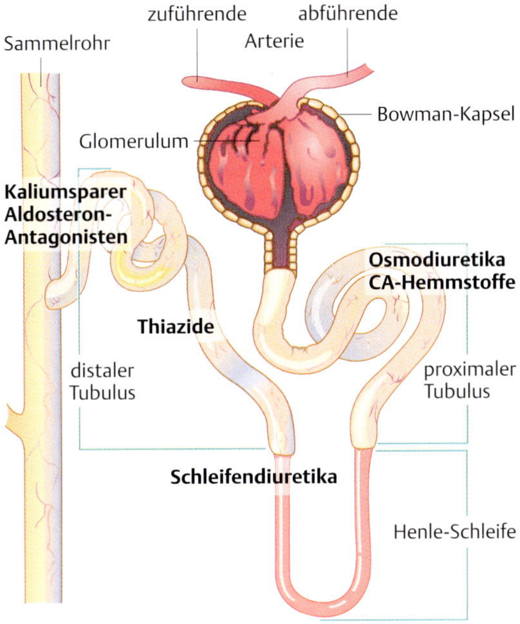

Abb. 8.4 Angriffspunkte der Diuretika. Diuretika werden entsprechend ihrer Angriffspunkte klassifiziert. Aus Gründen der Übersichtlichkeit ist die Macula densa nicht eingezeichnet.

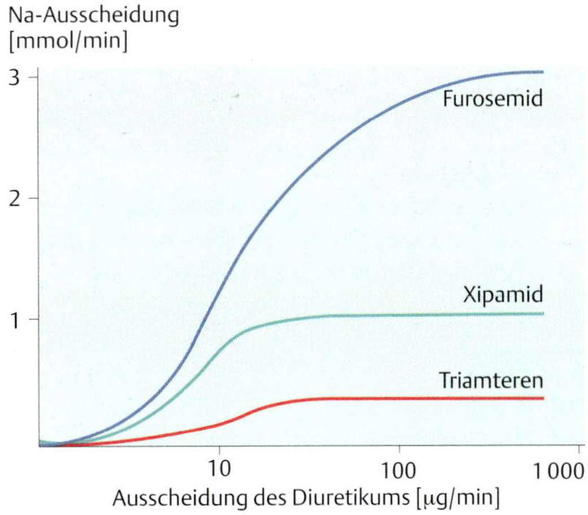

Abb. 8.5 High- und Low-Ceiling-Diuretika. Vergleich der Natrium-Ausscheidung (mmol/min) bezogen auf die im Urin wiedergefundene Menge (µg/min) eines Schleifendiuretikums wie Furosemid, des am stärksten wirksamen Thiazides Xipamid und des kaliumsparenden Diuretikums Triamteren. Die Menge des im Urin gefundenen Diuretikums entspricht der wirksamen Menge im Tubulussystem und korreliert mit der diuretischen Wirksamkeit. Xipamid erreicht schon in relativ niedriger Konzentration bereits 80 % seiner maximalen Diurese (Low Ceiling) im Gegensatz zum High-Ceiling-Effekt des Furosemids.

Wirksamkeit

Man unterscheidet *High-* und *Low-Ceiling*-Diuretika (**Abb. 8.5**). ***High-Ceiling*-Diuretika (z. B. Schleifendiuretika)** zeigen über einen weiten Dosisbereich eine annähernd lineare Dosis-Wirkungs-Beziehung. Durch Dosissteigerung kann eine immer stärkere Diurese ausgelöst werden. Bei ***Low-Ceiling*-Diuretika** (z. B. Thiazide, kaliumsparende Diuretika) flacht die Dosis-Wirkungs-Kurve rasch ab. Ab einem gewissen Punkt ist durch Dosissteigerung keine Wirkungszunahme mehr zu erreichen.

Alle Diuretika **hemmen** mehr oder weniger stark die **Clearance** harnpflichtiger Substanzen. Die GFR bleibt durch Diuretika im Wesentlichen unverändert, abgesehen von den ersten Wochen.

Diuretika können die **Kapazitätsgefäße erweitern** (venöses *Pooling*), was u. a. zur **Ödemausschwemmung** bzw. (schnellen) Entlastung des Herzens bei Herzinsuffizienz ausgenutzt wird (s. S. 92).

Diuretika wirken **antihypertensiv** (**Abb. 8.6**). Initial erhöhen sie allerdings via Aktivierung von Katecholaminen zunächst den Gefäßwiderstand, dieser nimmt nach ca. 3 bis 4 Wochen ab. Bei einem verminderten arteriellen Blutvolumen (Herzinsuffizienz, Leberzirrhose, nephrotisches Syndrom) sind Diuretika, einschließlich der Schleifendiuretika, weniger wirksam.

Typisch für Diuretika ist auch der ***Rebound*,** zu dem es nach dem Absetzen kommt: die Rückresorption wird vorübergehend über den Ausgangswert vor der Diuretikagabe erhöht. Dabei kann die Rückresorption von Elektrolyten sogar erhöht sein. Diuretika verlieren zudem mit der Zeit ihre diuretische Wirksamkeit

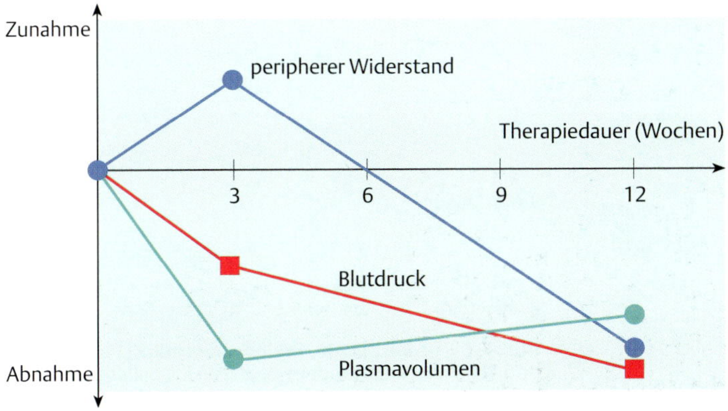

Abb. 8.6 Hämodynamische Veränderungen unter Diuretika. Änderungen hämodynamischer Parameter unter Thiaziden und Schleifendiuretika. Der Blutdruck sinkt, obwohl der periphere Widerstand initial steigt. Die Zunahme des Plasmavolumens deutet bereits den *Escape* an.

8

***(Escape)*,** dies geschieht u. a. durch eine reaktive Aktivierung des RAAS (s. S. 71). Aufgrund der Vasodilatation bleibt aber die blutdrucksenkende Wirkung erhalten.

Praxistipp
Die Ausschwemmung von Ödemen und der Einsatz bei Niereninsuffizienz erfordern höhere Dosierungen von Diuretika als bei einer antihypertensiven Therapie.

MERKE

Diuretika unterscheiden sich in
- ihrem Angriffspunkt am tubulären System
- Effektivität und Potenz
- der Elektrolytausscheidung (s. **Tab. 8.4**)
- ihrer Wirksamkeit bei Niereninsuffizienz
- den Indikationen.

8.2.2 Allgemeine Nebenwirkungen

Verlust von Flüssigkeit und Elektrolyten | Hauptproblem der Diuretikatherapie ist der Verlust von Flüssigkeit und Elektrolyten (**Tab. 8.4**) mit schwerwiegenden Nebenwirkungen wie:
- orthostatische Hypotonie mit Reflextachykardie
- Exsikkose mit Verwirrtheitszuständen, Zunahme der Blutviskosität mit Gefahr der Thrombenbildung
- Ausbildung einer Hyper- oder Hypokaliämie, Hyponatriämie
- langfristig Ausbildung einer Osteoporose durch den Verlust an Calcium (verstärkt bei zusätzlicher Gabe von Glukokortikoiden).

Praxistipp
Zur Vermeidung dieser Folgen erfordert die Einnahme von Diuretika immer eine ausreichende (bilanzierte) Flüssigkeitszufuhr, d. h. die Patienten müssen immer ausreichend trinken.

Tabelle 8.4

Elektrolytverluste von Diuretika

Wirkstoffgruppe	**Ausscheidung**			
	H_2O	**K^+**	**Na^+**	**weitere Elektrolyte**
Osmodiuretika	+++	–	–	
CA-Hemmstoffe	+++	+	+	Bikarbonat
Schleifendiuretika	+++	+++	+++	Ca^{2+}, Mg^{2+}
Thiazide	++	+++	++	
kaliumsparende Diuretika	+	–	+	
Aldosteronantagonisten	+	–	+	

+, ++, +++ = schwache, mittlere und ausgeprägte Verluste

Tabelle 8.5

Ursachen und Folgen von Hypo- und Hyperkaliämie

Hypokaliämie	
Ursachen	Verlust durch – Diuretika, Laxanzien – Hydrocortison und Prednisolon via Aktivierung des Mineralkortikoidrezeptors – Darmerkrankungen
Folgen	– verstärkte Digitalis-Wirkung (Toxizität ↑) – Schläfrigkeit, körperliche Schwäche – Brechreiz (Gefahr von Exsikkose und weiterem Kaliumverlust) – Obstipation (Vorsicht bei Laxanziengebrauch mit weiterem Kaliumverlust) – (tachykarde) Herzrhythmusstörungen (Extrasystolen)
Hyperkaliämie	
Ursachen	– verminderte Ausscheidung: • kaliumsparende Diuretika • ACE-Hemmstoffe/AT1-Blocker, NSA – verminderte Aldosteron-Wirkung (NNR-Insuffizienz) – ausgeprägte Niereninsuffizienz und Azidose
Folgen	– verminderte Wirksamkeit von Digitalis – Herzrhythmusstörungen mit Kammertachykardie, Herzstillstand – Nervensystem: Parästhesien und schlaffe Lähmungen

Hyperglykämie | Schleifendiuretika und v. a. Thiazide können den Blutzuckerspiegel erhöhen bzw. das Auftreten eines Typ-2-Diabetes beschleunigen. Ursache: Hemmung der Insulinfreisetzung durch die Hypokaliämie und durch Interaktion mit dem pankreatischen Kaliumkanal (**Abb. 8.7**).

Hyperurikämie | Die Sekretion der Harnsäure wird durch Diuretika vermindert und ihre Rückresorption im distalen Tubulus verstärkt, sodass es zu akuten Gichtanfällen kommen kann (vgl. S. 200). Dieses Risiko steigt mit dem Alter.

Acetazolamid

Chlortalidon

Furosemid

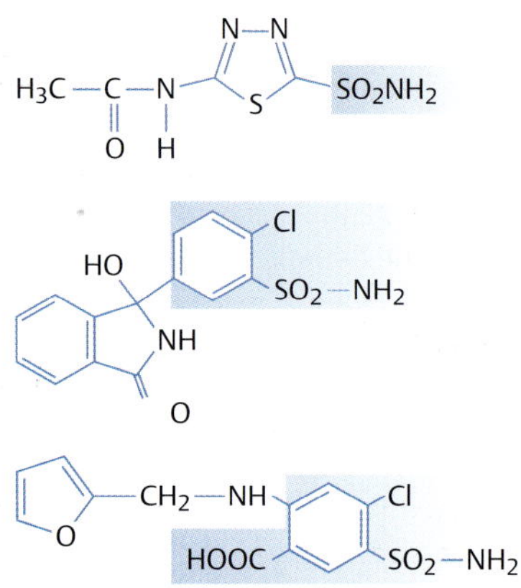

Abb. 8.7 Azetazolamid, Schleifendiuretika (Furosemid) und Thiazide (Chlortalidon) besitzen eine Sulfonamidstruktur.

MERKE

Die wesentlichen allgemeinen Nebenwirkungen der Diuretika sind der Verlust an Flüssigkeit (Exsikkose) und an Elektrolyten. Außerdem können Diuretika den Blutzucker- und den Harnsäurespiegel erhöhen.

8.2.3 Osmotisch wirksame Diuretika (Osmodiuretika)

Wirkmechanismus | **Mannit** (Osmofundin®) und **Sorbit** (Sorbitol®) sind intravenös applizierbare Zuckeralkohole, die große Mengen an Wasser binden (analog dem Diabetes mellitus, bei dem durch den erhöhten Zuckerspiegel von der Glukose mehr Wasser gebunden und ausgeschieden wird, s. S. 169).

Osmodiuretika binden Wasser im Extrazellulärraum, das sie nach ungehinderter Filtration ins Tubulussystem „mitnehmen". Da sie nicht rückresorbiert werden, ist ihre Ausscheidung mit einem entsprechenden **starken Wasserverlust** verbunden. Verstärkt wird dieser Effekt durch eine verminderte osmotische Konzentration im Nierenmark, sodass im distalen Tubulus die Rückresorption abgeschwächt wird. Im Gegensatz zu anderen Diuretika werden im Vergleich zur Flüssigkeit weniger Elektrolyte ausgeschieden (hypotoner Harn), dennoch ist der absolute Verlust an Elektrolyten hoch.

Infolge der massiven Flüssigkeitsverluste eignen sich Osmodiuretika u. a. zur akuten Ausschwemmung von Ödemen, jedoch muss unbedingt auf einen möglichen Volumenmangel geachtet werden.

Indikationen | Hirnödem (nur in den ersten 48 h), akuter Glaukomanfall (s. S. 45), drohendes Nierenversagen, Intoxikationen zur forcierten Ausscheidung (s. S. 468).

Nebenwirkungen | Volumenbelastung des Kreislaufs.

Kontraindikationen | Herzinsuffizienz und Lungenödem, da Osmodiuretika initial das Blutvolumen vermehren und damit die Vorlast erhöhen. Bei renaler Ischämie sind Osmodiuretika ebenfalls kontraindiziert, denn infolge von Membranschäden muss mit der Rückresorption von Osmodiuretika gerechnet werden, was das zirkulierende Volumen ebenfalls erhöht. Auch intrakranielle Blutungen sind eine Kontraindikation.

MERKE

Mit Osmodiuretika lassen sich schnell große Flüssigkeitsmengen ausscheiden. Besondere Vorsicht erfordert die Volumenerhöhung im Extrazellulärraum mit der Gefahr von Lungenödem oder Herzinsuffizienz.

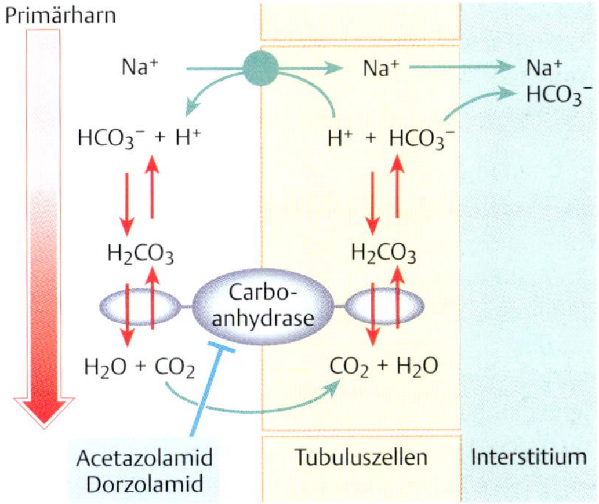

Abb. 8.8 Wirkung von Carboanhydrase-Hemmstoffen. Durch die Hemmung der Carboanhydrase wird die Umwandlung von Bikarbonat in H_2O und CO_2 blockiert. Damit geht Bikarbonat im Harn verloren. Durch die mangelnde Diffusion von CO_2 in die Tubuluszelle fehlt außerdem H^+, das normalerweise als Ladungsausgleich für die Rückresorption von Na^+ in den Harn ausgeschieden wird. Na^+ und damit H_2O verbleiben im Primärharn.

8.2.4 Carboanhydrase-Hemmstoffe

Wirkmechanismus | Die **Carboanhydrase (CA)** katalysiert im **proximalen Tubulus** das Reaktionsgleichgewicht $H_2CO3 \Leftrightarrow H_2O + CO_2 \Leftrightarrow H^+ + CO_3$- (**Abb. 8.8**).

Für die Niere ist die Gewinnung von H^+ entscheidend, das im Austausch gegen Natrium aus der Tubuluszelle ins Lumen abgegeben wird. Natrium gelangt durch einen Natriumtransporter in die Tubuluszelle und wird dann wie HCO_3^- ins Interstitium abgegeben. Auf diese Weise werden im proximalen Tubulus 60 % des Primärharns (Natrium und Flüssigkeit) rückresorbiert.

Neben Natrium und Kalium geht auch **Bikarbonat** verloren, das nicht in die Tubuluszelle gelangt, da die durch CA vermittelte Umwandlung in die leicht rückresorbierbaren Moleküle $H_2O + CO_2$ unterbleibt. Der Verlust an Bikarbonat kann bis zur metabolischen Azidose führen. Neben der renalen Carboanhydrase werden auch Carboanhydrasen anderer Organe gehemmt. Inwieweit dies neben der Volumenreduktion auch zur therapeutischen Wirkung bei Ödemen oder Glaukom beiträgt, ist unklar.

Wirkstoffe | **Acetazolamid** (Diamox®) ist ein Sulfonamid (s. **Abb. 8.7**), das die Carboanhydrase im Tubuluslumen hemmt. Wegen der Elektrolyt- und Bikarbonatverluste findet Acetazolamid kaum noch Anwendung als Diuretikum, sondern systemisch bei:

- Glaukom: die CA im Ziliarkörper ist an der Kammerwasserproduktion beteiligt
- Höhenkrankheit: hier wird die durch Hyperventilation verursachte respiratorische Alkalose durch die Ausscheidung von Bikarbonat normalisiert.

Das verwandte **Dorzolamid** (Trusopt®) wird lokal als Augentropfen beim Glaukom appliziert (s. S. 45).
Nebenwirkungen | metabolische Azidose, Hypokaliämie.

8.2.5 Schleifendiuretika

Wirkmechanismus | **Hemmung des Na^+-K^+-$2Cl^-$-Kotransporters** im aufsteigenden Teil der Henle-Schleife. So können bis zu 25 % des filtrierten Natriums und damit entsprechende Wassermengen ausgeschieden werden. Diese massive Wirkung kann nicht durch verstärkte Rückresorption kompensiert werden, da Schleifendiuretika auch die „Salzbremse" in der Macula densa blockieren (s. S. 133). Die Niere wird damit „blind", d. h. sie kann den Salzverlust am Ausgang zum distalen Tubulus nicht mehr kontrollieren. Daher sind Schleifendiuretika die am **stärksten wirksamen Diuretika,** die außerdem auch noch bei eingeschränkter Nierenfunktion (GFR <30 ml/min) wirken. Entsprechend müssen Wasser- und Elektrolytverlust sorgfältig überwacht werden, zumal auch noch die Rückresorption von Magnesium und Calcium vermindert wird (vgl. **Tab. 8.6**).

MERKE

Schleifendiuretika sind auch noch bei eingeschränkter Nierenfunktion wirksam.

Pharmakokinetik | Die sulfonamidartigen Schleifendiuretika werden glomerulär filtriert und aktiv tubulär sezerniert (**Abb. 8.7**). Ihre Sekretion kann durch andere Substrate des Säuretransporters wie Probenecid oder NSA blockiert werden (Verminderung der diuretischen Wirkung). Die Dosis-Wirkungs-Kurve ist über weite Dosisbereiche linear (s. **Abb. 8.5**).

Indikationen |

- Ausschwemmung **kardialer Ödeme**: hierbei sinkt der linksventrikuläre Füllungsdruck relativ schnell infolge eines venösen *Pooling* sowie eines renokardialen Reflexes, der durch Prostaglandine und Angiotensin II vermittelt wird. Bei chronischer Herzinsuffizienz (NYHA II–IV) sollten Schleifendiuretika erst bei Wirkungsverlust von Thiaziden verordnet werden.
- Ausschwemmung **hepatischer Ödeme (Aszites)**, v. a. in Kombination mit Aldosteron-Antagonisten wie Spironolacton (s. S. 140)
- akutes **Lungen- und Hirnödem**
- **Niereninsuffizienz,** da Schleifendiuretika selbst bei fortgeschrittener Oligurie noch wirksam sind (Dosiserhöhung notwendig!)
- Hypercalciämie (s. S. 149).

Praxistipp

Bei Hypertonie sollte den Thiaziden der Vorzug gegeben werden, deren Wirkstoffspiegel konstanter und bei denen der Rebound weniger ausgeprägt ist (s. S. 78).

Wirkstoffe | **Furosemid** (Lasix®) ist ein kurz wirksames Schleifendiuretikum (HWZ 1 h) mit sehr variabler Bioverfügbarkeit (10–90 %). Im Gegensatz dazu sind **Piretanid** (Arelix®) und **Torasemid** (Torem®) länger wirksame Derivate des Furosemid (HWZ 4 h) mit einer hohen Bioverfügbarkeit (80–90 %), die nur 1- bis 2-mal am Tag gegeben werden müssen.

Tabelle 8.6

Vergleich von Thiaziddiuretika mit Schleifendiuretika

	Thiazide	Schleifendiuretika
Dosis-Wirkungs-Kurve	*low ceiling*	*high ceiling*
Effizienz	mäßig, 5 % des filtrierten Natriums	hoch, 30 % des filtrierten Natriums
Diurese	mäßig	sehr hoch (dosisabhängig)
Rückresorption	+	–
Elektrolytverlust	Kalium, Natrium aber: Calciumretention	Kalium, Natrium sowie Calcium und Magnesium
Einsatz bei Niereninsuffizienz	absetzen bei GFR < 30 ml/min	absetzen bei drohender Anurie
Krankheitsprozesse	chronisch	akut, chronisch
Hyperglykämie	++	+
Rebound (RAAS-Aktivierung)	+	++
Escape	++	+
erektile Dysfunktion	++	–
Indikationen	– Hypertonie – Herzinsuffizienz – mäßige Niereninsuffizienz	– (akute) Ödem-Ausschwemmung – Hypertonie und Herzinsuffizienz (nach Wirkungsverlust von Thiaziden) – fortgeschrittene Niereninsuffizienz

Nebenwirkungen | Allgemeine Nebenwirkungen s. S. 136.
Spezifische Nebenwirkungen der Schleifendiuretika:
- Kalium-Verlust: zusammen mit Natrium geht auch Kalium verloren, was durch eine reaktive Aktivierung des RAAS noch verstärkt wird
- Verlust an Calcium und Magnesium mit erhöhtem Risiko für Osteoporose
- Muskelverspannungen und -krämpfe
- reversible Ototoxizität durch eine veränderte Zusammensetzung der Elektrolyte in der Endolymphe des Innenohrs (v. a. bei i. v. Bolusinjektion).

Praxistipp
Keine Komedikation von Schleifendiuretika und ototoxischen Antibiotika.

Kontraindikationen | Besondere Vorsicht bei Diabetes mellitus, Gicht sowie bei eingeschränkter Leberfunktion und Anurie.
Arzneimittelinteraktionen | Verzögerte renale Elimination von Methotrexat, verstärkte Kaliumverluste z. B. bei Verzehr von Lakritze.

MERKE
- Schleifendiuretika sind potente und effektive Diuretika, die besonders zur schnellen Ausschwemmung von Ödemen geeignet sind und auch noch bei Oligurie wirken.
- Bei langfristiger Gabe (Hypertonie, Herzinsuffizienz) sollten sie erst nach Wirkungsverlust der Thiazide eingesetzt werden und dann als länger wirksame (retardierte) Wirkformen.

8.2.6 Thiazid-Diuretika (Benzothiadiazine)

Wirkmechanismus | Thiazide leiten sich ebenfalls vom Sulfonamid ab (s. **Abb. 8.7**). Sie werden glomerulär filtriert und tubulär sezerniert. Im distalen Tubulus blockieren sie den Na^+-Cl^--Kotransporter, und – nur in hohen Dosierungen – die Carboanhydrase, sodass der Harn durch das Bikarbonat alkalisiert wird. Thiazide verursachen nur eine **mäßige Diurese**, die durch Dosiserhöhung nicht gesteigert werden kann (Low-Ceiling-Diuretika, s. **Abb. 8.5**). Sie verlieren ihre Wirkung bei eingeschränkter Nierenfunktion bzw. einer GFR < 50 ml/min (vgl. **Tab. 8.6**).
Zu beachten ist der **Kaliumverlust**, da im distalen Nephron mehr Natrium für den Austausch gegen Kalium bereitsteht. Im Gegensatz zu den Schleifendiuretika reduzieren Thiazide aber die Calcium-Ausscheidung (Rückresorption im spätdistalen Tubulus), sodass ihre Anwendung bei Patienten mit Osteoporose sinnvoll ist. Thiazide besitzen zudem direkte Wirkungen an Blutgefäßen, die wesentlich für ihre Blutdrucksenkung sind (s. S. 78). Man nimmt an, dass dabei an der Gefäßmuskulatur der Kaliumkanal geöffnet wird und das intrazelluläre Natrium abnimmt. Diese verzögerten, gefäßabhängigen Wirkungen der Thiazide kompensieren wahrscheinlich den diuretischen Wirkungsverlust *(Escape)*.
Indikationen | Hypertonie, Herzinsuffizienz, chronische kardial und renal bedingte Ödeme, Sekundärprophylaxe calciumhaltiger Harnsteine. Thiazide eignen sich gut zur Kombination mit anderen Antihypertonika, als Monotherapeutika sind sie zu schwach (s. S. 79).
Wirkstoffe | Hydrochlorothiazid (HCT) (Esidrix®) ist der Prototyp der Thiaziddiuretika. **Chlortalidon** (Hygroton®; HWZ 50 h) besitzt infolge seiner langsamen Resorption und Freisetzung aus Proteinkomplexen eine lange Wirkung, die jedoch auch ein besonderes Akkumulationsrisiko birgt. **Xipamid** (Aquaphor®, HWZ 7 h) hat chemisch eine Mittelstellung zwischen Thiaziden und Schleifendiuretika, was seine Wirkung bei eingeschränkter Nierenfunktion und seine höhere Effizienz im Vergleich zu den anderen *Low-Ceiling*-Thiaziden erklärt (s. **Abb. 8.5**).
Nebenwirkungen | Allgemeine Nebenwirkungen s. S. 136.
Spezifische Nebenwirkungen: relativ hoher **Kaliumverlust,** der eine Anwendung von Thiaziden bei hepatisch bedingten Ödemen verbietet, **Dyslipoproteinämie** mit transienter LDL-Erhöhung, erektile Dysfunktion (Achtung bei Komedikation mit Betablockern bei jüngeren Männern), Hyperkalzämie.
Kontraindikationen | Hypotonie, KHK, Diabetes mellitus, eingeschränkte Leberfunktion.
Arzneimittelinteraktionen | Diabetogene Wirkung in Kombination mit Betablockern. NSA schwächen die diuretische Wirkung ab.

8.2.7 Kaliumsparende Diuretika

Wirkmechanismus | Kaliumsparende Diuretika vermitteln ihre Wirkung im distalen Tubulus und im Sammelrohr als **direkte Hemmstoffe des Natrium-Kanals**, der in Abhängigkeit von Aldosteron exprimiert wird (vgl. **Tab. 8.7**). Dadurch wird die Natriumrückresorption gehemmt, d. h. mehr Na^+ ausgeschie-

Tabelle 8.7
Unterschiede von Aldosteron-Antagonisten und kaliumsparenden Diuretika

	Aldosteron-Antagonisten	kaliumsparende Diuretika
Angriffsort	Mineralkortikoidrezeptor	Natriumkanal
Diurese	mäßig	mäßig
Indikation	Hyperaldosteronismus Herzinsuffizienz nach Infarkt	Diurese Kombination mit Diuretika
Hyperkaliämie	++	++

8

den, und – zum Zweck einer ausgeglichenen Ladungsbilanz – die K^+-Sekretion vermindert.
Gemäß dem Grundsatz, dass mit zunehmender Entfernung vom Glomerulum die diuretische Wirkung abnimmt, sind Kaliumsparer schwache Diuretika. Der Effekt der kaliumsparenden Diuretika steigt mit dem spätdistalen Angebot von Natrium (z. B. nach Thiazidgabe) und der aktuellen Aldosteron-Aktivität. Im Gegensatz zu den 140 mmol/l Natrium im Blut können die 4,5 mmol/l Kalium im Blut durch die Rückresorption spürbar erhöht werden. Eine Hypokaliämie kann sich so normalisieren, aber aus einer Normokaliämie kann sich auch eine **Hyperkaliämie** entwickeln.

MERKE

Diuretikainduzierte Kaliumverluste werden durch kaliumsparende Diuretika besser ausgeglichen als durch Kaliumsubstitution.

Indikationen | In Kombination mit Thiaziden und Schleifendiuretika bei Hypertonie, Herzinsuffizienz und Ödemen kardialer bzw. hepatischer Genese.

Wirkstoffe | Triamteren (in Dytide H®) und Amilorid (in Moduretik®) werden nur noch **in Kombination mit Thiaziden** oder Schleifendiuretika eingesetzt, damit der Kaliumverlust kompensiert und die Natriurese verstärkt wird.

Nebenwirkungen | Hyperkaliämie mit der Gefahr von kardialen (bradykarden) Arrhythmien. Das **Risiko einer Hyperkaliämie** steigt mit
- Komedikation von ACE-Hemmern, Sartanen und NSA
- kaliumhaltigen Nahrungsmitteln (Bananen, getrocknete Früchte)
- Mikroalbuminurie bei Diabetes
- zunehmendem Alter
- nachlassender Nierenfunktion (Niereninsuffizienz)
- einer latenten Azidose (mit Kalium werden auch Protonen retiniert), die bei Leberzirrhose und Hyperglykämie (schlecht eingestellter Diabetes) manifest werden kann.

Weitere Nebenwirkungen sind unspezifische Störungen am Magen-Darm-Trakt sowie die Ausbildung einer megaloblastären Anämie (Folsäureantagonismus: Kaliumsparer haben strukturelle Ähnlichkeit mit Folsäure).

Kontraindikationen | Niereninsuffizienz

Arzneimittelinteraktionen | Kaliumsparende Diuretika sollten nicht bei älteren Patienten zusammen mit ACE-Hemmstoffen und NSA eingesetzt werden.

8.2.8 Aldosteron-Antagonisten

Wirkmechanismus | Das Mineralkortikoid **Aldosteron** wirkt diuretisch über die Expression von Na-Kanalproteinen und einer Na^+-K^+-ATPase im spätdistalen Tubulus. Dadurch wird Natrium und begleitend Wasser im Austausch gegen Kalium und Protonen rückresorbiert (vgl. **Tab. 8.7**). Aldosteronantagonisten **binden kompetitiv an Aldosteronrezeptoren** und hemmen so die Na^+-Resorption und K^+-Sekretion.

Indikationen | Hyperaldosteronismus (Spironolacton), Herzinsuffizienz (Eplerenon), Leberzirrhose mit Aszites (Spironolacton).

Wirkstoffe | Spironolacton (Aldactone®, HWZ 1,5 h, aktive Metabolite 15 h) ist ein synthetisches Aldosteron-Derivat, das die Bindung von Aldosteron an den Mineralkortikoidrezeptor blockiert (**Abb. 8.9**). Es wird ebenso wie das primär unwirksame, aber wasserlösliche und injizierbare **Kalium-Canrenoat** (Aldactone® Amp.) in das langwirksame Canrenon umgewandelt. Die **Wirkung** ist **verzögert**, denn trotz der raschen Expressionshemmung verschwinden die noch vorhandenen vom Mineralkortikoidrezeptor induzierten Proteine erst nach Tagen.

Eplerenon (Inspra®) besitzt ein Epoxid am C-9 und C-11, sodass es nicht mehr mit den Sexualhormon-Rezeptoren interferiert. Daher entfallen die mit den Steroidhormonen assoziierten Nebenwirkungen des Spironolactons, jedoch ist auch die mineralkortikoide

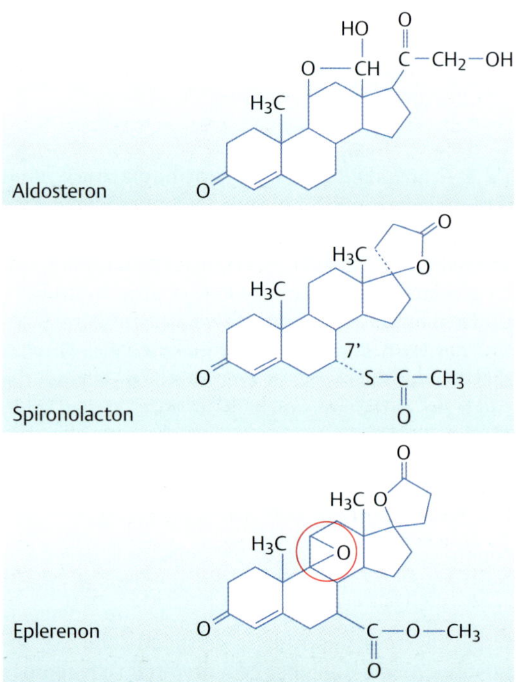

Abb. 8.9 Aldosteron-Antagonisten. Spironolacton ist ein Derivat des Aldosterons. Eplerenon besitzt eine zusätzliche Epoxidgruppe (Kreis), die eine Interferenz mit Sexualhormonrezeptoren verhindert.

Wirkung im Vergleich zu Spironolacton geringer. Eplerenon ist gegenwärtig zur Therapie einer Herzinsuffizienz mit akutem Herzinfarkt zugelassen, denn Aldosteron ist bei Herzinsuffizienz erhöht und verstärkt die kardiale Fibrosierung. Daher vermindern Aldosteron-Antagonisten auch das kardiale *Remodeling* (s. S. 88).

Nebenwirkungen | Störungen der Sexualhormone bedingt durch die strukturelle Ähnlichkeit von Spironolacton mit Steroidhormonen mit Gynäkomastie und Potenzstörungen bzw. Amenorrhö, Hirsutismus oder auch Stimmveränderungen. Besonders bei der Leberzirrhose mit ihrem gestörten Metabolismus der Sexualhormone sind diese Veränderungen ausgeprägt. Weitere Nebenwirkungen sind Hyponatriämie und gastrointestinale Störungen.

Kontraindikationen | Hyperkaliämie, Hyponatriämie, Niereninsuffizienz, Schwangerschaft

Arzneimittelinteraktionen | Eine Komedikation mit ACE-Hemmstoffen, Sartanen und NSA erhöht das Risiko für eine Hyperkaliämie. Die zusätzliche Gabe von SSRI (s. S. 358) erhöht das Risiko für eine Hyponatriämie.

MERKE

Nur bei Störungen, die durch einen Hyperaldosteronismus verursacht werden, sind Aldosteron-Hemmstoffe indiziert.

EXKURS

Nutzen und Risiko durch Aldosteron-Antagonisten (RALES- und EPHESUS-Studien)

Der Nutzen neuer Therapiestrategien kann durch ein „zuviel des Guten" ins Gegenteil verkehrt werden, wie die RALES-Studie (1999) zeigt: Die zusätzliche Gabe von Spironolacton zur Basistherapie (inkl. ACE-Hemmstoffe) bei Herzinsuffizienz reduzierte die Mortalität um 30 %. Daraufhin stieg die Verordnung von Spironolacton rasant an mit der Folge, dass sich die Inzidenz der mit der Hyperkaliämie assoziierten Krankenhauseinweisungen und Todesfälle um das 4- bzw. 6-fache erhöhte. Es wurde zwar eine sinnvolle Kombination verordnet, aber ihre Nebenwirkung nicht kontrolliert, außerdem wurde die Kombination bei vielen Patienten eingesetzt, die davon nicht profitierten. Verordnungen nach dem „Gießkannenprinzip" sind immer der Feind einer sinnvollen Pharmakotherapie.

Die EPHESUS-Study (2003) bewies, dass Patienten mit fortgeschrittener Herzinsuffizienz von der frühen Gabe von Eplerenon nach einem Herzinfarkt profitieren (3 bis 7 Tage nach dem Infarkt). Beide Studien verdeutlichen auch die Rolle des erhöhten Aldosterons für die Pathogenese bei Herzinsuffizienz und kardialem *Remodeling*.

8.2.9 Weitere diuretische Wirkstoffe

Dopamin: s. S. 45.

8.2.10 Diuretika-Kombinationen

Schleifendiuretika + Thiazide | Bei dieser Kombination spricht man von einer **sequenziellen Nephronblockade**. Sie bewirkt eine additive Diurese bzw. Natriurese, die der monotherapeutischen Dosissteigerung überlegen ist. Thiazide vermindern dabei die kompensatorische Na^+-Rückresorption der Schleifendiuretika und deren *Escape*.

ACE-Hemmstoffe + Aldosteron-Antagonisten | Diese Kombination ist besonders wirksam bei Herzinsuffizienz, da sie neben der Vorlast- und Nachlastsenkung auch das kardiale *Remodeling* durch erhöhte Aldosteron- und Angiotensin-II-Spiegel reduzieren.

Thiazide + kaliumsparende Diuretika | Eine effiziente Möglichkeit, einer Hypokaliämie vorzubeugen.

Schleifendiuretika + Aldosteron-Antagonisten | Wirksam bei Leberzirrhose.

Übersicht über die verschiedenen Diuretika

Eine zusammenfassende Übersicht über die klinischen Wirkungen und spezifischen Nebenwirkungen der Diuretika zeigt **Tab. 8.8**. Wichtige Arzneimittelinteraktionen sind in **Tab. 8.9** aufgeführt.

8

8.2.11 Arzneitherapie bei Niereninsuffizienz

(vgl. S. 447)

Die Progression einer chronisch eingeschränkten Nierenfunktion kann durch folgende Arzneistoffe verlangsamt werden:

Tabelle 8.8

Klinische Wirkungen von Diuretika

Wirkstoffgruppe	Indikation/Vorteil	spezifische Nebenwirkungen
Osmodiuretika	Hirnödem, Glaukomanfall, schnelle Ausschwemmung, forcierte Diurese bei Intoxikation	Hypervolämie mit Überlastung
CA-Hemmstoffe	Glaukom, Höhenkrankheit (respiratorische Alkalose)	Verlust alkalischer Valenzen
Schleifendiuretika	(akute) Ödeme (Herz, Leber, Gehirn), Niereninsuffizienz, Hyperkalziämie	Ototoxizität, Calciumverlust
Thiazide	Hypertonie, Herzinsuffizienz	erhöhter Blutzucker und Blutfettwerte, Potenzstörungen
kaliumsparende Diuretika	Kombination mit anderen Diuretika	Risiko einer Hyperkaliämie
Aldosteron-Antagonisten	Hyperaldosteronismus, Herzinsuffizienz	Risiko einer Hyperkaliämie, Störungen der Sexualhormone

Tabelle 8.9

Diuretika-relevante Arzneimittelinteraktionen

Komedikation		Auswirkung
Diuretika	+ Nitrate + Vasodilatatoren + Alkohol	Senkung des Blutdrucks (orthostatische Hypotonie)
	+ Lithium	Hyponatriämie; Risiko für Lithiumintoxikation
Thiazide	+ Laxanzien	Hypokaliämie
Schleifendiuretika	+ Aminoglykoside	Ototoxizität
kaliumsparende Diuretika	+ ACE-Hemmer	Hyperkaliämie

- **ACE-Hemmstoffe** oder **Sartane** senken nicht nur den Blutdruck, sondern Verzögern das Nierenversagen und schwächen die Proteinurie ab. Kreatinin und Kalium können dabei deutlich ansteigen.
- **Schleifendiuretika** unterstützen die Diurese.
- **Calciumkarbonat** wirkt gegen Hyperphosphatämie bzw. sekundären Hyperparathyreoidismus (evtl. Vitamin-D-Supplementierung).

Generell muss die verminderte Ausscheidung von Arzneistoffen beachtet (Dosisreduktion). Arzneistoffe, die die Nierenfunktion weiter verschlechtern bzw. nierentoxisch sind (NSA, Goldpräparate, Penicillin), sind zu vermeiden.

8.3 Harninkontinenz und Blasenentleerungsstörungen

Key Point
Der Begriff Harninkontinenz umfasst verschiedene, weit verbreitete Störungen der Blasenfunktion, die oftmals nicht als Krankheit im engeren Sinn ernst genommen werden, obwohl sie die Lebensqualität massiv beeinträchtigen. Die pharmakotherapeutischen Optionen stellen sinnvolle unterstützende Maßnahmen dar, sind jedoch mit störenden Nebenwirkungen behaftet.

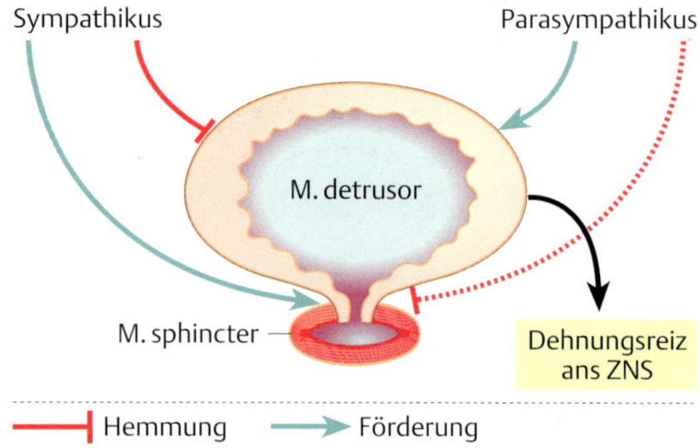

Abb. 8.10 Anatomie und Innervation der Blase. Die Blase ist ein aus glatter Muskulatur gebildeter, elastischer Hohlraum (M. detrusor vesicae). Während der Füllung schließt der M. sphincter vesicae den Blasenausgang ab. Sympathikus und Parasympathikus sind Gegenspieler bei Blasenfüllung und Miktion. Der hemmende Einfluss des Parasympathikus auf den M. sphincter ist nur schwach ausgeprägt (gestrichelte Linie).

8.3.1 Grundlagen

In Deutschland sind schätzungsweise mehr als 4 Millionen Menschen von Kontinenzproblemen betroffen. Zunächst Frauen, da Schwangerschaften einen Tonusverlust des Beckenbodens nach sich ziehen, später aber auch Männer, v. a. als Folge der Prostatahyperplasie. Eine Inkontinenz sollte immer therapiert werden, um belastende Folgen wie Nykturie (nächtliches Wasserlassen), Pollakisurie (häufiges Wasserlassen) oder Infektionen zu vermeiden.

Die Anatomie und Innervation der Blase ist in **Abb. 8.10**, die neuronale Koordination zwischen Detrusor und Sphinkter in **Tab. 8.10** dargestellt.

Inkontinenztypen

Belastungs- oder Stressinkontinenz

Hiervon sind fast ausschließlich Frauen betroffen. Es kommt zum unwillkürlichen Harnabgang, wenn bei körperlicher Aktivität oder erhöhtem intraabdominellen Druck (Lachen, Niesen) der Druck in der Harnblase den Verschlussdruck des Sphinkters übersteigt.

Therapie | Zu allererst Übungen zur Kräftigung der Beckenbodenmuskulatur und Biofeedback. Auf diese Maßnahmen sprechen ca. 70 % der betroffenen Frauen an, wenn die Inkontinenz nicht zu stark ausgeprägt ist. Unterstützend kann die Pharmakotherapie durch Abschwächung der Detrusoraktivität eingreifen (**Tab. 8.11**).

Tabelle 8.10

Neuronale Koordination der Blasenfunktion

Muskel	Funktion	neuronale Aktivität des Parasympathikus	Sympathikus
M. detrusor vesicae	Relaxierung: Füllung der Blase Kontraktion: Entleerung der Blase	– Aktivierung	Inhibition –
M. sphincter vesicae	Kontraktion: Verschluss des Blasenausgangs Relaxierung: Entleerung der Blase	– –	Aktivierung –

Tabelle 8.11

Pharmakotherapie der Harninkontinenz

Inkontinenz-typ	Ursache (Auswahl)	Pharmakotherapie*
Belastung/ Stress	körperliche Aktivität erhöhter intra-abdominller Druck (Niesen, Lachen) v. a. Frauen betroffen	1. Anticholinergika 2. Noradrenalin-Mimetika wie der NSRI Duloxetin 3. Estrogene
Drang/Urge (hyperaktive Blase)	Detrusorhyperaktivität, neurologische Störungen wie Querschnittslähmung	1. Anticholinergika 2. α_1-Blocker 3. trizyklische Antidepressiva
Überlauf	benigne Prostata-hyperplasie	α_1-Blocker

** in absteigender Reihenfolge ihrer klinischen Bedeutung*

Praxistipp

Bei Belastungs- bzw. Stressinkontinenz ist das körperliche Training der Pharmakotherapie gleichwertig und sollte dieser vorausgehen.

Dranginkontinenz (überaktive Blase, Urgeinkontinenz)
Hier dominiert ein unwillkürlicher Harnverlust mit zwingendem Harndrang. Dies kann durch unwillkürliche Kontraktionen des M. detrusor ausgelöst werden (Detrusorhyperaktivität bzw. -hypersensitivität), auch als Urgeinkontinenz bezeichnet. Bei neurogenen Blasenentleerungsstörungen (z. B. nach Schlaganfall, multipler Sklerose, Querschnittslähmung) kommt es zu einer Detrusorhyperreflexie. Weitere Unterformen, wie die Reflexinkontinenz, umfassen auch Störungen des Sphinkters oder gleichzeitige Kontraktion von Detrusor und Sphinkter.

Therapie | Neben dem Beckenbodentraining und anderen Maßnahmen wie Toilettentraining besitzt die Pharmakotherapie einen hohen Stellenwert, die dabei auf eine Erschlaffung der Blasenmuskulatur zielt (**Tab. 8.11**).

DIAPPERS
Das englische Wort **DIAPPERS** (= Windel) steht hier für wichtige, nicht-blasenspezifische Ursachen einer Harninkontinenz: **D**elir oder Verwirrung, **I**nfekt der Harnwege, **A**trophie der Harnröhre, **P**harmaka, **p**sychische Probleme (Depression), **e**xzessive Urinausscheidung (Herzinsuffizienz), **r**eduzierte Bewegung und **S**tuhlgangsbehinderung (Obstipation). Der Begriff ist auch pharmakologisch von großer Bedeutung, da Wirkstoffe, die bei der Therapie dieser Krankheiten zum Einsatz kommen, die Blasenfunktion hemmen können.

MERKE

- Bei der Therapie der Harninkontinenz kommen Anticholinergika, α1-Blocker und Noradrenalin-Mimetika zum Einsatz.
- Als Nebenwirkungen können wiederum urologische Störungen provoziert werden.

EXKURS

Enuresis nocturna
Die Enuresis nocturna betrifft 15–20 % aller 5-jährigen und immerhin noch 3 % aller 12- bis 14-jährigen Kinder. Neben psychotherapeutischen Hilfestellungen ist der Agonist des Vasopressin-Rezeptors V2 Desmopressin (Minirin®) eine pharmakologische Option (s. S. 226). Dabei muss die seltene, aber bedrohliche Wasserintoxikation mit Hyponatriämie (sog. Verdünnungsnatriämie) beachtet werden, die mit Übelkeit und Kopfschmerzen beginnt und bis zu Krampfanfällen führt. Weitere Therapiestrategien umfassen das Anticholinergikum Propiverin (Mictonetten®), das auch bei Kindern zugelassen ist und als 2. Wahl Oxybutinin.

8

8.3.2 Wirkstoffe

Anticholinergika

Die quartären, d. h. nicht ZNS-gängigen **Anticholinergika** entspannen den M. detrusor, dadurch wird das Füllungsvolumen gesteigert (Indikationen s. **Tab. 8.11**). Der Einsatz wird prinzipiell durch die umfangreichen **Nebenwirkungen** limitiert, die besonders beim älteren Patienten zu klinisch relevanten Symptomen führen (s. S. 354). Diese Belastungen können durch Selektivität für muskarinerge M3-Rezeptoren reduziert werden. Die neueren M3-Anticholinergika haben zudem den Vorteil der täglichen Einmalgabe. Auch die Applikation als Pflaster oder retardierte Zubereitungen älterer Anticholinergika verursachen weniger Nebenwirkungen, da die mehrmaligen Konzentrationsspitzen, zu denen es nach oraler Einnahme kommt, vermieden werden.
So wird beispielsweise der Morbus Parkinson häufig von urologischen Problemen begleitet. Werden dann D_2-Agonisten mit Anticholinergika kombiniert, verbessern sich zwar die motorischen Symptome (Tremor) und die Inkontinenz, aber es kommt auch zu verstärkten Nebenwirkungen wie Übelkeit, Appetitlosigkeit oder Obstipation.
Die Anwendung von Anticholinergika ist kontraindiziert bei Patienten mit Engwinkelglaukom, Tachyarrhythmien und Stenosen im Magen-Darm-Trakt. Auszuschließen ist immer eine Abflussstörung der Harnwege (z. B. durch benigne Prostatahyperplasie) oder Pollakisurie bzw. Nykturie infolge kardialer oder renaler Erkrankungen.

Tabelle 8.12

Anticholinergika in der urologischen Anwendung

Wirkstoff	PK/PD	Besonderheiten
Oxybutynin (Dridase®) (Kentera®)	oral	Goldstandard; oft Wirkstoff der 1. Wahl
	Pflaster	weniger Nebenwirkungen
Darifenacin (Emselex®)	M3-selektiv	weniger Nebenwirkungen, 1×/d Gabe
Propiverin (Mictonetten®)	Calciumkanäle	für Kinder zugelassen
Solifenacin (Vesikur®)	M3-selektiv	weniger Nebenwirkungen, 1×/d Gabe
Tolterodin (Detrusitol®)	Retardpräparat	
Trospiumchlorid (Spasmex®)		oft Wirkstoff der 1. Wahl
Imipramin (Tofranil®)	s. S. 357	Antidepressivum mit anticholinerger Wirkung bei geringer Sedierung

MERKE

Vor allem bei geriatrischen Patienten ist auf folgende anticholinerge Nebenwirkungen zu achten: Obstipation, Mundtrockenheit, Tachykardie, Sehstörungen, erhöhter Augeninnendruck, Verwirrung (Demenz!) und Bildung von Restharn. M3-Selektivität, Pflaster oder retardierte Wirkstoffe vermindern die anticholinergen Nebenwirkungen.

Oxybutynin (Dridase®) gilt als Goldstandard der urologischen Anticholinergika, mit dem die meisten Erfahrungen vorliegen. Wird es als Pflaster appliziert (Kentera®, 2 × wöchentlich), verursacht es weniger Nebenwirkungen (**Tab. 8.12**). Da Patienten oft individuell auf Anticholinergika ansprechen, lohnt es sich, auch innerhalb dieser Gruppe zu wechseln.
Propiverin (Mictonetten®) hemmt nicht nur die muskarinergen Rezeptoren, sondern blockiert auch die Calciumkanäle an der Blase. Dies mag seine etwas bessere Verträglichkeit gegenüber Oxybutynin erklären. Propiverin ist bei Kindern nach dem 1. Lebensjahr zugelassen.
Die neueren Anticholinergika **Solifenacin** (Vesikur®) und **Darifenacin** (Emselex®) sind kompetitive selektive M3-Hemmstoffe, die in der Leber verstoffwechselt werden (CYP3A4 und CYP2D6). Deshalb ist Vorsicht bei entsprechenden Indikationen bzw. Hemmstoffen geboten. Dosisabhängig werden aber auch bei diesen modernen Wirkstoffen immer noch anticholinerge Nebenwirkungen beobachtet.

α_1-Blocker

Bei der benignen Prostatahyperplasie oder neurogen erhöhter Sphinkteraktivität kommen die **α_1-Blocker Terazosin** (Flotrin®) oder **Doxazosin** (Uriduct®) zum Einsatz. Beide Substanzen sind Derivate des Antihypertensivums Prazosin. Ähnlich effektiv wirksam ist der α_1-Blocker **Tamsulosin** (Omnic®). Nebenwirkungen sind Blutdruckabfall mit Reflextachykardie und Schwindel sowie Inkontinenz (wird durch retardierte Wirkstoffe abgeschwächt).
Zur Anwendung kommen auch **trizyklische Antidepressiva** in niedriger Dosierung. Sie hemmen nicht nur die mACh-Rezeptoren, sondern auch den α_1-Rezeptor. Darüber hinaus kann die sedierende und schlaffördernde Wirkung bei Nykturie entspannend wirken.

Noradrenalin-Mimetika

Das Antidepressivum **Duloxetin** (Yentreve®) ist zur Therapie der Belastungsinkontinenz zugelassen (vgl. S. 267). Als Hemmstoff der Noradrenalin- und Serotonin-Wiederaufnahme verstärkt Duloxetin den noradrenergen Tonus am Sphinkter. Aus der Nebenwirkung Harnverhalt infolge der noradrenergen α_1-Stimulation (die v. a. junge Männer, die im Rahmen einer Depression mit Duloxetin behandelt werden, zum Absetzen zwingt) wurde also eine Indikation entwickelt.

EXKURS

Botulinum-Toxin A

Direkt in die Harnblase injiziert, lähmt Botulinum-Toxin die Blasenmuskulatur und reduziert eine Pollakisurie bis zu 8 Monaten. Indikationen sind Reflexblase und Dranginkontinenz. Eine weitere erfolgversprechende Indikation ist die benigne Prostatahyperplasie. Eine bis vier Wochen nach Injektion in die Prostata schrumpft diese, die Wirkdauer beträgt bis zu 9 Monaten. Gerade bei älteren Patienten bietet das Toxin eine Alternative zur belastenden Operation.

8.3.3 Arzneistoffe, die eine Inkontinenz verursachen oder verstärken

Es gibt zahlreiche Arzneistoffe, die allein oder in Kombination die Blasenfunktion negativ beeinflussen. Viele von ihnen kommen v. a. in der Geriatrie zum Einsatz und müssen daher sorgfältig im Hinblick auf ihren Einfluss auf die Blasenfunktion überprüft werden (**Tab. 8.13**).

Weiterführende Informationen

- http://www.nierengesellschaft.de/
- http://www.deutsche-diabetes-gesellschaft.de/
- http://dgu.de/nieren_und_harnwegsinfektionen.html

Tabelle 8.13

Arzneistoffe, die die Inkontinenz beeinflussen

Wirkstoff	Indikation	Wirkung
anticholinerge Wirkung		Hemmung des M. detrusor → Restharn, Pollakisurie
– Antidepressiva	Depression (s. S. 354)	
– Neuroleptika	Psychosen (s. S. 373)	
– Biperiden	extrapyramidalmotorische Störungen, Morbus Parkinson (s. S. 373)	
– Chinidin	kardiale Arrhythmien (s. S. 98)	
– Amantadin	Morbus Parkinson (s. S. 389)	
– Memantin	Demenz (s. S. 393)	
α_1-Rezeptoren-Blocker	Hypertonie (s. S. 79)	Hemmung des M. sphincter vesicae → Inkontinenz
Diuretika	Hypertonie (s. S. 78)	Verstärkung der Pollakisurie und Nykturie
	Herzinsuffizienz (s. S. 92)	
Opioide	Schmerzen (s. S. 258)	Aktivierung des M. sphincter vesicae → Harnverhalt

9 Wasser- und Elektrolythaushalt

9.1 Volumenersatzmittel

Key Point
Bei Notfällen, perioperativ und in der Intensivmedizin muss ein ausreichendes Plasmavolumen sichergestellt werden. Neben dem reinen Volumen müssen jedoch auch spezifische Blutbestandteile wie Proteine oder Blutkörperchen bei Verlusten ersetzt werden.

9.1.1 Grundlagen

Abb. 9.1 zeigt die physiologische Verteilung des Körperwassers. Zu beachten ist, dass dem intravasalen Volumen dreimal mehr extravasales, interstitielles Volumen gegenübersteht. Diese Verteilung erklärt die **Volumeneffekte** von Volumenersatzmitteln. Der Volumeneffekt bezeichnet die wirkliche **Steigerung des intravasalen Volumens** in Relation zur gegebenen Menge Volumenersatzmittel.

MERKE
Nur ca. 1/12 (= 8 % = 5–6 l) der Gesamtkörperflüssigkeit liegt intravasal vor.

9

Je nach **Ursache des Volumenmangels** fehlen bestimmte Blutbestandteile, die ersetzt werden müssen

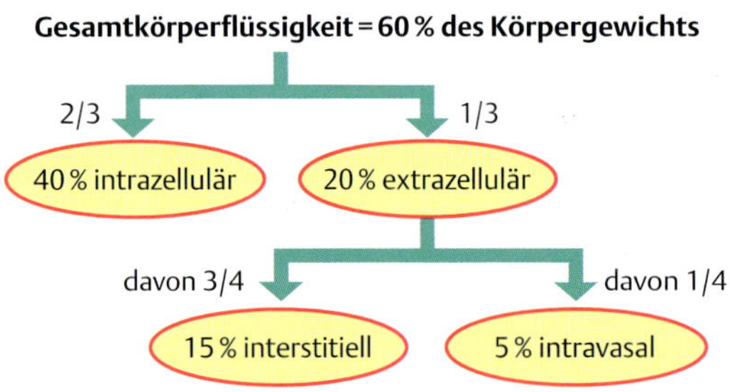

Abb. 9.1 Physiologie des Wasserhaushalt (die Prozentangaben beziehen sich auf das Körpergewicht).

Tabelle 9.1

Ursachen eines Volumenmangels

Verlust von	Ursachen
Blut	– traumatisch – bei Operationen – physiologisch (Menstruation, Geburt) – chronische Blutungsquellen (Ulzera, Wurmbefall, Gerinnungsstörungen)
Plasma	– Verbrennung – Peritonitis
Wasser und Elektrolyte	– endokrine Erkrankungen – renale Erkrankungen – Diarrhö – starkes Schwitzen – Diuretika, Laxanzien, Steroide

Tabelle 9.2

Stufenschema bei Blutverlust

Blutverlust von	Ersatz mit
10–20 %	Kristalloide
20–30 %	Kristalloide + Kolloide
30–40 %	Kristalloide + Kolloide + Erythrozytenkonzentrate
40–60 %	Kristalloide + Kolloide + Erythrozytenkonzentrate + Frischplasma
60–80 %	Kristalloide + Kolloide + Erythrozytenkonzentrate + Frischplasma + Thrombozytenkonzentrate

(**Tab. 9.1**). Es stehen drei große Gruppen von **Volumenersatzmitteln** zur Verfügung, die jeweils Vor- und Nachteile aufweisen (**Tab. 9.3**): Kristalloide, Kolloide und Blutkomponenten.

Der Volumenverlust kann durch direkte oder indirekte Messung des Venendrucks (z. B. ZVK oder Betrachtung des Jugularispuls) oder durch den Schockindex (Quotient Herzfreqenz/systolischer Blutdruck; Normwert 0,5) beurteilt werden.

Je nach Größe des Volumenverlusts werden die aufgeführten Volumenersatzmittel nach dem in **Tab. 9.2** gezeigtem Stufenschema eingesetzt.

Tabelle 9.3

Vor- und Nachteile von Volumenersatzmitteln

Volumenersatzmittelgruppe	Arzneimittel	Vorteile	Nachteile
Kristalloide (isoton, hypoton und hyperton)	– NaCl 0,9 % – Vollelektrolytlösungen – Glukoselösungen	kostengünstig, niedriges Allergierisiko	nur geringer Volumeneffekt durch Wasserverlust ins Interstitium
Kolloide	– Stärkederivate – Gelatinederivate – Humanalbumin	guter und langanhaltender Volumeneffekt	allergen, Hemmung der Thrombozytenaggregation (v. a. Dextrane), teuer, Höchstmenge ca. 1,5 l
Blutkomponenten	– Erythrozytenkonzentrate – Thrombozytenkonzentrate – Frischplasma	Ersatz von Proteinen und Zellen	Infektions- und Transfusionsrisiko

9.1.2 Kristalloide Lösungen

Kristalloide Lösungen sind **Elektrolytlösungen.** Sie können keinen onkotischen Druck aufbauen und werden rasch nach extravasal umverteilt. Ihr Volumeneffekt beträgt nur 25 % (**Tab. 9.3**). Häufig verwendete Kristalloide, z. B. zum Ausgleich der Flüssigkeitsverluste während der Patient nüchtern bleiben muss oder bei Operationen, sind Natriumchloridlösungen oder Vollelektrolytlösungen wie die **Ringer-Lactat-Lösung** nach Hartmann (enthält Ca^{2+}, K^+, Na^+, Mg^{2+}, Lactat, Cl^-). Vollelektrolytlösungen, die Laktat oder Malat enthalten, minimieren die Gefahr einer Verdünnungsazidose mit nachfolgender Rebound-Alkalose. Glukoselösungen werden bei hypertoner Dehydratation eingesetzt, da Glukose zu H_2O verstoffwechselt wird. Neugeborene verfügen über verminderte Glykogenreserven und neigen daher v. a. während Operationen zu Hypoglykämien, weshalb auch hier Glukoselösungen eingesetzt werden.

9.1.3 Kolloidale Lösungen

Kolloidale Lösungen besitzen langkettige, osmotisch aktive Verbindungen wie Stärkederivate, die Wasser binden und das Gefäßlumen nicht verlassen können. Darüberhinaus können sie zusätzliches Wasser aus dem Extravasalraum ziehen und haben so Volumeneffekte von über 100 % (**Tab. 9.3**). Häufig verwendete Kolloide sind Derivate der **Hydroxyethylstärke (HES oder HAES).** Sie werden nach dem Molekulargewicht [kDa] und molarem Substitutionsgrad klassifiziert (z. B. HES 200/0,5). Niedermolekulare HES wird schnell renal eliminiert, während höhermolekulare HES länger im Körper verweilt, entsprechend der Filtrationsgrenze der Niere bei ca. 50 kDa. Serumamylasen bauen die nicht ausgeschiedene, höhermolekulare HES langsam und abhängig vom Substitutionsgrad zu Glukose ab. HES interferiert schwach mit der Koagulation und reduziert die Blutviskosität. Daher wird HES auch zur Verbesserung der Mikrozirkulation, z. B. bei Tinnitus eingesetzt. In seltenen Fällen können präformierte Antikörper kreuzreagieren und so eine **anaphylaktische Reaktion** auslösen. Hohe kumulative Dosen können durch Einlagerung von HES in der Haut zu Juckreiz führen.

Gelatinelösungen werden aufgrund des geringen Volumeneffekts nur noch selten eingesetzt. Bei Säuglingen haben sich **Albuminlösungen** bewährt.

Dextrane werden in Deutschland aufgrund ihrer Nebenwirkungen nicht mehr eingesetzt.

9.1.4 Blutkomponenten

Blutkomponenten werden bei besonders großen Blutverlusten oder zur Substitution, z. B. bei Gerinnungsstörungen eingesetzt (**Tab. 9.3**). Vollblut wird üblicherweise in **Erythrozytenkonzentrate** (EK, ca. 250 ml), **gefrorenes Frischplasma** (FFP *fresh frozen plasma*, ca. 200 ml, 1 ml entspricht hier 1 Einheit aller Gerinnungsfaktoren) und **Thrombozytenkonzentrate** (TK, 60 ml) aufgeteilt. In allen Fällen muss AB0- und rhesuskompatibel transfundiert werden.

MERKE

Volumenersatzmittel unterscheiden sich in ihrem Volumeneffekt, also der tatsächlichen Steigerung des intravasalen Volumens.

9.2 Störungen des Wasser- und Säure-Basen-Haushaltes

Key Point

Störungen in der Regulation des Wasserhaushalts können sowohl das gesamte Flüssigkeitsvolumen (Hyper- und Dehydratation) als auch die Osmolarität (hyper-, iso-, hypoton) betreffen. Verschiebungen des pH-Werts (Azidosen, Alkalosen) gehen immer auch mit Verschiebungen des Kaliumspiegels einher.

9.2.1 Störungen des Wasserhaushalts

Wasserverlust (Dehydratation, **Abb. 9.2**) und Wasserüberschuss (Hyperhydratation) können je nach Osmolarität des Blutes weiter unterteilt werden (**Tab. 9.4**). Jeder dieser möglichen Entgleisungen liegen

Tabelle 9.4

Therapie der De- und Hyperhydration

Zustand	Therapie
Dehydratation	
hypoton	hypertone NaCl-Lösung
isoton	isotone kristalloide Lösungen
hyperton	Glukose 5 %
Hyperhydratation	
hypoton	Diuretika (s. S. 133) + NaCl
isoton	Diuretika
hyperton	Diuretika Glukose 5 %

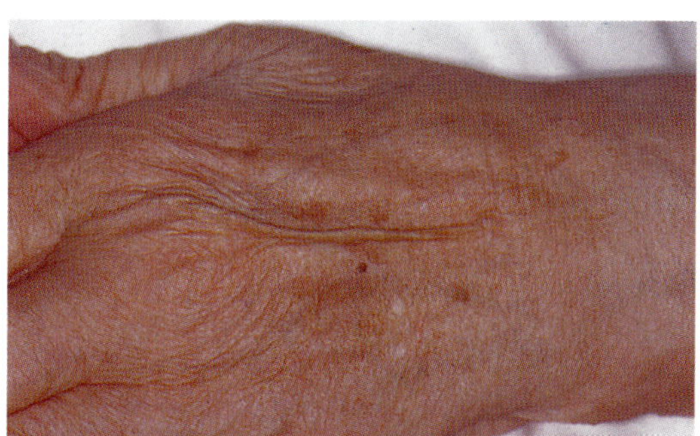

Abb. 9.2 Stehende Hautfalten bei Exsikkose.

Tabelle 9.5

Pharmakotherapie ausgewählter Ödeme

Ödemform	Therapie
kardial oder renal bedingte Ödeme	Schleifendiuretika, Thiaziddiuretika (s. S. 133)
Leberinsuffi-zienz/ Aszites	ACE-Hemmer, Aldosteron-antagonisten (s. S. 69, 140)
Gehirnödem	Mannitol

besondere Ursachen zugrunde, die spezifische therapeutische Interventionen erfordern. So können z. B. Ödeme auf einen Volumenüberschuss bzw. -verschiebung hinweisen (**Tab. 9.5**). Eine Pharmakotherapie kann unterstützend angewandt werden.

9.2.2 Störungen der pH-Regulation

Als **Azidose** bezeichnet man einen Abfall des pH-Wertes im Plasma unter 7,37, als **Alkalose** einen Anstieg über 7,43. Je nach Ursache spricht man von respiratorischen oder metabolischen Alkalosen bzw. Azidosen. Die Therapie erfolgt möglichst kausal, in manchen Fällen müssen jedoch unterstützend Arzneimittel gegeben werden (**Tab. 9.6**).

Der Kaliumspiegel im Blut und der Blut-pH korrelieren negativ miteinander (**Abb. 9.3**). Insbesondere bei der **Hypokaliämie,** die im Rahmen einer metabolischen Alkalose oder während der Behandlung einer metabolischen Azidose auftreten kann, muss durch Kaliumsubstitution (z. B. i. v.-Infusion von KCl oder oral Kalinor®-Brausetabletten) entgegengewirkt werden (Störungen des Kaliumhaushalts vgl. S. 136).

MERKE

Bei allen Störungen des Wasser- oder Säure-Basen-Haushalts muss immer eine Therapie der Grunderkrankung erfolgen. Die in **Tab. 9.6** aufgeführten Optionen werden nur unterstützend angewandt.

9.3 Störungen des Elektrolythaushalts

Key Point

Elektrolyte sind für viele Körperfunktionen und die Wirkung einiger Pharmaka wichtig. Andererseits können Pharmaka Elektrolytkonzentrationen mit schwerwiegenden Folgen verändern.

Die Elektrolyte **Natrium, Kalium, Calcium** und **Magnesium** sind für Bildung, Aufrechterhaltung und Veränderungen des Membranpotenzials wichtig. Veränderungen in der Plasmakonzentration zeigen sich in Form von spezifischen Symptomen (**Tab. 9.7**).

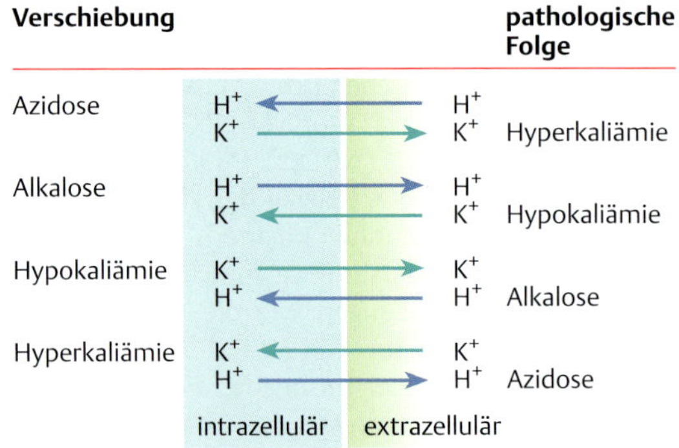

Abb. 9.3 Korrelation von H^+ und K^+ im Blutplasma. Zellen nehmen bei niedrigem pH (Azidose) H^+-Ionen auf und setzen kompensatorisch K^+ frei. Somit geht eine Azidose immer mit einer Hyperkaliämie einher. Die anderen Verschiebungen von Ladungen ergeben sich analog zu diesem Elektrolytaustausch.

Die meisten Elektrolyte können problemlos mit Infusionen oder **Brausetabletten substituiert** werden, wie

Tabelle 9.6

Therapie der Azidosen und Alkalosen

Zustand		Therapie
Azidose	metabolisch	– Natriumhydrogencarbonat (= Natriumbicarbonat) – Tris-(Hydroxymethyl)-aminomethan (TRIS, Trometamol) – K^+-Gabe gegen die unter Behandlung auftretende Hypokaliämie
	respiratorisch	– Stimulation der Atmung z. B. Doxapram (Dopram®) als Chemorezeptorstimulans am Glomus caroticum
Alkalose	metabolisch	– K^+-Gabe (gegen die begleitende Hypokaliämie) – Salzsäure (nur verdünnt)
	respiratorisch	– Sedierung – Carboanhydrasehemmer (z. B. Acetazolamid)

Tabelle 9.7

Symptome bei Elektrolytstörungen

Elektrolytstörung	Symptome
akuter Calciummangel	Pfötchenstellung, Tetanie, positives Chvostek-Zeichen*
Magnesiummangel	Wadenkrämpfe
Kaliummangel oder -überschuss	kardiale Arrhythmien (s. S. 136)
Natriummangel	zerebrale Störungen, Koma

** Man prüft das Chvostek-Zeichen durch Beklopfen des Stammes des N. facialis 1–2 cm ventral des Ohrläppchens. Bei anschließender Kontraktion der Gesichtsmuskulatur ist das Chvostek-Zeichen positiv.*

Tabelle 9.8

Therapie von Elektrolytstörungen

Störung	Therapie*	Wirkprinzip
Natrium (Referenzwert 135–145 mmol/l): wichtig für Blutdruck, sekundär aktive Transporte (Niere) und Erregungsweiterleitung		
Hyponatriämie (< 135 mmol/l)	unterstützend isotone Kochsalzlösung	Ausschwemmung von Wasser und dadurch Konzentrierung von Natrium im Körperwasser
	Notfall: Kombination von isotonem 0,9 % NaCl bis 1,8 % hypertonem NaCl, ggf. mit Furosemid **Beachte:** Natriumspiegel langsam auf ca. 125 mmol/l erhöhen (Gefahr der zentralen pontinen Myelinose bei zu schneller Erhöhung)	
Hypernatriämie (> 152 mmol/l)	H_2O oral	Verdünnung der Natriumkonzentration im Körperwasser
	5 % Glucose i. v.	
Kalium (Referenzwert 3,8–5,2 mmol/l): wichtig für Zellvolumen, Erregungsweiterleitung, Regulation Blut-pH		
Hypokaliämie (< 3,5 mmol/l)	Kaliumchlorid (nach Möglichkeit p. o., i. v. nur unter EKG-Monitoring)	Kaliumsubstitution
Hyperkaliämie (> 5,5 mmol/l)	Calciumsalze	funktionelle Antagonisierung der Kaliumwirkung
	orale Kaliumaustauscher (Antikalium®)	Bindung von Kalium
	Glucose-Insulin-Infusion	intrazelluläre Aufnahme von Kalium
	Natriumbikarbonat	indirekt intrazelluläre Aufnahme von Kalium
	Kationenaustauscher	Bindung von Kalium
Calcium (Referenzwert 2,2–2,6 mmol/l): wichtig für Erregungsweiterleitung, Knochenstruktur, pH-abhängig an Plasmaproteine gebunden (Regulation s. S. 244)		
Hypocalciämie	Calciumgluconat	Calciumsubstitution (s. S. 234)
	Calcium p.o	
	Vitamin D	Verbesserung der Calciumaufnahme
Hypercalciämie	NaCl + Furosemid	Ausschwemmung von Calcium
	K^+-Substitution	Antagonisierung von Calcium
	Calcitonin	Aufnahme von Calcium in den Knochen
Magnesium (Referenzwert 0,66–1,1 mmol/l): wichtig für Erregungsweiterleitung		
Hypomagnesiämie	Magnesium p. o.	Magnesiumsubstitution
Hypermagnesiämie	Calcium	Antagonisierung von Magnesium
	Schleifendiuretika (z. B. Furosemid)	Ausschwemmung von Magnesium

* *wenn nicht anders angegeben i. v.*

- Kalinor® Brausetabletten
- Magnesium Verla® Brausetabletten
- Calcium Sandoz® forte Brausetabletten

Zur **Senkung erhöhter Elektrolytspiegel** sind in der Regel Pharmaka erforderlich, die dafür sorgen, dass der betroffene Elektrolyt

- **intrazellulär aufgenommen** wird, z. B. Insulin bei Hyperkaliämien (s. S. 185), oder
- über die **Niere ausgeschieden** wird, z. B. Schleifendiuretika bei Hyperkalziämien (s. S. 136).

Tab. 9.8 zeigt die **Therapie von Elektrolytentgleisungen**.

Therapeutischer Einsatz von Elektrolyten

Abgesehen von der Korrektur entgleister Elektrolytspiegel werden einige **Elektrolyte auch therapeutisch** eingesetzt (**Tab. 9.9**).

Weiterführende Informationen

- http://www.uni-duesseldorf.de/AWMF/ll/001-016k.htm

9

Tabelle 9.9

Therapeutischer Einsatz von Elektrolyten

Elektrolyt	Indikation
Magnesium	– Präeklampsie – Narkosemittel- und Opioideinsparung vor Operationen – Herzinfarkt – Status asthmaticus – arterielle Hypertonie – Neuroprotektion – Wadenkrämpfe
Calcium	– Arrhythmien – Osteoporose, Osteomalazie – Allergien, Quincke-Ödem

D

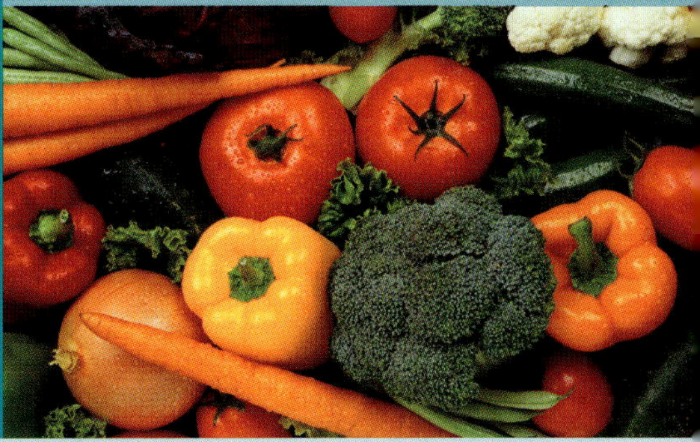

Gastroenterologie

Hilfsmittel mit Tücken

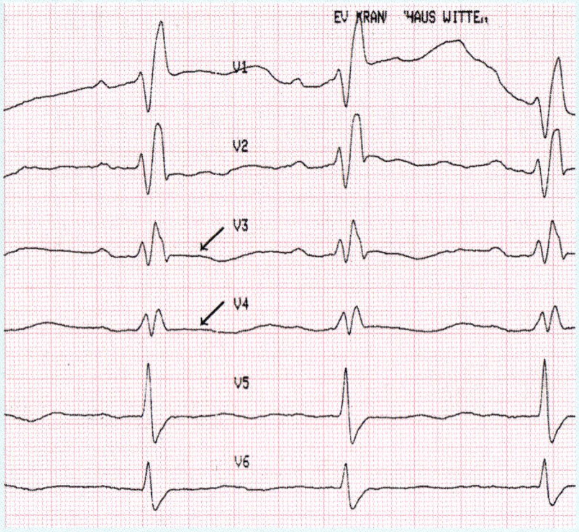

EKG bei Hypokaliämie. Typisch sind u. a. die deutlichen TU-Verschmelzungswellen (→).

Eiserner Wille: strenge Diät und Sport

„Heute siehst du besonders hübsch aus!“ hört Tamara ihre Managerin von der Tür hineinrufen, als sie die letzten Blicke in den Spiegel wirft. Das morgendliche Fotoshooting beginnt in 5 Minuten. Tamara hat allen Grund stolz auf sich zu sein. Sie ist gestern auf der großen Model-Party zur „Königin der Nacht“ gewählt worden: Eine Auszeichnung, von der jedes junge weibliche Mannequin träumt.

Es ist ihr zehntes Shooting, diesmal für ein Automotor-Magazin und ein Frauen-Modemagazin. Sie hat sich dafür besonders herausgeputzt, weil das Modemagazin eine sehr hohe Auflage hat und sie sich vor der großen Redaktion und den vielen Lesern gut präsentieren möchte.

Als Model muss sie fit sein und fit bleiben. Deshalb joggt Tamara jeden Tag, geht ins Fitnessstudio und lässt sich von einer privaten Ernährungsberaterin eine Diät zusammenstellen – jede Woche optimiert nach dem Zustand und dem Gewicht ihres Körpers.

Heimliches Hilfsmittel

„Mittagspause!“ verkündet der Leiter des Shootings als genug Fotos für den Vormittag angefertigt worden sind. Während Tamaras Managerin und der Fotograf sich angeregt unterhalten, holt die 18-Jährige verstohlen etwas aus ihrer Tasche heraus und verschwindet rasch auf der Toilette. Vor dem Waschbecken wirft sie einen kurzen Blick auf die drei kleinen weißen Dragees in ihrer Hand und schluckt sie schnell hinunter. Dulcolax – ein Abführmittel, das ihr vor einiger Zeit eine ältere Dame, ebenfalls ehemaliges Model, im Vertrauen empfohlen hat. „So hältst du dein Idealgewicht, Liebes“, hört Tamara immer noch die Stimme der Frau in ihrem Ohr ... Was Tamara nicht ganz versteht: Obwohl sie ein Laxans nimmt, hat sie immer häufiger Verstopfung.

Klärendes Gespräch mit der Stationsärztin

Der Nachmittag verläuft sehr gut: Sowohl die Managerin als auch der Fotograf sind zufrieden. Doch am Abend geht Tamaras Laune in den Keller. Sie fühlt sich nicht wohl: Ihr ist schlecht und schwindelig. Sie kann sich kaum auf den Beinen halten. Schließlich sinkt sie ohnmächtig zu Boden.

„Synkope unklarer Genese“, steht auf dem Notarzt-Protokoll, das Frau Dr. Auerstein in der Notaufnahme liest. Die Blutwerte verraten, warum Tamara umgekippt ist. Der Kreatinin-Wert beträgt 1,6 mg/dl (normal 0,5–1,2 md/dl), Natrium 133 mmol/l (normal 135–150 mmol/l), Kalium 2,7 mmol/l (normal 3,5–5 mmol/l). Auch der Hämoglobin-Wert ist mit 16,0 g/dl erhöht. Die Synkope kam hier durch einen Volumenmangel bei unzureichender Flüssigkeitszufuhr zustande. Was Dr. Auerstein am meisten beunruhigt, ist der niedrige Kalium-Wert: mit 2,7 mmol/l ist die junge Patientin wegen möglicher Herzrhythmusstörungen vital gefährdet.

Als es Tamara nach vorsichtiger Kalium- und Flüssigkeitssubstitution besser geht, nimmt Dr. Auerstein sich die Zeit, mit ihr ausführlich zu sprechen. Sie erklärt ihr, dass Laxanzienabusus zum Verlust von Kalium führt und spricht mit ihr über die Folgen eines Kaliummangels: So verursacht eine zu geringe Kaliumkonzentrationen unter anderem eine Obstipation oder verstärkt diese.

Nach dem unglücklichen Ausgang des Fotoshootings nimmt sich Tamara vor, zukünftig keine Laxanzien mehr einzunehmen.

10 Störungen des Gastrointestinaltraktes

10.1 Helicobacter-pylori- und magensäureassoziierte Erkrankungen

Key Point
Die Hemmung der Magensäuresekretion, die Pufferung der Magensäure, die Bildung des Schleimhautschutzes, die Eradikation von H. pylori sowie die Förderung der Magenentleerung sind etablierte pharmakologische Wirkprinzipien in der Therapie von Säure- bzw. Helicobacter-pylori-assoziierten Erkrankungen.

10.1.1 Grundlagen

Im Magen besteht im physiologischen Zustand ein **Gleichgewicht** zwischen der **Säureproduktion** der Belegzellen (Parietalzellen) und den Schutzmechanismen der Schleimhaut durch die **Schleim- und Bikarbonatproduktion** der Nebenzellen. Dieses Gleichgewicht unterliegt einem komplizierten Regelmechanismus, an dem der N. vagus, gastrinbildende G-Zellen, histaminbildende enterochromaffine Zellen, Mastzellen, Beleg- und Nebenzellen sowie zahlreiche Überträgerstoffe wie Gastrin, Acetylcholin, Histamin, Somatostatin und Prostaglandine beteiligt sind (**Tab. 10.1**, **Abb. 10.1**).

Tabelle 10.1

Säurestimulierende und schleimhautprotektive Faktoren

Wirkung	Faktoren
säurestimulierend	– Acetylcholin – Gastrin – Histamin – Somatostatin
säurehemmend/ schleimhautprotektiv	– bicarbonathaltiger Schleim – Prostaglandine (z. B. PG-E_2)

Im nüchternen Zustand herrscht im Magen ein saurer pH-Wert von 1 bis 2. Das relevante Enzym für die Magensäurebildung ist die **H^+/K^+-ATPase oder Protonenpumpe.** Sie ist an den Canaliculi aktiver Belegzellen lokalisiert und befördert energieabhängig H^+-Ionen im Austausch gegen K^+-Ionen ins Magenlumen (**Tab. 10.3**).

Die **Stimulation der Magensäuresekretion** erfolgt durch Gastrin, Histamin, Somatostatin (indirekt) und Acetylcholin (N. vagus).

Prostaglandine hingegen **hemmen die Magensäuresekretion** der Belegzellen und fördern zusammen mit Acetylcholin die Sekretion von bicarbonathaltigem Schleim der Nebenzellen.

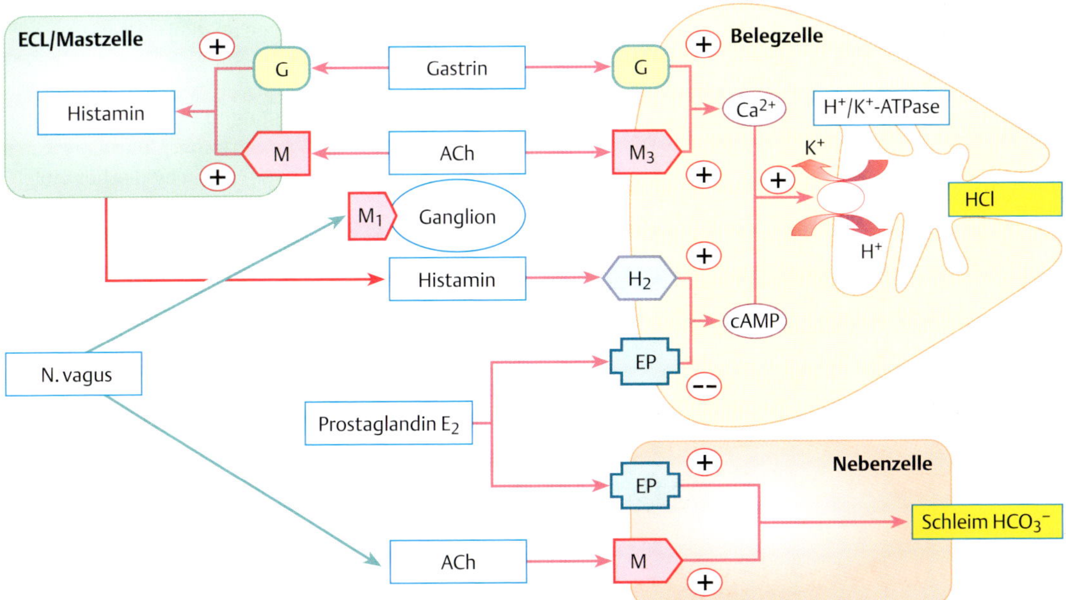

Abb. 10.1 Die Regulation der Säure- und Schleimsekretion im Magen. Die Sekretion im Magen unterliegt komplizierten Regeln. Gastrin, Acetylcholin (ACh) und Histamin stimulieren die Säuresekretion der Belegzelle (Parietalzelle). Gastrin und ACh stimulieren zusätzlich die Histaminfreisetzung aus enterochromaffinen Zellen (ECL) und Mastzellen. Darüber hinaus fördert ACh die Schleim- und Bikarbonat (HCO_3)-Sekretion der Nebenzellen. Prostaglandine wirken hemmend auf die HCl-Sekretion der Belegzelle und stimulieren die Schleim- und Bikarbonatsekretion der Nebenzellen (G = Gastrinrezeptor, M = muskarinerger ACh-Rezeptor, EP = PG-E-Rezeptor).

Praxistipp
Die Hemmung der Prostaglandinsynthese, z. B. durch NSA, führt zur Enthemmung der Säuresekretion und zur Verminderung schleimhautprotektiver Faktoren. Dies erklärt das hohe Risiko für Erosionen und Ulzera durch NSA (s. S. 277).

Weitere Faktoren, die zur Überstimulation der Säuresekretion führen bzw. die Integrität der Magen-Darm-Schleimhaut beeinträchtigen sind die Besiedlung des Magens mit Helicobacter pylori sowie der übermäßige Konsum von Genussmitteln wie Alkohol und Nikotin.
Säureassoziierte Erkrankungen des oberen Gastrointestinaltrakts sind die **gastroösophageale Refluxkrankheit** sowie **Ulcus ventriculi und Ulcus duodeni.** Der Reflux von saurem Mageninhalt führt primär zur symptomatischen Refluxkrankheit (Sodbrennen) und sekundär zur Refluxösophagitis, wovon etwa 10% eine Präkanzerose des unteren Ösophagus (Barrett-Ösophagus) entwickeln. Ulcus ventriculi und duodeni sind Defekte der gastrointestinalen Schleimhaut, die über die Lamina muscularis mucosae hinausreichen. Häufigste Ursache ist die Infektion mit Helicobacter pylori (**Tab. 10.2**).

10.1.2 Pharmakotherapie

Die Bildung sowie die Wirkung der Magensäure auf die intestinale Schleimhaut lässt sich auf verschiedene Weise beeinflussen (**Tab. 10.3**):

1. **Verminderung der Magensäuresekretion** (Hemmung der H^+/K^+-ATPase bzw. der Parietalzellen) durch
   - Protonenpumpenhemmer (PPI)
   - H_2-Rezeptor-Antagonisten
   - mACh(M)-Rezeptor-Antagonisten

Tabelle 10.3

Primäre Wirkmechanismen

Substanzgruppe	Wirkmechanismus
Protonenpumpenhemmer (PPI)	irreversible Hemmung der H^+/K^+-ATPase an der kanalikulären Membran der Belegzelle
H_2-Antagonisten	kompetitive Hemmung der H_2-Rezeptoren an der basolateralen Membran der Belegzelle
M_1-Antagonisten	kompetitive Hemmung der ganglionären M_1-Rezeptoren des N. vagus und der M_3-Rezeptoren der Belegzelle
Mukosaprotektiva	Stimulation der Bicarbonat- und Schleimproduktion der Nebenzellen, Adsorption von Gallensäuren und Pepsin, Bildung eines schleimhautprotektiven Schutzfilms
Antazida	Neutralisation von Magensäure, Adsorption von Gallensäuren und Pepsin

2. **Rekonstitution des Schleimhautschutzes** im Magen durch
   - Sucralfat
   - Prostaglandin-E-Derivate
   - Bismutsalze
3. **Pufferung der Magensäure** durch Antazida.

Protonenpumpenhemmer

Wirkmechanismus I **Protonenpumpenhemmer** (PPI) hemmen **irreversibel die H^+/K^+-ATPase** in den Belegzellen (Parietalzellen) des Magens, indem sie kovalent über Disulfidbrücken an die H^+/K^+-ATPase binden.
Alle PPI sind **Prodrugs**, die sich aufgrund ihrer physikochemischen Eigenschaften im sauren pH der Canaliculi **aktiver Belegzellen** anreichern und dort durch Protonierung und Umwandlung in zyklisches Sulfenamid aktiviert werden (**Abb. 10.2**). Deshalb wird nur

Tabelle 10.2

Pathogenese und Pharmakotherapie H.-pylori- und säureassoziierter Erkrankungen (vgl. S. 157)

Erkrankung	Pathogenese	Pharmakotherapie der Wahl
gastroösophageale Refluxkrankheit (GERD)/ Refluxösophagitis	rezidivierender Reflux von saurem und galligem Mageninhalt in den unteren Ösophagus (Ursache: Insuffizienz des unteren Ösophagussphinkters)	je nach Schweregrad: 4–8 Wochen PPI (1. Wahl) oder H_2-Antagonisten (2. Wahl) Antazida bei Bedarf
Barrett-Syndrom	Zylinderepithelmetaplasie als Folge einer chronischen Refluxösophagitis	Dauertherapie mit PPI
Ulcus duodeni	H. pylori (≥ 95 %); medikamentös (Aspirin, NSA)	H. pylori-positiv: Eradikation (7–10 Tage) PPI 2–4 Wochen
Ulcus ventriculi	H. pylori (ca. 80 %); medikamentös (Aspirin, NSA)	H. pylori-positiv: Eradikation (7–10 Tage) PPI 2–4 Wochen
erosive Gastritis	H. pylori (ca. 80–90 %); medikamentös (Aspirin, NSA) Gallensäurereflux (ca. 5–15 %)	H. pylori-positiv: Eradikation (7–10 Tage) PPI 2–4 Wochen
Zollinger-Ellison-Syndrom	gastrinbildende Tumoren, die zur Hypergastrinämie und Hyperazidität des Magens führen	Dauertherapie mit PPI

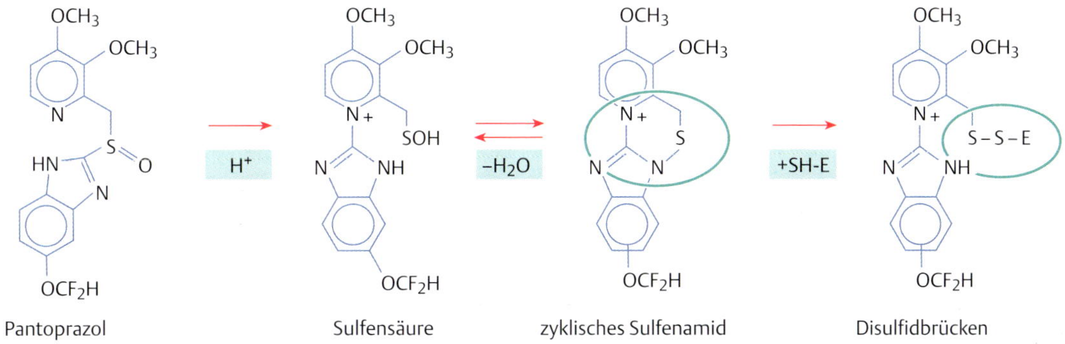

Abb. 10.2 Säureinduzierte Aktivierung der PPI am Beispiel von Pantoprazol. Im sauren pH der Canaliculi der Belegzelle kommt es durch Protonierung zur Bildung der Sulfensäure und durch Ringschluss zum zyklischen Sulfenamid (aktive Form) Die irreversible Bindung an die Protonenpumpe erfolgt durch Öffnung der Ringstruktur und Ausbildung von Disulfidbrücken mit der H+/K+-ATPase (E = Enzym).

die H^+/K^+-ATPase des Magens und nicht anderer Organe geblockt.

Um die frühzeitige Aktivierung im Magen bei der Einnahme zu verhindern, ist der Wirkstoff durch eine säureresistente Schicht *(enteric coating)* geschützt, die sich erst im alkalischen pH des Duodenums auflöst und den Wirkstoff freigibt. Dies führt zu einer verzögerten Freisetzung des Wirkstoffs aus der galenischen Formulierung *(lag time)*, da die Formulierung zunächst den Magen passieren muss.

Praxistipp

PPI blockieren nur aktive Protonenpumpen, also solche, die an der kanalikulären Membran der Parietalzelle lokalisiert sind. Daher sollen PPI vor oder zu dem Essen eingenommen werden, um eine optimale Wirkung durch Hemmung möglichst vieler aktiver Protonenpumpen zu erzielen. Die maximale Säuresuppression (pharmakodynamischer steady state) wird üblicherweise nach ca. 3 bis 4 Therapietagen erreicht.

Indikationen | Refluxösophagitis, Barrett-Syndrom, Ulcus duodeni und ventriculi, Zollinger-Ellison Syndrom (Gastrinom), Stressulkusprophylaxe und Magenschutz bei NSA-Therapie, akute Blutung des oberen Gastrointestinaltrakts.

Wirkstoffe | Es sind derzeit fünf PPI zugelassen, die sich in den pharmakokinetischen und pharmakodynamischen Eigenschaften sowie dem Nebenwirkungsprofil nicht wesentlich unterscheiden:

- **Omeprazol** (Antra®)
- **Lansoprazol** (Agopton®)
- **Pantoprazol** (Pantozol®)
- **Rabeprazol** (Pariet®)
- **Esomeprazol** (Nexium®).

Aufgrund der **irreversiblen Hemmung** der Protonenpumpe ist die einmal tägliche Einnahme eines PPI trotz seiner kurzen Plasmaeliminationshalbwertszeit meistens ausreichend. Die HWZ kann bei Leberinsuffizienz oder bei langsamen Verstoffwechslern (s. S. 457) auf ein Mehrfaches ansteigen.

Nebenwirkungen | PPI sind in aller Regel **gut verträglich** und haben eine **große therapeutische Breite.** Die häufigsten Nebenwirkungen sind Kopfschmerzen und gastrointestinale Symptome, Müdigkeit, Juckreiz und Anstieg der Leberenzyme. Durch die Verminderung der Magensäure ändert sich die **bakterielle Flora** im Gastrointestinaltrakt, und es können sich Bakterien (z. B. Lactobacillus-Arten, Streptokokken) ansiedeln, die üblicherweise durch die Magensäure abgetötet werden. Dies führt bei Risikopatienten (z. B. mechanisch beatmete Patienten) zu einer erhöhten Inzidenz klinisch relevanter infektiöser Erkrankungen (z. B. Pneumonien). Diese Nebenwirkung gilt im Prinzip für alle Substanzen, die die Säurekonzentration im Magen vermindern.

Bei hoher i. v.-Dosierung (z. B. bei akuten Magenblutungen) kann es zu **transientem Sehverlust** kommen, da Protonenpumpen auch im Auge vorkommen.

Kontraindikationen | Leberfunktionsstörungen, Schwangerschaft, Stillzeit.

Arzneimittelinteraktionen | Omeprazol ist Substrat und Inhibitor von Cyp2C19 und kann den Abbau von Phenytoin, Warfarin oder Diazepam hemmen. Außerdem verhindert es die Cyp2C19-abhängige Aktivierung von Clopidogrel (Clopidogrel-Resistenz).

MERKE

- Protonenpumpeninhibitoren hemmen die H^+/K^+-ATPase irreversibel. Sie sind die effektivsten Säurehemmer und Mittel der 1. Wahl zur Therapie säurebedingter Erkrankungen des oberen Gastrointestinaltrakts.
- Bei i. v. Gabe können durch eine unspezifische Hemmung (Anflutung hoher Wirkspiegel) von Protonenpumpen in sensorischen Organen Hör- und Sehstörungen ausgelöst werden.

H_2-Rezeptor-Antagonisten

Wirkmechanismus | Antagonisten des Histamin-2-Rezeptors **(H_2-Antagonisten)** konkurrieren mit endogenem Histamin kompetitiv um die Bindungsstelle am H_2-Rezeptor und hemmen die HCl-Sekretion sowie die Pepsinfreisetzung (**Abb. 10.1**). Die Effektivität, d.h. die Säurehemmung ist jedoch verglichen mit derjenigen der PPI geringer, da alternative Stimulationswege der Magensäuresekretion z.B. durch Gastrin oder Acetylcholin unbeeinträchtigt bleiben.

Schon nach wenigen Therapietagen kann eine **Toleranzentwicklung** auftreten, d.h. eine Rezeptorunempfindlichkeit bzw. Habituation der nachgeschalteten Signaltransduktion. Die Folge ist ein **Wirkverlust,** welche den Einsatz der H_2-Antagonisten vor allem in der Langzeittherapie einschränkt. H_2-Antagonisten sind daher nur **Mittel der 2. Wahl nach den PPI.** Oft wird auch ein **Rebound-Effekt** mit Säurehypersekretion nach Beenden der Therapie beobachtet, der schnell zu Rezidiven führt.

H_2-Antagonisten sind **sicher und gut verträglich** und haben eine ausreichende orale Bioverfügbarkeit.

Indikationen | Magen- und Duodenalulzera, Refluxösophagitis, Sodbrennen.

Wirkstoffe | **Tab. 10.4.**

Nebenwirkungen | Gastrointestinale Symptome (z.B. Diarrhö), Kopf-, Gelenk- und Muskelschmerzen, Ödeme, Schwindel, selten Herzrhythmusstörungen.

Kontraindikationen | Akute Porphyrie (Ranitidin) und schwere Leberfunktionsstörungen (Roxatidin).

10

Arzneimittelinteraktionen | Cimetidin (Tagamet®) sollte aufgrund seines hohen Interaktionspotenzials (Inhibition von Cytochrom-P450-Isoenzymen, s.S. 443) vermieden werden. Ranitidin hat ein deutlich geringeres Interaktionspotenzial, obgleich ebenfalls Wechselwirkungen mit Midazolam, Theophyllin und Phenytoin beschrieben sind. Für Famotidin sind keine klinisch relevanten Wechselwirkungen bekannt.

Tabelle 10.4

H_2-Antagonisten

Wirkstoff	HWZ (h)	Besonderheiten
Ranitidin (Zantic®)	3	Wechselwirkung mit Ethanol durch Hemmung der Alkoholdehydrogenase
Famotidin (Pepdul®)	3	–
Roxatidin (Roxit®)	2–3	absolute Kontraindikation: Leberfunktionsstörung
Nizatidin (Nizax®)	1,5	–
Cimetidin (Tagamet®)	2	Cytochrom-P450-Interaktionen (s. S. 443)

Ranitidin (75 mg) und Famotidin (10 mg) sind als niedrig dosierte frei verkäufliche Präparate erhältlich *(OTC = over the counter)*.

Muskarinrezeptorantagonisten

Antagonisten am Muskarinrezeptor hemmen die **ganglionären M_1-Rezeptoren** des N. vagus und vermindern dadurch die cholinerge Stimulation der enterochromaffinen Zellen und der Mastzellen (Folge: Verminderung der Histaminfreisetzung) sowie die cholinerge, durch den M_3-Rezeptor vermittelte Stimulation der Belegzellen (s. **Abb. 10.1**, vgl. S. 35).

Indikation ist die Prophylaxe arzneimittelbedingter Schleimhautschäden, z.B. durch Aspirin und NSA, Gastritis und dyspeptische Beschwerden.

Aufgrund der dosisabhängigen anticholinergen **Nebenwirkungen** (z.B. Akkommodationsstörungen, Mundtrockenheit) und besserer therapeutischer Alternativen ist diese Substanzgruppe für diese Indikation heute praktisch obsolet. Ein typischer Vertreter ist der kompetitive M_1-Rezeptor-Antagonist Pirenzepin (Gastrozepin®), der in der oral gegebenen Dosierung auch den M_3-Rezeptor der Belegzelle hemmt (30-fach höhere Affinität zum M_1-Rezeptor).

Protektiva der intestinalen Schleimhaut (Mukosaprotektiva)

Sucralfat

Sucralfat (Ulcogant®) ist das schwer lösliche, **basische Aluminiumsalz** des Saccharosesulfats. Es wirkt nur im sauren pH, besitzt selbst keine säureneutralisierenden Eigenschaften, absorbiert jedoch Pepsin und Gallensäuren, steigert die Schleim- und Bikarbonatsekretion der Magenschleimhaut und wird praktisch nicht resorbiert.

Indikationen sind die Refluxösophagitis, insbesondere bei galligem Reflux, sowie die Stressulkusprophylaxe. Häufigste **Nebenwirkung** ist die Obstipation. Aufgrund des hohen Aluminiumgehalts kann es bei häufiger Anwendung zur Aluminiumintoxikation (z.B. Enzephalopathie) kommen, daher ist Sucralfat bei Niereninsuffizienz **kontraindiziert.** Da es zur Adsorption und somit zum Wirkverlust gleichzeitig verabreichter Arzneimittel kommen kann, wird für andere Medikamente ein Einnahmeabstand von 1–3 Stunden empfohlen.

Praxistipp
Sucralfat wirkt nur im sauren pH, daher ist die Kombination mit säurehemmenden Substanzen (z.B. PPI, H_2-Antagonisten) therapeutisch nicht sinnvoll. Dies schränkt die Anwendungsmöglichkeiten deutlich ein.

Misoprostol

Das PG-E_2-Derivat **Misoprostol** (Cytotec®) hemmt – wie endogene Prostaglandine – die Säuresekretion der Belegzellen und fördert die Bildung von bicarbonathaltigem Schleim durch die Nebenzellen (s. **Abb. 10.1**). Es wirkt als einziges Protektivum am **ge-**

samten Gastrointestinaltrakt, seine HWZ ist mit 20 bis 40 min recht kurz.
Aufgrund seiner **häufigen Nebenwirkungen** wie Bauchschmerzen, Diarrhö, Schwindel, Kopfschmerzen sowie besserer Alternativen ist es nur noch als **Reservemittel** zur Prophylaxe medikamentös (Aspirin, NSA) bedingter Schleimhautläsionen zugelassen. Kontraindikationen sind Schwangerschaft (Prostaglandin E wirkt wehenfördernd → abortive Wirkung), Stillzeit und chronisch entzündliche Darmerkrankungen.

MERKE

Prostaglandinderivate hemmen die Säuresekretion und fördern die Bikarbonatsekretion im gesamten Verdauungstrakt. Ihr Einsatz ist aufgrund des Nebenwirkungsprofils eingeschränkt.

Bismutsalze und Wismutsalze

Bismutsalze (Telen®) und **Wismutsalze** (Katulcin®) wirken einerseits **antimikrobiell,** anderseits **schleimhautprotektiv** durch Adsorption von Gallensäuren, Hemmung der Pepsinaktivierung und Stimulation der Nebenzellen zur Sekretion alkalischen Schleims. Sie haben eine geringe Bioverfügbarkeit, bei längerer Anwendung und hohen Dosen besteht jedoch die Gefahr der Intoxikation (Enzephalopathie). Sie werden in der **Kombinationstherapie** zur Eradikation von H. pylori eingesetzt (s. **Tab. 10.7**). Typische Nebenwirkungen sind Schwarzfärbung des Stuhls sowie Verfärbung von Zunge, Zahnfleisch und Zähnen.

Antazida

Wirkmechanismus | **Antazida** sind Verbindungen aus **mehrwertigen Metallionen** wie Calcium, Aluminium und/oder Magnesium. Der primäre Wirkungsmechanismus besteht in der **Säurepufferung durch Komplexbildung.** Darüber hinaus wirken sie durch Hemmung der Pepsinaktivierung, Adsorption von Gallensäuren, Lysolezithin und Pepsin sowie Stimulation der Schleim- und Bikarbonatsekretion der Nebenzellen.
Antazida wirken schnell, aber nur kurz, daher eignen sie sich nicht zur Dauertherapie. Die Einnahme nach dem Essen verlängert die Wirksamkeit. Wegen ihres guten Sicherheitsprofils sind sie für die Selbstmedikation (rezeptfrei) bei säurebedingten Beschwerden geeignet.
Indikationen | Dyspepsie, Sodbrennen. Auch bei anderen säurebedingten Erkrankungen können Antazida initial zur schnellen Symptombefreiung eingesetzt werden (nicht beim Ulkus!).
Wirkstoffe | **Tab. 10.5.**

Tabelle 10.5

Antazida
Wirkstoff
– Algeldrat = Aluminium-/Magnesiumhydroxid (Maaloxan®)
– Magaldrat = Aluminium-Magnesium-Schichtgitter (Riopan®)
– Hydrotalcit = Magnesium-Aluminium-Carbonathydrat (Talcit®)
– Aluminiumphosphat (Phosphalugel®)
– Calcium- + Magnesiumcarbonat (Rennie®)

Nebenwirkungen | Am häufigsten treten **gastrointestinale Nebenwirkungen** auf bedingt durch die mehrwertigen Metallionen
- **Aluminium:** Obstipation, Verzögerung der Magenentleerung
- **Magnesium:** Diarrhö.

Insbesondere bei Patienten mit eingeschränkter Nierenfunktion besteht die Gefahr der Aluminiumintoxikation (Enzephalopathie, Nephropathie), Hypermagnesiämie bzw. Hyperkalziämie mit Hyperkalzurie und metabolischer Alkalose. Zitrusfrüchte und säurehaltige Getränke steigern die gastrointestinale Aluminiumresorption.

MERKE

Aluminiumhaltige Antazida können Obstipation, magnesiumhaltige Antazida Diarrhö verursachen. Aluminium-Magnesium-Mischsalze haben einen deutlich geringeren Einfluss auf die Magen-Darm-Motilität.

Aufgrund der relativ kurzen Wirkdauer von ca. 1–3 Stunden, der potenziellen Nebenwirkungen bei häufigerer Einnahme sowie des **Interaktionspotenzials** mit anderen oral verabreichten Medikamenten (Wirkverlust durch Chelatbildung bzw. Arzneistoffadsorption, verminderte Bioverfügbarkeit durch verringerte gastrointestinale Motilität, verminderte Löslichkeit wegen gastraler pH-Wert-Erhöhung), eignen sich Antazida nicht für eine Dauertherapie. Sie müssen wie Sucralfat im zeitlichen Abstand von mindestens 2 Stunden zu anderen Medikamenten eingenommen werden.

10.1.3 Eradikation von Helicobacter pylori

Das Bakterium Helicobacter pylori ist die häufigste Ursache eines Ulcus duodeni (ca. 95 %) und eines Ulcus ventriculi (ca. 80 %). Andererseits erkranken nur ca. 20 % der H.-pylori-positiven Träger (**Abb. 10.3**). Wurde anfangs jeder Patient mit positivem Nachweis von H. pylori unabhängig von der klinischen Symptomatik behandelt, so ist man heute zurückhaltender,

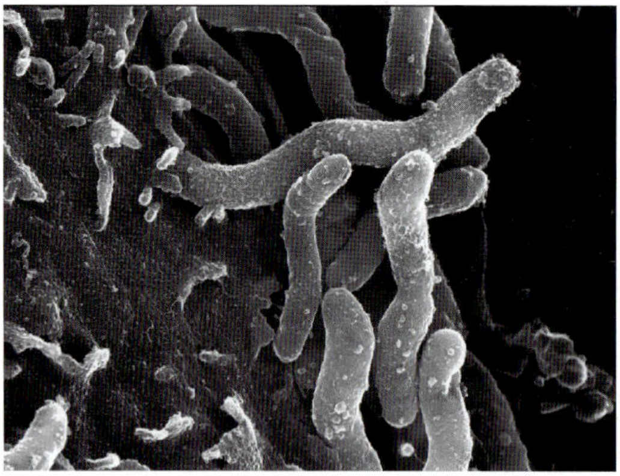

Abb. 10.3 Helicobacter pylori. Rasterelektronenmikroskopische Aufnahme von H. pylori in Assoziation mit Magenschleimhautzellen.

da die **Eradikation** beispielsweise einer gastroösophagealen Refluxkrankheit Vorschub leisten kann. Andererseits begünstigt H. pylori die Entstehung von Neoplasien, sodass zumindest bei positiver Familienanamnese die Eradikation generell indiziert ist. **Tab. 10.6** gibt einen Überblick über **Indikationen,** bei denen der Vorteil einer **Eradikationstherapie** auf Basis wissenschaftlicher Evidenz entweder gesichert oder eine Eradikation zumindest ratsam ist.

Es sind verschiedene **Therapieschemata zur Eradikation** von H. pylori etabliert (**Tab. 10.7**, vgl. auch **Tab. 10.2**), wobei man unter Eradikation die **Abtötung sämtlicher H.-pylori-Keime** versteht. PPI fördern durch die Erhöhung des pH-Werts die Proliferation von H. pylori und erhöhen dadurch die Wirksamkeit insbesondere der Antibiotika. Therapie der **1. Wahl** ist die **„italienische" Triple-Therapie.** Therapie der 2. Wahl bei primärem Therapieversagen aufgrund von zunehmenden Resistenzen gegen Nitroimidazole ist die „französische" Triple-Therapie. Die Quadrupel-Therapie gilt als Reservetherapie bei Versagen der beiden erstgenannten Therapien bzw. bei multiplen Resistenzen (hohe Abbruchrate von ca. 80 %). Falls keine orale Gabe möglich ist, kann auch eine **parenterale Therapie** erfolgen. Der Erfolg der Eradikation liegt je nach Resistenzlage bei > 90 %, jedoch vermindern resistente Bakterienstämme zunehmend die Wirkung.

Die **Therapiedauer** kann je nach Land variieren. In Deutschland werden 7 Tage für die Triple-Therapie und 10 Tage für die Quadrupel-Therapie empfohlen. Der **Therapieerfolg** sollte frühestens 4 Wochen nach Ende der Eradikationstherapie mittels geeigneter invasiver und nichtinvasiver Nachweismethoden, z. B. histologisch, kulturell oder mittels Urease-Schnelltest, C^{13}-Harnstoff-Atemtest oder CLO-Test, Stuhlantigen-ELISA, Serologie (Antikörper gegen H. pylori) erfolgen, um falsch negative Ergebnisse zu vermeiden.

Tabelle 10.6

Indikationen zur Eradikation von H. pylori

Eradikation	Indikationen
gesichert	– Ulcus duodeni und ventriculi – MALT-Lymphom – atrophische Gastritis – Zustand nach partieller Gastrektomie – Verwandte 1. Grades von Patienten mit Magenkarzinom
ratsam	– funktionelle Dyspepsie – gastroösophageale Refluxkrankheit – Therapie mit NSA (s. S. 275)

Tabelle 10.7

Etablierte Therapieschemata zur Eradikation von H. pylori

Therapie der 1. Wahl:	
"italienische" Triple-Therapie (7 Tage)	– Protonenpumpenhemmer – Clarithromycin – Metronidazol (gegen obligate Anaerobier)
Therapie der 2. Wahl (bei Resistenz gegen Metronidazol bzw. Nitroimidazole):	
"französische" Triple-Therapie (7 Tage)	– Protonenpumpenhemmer – Amoxicillin – Clarithromycin
Reservetherapie bei multiplen Resistenzen:	
Quadrupel-Therapie (10 Tage)	– Protonenpumpenhemmer (Tag 1–7) – Tetrazyklin (Tag 4–10) – Metronidazol (Tag 4–10) – Bis(Wis)mutsalze z. B. Bismutsubcitrat (Tag 4–10)
wenn keine orale Therapie möglich ist:	
parenterale Therapie (7 Tage)	– Protonenpumpenhemmer – Amoxicillin – Metronidazol

Praxistipp

Die Eradikationstherapie besteht üblicherweise in einer medikamentösen Dreifachtherapie (PPI + 2 Antibiotika) über 7 bis 10 Tage. Resistenzen, die je nach Land und Bevölkerung unterschiedlich stark ausgeprägt sind, erschweren zunehmend die Therapie.

10.2 Gastrointestinale Motilitätsstörungen

Key Point

Allen gastrointestinalen Motilitätsstörungen gemeinsam ist eine Fehlfunktion der intestinalen Peristaltik bzw. Sensorik, wobei je nach Krankheitsentität eine Hyper-, Hypo- oder Dysfunktion der senso-motorischen Innervation im Vordergrund steht.

Tabelle 10.8

Faktoren der gastrointestinalen Peristaltik

Peristaltik	neuronal	endokrin/parakrin
Förderung	Acetylcholin Serotonin Substanz P (NK_1)	Serotonin Gastrin Cholezystokinin Motilin
Hemmung	ATP (Adenosin-triphosphat) VIP (vasointestinales Peptid) NO Dopamin	GIP (gastro-inhibierendes Peptid) Somatostatin

10.2.1 Grundlagen

Der gastrointestinalen Peristaltik liegt eine komplexe Steuerung durch **neuronale und humorale Faktoren** zugrunde. Hauptakteure sind das autonome Darmnervensystem sowie gastrointestinale endokrine und parakrine Zellen. Signalstoffe sind Neurotransmitter und Hormone (**Tab. 10.8**). Das Zusammenspiel zwischen kontraktionsfördernden und -hemmenden Faktoren ist für die normale Funktion der Ring- und Längsmuskulatur und somit für die propulsive Peristaltik sowie für die Kontraktion bzw. Erschlaffung der Schließmuskeln (z. B. unterer Ösophagussphinkter, Magenpylorus, Analsphinkter) verantwortlich.

MERKE

Die Neurotransmitter Acetylcholin und Serotonin spielen eine zentrale Rolle in der Regulation der gastrointestinalen Peristaltik und wirken überwiegend kontraktionsfördernd.

10.2.2 Pharmakotherapie

Je nach Ursache der Motilitätsstörung kommen entweder **prokinetische** (motilitätssteigernde) oder **spasmolytische** (krampflösende) Wirkprinzipien zum Einsatz (**Tab. 10.9**).

Prokinetika

5-HT_4-Rezeptor-Agonisten und D_2-Rezeptor-Antagonisten

Wirkmechanismus | Die Stimulation von 5-Hydroxytryptamin-4-Rezeptoren steigert durch die vermehrte Freisetzung von Acetylcholin den Tonus der glatten Muskulatur und die propulsive Peristaltik. Dies fördert die Magenentleerung, die Peristaltik des Dünn- und Dickdarms und vermindert den duodenogastralen und gastroösophagealen Reflux. Als Ersatz für das wegen QT-Verlängerung vom Markt genommene Cisaprid (Propulsin®) steht der 5-HT_4-Agonist **Prucaloprid** (Resolor®) kurz vor der europäischen Zulassung. Der D_2-Rezeptor-Antagonist **Metoclopramid** (Paspertin®) entfaltet seine prokinetische Wirkung ebenfalls über einen Agonismus an 5-HT_4-Rezeptoren und fördert ebenso wie der selektive nicht ZNS-gängige D_2-Rezeptor-Antagonist **Domperidon** (Motilium®) die gastrointestinale Peristaltik, da die G_i-gekoppelten D_2-Rezeptoren die Peristaltik hemmen (s. S. 48).

Beachte: D_2-Rezeptor-Antagonisten wirken nicht im Kolon, da dort keine D_2-Rezeptoren exprimiert werden.

Indikationen | s. **Tab. 10.9**.

Nebenwirkungen | Gastrointestinale Beschwerden (Bauchschmerzen, Diarrhö). Metoclopramid kann aufgrund seines zentralen D_2-Antagonismus extrapyramidal-motorische Nebenwirkungen verursachen (s. S. 373).

Tabelle 10.9

Wirkmechanismen und Indikationen

Substanzklasse	Wirkmechanismus	Indikationen
prokinetisch		
5HT_4-Agonisten (Metoclopramid, s. S. 49)	Agonismus an gastrointestinalen 5HT_4-Rezeptoren (indirekte Cholinergika)	funktionelle gastrointestinale Motilitätsstörungen (Dyspepsie, Colon irritabile)
D_2-Antagonisten (Metoclopramid, Domperidon)	Antagonismus an zentralen und/oder peripheren D_2- Rezeptoren	diabetische Gastroenteropathie, Obstipationsprophylaxe bei Opiattherapie
Parasympathomimetika (Carbachol, Neostigmin, s. S. 36)	direkte oder indirekte cholinerge Wirkung an glatter Muskulatur	Magen-Darm-Atonie (z. B. postoperativ), Harnverhalt
Makrolide (Erythromycin, s. S. 411)	Agonismus am Motilinrezeptor	therapieresistente diabetische Gastroenteropathie
Cholezystokinin-Analoga (Ceruletid)	Agonismus am Cholezystokinin-Rezeptor	postoperative Darmatonie, paralytischer Ileus
spasmolytisch		
Parasympatholytika (Butylscopolamin, s. S. 39)	direkte anticholinerge Wirkung an glatter Muskulatur	Spasmen der Hohlorgane (z. B. Verdauungstrakt, Gallenwege, Harnwege und weibliche Geschlechtsorgane)
Spasmolytika (Mebeverin, Metamizol s. S. 283)	direkte spasmolytische Wirkung an glatter Muskulatur	Colon irritabile, Kolik

Kontraindikationen | Mechanischer Ileus, Blutungen und Perforationen im Gastrointestinaltrakt, Morbus Parkinson (Metoclopramid).

Parasympathomimetika

Parasympathomimetika fördern über eine direkte (z. B. Carbachol) oder indirekte (z. B. Neostigmin) Stimulation der muskarinergen und nikotinergen Acetylcholinrezeptoren die gastrointestinale Peristaltik (vgl. S. 38). **Carbachol** (Doryl®) hat eine gute enterale Bioverfügbarkeit und einen Wirkeintritt nach etwa 10–20 Minuten. Seine parasympathomimetische, d. h. cholinerge Wirkung ist jedoch nicht auf den Gastrointestinaltrakt beschränkt, was zu den typischen kardiovaskulären und bronchopulmonalen Nebenwirkungen und Kontraindikationen führt (s. S. 37). Die Indikationen sind in **Tab. 10.9** aufgeführt.

Motilin-Rezeptor-Agonisten

Makrolide, insbesondere **Erythromycin**, fördern über einen Agonismus an Motilinrezeptoren die gastrointestinale Peristaltik. Diese Eigenschaft zeigen nur die Makrolide mit einem 14-gliedrigen Lacton-Ring wie auch Clarithromycin, aber nicht 16-Ring-Makrolide wie Spiramycin. Aufgrund ihrer häufigen, insbesondere gastrointestinalen Nebenwirkungen gelten sie als Reservemittel bei therapieresistenter diabetischer Gastroenteropathie. Für weitere Informationen zu den Makroliden s. S. 411.

10

EXKURS

Der Diabetes mellitus schädigt durch Mikro- bzw. Makroangiopathie das vegetative Nervensystem (autonome Neuropathie). Dies führt zur Dysfunktion der Peristaltik mit Magenentleerungsstörungen (diabetische Gastroenteropathie). Sie erschwert zusätzlich die zeitgerechte Resorption von Kohlenhydraten (s. S. 185).

Cholezystokinin-Analoga

Ceruletid (Takus®) hat strukturelle Ähnlichkeit mit Cholezystokinin und entfaltet seine prokinetische Wirkung über die **Stimulation der Cholezystokinin-Rezeptoren** (indirekte Freisetzung von Acetylcholin) im Dünn- und Dickdarm. Darüber hinaus kontrahiert es die Gallenblase, relaxiert den M. sphincter Oddi und fördert die Sekretion des Pankreas. Die Indikationen sind in **Tab. 10.9** aufgeführt. Häufige Nebenwirkungen sind Übelkeit, Erbrechen und Hitzewallungen.

Praxistipp
Ceruletid wird als intravenöse Infusion bei postoperativer Magen-Darm-Atonie eingesetzt.

Spasmolytika

Parasympatholytika

Butylscopolamin (Buscopan®) ist ein direktes, ausschließlich peripher wirksames Parasympatholytikum. Es hemmt die synaptische Acetylcholinfreisetzung und blockiert postsynaptische muskarinerge Acetylcholin-Rezeptoren (s. S. 38). Aufgrund der geringen Bioverfügbarkeit (< 10 %) und der Behandlung akuter Symptome wird primär die parenterale Gabe empfohlen. Oral und als Suppositorium kann es bei Regelschmerzen eingesetzt werden. Zu den Indikationen s. **Tab. 10.9**, zu Nebenwirkungen und Kontraindikationen s. S. 37.

Myolytika

Mebeverin (Duspatal®) ist ein direktes Spasmolytikum mit selektiver Wirkung an der glatten Muskulatur. Aufgrund mangelnder Alternativen wurde es in der Vergangenheit häufig bei funktionellen Motilitätsstörungen (z. B. Reizdarmsyndrom) eingesetzt. Die Wirksamkeit ist jedoch nicht klar belegt. Nebenwirkungen sind (selten) Hautreaktionen und Schwindel.

10.3 Übelkeit und Erbrechen

Key Point
Übelkeit und Erbrechen können zentralnervös oder gastrointestinal ausgelöst werden (zentrales, vestibuläres und peripheres Erbrechen). Daher greifen die Antiemetika entweder am Gastrointestinaltrakt und/oder im ZNS an.

10.3.1 Grundlagen

Die Ursachen von Übelkeit und Erbrechen sind vielfältig. Man unterscheidet folgende Formen:

- **peripheres Erbrechen** durch Reizung gastrointestinaler Chemorezeptoren und/oder afferenter Nervenfasern (z. B. Gastroenteritis)
- **vestibuläres Erbrechen** durch Aktivierung von Afferenzen im Innenohr (z. B. Kinetosen)
- **zentrales Erbrechen** durch direkte Stimulation der Chemorezeptortriggerzone in der Area postrema, z. B. unter Zytostatika oder bei Schwangerschaft (β-HCG). Da die Blut-Hirn-Schranke im Bereich der Area postrema durchlässig ist, können auch nicht ZNS-gängige Pharmaka oder Toxine diesen Bereich erreichen und zentrales Erbrechen auslösen.

Das **Brechzentrum** ist in der Formatio reticularis lateralis des Hirnstamms lokalisiert und erhält stimulierende Nervenimpulse des Ncl. tractus solitarii, der Area postrema **(Chemorezeptortriggerzone)**, des Vestibularorgans sowie von höheren Hirnzentren (z. B. Kortex, limbisches System). Der Brechvorgang

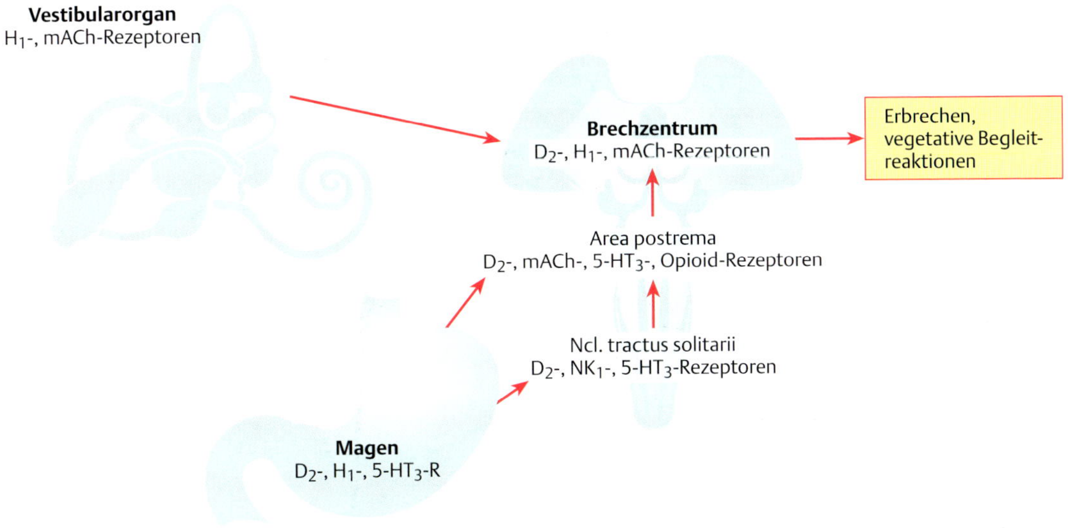

Abb. 10.4 Übelkeit und Erbrechen. Periphere Reize werden über afferente Fasern des N. vagus oder humoral an die Area postrema sowie den Ncl. tractus solitarii vermittelt. Diese Triggerzonen stimulieren das Brechzentrum in der Formatio reticularis lateralis. Das Vestibularorgan vermittelt seine Reize über Afferenzen des N. vestibularis und den Ncl. vestibularis direkt an das Brechzentrum, dieses löst über motorische und autonome Efferenzen den Brechakt aus. Primär beteiligte Rezeptoren sind Rezeptoren für Dopamin (D2), Histamin (H1), Serotonin (5-HT3), Acetycholin (mACh), Endorphin (δ) und Substanz P (NK1).

wird durch Innervation von motorischen und autonomen Nerven durch das Brechzentrum ausgelöst (**Abb. 10.4**). Bei sehr starkem Erbrechen ist zusätzlich der Ausgleich der **Elektrolytverluste** sowie die Therapie einer sich entwickelnden **metabolischen Alkalose** erforderlich (s. S. 148).

10.3.2 Pharmakotherapie

Hauptangriffspunkt ist das autonome Nervensystem mit Hemmung der Dopamin- (D_2), Histamin- (H_1) und Serotonin- (5-HT_3) Rezeptoren. Eine Übersicht gibt **Tab. 10.10**.

D_2-Rezeptor-Antagonisten

Wirkmechanismus | Der antiemetische Wirkmechanismus beruht primär auf dem kompetitiven Antagonismus an zentralen und/oder peripheren D_2-Rezeptoren und den damit verbundenen prokinetischen Eigenschaften. Metoclopramid wirkt darüber hinaus agonistisch an intestinalen 5-HT_4-Rezeptoren (prokinetische Wirkung), sowie in höheren Dosierungen zusätzlich auch antagonistisch an 5-HT_3-Rezeptoren (antiemetische Wirkung).

Da Domperidon primär hepatisch eliminiert wird, ist bei Niereninsuffizienz keine Dosisanpassung erforderlich. Domperidon ist nicht ZNS-gängig.

Indikationen |

- Übelkeit und Erbrechen unterschiedlicher Genese (z. B. Zytostatika, Prämedikation vor Operationen/Narkosen)
- bei Völlegefühl und diabetischer Gastropathie
- Obstipationsprophylaxe bei Opiattherapie.

Wirkstoffe | Typische Vertreter sind **Metoclopramid** (Paspertin®) und **Domperidon** (Motilium®).

Nebenwirkungen | Sedierung, extrapyramidal-motorische Symptome (Dyskinesien), Unruhe, Schlaflosigkeit und Depression. Zusätzlich kann es zur Hyperprolaktinämie kommen (D_2-Rezeptoren hemmen die Freisetzung von Prolaktin).

Kontraindikationen | Gastrointestinale Blutungen bzw. Perforationen, mechanischer Ileus, Phäochromozytom und Schwangerschaft.

Praxistipp

Domperidon überwindet nicht die Blut-Hirn-Schranke und verursacht deshalb keine extrapyramidal-motorischen Nebenwirkungen. Es eignet sich daher zur Langzeittherapie, z. B. zur Obstipationsprophylaxe bei Opiat-Therapie, bei Niereninsuffizienz sowie gegen Übelkeit bei Kindern.

Neuroleptika (vgl. S. 375)

Neuroleptika haben neben ihren antipsychotischen und sedierenden auch **antiemetische Eigenschaften**, die in erster Linie durch einen Antagonismus an zentralen und peripheren D_2-Rezeptoren vermittelt werden. Sie eignen sich zur Prämedikation vor operativen Eingriffen und Narkosen. Typische Vertreter sind Triflupromazin (Psyquil®), Promethazin (Atosil®) und Haloperidol (Haldol®). Grundsätzlich sind Neuroleptika jedoch aufgrund ihrer vielfältigen und zum Teil

Tabelle 10.10

Wirkmechanismus und Indikationen typischer Substanzklassen zur Behandlung von Übelkeit und Erbrechen

Substanzklasse	Wirkmechanismus	typische Indikation	Besonderheit(en)
D_2-Antagonisten (s. S. 48)	kompetitive Hemmung zentraler (Area postrema, Ncl. tractus solitarii, Formatio reticularis lateralis) und peripherer intestinaler D_2-Rezeptoren	unspezifisches Erbrechen, Prämedikation vor Operationen	antiemetische Wirkung durch zentralen D_2-Antagonismus, Steigerung der intestinalen Peristaltik, Förderung der Magenentleerung; ausgeprägte Sedierung bei niedrigpotenten Neuroleptika
H_1-Antagonisten (s. S. 50)	kompetitive Hemmung zentraler (Ncl. vestibularis, Formatio reticularis) und peripherer, intestinaler H_1-Rezeptoren, teilweise auch anticholinerge Wirkung	vestibuläres und peripheres Erbrechen: Hyperemesis gravidarum, Kinetosen (Reisekrankheit)	sichere Substanzklasse bei Schwangerschaftserbrechen im 1./2. Trimenon
M_1-Antagonisten (s. S. 35)	direkte kompetitive Hemmung insbesondere zentraler (Ncl. vestibularis, Formatio reticularis lateralis), M_1-Rezeptoren	vestibuläres Erbrechen: Kinetosen	retroaurikuläre Pflasterapplikation 5–6 h vor Reiseantritt, Wirkdauer ca. 72 h
5-HT_3-Antagonisten (s. S. 49)	kompetitive Hemmung zentraler (Area postrema, Ncl tractus solitarii) und peripherer (afferente Fasern des N. vagus) 5HT_3-Rezeptoren	zytostatika- und strahleninduziertes Erbrechen	effektivste Antiemetika
Kortikosteroide (s. S. 163)	Membranstabilisierung, antiemetischer Wirkmechanismus weitgehend unbekannt	Strahlentherapie, Chemotherapeutika	meist in Kombination mit 5-HT_3-Antagonisten
NK_1-Antagonisten (s. S. 159)	Hemmung von NK_1-Rezeptoren im Ncl. tractus solitarii	zytostatikainduziertes Erbrechen	meist in Kombination mit 5-HT_3-Antagonisten und Kortikosteroiden
Cannabinoide (s. S. 59)	antiemetischer Wirkmechanismus weitgehend unbekannt,- Stimulation zentraler Cannabinoidrezeptoren	zytostatikainduziertes Erbrechen	meist in Kombination mit 5-HT_3-Antagonisten und Kortikosteroiden

schwerwiegenden **Nebenwirkungen** Mittel der zweiten Wahl bei Übelkeit und Erbrechen.

5-HT_3-Rezeptor-Antagonisten

Wirkmechanismus, Indikationen | Hemmstoffe des 5-HT_3-Rezeptors sind die **effektivsten antiemetischen Substanzen** und werden daher primär zur Prophylaxe und Therapie von **zytostatika- und strahleninduziertem Erbrechen** eingesetzt. Aufgrund ihres Wirkmechanismus sind sie aber auch bei anderen Ursachen wirksam.

Typische Wirkstoffe sind **Ondansetron** (Zofran®), **Tropisetron** (Navoban®) und **Granisetron** (Kevatril®), die ihre Wirkung über einen **kompetitiven Antagonismus** an zentralen und peripheren 5-HT_3-Rezeptoren im Bereich der Area postrema, des Nucleus tractus solitarii und der afferenten Fasern des N. vagus in der gastrointestinalen Schleimhaut entfalten. **Palonosetron** (Aloxi®) besitzt wegen seiner langen HWZ von 40 h eine besonders gute Wirkung bei verzögertem Erbrechen.

Nebenwirkungen | Kopfschmerzen, Schwindel, Obstipation und gastrointestinale Beschwerden.

Kontraindikationen | Kinder unter 4 Jahren, Stillzeit. Strenge Indikationsstellung in der Schwangerschaft.

MERKE

5-HT_3-Rezeptor-Antagonisten sind die wirksamsten Antiemetika. Bei strenger Indikationsstellung und unzureichender Wirksamkeit von H_1-Antagonisten (s. u.) sind sie auch zur Therapie des Schwangerschaftserbrechens indiziert.

EXKURS

Zytostatikainduziertes Erbrechen

Zytostatika mit hohem emetischen Potenzial sind beispielsweise Cisplatin, Dacarbacin, Cytarabin und Cyclophosphamid. Therapie der Wahl sind 5-HT_3-Rezeptor-Antagonisten plus Glukokortikoide plus NK1-Antagonisten. Bei verzögertem Erbrechen werden NK1-Antagonisten für 2 d plus Glukokortikoide für 3 d gegeben. Bei Unwirksamkeit der Monotherapie können zusätzlich Neuroleptika zum Einsatz kommen, in sehr schweren Fällen auch in Kombination mit Glukokortikoiden (z. B. Dexamethason, Methylprednisolon).

H_1-Rezeptor-Antagonisten

H_1-Rezeptor-Antagonisten besitzen neben ihrer klassischen Indikation der Prophylaxe und Therapie allergischer Erkrankungen (s. S. 125 und 304) und bei Insomnie (s. S. 331) auch einen zentralen Stellenwert in der Therapie von Kinetosen und Schwangerschaftserbrechen. **Dimenhydrinat** (Vomex®), **Diphenhydramin** (Emesan®) und **Meclozin** (Peremesin®) hemmen kompetitiv zentrale und periphere H_1-Rezeptoren (s. **Abb. 10.4**, **Tab. 10.10**).

Typische **zentrale Nebenwirkungen** sind unter anderen Sedierung, Müdigkeit sowie anticholinerge Symptome (z. B. Mundtrockenheit, Miktionsstörungen, Akkommodationsstörungen). Kontraindikationen sind Blasenentleerungsstörungen, Engwinkelglaukom, Epilepsien, Eklampsie, erhöhter Hirndruck.

Praxistipp

H_1-Rezeptor-Antagonisten sind erste Wahl bei der Therapie des Schwangerschaftserbrechens im 1. und 2. Trimenon.

Muskarinrezeptor-Antagonisten

Ein typischer Vertreter der zentral wirksamen **M_1-Rezeptor-Antagonisten** ist **Scopolamin**, ein Belladonna-Alkaloid (s. S. 39). Es wirkt durch einen kompetitiven Antagonismus an M_1-Acetylcholinrezeptoren im Bereich des Ncl. vestibularis, der Area postrema und der Formatio reticularis. Typische Anwendungform ist die transdermale, retroaurikuläre Pflasterapplikation (Scopoderm TTS®) insbesondere zur **Prophylaxe vestibulär bedingter Kinetosen** (Reise- und Seekrankheit). Das Pflaster sollte 5 bis 6 h vor Reiseantritt aufgeklebt werden, die Wirkdauer eines Pflasters beträgt etwa 72 h. Die anticholinergen Eigenschaften sind auch für die Nebenwirkungen und die sich daraus ergebenden Kontraindikationen verantwortlich (s. S. 40).

Glukokortikoide (vgl. S. 285)

Mittelstark und stark wirksame **Glukokortikoide**, wie Methylprednisolon und Dexamethason, können in **Kombination mit 5-HT_3-Antagonisten** zur Therapie von zytostatikabedingter Übelkeit und Erbrechen eingesetzt werden. Der antiemetische Wirkmechanismus beruht möglicherweise auf der „Abdichtung" der Zellen des Brechzentrums gegen emetische Stoffe (nicht-genomische Wirkung).

NK1-Antagonisten

Aprepitant (Emend®) ist ein Neurokinin-Rezeptor 1 (NK1)-Antagonist und ein sehr wirksames Antiemetikum bei hochemetogener Chemotherapie. Es verursacht unspezifische Störungen am Gastrointestinaltrakt. Es steht auch zur i. v.-Applikation zur Verfügung (**Fosaprepitant** [Ivemend®]).

Cannabinoide

Nabilon und **Dronabinol** sind Cannabinoide, die zur Therapie von leichtem bis mäßigem Erbrechen bei **Zytostatikatherapie** geeignet sind (nicht in Deutschland zugelassen, aber mittels Import erhältlich). Darüber hinaus wirken sie appetitanregend und werden bei **Tumorkachexie** und gegen Schmerzen (s. S. 266) eingesetzt. Der genaue Wirkmechanismus ist nicht bekannt. Es wird eine Abschwächung des polysynaptischen Reflexbogens angenommen. Häufige Nebenwirkungen sind Müdigkeit, Verwirrtheit, Schwindel und Halluzinationen (vgl. S. 59).

MERKE

Cannabinoide haben neben der antiemetischen auch eine appetitsteigernde Wirkung, was bei Tumorkachexie vorteilhaft ist.

EXKURS

Schwangerschaftserbrechen

In schweren Fällen von Schwangerschaftserbrechen (Hyperemesis gravidarum) sind H_1-Rezeptor-Antagonisten (z. B. Dimenhydrinat, Meclozin) im 1. und 2. Trimenon die Therapie der Wahl. Bei strenger Indikationsstellung sind auch niederpotente Neuroleptika (z. B. Triflupromazin) oder 5-HT_3-Antagonisten indiziert.

10.4 Obstipation

Key Point

Die Obstipation ist im klinischen Alltag häufig und für den Patienten meist sehr unangenehm, findet jedoch häufig zu wenig Beachtung und wird oft falsch behandelt. Ursächlich können auch Medikamente sein, was zum Verlust der Compliance führt.

10.4.1 Grundlagen

Häufige Ursachen für eine Obstipation sind

- Bewegungsmangel
- Immobilisation (z. B. nach Operationen)
- falsche Ernährung und Stuhlgangsgewohnheiten
- Nebenwirkungen von Medikamenten (z. B. Opiate, Laxanzien, Diuretika).

Kalium spielt eine wichtige Rolle bei der gastrointestinalen Motilität, denn Kalium wird im Kolon aktiv sezerniert. Kaliummangel führt daher zur Darmträgheit bis Obstipation.

MERKE

In der Pathogenese der Obstipation spielt die Hypokaliämie eine wichtige Rolle. Sie ist häufig bedingt durch intestinale und/oder renale Kaliumverluste.

Tabelle 10.11

Indikationen von Antiemetika

Ursache des Erbrechens	Therapie der Wahl
unspezifisches Erbrechen, Prämedikation vor Operationen	D_2-Antagonisten (Metoclopramid, Domperidon)
durch Zytostatika und Bestrahlung bedingtes Erbrechen	5-HT_3-Antagonisten (Ondansetron) ggf. in Kombination mit Glukokortikoiden, NK1-Antagonisten und anderen Antiemetika
Kinetosen (vestibuläres Erbrechen)	M_1-Antagonisten (Scopolamin) oder H_1-Antagonisten (Dimenhydrinat)
Hyperemesis gravidarum	H_1-Antagonisten (Dimenhydrinat), Neuroleptika (Triflupromazin) ggf. 5-HT_3-Antagonisten (strenge Indikationsstellung)

Insbesondere Laxanzien, die eigentlich zur Therapie der Obstipation eingesetzt werden, können bei falscher Anwendung und Abusus zu Kaliumverlusten führen, und konsekutiv die Darmträgheit und schließlich die Obstipation verstärken (**Abb. 10.5**).

Praxistipp
Laxanzien können durch Kaliumverluste und Gewöhnung die Obstipation verstärken und sollten daher nur kurzzeitig angewendet werden.

10.4.2 Pharmakotherapie

Die Therapie der Obstipation sollte **primär nicht pharmakologisch** erfolgen und ist in besonderem Maße von der Ursache abhängig. Die **Prävention** nimmt einen zentralen Stellenwert ein. Erst wenn alternative Maßnahmen (z. B. Bewegung, Stuhlgangshygiene, ballaststoffreiche Ernährung) versagen, sollten **kurzfristig** physikochemische und pharmakologische Therapien zum Einsatz kommen.

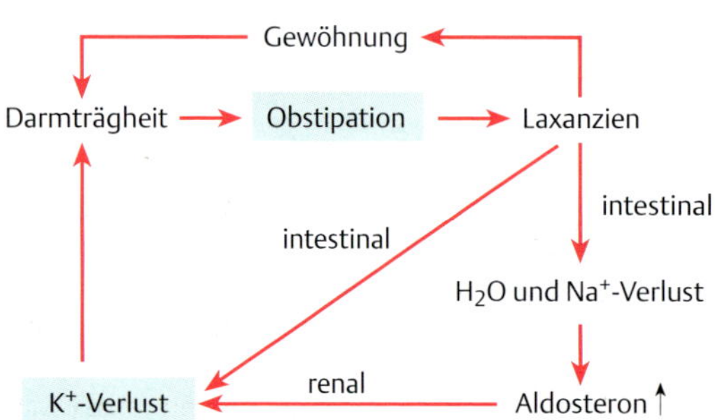

Abb. 10.5 Circulus vitiosus bei chronischem Laxanziengebrauch. Die chronische Einnahme von Laxanzien führt zu intestinalen und renalen (Aldosteroneffekt) Kaliumverlusten. Kaliummangel führt zur Darmträgheit und konsekutiv zur Obstipation. Darüber hinaus kommt es zur Gewöhnung.

Tabelle 10.12

Wirkmechanismen der Laxanzien

Substanzklasse	Wirkungsmechanismus
Füll- und Quellstoffe	quellen im Darm und wirken so als Füllmaterial
sekretagoge/ hydragoge Laxanzien	Hemmung der intestinalen Wasserresorption, Steigerung der intestinalen Wasser- und Elektrolytsekretion
osmotisch wirksame Laxanzien	– bakterieller Abbau im Kolon zu Laktat, Acetat, Methan und Wasserstoff → laxierende Wirkung – pH-abhängige Überführung von Ammoniak (NH_3) zu Ammoniumionen (NH_4^+) – Förderung des bakteriellen Abbaus von neurotoxischem Ammonium bei hepatischer Enzephalopathie

Die Therapie umfasst ein breites Spektrum von Substanzen, die man häufig unter dem Begriff **Laxanzien** zusammenfasst (**Tab. 10.12**):
- **Füll und Quellstoffe:** Leinsamen, Weizenkleie, Carboxymethylcellulose
- **sekretagoge/hydragoge Laxanzien:** Bisacodyl, Natriumpicosulfat, Anthrachinone (z. B. Sennesblätter)
- **osmotisch wirksame Laxanzien:** Lactulose, Glaubersalz (Natriumsulfat), Bittersalz (Magnesiumsulfat), Polyethylenglykol, Sorbitol.

Mineralölhaltige Gleitmittel, wie Paraffinöl, sind wegen der Gefahr der Granulombildung heute praktisch obsolet.

Praxistipp
Zur Obstipationsprophylaxe bei Opiattherapie wird häufig der nicht ZNS-gängige D_2-Antagonist Domperidon eingesetzt (s. S. 159).

Kontraindikationen für Laxanzien sind paralytischer oder mechanischer Ileus, akute entzündliche Darmerkrankungen wie Morbus Crohn und Colitis ulcerosa sowie Störungen der Wasser- und Elektrolythomöostase.

Füll- und Quellstoffe

Die regelmäßige Anwendung von Füll- und Quellstoffen wie **Leinsamen, Weizenkleie oder Carboxymethylzellulose** im Rahmen der täglichen Ernährung ist eine wichtige präventive, aber auch therapeutische Maßnahme bei Obstipation. Daher werden Füllstoffe als regelmäßige Nahrungsergänzung zur Stuhlgangsregulierung empfohlen. Sie sind insbesondere auch bei der Divertikulose des Dickdarms zur Stuhlgangsregulierung geeignet.

Sekretagoge/hydragoge Laxanzien

Bisacodyl (Dulcolax®, oral oder rektal) ist für die kurzfristige Anwendung (max. 7–10 Tage) bei ausgeprägter Obstipation sowie zur Darmentleerung vor diagnostischen Eingriffen geeignet. Der Wirkmechanismus beruht auf der Hemmung der intestinalen Wasserresorption sowie der Steigerung der intestinalen Wasser- und Elektrolytsekretion. Bei längerer Anwendung führt der Wasser- und Elektrolytverlust jedoch zur Verstärkung der Obstipation.

MERKE

Sekretagoge/hydragoge Laxanzien sollten nur kurzfristig angewendet werden (max. 7 bis 10 Tage), da sonst die Wasser- und Elektrolytverluste zur Verstärkung der Obstipation führen.

Osmotische Laxanzien

Lactulose (Bifiteral®) ist ebenfalls zur Therapie der Obstipation, aber auch zur Therapie und Prophylaxe der hepatischen Enzephalopathie bei Leberzirrhose und als Sanierungversuch bei Salmonellen-Dauerausscheidern wirksam. Lactulose, ein Disaccharid aus D-Galaktose und Fruktose, entfaltet seine Wirkung durch bakteriellen Abbau im Kolon zu Laktat, Acetat, Methan und Wasserstoff. Darüber hinaus kommt es zur pH-abhängigen Überführung von Ammoniak (NH_3) zu Ammoniumionen (NH_4^+) und zur Förderung des bakteriellen Abbaus von neurotoxischem Ammoniak bei hepatischer Enzephalopathie.

Typische Nebenwirkungen sind abdominale Schmerzen, Meteorismus und Flatulenz. Aufgrund von Kaliumverlusten kann es zur Hypokaliämie sowie zur Wirkungsverstärkung von Digitalisglykosiden kommen. Eine spezifische Kontraindikation ist die Galaktoseintoleranz.

10.5 Diarrhö

Key Point

Eine schwere Diarrhö kann aufgrund von massiven Wasser- und Elektrolytverlusten akut lebensbedrohlich sein. Wichtigste Maßnahme ist die Rehydratation und Elektrolytsubstitution.

10.5.1 Grundlagen

Die häufigsten Ursachen sind gastrointestinale Infektionen (z. B. Bakterien, Viren, Protozoen), Intoxikationen (z. B. Nahrungsmittelintoxikationen) und pharmakologische Nebenwirkungen. Man unterscheidet je nach Ursache und Pathopysiologie folgende **Formen der Diarrhö:**

- osmotisch (z. B. chologene Diarrhö)
- sekretorisch (z. B. Choleratoxin)
- exsudativ (z. B. Shigellen, Ruhr, Typhus)
- motilitätsbedingt (z. B. Colon irritabile).

10.5.2 Pharmakotherapie

Die Therapie erfolgt **primär symptomatisch**, da die zugrundeliegende Ursache häufig zunächst nicht bekannt ist. Hier sind glukosehaltige Lösungen und Kochsalz („Cola und Salzstangen") zur Behandlung besonders geeignet, da Na^+-Ionen im Ko-Transport mit Glukose aktiv resorbiert werden. Aufgrund des osmotischen Gradienten kommt es nachfolgend zur Wasserresorption *(solvent drag)* und zur Reduktion der Wasserverluste. Die nach **WHO** empfohlene Rezeptur für eine **Rehydratationslösung** lautet: 3,5 g NaCl + 1,5 g KCl + 2,5 g $NaHCO_3$ + 20 g Glukose (Elotrans®).

Opioide (vgl. S. 258)

Opioide vermindern die Darmmotilität und wirken dadurch obstipativ. Dies macht man sich in der Therapie der akuten und chronischen Diarrhö zunutze. **Loperamid** (Imodium®, 2 × 2 mg/d, max. 16 mg/d), chemisch verwandt mit dem Opioidanalgetikum Pethidin, wird nahezu vollständig präsystemisch durch CYP3A4 und p-Glykoprotein metabolisiert bzw. eliminiert und hat daher praktisch keine systemischen (Neben-) Wirkungen. Die Hemmung von CYP3A4 und p-Glykoprotein kann jedoch die Bioverfügbarkeit erhöhen und zu systemischen einschließlich zentralnervöser Nebenwirkungen führen (z. B. Atemdepression).

Loperamid ist ein reiner **μ-Rezeptor-Agonist** und hemmt die Acetylcholin- und Prostaglandinfreisetzung. Dadurch reduziert sich die intestinale Peristaltik und die intestinale Transitzeit wird verlängert. Zudem kommt es zur Tonuserhöhung des analen Schließmuskels.

Praxistipp

Bei infektiöser Diarrhö sollte Loperamid nur kurzfristig angewendet werden, da es die Ausscheidung der Erreger und Enterotoxine verzögert.

Die häufigsten **Nebenwirkungen** sind Kopfschmerzen, Obstipation und Meteorismus. Absolute Kontraindikationen sind Subileus und Ileus, Obstipation, die Anwendung bei Kindern unter 2 Jahren sowie Schwangerschaft und Stillzeit.

Racecadotril (Tiorfan®), ein Inhibitor der Enkephalinase, eignet sich ebenfalls zur Therapie von Durchfällen. Es wirkt nur im Darm antisekretorisch (nicht motilitätshemmend) und ist für Säuglinge ab 3 Monaten zugelassen.

10

Adsorbenzien

Carbo medicinalis (Kohle Compretten®) ist insbesondere bei **toxinbedingter Diarrhö** sowie **akuten Vergiftungen** das Mittel der ersten Wahl, da sie aufgrund der großen Oberfläche stark adsorptiv wirkt. Carbo medicinalis wird insbesondere zur Elimination von Nahrungstoxinen sowie bei akuter akzidenzieller wie suizidaler Ingestion von Schwermetallen oder Arzneistoffen eingesetzt (vgl. S. 468). Die intestinale Peristaltik bleibt unbeeinflusst. Es kommt zur Schwarzfärbung des Stuhls, was die Differenzialdiagnose zur gastrointestinalen Blutung (Teerstuhl) erschwert. Relative Kontraindikation sind fieberhafte Diarrhöen. Insbesondere ist darauf zu achten, dass die Bioverfügbarkeit anderer Arzneistoffe vermindert werden kann und es dadurch zum Wirkungsverlust dieser Medikamente kommt.

Weiterführende Informationen

- http://www.dgvs.de/

E

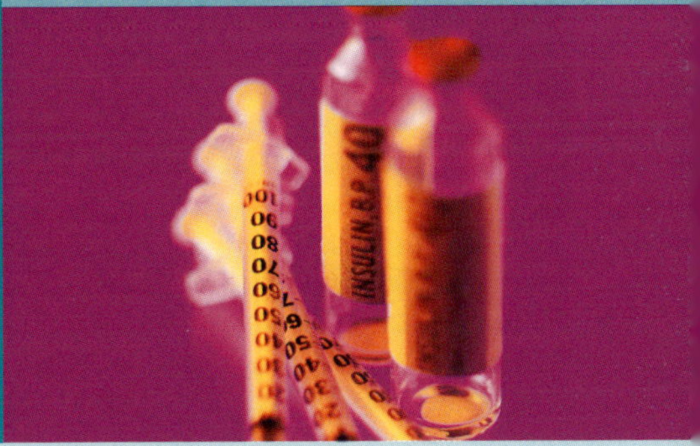

Stoffwechsel und Endokrinologie

Big Baby

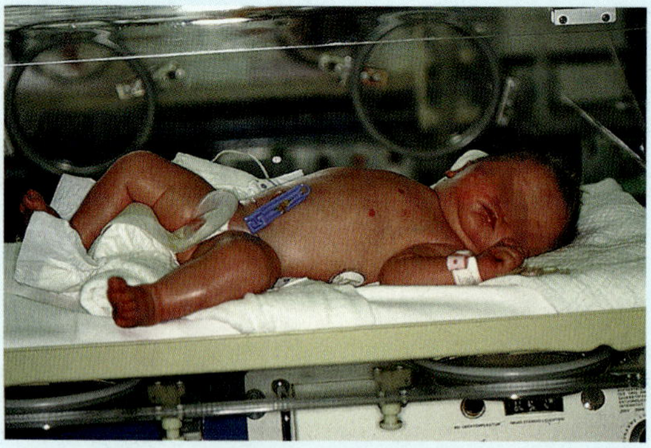

Makrosomie beim Kind einer Diabetikerin. Zu beachten sind u. a. die ödematöse Haut und der kräftige Haarwuchs.

Schwangerschaft ist unter anderem gekennzeichnet durch Insulinresistenz und Hyperinsulinämie. Deshalb entwickeln manche Frauen einen Diabetes mellitus während der Schwangerschaft. Die Insulinresistenz und die Hyperinsulinämie kommen dadurch zustande, dass die Plazenta diabetogene Hormone wie Somatotropin, Kortisol, Plazentalaktogen und Progesteron produziert. Diagnose und Therapie des Schwangerschaftsdiabetes sind wichtig, weil die Erkrankung Schwangerschaftskomplikationen wie Präeklampsie und Polyhydramnion begünstigt und das Risiko für metabolische Entgleisungen des Neugeborenen sowie für die Entstehung von sog. Big Babies (fetale Makrosomie) birgt.

Süße Träume

Der Zug Zürich–Stuttgart rollt an. Das Abteil ist fast leer. Andrea winkt ihrem Freund Henning noch einmal zum Abschied zu. Dann macht sie es sich bequem, schließt die Augen, legt die Hände auf ihren Unterbauch und träumt: Davon, wie es sein wird, wenn das Baby da ist. Bestimmt werden Henning und sie wunderbare Eltern sein. Sie wird nach Zürich ziehen, wo er jetzt seinen neuen Job angetreten ist. Henning hat gestern vor Freude einen Luftsprung gemacht, als er erfuhr, dass sie im dritten Monat schwanger ist.

Die Schwangerschaft verändert Andreas Körper von Tag zu Tag. Sie hat in den vergangenen zwei Monaten einige Kilogramm zugenommen und ist ein wenig schwerfälliger und müder als sonst. Besonders fällt ihr auf, dass sie seit etwa zwei Wochen häufiger Wasser lassen muss als sonst, oft Bauchschmerzen hat und ihr immer wieder schlecht ist. Ihr Hausarzt sagte, er wolle beim nächsten Termin ihren Nüchtern-Blutzuckerspiegel messen. Morgen geht sie in seine Sprechstunde.

Diagnoseweisend: Nüchtern-Blutzucker

„Haben Sie heute morgen auch wirklich nichts gegessen?" fragt der frisch niedergelassene Hausarzt. Der Nüchtern-Blutglukosespiegel beträgt bei Andrea 130 mg/dl. Definitionsgemäß ist damit die Diagnose Diabetes mellitus gestellt. Da Andrea schwanger ist und bei ihr vorher kein Diabetes bekannt war, handelt es sich um einen Gestationsdiabetes. Die Klinik, die Andrea präsentiert, passt dazu: Müdigkeit und Muskelschwäche, Polyurie, unspezifische Oberbauchschmerzen und Übelkeit.

Wichtig: regelmäßige Blutzucker-Kontrollen

Der Arzt klärt die Patientin zunächst über mögliche Komplikationen für den Fötus durch einen erhöhten Blutzuckerspiegel auf und rät Andrea, mindestens viermal täglich ihren Blutzucker zu messen: einmal nüchtern und jeweils eine Stunde nach jeder Mahlzeit. Er schickt sie weiterhin zu einer professionellen Diätberaterin, die ihren Kalorienbedarf ausrechnet und sie über die richtige Ernährung aufklärt. Andrea muss sich von nun an zudem ausreichend bewegen und Sport treiben. Weiterhin soll sie ihren Blutdruck und ihre Blutfette überwachen: sie müssen im niedrignormalen Bereich gehalten werden.

Übersteigt trotz all dieser Maßnahmen ihre Nüchtern-Blutglukosekonzentration 90 mg/dl oder die Blutglukosekonzentration eine Stunde nach dem Essen 120 mg/dl bei zwei oder mehr Messungen in der Woche, wird die junge Frau Insulin spritzen müssen. Denn orale Antidiabetika sind während der Schwangerschaft verboten: Sie können für den heranwachsenden Fetus schädlich sein und mit ihnen lässt sich der Blutzucker nicht gut steuern. Insulin dagegen überschreitet die Plazentaschranke nicht und der Blutzucker lässt sich viel besser kontrollieren.

11 Diabetes mellitus

11.1 Grundlagen

Key Point

Eine wirksame Pharmakotherapie des Diabetes mellitus reduziert nicht nur den erhöhten Blutzucker, sondern auch die schweren Organ- und Gefäßschäden, welche die Lebenserwartung eines Diabetikers um Jahre herabsetzt.

Beim **Diabetes mellitus** handelt es sich um eine heterogene Gruppe von Stoffwechselstörungen mit Erhöhung der Blutzuckerkonzentration bzw. einer Verwertungsstörung zugeführter Kohlenhydrate infolge eines **relativen oder absoluten Insulinmangels**. Bei einem manifesten Diabetes mellitus ist der erhöhte Blutzucker bereits nüchtern nachweisbar, beim Prä-Diabetes jedoch erst nach Glukosebelastung, z. B. nach dem Essen oder beim oralen Glukosetoleranztest (oGTT, **Tab. 11.1**).

Die Diagnose Diabetes mellitus wird auch über den Nachweis einer chronischen Hyperglykämie erbracht. Dafür eignet sich der Nachweis von **glykiertem Hämoglobin (HbA_{1c})**: Glukose lagert sich konzentrationsabhängig an viele Proteine, wobei in einem letzten irreversiblen Schritt Ketoamine entstehen. Auch das langlebige Hämogloblin wird durch Glukose verändert, sodass sich im Blut neben mehr als 90 % nicht glykiertem HbA (HbA_0) auch glykiertes HbA_1 findet. Hiervon stellt das HbA_{1c} mit ca. 6 % die größte Untergruppe. Ein Anstieg auf 8 % oder gar 10 % bedeutet einen mittleren Blutzuckerwert von 200 bzw. 275 mg/dl. Damit verbunden ist auch eine dramatische Zunahme der Spätschäden.

Praxistipp

Der HbA_{1c} dient in der Praxis als Kontrollinstrument für die Effektivität einer eingeleiteten Therapie. Damit lässt sich eine Aussage über die Blutzuckereinstellung der letzten acht bis zehn Wochen treffen. So deutet z. B. ein gut eingestellter BZ bei deutlich erhöhtem HbA_{1c} darauf hin, dass der Patient sich nur anlässlich eines Arztbesuches kurzfristig therapiegerecht verhalten hat.

11.1.1 Insulin und Glukagon

Insulin

Synthese und Freisetzung | Insulin ist ein Peptidhormon, das in den **β-Zellen (B-Zellen) des Pankreas** aus dem Vorläufermolekül Proinsulin durch proteolytische Abspaltung eines Zwischenstücks, dem sog. **C-Peptid** *(connecting peptide)* gebildet wird.

Der physiologische Stimulus für die **Insulinsekretion** ist der **erhöhte Blutzuckerwert** nach Nahrungsaufnahme. Zur Freisetzung von Insulin ist eine Depolarisation nötig, die durch den Verschluss des Kalium-Kanals (K_{ATP}-Kanal) erreicht wird. Der Kaliumkanal wird durch zwei Signalwege geschlossen (**Abb. 11.1**):

- **direkte Wirkung der Glukose:** In Abhängigkeit von ihrer Blutkonzentration wird Glukose in die β-Zelle aufgenommen, wo es die Produktion von ATP stimuliert. ATP bindet dann an seine **ATP-Bindungsstelle am Kaliumkanal** und verschließt ihn.
- **Inkretin- bzw. GLP-1-abhängiger Verschluss:** Oral zugeführte Glukose setzt viel mehr Insulin frei als i. v. verabreichte Glukose, selbst wenn der Blutzuckerwert gleich ist. Ursache dafür ist die glukoseabhängige Freisetzung von Hormonen aus dem Intestinaltrakt, v. a. des *Glucagon-like peptide 1* (GLP-1), das in Zellen des Jejunums vom Proglukagon-Protein abgespaltet wird. GLP-1aktiviert in der β-Zelle des Pankreas die Proteinkinase A (PKA), die den Kaliumkanal verschließt. Diese

11

Tabelle 11.1

Diagnostische Kriterien des Diabetes mellitus anhand der Blutzuckerwerte

	nüchtern[1]		beliebiger Zeitpunkt		2-h-Wert im oGTT[2]	
	mg/dl	mmol/l	mg/dl	mmol/l	mg/dl	mmol/l
Normalbefund	< 110	< 6,1			< 140	< 7,8
gestörte Glukose-Homöostase[3]	110–125	6,1–6,9			140–199	7,8–11,0
Diabetes mellitus	≥ 126 (≥ 110)	≥ 7,0 (≥ 6,1)	≥ 200[4] (≥ 200)	≥ 11,1[4] (≥ 11,1)	≥ 200 (≥ 200)	≥ 11,1 (≥ 11,1)

angegebene Werte = Plasma-Glukose (in Klammern = Werte im kapillaren Vollblut)

[1] *nüchtern = keine Kalorienzufuhr in den letzten 8 h*
[2] *oGTT = oraler Glukosetoleranztest (Durchführung in unklaren Fällen): über 3 Tage Ernährung mit mehr als 150 g Kohlenhydraten/Tag, dann nach 12 h Nüchternheit morgens (Zeitpunkt 0) Einnahme von 75 g Glukose oder Oligosaccharidgemisch in 250–300 ml H_2O innerhalb von 5 min. Blutzuckerbestimmung zu den Zeitpunkten 0 und nach 2 h (= 2-h-Wert)*
[3] *= Impaired Fasting Glucose bzw. bei pathologischem 2-h-Wert im oGTT = pathologische Glukosetoleranz*
[4] *+ klassische Symptome = Polyurie, Polydipsie, Gewichtsverlust*

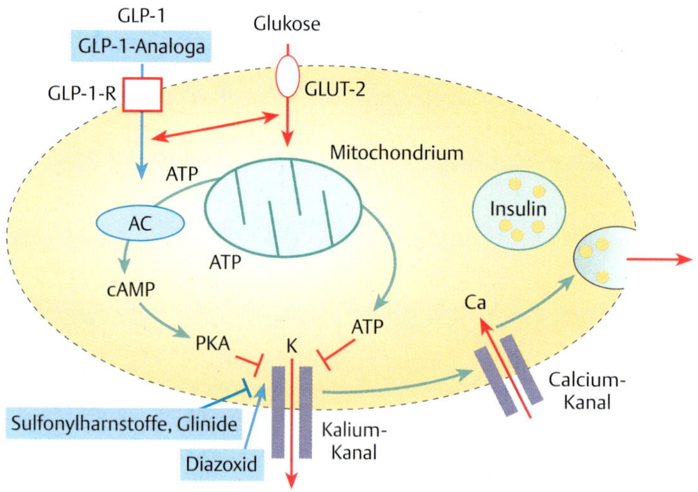

Abb. 11.1 Insulinfreisetzung aus dem Pankreas. Für die Freisetzung von Insulin (z. B. nach kohlenhydrathaltigem Essen) muss die β-Zelle depolarisiert werden. Dazu wird zunächst Glukose über den Glukosetransporter 2 (GLUT-2) insulinunabhängig in die β-Zelle aufgenommen. Dies führt u. a. zu einer vermehrten Bildung von ATP, das direkt den Kalium-(K_{ATP}) Kanal verschließt. In der Gegenwart von Glukose aktiviert GLP-1 seinen Rezeptor und stimuliert G-Protein-gekoppelt via Adenylatcyclase (AC) die PKA, die ebenfalls direkt den Kaliumkanal schließt. Der rote Doppelpfeil weist darauf hin, dass die Wirkung von GLP-1 glukoseabhängig ist und GLP-1 die Wirkung der Glukose verstärkt. Sulfonylharnstoffe und Glinide schließen, Diazoxid öffnet direkt den Kaliumkanal (s. S. 179, 64).

blockierende Wirkung der PKA ist abhängig von **niedrigen ADP-Spiegeln**, die im Nüchternzustand sehr hoch sind, aber unter Glukose auf ein Minimum fallen. GLP-1 hemmt auch die Sekretion von Glukagon und erhöht das Sättigungsgefühl nach Nahrungsaufnahme.

MERKE

- Die Freisetzung von Insulin durch Blockade der hyperpolarisierenden Kaliumkanäle und Öffnung der spannungsabhängigen Calciumkanäle erfolgt analog der Freisetzung von Transmittern aus der präsynaptischen Nervenendigung.
- Glukose verschließt mittels ATP, GLP-1 mittels PKA die Kaliumkanäle.

Wirkungen des Insulins Die wichtigste Aufgabe von Insulin ist die **Senkung des Blutzuckerspiegels** und der anabole Aufbau von Energiereserven. Insulin

- induziert Enzyme der Glykolyse und Glykogenese und hemmt Enzyme der Glukoneogenese
- wirkt ausschließlich über seinen **Insulin-Rezeptor,** einen Tyrosinkinase-gekoppelten Rezeptor (Achtung: nicht mit dem *Insulin-like growth factor-receptor* zu verwechseln, der ebenfalls an die Tyrosinkinase gekoppelt ist)
- fördert die Speicherung von energiereichen Substraten (Glukose, Fettsäuren und Aminosäuren) v. a. in Muskel-, Fett- und Leberzellen
- fördert die Glukoseaufnahme in Muskel- und Fettzellen über erleichterte Diffusion, indem es die Synthese und den Einbau insulinabhängiger Glukose-Transporter **(GLUT-4)** induziert. Beachte: In anderen Geweben wie Leber, Erythrozyten, ZNS etc. erfolgt die Glukoseaufnahme insulin**un**abhängig
- wirkt proteinanabol (positive Stickstoffbilanz)
- hemmt die Lipolyse und fördert die Lipogenese
- fördert die intrazelluläre K^+-Aufnahme durch Stimulation der Na^+-K^+-ATPase.

MERKE

Insulin hält als anaboles Hormon die Fette in den Depots und baut aus Glukose den Energiespeicher Glykogen auf.

Glukagon

Glukagon wird aus den **α-Zellen (A-Zellen) des Pankreas** freigesetzt und ist der **wichtigste Gegenspieler von Insulin**. Stimulus für die Freisetzung ist ein niedriger Blutzuckerspiegel. Glukagon

- hemmt die Glykolyse
- steigert die Glukoneogenese
- verstärkt die Lipolyse
- und erhöht so den Blutzuckerspiegel.

MERKE

Glukagon ist der wichtigste katabole Gegenspieler von Insulin. Es bildet Glukose, erhöht den Blutzuckerspiegel und setzt Fettsäuren aus den Fettdepots frei.

11.1.2 Klassifikation und Klinik

Die aktuelle Klassifikation des Diabetes mellitus beruht auf den Kriterien der Amerikanischen Diabetes-Gesellschaft:

- **Typ-1-Diabetes:** absoluter Insulinmangel durch Versagen der insulinsezernierenden β-Zellen in den Langerhans-Inseln des Pankreas. Beim immunologisch vermittelten Typ A lassen sich inselzellspezifische Autoantikörper nachweisen (Insulin-Autoantikörper, zytoplasmatische Inselzellantikörper, Antikörper gegen Glutamatdecarboxylase

[GAD] oder Antikörper gegen Tyrosinphosphatase [IA2]), was beim idiopathischen Typ B nicht gelingt. Diese neue Klassifikation berücksichtigt, dass auch beim Typ 2 die Gabe von Insulin erforderlich sein kann. Damit wird die alte Definition des insulinunabhängigen Typ-2-Diabetes dem klinischen Alltag angepasst.

- **Typ-2-Diabetes (häufigste Form):** beginnt meist erst im höheren Lebensalter. Ursächlich besteht hier ein Missverhältnis zwischen der Insulinsekretion, die relativ zu gering ist, und einer zunehmend schlechteren peripheren Insulinwirkung (Insulinresistenz, s. S. 172).
- **andere spezifische Typen:** z. B. medikamentös induzierter Diabetes mellitus, Diabetes im Rahmen endokrinologischer oder neurologischer Erkrankungen (z. B. Cushing-Syndrom) oder dominant vererbte MODY-Formen (*Maturity-Onset Diabetes of the Young*). Wird die Klinik der β-Zellzerstörung erst im Alter manifest, spricht man vom *Latent Autoimmune Diabetes of the Adult* (LADA).
- **Gestationsdiabetes:** Blutzuckererhöhung in der Schwangerschaft bei vorher nicht bekanntem Diabetes mellitus.

BEACHTE

40 % aller Typ-1-Patienten erkranken erst nach dem 20. Lebensjahr.

Klassische Symptome des Diabetes mellitus sind **Polyurie, Polydipsie und Gewichtsverlust.** Als weitere Symptome treten, vor allem beim Typ 1, folgende Symptome auf: allgemeine Leistungsminderung, Muskelschwäche durch katabole Proteolyse, Inappetenz, Heißhunger (passagere Hypoglykämie infolge Hyperinsulinämie im Frühstadium des Typ-2-Diabetes), Zunahme der Infektanfälligkeit, gehäufte Hautinfektionen mit schlechter Heilungstendenz, Pruritus, Sehstörungen, nächtliche Wadenkrämpfe, Nachlassen von Libido und Potenz, Amenorrhö. Bei älteren Patienten kommt es vermehrt zu Verwirrtheitszuständen, Schwindel und Stürzen. Es besteht eine Dyslipidämie mit Anstieg der freien Fettsäuren und nachfolgend gesteigerter Produktion von Ketonkörpern bis zur Ketoazidose (s. S. 185).

Pathogenese des Typ-2-Diabetes

Diese überwiegend im höheren Alter auftretende Störung der Insulinfunktion wird maßgeblich von einem ungesunden Lebensstil beeinflusst. Vor allem das Übergewicht spielt eine große Rolle, sodass umgekehrt Änderungen im Lebensstil eine wesentliche therapeutische Hilfe darstellen. Da sich Störungen des Kohlenhydrat- und Fettstoffwechsels sowie Angiopathien gegenseitig verstärken (**Abb. 11.3**), verbessert eine konsequente Therapie des Diabetes auch das oftmals begleitende metabolische Syndrom (s. S. 173). Das Vorliegen eines Diabetes mellitus **verstärkt die Atherosklerose** u. a. durch die **erhöhte Expression von TNFα** bzw. die **verminderte Synthese von Adiponectin.** Das aus Fettzellen freigesetzte TNFα wirkt katabol auf den Fettstoffwechsel (Zunahme freier Fettsäuren), hemmt die Informationsübermittlung am Insulinrezeptor (Insulinresistenz) und verstärkt die entzündlich-oxidative Pathologie des Gefäßendothels (Plaquebildung). Insulinmangel bzw. -resistenz beeinträchtigen zudem die **Lipoproteinlipase-Aktivität (LPL),** wodurch stark atherogene Fette wie VLDL und LDL akkumulieren (vgl. S. 191).

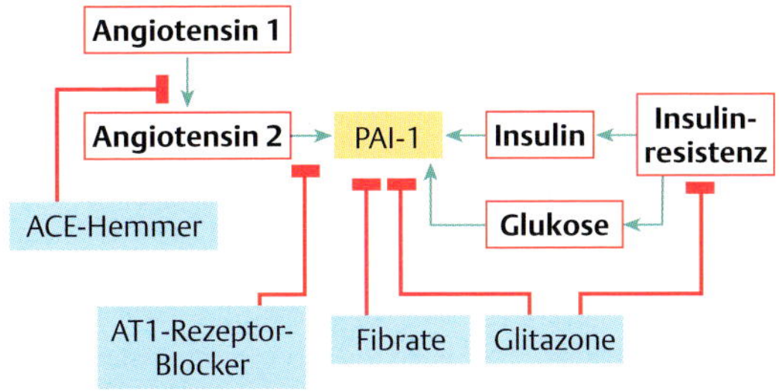

Abb. 11.2 Beziehung zwischen kardiovaskulären Störungen und diabetischen Veränderungen. Der Plasminogen-Aktivator-Inhibitor 1 (PAI-1) verstärkt die Proliferation glatter Gefäßmuskelzellen und die Gerinnungsneigung infolge seiner Hemmung von Plasminogen, dem wichtigsten Gegenspieler des Thrombins. PAI-1 wird in seiner Bildung (u. a. im Fettgewebe) und Aktivität von prodiabetischen Faktoren verstärkt (Katecholamine, Angiotensin II, Hyperinsulinämie, Hyperglykämie), andererseits durch kardiovaskulär protektive bzw. antidiabetische Therapeutika abgeschwächt (ACE-Hemmstoffe, AT1-Blocker, Fibrate, Glitazone).

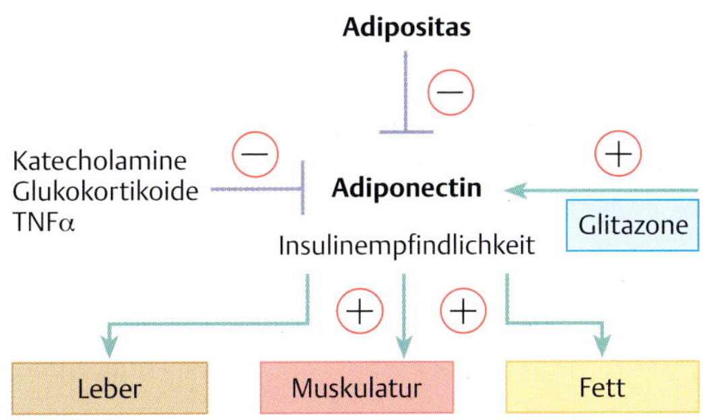

Abb. 11.3 Insulinresistenz, Stresshormone und Fettstoffwechsel. Adiponectin ist ein pro-insulinogener und antilipidämischer Faktor aus Fettzellen. Stresshormone wie Katecholamine und Glukokortikoide sowie proinflammatorische Faktoren wie TNFα vermindern die Wirkung von Adiponectin, während Glitazone die Freisetzung von Adiponectin erhöhen.

EXKURS

Therapie des Typ-1-Diabetes mit Immunsuppressiva

Aufgrund der autoimmunologischen Pathogenese wurden schon viele Immunsuppressiva wie Ciclosporin A, Tacrolimus, Steroide oder Zytostatika bei Typ-1-Diabetikern eingesetzt. Im besten Fall ergab sich unter der Therapie ein Stillstand des β-Zelltods, der nach Absetzen der Immunsuppressiva jedoch unvermindert fortschreitet. Möglicherweise verzögert die intravenöse Gabe von α-CD3-Antikörpern gegen T-Lymphozyten bei adulten Typ-1-Diabetikern (LADA) die Progression.

Insulinresistenz beim Typ-2-Diabetes

Drei **Charakteristika** prägen den **Typ-2-Diabetes:**

- Insulinresistenz
- gestörte Kinetik der Insulinsekretion
- postprandiale Hyperglykämie.

Zusätzlich ist mit zunehmender Progression ein vermehrtes Absterben von β-Zellen nachweisbar sowie mitochondriale Defekte in den β-Zellen bei jugendlichen Typ-2-Diabetikern.

Die **Insulinresistenz** beschreibt die Unfähigkeit des ausreichend vorhandenen Insulins, die Glukose in die Muskel-, Fett und Leberzellen zu transportieren (**Abb. 11.3**). Ursachen dafür sind:

- **gestörte Signaltransduktion** am Insulinrezeptor-Komplex, z. B. durch TNFα oder freie Fettsäuren, die beide bei Adipositas und metabolischem Syndrom erhöht sind
- **Bewegungsmangel** mit reduziertem Glukosetransport in die Muskelzellen (verminderte Expression von GLUT-4)
- verminderte Expression/Aktivität der AMP-aktivierten **Proteinkinase,** die den Muskelmetabolismus an die körperliche Aktivität anpasst (s. S. 178)
- **Adipositas und freie Fettsäuren:** Aus dem **Fettgewebe** werden freie Fettsäuren durch die lipolytische Wirkung des Sympathikus (z. B. bei Stress, Hypertonie, Herzinsuffizienz) freigesetzt, was durch die fehlende Anti-Lipolyse des Insulins verstärkt wird (Insulinresistenz des Fettgewebes). Freie Fettsäuren hemmen zudem die Insulinwirkung am Insulinrezeptor und wirken dem Insulineffekt in der Leber entgegen.

MERKE

Die Normalisierung des Fettstoffwechsels reduziert die anti-insulinergen und proatherogenen Effekte von freien Fettsäuren und von proinflammatorischen Molekülen wie TNFα aus dem Fettgewebe.

Auch die **Kinetik der Insulinsekretion** ist gestört: Im Vergleich zu Gesunden steigt die Insulinfreisetzung beim Diabetes Typ 2 nach einem Glukosereiz **langsamer** an und bleibt **länger** erhöht (**Abb. 11.4**). Die absolute Menge des freigesetzten Insulins ist zwar annähernd gleich, aber die veränderte Kinetik hat zwei klinisch relevante Konsequenzen:

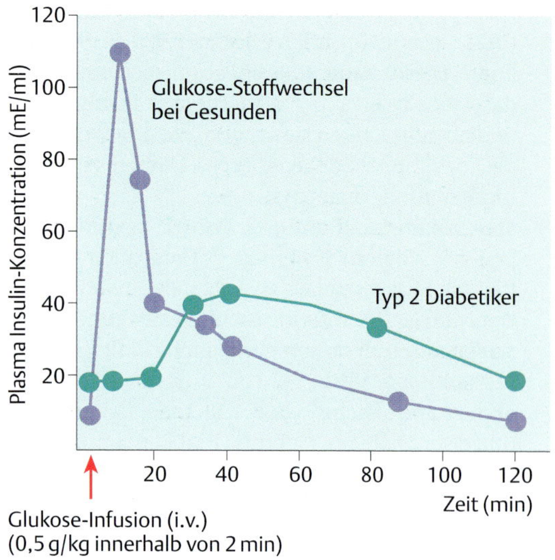

Abb. 11.4 Beim Typ-2-Diabetes verzögert sich die erste, schnelle, u. a.durch GLP-1 vermittelte Phase der Insulinfreisetzung (Folge: erhöhter postprandialer Blutzuckerspiegel), während die zweite Phase verlängert ist (Folge: vermehrte anabole Wirkung mit Gewichtszunahme).

- Durch die initiale Verzögerung bleibt der **postprandiale Blutzuckerwert** länger erhöht. Er gilt als eigenständiger pathogenetischer Faktor für den Diabetes mellitus.
- Durch die prolongierte Freisetzung kommt es zu einem relativen Überschuss des anabolen Insulins, was zur **Gewichtszunahme** führt.

Die Freisetzung von Insulin wird nahrungs- bzw. blutzuckerabhängig durch bestimmte gastrointestinale Hormone, die **Inkretine,** gesteuert. Das potenteste Inkretin ist GLP-1. Es setzt glukoseabhängig rasch Insulin aus der β-Zelle frei und hemmt die Freisetzung von Glukagon. Beim Typ-2-Diabetes ist der Inkretin-Effekt vermindert (s. **Abb. 11.1**).

MERKE

Die Insulinresistenz einschließlich der abgeschwächten Inkretin-Wirkung lässt sich zumindest zu Beginn der Erkrankung durch Bewegung und Gewichtsabnahme durchbrechen.

11.1.3 Allgemeine Grundlagen der Therapie

Therapieziele sind Symptomfreiheit, Vermeidung von Stoffwechselentgleisungen (v. a. Hypoglykämie) und Spätkomplikationen. Die Grundlagen der Therapie richten sich nach der Diabetesform:

- **Typ-1-Diabetes:** Die Substitution des fehlenden Insulins ist die Grundlage jeder Therapie, ergänzt durch Ernährungsberatung.
- **Typ-2-Diabetes:** Ernährungsumstellung, Gewichtsreduktion und körperliche Aktivität bilden die Grundlage der Therapie. Nur wenn diese Basismaßnahmen nicht greifen, erfolgt eine medikamentöse Behandlung mit oralen Antidiabetika (s. S. 177) und/oder Insulin. Besonders wichtig ist die konsequente Therapie des oft begleitenden **metabolischen Syndroms,** das zusätzlich zum Diabetes ein Cluster kardiovaskulärer Risikofaktoren wie stammbetonte, abdominale Adipositas, Dyslipoproteinämie und arterielle Hypertonie umfasst.

11.2 Pharmakotherapie mit Insulin

Key Point
Für den korrekten Umgang mit Insulin bedarf es einer intensiven Schulung des Patienten, sowohl im Hinblick auf eine optimale Blutzuckereinstellung als auch zur Vermeidung von Hypoglykämien.

Insulin ist bei folgenden Erkrankungen indiziert:
- **Typ-1-Diabetes:** ausschließliche Substitution mit Insulin-Präparaten
- **Typ-2-Diabetes:** Insulingabe, wenn Diät + orale Antidiabetika nicht (mehr) zu einer guten Blutzuckereinstellung führen oder bei bestimmten Kontraindikationen für Antidiabetika (z. B. Schwangerschaft).

Der **Tagesbedarf** eines Erwachsenen an **Insulin** beträgt 0,5–1,0 IE/kg KG. Eine IE Insulin senkt den Blutzucker um 30–40 mg/dl.
1 IE Insulin entspricht ungefähr 0,04 mg Insulin bzw. 1 mg Insulin entspricht 25 IE.

11.2.1 Grundlagen

Die exogene Insulinzufuhr sollte idealerweise folgende Eigenschaften haben:
- **Nachbildung der körpereigenen Kinetik** einer bedarfsgerechten Insulinfreisetzung. Achtung: Dieses Ziel wird nicht erreicht, da keine stetige repräsentative Messung des Blutzuckers möglich ist.
- **Nachbildung der körpereigenen Insulinwirkung.** Auch dieses Ziel wird nicht erreicht, da das Insulin aus der Pfortader zuerst in der Leber wirkt und dort die Glykogenolyse hemmt. Das s. c. applizierte Insulin wirkt jedoch sofort in der Peripherie.

Kinetik

Insulin kann nur als **Monomer** die Kapillarmembran der Blutgefäße penetrieren und wirkt auch nur als Monomer an seinem Rezeptor. Insulinlösungen, die

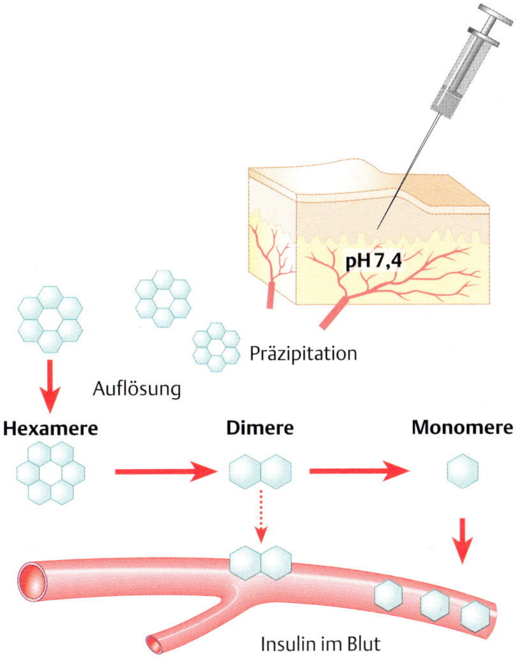

Abb. 11.5 Kinetik der Freisetzung aus dem Hautdepot. In Abhängigkeit von pH und Stabilisatoren wie Protamin aggregiert Insulin zu Hexameren, die sich in der Gewebsflüssigkeit mehr oder weniger schnell in Dimere und Monomere auflösen. Nur das Monomer kann durch die Kapillarmembran penetrieren.

unmittelbar Insulin als Monomere freisetzen, wirken schnell. Umgekehrt kann durch geeignete Zusätze die Neigung von Insulin provoziert werden, zu nichtresorbierbaren Hexamer-Kristallen zu aggregieren, wodurch sich Freisetzung aus dem subkutanen Depot, die Penetration in Blutgefäße und damit die Wirkung verzögert (**Abb. 11.5**). Als **Zusätze** kommen das basische **Protamin**, das das saure Insulin neutralisiert, oder **Zinkionen**, die die Bildung von Hexameren unterstützen, zum Einsatz.

Applikation

Insulin ist ein Proteinhormon und kann nicht oral appliziert werden, da es intestinal degradiert wird. Mit Ausnahme von Normalinsulin, das als **einziges Insulin i. v.** gegeben werden darf, werden alle Insuline ausschließlich **subkutan** appliziert.
Die üblichen **Injektionsstellen** sind das subkutane Gewebe von Oberschenkel und Bauch, wobei kurzwirksame Injektionen am besten in den Bauch erfolgen (schnellere Resorption) und Basalinsuline in den Oberschenkel (langsamere Resorption). Üblich sind Injektionshilfen in Form von nachfüllbaren **Pens**. Der Patient sollte möglichst nicht in die gleiche Stelle applizieren, da sonst die Gefahr einer Lipodystrophie besteht.

Praxistipp

Die i. v. Applikation von Insulin kann tödliche Embolien durch Insulin-Aggregate verursachen (Ausnahme: Normalinsulin), die intramuskuläre Injektion kann Gewebsnekrosen provozieren.

Lagerung

Angebrochenes Insulin ist bei Umgebungstemperatur bis zu 28 Tage applizierbar (Herstellerangaben). Lange Lagerung über 2 Jahre bzw. bei hohen Temperaturen (Mittelmeerländer) beschleunigt die **Desamidierung** des Aspargin in Position 21 (Desamidoinsulin) mit Wirkungsverlust.

MERKE

Die Freisetzung und Wirksamkeit von Insulinen unterliegt sehr starken inter- und intraindividuellen Schwankungen.

Insulin-Arten

Kurzwirksame Insuline |

- **Normalinsulin** (früher Altinsulin): s. c. und i. v. applizierbar.
- **Insulinanaloga** (Insulin Lispro, Insulin Aspart): nur s. c. applizierbar, kein Spritz-Ess-Abstand notwendig.

Verzögerungsinsuline |

- **Intermediärinsuline** (NPH-Insulin = Neutral-Protamin-Hagedorn, mit Normalinsulin mischbar): nur s. c. applizierbar.
- **Langzeitinsuline:** nur s. c. applizierbar.

11

Mischinsuline | Mischinsuline bestehen aus kurzwirksamem und Intermediärinsulin und sind nur s. c. applizierbar (z. B. Actraphane®). Wirkungsbeginn und Spritz-Ess-Abstand sind vom kurzwirksamen Insulin abhängig, Maximum und Dauer vom Mischungsverhältnis. Die meisten Humaninsuline sind in U40- (40 IE/ml) oder U100-Konzentration (100 IE/ml) lieferbar, Insulinanaloga nur als U100-Präparate.

11.2.2 Humaninsulin

Ungefähr ⅔ aller Insuline sind **Humaninsuline,** die entweder

- semisynthetisch aus Schweineinsulin mit Austausch von Alanin durch Threonin in Position 30 (Transpeptidierung) gewonnen werden oder
- gentechnologisch aus E. coli oder S. cerevisiae.

Der Eintritt und die Dauer der Wirkung des Humaninsulins wird durch verschiedene Zusätze bestimmt.

Normalinsulin

Normalinsulin, auch Altinsulin genannt, ist das unveränderte Humaninsulin. Es wird durch Zinkionen in einer klaren Lösung als Hexamere stabilisiert, die sich durch die Gewebeflüssigkeit relativ schnell in Monomere auflösen (**Tab. 11.2**).

Mit intravenösem Normalinsulin wird ein erhöhter Blutzucker korrigiert, wie z. B. im Notfall beim diabetischen Koma (s. S. 185).

Tabelle 11.2

Insulin-Präparate

	Wirkung		Eigenschaften
	Beginn (min)	**Dauer (h)**	
Humaninsulin			
Normalinsulin (Altinsulin)	30–45	6–8	i. v. applizierbar
NPH-Insulin	60–120	15–20	– durch Protamin verzögerte Freisetzung – mischbar mit Normalinsulin – Problem: ungleichmäßige Freisetzung
Insulin-Analoga			
Insulin Lispro	15–30	1–2	schneller Wirkungseintritt
Insulin Aspart	15–30	1–2	schneller Wirkungseintritt
Insulin Glulisin	15–30	1–2	schneller Wirkungseintritt
Insulin Glargin	120–180	20–24	– verzögerte Freisetzung – nicht mischbar wegen seines sauren pH
Insulin Detemir	120–180	12–16	– bindet an Albumin – zweimalige Gabe pro Tag notwendig

MERKE

Nur Normalinsulin darf als einziges Insulin intravenös appliziert werden!

Verzögerungsinsuline

Das **Neutrale-Protamin-Hagedorn- (NPH)-Insulin** ist das letzte auf dem Markt befindliche Verzögerungsinsulin, das über lange Zeit aus dem s. c.-Depot verzögert freigegeben wird. Die Beimischung von Protamin und Zink fördert die Aggregation und verzögert damit die Insulinfreisetzung. NPH-Insulin und Normalinsulin können in zahlreichen Verhältnissen gemischt werden, wobei die Wirkverläufe der einzelnen Komponenten erhalten bleiben. Diese fixen Mischungen kommen v. a. bei der **konventionellen Therapie** zum Einsatz (s. S. 176).

NPH-Insulin wirkt als **Basisinsulin** gegen die basale Glukose-Produktion (**Tab. 11.2**). Problematisch ist dabei die **ungleichmäßige Freisetzung**, denn initial wird deutlich mehr Insulin freigesetzt als nach 15

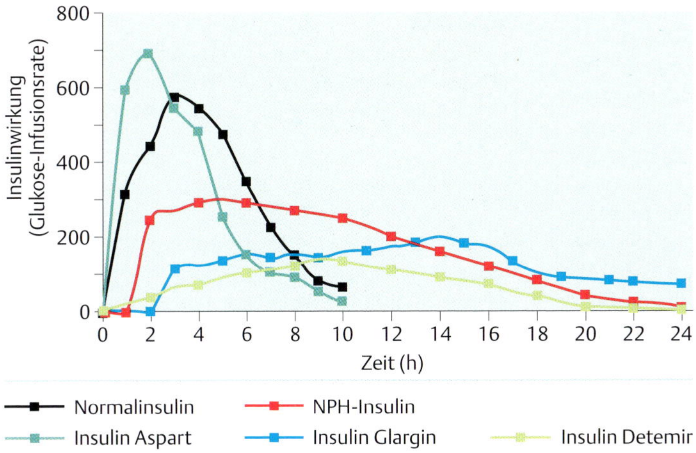

Abb. 11.6 Kinetik von Human- und Analoginsulinen. Mit der Clamp-Technik wird die Menge an Glukose bestimmt, die zur Aufrechterhaltung eines bestimmten Blutzuckerspiegels notwendig ist. Damit lässt sich das Wirkprofil bzw. die Potenz von Insulin vergleichen. So besitzt NPH-Insulin initial eine höhere Wirkung als am Ende; Insulin Detemir ist schwächer wirksam als NPH, während Insulin Glargin eine relativ gleichmäßige Wirkung zeigt. Insulin Aspart erreicht nach 1 h bereits sein Maximum, während Normalinsulin (Altinsulin) als unverändertes Humaninsulin etwas langsamer wirkt.

Stunden (**Abb. 11.6**), was bei vorheriger Gabe von kurzwirksamen Insulinen zur Hypoglykämie führen kann **(Peak-Wirkung).** Außerdem ist nach 20 h keine ausreichende Senkung des Nüchternblutzuckers gewährleistet.

11.2.3 Insulin-Analoga

Insulinanaloga sind in ihrer Primärstruktur in der Abfolge von wenigen Aminosäuren gegenüber dem Insulin verändert (**Tab. 11.3**). Sie sollen eine möglichst schnelle oder langdauernde Wirkung erreichen (**Abb. 11.6**). Im Vergleich zu den Normalinsulinen verbessern Insulin-Analoga zwar nicht die Stoffwechsellage (HbA_{1c}, Hypoglykämien), aber sie sind **besser steuerbar.** Trotz der veränderten Primärstruktur provozieren Insulin-Analoga keine nennenswerte Bildung von Antikörpern, was bei den Humaninsulinen häufiger vorkommt.

Tabelle 11.3

Veränderungen der Insulinstruktur bei Insulin-Analoga und tierischen Insulinen

A-Kette: Veränderungen gegenüber dem Humaninsulin									
	H_3N —	$[AS]_{18}$ —	Tyr —	Cys —	Asn —	COO			
Insulin-Analoga									
Insulin Glargin					**Gly**				
Tierische Insuline									
Rinderinsulin	Position 8: Ala statt Thr; Position 10: Val statt Ile								
B-Kette: Veränderung gegenüber dem Humaninsulin									
	H_3N —	Phe–Val —	Asn —	$[AS]_{24}$ —	Pro —	Lys —	Thr —	COO	
Insulin-Analoga									
Insulin Lispro					**Lys**	**Pro**			
Insulin Aspart					**Asp**				
Insulin Glulisin			**Lys**			**Glu**			
Insulin Glargin								**Arg**	**Arg**–COO
Insulin Detemir						**Lys** —	**COO**		
						O=C–$(CH_2)_{12}$–CH_3			
(B) Tierische Insuline									
Schweineinsulin							**Ala**		
Rinderinsulin							**Ala**		

Die fettgedruckten Aminosäuren (AS) geben Veränderungen gegenüber dem Humaninsulin wieder.
$[AS]_{18}$ bzw. $[AS]_{24}$ stehen für eine Folge von 18 bzw. 24 Aminosäuren.

11

11

Rasch wirksame Insulin-Analoga

Insulin Lispro (Humalog®), **Insulin Glulisin** (Apidra®) und **Insulin Aspart** (NovoRapid®) sind schnell wirkende Insuline (**Tab. 11.2**), die sich besonders gut für die kontinuierliche Applikation mittels einer tragbaren Insulinpumpe eignen. Der schnelle Wirkungseintritt infolge eines Aminosäurenaustausches (Namensgebung) (**Tab. 11.3**) ermöglicht auch eine Injektion noch während oder nach dem Essen. Bei hohem Blutzucker sollte jedoch ein ausreichender Spritz-Ess-Abstand eingehalten werden. Die schnellen Insulin-Analoga sind weder für i. v. Injektion noch für den Gestationsdiabetes zugelassen, wobei bisher bei einer großen Zahl von Schwangerschaften keine negativen Folgen beobachtet wurden.

Wegen des raschen Wirkungseintritts muss die Verfügbarkeit von Kohlehydraten bei Applikation der schnell wirksamen Insulinanaloga sichergestellt sein, damit es nicht zu einer Hypoglykämie kommt. Die schnellen Insulinanaloga ermöglichen ein Höchstmaß an Flexibilität beim Essen, sowohl was die Zahl der Mahlzeiten als auch die Art der Nahrung betrifft, und bei körperlicher Betätigung, erfordern aber auch eine entsprechend intensivierte Schulung.

Verzögernde Insulin-Analoga

Indiziert sind die **Verzögerungsanaloga** als ein- oder zweimalig appliziertes Basisinsulin, das bei abendlicher Gabe bei den meisten Diabetikern eine (mitter-)nächtliche Injektion überflüssig macht und 20–24 h wirkt. Ein weiterer Vorteil gegenüber dem NPH-Verzögerungsinsulin ist der fehlende initiale Peak (s. **Tab. 11.2**).

Insulin-Glargin (Lantus®) erhält durch einen Aminosäurenaustausch einen isoelektrischen Punkt nahe am physiologischen pH, sodass es in der neutralen Subkutis schwer löslich ist und nur langsam resorbiert wird. Dadurch entfällt der Zusatz von Verzögerungsstoffen. Weiterhin wird durch den Austausch von Asparagin in Position 21 (**Tab. 11.3**) die Bildung von Desamidoinsulin erheblich vermindert (bessere Haltbarkeit). Insulin Glargin zeigt eine gleichmäßigere Freisetzung gegenüber den NPH-Insulinen.

Insulin-Detemir (Levemir®) trägt am Lysin in Position 29 der B-Kette eine Myristinsäure. Über diese Fettsäure wird Insulin Detemir reversibel an das Albumin der Spritzstelle und des Blutes gebunden. Daher liegen nur 1 % des im Blut befindlichen Insulin Detemir frei vor (auch bei i. v. Gabe würde dieses Insulin wegen der Albuminbindung verzögert wirken).

Nachteilig ist die schwache Bindung an den Insulin-Rezeptor, die eine höhere Konzentration im Vergleich zu anderen Insulinen notwendig macht. Außerdem ist oft eine zweimalige Gabe notwendig, da nach 20 h die effektive Konzentration zu niedrig ist.

MERKE

Insulin-Analoga sind besser steuerbar als Humaninsuline. Im Hinblick auf die Vermeidung von Spätschäden sind sie jedoch nicht wirksamer.

Nebenwirkungen betreffen neben der Hypoglykämie (s. S. 177) Unverträglichkeiten an der Injektionsstelle und selten eine Antikörperbildung gegen das zugeführte Insulin. **Kontraindikationen** gegen die Gabe von Insulin gibt es nicht, da Insulin essenziell ist und bei einem Mangel zugeführt werden muss. Bei Niereninsuffizienz muss die Dosis reduziert werden.

11.2.4 Angewandte Insulintherapie

Konventionelle Therapie | Starres Applikationsschema mit morgendlicher und abendlicher Gabe eines Mischinsulins (Normalinsulin + Verzögerungsinsulin, **Abb. 11.7**). Diese Therapieform kommt nur noch bei eingeschränkt schulbaren Typ-2-Diabetikern zum Einsatz. Eine strenge Diät muss eingehalten werden.

Intensivierte Therapie | Kurzwirksame Insuline werden als Bolus zum Essen gegeben; davon getrennt wird das basale Verzögerungsinsulin injiziert **(Basis-Bolus-Prinzip).** Diese Therapie erfordert eine intensive Schulung, auch im Hinblick auf den Umgang mit bzw. die Vermeidung von Hypoglykämien (**Abb. 11.7**).

Insulinpumpen-Therapie | Bei schwer steuerbarem Diabetes mellitus können Normalinsulin oder kurzwirksame Insulin-Analoga mittels programmierbarer Pumpen appliziert werden. Lange, subkutane Sensornadeln können dann als automatisches Feedback den Insulinbedarf an den Blutzucker anpassen. Zu achten ist auf eine Reduktion der Dosis bei geringer Nahrungsaufnahme oder bei Unterzuckerung.

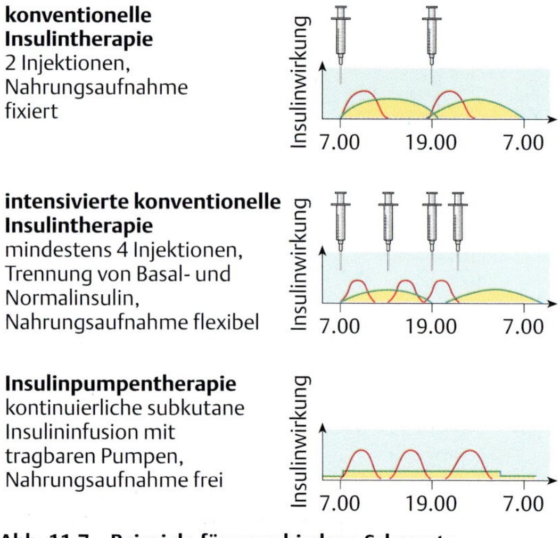

Abb. 11.7 Beispiele für verschiedene Schemata einer Insulintherapie
(gelb: Verzögerungsinsulin, rot: Normalinsulin)

Hypoglykämie beim Typ-1-Diabetiker

Hypoglykämien sind besonders schwer, wenn sie durch Insulininjektion ausgelöst werden. Beim Typ-1-Diabetiker sind die Gegenregulationen wie die Glukagon- oder Adrenalinantwort sowie die Wahrnehmung der Hypoglykämie-Symptome gestört, wahrscheinlich bedingt durch die „Gewöhnung" an die stete exogene Insulingabe. Typ-1-Diabetiker müssen daher die **frühen Warnsymptome** kennen (Zittern, Herzklopfen, Hunger, Ängstlichkeit, Schwitzen) und immer rasch resorbierbare Kohlenhydrate mit sich führen. In der Regel genügen 30–50 g Traubenzucker bei einer beginnenden Hypoglykämie. Angehörige von insulinpflichtigen Diabetikern (z. B. Eltern von insulinpflichtigen Kindern) können **Glukagon-Kits** (0,5–1 mg s. c.) verabreichen. Notfallmäßig ist die i. v. Infusion von 20–40 ml einer **40 % Glukoselösung** am effektivsten.

Praxistipp

Glukagon s. c. oder Glukose i. v. normalisieren am schnellsten eine manifeste Hypoglykämie. Da Fett die Resorption von Glukose verzögert, ist Schokolade nicht als schnelle Glukosequelle geeignet.

EXKURS

Sport und körperliche Belastung

Körperliche Aktivität erfordert vom Patienten entweder die Reduktion von Insulin oder eine vermehrte Zufuhr von Kohlenhydraten, da durch die verbesserte Durchblutung das injizierte Insulin schneller resorbiert wird. Beispiel: bei morgendlicher sportlicher Betätigung wird mehr Glukose verbrannt als abends; der Bedarf an Insulin ist in diesem Fall morgens geringer als abends.

11.3 Orale Antidiabetika

Key Point

Orale Antidiabetika wirken nicht kausal, vermindern aber die Aufnahme von Kohlenhydraten und die Insulinresistenz bzw. verstärken die Insulinsekretion und Glukoseverwertung. Zu beachten sind ihre Nebenwirkungen, die unter anderem Symptome des begleitenden metabolischen Syndroms verstärken können.

Die medikamentöse Senkung des Blutzuckers sollte vor allem beim Typ-2-Diabetes immer von **diätetischen Maßnahmen** und **Änderungen des Lebensstils** (körperliche Bewegung, Stressreduktion) begleitet werden. Ebenso müssen die Begleiterkrankungen, wie metabolisches Syndrom oder kardiovaskuläre Risikofaktoren, konsequent therapiert werden.

MERKE

Änderungen des Lebensstils bei Prädiabetes bzw. Risikopatienten für Diabetes mellitus sind jeder frühzeitigen Pharmakotherapie überlegen.

Orale Antidiabetika lassen sich nach ihrer **Wirkung** einteilen:

- Resorptionshemmung von Kohlenhydraten
- Verminderung der Glukoseproduktion bzw. Verbesserung der Glukoseverwertung
- Steigerung der Insulinsekretion
- Verminderung der Insulinresistenz.

11.3.1 Hemmung der Resorption von Kohlenhydraten durch Glukosidasehemmer

Wirkmechanismus | Acarbose (Glucobay®) und **Miglitol** (Diastabol®) sind Oligosaccharide, die infolge ihrer Ähnlichkeit mit den natürlichen Oligosacchariden zahlreiche intestinale **α-Glucosidasen** hemmen (**Abb. 11.8**). α-Glucosidasen spalten Disaccharide wie Maltose oder Trehalose in ihre Einzelzucker auf.

α-Glucosidase-Hemmer sind besonders in der **Frühphase** des Diabetes effektiv. Sie senken sowohl in Mono- wie Kombinationstherapie den postprandialen Blutzucker und langfristig den HbA_{1c}. Mit abnehmender Insulinsekretion lässt ihre Wirkung nach. Bei insulinpflichtigen Typ-2-Diabetikern senkt Acarbose den Bedarf an Insulin um 10–25 %, die Inzidenz für Myokardinfarkte und bessert die Blutfettwerte. Die Entwicklung eines manifesten Diabetes mellitus bei adipösen Patienten mit gestörter Gluko-

11

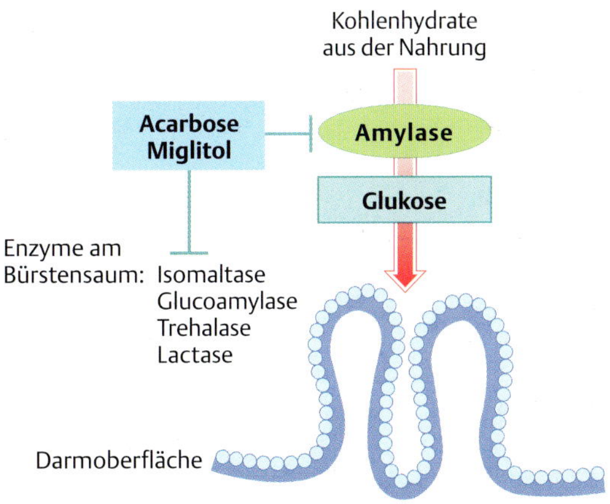

Abb. 11.8 Wirkung der α-Glucosidase-Hemmstoffe. Durch Hemmung der α-Glucosidasen wird der Abbau und damit die Resorption von komplexen Kohlenhydraten wie Haushaltszucker (Rohrzucker) aus der Nahrung verzögert bzw. eingeschränkt. Bei einer Hypoglykämie muss Traubenzucker gegessen werden, das unabhängig von α-Glucosidasen resorbiert wird.

setoleranz kann durch Acarbose hinausgezögert werden. Nach dem Absetzen ist jedoch mit einem *rebound* zu rechnen, d. h. einer beschleunigten Diabetesmanifestation.

Indikationen | s. S. 180, Tab. 11.6

Praxistipp

α-Glucosidase-Hemmstoffe senken den Blutzucker und sind besonders wirksam in der von Insulinresistenz geprägten Frühphase des Diabetes mellitus mit postprandialer Hyperglykämie.

Nebenwirkungen | Acarbose wird nicht resorbiert. Der vermehrte intestinale Ballast durch nicht resorbierte Kohlenhydrate führt zu Darmkrämpfen, Flatulenz, Durchfall etc., was viele Patienten zum Absetzen zwingt. Diese Nebenwirkungen lassen sich durch langsames Einschleichen vermindern.

Kontraindikationen | Chronisch-entzündliche Darmerkrankungen, schwere Niereninsuffizienz.

11.3.2 Verminderung der Glukoseproduktion durch Biguanide

Wirkmechanismus | **Metformin** (Glucophage®), das einzige Biguanid auf dem Markt, ist ein wirksamer **Hemmstoff der hepatischen Glukoneogenese** (**Abb. 11.9**). Es wird besonders gut von Hepatozyten aufgenommen, dort lagert es sich in die Mitochondrienmembran ein und blockiert die Atmungskette. Als Folge kommt es zur Verschiebung von der aeroben zur anaeroben Energiegewinnung. Durch vermehrt anfallendes Adenosin-Monophosphat (AMP) wird die **AMP-abhängige Proteinkinase (AMPK)** aktiviert. Diese Kinase hemmt Enzyme, die an der Produktion von Glukose, Triglyzeriden sowie Lipiden beteiligt sind. Neben der Glukoseabgabe aus der Leber vermindert Metformin auch die **Insulinresistenz**, indem es die **Glukoseaufnahme** bzw. -verwertung in Muskel- und Fettgewebe ebenfalls AMPK-abhängig fördert.

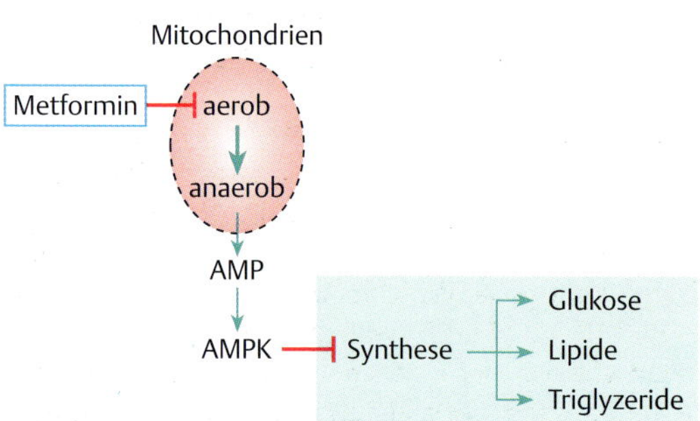

Abb. 11.9 Wirkung von Metformin. Metformin schwächt die aerobe Energiegewinnung in den Mitochondrien ab. Dadurch verstärkt sich die anaerobe Energiewinnung, nachfolgend wird die AMP-Kinase (AMPK) aktiviert, welche die Synthese von Glukose und Fetten vermindert.

11

Schließlich besitzt Metformin ein **antiatherogenes Potenzial**, da es Triglyzeride senkt, HDL erhöht und indirekt die Fibrinbildung abschwächt. Metformin wird überwiegend **renal ausgeschieden.**

Metformin senkt den Blutzucker nur bei Diabetikern, nicht bei Stoffwechselgesunden, mit **Verzögerung** von einigen Tagen. Im Gegensatz zu den Sulfonylharnstoffen treten weder Gewichtszunahme noch Hypoglykämien auf.

MERKE

Metformin ist die erste Wahl bei Typ-2-Diabetikern.

Indikation | s. S. 180, Tab. 11.6.

Nebenwirkungen, Kontraindikationen | Eine seltene, aber schwere Nebenwirkung ist die **Laktatazidose** (1 tödlicher Fall auf 100 000 Behandlungsjahre). Sie entwickelt sich bei hohen Konzentrationen von Metformin, wenn die Mitochondrienfunktion gehemmt und über den anaeroben Stoffwechsel mit glykolytischem Abbau von Glukose vermehrt Laktat gebildet wird. Aufgrund dieses verstärkten anaeroben Stoffwechsels ist Metformin bei allen ischämisch-hypoxischen Gewebeschäden kontraindiziert, wie pAVK, KHK, Myokardinfarkt und Linksherzinsuffizienz, sowie bei Kachexie und Leberfunktionsstörungen einschließlich Alkoholabusus. Zur Vermeidung der Laktatazidose wird Metformin außerdem 48 h vor großen operativen Eingriffen und Kontrastmittelgabe abgesetzt. Wegen der **Gefahr der Akkumulation** darf es bei Niereninsuffizienz nicht eingesetzt werden. Weitere Nebenwirkungen sind unspezifische gastrointestinale Beschwerden sowie eine Verminderung der Vitamin-B_{12}-Resorption (s. S. 242).

11.3.3 Steigerung der Insulinsekretion

Wirkstoffe, die die **Freisetzung von Insulin** aus dem endokrinen Pankreas fördern, werden auch als **insulinotrope** Antidiabetika bezeichnet (**Tab. 11.5**).

Der ATP-sensitive Kalium-Kanal als Angriffspunkt für Sulfonylharnstoffe und Glinide

Wirkmechanismus | Die Hemmung des **K_{ATP}-Kanals der β-Zelle** des Pankreas steigert die Insulinfreisetzung (**Abb. 11.10, Abb. 11.11**). Dieser Kanal ist ein großer Komplex mit unterschiedlichen Bindungsstellen für endogene Moleküle und Xenobiotika. Die eigentliche Pore im K_{ATP}-Kanal wird von bestimmten Proteinen gebildet, die als Kir6.2-Kaliumkanal bezeichnet werden (Kir = *inward rectifying K^+-channel*). Die Öffnung der Kir6.2-Pore wird über benachbarte Membranproteine reguliert, die **Sulfonylharnstoff-Rezeptoren (SUR1 und SUR2).** Endogene Moleküle wie PKA oder ATP sowie iatrogene K_{ATP}-Hemmstoffe binden an spezifische Bindungsstellen, meistens am SUR1

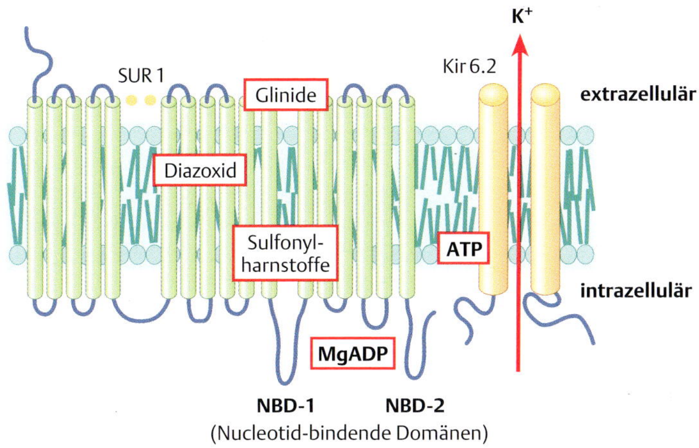

Abb. 11.10 Der K_{ATP}-Kanal. Vier Kir6.2-Proteine bilden die Pore, deren Öffnung von vier umgebenden SUR reguliert wird. Die endogenen und xenobiotischen Liganden haben individuelle Bindungsstellen am SUR1 und/oder SUR2, wie MgADP an den Nucleotid-bindenden Domänen, Sulfonylharnstoffe im intrazellulären Bereich, ATP am Kir 6.2 Glinide und der Kaliumkanalöffner Diazoxid im extrazellulären Bereich.

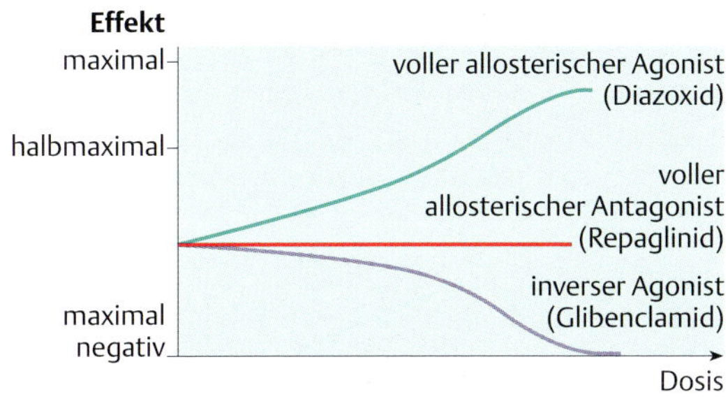

Abb. 11.11 Pharmakodynamik der K_{ATP}-Liganden. Physiologisch limitiert die Blutglukose die Insulinfreisetzung. Sulfonylharnstoffe setzen Insulin aber auch bei Hypoglykämie weiter frei und können daher als inverse Agonisten des Kaliumkanals bezeichnet werden. Glinide dagegen hemmen den Kaliumkanal glukoseabhängig. Diazoxid öffnet den Kaliumkanal.

Tabelle 11.4

Sulfonylharnstoff-Rezeptoren (SUR) am Kir6.2-Kaliumkanal

	Liganden	Organverteilung
SUR1	– MgADP	α- und β-Zellen des Pankreas, Neuronen
	– Sulfonylharnstoffe (Glimepirid)	
	– Glinide (Repaglinid, Nateglinid)	
	– Kaliumkanalöffner (Diazoxid, s. S. 64)	
SUR2	– Repaglinid	Skelett- und Herzmuskelzellen, glatte Muskelzellen (Gefäße)
	– Repaglinid	

Tabelle 11.5

Insulinotrope Antidiabetika

	Hypoglykämierisiko	Eigenschaften
Sulfonylharnstoffe		
Glibenclamid	+++	– Sulfonylharnstoff der 2. Generation
Glimepirid	++	– Sulfonylharnstoff der 3. Generation – vermindert die Insulinresistenz
Gliquidon	++	– auch bei Niereninsuffizienz indiziert
Glinide		
Repaglinid	+	– auch bei Niereninsuffizienz indiziert
		– wirkt gegen postprandiale Hyperglykämie
Nateglinid	+	– wirkt gegen postprandiale Hyperglykämie
Inkretin-Mimetika, Gliptine		
Exenatid	+	– wirkt gegen die postprandiale Hyperglykämie – hemmt Glukagon-Freisetzung; senkt das Körpergewicht
Sitagliptin	+	– ähnlich wie Exenatid, geringe Gewichtsabnahme

(**Tab. 11.4**). Je höher die Affinität zu den SUR, desto potenter sind die insulinotropen Sulfonamid-Antidiabetika.

Indikation | s. **Tab. 11.6**.

Nebenwirkungen | Bei Freisetzung von Insulin besteht immer das Risiko einer **Hypoglykämie,** die entsprechend der protrahierten Bindung am K_{ATP}-Kanal lange dauern kann. Diese Wirkung lässt sich auch bei Gesunden beobachten und pharmakodynamisch als **inverser Antagonismus** begreifen, da der Kalium-Kanal über seinen durch den Blutzucker regulierten Ruhezustand hinaus blockiert wird (s. S. 21). Begünstigt wird eine Hypoglykämie durch höheres Lebensalter, unregelmäßiges Essen, eingeschränkte Nierenfunktion sowie abendliche Gabe des Sulfonylharnstoffs.

Die verstärkte Freisetzung des anabolen Hormons Insulin führt zur **Gewichtszunahme.** Da diese Nebenwirkung bei Typ 2-Diabetikern vermieden werden

Tabelle 11.6

Orale Antidiabetika

	Indikationen	Wirkmechanismus	Nebenwirkungen und Kontraindikationen
Acarbose Miglitol	Frühphase mit Insulinresistenz	α-Glucosidase-Hemmung	gastrointestinale Störungen KI: chronisch-entzündliche Darmerkrankungen
Metformin	bei Übergewicht Mittel der 1. Wahl	Aktivierung der AMPK, Hemmung der hepatischen Glukoneogenese	Laktatazidose KI: ischämische Gewebeschäden, Leber- und Herzkrankheiten, Niereninsuffizienz
Sulfonylharnstoffe	bei Normalgewichtigen	Hemmung des K_{ATP}-Kanals mit langer Insulinfreisetzung	Hypoglykämien, Überempfindlichkeit, Gewichtszunahme KI: Niereninsuffizienz
Glinide	bei Normalgewichtigen, bei postprandial erhöhten Blutzuckerwerten, Kombinationstherapie	Hemmung des K_{ATP}-Kanals mit kurzer Insulinfreisetzung	Hypoglykämien, Gewichtszunahme
Inkretine/ Gliptine	Kombinationstherapie	Insulinsekretion via Stimulation des GLP-1-Rezeptors oder DPP-4-Hemmung, Steigerung des Sättigungsgefühls	verzögerte Magen-Darm-Passage, Übelkeit
Glitazone	Kombinationstherapie Verbesserung der Insulinresistenz	PPARγ-Agonismus, Verbesserung der Insulinresistenz und des Fettstoffwechsels	Gewichtszunahme, Ödeme und Herzbelastung, Knochenbrüche bei Frauen KI: Herz-, Leber-, Niereninsuffizienz, Kombination mit Insulin

muss, sollten lang- und mittelwirksame hyperinsulinämische Antidiabetika nur bei normalgewichtigen Patienten zum Einsatz kommen.
SUR-Liganden können auch an Kir6.2/SUR-Kanäle im Herz oder an Gefäßmuskelzellen binden und **kardiale Rhythmusstörungen** auslösen. Das Risiko für Arrhythmien wurde wahrscheinlich früher überschätzt und ist für die neueren Sulfonylharnstoffe und Glinide zu vernachlässigen.

11

Sulfonylharnstoffe

Sulfonylharnstoffe unterscheiden sich in ihren Wirkungen im Hinblick auf

- Beginn und Dauer der Insulinfreisetzung
- Hypoglykämierisiko
- Gewichtszunahme.

Glimepirid (Amaryl®) gilt als **Goldstandard** bei den antidiabetischen Sulfonylharnstoffen. Ob es im Vergleich zum jahrzehntealten **Glibenclamid** (Euglucon®) tatsächlich weniger und leichtere Hypoglykämien sowie eine geringere Gewichtszunahme verursacht, ist umstritten. Ein Vorteil ist jedoch die **Reduktion der Insulinresistenz**, d. h. für eine vergleichbare Blutzuckersenkung muss weniger Insulin freigesetzt werden. Die Wirksamkeit der Sulfonylharnstoffe (gemessen an der Senkung des HbA_{1c}) ist ähnlich stark wie bei Metformin.
Gliquidon (Glurenorm®) wird im Gegensatz zu den anderen Sulfonylharnstoffen nur zu 5 % renal ausgeschieden, sodass es auch bei Niereninsuffizienz und diabetischer Nephropathie eingesetzt werden kann.
Als spezielle **Nebenwirkungen** sind vor allem allergische Reaktionen zu nennen. **Kontraindikationen** sind schwere Leber- und Nierenfunktionsstörungen sowie eine Überempfindlichkeit gegen Sulfonamide (vgl. S. 406).

MERKE

Die biologische Wirkung von Sulfonylharnstoffen am K_{ATP}-Kanal ist länger als die Plasma-HWZ. Durch Sulfonylharnstoffe induzierte Hypoglykämien halten lange an (24–72 h), daher muss bei Hypoglykämie eine entsprechende Glukosezufuhr sichergestellt sein.

Glinide

Glinide wirken nur gegen den **postprandialen Blutzuckeranstieg** (**Tab. 11.5**). Auch sie blockieren den Kaliumkanal, besitzen jedoch keine Sulfonylharnstoff-Konfiguration und weisen gegenüber Sulfonylharnstoffen drei Unterschiede auf:

- **Kurze Wirkdauer**, d. h. sie werden zum Essen eingenommen und vermindern daher den postprandialen Blutzuckeranstieg, der als eigenständige Komponente der Diabetespathologie gilt (**Abb. 11.13**).
- **Keine Hypoglykämie:** diese fehlende Nebenwirkung erklärt sich zum einen aus der kurzen Wirkdauer, die nicht wesentlich die postprandiale Hyperglykämie überdauert. Zum anderen hemmen Glinide **nur in Gegenwart von Glukose** den Kalium-Kanal, d. h. sie sind volle Antagonisten (keine inversen Antagonisten wie die Sulfonylharnstoffe). Durch diesen intelligenten Kniff verlieren Glinide bei abfallendem Blutzucker ihre hypoglykämische Wirkung.

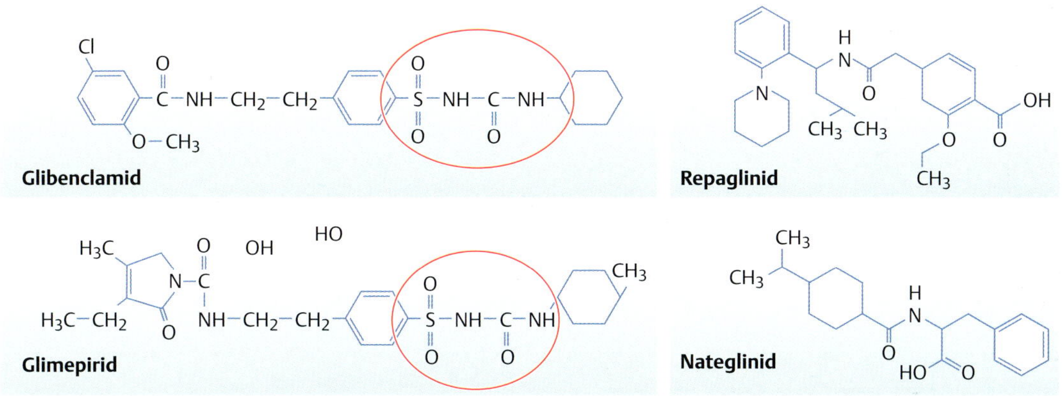

Abb. 11.12 Struktur von insulinotropen Arzneistoffen. Bei Glibenclamid und Glimepirid ist die Struktur des Sulfonylharnstoffes (roter Kreis) erkennbar, bei den Gliniden nicht mehr.

- **Insulinsekretion in Abhängigkeit von der Nahrungszufuhr:** Bei gleichzeitigem Essen wird mehr Insulin freigesetzt als im Nüchternzustand.

MERKE

Glinide normalisieren nur die postprandiale Hyperglykämie.

Repaglinid (NovoNorm®) lässt noch die chemische Grundstruktur des Glimepirid erkennen, jedoch ohne die charakteristische Konfiguration der Sulfonylharnstoffe, während **Nateglinid** (Starlix®) sich vom D-Phenylalanin ableitet (**Abb. 11.12**). Die blutzuckersenkende Wirkung hält ungefähr drei Stunden an. Infolge dieser kurzen Insulinotropie sind Hypoglykämien seltener und schwächer ausgeprägt, selbst wenn Mahlzeiten ausgelassen wurden. Das Gewicht nimmt aber auch unter Gliniden zu. Repaglinid wird kaum renal ausgeschieden und ist auch bei eingeschränkter Nierenfunktion einsetzbar.

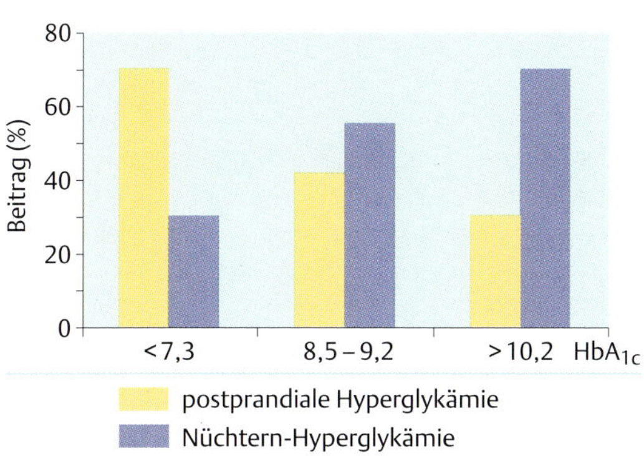

Abb. 11.13 Beitrag der postprandialen und Nüchtern-Hyperglykämie. Je höher der HbA_{1c}, desto höher ist der Beitrag der verminderten Insulinsekretion zum Blutzuckerwert. Bei schwach ausgeprägtem bzw. beginnendem Typ-2-Diabetes bestimmt der postprandiale Blutzuckerwert den HbA_{1c}.

Die Kombination mit Metformin senkt den HbA_{1c} deutlich stärker als die Monotherapie. Vorsicht bei gleichzeitiger Gabe von Gemfibrozil, einem Vertreter der Fibrate (s. S. 197): es hemmt den Repaglinid-Abbau via Cyp2C8 und kann so Hypoglykämien auslösen.

Praxistipp

Die Kombination von Metformin und Gliniden ist sehr effektiv, aber teuer und erfordert eine hohe Compliance (5 bis 6 Tabletten/Tag).

Nebenwirkungen und **Kontraindikationen** entsprechen denen der Sulfonylharnstoffe (s. S. 180).

Steigerung der Insulinsekretion durch Inkretin-Mimetika

Wirkmechanismus Inkretinmimetika kopieren die Wirkung der körpereigenen Inkretine wie GLP-1 (vgl. S. 169) und haben folgende Effekte:

- **Freisetzung von Insulin** durch Stimulation des GLP-1-Rezeptors (vgl. **Abb. 11.1**): in diesem Fall antworten mehr β-Zellen auf eine Glukosestimulation und die Insulinsekretion fällt stärker aus. Möglicherweise wird auch die β-Zellmasse vermehrt bzw. das Absterben von β-Zellen vermindert.
- **Hemmung der Glukagon-Sekretion** und damit Hemmung der Glukoneogenese in der Leber
- **verstärktes Sättigungsgefühl** durch verzögerte Magenentleerung (Senkung des Körpergewichtes)
- evtl. Wirksamkeit im ZNS und dadurch Abnahme des Körpergewichts.

Inkretine sind als Monotherapie zu schwach und daher nur in der **Kombinationstherapie** mit Metformin oder Sulfonylharnstoffen zugelassen. Sie senken vor allem den postprandialen Blutzuckerspiegel.

MERKE

Inkretine werden in Kombination mit Metformin oder Sulfonylharnstoffen eingesetzt.

Indikation | s. **Tab. 11.6**.

Wirkstoffe | **Exenatid** (Byetta®; 2 × tgl. s. c.-Applikation) ist das 39 Aminosäure lange Peptid Exendin-4 aus der Krustenechse *Heloderma suspectum* und das erste Inkretinmimetikum. Exenatid ist zu 50 % homolog mit GLP-1 und **stimuliert den GLP-1-Rezeptor** (zur Erinnerung: GLP-1 regt die Freisetzung von Insulin aus den B-Zellen des Pankreas an). Es ist im Gegensatz zu GLP-1 resistent gegen den Abbau durch die Dipeptidyl-Peptidase 4 (DPP-4), welche das endogene GLP-1 normalerweise rasch degradiert. Ähnlich den Gliniden ist seine Wirkung glukoseabhängig, d. h. bei niedrigem Blutzucker (< 70 mg/dl) wird kein Insulin freigesetzt und bei < 50 mg/dl wird die Glukagonsekretion nicht mehr gehemmt.

Liraglutid (Victoza®) muss nur einmal täglich s. c. gespritzt werden (HWZ 12 h) und senkt evtl. stärker den Blutzucker als Exenatid.

Sitagliptin (Januvia®) ist ein **oraler Hemmstoff** der menschlichen Dipeptidyl-Peptidase-4 **(DPP-4)**, die GLP-1 rasch abbaut. Dadurch erhöhen sich die GLP-1-Spiegel um das 2- bis 4-fache.

Saxaglitpin (Onglyza®) hemmt ebenfalls als Inhibitor, **Vildagliptin** (Galvus®) als Substrat die DPP-4.

Nebenwirkungen | Unter Exenatid kommt es durch die **verzögerte Magenpassage** zu Übelkeit und Erbrechen sowie zu Pankreatitiden. Eine diabetische **Gastroparese** wird verstärkt. Außerdem kann es auch unter Inkretin-Analoga zu leichten Hypoglykämien kommen, vor allem in Kombination mit Kaliumkanalöffnern (s. S. 79). Die Bildung von Antikörpern gegen Inkretine scheint die blutzuckersenkende Wirkung nicht zu beeinträchtigen. Schließlich kann die Resorption anderer Medikamente beeinträchtigt werden, diese sollten daher mindestens 1 h vor den Inkretinen eingenommen werden.

Verglichen mit Exenatid verursacht Sitagliptin keine Übelkeit, senkt aber auch nicht das Körpergewicht.

Kontraindikationen | Typ-1-Diabetes (gilt für alle oralen Antidiabetika), Ketoazidose und Leberfunktionsstörungen.

MERKE

Inkretine vermindern die postprandiale Hyperglykämie, die Glukagon-Freisetzung und den Appetit.

11.3.4 Insulinsensitizer

PPARγ-Agonisten (Glitazone, Thiazolidindione)

Wirkmechanismus | **Agonisten des PPAR-Rezeptors** *(peroxisomal proliferator activated receptor complex)* vermindern die Insulinresistenz und sensitivieren die Zelle für Insulin. PPAR regulieren zahlreiche Enzyme und Vorgänge im Kohlenhydrat- und Fettstoffwechsel sowie **Immunreaktionen**. Die Mitglieder dieser Rezeptorfamilie (PPARα, PPARβ und PPARγ) binden als **Transkriptionsfaktoren** im Zellkern an den *retinoic acid receptor* (RXR). Der Komplex aus PPAR-RXR assoziiert an spezifische DNA-Sequenzen im Promotor und Enhancer zahlreicher Gene und aktiviert oder hemmt deren Transkription (**Abb. 11.14**).

PPARγ-Agonisten verändern den Glukose-Metabolismus im Sinne einer Insulinsensitivierung und antidiabetischen Stoffwechsellage. Sie vermindern im Fettgewebe die Insulinresistenz und bewirken:

- Differenzierung von Fettzellen, d. h. vermehrte Bildung reifer Adipozyten mit
  - Hemmung der Lipolyse im Fettgewebe und geringeren Freisetzung von freien Fettsäuren (FFS)
  - Speicherung der freien Fettsäuren im subkutanen Fettgewebe und nicht im „schlechten", viszeralen Fettgewebe

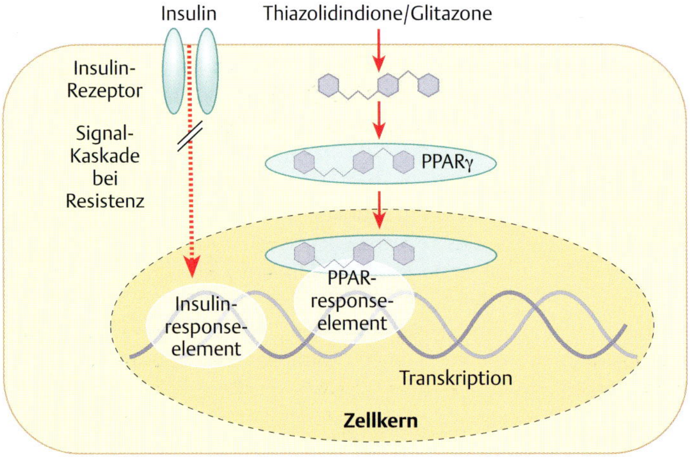

Abb. 11.14 Wirkung der PPAR. Bei Insulinresistenz ist die insulinabhängige Transkription eingeschränkt (gestrichelter Pfeil). Dies kann durch die Stimulation von PPARγ teilweise ausgeglichen werden, da PPARγ auch Zielgene des Insulin-Signalweges reguliert.

  - Unterdrückung der Synthese von **Insulinresistenz-Faktoren Leptin und TNFα** sowie von **PAI-1** (s. S. 171).
- Bildung von **Adiponectin**, das die Insulinresistenz abschwächt
- Transkription von **insulinabhängigen Genen** wie Glukosetransportern (GLUT-1 und GLUT-4) in Leber und Skelettmuskel
- Verminderung **kardiovaskulärer** bzw. **atherosklerotischer Risikofaktoren** wie Dyslipidämie oder Hypertonie, verbesserte Fibrinolyse durch Hemmung von PAI-1, Anstieg des HDL, Verlangsamung der Atherosklerose
- Hemmung von **inflammatorisch-immunologischen** Prozessen, da PPAR Gegenspieler proinflammatorischer Transkriptionsfaktoren sind.

Indikation | s. Tab. 11.6.

Wirkstoffe | Rosiglitazon (Avandia®) und **Pioglitazon** (Actos®) sind selektive PPARγ-Agonisten. Sie sind besonders effektiv bei **übergewichtigen Diabetikern**. Ihre Wirkung manifestiert sich erst nach 8 bis 12 Wochen, Frauen sprechen besser an als Männer. Der HbA_{1c} sinkt dosisabhängig um bis zu 1,2 %. Rosiglitazon wird vollständig in der Leber metabolisiert, während Pioglitazon zu langwirkenden Metaboliten verstoffwechselt wird.

Die Kombination von Glitazonen mit Metformin (Avandamet® oder Acto*plus*met®) senkt gegenüber den Monotherapien den HbA_{1c} und die Insulinresistenz bzw. steigert die insulinstimulierte Glukoseaufnahme in die Leber. Die gleichzeitige Gabe mit Insulin ist in Deutschland (noch) kontraindiziert, da in einigen – nicht allen – Studien eine erhöhte Inzidenz für Herzinsuffizienz beschrieben wurde.

Nebenwirkungen | Die zugelassenen Glitazone sind **nicht hepatotoxisch** wie das Troglitazon, das wegen tödlicher Leberzellnekrosen vom Markt genommen wurde. Der Einsatz von Glitazonen ist dennoch durch Nebenwirkungen limitiert:

- **Gewichtszunahme** (bis zu 6 kg) infolge von Wassereinlagerung (periphere Ödeme bei ca. 3–4 % der Diabetiker) und Speicherung der Fettsäuren im „guten" Fettgewebe (Hüftbereich)
- **Ödeme** verursachen eine erhöhte Belastung des Herzens mit gesteigertem Risiko für Herzinsuffizienz
- erhöhtes Risiko für **Knochenfrakturen** bei Frauen (zwei Frakturen statt einer pro 100 Patientenjahre). Ursache: PPARγ reguliert auch die Differenzierung von Stammzellen in Osteoblasten.
- Exophthalmus durch Zunahme der Fettkörper im Auge.

Kontraindikationen | Herzinsuffizienz, Leber- und Nierenfunktionsstörungen, gleichzeitige Gabe von Insulin.

Praxistipp

Bei der Verordnung von Glitazonen muss zwischen der möglichen Belastung des Herzens und der Abschwächung des atherosklerotischen Risikos abgewogen werden.

11.3.5 Überblick über Wirkmechanismen und Indikationen

Tab. 11.6 gibt abschließend noch einmal einen Überblick über die Indikationen, Wirkmechanismen und Nebenwirkungen der oralen Antidiabetika.

Hypoglykämie beim Typ-2-Diabetiker

Hypoglykämien verlaufen beim Typ-2-Diabetes meist leichter als beim Typ-1-Diabetes. Dennoch müssen folgende Punkte beachtet werden:

- **Übelkeit nach Tabletteneinnahme** ist meistens kein Hinweis auf eine Hypoglykämie
- **Alkohol** blockiert die Glukoneogenese und erhöht das Risiko für Hypoglykämien durch Antidiabetika
- **Sulfonylharnstoffe** verursachen lange Hypoglykämien
- **α-Glucosidase-Hemmstoffe** erfordern die Bereitstellung von Traubenzucker, der unabhängig von Glucosidasen resorbiert wird
- Bei Verzehr **fetthaltiger** Süßigkeiten (Schokolade) wird die Glukoseresorption durch das Fett verzögert (daher geringer Nutzen bei Hypoglykämie).

EXKURS

Neue Antidiabetika

Weitere Antidiabetika sind in der Entwicklung, so z. B. die **Amylin-Analoga,** die die Glukagonsekretion und den Appetit unterdrücken (s. c. Applikation). **Hemmstoffe des Cannabinoid-1-Rezeptors** wie Rimonabant (Acomplia®, s. S. 199) vermindern nicht nur den Appetit und das Körpergewicht sowie Suchtgefühle, sondern senken auch den HbA_{1c} und verbessern die Insulinresistenz. Wegen psychischer Nebenwirkungen 2009 vom Markt genommen.

11.4 Diabetische Komplikationen und Folgeschäden

Key Point

Das bedrohliche Krankheitspotenzial des Diabetes mellitus liegt nicht nur im erhöhten Blutzucker per se, sondern an den sich Jahre später manifestierenden Organschäden bzw. der Verstärkung von kardiovaskulären Störungen. Auch akute Komplikationen können lebensbedrohliche Folgen haben.

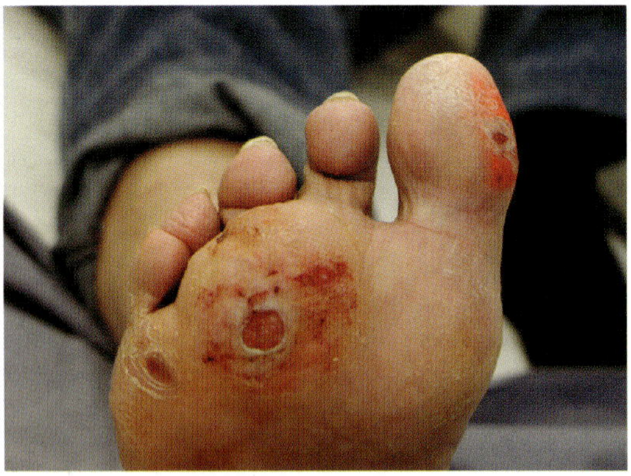

Abb. 11.15 Diabetisches Fußsyndrom.
Neuropathische Ulzera.

Zu den **chronischen Komplikationen** zählen:

- **Makroangiopathie:** KHK, pAVK, arterieller Verschluss der zerebralen Arterien
- **Mikroangiopathie:** vor allem an Auge, Niere und Nerven
- Retinopathie
- Nephropathie (Glomerulosklerose)
- Neuropathie (sensomotorische Polyneuropathie, autonome diabetische Neuropathie)
- **diabetisches Fußsyndrom** (**Abb. 11.15**).

Zu den **akuten Komplikationen** gehören vor allem hyperglykämische Entgleisungen, die typischerweise durch eine ungenügende Insulintherapie, Infektionen oder als Erstmanifestation des Diabetes mellitus auftreten.

11

11.4.1 Retinopathie

Pro Jahr erblinden 6 000 Patienten mit Diabetes, d. h. alle 90 min geht ein Augenlicht verloren. Die Retinopathie ist keine Spätfolge, erste Schäden sind bei 30 % der Patienten bereits bei der Diagnosestellung nachweisbar (**Abb. 11.16**). Spezifische ophthalmologische Therapien sind gegenwärtig nicht verfügbar, jedoch laufen umfangreiche Studien zum Einsatz von

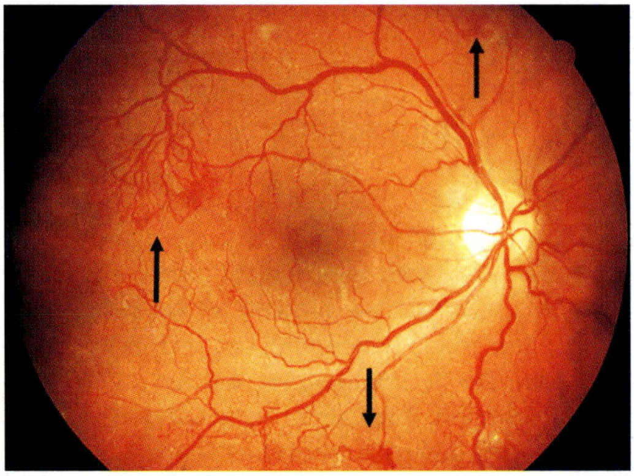

Abb. 11.16 Proliferative diabetische Retinopathie.
Typisch sind die präretinalen Neovaskularisationen (Pfeile).

- Somatostatin-Analog Octreotid (s. S. 225)
- intravitrealer Gabe von Kortikoiden
- evtl. Hemmung der gefäßproliferativen Wachstumsfaktoren VEGF bzw. Erythropoetin
- ACE-Hemmstoffen, die unabhängig von der Blutdrucksenkung protektiv wirken (s. S. 69).

11.4.2 Diabetische Nephropathie

Die Therapie einer **diabetischen Nephropathie** erfordert neben einem scharf eingestellten Blutzuckerwert

- einen engmaschig kontrollierten Blutdruck (RR < 130/80 mmHg): je niedriger der Blutdruck, desto langsamer entwickeln sich die Komplikationen; bei Proteinurie < 125/75 mmHg
- eine eingeschränkte Eiweiß- und Kochsalzzufuhr
- die Gabe von ACE- und AT_1-Hemmstoffen, die zusätzlich zur Blutdrucksenkung das lokale Renin-Angiotensin-System, renale Entzündungsprozesse sowie die Proteinurie abschwächen (Organprotektion)
- Calciumkanalblocker vom Verapamil-Typ, die einem intraglomerulären Hochdruck vorbeugen, da sie im Gegensatz zu den Dihydropyridinen die afferenten Gefäße dilatieren (s. S. 77).
- evtl. Erythropoetin bei renaler Anämie (s. S. 116).

Bei Vorliegen einer diabetischen Nephropathie dürfen zudem nur noch bestimmte Antidiabetika verabreicht werden (**Tab. 11.7**).

11.4.3 Diabetische Neuropathie

Relativ wirksam bei **neuropathischen Schmerzen** sind Koanalgetika (s. S. 267), v. a. Antidepressiva (Duloxetin, s. S. 267) und Antiepileptika (Gabapentin, s. S. 268) sowie die α-Liponsäure. NSA sind bei diabetischer Neuropathie kontraindiziert, da sie die diabetische Niere weiter schädigen. Außerdem spricht der diabetische Schmerz nicht oder nur schlecht auf eine COX-Hemmung an. Die diabetische Neuropathie führt außerdem häufig zu Störungen des autonomen Nervensystems, z. B. einer erektilen Dysfunktion. Wirksame Arzneistoffe sind PDE-Hemmstoffe wie Sildenafil.

Tabelle 11.7

Antidiabetika und diabetische Nephropathie

Substanz	Gabe bei Niereninsuffizienz (GFR bzw. Kreatinin-Clearance in ml/min, s. S. 447)
Metformin	bis 60
Sulfonylharnstoffe	< 60 Dosisreduktion; absetzen < 30
Gliquidon	< 30 nominell kontraindiziert
Rosiglitazon	bis 30; darunter Dosisreduktion
Glinide	bis 50; darunter Dosisanpassung
Acarbose	bis 25; darunter kontraindiziert

Tabelle 11.8

Vor- und Nachteile von Arzneistoffen bezüglich diabetesassoziierter Symptome		
Wirkstoff	**Vorteil**	**Nachteil**
Metformin (s. S. 178)	keine Gewichtszunahme	nicht indiziert bei pAVK und ischämischen Organschäden, absetzen bei größerer Op
Glitazone (s. S. 182)		verursachen Ödeme und Herzinsuffizienz
Betablocker (s. S. 74)		Potenzstörungen, leichte Erhöhung des Blutzuckerspiegels
ACE-Hemmstoffe (s. S. 69)	gut wirksam gegen kardiovaskuläres Remodeling, Proteinurie und Nephropathie	
Calciumkanalblocker (s. S. 76)	Verbesserung der Proteinurie	
Thiaziddiuretika (s. S. 139)		wirksam nur bis zu einer GFR > 30 ml/min, Erhöhung des Blutzuckers
Schleifendiuretika (s. S. 138)	auch bei GFR < 30 ml/min noch wirksam	
NSA (s. S. 275)		Verschlechterung der Nierenfunktion

Besteht eine diabetische Gastroparese, erfordert dies einen verlängerten Spritz-Ess-Abstand, v. a. bei Kurzinsulinen. D_2-Antagonisten wie Domperidon oder Metoclopramid können als Prokinetika eingesetzt werden (s. S. 159).

11.4.4 Hyperlipidämie

LDL wirkt bei Diabetikern stärker atherogen als bei Nicht-Diabetikern. Zahlreiche Studien belegen, dass **lipidsenkende Medikamente** bei diesen Patienten die Rate schwerer oder tödlicher kardiovaskulärer Ereignisse signifikant vermindern (s. S. 197). Zielwerte sind daher: LDL < 100 mg/dl, HDL > 40 mg/dl, Triglyzeride <150 mg/dl.

Bewertung der Lipidsenker:

- **Statine:** stärkste Wirksamkeit
- Fibrate: uneinheitliche Daten
- Cholestyramin, Colestipol wegen Anstieg von Triglyzeriden und VLDL vermeiden.

11.4.5 Arterielle Hypertonie

Mehr als die Hälfte der Diabetiker hat einen **erhöhten Blutdruck**, der ebenfalls scharf eingestellt werden muss:

- Zielblutdruck: < 130/85 mmHg; bei Mikroalbuminurie < 125/75 mmHg

Eine medikamentöse Hochdrucktherapie senkt die kardiovaskuläre Morbidität und Mortalität, jedoch gibt es für hypertone Diabetiker keine spezifische Therapiestrategie.

- **ACE-Hemmstoffe und AT_1-Blocker** sind besonders gut geeignet, da die Blutdrucksenkung mit Hemmung des vaskulären Remodeling und einer Nephroprotektion einhergeht
- Betablocker: evtl. ist Carvedilol vorteilhaft. Nachteil aller Betablocker ist die Verschlechterung der Insulinsensitivität, die mögliche Gewichtszunahme sowie Potenzstörungen
- Calciumkanalblocker: evtl. Nephroprotektion durch Verapamil.

(Kapitel Fettstoffwechselstörungen s. S. 191, Kapitel Hypertonie s. S. 67.)

Tab. 11.8 gibt einen Überblick über die Vor- und Nachteile verschiedener Wirkstoffe im Hinblick auf diabetische Komplikationen.

11.4.6 Hyperglykämie und Coma diabeticum

Beim **Coma diabeticum** kommt es zu einer Störung des Bewusstseins als Folge einer schweren Stoffwechseldekompensation bei Diabetes mellitus. Man unterscheidet zwei Formen:

- **ketoazidotisches Koma:** typisch bei Typ-1-Diabetikern (als Folge eines Insulinmangels)
- **hyperosmolares Koma:** typisch bei Typ-2-Diabetikern (erhaltene Insulinsekretion, starker Flüssigkeitsverlust).

Prodromi sind Übelkeit, Erbrechen, Schwäche, Polyurie, Polydipsie, trockene Haut mit reduziertem Turgor sowie starke Bauchschmerzen. Zeichen einer manifesten Ketoazidose ist die Kußmaul-Atmung mit Azetongeruch. Im fortgeschritttenen Stadium

Tabelle 11.9

Laborwerte bei diabetischer Ketoazidose und hyperosmolarem Koma		
	diabetische Ketoazidose	**hyperosmolares Koma**
Diabetes-Typ	Typ 1	Typ 2
Insulinmangel	absolut	relativ
Glukose (mg/dl)	> 250	> 600
pH	< 7,3	> 7,3
Osmolarität	< 320	> 330
Ketonkörper (Urin)	> +3	negativ oder wenig
Anionenlücke	> 12	< 12

kommt es zu zunehmender Bewusstseinstrübung bis hin zum Koma.

Therapie der Hyperglykämie

Grundsätzlich ist für eine schnellstmögliche Hospitalisierung und Volumensubstitution zu sorgen, später sollte dann **langsam** der Blutzucker normalisiert werden. Die Therapie lässt sich in folgende Phasen einteilen:

1. Rehydrierung und Elektrolyt-Korrektur: Am Anfang steht die schnelle Rehydratation (1–3 l physiologische NaCl- oder Ringer-Lösung). Dadurch verbessern sich Nierenfunktion und Kreislauf, die insulinantagonistischen Faktoren werden vermindert und der BZ sinkt um 40–70 mg/dl.

Achtung: zuviel Volumen erhöht das Risiko für ein Hirnödem!

Wichtig ist außerdem die Korrektur der Elektrolyte Natrium und Kalium.

2. Insulin-Gabe: In den ersten 2–3 h wird der Blutzucker langsam und kontrolliert mit i. v. Insulin (initialer Bolus 10–20 IE, danach 2–5 IE/h) um 40–50 mg/dl pro Stunde gesenkt. Insulin stoppt die Ketogenese und fördert die Rückbildung der Ketoazidose. Ringer-Lactat oder Bikarbonat korrigieren die Azidose. Insulin führt über die Induktion einer Na/K-ATPase zu einer Erhöhung des intrazellulären Kaliums und damit zur Hypokaliämie. Daher immer Kalium substituieren!

3. Langsame Normalisierung des Blutzuckers: Wenn der Blutzuckerwert auf 200 mg/dl abgesenkt wurde, kann die weitere Normalisierung (v. a. bei Begleiterkrankungen und körperlichem Stress) über Tage protrahiert werden oder sogar mittels Glukoseinfusionen künstlich erhöht bleiben.

4. Allgemeine Maßnahmen: Thromboseprophylaxe mit Heparin, bei drohendem Hirnödem Mannitol-Lösung.

MERKE

- Die zu schnelle Senkung des Blutzuckerspiegels provoziert Komplikationen wie Hirnödem oder Krampfanfälle.
- Bei ausreichender Rehydrierung und intensivmedizinischer Kontrolle ist ein erhöhter Blutzuckerwert für kurze Zeit gut tolerierbar.
- Insulininfusionen erfordern Kaliumsubstitution.

11.5 Diabetes mellitus in der Schwangerschaft

Key Point

2.500–4.000 aller Schwangeren sind manifeste Diabetikerinnen und 6 % aller Schwangeren entwickeln einen Diabetes mellitus. Die Komplikationen betreffen hier das Ungeborene (Risiko für Frühgeburt, Anomalien, verzögerte Organreifung etc.) sowie die Mutter (Risiko für Gestose und Eklampsie; die perinatale Mortalität beträgt noch immer 1–2 %). Generell muss der Blutzucker bei Schwangerschaftsdiabetes mit Insulin streng eingestellt und mehrfach täglich kontrolliert werden.

Der **Gestationsdiabetes** wird als Hyperglykämie definiert, die sich **erstmals** in der Schwangerschaft einstellt (6 % aller Schwangerschaften). Dabei passiert der erhöhte mütterliche Blutzucker, nicht aber das maternale Insulin, die Plazentaschranke, was beim Fetus eine erhöhte Insulinfreisetzung provoziert. Die mütterliche Plazenta synthetisiert außerdem Insulinantagonisten, damit vermehrt Glukose für das Kind bereit steht.

Beim **Kind** führt die Hyperinsulinämie zu einem starken Wachstum („Insulinmast") mit erhöhtem Geburtsgewicht, eventuell mentaler kindlicher Retardierung sowie einem erhöhten Risiko für einen späteren Typ-2-Diabetes.

Die **Mutter** hat ein erhöhtes Risiko für Entbindung mittels Kaiserschnitt, Schwangerschaftshochdruck oder die Manifestation eines Typ-2-Diabetes. Bei 4 % der Frauen mit Gestationsdiabetes persistiert der Diabetes mellitus nach der Geburt des Kindes. Therapieziel bei Gestationsdiabetes ist ein postprandialer Blutzucker von < 120 mg/dl sowie ein Nüchtern-Blutzucker von 60–90 mg/dl. Neben strikter Diät kommt **ausschließlich Insulin** zum Einsatz. Der Insulinbedarf ist bei Komedikation mit Kortikosteroiden oder Beta-Mimetika (Tokolyse) erhöht.

MERKE

Gestationsdiabetes sowie schwangere Diabetikerinnen werden grundsätzlich mit Insulin behandelt. Orale Antidiabetika sind kontraindiziert.

11.6 Arzneistoffe, die mit dem Kohlenhydratstoffwechsel und Antidiabetika interferieren

Viele Arzneistoffe interferieren entweder mit dem Kohlenhydratstoffwechsel und/oder Antidiabetika. Die Folgen können bis zum Wirkungsverlust von Antidiabetika oder bis zur Entgleisung des Blutzuckers führen (s. **Tab. 11.8**).

Beispiele für blutzuckersteigernde Wirkstoffe

- **Glukokortikoide** verursachen einen Steroiddiabetes, der oft schwierig einzustellen ist (s. S. 293)
- **Clozapin** und andere Neuroleptika können den Blutzuckerspiegel erhöhen und müssen dann abgesetzt werden (die Diabetesprävalenz bei Schizophrenie per se liegt bei 20 %, s. S. 377).
- **Thiaziddiuretika** vermindern über die Hypokaliämie die Insulinfreisetzung (s. S. 139)
- **Estrogen** schwächt die Wirkung von Insulin ab (s. S. 202)
- **Gewichtssteigerung** durch Antidepressiva oder Neuroleptika verschlechtert eine diabetogene Stoffwechsellage
- **Sympathomimetika** wie β_2-Mimetika oder Antidepressiva, die den Noradrenalin-Reuptake hemmen, verstärken die Glukoneogenese in der Leber
- **Diazoxid,** ein K_{ATP}-Kanal-**Öffner,** der bei schwerem Hypertonus (off-label) und Insulinom eingesetzt wird, reduziert die Freisetzung von Insulin.

Beispiele für blutzuckersenkende Wirkstoffe

- **L-Thyroxin** kann die Wirkung von Antidiabetika verstärken oder vermindern (s. S. 229)
- **Betablocker** hemmen die Glukoneogenese und verzögern damit den Blutzuckeranstieg nach Hypoglykämien. Außerdem kommt es zu einer Abschwächung der Warnsymptome (s. S. 76).
- **ACE-Hemmstoffe und AT_1-Antagonisten** verzögern gegenüber Placebo die Ausbildung eines Diabetes mellitus (s. S. 69)
- **Salicylate** wie ASS können Sulfonylharnstoffe aus ihrer hohen Plasma-Eiweißbindung verdrängen und damit deren insulinotrope Wirkung verstärken
- **Alkohol** hemmt die Glukoneogenese in der Leber
- **Fibrate** verbessern die Insulinwirkung (s. S. 197).

Weiterführende Informationen

- http://www.deutsche-diabetes-gesellschaft.de

12 Fett- und Harnsäurestoffwechsel

12.1 Grundlagen des Fettstoffwechsels

Key Point

Hypercholesterinämie und Hypertriglyzeridämie sind schwerwiegende Risikofaktoren für Atherosklerose und damit für koronare Herzkrankheit und andere kardiovaskuläre Ereignisse. Neben Gewichts- und Kalorienreduktion gehört die Pharmakotherapie von erhöhten Blutfettwerten daher zur modernen Basistherapie kardiovaskulärer und metabolischer Krankheiten.

Übergewicht, hyperkalorische Ernährung oder genetische Defekte des Fettstoffwechsels führen zu erhöhten Blutfetten, die schwere gesundheitliche Schäden verursachen können wie

- atherosklerotische Veränderungen an Gefäßen
- thrombotische Gefäßverschlüsse mit Organinfarkten (Herzinfarkt, Schlaganfall, pAVK)
- Gerinnungsstörungen
- die Entwicklung einer (prä-)diabetischen Stoffwechsellage.

Neben Veränderungen der Lebensführung (Bewegung, Reduktion der Kalorienzufuhr, gesunde Ernährung) gehört die pharmakologische Senkung der Blutfettwerte zur Basistherapie von kardiovaskulären Erkrankungen.

12.1.1 Lipoproteine

12

Zellen können ihren Energiebedarf sowie die Bildung von Membranbausteinen aus Fett nicht selbstständig decken. Sie müssen daher Fette über den Blutweg zuführen und bei einem Überangebot abtransportieren. Die wasserunlöslichen Fette einschließlich der Nahrungsfette werden dafür in wasserlösliche Molekülformen verpackt. Dazu werden sie an spezifische Proteine gekoppelt, die **Apolipoproteine (ApoLP).** Die Komplexe aus Fett und Apolipoproteinen, die sog. **Lipoproteine (LP),** sind höchst dynamisch, denn in diesen Komplexen ändert sich ständig die Zusammensetzung der Fettmoleküle, welche abgegeben oder aufgenommen werden. Gleichzeitig werden auch die ApoLP ausgetauscht. Die LP werden so den funktionellen Bedürfnissen des Energiestoffwechsels der Zielzellen bzw. Zielorgane angepasst (**Tab. 12.1**). **Lipoproteine** lassen sich nach ihrer Dichte in mehrere Hauptfraktionen mit unterschiedlichen Eigenschaften auftrennen (**Tab. 12.2**). Von besonderer Bedeutung ist:

- **LDL (low density lipoprotein),** das mehrere Tage im Blut bleiben kann. Die LDL-Partikel transportieren ungefähr 70 % des Plasmacholesterins. In kleiner und dichter Form sind LDL **atherogen,** da sie nur eine geringe Affinität zum LDL-Rezeptor haben – sie verweilen dann länger im Plasma und in Gefäßwänden und werden leichter oxidiert.
- **HDL (high density lipoprotein),** das Cholesterin aus den Zellen zur Leber zurücktransportiert und die LDL-Oxidation hemmt. Besonders bei Frauen korreliert die Abnahme des HDL mit dem Auftreten von KHK-Ereignissen.

Neben dem Transport im Körper sind die mehr als 20 ApoLP außerdem notwendig für die zelluläre Aufnahme bzw. Ausschleusung von Lipiden, die Aktivität von Enzymen des Fettstoffwechsels sowie für die intestinale Resorption von Nahrungsfetten.

Tabelle 12.1

Plasmalipide und ihre Funktionen

Lipid	Funktion
Glyzeride	Energieversorgung
Cholesterinester	Transportform des Cholesterins
Cholesterin	zellulärer Baustein, Vorstufe für Gallensäuren und Steroide
Phospholipide	Emulgatoren, Oberflächenlipide (Lecithin, Sphingomyelin u. a.)
freie Fettsäuren	Energieversorgung, zusammengesetzte Lipide
Vitamin A, D, E, K	lipophile Vitamine (s. S. 244)

Tabelle 12.2

Zusammensetzung von Lipoproteinen

Lipoprotein	Herkunft	Anteil (%) TG*	Chol*	Funktion
Chylomikronen	Darm	88	3	Transport vom Darm zur Leber; fehlen im Nüchternzustand
VLDL**	Leber	55	15	Transport der in der Leber synthetisierten TG; Vorstufen von LDL
IDL**	Übergangsform aus VLDL u. Chylomikronen			VLDL-Remnants; Rücktransport zur Leber
LDL**	Chylomikronen	10	35–45	Cholesterintransport im Plasma und zur Leber
HDL**	Leber, VLDL, Chylomikronen	15	30	reverser Transport von Cholesterin zur Leber

** TG = Triglyzeride, Chol = Cholesterin
** very low, intermediate, low oder high density lipoprotein

MERKE

In den Lipoproteinen findet ein ständiger Austausch von Fetten und Proteinen statt.

Im Plasma bzw. in den Zielorganen spielen einige **Enzyme** für den Fettmetabolismus eine wichtige Rolle:

- **Lipoproteinlipasen (LPL)** bauen Triglyzeride in Chylomikronen ab. Bei einem Mangel kommt es zur massiven Hypertriglyzeridämie. Insulin und Glukokortikoide steigern die Synthese der LPL.
- **Lecithin-Cholesterin-Acyltransferasen (LCAT)** synthetisieren Cholesterinester aus Cholesterin und freien Fettsäuren. Cholesterinester sind die Transportform für Cholesterin im Blut.
- **Cholesterinester-Transferprotein (CETP)** vermitteln den Transfer von Cholesterinestern und den Austausch von Lipiden in den Lipoproteinen.
- **Cholesterin-Acyltransferasen (ACAT)** bauen verestertes Cholesterin und Triglyzeride in Chylomikronen ein.

Die **Leber** ist das zentrale Organ für Aufbau und Abbau der Blutfette, sie

- ist alleiniger bzw. wichtigster Syntheseort für VLDL bzw. LDL
- ist alleiniger bzw. wichtigster Abbauort für Chylomikronen bzw. LDL
- bildet und sezerniert wichtige Enzyme wie die LPL und LCAT.

12.1.2 Rezeptoren

Lipoprotein-Rezeptoren werden auf der Oberfläche von Zellen exprimiert. Nur mit ihrer Hilfe können Lipoproteine intrazellulär aufgenommen werden (**Tab. 12.3**). Der **LDL-Rezeptor** ist der wichtigste Lipoprotein-Rezeptor und wird auf allen Zellen exprimiert (Fibroblasten besitzen 70 000 LDL-Rezeptoren pro Zelle!). Er sorgt für die Aufnahme von LDL-Partikeln aus dem Plasma. Defekte des LDL-Rezeptors führen zur Akkumulation von LDL und damit zur familiären Hypercholesterinämie.

Das *LDL-receptor related protein (LRP)* bindet zahlreiche Lipoproteine, Proteasen, Virenpartikel etc. und ist wesentlich für die Aufnahme der Chylomikronen-**Remnants** (energiearme Reste der Chylomikronen).

Scavenger-Rezeptoren sind eine Gruppe von Oberflächenproteinen, die unabhängig von einem Sättigungsprozess normale und veränderte Lipoprotein-Partikel (z. B. oxidiertes LDL) aufnehmen. Oxidiertes LDL verliert nach zu langer Zirkulation im Blut seine Affinität zum nativen Rezeptor (z. B. LDL-Rezeptor), kann aber noch durch den Scavenger-Rezeptor entsorgt werden.

Scavenger-Rezeptoren sind v. a. auf Makrophagen und Zellen des retikulohistiozytären Systems exprimiert und schützen den Körper vor der Überladung mit modifiziertem Lipoprotein.

Ungefähr ⅓ des LDL wird unabhängig vom LDL-Rezeptor abgebaut.

Tabelle 12.3

Expression und Funktionen von Lipoprotein-Rezeptoren

Rezeptor	Expression	Funktion
LDL-R	alle Zellen	Aufnahme von LDL
LRP	Leber u. a.	Clearance von Chylomikronen-Remnants und Apo-LP
HDL-R	Leber, Immunzellen, Endothel u. a.	Aufnahme von HDL
VLDL-R	Endothel	Transfer von Triglyzeriden
Scavenger-R	Makrophagen, retikulohistiozytäres System	Entsorgung von unveränderten LP und oxidiertem LDL

R = Rezeptor, LP = Lipoprotein

MERKE

Die übermäßige Aufnahme von Lipoproteinen durch Scavenger-Rezeptoren führt zur zellulären Überladung und fördert die Schaumzellbildung von Makrophagen und damit die Atherogenese (s. S. 191).

12.1.3 Stoffwechselwege der Blutfette

Bei der Lipidverdauung werden die wasserunlöslichen Lipide in amphiphile und damit transportfähige Lipoprotein-Komplexe umgewandelt. Dafür sind aufwendige **Transportsysteme** notwendig. Im venösen Blut findet ein Umbau bzw. Austausch von Lipoproteinen sowie Fetten statt, die energieärmeren Reste (Remnants) werden durch Remnant-Rezeptoren aufgenommen. Es gibt drei relevante Stoffwechselwege (**Abb. 12.1**):

- exogener Weg: Resorption von Nahrungsfetten
- endogener Weg: Synthese im Hungerzustand
- reverser Cholesterintransport.

MERKE

Cholesterin ist für Zellen essenziell. Überschüssiges Cholesterin muss zur Leber zurücktransportiert werden, da hohe Konzentrationen zelltoxisch sind.

Exogener Lipidstoffwechsel

Mit ungefähr 50 bis 150 g entfällt der größte Teil der täglichen Nahrungsfette auf die Triglyzeride. Mit dem Gesamtfett in der Nahrung steigt auch die Cholesterinresorption. Mittels ACAT wird Cholesterin zusammen mit den Triglyzeriden in die Chylomikronen eingebaut. **Abb. 12.1**, auf die sich die Abschnitte (a) bis (k) beziehen, zeigt die einzelnen Schritte:

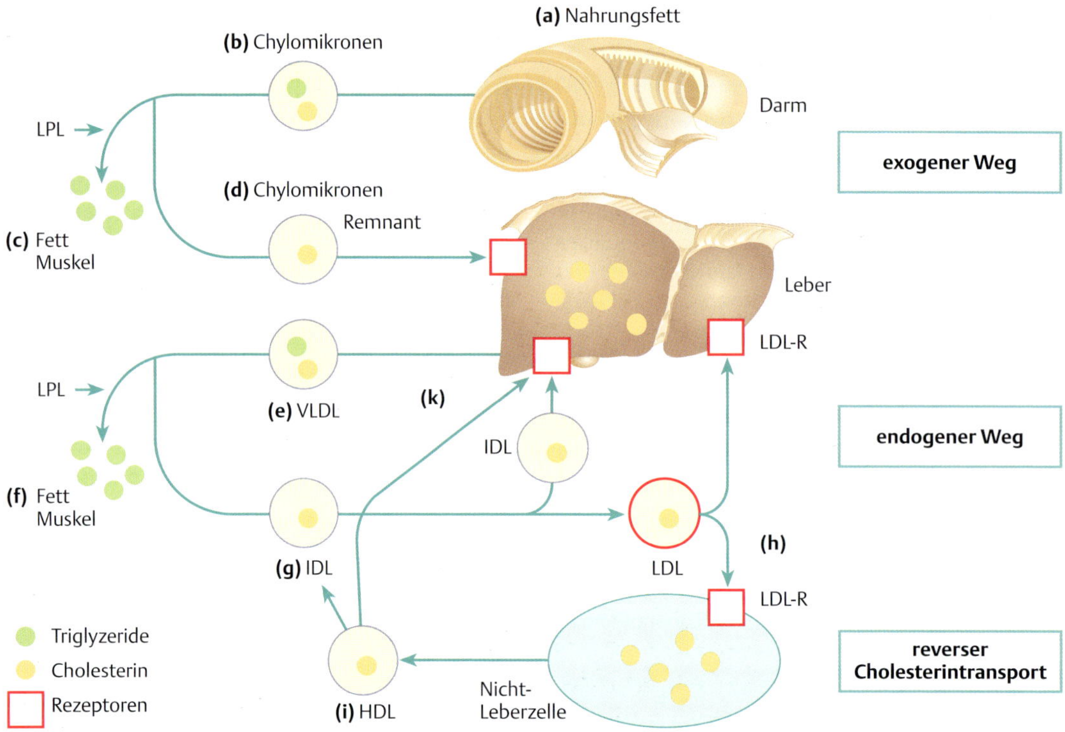

Abb. 12.1 Wege des Fetttransportes im Blut und Abgabe der energiereichen Triglyzeride. Der reverse Cholesterintransport bezeichnet den Rücktransport der cholesterinreichen Lipoproteine zur Leber. Die mit (a) bis (k) bezeichneten Schritte sind im Text beschrieben.

12

(a) Zuerst werden die Nahrungsfette im Dünndarm durch die Pankreaslipasen in **Mono- und Diglyzeride** sowie **freie Fettsäuren** zerlegt. In den Darmenterozyten werden die Fettteile wieder als Triglyzeride, der wichtigsten Transportform von Fettsäuren, zusammengesetzt und an ApoLP als transportfähige Lipoproteinkomplexe angekoppelt.
(b) Diese Lipoproteine gelangen als Chylomikronen (hoher Gehalt an Triglyzeriden) über die Lymphe unter Umgehung der Leber in den venösen Kreislauf.
(c) Die langkettigen Fettsäuren werden von den Triglyzeriden durch die Lipoproteinlipasen im Gefäßendothel des Fettgewebes und der Muskulatur abgespalten und intrazellulär aufgenommen.
(d) Die übrigen cholesterinreichen Überreste werden in den Chylomikronen-Remnants weitertransportiert und können mittels Lipoprotein-Rezeptoren in der Leber aufgenommen werden.

MERKE

Triglyzeride sind die hauptsächliche Transportform von Nahrungsfetten.

Endogener Lipidstoffwechsel

Der endogene Weg stellt im Hungerzustand Triglyzeride und Cholesterin zur Energiegewinnung bereit.

(e) Die Leber nimmt nicht nur Cholesterin aus den Cholesterin-Remnants auf, sondern sezerniert auch endogen synthetisiertes Cholesterin zusammen mit Triglyzeriden als VLDL.
(f) Dann werden die Triglyzeride (wie beim exogenen Weg **[c]**) durch die endothelständigen Lipoproteinlipasen herausgelöst bzw. mittels Cholesterinester-Transferprotein gegen Cholesterin ausgetauscht.
(g) Die cholesterinreichen VLDL-Reste werden in IDL- oder LDL-Partikel umgewandelt und von der Leber via LDL-Rezeptoren aufgenommen. Die Zufuhr an Fettsäuren, Kohlenhydraten oder Alkohol steigert die VLDL-Produktion in der Leber, während Insulin diese hemmt.

HDL und der reverse Cholesteroltransport

Nur die Leber kann Cholesterin in größerem Umfang direkt oder indirekt als Gallensäuren ausscheiden. **(h)** Dazu wird Cholesterin im reversen Cholesteroltransport in die Peripherie transportiert, **(i)** wobei Cholesterin auf HDL übertragen wird, das dann **(k)** über IDL oder direkt an die Leber zurücktransportiert wird (Aufname durch hepatozytäre Scavenger-Rezeptoren SR-B1). Eine hohe Konzentration an HDL ermöglicht also eine **gesteigerte Clearance** von Blut- und Gewebefetten und reduziert die Entzündungsprozesse.

12.1.4 Dyslipoproteinämien

Zahlreiche, meist genetisch bedingte Erkrankungen führen zur Akkumulation von Cholesterin bzw. Triglyzeriden. In vielen Fällen erhöht dies das Risiko für atherosklerotische Ereignisse. Hierzu zählt beispielsweise die **familiäre Hypercholesterinämie:** Bei dieser Erbkrankheit sind Cholesterin und LDL massiv erhöht, was zu einem sehr hohen Atherosklerose-Risiko führt. Meist ist der LDL-Rezeptor defekt. Statine, die über eine Hochregulation der LDL-Rezeptoren das Plasma-LDL wegfangen, sind bei der familiären Hypercholesterinämie nur schwach oder gar nicht wirksam (s. S. 194).

Eine **Hypertriglyzeridämie** ist für die Entstehung einer Atherosklerose von Bedeutung, wenn sie zusammen mit einer Hypercholesterinämie oder mit einem metabolischen Syndrom auftritt. Isoliert ist sie klinisch wenig riskant.

Die **Höhe des HDL** korreliert eng mit dem Risiko für die Entstehung einer KHK. Das HDL verhindert die Oxidation von LDL, stimuliert die NO-Freisetzung und die Prostacyclin-Aktivität (s. S. 68). Eine Erniedrigung des HDL wirkt daher pro-atherogen und wird oft bei sekundären Dyslipoproteinämien beobachtet. Bei einem HDL < 35 mg/dl erleiden innerhalb von 10 Jahren dreimal mehr Männer einen Herzinfarkt als Männer mit höherem HDL-Wert. Dies bedeutet jedoch nicht, dass die alleinige Erhöhung von HDL (z. B. durch Medikamente) das Risiko wesentlich vermindert!

MERKE

Patienten mit hohem LDL bzw. niedrigem HDL besitzen ein erhöhtes Risiko für atherosklerotische Ereignisse. Eine isolierte Erhöhung der Triglyzeride ist dagegen klinisch wenig relevant.

Sekundäre Dyslipoproteinämien können durch Erkrankungen und Medikamente verursacht werden. Ungefähr die Hälfte aller Dyslipoproteinämien sind darauf zurückzuführen (**Tab. 12.4**).

Pathogenese der Atherosklerose

Atherosklerose beschreibt die **Verfettung der Gefäßintima,** die eine Verhärtung (Sklerose) der Gefäße auslöst oder begleitet. Die Verfettung der Gefäßintima durch **Einlagerung von oxidiertem LDL** ist ein zentraler pathologischer Prozess für die Entwicklung einer KHK, d. h. erhöhte Blutfettwerte sind besonders für die Koronarien schädlich (**Tab. 12.5**). Atherosklerose und die damit verbundenen kardiovaskulären Erkrankungen stellen die häufigsten Todesursachen. Bei den 35- bis 75-jährigen bedingt die Atherosklerose 20 % bzw. 13 % aller Todesfälle bei Männern bzw. Frauen.

Tabelle 12.4

Dyslipoproteinämien durch Arzneimittel

Ursache	Lipidveränderung TG	LDL	HDL	Mechanismus
Betablocker	↑		↓	LPL ↓, LCAT ↓
Glukokortikoide		↑	↑	VLDL-Synthese ↑, Umwandlung in LDL ↑
Thiaziddiuretika	↑	↑	↓	VLDL-Synthese ↑
atypische Neuroleptika	↑	↑		
Carbamazepin		↑	↑	
Gestagene	↓	↑	↓	

TG = Triglyzeride, LPL = Lipoproteinlipasen

EXKURS

Stress und Blutfette

Auch Stress kann zur Genese von Dyslipidämien beitragen, denn Katecholamine erhöhen die Blutfettwerte, indem sie freie Fettsäuren durch Lipolyse aus Adipozyten mobilisieren und die HMG-CoA-Reduktase zur vermehrten Bildung von Cholesterol aktivieren. Zusätzlich beschleunigen Katecholamine die Oxidation von LDL und stimulieren die Fibrinpolymerisierung, was die Bildung von Thromben begünstigt.

Rolle der Makrophagen

Eine wichtige Rolle in der Atherogenese spielen die **Makrophagen.** Scavenger-Rezeptoren auf Makrophagen und Zellen des RHS entsorgen modifizierte Partikel einschließlich oxidiertem LDL. Folgendes geschieht:

- Zuerst lagert sich minimal verändertes LDL (verändert durch Rauchen, Bewegungsmangel, Diabetes u. a.) in der Gefäßwand ab, wo es über proinflammatorische Zytokine auch **Makrophagen** anlockt. NO schützt vor diesen ersten und auch späteren LDL-Veränderungen.
- Makrophagen akkumulieren nun in der Intima.

Tabelle 12.5

Risikofaktoren für Gefäßerkrankungen

Risikofaktor	Koronarien	Beinarterien	Gehirnarterien
Cholesterin	+++++	–	–
Zigaretten	++++	++	–
arterielle Hypertonie	+++	–	+++++
Diabetes	++	++++	++++
Adipositas	+	–	+++

+ bis +++++ = schwaches bis starkes Risiko

12

- Dann modifizieren Makrophagen die Fettpartikel und ApoLP im LDL dergestalt, dass oxidiertes LDL nicht mehr vom LDL-Rezeptor erkannt wird.
- Oxidiertes LDL wird jetzt nur noch über den Scavenger-Rezeptor entsorgt. Makrophagen werden daher mit LDL-Lipid „vollgestopft“ und verändern sich zu **Schaumzellen,** die die Intima nicht verlassen können. Sie triggern weitere proinflammatorische und atherosklerotische Reaktionen. Oxidiertes LDL stimuliert zudem im Endothel die Expression von Adhäsionsmolekülen und Chemokinen und es werden weitere entzündliche Prozesse in der Intima aktiviert.
- Die fetthaltigen Makrophagen sterben und die intrazellulären Fette lagern sich als **Lipidkern** ab.

MERKE

Oxidiertes LDL bindet nicht an den LDL-Rezeptor und kann daher nur über den Scavenger-Rezeptor von Makrophagen aus dem Blut entfernt werden.

Lipidkern und Plaqueruptur

Zusammen mit T-Lymphozyten bilden die Schaumzellen im Inneren des Atheroms den **Lipidkern** (*lipid core*). Er enthält v. a. Cholesterin und Sphingomyelin. Dazu kommen noch die Lipidablagerung aus den abgestorbenen Makrophagen im Kernzentrum. Nach außen wird der Lipidkern durch eine fibröse Kappe abgegrenzt, die von eingewanderten und proliferierten glatten Gefäßmuskelzellen gebildet wird.

Mit Vergrößerung des Lipidkerns und Schwund der stabilisierenden fibrosierten Hülle kommt es zum komplizierten Atherom bzw. zur **Plaqueruptur,** wenn die fibröse Kappe birst (**Abb. 12.2**). Dies imponiert klinisch als instabile Angina pectoris oder Myokardinfarkt verursacht durch

12

- mikroembolische Verschlüsse infolge der Freisetzung von Cholesterinpartikeln
- Thromben, da thrombogene Moleküle wie der aktive *tissue factor* freigelegt werden
- lokale Stenosen durch thrombusartige Wucherungen ins Gefäßlumen
- Aneurysmen, da der Ulkusgrund, der sich unter dem Atherom entwickelt, nekrotisiert.

Endotheliale Dysfunktion

Erhöhtes Cholesterin und LDL sowie niedriges HDL verursachen eine **Dysfunktion des arteriellen Endothels**. Das Endothel wird durch die Atherosklerose zerstört, darunter leidet auch die Dilatationsfähigkeit: Unter normalen Umständen führt Acetylcholin über endotheliale muskarinerge Rezeptoren zur Freisetzung von NO aus dem Endothel mit nachfolgender Vasorelaxation (s. S. 68). Fehlt jedoch im atherosklerotisch veränderten Gefäß das Endothel, werden muskarinerge Rezeptoren auf den **glatten Gefäßmuskelzellen** freigelegt, die eine **Kontraktion** bewirken.

MERKE

Dyslipoproteinämien betreffen besonders die Koronarien (**Tab. 12.5**).

EXKURS

Hormone und Atherosklerose

Kardiovaskuläre Erkrankungen entwickeln sich bei Frauen 10 bis 15 Jahre später als bei Männern. Den **Estrogenen** wird dabei eine kardioprotektive Wirkung zugesprochen, da sie
die Expression des LDL-Rezeptors hochregulieren
die Lipidclearance steigern
die Lipidsynthese reduzieren
und HDL erhöhen.

Diese Veränderungen werden, zumindest was die postmenopausale Substitutionstherapie betrifft, kritisch diskutiert (s. S. 216). **Gestagene** können gegenteilige Effekte entfalten, dies hängt jedoch vom Gestagen

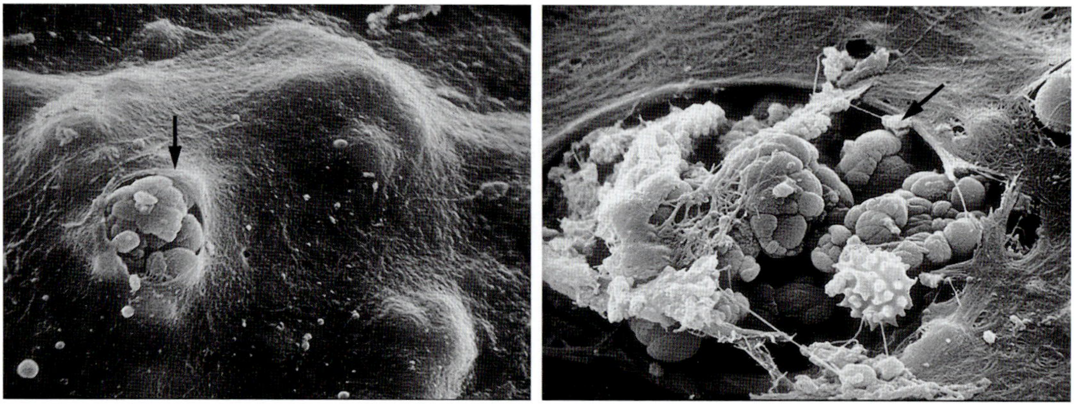

Abb. 12.2 Atherosklerotische Plaqueruptur. a Oberflächlicher Einriss (Pfeil) der ins Lumen vorgebuckelten Lipidplaque (REM, Vergr. 1:1000), **b** aus der rupturierten Plaque (Pfeil) entleert sich atheromatöses Material (REM, Vergr. 1:1000).

und der Dosis ab: geringe Dosierungen von 19-Nortestosteron sind lipidneutral, hohe Dosierungen und C21-Derivate erhöhen die Fettwerte. Auch eine **Hypothyreose** kann Ursache einer Hyperlipidämie sein, da Schilddrüsenhormone die Expression von LDL-Rezeptoren steigern. Durch Substitution mit Schilddrüsenhormonen normalisieren sich die Blutfettwerte.

12.2 Lipidsenker

Key Point

Neben der Änderung der Ernährungsgewohnheiten ist die pharmakologische Senkung der Blutfette eine wichtige therapeutische Maßnahme bei kardiovaskulären und endokrinen Erkrankungen. Für eine ausreichende Wirksamkeit müssen Lipidsenker oft kombiniert werden.

Zwischen der Zunahme des Gesamt- oder LDL-Cholesterins bzw. der Abnahme des HDL und der Inzidenz für eine KHK besteht eine enge Korrelation. Eine Senkung des LDL und der Triglyzeride ist im Prinzip bei Risikopatienten immer klinisch wirksam, d. h. es gibt keinen unteren Grenzwert (**Tab. 12.6**). Es gilt: je höher die Blutfettwerte, desto wirksamer ist die Pharmakotherapie. Umgekehrt erhöht sich die Zahl der zu Behandelnden (*number needed to treat*, s. S. 30) für die Vermeidung eines Ereignisses mit der Normalisierung der Ausgangswerte. Vor allem bei der Primärprävention stellt sich dann die Frage nach der Wirtschaftlichkeit.

Tabelle 12.6

Zielwerte für Blutfettwerte

	Zielwerte (md/dl)	
	grenzwertig	**gut**
Gesamt-Cholesterin	< 240	< 200
LDL*	< 160	< 130
HDL	> 40	> 60
Triglyzeride	< 200	< 150

* optimal bzw. Zielbereich bei weiteren Risikofaktoren oder Sekundärprophylaxe: < 100

MERKE

Die Senkung von LDL und Triglyzeriden reduziert immer das kardiovaskuläre Risiko. Der individuelle Therapieerfolg ist aber schwer vorhersehbar.

Tab. 12.7 gibt einen Überblick über die Wirkungen der Lipidsenker.

12.2.1 Hemmung der Fettabsorption

Hemmung des Cholesterin-Transporters

Wirkmechanismus | **Ezetimib** (Ezetrol®) verhindert die Absorption von Sterinen im oberen Dünndarm. Es **blockiert** den Niemann-Pick-C1-like-1-(NPC1L1-)Transporter, der wesentlich für die **Resorption von Cholesterin** und pflanzlichen Sterinen ist. Ezetimib wird als Prodrug schnell resorbiert, in Darmenterozyten und Leber durch Glukuronidierung gegiftet und schließlich biliär in den enterohepatischen Kreislauf sezerniert (**Abb. 12.3**).

Als Monotherapie **senkt** Ezetimib das **LDH** relativ schwach, u. a. weil die HMG-CoA-Reduktase kompensatorisch ansteigt. Die Erhöhung von HDL ist nur marginal. In Kombination mit Statinen kann Ezetimib das LDL verglichen mit der Statin-Monotherapie zusätzlich senken, sodass die Statindosis deutlich vermindert oder deren Wirkung verstärkt wird (Reduktion von LDL um 50 %).

Indikationen | Indiziert ist Ezetimib bei Hypercholesterinämie sowie bei Phytosterinämie, einer erblichen Erkrankung, bei der die Ausschleusung von Sterinen aus den Darmenterozyten vermindert ist.

Nebenwirkungen | Übelkeit, Fettstuhl (Steatorrhö), Krämpfe und Flatulenz. Vorsicht bei Diabetes mellitus (Gefahr der Gastroparese).

Tabelle 12.7

Wirkungen von Lipidsenkern

Wirkstoff/-gruppe	Mechanismus	Veränderung von			
		Chol	**LDL**	**TG**	**HDL**
Anionenaustauscherharze	Absorption von Gallensäuren	↓↓	↓↓	–	–
Ezetimib	Hemmung der Resorption	–	↓	↓	↑
Statine	Hemmung der HCR*	↓↓	↓↓	↓	↑
Fibrate	Aktivierung PPARα	–	↓	↓↓↓	↑↑
Nicotinsäure	Hemmung der Lipase	–	↓↓	↓↓↓	↑↑

↑, ↑↑, ↑↑↑ bzw. ↓, ↓↓, ↓↓↓ = Zunahme bzw. Abnahme um 5–10 %, 15–25 %, 30–50 %
Chol = Gesamtcholesterin, TG = Triglyzeride. * HCR = HMG-CoA-Reduktase

12

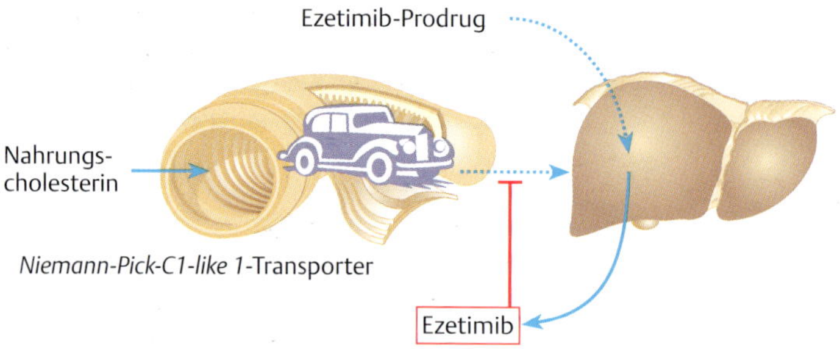

Abb. 12.3 Wirkmechanismus von Ezetimib. Nach seiner Giftung in der Leber blockiert Ezetimib den NPC1L1-Transporter. Die Resorption von Cholesterin wird dadurch reduziert.

Arzneimittelinteraktionen | Ezetimib ist gut verträglich. Im Gegensatz zu Anionenaustauscherharzen interferiert es nicht mit der Resorption von Medikamenten und fettlöslichen Vitaminen (vgl. S. 244). In Kombination mit Statinen kann es jedoch reversible Myopathien auslösen.

Basische Anionenaustauscherharze

Wirkmechanismus | **Basische Anionenaustauscherharze** sind lipophile, nichtresorbierbare Kohlenwasserstoffe (Kunststoffharze), die eine hohe Affinität für Gallensäuren besitzen und diese irreversibel im Darmlumen binden. Dadurch gehen dem enterohepatischen Kreislauf zehnfach mehr Gallensäuren als normal verloren. Diese müssen in der Leber unter **Verbrauch von Cholesterin** und **gesteigerter Expression von LDL-Rezeptoren** nachsynthetisiert werden. Außerdem wird die Fettresorption durch das Fehlen der Gallensäuren vermindert.

Colestyramin (Quantalan® 10 bis 30 g/d) und das neue **Colesevelam** (Cholestagel®, 2,5 g/d) senken dosisabhängig und verzögert nach zwei Wochen das LDL um 15–25 %.

Indikationen | Bei erhöhten LDL- und Cholesterin-Werten, bei der heterozygot familiären Hypercholesterinämie (hier ist der LDL-Rezeptor defekt) und chologener Diarrhö, sowie bei Pruritus und Ikterus. Außerdem sind sie Mittel der Wahl bei Unverträglichkeit von Statinen.

12

Kontraindikationen | Schwere Stoffwechselstörungen (hereditäre Fruktoseintoleranz, Glukose-Galaktose-Malabsorption), Hypertriglyzeridämie, Gallengangsverschluss.

Arzneimittelinteraktionen | Unter der Therapie wird auch die Resorption verschiedener Arzneistoffe und Vitamine vermindert, wie z. B.:

- Cumarine
- fettlösliche Vitamine
- Kontrazeptiva
- Schilddrüsenhormone
- Tetrazykline
- Thiaziddiuretika.

> **Praxistipp**
> **Die Hemmung der Fettresorption bzw. der Gallensäuren vermindert auch die Resorption zahlreicher Medikamente. Grundsätzlich müssen Medikamente daher entweder 1 h vor oder 4 h nach Einnahme der Anionenaustauscherharze eingenommen werden.**

Hemmung der Lipase (Antiadiposita)

→ s. S. 198.

12.2.2 Hemmung der Cholesterinsynthese durch Statine

Statine sind selektive Hemmstoffe der 3-Hydroxy-3-Methyl-Glutarat-CoA-Reduktase **(HMG-CoA-Reduktase)** und werden auch als **CSE-Hemmstoffe** (*cholesterol synthetizing enzymes*) bezeichnet (**Abb. 12.4**).

Gruppenspezifische Eigenschaften

Pharmakodynamik | Die **HMG-CoA-Reduktase** ist ein Schlüsselenzym der Cholesterolsynthese in der Leber. Sie katalysiert die Reduktion von HMG-CoA zu Mevalonat. Statine ähneln der HMG-CoA (**Abb. 12.4**) und hemmen durch ihre Bindung ans aktive Zentrum der HMG-CoA-Reduktase reversibel den

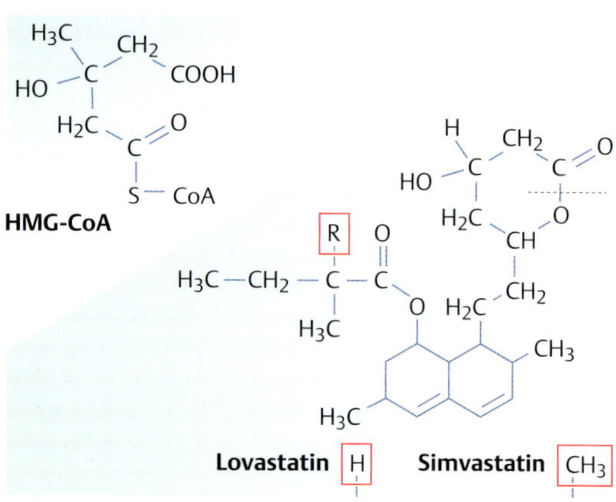

Abb. 12.4 Strukturformel von Statinen und HMG-CoA. Statine ähneln der HMG-CoA (links) und binden statt HMG-CoA ans katalytische Zentrum der HMG-CoA-Reduktase. Rechts zwei Statine, die sich durch ihren Rest (R-) unterscheiden. Die gestrichelte Linie rechts zeigt an, wo der Ring bei Statinen geöffnet sein kann.

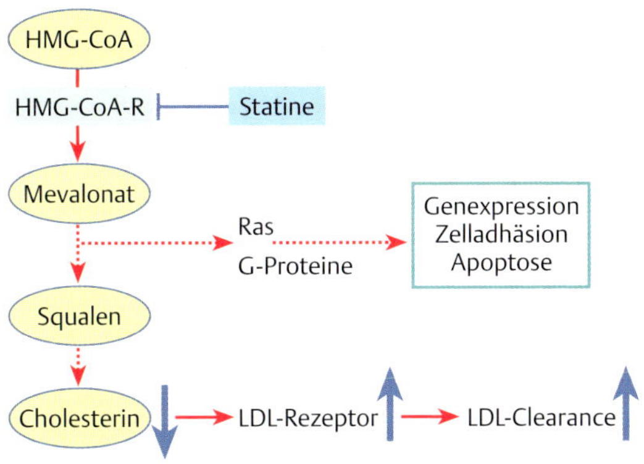

Abb. 12.5 Wirkung von Statinen. Statine blockieren die Bindung von HMG-CoA an die HMG-CoA-Reduktase (HMG-CoA-R) und hemmen so die Bildung der Mevalonsäure. Dadurch werden alle nachfolgenden Schritte eingeschränkt einschließlich der Bildung von Cholesterin. Die Leber reagiert mit einer Produktionssteigerung von LDL-Rezeptoren, die vermehrt LDL aus dem Blut aufnehmen, das Plasma-LDL sinkt. Außerdem werden zahlreiche Stoffwechselwege eingeschränkt, die von Vorstufen der Cholesterinsynthese abhängen (Ras ist ein zentrales Glied verschiedener Signaltransduktionswege).

limitierenden Schritt in der Cholesterinbiosynthese (**Abb. 12.5**). Diese Hemmung führt im Sinne eines negativen Feedback zur **vermehrten Expression von LDL-Rezeptoren**, wodurch LDL aus dem Blut „weggefangen" und der Abbau von LDL sowie seiner Vorläufer VLDL und IDL beschleunigt wird. Zusätzlich wird die Bildung von **HDL erhöht**. Die maximale LDL-Senkung von 30–50 % wird nach 7–10 Tagen erreicht, die Triglyzeride nehmen um 5–10 % ab.

Praxistipp

Da die Expression der HMG-CoA-Reduktase einem zirkadianen Rhythmus mit einem mitternächtlichen Maximum unterliegt, sollten Statine abends eingenommen werden.

MERKE

Statine hemmen die HMG-CoA-Reduktase und triggern damit indirekt die Expression von LDL-Rezeptoren in der Leber.

Pharmakokinetik | Außer Pravastatin werden alle Statine in der Leber über CYP3A4 bzw. CYP2D9 (Fluvastatin) verstoffwechselt und unterliegen so einem ausgeprägten First-pass-Effekt (Bioverfügbarkeit nur 5–20 %, **Abb. 12.6**). Einerseits ist diese Beschränkung erwünscht, da die Hemmung der HMG-CoA-Reduktase in der Leber für die LDL-Senkung ausreicht, andererseits sollten Statine für ihre pleiotropen Effekte ausreichend hohe periphere Wirkspiegel erreichen, was jedoch wiederum das Risiko vor allem für das Auftreten von Myopathien erhöht. Werden Statine zusammen mit Hemmstoffen der CYP-Enzyme eingenommen, erhöht sich ihre Bioverfügbarkeit und damit das Risiko für Nebenwirkungen (s. S. 443). Die Statine werden zu 70–95 % mit der Galle ausgeschieden.

Pleiotrope Effekte: Die Mevalonsäure dient als Ausgangsprodukt für zahlreiche Syntheseschritte, die unterschiedlichen zellulären Prozessen dienen. Auch diese Vorgänge werden durch Statine gehemmt. Klinisch relevant sind folgende Effekte:

- **Verbesserung der endothelialen Dysfunktion:** Aktivierung der endothelialen NO-Synthase, Stimulierung der endothelialen Stammzellen, Gefäßneubildung, Senkung des Vasokonstriktors ET-1
- **Entzündungshemmung:** Abnahme des C-reaktiven Proteins um 15–50 %, Verminderung der LDL-Oxidation und der NADPH-Oxidase, Zunahme von antiinflammatorisch wirksamen Zytokinen
- **Herz:** Verbesserung des Remodeling (s. S. 88)
- **ZNS:** Hemmung von neurodegenerativen Prozessen.

MERKE

Die pleiotropen Effekte der Statine korrelieren nicht mit ihrer LDL-Senkung.

Nebenwirkungen | Unspezifisch und häufig sind Kopfschmerzen, die Erhöhung von Leberwerten und gastrointestinale Beschwerden. Selten, aber schwerwiegend, sind Myopathie und Rhabdomyolyse. Die **statinassoziierte Myopathie** reicht vom leichten Muskelschmerz mit oder ohne erhöhte Kreatinkinase

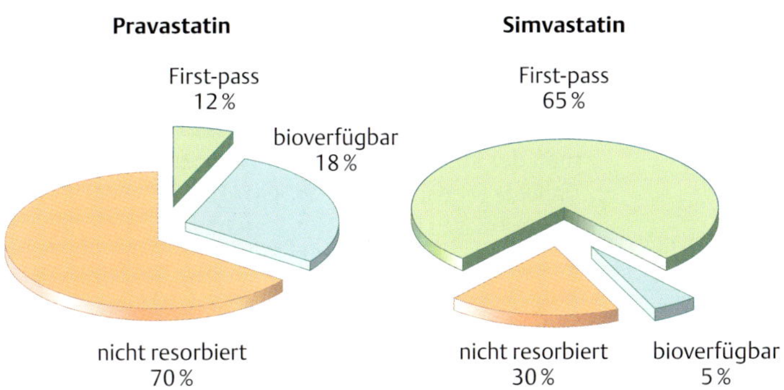

Abb. 12.6 Bioverfügbarkeit und hepatische Metabolisierung von Statinen. Pravastatin besitzt eine höhere Bioverfügbarkeit als Simvastatin (18 % vs. 5 %), da Simvastatin einem höheren First-pass-Effekt unterliegt. Wird jedoch die Metabolisierung in der Leber vollständig blockiert (CYP-Hemmstoffe etc.), erhöht sich bei Pravastatin die Bioverfügbakeit nur um das 1,7fache (von 18 % auf 30 %), aber bei Simvastatin um das 14-fache (von 5 % auf 70 %) mit dem Risiko für mehr Nebenwirkungen.

12

(CK) bis zur tödlichen Rhabdomyolyse, einem schweren Muskelzellzerfall mit massiver Myoglobinurie und finalem Nierenversagen.
Ursache für die Myopathien sind neben Störungen der mitochondrialen Atmungskette in den Muskelzellen auch komplexe Interaktionen von Grunderkrankung, Genetik, Begleitmedikation, Lebensalter und begleitenden Organerkrankungen. Die Wahrscheinlichkeit beträgt 1 Todesfall pro 7 Millionen Statin-Verschreibungen. Bei Monotherapie ist das Risiko gegenüber Placebo nicht erhöht, steigt aber in Kombination mit anderen Arzneistoffen.
Als **Risikofaktoren** gelten:

- **erhöhte Statin-Serumspiegel** entweder durch hohe Dosierung oder verminderte (hepatische) Metabolisierung mit vermehrter Bioverfügbarkeit (**Abb. 12.6**)
- **Komedikation:** Hemmstoffe von statinabbauenden Enzymen (CYP-Enzyme, Phase II-Enzyme, s. S. 13) erhöhen die Bioverfügbarkeit und damit die Konzentration im Muskelgewebe. Dies gilt vor allem für die Komedikation von Statinen mit
  - Lipidsenkern (Fibrate, Nicotinsäure, evtl. Ezetimib)
  - Ciclosporin A (s. S. 300)
  - Erythromycin (s. S. 411).

Kontraindikationen | Schwere Niereninsuffizienz und Stoffwechselerkrankungen, Komedikation mit Cyp3A4-Hemmstoffen.

MERKE

Eine erhöhte Bioverfügbarkeit von Statinen steigert das Risiko für Myalgien, aber auch ihre pleiotropen bzw. gefäßprotektiven Wirkungen. Bei ständiger Statingabe sollten regelmäßig Leber- und Muskelenzyme kontrolliert werden.

12

EXKURS

Todesfälle unter Cerivastatin

Im August 2001 wurde Cerivastatin (Lipobay®) vom Markt genommen, nachdem unter seiner Einnahme tausende nicht letale Myopathien und geschätzte 50 bis 60 Todesfälle auftraten. Als Ursache gilt die mit 60 % sehr hohe Bioverfügbarkeit von Cerivastatin, die durch Fibrate (v. a. Gemfibrozil) weiter gesteigert wurde. Die Inzidenz einer Myopathie wurde mit 0,12 % für die Cerivastatin-Fibrat-Kombination errechnet.

Individuelles Wirkprofil der Statine

Statine sind generell wirkungsgleich, sie unterscheiden sich jedoch in verschiedenen Punkten (**Tab. 12.8**):

- der Fähigkeit, neben LDL auch noch andere Lipide zu verändern (klinische Relevanz unklar)

Tabelle 12.8

Individuelle Eigenschaften von Statinen

Wirkstoff	HWZ (h)	CYP450	Eigenschaften
Atorvastatin (Sortis®)	25	3A4	
Fluvastatin (Cranoc®)	2	2C9	
Lovastatin (Mevinacor®)	3	3A4	erstes Statin
Pravastatin (Pravasin®)	2	3A4	hydrophil
Rosuvastatin (Crestor®)	20	–	potentestes Statin; hydrophil; keine Lebermetabolisierung
Simvastatin (Zocor®)	2	3A4	

- Interaktionen und Nebenwirkungen in Kombination mit anderen Lipidsenkern (klinisch relevant)
- ihrem Sicherheitsprofil (klinisch relevant bei Arzneimittelinteraktionen)
- ihrer Potenz, wobei die lipidsenkende Wirkung durch Dosiserhöhung zu steigern ist. So entspricht 10 mg Rosuvastatin ungefähr 40 mg Atorvastatin bzw. 80 mg Simvastatin, während 40 mg Pravastatin nur 30 % der LDL-senkenden Wirkung von anderen Statinen erreicht.

MERKE

- Faustregel: Verdoppelung der Statin-Dosis senkt das LDL um ca. 6 %.
- Es ist unklar, ob die Unterschiede im individuellen Wirkprofil der Statine von irgendeiner klinischen Relevanz sind.

Statine senken LDL und Gesamtcholesterin und erhöhen HDL umso mehr, je schlechter die Ausgangswerte sind. Auch relativ niedrige Blutfettwerte werden unter Statinen weiter abgesenkt bzw. HDL weiter erhöht. Damit wird die Verordnung von Statinen bei definierten kardiovaskulären Erkrankungen gerechtfertigt. Statine reduzieren die relative KHK-Mortalität bzw. die Inzidenz von nicht-tödlichen Herzinfarkte um 20 % bis 30 %. Je nach Studie und Risikofaktoren müssen ca. 15 bis 40 Patienten über 5 Jahre mit Statinen behandelt werden, um ein schweres Ereignis zu vermeiden. Statine vermindern außerdem das Volumen der atherosklerotischen Plaques.
Da viele Menschen mit hohem LDL jedoch keine kardiovaskulären Ereignisse erleiden und die therapeutische Wirkung von Statinen nicht eng mit der LDL-Absenkung korreliert, sind die Indikationsbereiche von Statinen immer noch umstritten.

Indikationen

Statine sind indiziert bzw. wirksam bei
- erhöhtem LDL-Wert
- akutem Koronarsyndrom
- nach frischem Herzinfarkt. Unter Statinen bessern sich Auswurfleistung und Überlebensrate. Je früher die Behandlung einsetzt (wenn möglich innerhalb der ersten 24 h), desto wirksamer sind Statine (durch die pleiotropen Effekte, s. S. 195), dies gilt möglicherweise auch für den Einsatz nach Schlaganfall
- zur sekundären Prophylaxe nach Hirninfarkt, bei Patienten mit instabiler Angina pectoris oder nach Herzinfarkt.

Statine sind bei familiärer Hypercholesterinämie nur schwach wirksam, da die mutierten LDL-Rezeptoren nur wenig LDL aus dem Plasma sequestrieren können.

EXKURS

Hirninfarktprävention durch Statine (Sekundarprävention)

In der SPARCL-(*stroke prevention by aggressive reduction in cholesterol levels*) Studie wurde die Wirkung von 80 mg Atorvastatin auf die Inzidenz von Hirninfarkten bei Patienten nach TIA oder Hirninfarkt, aber ohne KHK untersucht. Bereits 4 Wochen nach Einnahme war das LDL um 50 % niedriger als in der Placebogruppe. Nach 5 Jahren betrug die relative Risikoreduktion 16 % für das Auftreten eines erneuten Hirninfarkts unter Atorvastatin (absolutes Risiko gegenüber Placebo war 11,2 % vs. 13,1 %), auch das Risiko für KHK-Ereignisse wurde gesenkt – jedoch war die Sterblichkeit gleich und das Risiko für Hirnblutungen sogar erhöht.

Fazit: In 5 Jahren erleiden 1–2 von 100 Patienten ohne KHK unter 80 mg Atorvastatin einen Hirninfarkt weniger. Bei Jahrestherapiekosten von 500–700 € pro hoher Statin-Dosis müssen also 250 000–500 000 € zusätzlich zur Basismedikation (z. B. Antihypertensiva, Thrombozytenaggregationshemmer) aufgewendet werden, um 0,7 tödliche und 1,4 nicht tödliche Hirninfarkte zu verhindern. Die Wirkung von Statinen ist also bei Patienten ohne Risikofaktoren begrenzt und kritisch zu hinterfragen.

Kritische Diskussion zum Einsatz von Statinen

Trotz des weit verbreiteten Einsatzes von Lipidsenkern, v. a. von Statinen, sind zahlreiche Fragen offen:

1. Erhöhte Blutfette korrelieren relativ eng mit dem Risiko für kardiovaskuläre Erkrankungen. Umgekehrt korreliert die Senkung von Blutfetten nicht eng bis gar nicht mit der Vermeidung kardiovaskulärer Ereignisse. So konnte mit gering dosierten Lipidsenkern eine erhebliche Verringerung kardialer Ereignisse erreicht werden, andererseits konnte trotz hoher Statindosierung kein therapeutischer Erfolg beobachtet werden.
2. Eine absolute Risikoreduktion von 5 % für kardiale Ereignisse in 5 Jahren beträgt einerseits rein rechnerisch nur 1 % pro Jahr (das wäre vernachlässigbar gering), andererseits in 15 Jahren 15 % – das ist viel und evtl. sogar noch mehr, da die Wirkung im Alter mehr als linear ansteigt.
3. Die Senkung von 100 auf 80 mg/dl LDL reduziert die Zahl der kardiovaskulären nicht tödlichen Ereignisse absolut um 1–2 % bzw. relativ um 20 %, die Anzahl der tödlichen Ereignisse bleibt gleich. Es stellt sich die Frage, ob dies eine Senkung der Blutfette im Normbereich rechtfertigt.

MERKE

- Das Risiko für kardiovaskuläre Ereignisse korreliert eng mit erhöhten Blutfetten. Dies bedeutet jedoch nicht, dass mit der bloßen Senkung von Blutfetten auch das Krankheitsrisiko eng korreliert und abnimmt.
- Der sinnvolle Einsatz von Statinen erfordert die Definierung von Risikogruppen und nicht nur die Diagnose erhöhter Blutfettwerte.

12.2.3 Senkung der Triglyzeride und der Fettsäuremobilisation

Fibrate

Wirkmechanismus | Fibrate reduzieren den Plasmaspiegel der **Triglyzeride.** Sie aktivieren den PPARα-Rezeptor (s. S. 182) und induzieren dadurch die **Synthese der Lipoproteinlipase**, die den Abbau von Triglyzeriden und LDL beschleunigt. Außerdem steigern Fibrate über PPARα die Expression der HDL-Lipoproteine. Dies führt zur
- deutlichen Senkung erhöhter Triglyzeridspiegel
- Senkung des LDL
- Erhöhung des HDL
- abgeschwächten Gerinnungsneigung, da PPARα die Expression des PAI-1 reduziert (s. S. 171).

Ähnlich den Statinen werden auch unter Fibraten pleiotrope Wirkungen beobachtet wie
- verminderte Expression von proinflammatorischen Zytokinen und COX-2
- verzögerte Progression des Plaque-Wachstums
- verbesserte Endothelfunktion.

Indikationen | Fibrate kommen bei primärer familiärer Hypertriglyzeridämie, Diabetes mellitus oder beim metabolischen Syndrom zum Einsatz.

Wirkstoffe | Gemfibrozil (Gevilon®), **Bezafibrat** (Lipox®) und **Fenofibrat** (Lipanthyl®) sind Derivate des Clofibrats, das wegen Nebenwirkungen aus dem Handel genommen wurde.

Nebenwirkungen | Muskelschwäche, Myopathien, gastrointestinale Störungen.

Kontraindikationen | Gallenblasen- und Lebererkrankungen, Niereninsuffizienz.

MERKE

Da auch Fibrate schwere Myopathien und Rhabdomyolysen verursachen können, dürfen sie nicht zusammen mit Statinen verordnet werden.

Nicotinsäure

Nicotinsäure ist ein wichtiger Baustein verschiedener Coenzyme (NAD, NADP) und im Zusammenspiel mit B_6-Vitaminen von zentraler Bedeutung für den Stoffwechsel von Eiweißen, Fetten und Kohlenhydraten.

Nicotinsäure reduziert die Mobilisation der **freien Fettsäuren** aus den peripheren Depots, sodass in der Leber weniger Triglyzeride gebildet werden können. Darüber hinaus hemmt sie die Aktivität der hepatischen Triglyzerid-Lipase und schwächt die Wirkung bzw. Bildung proatherogener Moleküle ab.

Um eine lipidsenkende Wirkung zu erreichen, sind Dosierungen von 2–3 g/d nötig. Dies deutet auf einen Vitamin-B-unabhängigen Mechanismus hin, da Nicotinsäureamid im B-Vitamin-Komplex bereits mit 30–40 mg/d, d. h. in 100-fach niedrigerer Dosis, wirksam ist. Dosisabhängig und je nach Ausgangswert senken Nikotinsäure und ihre Derivate Cholesterin und LDL um 5–15 %, Triglyzeride um 15–30 %. Nicotinsäure erhöht von allen Lipidsenkern am stärksten das **HDL** um 15–30 % (**Tab. 12.7**). Allerdings fehlen aussagekräftige Studien, ob damit auch kardiovaskuläre Ereignisse vermieden werden. Ungeklärt ist auch der therapeutische Nutzen einer Kombination mit Statinen.

Retardierte Nicotinsäure (Niaspan®) und das Nicotinsäure-Analogon **Acipimox** (Olbemox®) werden schnell und gut resorbiert. Die schnelle Anflutung provoziert prostaglandinvermittelte **Flush-Episoden**. Diese Nebenwirkungen, die im Lauf der Anwendung abnehmen, werden durch die retardierte Freisetzung der Nicotinsäure deutlich abgeschwächt. Die Kombination mit dem Prostaglandin-Rezeptorantagonisten **Laropiprant** (Tredaptive®) unterdrückt den Flush. Unspezifische Beschwerden betreffen den Gastrointestinaltrakt. Die früher beobachtete Verschlechterung des Glukosestoffwechsels ließ sich nicht bestätigen.

Nicotinsäuren sollten nicht bei akuter Kreislaufinsuffizienz, Blutungen oder gastrointestinalen Ulzera eingenommen werden.

12.2.4 Pflanzliche und tierische Lipidsenker

Omega-3-Fettsäuren

Omega-3-Fettsäuren umfassen eine Gruppe von **ungesättigten Fettsäuren** aus Fischen und Pflanzen. Die entscheidenden Bestandteile sind **Eikosapentaensäure** (EPA), **Dokosahexaensäure** (DHA) und **α-Linolensäure**. Da die Umwandlung zwischen diesen Fettsäuren beschränkt ist, muss v. a. auf eine gemeinsame Präsenz von EPA und DHA geachtet werden, wie sie in Fisch und Fischöl vorkommt.

Aus der noch unzureichenden epidemiologischen Datenlage lässt sich ableiten, dass die Aufnahme von EPA plus DHA die Inzidenz kardiovaskulärer Ereignisse senkt, dagegen ist α-Linolensäure wahrscheinlich nur schwach bzw. nicht wirksam. In Leitlinien amerikanischer und europäischer kardiologischer Gesellschaften wird die tägliche Einnahme von 1 g/d Omega-3-Fettsäuren (EPA plus DHA) als generell kardioprotektiv empfohlen.

In der Schwangerschaft sollen Omega-3-Fettsäuren das Auftreten der EPH-Gestose vermindern und die Hirnreifung des Kindes verbessern. Eventuell sind sie auch bei psychiatrischen Erkrankungen von Nutzen. Hochdosierte Omega-3-Fettsäuren sind im verschreibungsfähigen OMACOR® enthalten. Als Nebenwirkungen kann es zu einer Verlängerung der Blutungszeit und gastrointestinalen Beschwerden kommen.

Pflanzliche Sterine

Sterinester und **Stanolester** sind strukturell mit Cholesterin verwandt und verdrängen im Intestinaltrakt Cholesterin aus den Mizellen. Die Zufuhr von 2–3 g/d (höhere Dosierungen haben keinen Nutzen) reduziert das Gesamtcholesterin und LDL geringfügig um 10 %.

12.3 Medikamente zur Gewichtsreduktion (Antiadiposita)

Key Point

Die Verminderung des Appetits durch Appetitzügler (Anorektika) ist eine pharmakologische Ultima ratio bei Adipositas.
Die auf die Dauer der Einnahme begrenzte Wirksamkeit sowie die erheblichen Nebenwirkungen limitieren gegenwärtig den Einsatz.

Die Pharmakotherapie kann nur eine begleitende (initiale) Maßnahme beim Übergewicht sein, die Veränderungen des Lebensstils und eine hypokalorische Ernährung unterstützt. Gegenwärtig sind noch keine Substanzen zugelassen, die spezifisch an dem neuronalen Netzwerk angreifen, das Sättigung und Appetit kontrolliert. Über 100 anti-orexigene Substanzen sind in der klinischen Erprobung, sodass mit neuen spezifischen Wirkstoffen zu rechnen ist.

12.3.1 Hemmung der Lipase

Orlistat (Xenical®) hemmt die Pankreaslipase, sodass bis zu 30 % des Nahrungsfettes, überwiegend Triglyzeride, unverdaut ausgeschieden wird. Mit zunehmen-

dem Fettkonsum steigt die Masse der fetthaltigen Stühle (Steatorrhö), sodass der Patient seine Fettaufnahme reduzieren muss. Im Gegenzug werden dafür mehr Kohlenhydrate aufgenommen, was dem Therapiekonzept im Grund widerspricht.
Orlistat ist als Antiadipositum zur Verminderung der schweren Fettsucht mit einem Body-Mass-Index (BMI) > 30 zugelassen, sofern die Basistherapie versagt hat. Nebenwirkungen sind Schmierstühle u. Ä.

12.3.2 Appetitzügler und Anorektika

Die Idee, Adipositas bzw. unkontrollierte Fresssucht durch Blockade des hypothalamischen „Appetitzentrums" bzw. durch Blockade der Fettaufnahme therapeutisch zu kontrollieren, ist verlockend. Jedoch gibt es eine Reihe von offenen Fragen oder Problemen, die die klinische Bedeutung diese Strategie minimieren:
Nebenwirkungen I Appetitzügler sind in der Vergangenheit immer wieder wegen Schädigungen des Herzmuskels und pulmonaler Hypertonie vom Markt genommen worden (z. B. Dexfenfluramin, Fenfluramin).
Missbrauch I Appetitzügler werden von vielen Menschen missbraucht, die nur leichtes oder gar kein Übergewicht haben. Hier werden ohne therapeutischen Nutzen Nebenwirkungen provoziert und in Kauf genommen.
Rebound I Werden Appetitzügler abgesetzt, nehmen die Patienten oft schnell wieder zu. Bei längerer Einnahme habituiert die Wirkung.
Mäßige Wirksamkeit I Nach 6 bis 12 Monaten werden unter der Therapie mit Antiadiposita durchschnittlich 3 bis 7 kg verloren, was z. B. bei einem BMI > 30 sowie im Vergleich zur Änderung des Lebensstils keinen echten therapeutischen Gewinn darstellt.
Zeitliche Beschränkung I Aufgrund des Nebenwirkungsprofils sollten Anorektika zeitlich nur sehr begrenzt eingesetzt werden. Die manifeste Adipositas ist jedoch eine chronische Erkrankung.

Verstärker der biogenen Amine

Die **Wirkungsverstärkung von Noradrenalin, Dopamin und Serotonin** im ZNS ist ein unspezifischer Ansatz, der über eine allgemeine psychische Stimulierung (Motivierung), ein Gefühl geistiger Wachheit und des besseren Wohlbefindens wirkt. Steigerung der Konzentration und Wachheit (z. B. durch Noradrenalin) korreliert negativ mit dem Appetit, während umgekehrt Sedierung mit vermehrtem Appetit korreliert (z. B. Blockade der zentralen H_1-Rezeptoren). Auch unter den selektiven Serotonin-Reuptake-Inhibitoren (SSRI, s. S. 358) wurde eine Gewichtsreduktion beobachtet, während umgekehrt Hemmstoffe des 5-HT_{2A}-Rezeptors (z. B. Anxiolytika) das Gewicht erhöhen.
Amfepramon (Regenon®) wirkt als Substrat der Monoamintransporter NET und SERT sowie als Hemmstoff des DAT (s. S. 42). Es wirkt 10-mal schwächer als Amphetamin und ist nur zur Kurztherapie zugelassen.
Sibutramin (Reductil®) ist ein starker Hemmstoff des Noradrenalin- und Serotonin-Reuptakes (NSRI), während die Dopamin-Wiederaufnahme nur schwach beeinflusst wird.
Problematisch sind die **Nebenwirkungen** wie sympathomimetische Symptome und psychische Störungen (Tachykardie, Hypertonie, Schwindel, Schlafstörungen, Unruhe). Jedoch wurde bisher noch von keinen Schäden an den Herzklappen berichtet, wie dies bei früheren, inzwischen vom Markt genommenen Appetitzüglern der Fall war. 2010 vom Markt genommen wegen ungünstigem Nutzen-Schaden-Verhältnis.

> **MERKE**
> SSRI und NSRI sind mäßig effektive und unspezifische Anorektika mit erheblichen Nebenwirkungen.

Hemmung des Cannabinoid-Rezeptors 1

Seit vielen Jahrzehnten ist die appetitsteigernde Wirkung von Marihuana und Tetrahydrocannabinol (THC) bekannt, sodass **synthetische THC-Analoga** bei **Kachexie** (AIDS, Tumorerkrankungen) eingesetzt werden (s. S. 267). Das Endocannabinoid-System ist ein wichtiger Regulator der Energiebalance einschließlich des Fett- und Kohlenhydrat-Metabolismus. Endocannabinoide lassen Nahrung attraktiver erscheinen und induzieren Nahrungsaufnahme sogar in gesättigtem Zustand. Dies soll durch Hemmung des im ZNS exprimierten **Cannabinoid-Rezeptors 1 (CB1)** unterdrückt werden (interessanterweise wird v. a. die Aufnahme süßer Nahrung reduziert). Da CB1-Rezeptoren zusätzlich auf Adipozyten und Hepatozyten exprimiert sind, wo sie die Lipogenese stimulieren, vermindern CB1-Antagonisten auch die Fettbildung.
Rimonabant (Acomplia®) ist ein selektiver Antagonist des CB1-Rezeptors. Initial wurde es zur Unterdrückung von Suchtimpulsen z. B. bei Raucherentwöhnung eingesetzt, die besten Ergebnisse wurden aber bei der Adipositas erzielt. Der Gewichtsverlust beträgt ca. 10 %, klinisch noch relevanter ist vermutlich die Veränderung wichtiger metabolischer Parameter wie die Zunahme von Adiponectin und HDL sowie die Verbesserung der Hyperinsulinämie.
Wesentliche Nebenwirkungen sind Übelkeit und Durchfall sowie neurologische Symptome (Müdigkeit, Kopfschmerz). Der Verdacht auf eine erhöhte Inzidenz von psychiatrischen Symptomen wie Depression,

Angststörungen und Suizid hat die Food and Drug Administration (FDA) veranlasst, die Zulassung in den USA zu verweigern. Inzwischen ist Rimonabant vom Markt genommen.

MERKE

Die Hemmung des CB1-Rezeptors steht für den Einsatz neuer Therapieoptionen, die spezifisch am hypothalamischen Esszentrum angreifen.

12.4 Hyperurikämie (Gicht)

Key Point

Eine Störung der Harnsäureausscheidung führt zu schweren akuten und chronischen Krankheitsbildern. Die Hyperurikämie entsteht oft gemeinsam mit übermäßiger Ernährung und lässt sich mit Hemmstoffen der Harnsäurebildung sowie einer verbesserten Harnsäureausscheidung wirkungsvoll bekämpfen.

Die **Harnsäure** ist die Endstufe der endogen gebildeten oder exogen über die Nahrung (v. a. Fleisch, Fett, Alkohol) zugeführten **Purine** (**Abb. 12.7**). 80 % der Harnsäure werden renal ausgeschieden, der Rest über den Darm nach bakterieller Urikolyse. 30 % des gesamten Purin-Pools werden endogen gebildet, ⅔ werden täglich umgesetzt, davon werden wiederum täglich 80 % ausgeschieden. Dies macht verständlich, warum ein Ungleichgewicht von Zufuhr und Ausscheidung rasch zu erhöhten Harnsäurespiegeln führt.

12.4.1 Grundlagen

Eine Hyperurikämie ist definiert als **Harnsäurekonzentration > 6,4 mg/dl.** Jenseits dieser Konzentration liegt die Harnsäure als übersättigte Lösung vor und fällt in Form von Uratkristallen aus. Akute Symptome imponieren als Gichtanfall (v. a. großer Zeh, Arthritis,

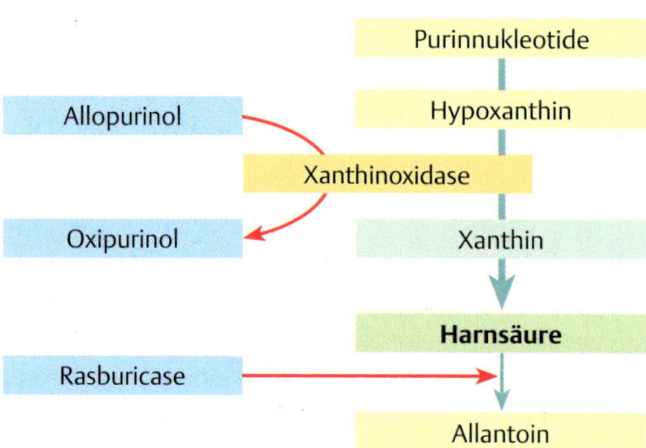

Abb. 12.7 Stoffwechselweg der Harnsäure und therapeutische Ansätze.

Bursitis) sowie bei weiterem Fortschreiten als akutes Nierenversagen. Chronische Ablagerungen von Uratkristallen führen zu Tophi (Ablagerungen der Uratkristalle in Weichteilen und Knochen) und zur Gichtniere (chronische interstitielle Nephritis) sowie der Ablagerung von Harnsäuresteinen in den Harnwegen.
Ursachen der primären Hyperurikämie sind
- bei 99 % der Patienten eine genetisch bedingte Störung der tubulären Ausscheidung
- bei 1 % eine gesteigerte endogene Bildung.

Eine sekundäre Hyperurikämie wird verursacht durch
- eine Chemotherapie mit Zerfall vieler getöteter Zellen,
- erhöhten Alkoholkonsum,
- durch Arzneistoffe wie Diuretika oder Ciclosporin A, die mit der Harnsäure um den tubulären Transport konkurrieren und deren Ausscheidung vermindern (s. S. 136, 300).

12.4.2 Therapie der Hyperurikämie

Grundsätzlich stehen zu Therapiebeginn **Ernährungsmaßnahmen** mit Gewichtsreduktion, eingeschränktem Alkoholkonsum und verminderter Kalorienzufuhr auf dem Plan. Die **medikamentöse Therapie** muss ggf. lebenslang durchgeführt werden, da die Harnsäure nach dem Absetzen der Medikamente wieder ansteigen kann.

Urikostatika

Wirkmechanismus | **Urikostatika** hemmen die Bildung der Harnsäure. Der wichtigste Vertreter ist **Allopurinol** (Zyloric®). Allopurinol **hemmt** als Isomer des Hypoxanthins die **Xanthinoxidase.** Dadurch vermindert sich die Harnsäure im Serum und die renale Ausscheidung (**Abb. 12.7**). Die Metabolite Hypoxanthin und Xanthin nehmen zwar zu, werden aber renal problemlos ausgeschieden. Zusätzlich vermindert Allopurinol auch die Bildung der Harnsäure.
Nach rascher Resorption wird Allopurinol (HWZ 1 h) durch die Xanthinoxidase in Darm und Leber in das aktive und wesentlich länger wirksame Oxipurinol (HWZ 24 h) umgewandelt (**Abb. 12.7**). Die direkte Einnahme von Oxipurinol verbietet sich jedoch wegen seiner unzuverlässigen Resorption.
Indikationen | Allopurinol ist indiziert bei
- Nephrolithiasis und Uratnephropathie
- Hyperurikämie infolge von Enzymdefekten
- sekundären Hyperurikämien.

Nebenwirkungen | Nebenwirkungen sind eher selten. Es kann zu allergischen und gastrointestinalen Reaktionen kommen. Da Oxipurinol kumulieren kann, muss die Dosis bei Niereninsuffizienz reduziert werden.
Kontraindikation | Allergie, akuter Gichtanfall.
Arzneimittelinteraktionen | Bei gleichzeitiger Gabe von Azathioprin bzw. Mercaptopurin (s. S. 458, 296)

muss die Azathioprin-Dosis zur Vermeidung einer Knochenmarksdepression um 75 % reduziert werden oder Allopurinol durch Benzbromaron ersetzt werden. Allopurinol verstärkt außerdem die Wirkung von Vitamin-K-Hemmstoffen sowie die Toxizität von Zytostatika wie Cyclophosphamid.

Urikosurika

Wirkmechanismus | **Urikosurika** erhöhen die Ausscheidung der Harnsäure durch Hemmung der tubulären Rückresorption. Alle Urikosurika werden tubulär sezerniert und gelangen so in den Primärharn.

Praxistipp
Urikosurika verlieren ihre Wirksamkeit bei Niereninsuffizienz.

Indikationen | Hyperurikämie.

Wirkstoffe | **Benzbromaron** (Narcaricin®) wird in seine beiden aktiven Metaboliten M1 und M2 hydroxyliert, deren Wirkung bis zu 3 Tage anhält. Es eignet sich vor allem als Komedikation zu Azathioprin (s. S. 296). **Nebenwirkungen** sind gastrointestinale Störungen und sehr selten schwere Leberschäden. Benzbromaron verstärkt die antikoagulatorische Wirkung von Vitamin-K-Hemmstoffen, beeinflusst aber im Gegensatz zu Probenecid nicht die Penicillin-Ausscheidung.

Probenecid (Probenecid Weimar®) wird bevorzugt in den englischsprachigen Ländern eingesetzt. Seine Kinetik ist komplex, da die HWZ dosisabhängig zwischen 2 h und 8 h beträgt und die freie Konzentration oberhalb der sättigbaren Albumin-Bindung mit steigender Dosis zunimmt. Um stabile Wirkspiegel zu erzielen, sollte die Tagesdosis auf drei Einzeldosen verteilt werden. Probenicid hemmt den Transport bzw. die tubuläre Sekretion von organischen Säuren wie von Penicillin (Zunahme der Plasmaspiegel) oder Indometacin (Akkumulation). Andererseits heben Salicylate die urikosurische Wirkung von Probenecid auf. Die additive urikosurische Wirkung von Probenecid und Allopurinol hat zur Entwicklung von **Kombinationspräparaten** geführt (Allomaron®), die aber keinen echten therapeutischen Vorteil gegenüber den Einzelsubstanzen besitzen.

Rasburicase (Fasturtec®) ist eine rekombinante Uratoxidase und katalysiert Harnsäure zu Allantoin, das wesentlich besser löslich und damit besser nierengängig ist (**Abb. 12.7**). Da es i. v. verabreicht werden muss, ist Rasburicase nur bei akuten Hyperurikämien sowie massiven sekundären Hyperurikämien (z. B. unter Hochdosis-Zytostatikatherapie) indiziert. Nebenwirkungen umfassen allergische und immunologische Reaktionen. Kontraindiziert ist die Rasburicase bei Glucose-6-Phosphatdehydrogenase-Mangel, sowie hämolytischen Anämie.

Nebenwirkungen | Initial Erhöhung der Harnsäureausscheidung, da der vermehrte Harnsäurepool zuerst ausgeschwemmt wird. Dies kann zur Ausfällung der Harnsäure in den Nierentubuli führen. Deshalb muss mit viel Flüssigkeit einschleichend dosiert werden.

Akuter Gichtanfall

Beim akuten Gichtanfall kommt es zur Ausfällung von Uratkristallen in den Gelenkinnenraum mit starken Schmerzen, Schwellung, Rötung und Fieber. Prädilektionsstellen sind vor allem das Großzehengrundgelenk, Sprunggelenk und Kniegelenk (s. Abb. 18.3, S. 276). Im akuten Gichtanfall muss nicht nur die erhöhte Harnsäure gesenkt, sondern die ausgeprägte Entzündungsreaktion und der Schmerz bekämpft werden, die durch Austritt von lysosomalen Enzymen aus den Phagosomen von Leukozyten entstehen. Zur Anwendung kommen:

- **Nicht-steroidale Antiphlogistika:** Indometacin (Amuno®) gilt als besonders wirksam gegen die hochentzündlichen Arthritiden bei Gicht. Bei Unverträglichkeit kann auch Etoricoxib eingesetzt werden (s. S. 282).
- **Colchicin** (Colchicum Dispert®) ist ein Hemmstoff der Mikrotubuli und damit der Mitose, der besonders phagozytierende neutrophile Leukozyten hemmt. Es wirkt allerdings weder entzündungshemmend noch analgetisch! Die Nebenwirkungen von Colchicin sind schwerwiegend, 15 mg können tödlich sein. Prodromi sind oft Übelkeit und Durchfälle als Zeichen einer Gastroenteritis, außerdem Neuropathien, Myopathien und Knochenmarksläsionen. Kontraindikationen sind Leber- und Niereninsuffizienz. Wechselwirkungen bestehen mit CYP3A4-Substraten sowie Wirkstoffen, die eine Myopathie auslösen.

EXKURS

Medikamentös induzierte initiale Gichtanfälle

Zu Beginn einer Gichttherapie können unabhängig vom eingesetzten Wirkstoff Gichtanfälle provoziert werden. Daher sollte mit Therapiebeginn eine Prophylaxe mit Colchicin oder NSA für ca. 12 Wochen durchgeführt werden. Bei einer Zytostatika-Therapie wird zur Vermeidung einer sekundären Urikämie durch den starken Zellzerfall zusätzlich Allopurinol verabreicht.

Weiterführende Informationen |

- http://www.akdae.de/45/Fettstoffwechsel.pdf
- http://www.lipid-liga.de/inhalt/empfehlungen.htm
- http://www.charite.de/lipidambulanz/Guidelines-Cholesterin-Hypertonie.ppt

13 Sexualhormone

Sexualhormone finden ihre häufigste Anwendung als Kontrazeptiva, bei der Hormonersatztherapie, Fertilitätsstörungen oder in der Tumortherapie. Für den Einsatz von Sexualhormonen, ihren Agonisten und Antagonisten muss zwischen Vorteilen und Nachteilen abgewogen werden. Besonders die Stimulation der hormonsensitiven Organe, die Provokation von thromboembolischen Ereignissen und die Störung physiologischer Funktionen muss bedacht werden.

13.1 Estrogene

Key Point

Estrogene sind nicht nur Mediatoren von geschlechtsspezifischen Merkmalen und Körperfunktionen, sondern auch von zahlreichen physiologischen Vorgängen. Die medikamentöse Verstärkung oder Abschwächung der Estrogenwirkungen hat daher ein weites Spektrum von Änderungen und Nebenwirkungen zur Folge.

13.1.1 Grundlagen

Die **Synthese von Sexualhormonen** beginnt in der Nebennierenrinde mit dem Cholesterin (C27), das Zona-spezifisch zu Progesteronen (C21), Androgenen (C19) und Estrogenen (C18) metabolisiert wird. Durch Aromatisierung des Rings A und Abspaltung von C19 entstehen aus Androgenen die Estrogene (**Abb. 13.1**). Dabei katalysiert die **Aromatase** (stark exprimiert im Ovar und Fettgewebe) die Umwandlung von Androstendion zu Estron und von Testosteron zu Estradiol. Synthese und Aktivität der Estrogene wird über Hypothalamus und Hypophyse als klassischer negativer Feedback-Regelkreis reguliert (**Abb. 13.2**).

Estradiol (E2) ist das stärkste endogene Estrogen. **Estron (E1)** besitzt 30 %, **Estriol (E3)** sogar nur 10 % der Estradiolwirkung. Die Wirksamkeit wird durch die Affinität und Bindungsdauer an **Estrogenrezeptoren (ER)** bestimmt (**Tab. 13.2**). Während der Geschlechtsreife ist Estradiol aus den Ovarien das wichtigste Estrogen. Nach der menopausalen Atrophie der Ovarien wird es vom Estron abgelöst. Estriol wird besonders in der fetoplazentaren Einheit während der Schwangerschaft gebildet und an das maternale Blut abgegeben. Diese Unterschiede erklären den spezifischen pharmakologischen Einsatz von natürlichen Estrogenen. Die Dosierung von estrogenartigen Wirkstoffen sollte sich auch an der hormonellen Situation der Frau orientieren. Die tägliche Estrogensekretion beträgt

- je nach Phase des Menstruationszyklus 25–100 µg/d

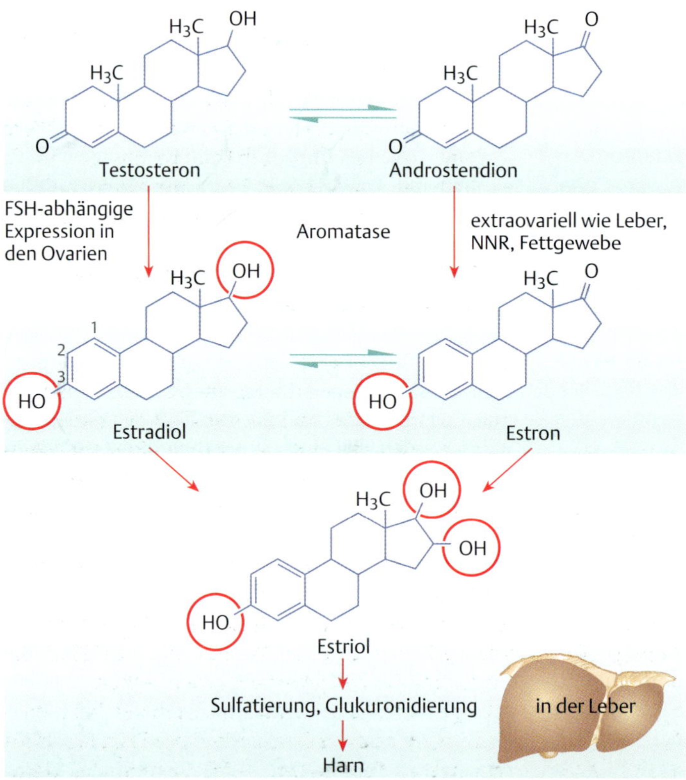

Abb. 13.1 Metabolismus der Estrogene. Estrogene werden aus Androgenen durch das Enzym Aromatase im Ovar oder extraovariell gebildet. Estron wird in das wirksamere Estradiol (und umgekehrt) transformiert, beide schließlich zum Estriol, das dann nach weiteren Metabolisierungsschritten renal ausgeschieden wird. Die Anzahl der Hydroxy-Gruppen (rot markiert) bestimmt die Bezeichnung als E1 (Estron), E2 (Estradiol) oder E3 (Estriol).

Tabelle 13.1

Wirkungen von Estrogenen

Ziel	Wirkung
körperliche Entwicklung	Wachstum, Prägung und Erhaltung primärer und sekundärer Geschlechtsmerkmale der Frau
Epiphysen	Beendigung des Längenwachstums in der Pubertät bei Mädchen und Jungen
Knochen	Förderung der Resorption und Einlagerung von Calcium in den Knochen; Reduktion der Osteoklasten-Aktivität (s. S. 233)
Natrium und Wasser	Wasserretention (antidiuretische Wirkung) und -einlagerung in die Haut
Blutdruck	Erhöhung durch Synthese von Angiotensinogen
Fettstoffwechsel	Erhöhung von HDL, Senkung von LDL
Blutgefäße	Dilatation der kleinen Gefäße mit Verminderung des peripheren Widerstandes (Blutdrucksenkung)
Blutgerinnung	Verstärkung der Blutgerinnung durch Synthese von Gerinnungsfaktoren in der Leber
psychotrope Wirkungen	affektive Stabilisierung, Steigerung der Synthese und Wirkung von Serotonin
MSH (melanotropes Hormon)	Stimulation mit Hyperpigmentierung (Melasmen)
Prolaktin	Stimulation der Sekretion
Transportproteine	Synthesesteigerung in der Leber
Menstruation	Bildung von Uterusschleimhaut und Drüsen im Endometrium
	Blutung bei 1- bis 2-wöchiger Zufuhr von Estradiol mit Abstoßung der proliferierten Schleimhaut
Progesteron-Rezeptoren	Induktion der Synthese
Zervixsekret	Viskositätsminderung vor der Ovulation (bessere Spermien-Penetration)
Vagina	Zunahme des Vaginalepithels
Schwangerschaft	Durchblutung und Hyperplasie des Myometriums
Brustdrüsen	Bildung der Milchgänge

- postmenopausal nur noch 5–10 µg/d
- in der Schwangerschaft 30 mg/d (d. h. 1000fach über der normalen Konzentration)
- beim Mann immerhin 2–25 µg/d (das entspricht dem postmenopausalen Spiegel einer Frau).

MERKE

- Estradiol (E2) ist das potenteste Estrogen und wird v. a. während der Geschlechtsreife produziert.
- Estron (E1) ist relativ in der Postmenopause vermehrt.
- Estriol (E3) ist wichtig für den Erhalt der Schwangerschaft.

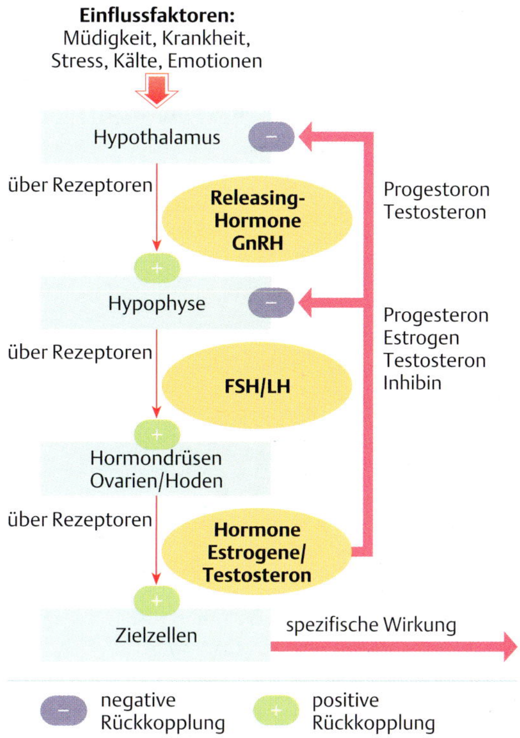

Abb. 13.2 Regelkreis der Sexualhormone. Die Freisetzung von FSH/LH und ihrer Gonadotropin-Releasing-Hormone (GnRH) unterliegt einem negativen Feedback durch die Effektorhormone Estrogene, Progesteron und Androgene.

Der **Abbau von Estrogenen** wird von ihrem funktionellen Zustand bestimmt:

- freie Estrogene im Blut: schneller Abbau in der Leber und Ausscheidung als Estriol über die Niere (Nachweis von Doping in Urinproben)
- Estrogene in Rezeptor-Komplexen und auf der Zellmembran: Abbau durch Endozytose und Lysosomen
- Estrogene in intrazellulären Rezeptor-Komplexen: enzymatischer Abbau.

13

Zelluläre Wirkungen

Die freien Estrogene dringen durch Diffusion ins Zytoplasma und binden an ihre spezifischen **Estrogenrezeptoren ERα und ERβ.** Der Estrogen-Rezeptor-Komplex assoziiert im Zellkern an die *estrogen response elements* (ERE) im Promotor oder Enhancer von Zielgenen, wodurch deren Transkription aktiviert oder supprimiert wird (**Abb. 13.3**). Neben den genomischen Wirkungen der ER werden auch post-translationale (d. h. schnelle, nicht-genomische) Effekte beobachtet, wie die Freisetzung von NO an kleinen Gefäßen, die Hemmung des Zellzyklus oder auch Zelltod.
Estrogenrezeptoren befinden sich in den Reproduktionsorganen beider Geschlechter sowie im Brustdrüsengewebe, Fettgewebe, Nebennierenrinde, Harn-

Tabelle 13.2

Übersicht über die Wirkstoffe

Wirkstoff	**Indikationen (Auswahl)**
Estrogenartige Wirkung	
ER-Agonisten (s. S. 204)	
– Estradiol	HET, urogynäkologische Störungen
– Estriol	urogynäkologische Störungen (topische Anwendung)
– CEE	HET, nur oral
stabilisierte Estrogene	
– Estradiolvalerat	HET, Kontrazeption
– Ethinylestradiol, Mestranol	Kontrazeption, Zyklusstörungen, Endometriose
Tibolon (s. S. 215)	HET bei erhaltenem Uterus
Estrogenhemmende Wirkung	
ER-Antagonisten (s. S. 219)	
– Fluvestrant	Mammakarzinom
Aromatasehemmstoffe (s. S. 219)	
– Aminoglutethimid	Mammakarzinom, Nebennierenrindenkarzinom
– Exemestan, Letrozol	Mammakarzinom
Estrogenartige und -hemmende Wirkung	
SERM (s. S. 218)	
– Raloxifen	estrogenartige Wirkung: Osteoporose
– Clomifen	estrogenhemmende Wirkung: Fertilitätsstörungen
– Tamoxifen	estrogenhemmende Wirkung: Mammakarzinom
GnRH-Agonisten (s. S. 217)	estrogenartige Wirkung: Fertilitätsstörungen estrogenhemmende Wirkung: Mammakarzinom
GnRH-Antagonisten (s. S. 217)	estrogenartige Wirkung: Fertilitätsstörungen

HET = Hormonersatztherapie, CEE = konjugierte equine Estrogene, ER = Estrogenrezeptor

blase, Gehirn, Knochen, Haut, Gefäßen u. a. Ihre Präsenz bestimmt die Empfindlichkeit eines Organs für Sexualhormone. Die beiden ER-Isoformen α und β unterscheiden sich in ihrer Ligandenbindungsdomäne sowie der organspezifischen Expression:

- **ERα:** überwiegend in den weiblichen Fortpflanzungsorganen
- **ERβ:** überwiegend in Knochen, Lunge, Gehirn, Ovar.

Liganden des ERα aktivieren die Genexpression, während ERβ-Liganden auch **suppressiv** wirken. Die zellspezifischen ER-Effekte werden wesentlich bestimmt vom pathophysiologischen Kontext, Kofaktoren im Zellkern und dem Zusammenspiel mit anderen Transkriptionsfaktoren. Diese Unterschiede nutzt man z. B.

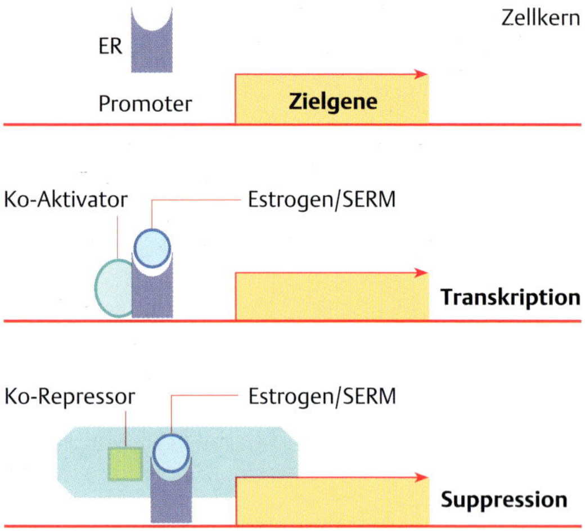

Abb. 13.3 Intrazelluläre Wirkung von Estrogen. Die Estrogene binden im Zytoplasma an ihre Rezeptoren (ER), die dann in einen aktivierten Zustand transformiert werden und in den Kern translozieren. Kofaktoren bestimmen die Funktion des Hormon-Rezeptor-Komplexes, d. h. Aktivierung, Suppression oder Transrepression der Genexpression wie bei den Glukokortikoidrezeptoren (s. S. 286). Ko-Repressoren stabilisieren den Transkriptionskomplex (hellgrüne Fläche), sodass eine Transkription unterbleibt. Die Kofaktoren bestimmen auch die differenzielle Wirkung der SERM.

bei der Entwicklung von selektiven Estrogen-Modulatoren (*selective estrogen modulators*, SERM, s. S. 218).

MERKE

Die biologische HWZ der Sexualhormone, z. B. der Estrogene und ihrer entsprechenden Wirkstoffe, wird meist von der HWZ der von ihren Zielgenen kodierten Proteine bestimmt und ist wesentlich länger als die Plasma-HWZ der Hormone bzw. Wirkstoffe.

13.1.2 Estrogenartige Wirkstoffe

Estrogenartige Wirkstoffe lassen sich zwei Hauptgruppen zuordnen (**Tab. 13.2**):

- **reine Estrogenwirkung:**
  - natürliche Estrogene (körpereigene und equine Estrogene)
  - stabilisierte natürliche Estrogene
  - synthetische Estrogenmimetika
- **zusätzliche antiestrogene Wirkung** und/oder Interaktionen mit anderen Sexualhormonrezeptoren:
  - SERM (s. S. 218)
  - Tibolon (s. S. 215).

13.1.3 Natürliche Estrogene

Körpereigene Estrogene

Körpereigene Estrogene werden nach oraler Gabe zwar gut resorbiert, jedoch unterliegen sie einem **ausgeprägten First-pass-Effekt** bzw. einer hohen präsys-

temischen Elimination (bis zu 90 %) infolge von Hydroxylierung, Glukuronidierung und Sulfatierung in der Leber. Beim Abbau in der Leber entstehen aktive Metaboliten, die über den **enterohepatischen Kreislauf** reabsorbiert werden. Störungen des enterohepatischen Kreislaufs, wie z. B. unter Antibiotikatherapie, vermindern so die effektiven Plasmaspiegel.
Estrogene sind im Blut an *sexual hormon binding globulin* (SHGB) bzw. Albumin gebunden, und nur die freien Estrogene sind wirksam. Die Plasma-HWZ der natürlichen Estrogene ist sehr kurz und beträgt nach parenteraler Gabe von Estradiol nur wenige Minuten. So sind z. B. 6 Stunden nach oraler Zufuhr von 2 mg Estradiol sind nur noch 100 pg/ml Estradiol und 400–500 pg/ml Estron im Blut nachweisbar. Estrogene bzw. ihre Metaboliten werden vorwiegend renal eliminiert.
Estradiol wird zur Hormonersatztherapie (HET) oral (Estrifam®) und parenteral/topisch als Gel (Gynokadin®), Nasenspray (AERODIOL®) oder ölige i. m.-Injektion (Estradiol-Depot®) eingesetzt; außerdem auch als Pflaster (Dermestril®), da es wegen seine Lipophilie besonders gut in die Haut penetriert. **Estriol** (Ovestin®) wird als Creme, Gel oder Vaginaltablette appliziert und eignet sich besonders für die intravaginale Gabe bei Atrophien oder Atrophieblutungen des Urogenitaltraktes (z. B. infolge Estrogenmangels). Estriol verbessert die Proliferation und Durchblutung der Schleimhäute bzw. von Urogenitalgewebe.

MERKE

Natürliche Estrogene werden nach oraler Gabe rasch metabolisiert. Wegen ihrer sehr niedrigen Bioverfügbarkeit werden sie vor allem topisch oder systemisch im Rahmen der Hormonersatztherapie appliziert.

Konjugierte Estrogene

Die **konjugierten equinen Estrogene (conjugated equine estrogens, CEE)** (Presomen®) werden aus dem Harn trächtiger Stuten gewonnen und oral zur postmenopausalen Hormonersatztherapie eingesetzt. Hierzu gehören ca. 10 strukturverwandte Estrogensulfate, überwiegend Estronsulfat-Natrium (50 %) und Equilin-Sulfat-Natrium (25 %). CEE **binden** mit hoher Affinität **an Albumin** und schaffen so ein Reservoir, aus dem sie kontinuierlich abgegeben werden. Der **Metabolismus ist komplex:** Für die Resorption werden CEE dekonjugiert und müssen anschließend in der Leber wieder konjugiert werden. Infolge der hohen präsystemischen Elimination müssen sie in hohen Dosen gegeben werden.
CEE erhöhen die Konzentrationen von Transport- bzw. Bindungsproteinen einschließlich Coeruloplasmin, auf dessen Fähigkeit, freie Radikale zu neutralisieren, die gefäßprotektive Wirkung der CEE zurückgeführt wird.

13.1.4 Stabilisierte Estrogene

Veresterte Estrogene

Durch **Veresterung mit Fettsäuren** verlängert sich die Plasma-HWZ von Estrogenen bis zu 24 h. Die Estrogene werden nach Abspaltung der Fettsäuren durch Esterasen im Darm, Blut oder in der Leber freigesetzt. Mittels mikrokristalliner Verpackung wird die Freisetzung und Metabolisierung der Estrogenester zusätzlich verzögert und ihre Wirkung verstärkt (**Abb. 13.4**. Bei oraler Einnahme z. B. von 2 mg Estradiolvalerat wird die maximale Estradiolkonzentration erst nach 2–4 h erreicht.
Estrogenester unterliegen dem enterohepatischen Kreislauf und werden zu Estron abgebaut. Damit erhöht sich der Anteil der niederpotenten Estrogene.
Für die orale Anwendung muss wesentlich höher dosiert werden als bei transdermaler Gabe. **Estrogenvalerat** (Gynokadin®), der wichtigste Estrogenester, wird mit 1–2 mg/d als Tablette (Progynova®), aber nur 25–100 µg/d als Pflaster dosiert. Als Progynon-Depot® wird er mit einer gestagenen Komponente in öliger Lösung alle 3 Wochen i. m. injiziert. Estrogenvalerat ist nur für die **Hormonersatztherapie** zugelassen.

Ethinylierte Estrogene

Ethinylestradiol und sein methyliertes Prodrug **Mestranol** sind gut resorbierbare und stabile Estrogene, die in der Leber nur langsam metabolisiert werden

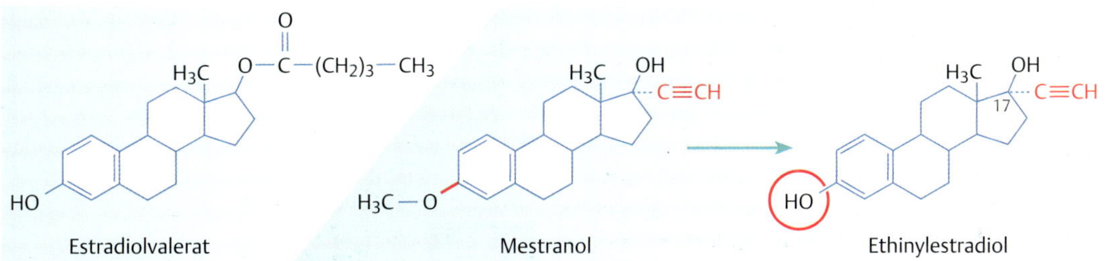

Abb. 13.4 Stabilisierte Estrogene. Die Valerat-Veresterung (links) und die Ethinyl-Gruppe an C17 (rot, rechts) schützen Estrogene vor schnellem Abbau und ermöglichen eine ausreichende orale Resorption. Das Prodrug Mestranol besitzt ein Methylether am C3 und wird in der Leber zu Ethinylestradiol demethyliert (roter Kreis).

(40–50 % Bioverfügbarkeit). Infolge ihrer langen Plasma-HWZ von 15 bis 25 h und einer Wirkdauer von 24 bis 36 h sind sie 15- bis 20fach potenter als Estradiol. In einigen Organen, wie dem Endometrium, wirkt Ethinylestradiol noch stärker. Wegen ihrer potenten Wirkung werden Ethinylestradiol und Mestranol als **orale Kontrazeptiva zusammen mit Gestagenen** eingesetzt, sowie bei Indikationen, die hohe Dosierungen erfordern. Als alleiniger Wirkstoff ist Ethinylestrogen jedoch nicht ausreichend für einen zuverlässigen Konzeptionsschutz.

Weitere Wirkstoffe mit estrogenartiger Komponente

Es gibt weitere Arzneistoffe mit estrogenartigen Effekten, die jedoch auch mit den Rezeptoren für andere Sexual- und Steroidhormone interagieren. Zu diesen Arzneistoffen mit gemischtem Wirkprofil gehören z. B. Tibolon (s. S. 215) oder SERM (s. S. 218).

13.1.5 Indikationen

Nach oraler Einnahme wirken die teil- bzw. vollsynthetischen Estrogene länger und wesentlich stärker als die körpereigenen bzw. natürlichen Estrogene. Dies bestimmt ihre Anwendungen. Die wesentlichen Indikationen für Estrogene im ärztlichen Alltag sind die **Kontrazeption** (s. S. 211) und die **postmenopausale Hormonersatztherapie** (s. S. 215), weiterhin Dysmenorrhoe, polyzystisches Ovar und Androgenisierung.

Applikation

Estrogene können auf vielfältige Weise appliziert werden wie oral, intramuskulär, transdermal bzw. topisch als Pflaster, Gel, Creme und Salbe, als Vaginalzäpfchen, -tablette oder -ring, intradermal als Stäbchen oder als Intrauterinpessar.

Prinzipiell werden bei parenteraler Zufuhr die Resorptionsbarrieren und der First-pass-Effekt umgangen und die Plasmaspiegel sind gleichmäßiger. Bei der **transdermalen Estrogenzufuhr** muss zwischen dem dosisabhängigen Wirkprofil bei Kontrazeption und Hormonersatztherapie unterschieden werden:

- **Kontrazeption:** Für die Belastung der Leber und die Synthese von Gerinnungsfaktoren, Angiotensinogen und anderen Proteinen spielt es klinisch keine Rolle, ob die hohe Dosis Ethinylestradiol per os oder transdermal zugeführt wird. Die kardiovaskulären und thromboembolischen Risiken sind gleich, trotz gewisser Unterschiede in der biochemischen Wirkung.
- **Hormonersatztherapie:** Das niedrig dosierte transdermale Estradiol „entlastet" die Leber im Vergleich zu den höheren oralen Dosierungen.

MERKE

- Die kardiovaskulären und thromboembolischen Risiken sind bei der Kontrazeption für transdermales und orales Ethinylestradiol gleich.
- Bei der Hormonersatztherapie sind die Risiken für transdermales oder andere parenterale Applikationsformen von Estradiol geringer als für die orale Einnahme.

13.1.6 Nebenwirkungen und Kontraindikationen

Die Hauptanwendungsgebiete der Estrogene sind meistens keine zwingenden Indikationen. Daher sind die Risiken nicht als unabwendbare Notwendigkeit zu betrachten, und die Indikationen müssen sorgfältig abgewogen werden. Besondere Aufmerksamkeit ist den **kardiovaskulären Ereignissen** und dem **Auftreten von Karzinomen** zu widmen. Dabei gilt:

- Die Nebenwirkungen von Estrogenen unterscheiden sich zwischen ihrer Anwendung als Kontrazeptiva oder im Rahmen der HET (s. S. 214).
- Für die verschiedenen Risiken ist nicht nur die Dosis und die Applikation relevant, sondern mindestens ebenso wichtig sind die biometrischen Daten (Alter, Zahl der Schwangerschaften, Beginn der Menarche bzw. Menopause etc.) sowie Begleiterkrankungen.

Kardiovaskuläre Störungen I

- **Thromboembolien:** Estrogene erhöhen die Bildung gerinnungsfördernder Faktoren und erniedrigen gerinnungshemmende Faktoren. Mögliche Folge sind Thrombembolien als schwere dosisabhängige Nebenwirkung. Besonderes Risiko besteht bei familiärer Prädisposition für eine APC-Resistenz (APC = aktiviertes Protein C). Dabei kann der Gerinnungsfaktors V infolge einer Mutation nicht mehr durch das antithrombotisch wirksame Protein C gehemmt werden. Schon bei heterozygoten Patientinnen steigt das Risiko für thrombembolische Ereignisse um 30 %, das durch weitere Risikofaktoren erhöht wird wie
  - Mangel an Antithrombin III, Protein S oder Protein C
  - Zigarettenkonsum
  - Alter > 35 Jahre
  - Zahl der Schwangerschaften, die die Inzidenz deutlich erhöhen.
- **Erhöhter Blutdruck** (u. a. durch vermehrte Bildung von Angiotensinogen) verstärkt durch
- **Natrium- und Wasserretention** mit Ödembildung und Gewichtszunahme.

MERKE

Estrogene beeinflussen die Blutfette positiv (HDL ↑, LDL ↓). Daher wird ihnen eine kardioprotektive Wirkung zugeschrieben.

Störungen von Sexualfunktionen |
- **Zyklusstörungen:** Bei Langzeittherapie atrophieren die Ovarien reversibel als Folge der gehemmten hypothalamisch-hypophysären Achse. Nach Absetzen der Estrogene kann es zu Amenorrhoe bzw. anovulatorischen Zyklen kommen, die sich meist nach 3–6 Monaten normalisieren.
- In der Frühschwangerschaft verursachen exogene Estrogene Deziduanekrosen und **stören die Nidation**.
- Hyperplasie des Endometriums
- Spannungsgefühl in der Brust
- Hemmung der Laktation.

Weitere allgemeine Nebenwirkungen |
- Übelkeit und Erbrechen
- Dysphorie und depressive Störungen
- Kopfschmerzen und Migräne
- Hyperpigmentierung der Haut (neben Estrogenen tragen auch Gestagene zur Melatoninablagerung in der Haut bei), Akne
- cholestatische Hepatosen und Gallensteinerkrankungen, Leberadenome
- Diabetes mellitus Typ II kann sich unter oralen Kontrazeptiva durch Abschwächung der insulinergen Wirkung verschlechtern.

Neoplasien | Estrogene beeinflussen das Auftreten von Neoplasien in Abhängigkeit von Einnahmedauer, Lebensalter und erhaltenem Uterus.

(Relative) Kontraindikationen |
- vorausgegangene/ bestehende Thromboembolien und Beinvenenthrombosen
- genetische Prädisposition für Phlebitiden oder Thrombosen
- KHK, Z. n. Myokardinfarkt
- zerebrovaskuläre Erkrankungen, Epilepsie
- arterieller Hypertonus
- Adipositas, Fettstoffwechselstörung, Diabetes mellitus
- Migräne
- Rauchen
- schwere Leberfunktionsstörungen
- Sichelzellanämie
- Tumoren: estrogenabhängige Tumoren (Mamma, Endometrium, Ovar)
- ungeklärte vaginale Blutungen, Endometriose
- (unklare) Schwangerschaft.

MERKE

Die Gabe von Estrogenen ist bei kardiovaskulären und metabolischen Erkrankungen, Störungen der Blutgerinnung bzw. entzündlichen Gefäßerkrankungen (relativ) kontraindiziert.

13.1.7 Wechselwirkungen

Die **Induktion von CYP450-Enzymen** (s. S. 443) erhöht die Metabolisierung der Estrogene und vermindert damit die Estrogenwirkung einschließlich der Kontrazeption. Besonders gilt dies bei der Komedikation mit
- Antiepileptika (Phenytoin, Carbamazepin, Barbiturate)
- Antituberkulostatika (Rifampicin, Rifabutin)
- Antimykotika (Griseofulvin).

Störungen des enterohepatischen Kreislaufs, wie z. B. unter **Antibiotikatherapie,** vermindern die intestinale (Re-)Absorption. Die Antibiotika stören das bakterielle Milieu und damit die Bildung von bakteriellen Enzymen, welche für die Spaltung von Estrogen-Konjugaten notwendig ist. Die konjugierten Steroide werden mit der Fäzes ausgeschieden und der **Kontrazeptionsschutz sinkt.**

Praxistipp

CYP450-Induktoren und Antibiotika vermindern die Wirkung von Estrogenen und damit den Konzeptionsschutz.

13.2 Progesteron und Gestagene

Key Point

Das Gelbkörperhormon Progesteron und seine synthetischen Derivate, die Gestagene, werden – meist zusammen mit Estrogenen – sowohl zur Kontrazeption, bei Zyklusstörungen als auch zur Hormonersatztherapie (bei erhaltener Gebärmutter) verordnet.

13.2.1 Progesteron

Das **Gelbkörperhormon Progesteron** wird in Ovar, Plazenta, Hoden und Nebennierenrinde als C21-Steroid bzw. als Zwischenprodukt der Glukokortikoid-, Androgen- oder Estrogensynthese gebildet. Das Corpus luteum produziert Progesteron während der zweiten Menstruationszyklushälfte sowie vermehrt im ersten Trimenon der Schwangerschaft, wo es für den Erhalt der Schwangerschaft verantwortlich ist. Die Freisetzung von Progesteron wird über GnRH (syn. LH-RH) und LH kontrolliert.

Indikationen | Progesteron wird vor allem oral beim klimakterischen Syndrom oder topisch als Vaginalgel oder Zäpfchen im Rahmen der Reproduktionstherapie verabreicht.

Wirkungen | Progesteron und seine synthetischen Derivate, die Gestagene, entfalten ihre Wirkung über Rezeptoren, die als Transkriptionsfaktoren die Expression von Zielgenen kontrollieren. Von einem Gen werden die **Progesteronrezeptoren PR-A und PR-B** synthetisiert, wobei der kürzere PR-A die Expression anderer Gene auch **supprimieren** kann. So

13

Tabelle 13.3

Wirkungen der Progesterone

Ziel	Wirkung
Schwangerschaft	Implantation des Trophoblasten und Erhaltung der Schwangerschaft
Menstruationszyklus	Förderung der Luteal- und Sekretionsphase; Abbruchblutung durch Abfall des Progesterons in der zweiten Menstruationszyklushälfte
Uterus	Proliferation des Endometriums
Nidation	Erhaltung (Abfall von Progesteron führt zum Abort)
Basaltemperatur	Temperaturanstieg um ca. 0,5°C nach Ovulation
Gonadotropin	Supprimierung von FSH und LH in der 2. Zyklushälfte, damit Ovulations-Hemmung
GnRH	Hemmung
Zervixsekret	Steigerung der Viskosität
Tuben	Hemmung der Tubenmotilität
Milchdrüsen	Alveolenbildung in den Milchdrüsen
Libido	Stimulation
Estrogenrezeptoren	Reduktion
Fettstoffwechsel	Erhöhung der Lipoproteinlipase und der Fetteinlagerung
Gerinnungsparameter	Hemmung bzw. Modulation des estrogenbedingten Anstiegs von Gerinnungsfaktoren
Insulin	Erhöhung der Insulinspiegel
Natrium	Diurese durch verminderte Natrium-Reabsorption in der Niere (Antagonismus von Aldosteron)

unterdrückt der PR-A die Transkriptionsaktivität des PR-B und verhindert die Expression der Rezeptoren für Estrogene, Androgene, Gluko- und Mineralkortikoide.

13 Die Funktionen des Progesterons sind im Zusammenspiel mit den Estrogenen zu betrachten, da Progesterone **teils synergistisch, teils antagonistisch** zu Estrogenen wirken (**Tab. 13.3**). Bestimmend für die Wirkungen ist

- die vorausgegangene Aktivität von Estrogenen am Erfolgsorgan, da sie die Expression der Progesteronrezeptoren induzieren
- die Progesteron-Konzentration
- die zeitliche Reihenfolge der Estrogen-Progesteron-Wirkung.

Regelkreis | Progesteron senkt die Aktivität des hypothalamischen Hormonzentrums im Sinne eines negativen Feedbacks. Außerdem unterdrückt Progesteron in der Hypophyse die Expression von Estrogenrezeptoren und damit die durch Estradiol vermittelte LH-Ausschüttung in der Zyklusmitte.

Tabelle 13.4

Klassifikation und Wirkprofil von Gestagenen

Wirkstoff	Indikation und Wirkprofil
Progesteron	Reproduktionsmedizin, Klimakterium (antiestrogene Wirkung)
17α-Hydroxy-Progesteron-Derivate (C21-Progesteron-Derivate)	
Ester	
– 17α-Hydroxy-Progesteron-Caproat	nur i. m. bei Amenorrhoe, Corpus-luteum-Insuffizienz
– 17α-Hydroxy-Progesteron-Acetat	Kontrazeption
– Chlormadinon	Kontrazeption (antiandrogene Wirkung)
– Medroxy-progesteron	Kontrazeption, Mammakarzinom
andere	
– Dydrogesteron	Kontrazeption
– Medrogeston	Kontrazeption
Nortestosteron-Derivate (C19-Gestagene)	
Levonorgestrel	
– Desogestrel	Kontrazeption Risiko für Thrombembolien gegenüber anderen Gestagenen leicht erhöht
– Gestoden	Kontrazeption Risiko für Thromboembolien gegenüber anderen Gestagenen leicht erhöht
– Norgestimat	Kontrazeption
Norethisteronacetat	Kontrazeption (estrogen-, androgen- und mineralkortikoid-agonistische Wirkung)
– Dionegest	Kontrazeption (estrogen- und mineralkortikoid-agonistische Wirkung, antiandrogene Wirkung)
– Ethynodioldiacetat	Kontrazeption (estrogenagonistische Wirkung)
– Lynesterol (Prodrug)	Kontrazeption
Spironolacton-Derivat	
– Drospirenon	Kontrazeption, Wirkprofil ähnlich dem Progesteron

MERKE

Progesteron kann die Wirkungen von Estrogen bzw. seiner Rezeptoren abhängig vom Kontext sowohl verstärken als auch hemmen.

Pharmakokinetik | Progesteron wird nach oraler Gabe zwar gut resorbiert, unterliegt aber einem ausgeprägten First-pass-Effekt mit einer sehr kurzen Plasma-HWZ von 20 min. Nach Metabolisierung in der Leber werden die Hauptmetaboliten renal eliminiert. Die Progesteron-Konzentration im Blut ist stark abhängig von verschiedenen Faktoren, wie Lebensalter, Menstruationszyklus und Vorliegen einer Schwangerschaft.

MERKE

- Progesteron ist ein essenzieller Modulator der Estrogenwirkung.
- Progesteron bestimmt den Verlauf der zweiten Zyklushälfte und ist wesentlich für den Erhalt einer Schwangerschaft.

13.2.2 Gestagene

Gestagene sind die synthetischen Derivate des Progesterons bzw. 17α-Hydroxy-Progesterons und werden meist zusammen mit Estrogenen zur Kontrazeption, bei Tumoren, Zyklusstörungen oder bei erhaltenem Uterus zur Hormonersatztherapie verordnet.
Gestagene werden nach ihrer Struktur oder nach Generationen klassifiziert. Beides hilft nicht wirklich für das Verständnis des Wirkprofils, das zahlreiche Wirkungen umfasst. Die klinischen Effekte werden auch noch von der Komedikation und Hormonsensitivität bestimmt: so können z. B. Estrogene die androgenen Wirkungen von Gestagen überdecken.
Die strukturelle Verwandtschaft zu den Steroidhormonen bzw. ihren Rezeptoren erklärt, warum Gestagene sowohl agonistisch als auch antagonistisch an Steroidhormonrezeptoren wirken können (**Tab. 13.4**). Folgende Wirkprofile sind relevant:

- **anti-estrogen:** Alle Gestagene vermindern die Bildung von Estrogen-Rezeptoren und beschleunigen deren Inaktivierung (Ausnahme: Northisteron und Tibolon werden zu Estradiol-Derivaten metabolisiert). Dies begründet den Einsatz bei hormonsensitiven Tumoren. Bei unbeabsichtigter Einnahme in der Schwangerschaft kommt es zur Feminisierung eines männlichen Embryos.
- **androgen:** Androgenetische Effekte verändern die Stimme, Behaarung oder Lösen eine Seborrhö aus.
- **anti-androgen:** Gestagene mit diesem Wirkprofil, das durch eine Hemmung der 5α-Reduktase in der Haut unterstützt wird, können bei Akne, Hirsutismus und androgenetischer Alopezie sowie bei polyzystischem Ovar oder hormonsensitiven Tumoren eingesetzt werden. Bei unbeabsichtigter Einnahme in der Schwangerschaft kommt es zur Maskulinisierung eines weiblichen Embryos.
- **anti-mineralkortikoid:** gut wirksam bei Patientinnen mit Ödemneigung (z. B. Drospirenon, s. S. 210)
- **glukokortikoid:** in hoher Dosierung können Gestagene Cushing-Symptome auslösen mit Ödemen und Diabetes.

17α-Hydroxy-Progesterone (C21-Progesteron-Derivate)

C21-Steroide sind direkte Abkömmlinge des Progesterons, dessen 17α-Hydroxy-Derivat stabilisiert werden muss. Durch die **Veresterung mit Caproat,** das oral nicht wirksam ist, kann der lipidlösliche Ester in Öl gelöst und i. m. injiziert werden. Die Wirkdauer beträgt eine Woche. Depotinjektionen werden bei nichtkontrazeptiven Indikationen gesetzt.
Durch die Verknüpfung mit einer **Acetat-Gruppe** am C6 des 17-Hydroxy-Progesteron erhält man stabile Gestagene, die oral zur Kontrazeption mit Ethinylestrogen eingenommen werden können (**Tab. 13.4**).

Nortestosteron-Derivate (C19-Gestagene)

Die ethinylierten C19-Derivate des Nortestosterons (= demethyliertes Testosteron) bilden die zweite große Gruppe der Gestagene (s. **Abb. 13.5**). Die Verknüpfung

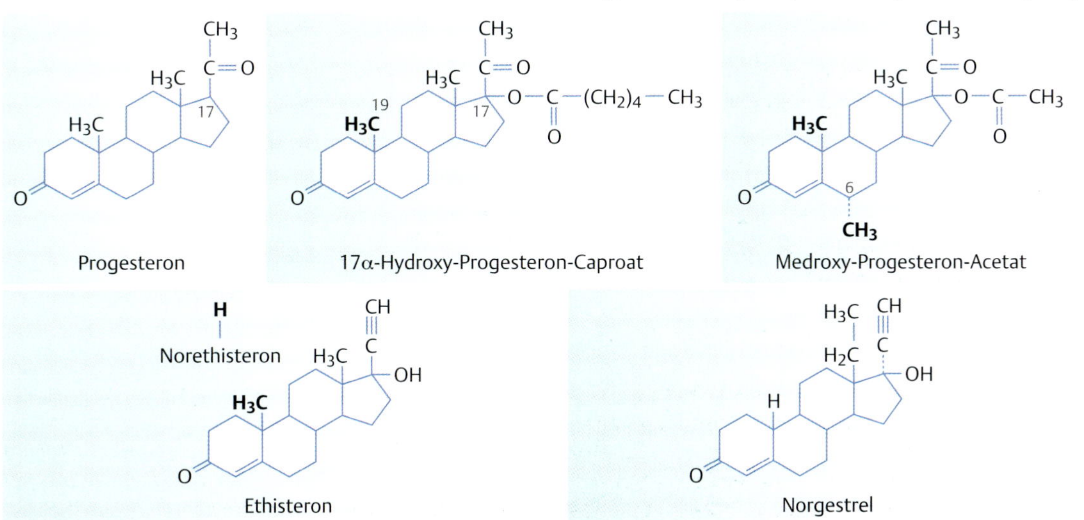

Abb. 13.5 Progesteron und Gestagene. 17α-Hydroxy-Progesteron wird durch Veresterung mit Caproat für eine i. m. Injektion stabilisiert. Medroxy-Progesteron-Acetat ist so stabil, dass es oral wirksam ist. Norethisteron ist ein demethyliertes Derivat von Ethisteron. Vom Norgestrel bzw. Levonorgestrel leiten sich die Gestagene der 3. Generation ab.

von Testosteron mit einem **Ethinylrest** in Position 17, das **Ethisteron**, stabilisiert nicht nur das Steroid (analog den ethinylierten Estrogenen, s. S. 205), sondern führt zu gestagenen Wirkungen. Wird Ethisteron demethyliert, erhält man **Norethisteron**, von dem weitere Derivate gebildet werden. Von **Levonorgestrel,** dem aktiven Isomer des Norgestrels, leiten sich die Gestagene der 3. Generation ab wie Desogestrel und Gestoden (vgl. **Tab. 13.4**).

MERKE

Die C19-Gestagene sind ethinylierte Derivate des Nortestosterons, dem demethylierten Testosteron.

Wirkprofil C19-Gestagene sind in vielen **Kontrazeptiva** enthalten. Es ist jedoch schwierig, den einzelnen Untergruppen auch tatsächlich klinisch relevante oder zumindest pharmakodynamische gruppenspezifische Eigenschaften zuzuordnen. Dennoch gelten folgende Wirkprofile:

- C19-Gestagene besitzen noch anabole Restwirkungen (v. a. in hoher Dosis)
- C19-Gestagene beeinflussen den Lipidstoffwechsel nicht negativ
- Norethisteron besitzt infolge seiner Aromatisierung in der Leber zu Ethinylestradiol auch estrogene Effekte
- (Levo-)Norgestrel und seinen Derivaten (Gestagene der 3. Generation) fehlt die androgene Komponente völlig, jedoch erhöht die Einnahme leicht das Risiko für Thromboembolien
- 3-Desoxyderivate wie Lynestrenol oder Desogestrel sind Prodrugs, die erst durch eine Ketogruppe am C3 ihre gestagene Wirkung entfalten.

Synthetische Gestagene

Drospirenon (im Kontrazeptivum Yasmin® oder Petibelle® enthalten) leitet sich von Spironolacton ab (s. S. 140) und ist funktionell dem Progesteron sehr ähnlich, da es keine estrogene oder androgene Wirkung besitzt. Im Gegenteil, Drospirenon hat antigonadotrope Effekte auf Zervix und Endometrium sowie anti-androgene und anti-mineralkortikoide Wirkung, d. h. es reduziert eine Akne und verursacht keine Erhöhung der Vorlast bzw. Ödeme.

Drospirenon verursacht möglicherweise mehr thromboembolische Ereignisse bei adipösen Patientinnen als die Gestagene der 2. und 3. Generation.

MERKE

Die Wirkspektren der Gestagene erklären sich durch die individuelle Affinität zu den Progesteron-, Estrogen-, Androgen- und Mineralkortikoidrezeptoren, die jeweils aktiviert oder gehemmt werden können.

13

13.2.3 Indikationen

Gestagene sind (meist zusammen mit Estrogenen) indiziert bei bzw. für (**Tab. 13.5**):

- Zyklusanomalien und dysfunktionelle Blutungsstörungen
- Menstruationsverschiebung und Ovulationshemmung
- primäre und sekundäre Amenorrhö
- Endometriose
- Kontrazeption
- Hormonsubstitution

Tabelle 13.5

Indikationen von Progesteronen und Gestagenen

Substanz	Präparat	Indikation
Hydroxy-Progesteron-Caproat	Proluton® Depot	habitueller oder drohender Abort, dysfunktionelle Blutungen
Medroxy-Progesteron-Acetat	Clinofem®, Depo-Clinovir®	Zyklusanomalien, Endometriose, Ovarialfunktionstest (Gestagentest), Kontrazeption, Mammakarzinom
Medroxy-progesteron	G-Farluta®	Ovarialfunktionstest, Gestagenmangel
	Clinovir®	weit fortgeschrittenes Mammakarzinom, Endometriumkarzinom
Progesteron	Utrogest®	habitueller oder drohender Abort, mit Estrogenen als Substitutionstherapie
Chlormadinon + E*	Chlor-madinon®	Kontrazeption, dysfunktionelle Blutungen, Mastodynie, Mastopathia cystica, bei Aknepädisposition
Lynestrenol + E*	Orgametril®	Kontrazeption, dysfunktionelle Blutungen, Mastodynie, Mastopathia cystica, Gestagentest
Levonor-gestrel	Micro-gynon®	Kontrazeption, Dysmenorrhö, Endometriose
Dydroges-teron + E*	Duphaston®	kombiniert mit Estrogenen zur Kontrazeption, Dysmenorrhö, prämenstruelles Syndrom, Corpus-luteum-Insuffizienz, Endometriose
Norethis-teron + E*	Norethis-teron® 5 Gestakadin®	Hormonersatztherapie, dysfunktionelle Blutungen, prämenstruelles Syndrom, Endometriose, Endometriumhyperplasie, Mastopathia cystica
Desogestrel Desogestrel + E*	Cerazette® Marvelon®	Kontrazeption, absolute Ovulationshemmung Kontrazeption, Dysmenorrhö
Megestrol-acetat	Megestat®	fortgeschrittenes Mamma- und Endometriumkarzinom
Gestoron-caproat	Depostat®	Prostataadenom, fortgeschrittenes Mamma- und Endometriumkarzinom

* + E = gemeinsam mit Estrogenen

- habituellem Abort (drei und mehr aufeinander folgende Fehlgeburten)
- fortgeschrittene Karzinome von Endometrium, Mamma sowie Prostata.

Indikationen zur **Monotherapie** sind drohender Abort oder Progesteronmangel.

Nebenwirkungen und Kontraindikationen

Grundsätzlich werden Gestagene gut vertragen. Besonders bei Langzeitanwendung können **Nebenwirkungen** wie psychische Störungen, Libidoverlust, Übelkeit, Erbrechen, Spannungsschmerz in der Brust, Regelstörungen, Gewichtszunahme, Kopfschmerzen sowie androgene Effekte wie Hirsutismus oder Virilisierung auftreten.
Schließlich steigern Gestagene die estrogenabhängige Proliferation des Brustdrüsenepithels und von hormonabhängigen Mammatumoren. Sie erhöhen auch mäßig das Risiko für Thromboembolien (insbesondere die Präparate der 3. Generation), besonders bei Störungen der Blutgerinnung wie der APC-Resistenz.
Kontraindikationen sind Schwangerschaft, thromboembolische Ereignisse in der Vorgeschichte und schwere Leberschäden.
Wie bei den Estrogenen beschleunigen auch CYP450-Induktoren den Abbau der Gestagene und führen so zum Wirkungsverlust (s. S. 443).

EXKURS

Schwangerschaftsabbruch in der Frühschwangerschaft

Das Nortestosteron-Derivat **Mifepriston (RU-486)** (Mifegyne®) ist ein partieller Progesteron-Rezeptor-Antagonist, der die Wirkung von LH in der zweiten Zyklushälfte hemmt. Dadurch degenerieren nicht nur das Endometrium, sondern auch die befruchteten Deziduazellen. Es kommt zum Abort. Mifepriston, das bis zur 8. SSW bzw. bis zum 49. Tag nach der letzten Menstruation indiziert ist, sensitiviert außerdem die Gebärmutter für die kontraktionssteigernde Wirkung des Prostaglandins E1 (PG-E1) bzw. dessen Derivate. Aufgrund seiner langen Halbwertzeit von 21 h ist die einmalige Gabe von 600 mg ausreichend. Zusätzlich wird 400 µg **Misoprostol,** ein PG-E1-Analog, nach 36–48 h eingenommen bzw. vaginal appliziert. Nebenwirkungen von Mifepriston sind starke vaginale Blutungen, schmerzhafte Uteruskontraktionen sowie Erbrechen.
Eine weitere Möglichkeit des pharmakologischen Schwangerschaftsabbruchs ist die vaginale Applikation von 1 mg **Gemeprost,** ebenfalls ein PG-E1-Analogon, das bei medizinischer Indikationsstellung im ersten und noch im zweiten Trimenon sowie bei chirurgischer Interruptio (Kürettage) bzw. intrauterinem Fruchttod angewendet werden kann.

13.3 Kontrazeption

Key Point
Die hormonelle Kontrazeption wird meist mit Kombinationspräparaten aus Estrogenen und Gestagenen, seltener mit einem Gestagen allein durchgeführt. Unverträglichkeiten und endokrine Störungen sind schlecht vorhersehbar, ein Wechsel des Präparats kann dann notwendig werden.

Anamnese, Familienanamnese und Untersuchung der Patientin sind Grundvoraussetzungen für die Rezeptierung der „Pille". Die Verträglichkeit kann nur empirisch erfasst werden und erfordert eine sorgfältige Abschätzung möglicher Nebenwirkungen.
Das **Grundprinzip der Kontrazeption** ist die **Ovulationshemmung** durch Estrogene bzw. Gestagene mittels Unterdrückung der Hypothalamus-Hypophysenvorderlappen-Achse sowie **lokale Störwirkungen** an der Zervixschleimhaut. Die meisten Präparate sind Kombinationen, die als Tabletten, i. m.-Depotspritzen, subdermale Implantate oder Matrixpflaster appliziert sowie als Intrauterinpessar, Vaginalring oder Spirale eingesetzt werden (**Tab. 13.6**).
Im Allgemeinen haben die Kontrazeptiva eine hohe Zuverlässigkeit, die mit dem **Pearl-Index** gemessen wird: Pearl-Index = Zahl der Schwangeren von 100 Frauen in einem Jahr, die die jeweilige Methode anwenden. D. h. je höher der Pearl-Index einer Methode, desto höher das Risiko einer Schwangerschaft.
Estrogene wie 17α-Ethinylestradiol, das am häufigsten verordnete Estrogen in Kombinationspräparaten, oder dessen Prodrug Mestranol hemmen die Freisetzung von FSH und LH (negatives Feedback). Dadurch wird die Ovarialfunktion gestört, die Follikelbildung und somit die Ovulation unterbunden und die Konzeption verhindert. **Gestagene** verhindern die Implantation (Nidation) des Gameten und erhöhen die Viskosität der Zervixschleimhaut.

13.3.1 Orale Kontrazeptiva

Die orale Kontrazeption orientiert sich an den physiologischen hormonellen Änderungen des Zyklus (**Abb. 13.6**). Dies erklärt die variationsreichen Applikationsschemata (**Abb. 13.7**).

Kombinationspräparate

Einphasen- und Sequenzialpräparate

Einphasenpräparate oder Kombinationspille (Pearl-Index 0,2–0,9) kombinieren Estrogene und Gestagene über 21 Tage. Die **Sequenzialpräparate (reine Form) enthalten** für 21 Tage Estrogene und vom 8. bis 21. Tag zusätzlich Gestagene. Nach 7 Tagen Pause kommt es bei beiden Methoden zur Abbruchblutung. Bei den **oralen Zweiphasenpräparaten** oder Zweistu-

Tabelle 13.6

Vor- und Nachteil der verschiedenen Kontrazeptiva

	Vorteil	Nachteil
Einphasenpräparate	Tabletten nicht vertauschbar	keine Phasenadaptation
Zweiphasenpräparate	etwas phasenadaptiert	Möglichkeit des Vertauschens
Dreiphasenpräparate	phasenadaptiert	Möglichkeit des Vertauschens
Minipille	wenig Nebenwirkungen, Alternative bei Estrogen-Unverträglichkeit	erhöhter Pearl-Index, pünktliche Einnahme, Zwischenblutungen
3-Monatsspritze	sicherer Konzeptionsschutz	nicht steuerbar bzw. nicht schnell abzusetzen
Pflaster	kein First-pass-Effekt	Hautunverträglichkeit
Intrauterinpessar	lange Wirkdauer, schwächere Menstruation	invasiv und nur durch Arzt zu entfernen
subdermales Implantat	sicherer Schutz für 3 Jahre	invasiv und nur durch Arzt zu entfernen
Vaginalring	durch Patientin selber einzusetzen und zu entfernen	störend beim Geschlechtsverkehr

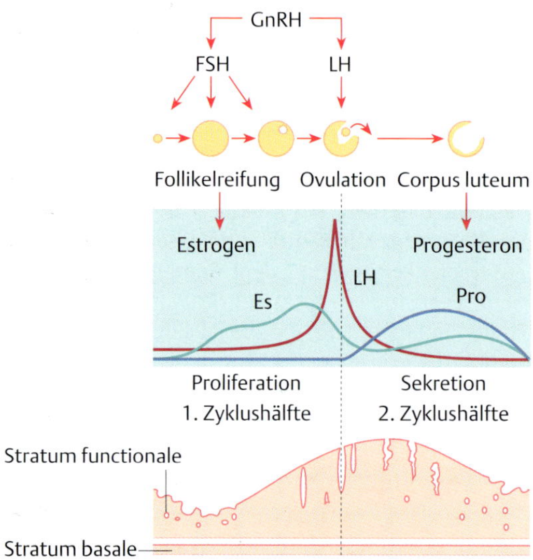

Abb. 13.6 Menstruationszyklus.

Minipille

Die Minipille (Pearl-Index 0,4–3) ist ein reines, niedrig dosiertes **Gestagen-Kontrazeptivum**, das ununterbrochen im regelmäßigen exakten Abstand von 24 h eingenommen werden muss, sonst vermindert sich der Konzeptionsschutz. Obwohl etwas weniger zuverlässig als die Kombination mit Estrogenen ist die Minipille eine Alternative bei Unverträglichkeit oder Kontraindikationen von Estrogenen, zumal sie offenfenpille wird in der ersten Zyklushälfte nur Estrogen bzw. Estrogen mit niedrigem Gestagen gegeben, gefolgt von einer höher dosierten Estrogen-Gestagen-Kombination in der zweiten Zyklushälfte (**Abb. 13.7**).

Dreiphasenpräparate

Dreiphasenpräparate oder Dreistufenpille (syn. normophasische Sequenzialmethode, Pearl-Index 0,2–0,9) sind noch stärker an den Zyklus adaptiert. Es wird mit einer niedrigen Estrogen- und Gestagen-Kombination begonnen (6. bis 12. Tag), gefolgt von einer höher dosierten Kombination (13. bis 18. Tag) und mit einer Niederdosis-Kombination beendet (18. bis 28. Tag).

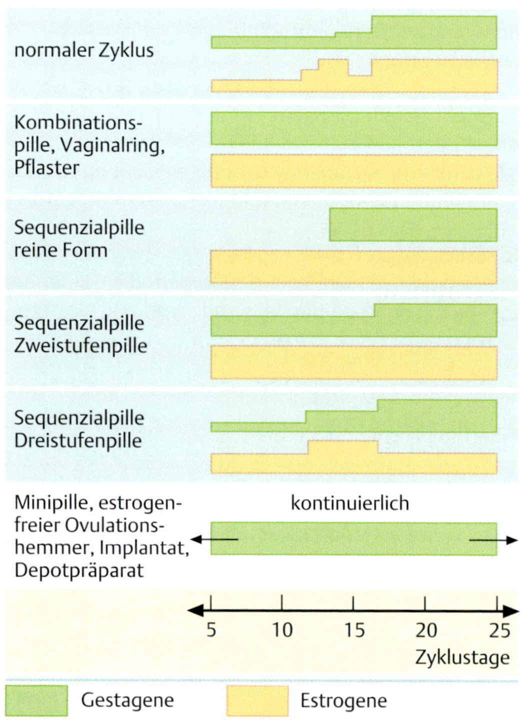

Abb. 13.7 Schemata für orale Kontrazeptiva. Orale Kontrazeptiva haben eine unterschiedliche Zusammensetzung und Einnahmedauer von Estrogenen bzw. Gestagenen.

sichtlich **keine thromboembolischen Ereignisse** fördert.

Praxistipp
Bei der Minipille vermindert bereits die Verschiebung der Einnahme um 2 h den Konzeptionsschutz.

Postkoitale Verhütung

Die **„Pille danach"** *(morning after pill)* enthält eine Estrogen- und Gestagen-Kombination (Tetragynon®) oder nur ein Gestagen (Levonorgestrel) in hoher Dosierung (Duofem®, Unofem®). Sie verhindert noch bis zu 72 h postkoital die Ovulation, wenn sie noch nicht stattgefunden hat, bzw. den Transport und die Einnistung der Eizelle nach stattgefundener Ovulation. Je früher die Einnahme, desto größer die Effektivität. Der Levogestrel-Abkömmling **Ulipristal-Acetat** (ellaOne®) hemmt die Reifung der Eizelle und den Eisprung bis zu 120 h, ohne eine bestehende Schwangerschaft zu unterbrechen.

13.3.2 Parenterale Kontrazeptiva

Transdermale Applikation

Das 5 × 5 cm große **Matrixpflaster Evra®** mit insgesamt 0,6 mg Ethinylestrogen + 6 mg Norelgestromin (Levonorgestrel-Abkömmling) gibt täglich 0,02 mg Ethinylestrogen sowie 0,15 mg Norelgestromin ab. Das Pflaster wird auf den Bauch, die Außenseite des Oberarms oder gluteal einmal wöchentlich für drei Wochen aufgeklebt, die vierte Woche bleibt pflasterfrei (Abbruchblutung) entsprechend dem Schema eines Einphasenpräparates.

Die **Pflasterapplikation** (Pearl-Index 0,9), die eine gleichmäßige Abgabe von im Vergleich zur oralen Einnahme niedrigen Hormonmengen gewährleistet, besitzt mehrere Vorteile:

- Minimierung der gastrointestinalen Nebenwirkungen wie Übelkeit
- Umgehung des First-pass-Effektes
- Vermeidung eines Wirkungsverlusts durch funktionelle Störungen des Magen-Darmtraktes wie Emesis oder Diarrhö.

Allerdings erhöht auch die transdermale **Hochdosisgabe** die Synthese der Gerinnungsfaktoren in der Leber und damit die Inzidenz von Thromboembolien bei kontrazeptiver Anwendung (gilt nicht für Hormonersatztherapie, s. S. 214). Als weitere **Nebenwirkungen** können Unverträglichkeitsreaktionen an der Haut, aber auch systemische Symptome wie Kopfschmerzen und Dysmenorrhöen auftreten.

Praxistipp
Mit zunehmendem Körpergewicht der Frau sinkt der Konzeptionsschutz eines Pflasters.

Depot-Injektionen

Die i. m.-Injektion im Abstand von 3 Monaten von **Medroxyprogesteron-acetat** (Depo-Clinovir®) ist besonders bei mangelhafter Compliance indiziert (Pearl-Index 0,2–0,5). Die **Nebenwirkungen und Kontraindikationen** entsprechen denen der oralen Präparate einschließlich einer länger dauernden Amenorrhö und Osteoporose (Verminderung von Estrogen).

Subdermales Implantat

Implanon® ist ein Stäbchen von 3 cm Länge mit 68 mg Etonorgestrel, einem aktiven Metabolit des Desogestrels, das **subdermal** unter Lokalanästhesie am Oberarm eingesetzt wird und bis zu 3 Jahre bei guter Verträglichkeit implantiert bleiben kann (Pearl-Index 0,1, **Abb. 13.8**a).

Vaginalring

Der **Vaginalring NuvaRing®** enthält 0,015 mg Ethinylestradiol und 0,12 mg Etonorgestrel (Pearl-Index 0,4–1,7). Er wird von der Patientin eigenständig eingesetzt und nach 3 Wochen wieder entfernt, die vierte Woche bleibt hormonfrei. Bei guter Verträglichkeit sind hier nur wenig Blutungsstörungen zu verzeichnen (**Abb. 13.8**b).

Intrauterinpessar

Die Hormonspirale gibt 20 mg Gestagen über 24 h ab und hat einen lokalen Effekt auf das Endometrium. Sie bewirkt eine vermehrte Zervixsekretion, ohne größere Störungen der Ovarialfunktion zu verursachen. Es kommt zu einer erschwerten Zervixpassage der Spermien. Die Implantation ist durch ein unterentwi-

a
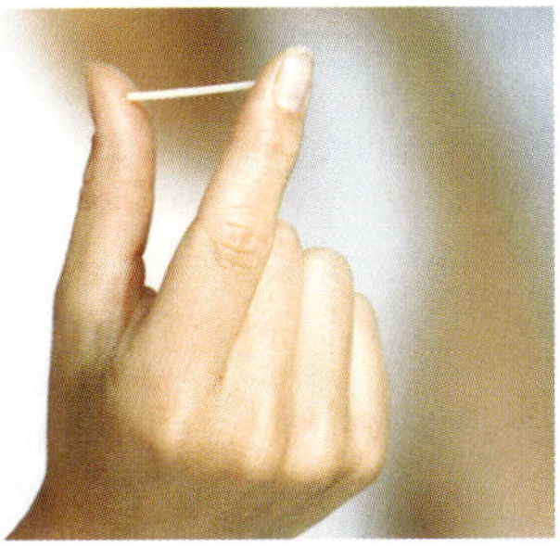
b
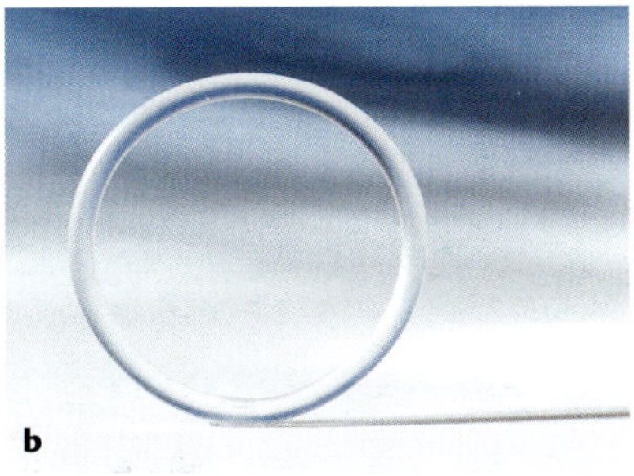

Abb. 13.8 Parenterale Kontrazeptiva.
a subdermales Implantat (Implanon®)
b Vaginalring (NuvaRing®).
(mit freundlicher Genehmigung der Fa. Organon)

ckeltes Endometrium gestört. Neben den hormonspezifischen und unspezifischen Nebenwirkungen wie Kopfschmerzen treten häufig Zwischenblutungen oder Amenorrhoen auf. Daher kann Mirena® auch bei zu starken Menstruationsblutungen eingesetzt werden.

Tab. 13.6 fasst die **Vor- und Nachteile der verschiedenen Kontrazeptiva** noch einmal zusammen.

13.3.3 Nebenwirkungen der Kontrazeptiva

Die Symptome einer Kontrazeption ähneln v. a. zu Beginn denen einer Frühschwangerschaft mit Müdigkeit, Libidoverlust, Übelkeit, Brustspannung oder Akne. Die oftmals jahrelange Zufuhr von hochdosierten Estrogenen und/oder Gestagenen geht mit zahlreichen weiteren Nebenwirkungen einher, von denen die Thromboembolie am meisten gefürchtet ist. Nebenwirkungen infolge einer unausgewogenen Hormonzufuhr können teilweise durch **Wechsel auf ein anderes Präparat** abgeschwächt werden (**Tab. 13.7**).

Zu den **Nebenwirkungen der Estrogene und Gestagene** s. S. 206 und 211.

Folgende Punkte sind außerdem zu beachten:

- Die **Fruchtbarkeit** bzw. Fähigkeit zur Empfängnis verändert sich **nicht** durch Einnahme von Kontrazeptiva.
- Die Inzidenz für Endometriumkarzinome ist nicht erhöht. Datenlage für Mammakarzinom unklar.
- Die Zunahme an **Hirninfarkten** ist wahrscheinlich der Komorbidität (Rauchen, Diabetes mellitus) und den biometrischen Veränderungen (Alter) zuzuschreiben.
- Ebenso beruht die mögliche Zunahme des **Zervixkarzinoms** v. a. auf dem durch die Pille veränderten Sexualverhalten (Infektion mit HPV-Virus) und weniger auf den Hormonen selbst.
- Ovarialkarzinome treten seltener auf als bei Frauen, die keine Kontrazeptiva genommen haben.

Kontraindikationen von Kontrazeptiva entsprechen denen von Estrogenen (s. S. 206) und Gestagenen (s. S. 211). Bei den **Wechselwirkungen** gilt es v. a. den Wirkungsverlust durch Cytochrom-P450-Induktoren und Störungen der Resorption zu beachten (s. S. 207), die zu ungewollten Schwangerschaften führen können.

Tabelle 13.7

Folgen nicht angepasster Dosierung von Kontrazeptiva

Hormone	Nebenwirkungen	Alternative
zu viel Estrogene	Hypermenorrhö, Vaginalausfluss, Spannen in der Brust, Mastopathie, Übelkeit, Migräne, Ödeme, Erhöhung des Blutdrucks und Gewichts	Einphasenpräparat
zu wenig Estrogene	Hypomenorrhö, Soorkolpitis	Sequenzpräparat mit 0,5 mg Estrogen
zu viel Gestagene	Zwischenblutungen, trockene Vagina, verminderte Libido, Appetitsteigerung, Müdigkeit, Antriebsarmut, Verstimmungen	Dreistufenpräparat, Sequenzpräparat mit wenig Gestagenen
Ungleichgewicht zwischen Estrogenen und Gestagenen	Zwischenblutungen	Dreistufenpräparat

EXKURS

Thromboembolisches Risiko von Kontrazeptiva

Das Risiko thromboembolischer Ereignisse ist bei der kombinierten Pille (Estrogene + Gestagene) mit einer Estradioldosis unter 50 µg geringer als früher angenommen. Die Inzidenz beträgt zwar 4 : 10 000 Patientenjahre gegenüber 1 : 10 000 bei Frauen ohne Kontrazeptiva, steigt jedoch unabhängig von der Pille auch mit dem Nikotinkonsum sowie bei familiärer Disposition und Gerinnungsstörungen (APC-Resistenz) deutlich an. Da bei Schwangerschaft das Thromboserisiko auf 6 : 10 000 und mehr ansteigt, ist die Inzidenz bei Kontrazeption letztlich geringer als durch ungewollte Schwangerschaften.

13.4 Hormonersatztherapie

Key Point

Die Abschätzung des Nutzen-Risiko-Profils einer Hormonersatztherapie hat sich in den letzten Jahren verändert, da die Kardioprotektion nicht mehr als besonders relevant angesehen wird und eine Zunahme der Nebenwirkungen festgestellt wurde. Die Indikation sollte daher eng gestellt werden.

Das Klimakterium oder das (vorzeitige) Versiegen der Ovarialfunktion vermindert die Synthese von Sexualhormonen mit einem relativen Estrogen- und Progesteronmangel. Folgen sind **klimakterische Beschwerden,** die bei 20 bis 30 % der Frauen zu einem starken Leidensdruck führen, wie durch:

- Hitzewallungen und Schweißausbrüche
- lang anhaltende Kopfschmerzen
- Schlafstörungen
- depressive Verstimmung, Nervosität
- trophische Störungen von Vaginalschleimhaut, Vulva und Urethra.

Atherosklerose, KHK und Hirninfarkte treten in der Menopause vermehrt auf als eine Folge des Verlustes der kardioprotektiven Estrogene. Jedoch lassen neuere Studien Zweifel daran aufkommen, ob Estrogene in der HET ebenfalls kardioprotektiv wirksam sind.

Zum einen wird die positive Änderungen der Blutfettwerte (HDL ↑, LDL ↓) durch die estrogeninduzierte Zunahme der prothrombotischen Faktoren neutralisiert, zum anderen verliert das Gefäßendothel mit zunehmendem Alter seine reaktive Sensitivität für Estrogene.

13.4.1 Indikationen

Indikationen für eine Hormonersatztherapie (HET) sind:

- ausgeprägte klimakterische Beschwerden
- vorzeitiges Klimakterium (Climacterium praecox)
- trophische Störungen der Vulva, Vagina, Urethra
- Zustand nach Ovarektomie oder Hysterektomie vor dem 40–50 Lj.

Die **postmenopausale Osteoporose** wird heute mit spezifischen wirkungsstarken Antiosteoporotika therapiert (s. S. 239), jedoch ist die positive Wirkung auf den Knochenstoffwechsel ein unbestreitbarer therapeutischer Nebeneffekt der HET.

Prinzipiell ist bei der **Indikationsstellung** zu unterscheiden, ob die Patientin

- ihre Menstruation noch hat
- hysterektomiert und/oder adnektomiert ist
- oder keine Menstruation wünscht.

Bei der Nutzen-Risiko-Abwägung sind außerdem Risikofaktoren für ein metabolisches Syndrom (Adipositas, Diabetes mellitus, Hypertonus), Gefäß- und Leberschäden (KHK, Raucher, Alkoholabusus) und für Karzinome (Mamma, Endometrium) zu berücksichtigen.

13.4.2 Wirkstoffe

Konjugierte Estrogene und verestertes Estradiol (ggf. mit Gestagenen) sind die Mittel der Wahl, wobei die **Pflasterapplikation** das niedrigste Risikoprofil bei ähnlicher Wirksamkeit aufweist. Die zur Kontrazeption eingesetzten potenten synthetischen Estrogene wie Ethinylestradiol und Mestranol sind wegen ihrer kardiovaskulären Risiken nicht für die HET geeignet.

Estrogene

- **Estradiolvalerat ist Mittel der Wahl** (s. S. 205). Der ausgeprägte First-pass-Effekt nach oraler Einnahme kann durch Pflaster- oder Gel-Applikation umgangen werden.
- konjugierte equine Estrogene (CEE, s. S. 205)
- Estriol (E3) nur topisch am Genitaltrakt.

Gestagene | Bei erhaltenem Uterus müssen stets noch C21- oder C19-Gestagene kombiniert werden.

Tibolon | Tibolon (Liviella®) ist ein synthetisches Steroid, das über seine aktiven Metaboliten schwach estrogen, gestagen sowie androgen wirkt. Es ist der einzige verfügbare Vertreter der Gruppe der STEAR *(selective tissue estrogenic activity regulator)*, der keine proliferierende Wirkung auf das Endometrium aufweist und die mammographische Dichte als Indikator für die stimulierende Wirkung auf die Brustdrüse nicht erhöht.

Seine Wirkung entspricht der eines Kombinationspräparates, wobei die androgenen Metaboliten keinen Libidoverlust wie bei einigen Gestagenen verursachen. Tibolon darf laut Hersteller frühestens ein Jahr nach der Menopause verabreicht werden und ist nur bei **klimakterischen Beschwerden und erhaltenem Uterus** zugelassen. Obwohl es nicht zur Abbruchblutung kommen sollte, muss bei 20 % der Frauen vor allem in den ersten 3 Monaten mit Zwischenblutungen gerechnet werden. Unter Tibolon erhöht sich außerdem die Inzidenz für Hirninfarkte bei älteren Patientinnen.

Orale Wirkstoffe

Zyklisch-sequenzielle Kombination | (z. B. Presomen®, Climagest®)

Zwei Wochen Estrogene entsprechend der Proliferationsphase des Menstruationszyklus

+ eine Woche Gestagen entsprechend der Sekretionsphase

+ eine Woche Therapiepause, die dann zur Abbruchblutung führt.

Nachteilig ist die Entzugsymptomatik mit Hitzewallungen, depressive Verstimmungen, Kopfschmerzen u. a. im hormonfreien Intervall.

Kontinuierliche Hormongabe |

- Vier Wochen lang Estrogene + Gestagene in den letzten 14 Tagen. Dabei bleibt die Entzugssymptomatik aus.
- Vier Wochen Estrogen- und Gestagen-Kombination. Hier stören die irregulären Blutungen, solange das Endometrium noch nicht atrophiert ist.

Monotherapie mit Estrogenen bei Hysterektomie | kontinuierliche Gabe von konjugierten equinen Estrogenen (CEE).

Transdermale Applikationen

Mit der **transdermalen Applikation** (Estraderm TTS®, EstracombTTS®) wird der First-pass-Effekt vermieden und die Produktion der Gerinnungsfaktoren ändert sich nicht. Das Risiko für thromboembolische Ereignisse ist nach dem ersten Jahr nicht erhöht. Vorteilhaft ist die transdermale Gabe v. a. bei Patientinnen mit Fettstoffwechselstörungen (erhöhtes kardiovaskuläres Risiko). Nachteil sind Unverträglichkeitsreaktionen der Haut.

MERKE

Estradiol-Pflaster bei HET erhöhen im Gegensatz zur oralen Einnahme wahrscheinlich nicht das thromboembolische Risiko.

Depotpräparat

Die i. m.-Injektion von Estradiolvalerat + Prasteronenantat (Gynadion Depot®) ist eine Alternative bei bestehenden Kontraindikationen für orale oder transdermale Applikation.

Topische Applikationen

Estriol-Präparate (Ovestin®) werden als Gel, Creme, Vaginaltabletten bzw. -suppositorium bei trophischen Störungen des Urogenitaltraktes einschließlich rezidivierenden Zystitiden eingesetzt. Zu beachten ist die mögliche systemische Resorption des Wirkstoffs über Haut und Schleimhäute.

13.4.3 Nebenwirkungen und Kontraindikationen

In den letzten Jahren wurde die HET prinzipiell in Frage gestellt, da der frühere Nutzen in einigen retrospektiven Studien nicht mehr nachzuweisen war bzw. die Risiken (kardiovaskuläre Ereignisse, Karzinome) die Vorteile überwogen. Trotz neuer Nutzen-Risiko-Abwägung gibt es gegen schwere klimakterische Beschwerden jedoch keine sinnvolle Alternative zur HET.

Zahlreiche **Nebenwirkungen** lassen sich von den **Estrogen-Effekten** ableiten:

- vaginale Zwischenblutungen oder Amenorrhoe
- Wasserretention mit Gewichtszunahme und Ödemen
- Kopfschmerzen
- depressive Verstimmungen
- Mastodynie
- Mamma- und Endometriumkarzinome.

Kontraindikationen sind entsprechend:

- Z. n. Mammakarzinom
- Thromboembolien in der Anamnese
- Uterus myomatosus, da Estrogene das Wachstum von Myomen fördern.

13.4.4 Nutzen-Risiko-Abwägung

13

Lange Zeit galt als erwiesen, dass Estrogene v. a. durch die Reduktion der Blutfettwerte die Mortalität senken. Große retrospektive Studien wie die Women's Health Initiative (WHI) und die Heart and Estrogen/Progestin Replacement Study (HER-Studie) erbrachten gegenteilige Ergebnisse mit erhöhten Inzidenzen für kardiovaskuläre Ereignisse und Karzinome. Die Ursachen für diese widersprechenden Ergebnisse sind unklar, auch wenn einzelne Faktoren wie das zu hohe Alter der Teilnehmerinnen (in der WHI-Studie betrug das Durchschnittsalter 63 Jahre) oder zu hohe Komorbiditäten als Gründe identifiziert werden konnten. Analysen von Untergruppen und eine sorgfältige Gesamtschau lassen dennoch auch im Jahr 2008 den Rückschluss zu, dass die **individualisierte HET mehr Nutzen als Risiken** bieten kann.

1. Estrogene erhalten das Gefäßendothel, vermindern das LDL und das Risiko für KHK; jedoch können Gestagene diese positiven Effekte neutralisieren. Da die Expression der Estrogen-Rezeptoren im Alter bzw. bei Progression einer Atherosklerose abnimmt, verliert sich der protektive Effekt der Estrogene. Deshalb wäre ein früher Beginn der HET zur Kardioprotektion sinnvoll (sog. Timing-Hypothese), zumal Estrogene hochsignifikant bei 50–59jährigen Patientinnen den Kalkgehalt in den arteriellen Gefäßwänden vermindern. Eine sekundäre Prophylaxe ist aber keine Indikation für HET.

2. Die Inzidenz für Thromboembolien steigt mit dem Alter von 80 Ereignissen bei den 50–59jährigen auf 250 pro 100.000 Jahre bei den 70–79jährigen Patientinnen; unter HET steigt das Risiko bei den Jüngeren um zusätzliche 90 Ereignisse pro 100.000 Jahre und um weitere 275 bei den Älteren. Besonders im ersten Jahr einer HET erhöht sich das Risiko. Transdermale Applikation verursacht weniger Thromboembolien als die orale Einnahme.

3. Mammakarzinome: Die Entwicklung eines Mammakarzinoms mit 1 cm Durchmesser benötigt 10 bis 15 Jahre; dies erschwert die Berechnung einer Kausalität. Die absolute Zunahme von Mammakarzinomen ist insgesamt gering. Sie stieg auf 2,6 Fälle pro 1.000 Frauen/5 Jahre gegenüber 2,2 Fällen bei Frauen, die nie Hormone genommen hatten. Das Risiko korreliert mit der Einnahmedauer (Erhöhung erst nach 5jähriger Einnahmedauer) und ist unter Kombinationstherapie höher als unter alleiniger Estrogentherapie. Weitere wichtige Risikofaktoren zur Bewertung von HET-Risiken für das Mammakarzinom sind eine frühe Menarche, Adipositas, Kinderlosigkeit, kurze Stillzeit, späte Menopause oder familiäre Prädisposition, die alle das Risiko **mindestens so stark** erhöhen wie die HET.

4. Endometrium-Karzinom: Risiko erhöht unter Estrogenmonotherapie, nicht Kombinationstherapie.

5. Kolorektale Karzinome sind seltener (Reduktion von 16 auf 10 pro 10.000 Patientenjahre).

6. Demenz: Die meisten Studien (aber nicht alle) deuten auf eine Verzögerung des Krankheitsbeginns durch HET, denn Estrogene sind wichtig für Reifung, Plastizität und synaptische Verbindung von Neuronen. Dieser positive Effekt würde für eine möglichst lange HET sprechen. Es wurden aber auch negative Ergebnisse berichtet.

7. Das Alter ist per se der wichtigste Risikofaktor für alle Ereignisse. Daher sollte mit zunehmender HET-Dauer die Indikation überprüft werden (Auslassversuche).

EXKURS

Therapie von klimakterischen Beschwerden

Eine sinnvolle Therapie beim klimakterischen Syndrom ist die Gabe von Estrogenen (+ Gestagenen). Es gibt *off-label*-Empfehlungen für Gabapentin, SSRI (Fluoxetin), NRSI (Venlafaxin) oder α2-Agonisten (Clonidin) zur Behandlung klimakterischer Beschwerden und depressiver Verstimmungen. Ihre diesbezüglichen Wirkungen sind nur schwach und ihr Risikoprofil bezüglich HET nicht untersucht bzw. wahrscheinlich schlechter als das von Estrogenen (+ Gestagenen). Empfehlungen wie „Tragen leichter Kleidung" sind ebenfalls nicht besonders hilfreich. Für Phytoestrogene wie **Mastodynon** und **Remifemin** steht der Nachweis einer klinisch signifikanten Wirkung aus.

13.5 Fertilitätsstörungen

Key Point

Bei Fertilitätsstörungen greift die Pharmakotherapie in die zentralnervöse Regulation der Hypothalamus-Hypophysen-Achse ein. Ziel ist die Stimulation der Ovarien (bzw. der Hoden) und/oder die Reifung der Follikel mit Gonadotropinen bzw. ihren funktionellen Agonisten.

Gonadotropin-releasing Hormone (GnRH) steuern die Bildung der Gonadotropine FSH und LH in der Hypophyse sowie des humanen Choriongonadotropins (hCG) in der Plazenta. Sie kontrollieren damit das Follikelwachstum, die Ovulation und die Erhaltung des Corpus luteum sowie die Spermatogenese. GnRH-Rezeptoren werden auch von Sexualhormon-sensitiven Tumoren exprimiert. Die Indikationen sind zahlreich (**Tab. 13.8**).

13.5.1 GnRH-Rezeptor-Agonisten

Wirkmechanismus **GnRH-Rezeptor-Agonisten** können die Gonadotropin-Sekretion sowohl hemmen als auch stimulieren:

- Eine **einmalige** oder stoßweise Gabe steigert die LH/FSH-Sekretion und erhöht kurzfristig das Estradiol (physiologische Reaktion).
- Eine **kontinuierliche** Gabe (s. c. oder nasal) dagegen desensitiviert – nach initialer Stimulation – die GnRH-Rezeptoren, sodass nach 10–14 Tagen die GnRH-Rezeptoren herunterreguliert und damit die Sekretion von LH/FSH reversibel vermindert wird **(chemische Kastration).** Dies macht man sich bei Prostata- und Mammakarzinomen sowie bei der Pubertas praecox zunutze.

Da GnRH im Plasma sehr schnell hydrolysiert wird, wurden GnRH-Analoga entwickelt, die durch Aminosäureaustausch wesentlich stabiler und damit wirksamer sind.

Tabelle 13.8

Gonadotropine, GnRH-Agonisten und -Antagonisten

Wirkstoffe	Indikationen
GnRH-Rezeptor-Agonisten	
– Gonadorelin (Kryptocur®)	endogener GnRH-Mangel; Kryptorchismus, Pubertas tarda
– Buserelin (Profact®)	Endometriose, Reproduktionsmedizin, polyzystisches Ovarialsyndrom
– Goserelin (Zoladex®)	Endometriose, Mammakarzinom, Uterus myomatosus
– Leuprorelin (Enantone®)	Endometriose, Mammakarzinom
– Triptorelin (Uropeptyl®)	Uterus myomatosus, Infertilität, Pubertas praecox, Prostatakarzinom
GnRH-Rezeptor-Antagonisten	
– Centrorelix (Cetrotide®)	kontrollierte ovarielle Stimulation
– Ganirelix (Orgalutran®)	Reproduktionsmedizin
Gonadotropine	
– LH Lutropin (Luveris®)	Infertilität (Frau)
– FSH Follitropin (Gonal®)	Stimulation der Follikelreifung
– HMG Menotropin (Menogon®)	Infertilität (Mann, Frau)
– HCG Choriongonadotropin (Ovitrelle®)	Ovulationsauslösung, Schwangerschaftstest, verzögerte Pubertät bei Jungen

Indikationen und Wirkstoffe | **Tab. 13.8.**

Nebenwirkungen | Akut kommt es bei der chronischen Gabe von GnRH-Agonisten zum **Flare-Phänomen** (initialer Testosteron-Anstieg mit Beschwerden ähnlich dem klimakterischen Syndrom), der durch Antiandrogene unterdrückt werden kann.

13.5.2 GnRH-Rezeptor-Antagonisten

Wirkmechanismus | **GnRH-Rezeptor-Antagonisten** hemmen kompetitiv die GnRH-Rezeptoren (s. c. oder nasale Applikation). Im Vergleich zur chronischen Gabe von GnRH-Agonisten wirken sie schneller, lösen kein **Flare-**Phänomen aus und können die Gonadotropin-Suppression besser regulieren.

Indikationen und Wirkstoffe | **Tab. 13.8.**

13.5.3 Gonadotropine

Die **Gonadotropine FSH, LH, HMG** und **HCG** werden i. m. oder s. c. für die Follikelreifung, Ovulation oder Spermatogenese injiziert.

Indikationen und Wirkstoffe | **Tab. 13.8.**

13.5.4 Antiestrogene

Wirkmechanismus | **Clomifen** (Dyneric®) ist chemisch ein Derivat des Diethylstilbesterol und gehört funktionell zur Gruppe der SERM. Als lange bindender Partialagonist an den Estrogenrezeptoren mit einer HWZ von 5 Tagen **blockiert** es die volle **Aktivierung der Estrogenrezeptoren** und deren nukleäre Translokation, sodass sie im Zytoplasma schließlich abgebaut werden. Vor allem die Estrogenrezeptoren der Hypophyse und des Hypothalamus reagieren nicht mehr auf die peripheren Effektorhormone, die negative Rückkopplung ist aufgehoben und es kommt über eine **gesteigerte Gonadotropinausschüttung** zur Follikelreifung, Ovulation und vermehrten Ausschüttung von Estrogen.

Indikation | Anovulatorischer Zyklus mit Kinderwunsch.

Nebenwirkungen | Mehrlingsschwangerschaften, vergrößerte oder zystische Ovarien (ovarielles Hyperstimulationssyndrom) als Folge der Gonadotropinstimulation, Hitzewallungen oder vasomotorische Kopfschmerzen als Folge der antiestrogenen Wirkung.

Kontraindikationen | Estrogensensitive Tumoren, Zyklusanomalien, Leberfunktionsstörungen, Thrombophlebitis.

13.6 Antiestrogene und Therapie von estrogensensitiven Tumoren

Key Point

Antiestrogene werden hauptsächlich gegen hormonsensitive Tumoren eingesetzt. Klinisch erwünscht ist dabei auch der Erhalt bestimmter Estrogenwirkungen, was zur Entwicklung der selective estrogene receptor modulators (SERM) geführt hat.

Estrogene stimulieren auch das Wachstum bestimmter Tumoren, wie Mamma- und Endometriumkarzinome. Deshalb wurden Strategien entwickelt, um die Hormonsensitivität und damit das Wachstum von Tumoren zu hemmen, ohne jedoch die anderen physiologischen Wirkungen der Estrogene zu unterdrücken bzw. um die Lebensqualität der Patientinnen weitgehend zu erhalten.

13.6.1 Selektive Estrogen-Rezeptor-Modulatoren (SERM)

Wirkmechanismus | **SERM** bewirken eine **zellspezifische Hemmung von Estrogen-Rezeptoren (ER)** bei erhaltener physiologischer estrogener Wirkung an anderen Geweben (**Tab. 13.9**). Dabei muss die estrogenerge Komponente potenziell tumorgene Effekte vermeiden, wie z. B. das Wachstum des Endometriums. Diese Wirkungs- und Gewebespezifität wird erreicht durch die unterschiedliche Affinität von Liganden zu den transkriptional wirksamen Domänen AF-1 und AF-2 der Estrogenrezeptoren. Besonders die AF-2 Domäne wird durch Liganden so unterschiedlich stabilisiert, dass entweder Ko-Aktivatoren oder Ko-Repressoren die Transkriptionsaktivität eines Wirkstoffes bestimmen bzw. Liganden als Agonisten oder Antagonisten wirken (s. **Abb. 13.3**). Bei der antiestrogenen Wirkung unterbleibt also zellspezifisch die Rekrutierung der aktivierenden Ko-Faktoren, während die estrogene Komponente durch Bindung an die Ligandendomäne der ER vermittelt wird.

Indikationen und Wirkstoffe | **Tab. 13.10.**

Nebenwirkungen | Die Nebenwirkungen ergeben sich aus den partial-agonistischen bzw. -antagonistischen Aktivitäten mit Übelkeit, Wasserretention, Hitzewallungen, trockener Haut, Schleimhautatrophie oder Vaginalblutungen, Alopezie, thromboembolischen Komplikationen und Hyperkalzämie.

Tabelle 13.10

Wirkprofil und Indikationen von SERM

SERM	Hauptwirkung am Organ	Indikation
Raloxifen	estrogen-agonistisch am Knochen	Osteoporose (s. S. 238)
Tamoxifen, Toremifen	estrogen-antagonistisch auf Mamma-Zellen	Mammakarzinom
Clomifen	estrogen-antagonistisch im Hypothalamus	Fertilitätsstörungen (s. S. 218)

Tabelle 13.9

Neben- und Wirkungsprofil von SERM im Vergleich mit Estradiol

	Estradiol	Tamoxifen	Toremifen	Raloxifen
Risiko für Mammakarzinom	↑↑	↓	↓	↓
Risiko für Endometriumkarzinom	↑↑	↑	?	=
Anti-Osteoporose	↑↑	↑	=	↑↑
vegetative (klimakterische) Effekte	↓	↑	↑	↑
Serumlipide	↑↑	↑	↑	↑

↑, ↑↑ Wirkungen mäßig bzw. stark erhöht, ↓ erniedrigt, = ohne Einfluss, ? = unklar

Kompetitive Hemmung von Estrogenrezeptoren
Tamoxifen (Nolvadex®) wird als reines trans-Isomer mit überwiegend kompetitivem ER-Antagonismus appliziert. Es supprimiert die Estrogenwirkung in den Brustdrüsen und gilt als besonders potent bei **postmenopausalen Mammakarzinomen mit positivem Estrogenrezeptor**. Als Folge der Stabilisierung des Knochenstoffwechsels vermindert Tamoxifen auch **Schmerzen** bei Knochenmetastasen. Zu beachten ist die lange HWZ von Tamoxifen bzw. seine aktiven Metaboliten von 7 bis 14 Tagen.
Ein Problem ist die **Resistenzentwicklung:** Nach 2 bis 3 Jahren werden Tumorzellen gegen Tamoxifen resistent bzw. beschleunigen sogar ihre Teilung. Deshalb wird Tamoxifen nach 2 Jahren abgesetzt und die Therapie mit einem Aromatasehemmer für weitere 3 Jahre fortgesetzt. Eine besondere Nebenwirkung ist die estrogenartige Stimulation des Endometriums, die bis zum Karzinom führen kann.
Toremifen (Fareston®) unterscheidet sich von Tamoxifen durch seine geringeren estrogen-agonistischen Wirkungen insbesondere auf das Endometrium, mit insgesamt schwächeren Nebenwirkungen.
Kontraindikationen sind Leuko- und Thormbozytopenien, Komedikation mit Estrogenen und Gerinnungshemmern und Hyperkalzämie.

13.6.2 Estrogen-Rezeptor-Antagonisten

Im Gegensatz zu den SERM sind **Estrogen-Rezeptor-Antagonisten** reine kompetitive Hemmstoffe ohne agonistische Wirkung. Die Hemmung der ER-Aktivität mindert auch die Translokation in den Kern und fördert die Degradation des ER-Komplexes im Zytoplasma. Ein Vertreter dieser Gruppe ist **Fulvestrant** (Faslodex®). Es kommt bei fortgeschrittenem Mammakarzinom sowie bei Resistenz gegen Tamoxifen zum Einsatz und wird einmal im Monat i. m. verabreicht. Die Nebenwirkungen entsprechen den SERM. Eine Kontraindikation besteht bei schweren Leberfunktionsstörungen.

13.6.3 Aromatasehemmer

Wirkmechanismus | Androstendion und Testosteron werden durch das **Enzym Aromatase** zu Estron und Estradiol umgewandelt. Da 75 % der Mammakarzinome Aromatase exprimieren, kann durch Blockade ihrer Bindungsstelle die Estrogensynthese reduziert und das Tumorwachstum gebremst werden. Man unterscheidet **nicht-steroidale Inhibitoren**, die die Aromatase reversibel hemmen, von **steroidalen Hemmstoffen**, die die Aromatase irreversibel blockieren.
Indikation | Postmenopausales, estrogen- und progesteronpositives, metastasierendes Mammakarzinom.
Wirkstoffe | Die nicht-steroidalen Wirkstoffe **Anastrazol** (Arimidex®) und **Letrozol** (Femara®), der potenteste Aromatasehemmstoff, sowie die steroidalen **Exemestan** (Aromasin®) und **Formestan** (Lentaron®) **senken** reversibel bzw. irreversibel als selektive Aromatase-Hemmstoffe die **Estrogenspiegel.** Sie beeinträchtigen jedoch weder die Hormonbildung in der Nebennierenrinde noch in der Schilddrüse. Dafür treten androgene Effekte wie Hypertrichose und Akne auf, da Estrogen kein funktionelles Gegengewicht mehr zu den Androgenen bilden kann.
Aminoglutethimid (Orimeten®) ist ein unspezifischer Hemmstoff der Estrogen-Synthese in peripheren Geweben (nicht im Uterus), der auch die Synthese aller Nebennierenrindenhormone und von Thyroxin in der Schilddrüse reduziert. Daher wird es gegen Nebennierentumoren und beim Cushing-Syndrom eingesetzt.
Bei Mammakarzinom ist Aminoglutethimid nur noch zweite Wahl, zumal es nur nach Ovariektomie bzw. nach der Menopause eingesetzt werden kann. Nebenwirkungen sind Schläfrigkeit und Schwindel. Als Induktor verschiedener CYP450-Enzyme verstärkt Aminoglutethimid den Abbau von Glukokortikoiden, Theophyllin, Digitoxin, Phenprocoumon oder Sulfonylharnstoffen.
Nebenwirkungen | Kopfschmerzen, gastrointestinale Störungen, Müdigkeit, trockene Haut und Schleimhäute, Hitzewallungen und Osteoporose.
Kontraindikationen | Schwere Leber- und Niereninsuffizienz.

EXKURS

Switch-Therapie beim Mammakarzinom
Die Switch-Therapie ist gegenwärtig die effektivste Strategie bei nicht-metastasierendem Brustkrebs. Dabei wird nach einer 2- bis 3-jährigen Therapie mit Tamoxifen auf Aromatase-Hemmstoffe umgestellt mit besseren Ergebnissen bezüglich Rezidiv- und Mortalitätsrate verglichen mit einer Tamoxifen-Monotherapie. Außerdem wird die Resistenz gegen Tamoxifen ebenso vermieden wie das Risiko für die Entwicklung einer Hyperplasie bzw. eines Karzinoms des Endometriums. Möglicherweise ist die Therapie mit Aromatasehemmern von Beginn an einer Therapie mit Tamoxifen überlegen.

13.7 Geburtshilfe

Key Point
Über die pharmakologische Hemmung oder Stimulation der Wehen lässt sich der Geburtsverlauf steuern.

13.7.1 Stimulation der Wehentätigkeit

Oxytocin
→ vgl. S. 226

Oxytocin (Syntocinon®) stimuliert die Kontraktion des Myometriums und die Milchgänge in den Brustdrüsen. Neben der Geburtseinleitung bei reifem Zervixbefund oder Wehenschwäche vermindert Oxytocin i. v. oder i. m. die Blutungsstärke bei postpartaler Hämorrhagie (Uterusatonie) durch Stimulation des Myometriums.
Nebenwirkungen umfassen dosisabhängig generalisierte Ödeme einschließlich Lungenödem (Wasserretention durch ADH-Freisetzung), Schädigung des Feten durch dauerhafte Kontraktionen des Myometriums sowie Blutdruckabfall durch Vasodilatation mit reflektorischer Tachykardie.

Methylergometrin

Methylergometrin (Methergin®) ist ein Derivat des Mutterkornalkaloids Ergotamin, das zusammen mit Oxytocin nach der Entbindung zur Hemmung von Nachblutungen und zur Uterusinvolution verabreicht werden kann (i. v., i. m.). Methylergometrin verursacht im Gegensatz zu anderen Mutterkornalkaloiden keine oder nur eine schwache α1-vermittelte Vasokonstriktion (Hypertonie) und lässt die Herzfrequenz weitgehend unbeeinflusst.

Prostaglandine

→ vgl. S. 274
Der **Uterus** synthetisiert große Mengen an **PG-$F_{2\alpha}$, PG-E_2 und PG-I_2**, welche Kontraktionen am graviden wie non-graviden Uterus auslösen. Im Menstruationszyklus wird durch die PG-induzierten Kontraktionen (v. a. PG-$F_{2\alpha}$) eine Ischämie des Endometriums mit Abbruchblutung provoziert. Während der Schwangerschaft ist das Myometrium besonders sensitiv für Prostaglandine, die in der späten Schwangerschaft dann auch die Portio dilatieren (funktioneller Synergismus mit der Uteruskontraktion).

Praxistipp
Hemmstoffe der Cyclooxigenasen (NSA) können den Geburtsverlauf infolge einer abgeschwächten Prostaglandinsynthese verzögern. Daher sind sie im letzten Trimenon kontraindiziert.

Die **synthetischen Prostaglandin-Analoga** werden bei Uterusatonie sowie nach Abort im ersten und zweiten Trimenon (bei intrauterinem Fruchttod auch > 24. SSW) intravaginal, oral oder i. v. eingesetzt (**Tab. 13.11**).
Als **Nebenwirkungen** können Schmerzen im Uterus („Prostaglandinschmerz"), Übelkeit und Erbrechen, Temperaturerhöhung, Kopfschmerzen oder Bronchokonstriktion (v. a. PG-$F_{2\alpha}$-vermittelt) auftreten.
Kontraindikationen bestehen bei Prostaglandin-Allergie, schwerem Asthma bronchiale (v. a. bei Gabe von PG-$F_{2\alpha}$), entzündlichen Darmerkrankungen, Glaukom oder schweren kardialen Erkrankungen.

Tabelle 13.11

Prostaglandine in der Geburtshilfe

PG-Typ	Wirkstoffe	Indikationen
PG-E_1	Gemeprost (Cergem®) Misoprostol (Cytotec®)	Abortinduktion, Weheneinleitung, Kürettage, Zervixerweiterung
	Sulproston (Nalador®)	postpartale Hämorrhagie bei Uterusatonie
PG-E_2	Dinoproston (Minprostin®E2)	wie PG-E_1-Analoga
PG-F_2	Dinoprost (Minprostin®F2)	atonische Nachblutungen

13.7.2 Tokolytika

Bei vorzeitigen Wehen oder vorzeitigem Blasensprung vor der 35. SSW müssen die Uteruskontraktionen durch **Tokolytika** für mindestens 24 bis 48 h aufgehoben werden, damit die Lungenreifung des Feten durch Gabe von Kortikosteroiden beschleunigt werden kann.

β_2-Sympathomimetika

Die selektiven β_2-Adrenorezeptor-Agonisten **Fenoterol** (Partusisten®) und **Salbutamol** (Salbutamol®) relaxieren neben der Bronchialmuskulatur auch die glatte Muskulatur des Uterus (oral oder i. v.) und werden bei unkomplizierten vorzeitigen Wehen bereits ab der 24. SSW gegeben. Die Nebenwirkungen wie Tachykardie, Unruhe etc. können durch β_1-Blocker (Metoprolol u. a.) abgeschwächt werden (vgl. S. 74).

Oxytocin-Rezeptor-Antagonist

Atosiban (Tractocile®) hemmt kompetitiv den Oxytocin-Rezeptor am Uterus. Es wird bei unkomplizierten vorzeitigen Wehen i. v. verabreicht. Die Nebenwirkungen für Mutter und Feten sind geringer als bei den β_2-Sympathomimetika. Starke Übelkeit, Hemmung der ADH-Rezeptoren sowie der hohe Preis limitieren den Einsatz.

Calciumkanalblocker

Das DHP **Nifedipin** (s. S. 77) gilt als gut verträgliche 1. Wahl bei Tokolyse (off label).

Magnesiumsulfat

Magnesiumsulfat hemmt bei guter Verträglichkeit vorzeitige Wehen, da es die Muskulatur des Myometriums relaxiert. Kombiniert mit Antihypertensiva wird Magnesiumsulfat auch bei schwangerschaftsinduzierter Hypertonie, Präeklampsie sowie dem HELLP-Syndrom *(hemolysis, elevated liver enzymes, low platelets)* eingesetzt.

13.8 Androgene und Antiandrogene

Key Point
Die Wirkungen von Testosteron, dem wichtigsten Sexualhormon des Mannes, sind die Angriffspunkte von Androgenen und Anti-Androgenen. Die wesentlichen Indikationen sind Tumoren des männlichen Urogenitaltraktes sowie Infertilität.

13.8.1 Synthese und Wirkungen

Analog den Estrogenen und Progesteronen unterliegt auch das Testosteron einem negativen Regelkreis mit dem Hypothalamus (GnRH) und der Hypophyse (LH, FSH). **Androgene** (C19-Steroide) werden in den Leydig-Zellen der Hoden und in geringen Mengen in der Nebennierenrinde gebildet (bei der Frau auch im Ovar). Ausgangspunkte der Synthese sind Progesteron, Dehydroepiandrostendion (DHEA) und schließlich Androstendion, das in **Testosteron** umgewandelt werden kann (**Abb. 13.9**). In einigen Geweben (Prostata, Haut) wird Testosteron durch die 5α-Reduktase Typ 2 zum potenteren **5α-Dihydrotestosteron (DHT)** reduziert. Ein weiteres potentes Androgen ist **Androstendion.**

Testosteron oder DHT binden an den **Androgenrezeptor (AR).** Der Ligand-AR-Komplex assoziiert im Zellkern an seine Zielgene, die ein *androgen response elemente* (ARE) in ihrem Promoterbereich besitzen.

Testosteron ist an SHBG, androgenbindendes Globulin (ABG) sowie Albumin gebunden, nur 2 % liegen als freie, d. h. aktive Moleküle vor, die über den Androgenrezeptor ihre Wirkungen entfalten. Die Bioverfügbarkeit ist gering, da Testosteron nach oraler Gabe in der Leber schnell (Plasma-HWZ beträgt nur 10 min) in inaktive 17-Ketosteroide umgewandelt wird, ein geringer Teil auch in Estrogene. Die Wirkungen sind vielfältig (**Tab. 13.12**).

Tabelle 13.12

Auswahl von androgenen Effekten

Ziel	Wirkung
körperliche Entwicklung	Wachstum und sekundäre Geschlechtsmerkmale
Epiphysen	Stimulation das Längenwachstums; bei Überschuss von Testosteronen kommt es zum Epiphysenschluss der langen Röhrenknochen durch vermehrte Umwandlung von Testosteron in Estrogene
Talgdrüsen	Steigerung (Akne) (Mann und Frau)
Proteinsynthese	anabol
Diurese	Rückresorption von Elektrolyten und Wasser
kardiovaskuläre Wirkungen	Verminderung von Serumcholesterin, Phospholipide und Triglyzeriden
Blutgerinnung	gesteigerte Produktion der Faktoren II, V, IX
Erythrozyten	Produktionssteigerung via Erythropoetin
Haarwuchs	androgenetische Alopezie
Sexualverhalten	Steigerung der Libido und der psychosexuellen Entwicklung (Mann und Frau)
bei der Frau	Virilisierung (Hirsutismus, Klitoriswachstum, tiefe Stimme, Persönlichkeitsveränderungen)

13.8.2 Testosteron

Wirkmechanismus | Wie bei den Estrogenen muss die Bioverfügbarkeit von Testosteron durch Modifikationen erhöht werden, z. B. durch Veresterungen am C17 mit längerkettigen Fettsäuren. **Testosteron** (Testoderm®), das oral infolge des First-pass-Effekts nicht wirksam ist, kann als Pflaster oder Gel für systemische Effekte appliziert werden. **Testosteron-undecanoat** (Andriol®) wirkt auch peroral, da es über die Lymphe unter teilweiser Umgehung der Leber in den Kreislauf gelangt. Testosteron-Ester wie **Testosteronpropionat** oder **-enanthat** werden als i. m.-Depot alle 2 bis 3 Wochen injiziert (Testoviron®).

Mesterolon (Proviron®) ist ein stabiles Dihydrotestosteron-Derivat, das weder die Gonadotropin-Freisetzung unterdrückt (d. h. keine Hemmung der Hodenfunktion), noch zu Estrogen umgewandelt wird (d. h. **keine Feminisierung**).

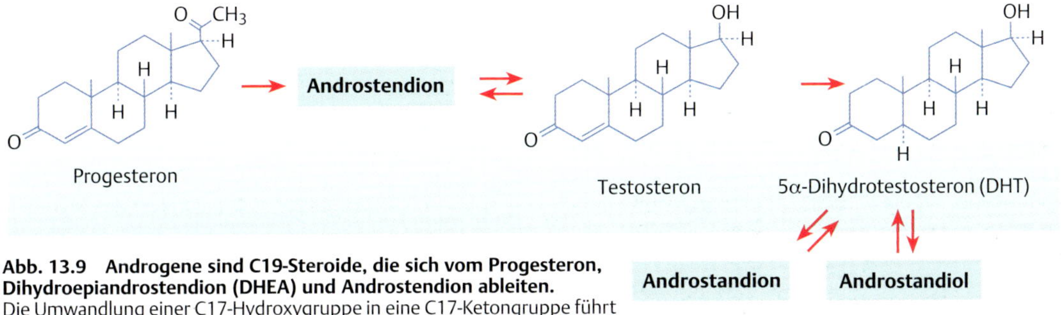

Abb. 13.9 Androgene sind C19-Steroide, die sich vom Progesteron, Dihydroepiandrostendion (DHEA) und Androstendion ableiten. Die Umwandlung einer C17-Hydroxygruppe in eine C17-Ketongruppe führt zur Inaktivierung (z. B. Androstandion). Androstendion und DHT sind die stärksten Aktivatoren des Testosteronrezeptors.

Indikationen | Androgenmangel infolge eines primären oder sekundären Hypogonadismus, Oligospermie mit Sub-/Infertilität, inoperables Mammakarzinom der Frau. Off-label wird Testosteron bei überschießendem Längenwachstum eingesetzt (doppelt so hohe Dosierung wie zur Substitution).

Nebenwirkungen Nebenwirkungen sind schwach ausgeprägt und eher selten:

- Atrophie der Keimdrüsen durch Hemmung der Gonadotropinfreisetzung
- anabole Wirkungen, Potenzsteigerung
- Leberschädigung bei oralen Wirkstoffen, cholestatischer Ikterus bei höheren Dosierungen
- vermehrte Retention von Elektrolyten und Wasser (Ödeme, Blutdruckanstieg)
- gesteigerte Mineralisation durch vermehrte Calcium-Retention
- Polyzythämie bzw. Erythrozythämie mit Thromboserisiko (v. a. nach i. m.-Injektion, kaum bei Pflaster)
- Virilisierung bei Frauen, Feminisierung und Persönlichkeitsveränderungen bei Kindern, da der relative Anteil von Estrogen an den Testosteronmetaboliten steigt
- Hautirritationen bei Pflaster (nicht bei Gel)
- Neoplasien wie Prostatatumore (unklare Datenlage).

Kontraindikation | Prostatakarzinom und -hyperplasie, schwere Leber- und Nierenerkrankungen, schwere kardiovaskuläre Erkrankungen.

EXKURS

Therapie der männlichen Sub- bzw. Infertilität (Oligospermie)

Exogenes Testosteron hemmt initial infolge der negativen GnRH-Rückkopplung die FSH- und LH-Synthese; die Spermatogenese wird also zuerst gesenkt. Nach Beendigung der Therapie kommt es jedoch zu einem **Rebound**-Phänomen, das Testosteron steigt stark an und damit die Spermatogenese und Potenz. Bei Oligospermie mit erhaltener Qualität der Spermien können auch GnRH-Analoga angewendet werden.

Anti-Aging mit DHEA

Dehydroepiandrosteron (DHEA) zikuliert im Blut in hohen Konzentrationen und wird je nach Bedarf und Zielzelle zu Androgenen oder Estrogenen umgewandelt. Nach dem Maximum um das 30. Lebensjahr fällt DHEA pro Jahr um 2 % ab. Die orale Gabe von DHEA besitzt einige „Anti-Aging"-Effekte wie Erhöhung der Knochendichte, Kardioprotektion beim Mann (nicht bei der Frau!) sowie „Wohlbefinden" bei älteren Männern und postmenopausalen Frauen. Inwieweit DHEA wirklich ein sinnvolles Wirkprofil besitzt, muss sich noch zeigen. DHEA wird auch bei Männern und Frauen mit NNR-Insuffizienz verabreicht, da diese auch bei ausreichender Substitution mit Gluko- und Mineralkortikoiden oft an Müdigkeit, Libidoverlust und Konzentrationsstörungen leiden. Diese Symptome können durch DHEA, welches physiologischerweise in der NNR gebildet wird, normalisiert werden.

13

13.8.3 Antiandrogene

Androgenrezeptor-Antagonisten

Wirkmechanismus | Die Hemmung der Testosteronwirkung ist ein wichtiges Therapieprinzip bei **testosteronabhängigen Karzinomen**, aber auch bei pathologisch gesteigerter Libido.

Cyproteronacetat (Androcur®) ist der wichtigste steroidale Androgenrezeptor-Hemmstoff, der als Progesteronderivat eine substanzielle gestagene Komponente besitzt (streng genommen gehört Cyproteronacetat zu den Gestagenen). Es blockiert kompetitiv den Androgenrezeptor am Hypothalamus und unterdrückt damit die FSH- und LH-Synthese. Dadurch wird – voll reversibel – die Produktion von Testosteron reduziert. Behaarung, Talgdrüsenproduktion, Spermiogenese und das Prostatawachstum nehmen ab.

Nicht-steroidale Androgenrezeptor-Antagonisten wie **Flutamid** (Flumid®) oder **Bicalutamid** (Casodex®) wirken ausschließlich als kompetitive Hemmstoffe der Androgenrezeptoren. Sie sind bei Prostatakarzinom zusammen mit GnRH-Analoga indiziert.

Indikationen | Pubertas praecox, hormonell bedingte (androgenetische) Alopezie, Akne vulgaris und Prostatakarzinom. Cyproteronacetat wird in hohen Dosen auch zur Triebdämpfung bei männlichen Triebtätern eingesetzt. Kombiniert mit Ethinylestradiol (Diane®) ist es bei Frauen mit androgenabhängigen Störungen, z. B. männlichem Behaarungstyp, indiziert.

Nebenwirkungen | Initial werden Antriebshemmung oder Libidoverlust beobachtet, bei Flutamid zusätzlich Hepatotoxizität.

Kontraindikationen | Lebererkrankungen, Depression, Thromboembolien.

5α-Reduktase-Hemmstoffe

Wirkmechanismus | Finasterid (Proscar®) und **Dutasterid** (Avodart®) hemmen die 5α-Reduktase und damit die Umwandlung von Testosteron zum wirksameren 5α-Dihydrotestosteron (DHT) in der Prostata. Da im ZNS und in der Muskulatur nur Testosteron, aber nicht DHT den Androgenrezeptor stimuliert, kommt es an diesen Organen zu keiner antiandrogenen Wirkung.

Indikation | Benigne Prostatahyperplasie. Auch eine androgenetische Alopezie kann sich unter Finasterid (Propecia®) verbessern, kommt aber nach dem Absetzen wieder.

Nebenwirkungen | Reversibler Libido- und Potenzverlust, Hepatotoxizität.
Kontraindikationen | Leberfunktionsstörungen.

13.8.4 Anabolika

Wirkmechanismus | Anabolika sind Derivate der Androgene, bei denen meist der Ring A verändert ist. Das Ziel einer ausschließlich anabolen Wirkung bzw. gesteigerten Eiweißsynthese wird nicht erreicht, denn die androgenen Wirkungen bleiben – wenn auch etwas reduziert – erhalten. Anabolika wie **Nandrolon** (Deca Durabolin®) steigern die Eiweißsynthese, aber retinieren auch Elektrolyte und Wasser.
Indikationen | Hochgradige Anorexie, kachektische Zustände. Auch bei einem schweren Proteinmangel (iatrogenes Cushing-Syndrom, Muskeldystrophie) kann eine Androgentherapie indiziert sein.
Nebenwirkungen | Virilisierung bei der Frau, Störungen der Leberfunktion bis zum hepatozellulären Karzinom, vorzeitiger Epiphysenschluss bei Kindern.
Kontraindikationen | Osteoporose, hormonsensitive Tumoren bei Männern, Hyperkalziämie, Leberfunktionsstörungen, Schwangerschaft.

MERKE

Anabolika werden von Spitzensportlern zur Vermehrung der Muskelmasse und der verbundenen Steigerung der sportlichen Leistung als Doping missbraucht. Die schädlichen Nebenwirkungen werden dabei oft unterschätzt.

Weiterführende Informationen |

- http://www.dggg.de – Deutsche Gesellschaft für Gynäkologie und Geburtshilfe
- http://www.menopause-gesellschaft.de
- http://www.senologie.org – Deutsche Fachgesellschaft für Senologie

14 Endokrinologie

14.1 Grundlagen

Key Point
Pharmakologische Eingriffe in endokrine Regelkreisläufe dienen der Reproduktionsmedizin, der Therapie von Wachstumsstörungen, gastrointestinalen Blutungen und Tumoren, sowie der Normalisierung gestörter Funktionen von endokrinen Organen wie der Schilddrüse.

Die Kommunikation zwischen Zellen bzw. Organen kann über Synapsen, para- und autokrin, und in Form von **ins Blut sezernierten (= endokrinen) Botenstoffen**, den **Hormonen**, erfolgen. Hormone werden unterteilt in (**Abb. 14.1**):

- **Liberine/Statine (= Releasing-Hormone bzw. Release-Inhibiting-Hormone)**, die im Hypothalamus gebildet werden und die Freisetzung anderer Hormone aus der Hypophyse steuern
- **glandotrope Hormone,** das sind nicht-hypothalamische Hormone, die auf eine andere endokrine Drüse wirken
- **Effektorhormone**, die einen Effekt im Zielgewebe verursachen.

Hormone wirken an ihren Rezeptoren über unterschiedliche Signalkaskaden (**Tab. 14.1**).

Tabelle 14.1

Signalweiterleitung von Hormonrezeptoren

Rezeptor	Hormon
G-Protein-gekoppelte Rezeptoren	– Vasopressin (ADH) – Oxytocin – Parathormon (PTH) – Somatostatin
kinasegekoppelte Rezeptoren (meist Tyrosin-Kinase)	– Prolaktin (PRL) – Insulin – Somatotropin (STH)
nukleäre Rezeptoren, die als Transkriptionsfaktoren die Genexpression verändern	– Thyroxin – Vitamin A – Steroide (Glukokortikoide, Mineralkortikoide, Sexualhormone, Vitamin D)

14.2 Hypophysenhormone und ihre Analoga

Key Point
Im Hypophysenvorderlappen wird eine Vielzahl von Hormonen gebildet, deren Produktion von Liberinen/Statinen, die im übergeordneten Hypothalamus gebildet werden, angeregt oder gehemmt wird. Der Hypophysenhinterlappen ist Speicherorgan für die Hormone ADH und Oxytocin, die im Hypothalamus gebildet werden.

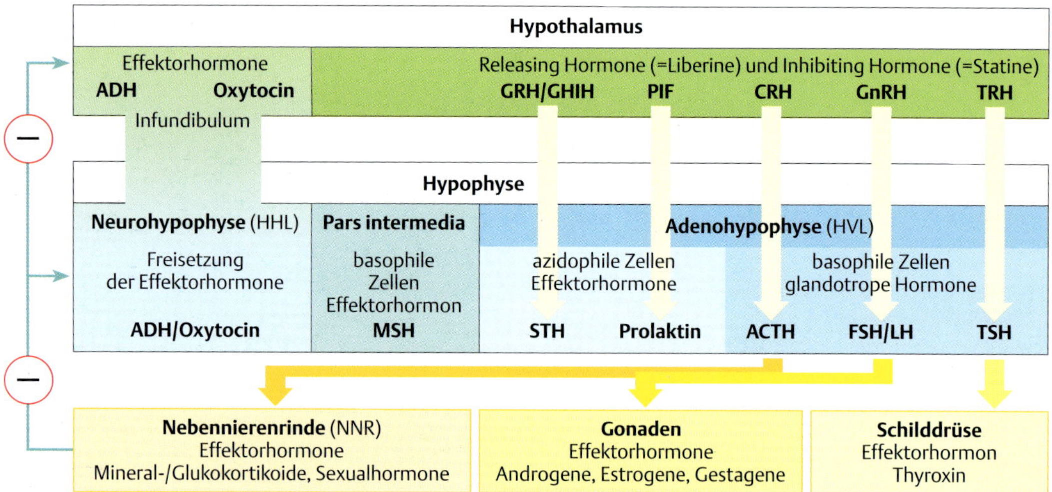

Abb. 14.1 Übersicht über die Hierarchie endokriner Drüsen. Die im Hypothalamus produzierten Liberine und Statine regulieren die Freisetzung von Hormonen aus der Hypophyse, welche glandotrop oder effektorisch wirken. Eine Ausnahme sind ADH und Oxytocin, die im Hypothalamus gebildet und erst in der Hypophyse freigesetzt werden. Die meisten Hormone sind in negative Feedback-Mechanismen eingebunden und limitieren so direkt oder indirekt ihre eigene Freisetzung. ADH: antidiuretisches Hormon, GRH/GHIH: growth-hormone releasing hormone / inhibiting hormone, PIF: prolactin inhibiting factor (= Dopamin), CRH: corticotropin releasing hormone, GnRH: gonadotropin releasing hormone, TRH: thyreotropin releasing hormone, MSH: melanozytenstimulierendes Hormon, STH: somatotropes Hormon, ACTH: adrenocorticotropes Hormon, FSH: follikelstimulierendes Hormon, LH: luteinisierendes Hormon, TSH: thyroideastimulierendes Hormon (= Thyreotropin).

14.2.1 Somatostatin und Somatotropin (STH)

Somatostatin

Somatostatin (*growth hormone inhibiting hormone*, GHIH) wird im Hypothalamus, im Gastrointestinaltrakt und in den D-Zellen des Pankreas gebildet. Der Name für Somatostatin leitet sich aus seiner Wirkung als **Gegenspieler des Wachstumshormons** (Somatotropin) ab, dessen Ausschüttung es hemmt. Es hemmt zudem die Ausschüttung zahlreicher weiterer Hormone wie

- Insulin
- Glukagon
- TSH
- Kortisol
- verschiedener gastrointestinaler Peptidhormone.

Zudem senkt Somatostatin über die Aktivierung seiner G_i-gekoppelten Rezeptoren die Durchblutung im Splanchnikusgebiet. Dies wird therapeutisch genutzt, z. B. bei der **Behandlung von gastrointestinalen Blutungen**. Außerdem hemmt es die Magensäuresekretion, die exokrine Sekretion von Pankreasenzymen und die Peristaltik des Magens und der oberen Darmabschnitte.

Das länger wirksame synthetische Analogon **Octreotid** (Sandostatin®) wird u. a. in der Behandlung der portalen Hypertension, der Akromegalie und endokrin aktiver Tumoren wie Karzinoide, VIPome und Glukagonome eingesetzt (**Abb. 14.2**).

Somatotropin

Somatotropin (STH, *human growth hormone*, hGH) aktiviert ubiquitär vorkommende kinasegekoppelte Rezeptoren. Es fördert und koordiniert das Körperwachstum und besitzt auch metabolische Wirkungen. Beim Erwachsenen bewirkt Somatotropin einen Abbau von Fett, Aufbau von Knochen- und Muskelmasse, verbesserte körperliche und geistige Leistungsfähigkeit. Es wird daher als Dopingmittel, Lifestyle- und Anti-Aging-Medikament eingesetzt mit schwerwiegenden, dosisabhängigen Nebenwirkungen wie erhöhtes Risko für das Auftreten von Tumoren, kardiovaskulären Ereignissen, Diabetes mellitus Typ 2 und Parästhesien.

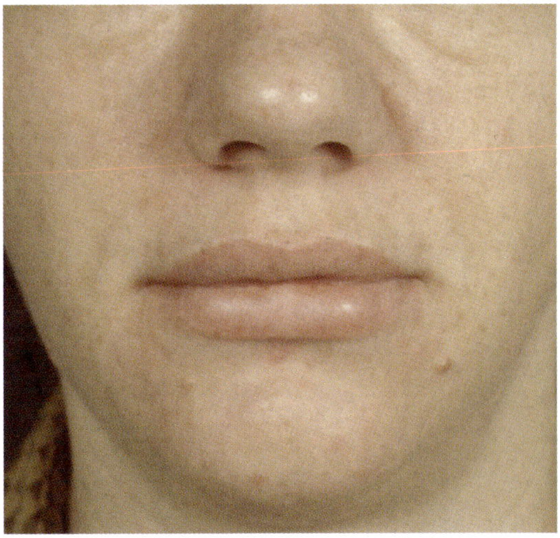

Abb. 14.2 Akromegalie. Vergrößerung der Nase, Vergröberung der Gesichtszüge.

Ein **Somatotropinmangel** führt zu Minderwuchs. In diesem Fall wird vor dem Schluss der Epiphysenfugen Somatotropin substituiert.

Wird **zu viel Somatotropin** gebildet (z. B. durch ein Hypophysenadenom), kommt es beim Erwachsenen zum Krankheitsbild der Akromegalie, beim Kind und Jugendlichen zum Riesenwuchs, da die Epiphysenfugen noch nicht geschlossen sind. **Pharmakotherapeutische Optionen** sind Somatostatin-Analoga (Octreotid = Mittel der Wahl), Somatotropin-Antagonisten (Pegvisomant) oder D_2-Agonisten (Cabergolin, s. S. 387).

14.2.2 Prolaktin

Prolaktin ist vor allem für das Wachstum der Brustdrüse im Verlauf der Schwangerschaft und für die Laktation während der Stillzeit verantwortlich. Prolaktin selbst hat keine therapeutische Bedeutung.

14

Tabelle 14.2

Pharmakotherapie mit Wachstumshormonen

Arzneistoff	Wirkmechanismus	Indikation
Somatostatin (Somatostatin DeltaSelect®)	Agonisten an Somatostatinrezeptoren	– Blutungen im Gastrointestinaltrakt (z. B. Ulkus, Ösophagusvarizenblutung) – Prophylaxe postoperativer Pankreatitiden nach Pankreaschirurgie
Octreotid (Sandostatin®)		– Akromegalie – Tumoren (VIPome, Karzinoide, Glukagonome) – Prophylaxe postoperativer Pankreatitiden nach Pankreaschirurgie
Somatotropin (Omnitrope®)	Agonist an Somatotropinrezeptoren	– Minderwuchs bei Heranwachsenden – Wachstumshormonmangel bei Erwachsenen
Pegvisomant (Somavert®)	Antagonist an Somatotropinrezeptoren	– Akromegalie

Tabelle 14.3

Pharmakologische Hemmung der Prolaktinfreisetzung*

Arzneistoff**	Indikationen
Bromocriptin (Pravidel®)	– Abstillen – Hemmung der Laktation nach Abort – Mastitis in der Stillperiode
Cabergolin (Dostinex®) Quinagolid (Norprolac®)	– Hyperprolaktinämie z. B. aufgrund eines Prolaktinoms
Lisurid (Dopergin®)	– Galaktorrhö – Akromegalie – prolaktinbedingte Infertilität – Abstillen

* Dopaminrezeptoragonisten werden im Kapitel Parkinson-Krankheit auf S. 386 ausführlich besprochen.
** Wirkmechanimus bei allen genanten Substanzen: Dopaminrezeptoragonismus.

Tabelle 14.4

Pharmakotherapie mit ADH-Modulatoren

Arzneistoff	Wirkmechanismus	Indikation
Terlipressin (Glycylpressin®)	V_1-Agonist (Vasokonstriktion)	– Ösophagusvarizenblutung
Desmopressin (Minirin®)	V_2-Agonist (Antidiurese)	– Antidiuretikum (z. B. bei Diabetes insipidus centralis) – Antihämorrhagikum (z. B. vor Operationen bei Hämophilie A) – Enuresis
Conivaptan (Vaprisol®)	$V_{1/2}$-Antagonist	– Hyponatriämie – akute Herzinsuffizienz
Tolvaptan (Samsca®)	V_2-Antagonist	– SIADH

Die Prolaktinsynthese und -freisetzung in der Adenohypophyse wird u. a. durch Dopamin über den D_2-Rezeptor unterdrückt. Bei allen dopaminergen und antidopaminergen Medikamenten sind daher endokrinologische Nebenwirkungen zu beachten (s. S. 386, 373). Ein **erhöhter Prolaktinspiegel,** z. B. aufgrund eines Adenoms der Hypophyse, kann daher durch **Dopaminrezeptor-Agonisten** gesenkt werden (**Tab. 14.3**).

14.2.3 Oxytocin und ADH

Oxytocin

Oxytocin wird im Hypothalamus gebildet und im Hypophysenhinterlappen gespeichert. Es **kontrahiert** in Gegenwart hoher Estrogenspiegel über den $G_{q/11}$-gekoppelten Oxytocin-Rezeptor den **Uterus** und wird daher zur Geburtseinleitung und gegen postpartale Blutungen eingesetzt (Syntocinon®). Umgekehrt können **Oxytocin-Antagonisten** wie **Atosiban** (Tractocile®) bei drohender Frühgeburt zur Tokolyse, ähnlich wie β_2-Mimetika, eingesetzt werden. Als Nonapeptid kann es nicht oral resorbiert werden.

14

ADH

ADH (syn. antidiuretisches Hormon, Vasopressin, Adiuretin) ist dem Oxytocin strukturell sehr ähnlich. Es bindet

- an die $G_{q/11}$-gekoppelten V_{1A}- und V_{1B}-Vasopressinrezeptoren, die überwiegend auf der glatten Muskulatur vorkommen
- an die G_s-gekoppelten V_2-Vasopressinrezeptoren im Sammelrohr der Niere (s. S. 132).

ADH **erhöht den Gefäßtonus** und die **Wasserrückresorption** im Sammelrohr durch Translokation zytoplasmatischer Membranvesikel, die Aquaporin-2 enthalten, an die Zellmembran. Somit wird das Volumen gesichert und der Blutdruck erhöht.

Splanchnikusdurchblutung ($V_{1\text{-vermittelt}}$) I ADH führt besonders im Splanchnikusgebiet zur Gefäßkontraktion. Daher eignen sich **V_1-Vasopressinrezeptor-Agonisten** wie **Terlipressin** zur Behandlung von Ösophagusvarizenblutungen (**Tab. 14.4**). Unter Terlipressin werden bei gleichem Therapieerfolg weniger Nebenwirkungen als bei einer Behandlung mit Somatostatin beobachtet, es ist jedoch wesentlich teurer.

Diabetes insipidus und Blutgerinnung (V_2-vermittelt) I Ein zentraler **Mangel an ADH** vermindert die Wasserrückresorption und löst damit einen Diabetes insipidus aus (Leitsymptom: Polyurie und Polydipsie). Der **zentrale Diabetes insipidus** spricht auf ADH-Substitution an. Da ADH schnell inaktiviert wird, wird das länger wirksame Derivat **Desmopressin** (Minirin®), ein V_2-Vasopressinrezeptor-Agonist, eingesetzt. Das Nonapeptid Desmopressin durchdringt dünne Schleimhäute und kann als Nasenspray (Minirin®) verabreicht werden.

Beim **Diabetes insipidus renalis** kommt es zum Verlust der ADH-Wirkung durch Resistenz von V_2-Vasopressinrezeptoren oder einen Defekt von Aquaporin-2 in der Niere. Hier ist eine ADH-Substitution **nicht wirksam.**

ADH wirkt auf die **Blutgerinnung** und erhöht die Freisetzung von vWF und Faktor VIII. Deshalb kommt es auch bei Hämophilie zum Einsatz.

Darüber hinaus können zahlreiche Pharmaka die ADH-Sekretion und -Sensitivität verändern (**Tab. 14.5**).

Tabelle 14.5

Wirkung von Pharmaka und Toxinen auf die ADH-Sekretion

ADH-Freisetzung	Beispiele
vermehrt (Diurese ↓)	– Nikotin – Morphin – trizyklische Antidepressiva, SSRI
vermindert (Diurese ↑)	– Lithium – Ethanol – Glukokortikoide – Phenytoin

14.3 Erkrankungen der Schilddrüse

Key Point
Funktionsstörungen der Schilddrüse und der Ersatz von Schilddrüsenhormonen gehören zum medizinischen Alltag. Die Bedeutung der Pharmakotherapie liegt in den umfassenden Wirkungen, die die Schilddrüse und damit auch die pharmakotherapeutische Intervention für viele Körperfunktionen besitzt.

Die Schilddrüse ist der Synthese- und Speicherort für die Schilddrüsenhormone **Thyroxin (T4)** und **Triiodthyronin (T3).** Sie untersteht der ständigen Kontrolle durch Hypothalamus (TRH) und Hypophyse (TSH), deren Sekretion selbst wieder durch negative Rückkopplung kontrolliert werden, und die sowohl die Synthese- als auch die Abgabegeschwindigkeit der Schilddrüsenhormone steuern (**Abb. 14.1**).

14.3.1 Grundlagen

Schilddrüsenhormone stimulieren den O_2-Verbrauch, den Grundumsatz, die Fett- und Proteinmobilisierung, Wärmeproduktion und Knochenumbau, außerdem die Erregbarkeit von Nervenfasern sowie die Kontraktilität, den O_2-Verbrauch und die Erregbarkeit am Herzen. Wesentliche Bedeutung besitzt die Schilddrüse zudem für die geistige Reifung, das Längenwachstum und die Organanlagen. In niedrigen Dosierungen (100–200 µg/d) wirken Schilddrüsenhormone überwiegend anabol, sie erhöhen dann die Glykogen- und Proteinsynthese. Daraus lassen sich die Symptome der Über- und Unterfunktion ableiten.

- **Hyperthyreose:** Grundumsatz ↑, warme, feuchte Haut, Tachykardie, Gewichtsverlust, Tremor, Nervosität
- **Hypothyreose:** Grundumsatz ↓, Adynamie, trockene, kühle Haut, Bradykardie, Adipositas, Müdigkeit.

Synthese und Funktion der Schilddrüsenhormone
Thyroxin (T4) und **Triiodthyronin (T3)** sind wie die Katecholamine Derivate der Aminosäure L-Tyrosin. Ihre Synthese, Speicherung und Freisetzung geschieht schließlich in mehreren Schritten in der Schilddrüse (**Abb. 14.3**).

1. Aufnahme von Iod (Iodination) | Der entscheidende exogene Faktor der Synthese ist die **Zufuhr von Iod** aus der Nahrung. Iod wird nach Resorption im Darm zu Iodid reduziert und aus dem Blut aktiv über einen Natrium-Iod-Symporter (NIS) in die Thyreozyten aufgenommen. Dort wird es dann bis zum 500-fachen der Plasmakonzentration angereichert.

2. Einbau von Iod (Iodisation) | Mittels einer Peroxidase wird Iodid zunächst zum elementaren Iod oxidiert und dann in die Tyrosinreste des nichtiodierten Proteins Thyreoglobulin eingebaut. Dadurch entsteht 3-Mono- oder 3,5-Diiodtyrosin (MIT oder DIT). MIT bzw. DIT werden wiederum durch die Peroxidase zu T3 oder T4 zusammengesetzt und an Thyreoglobulin gekoppelt ins Schilddrüsenkolloid eingelagert.

3. Freisetzung von T3/T4 | Unter dem Einfluss von TSH wandert Thyreoglobulin zurück in die Thyreozy-

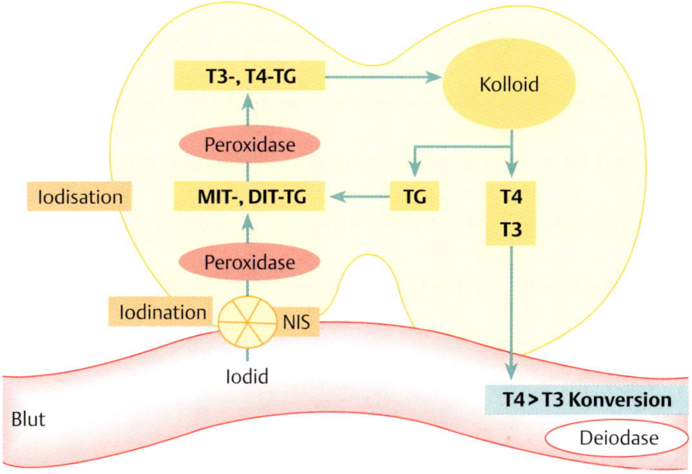

Abb. 14.3 Synthese der Schilddrüsenhormone. Der Kreislauf der Bildung von Schilddrüsenhormonen dreht sich um das Thyreoglobulin, dessen Tyrosinreste mit Iod beladen werden und das nach der Abspaltung der Schilddrüsen-Hormone T3/T4 wieder für eine neue Beladung zur Verfügung steht (DIT = Diiodtyrosin, MIT = Monoiodtyrosin, NIS = Natrium-Iod-Symporter, TG = Thyreoglobulin).

14

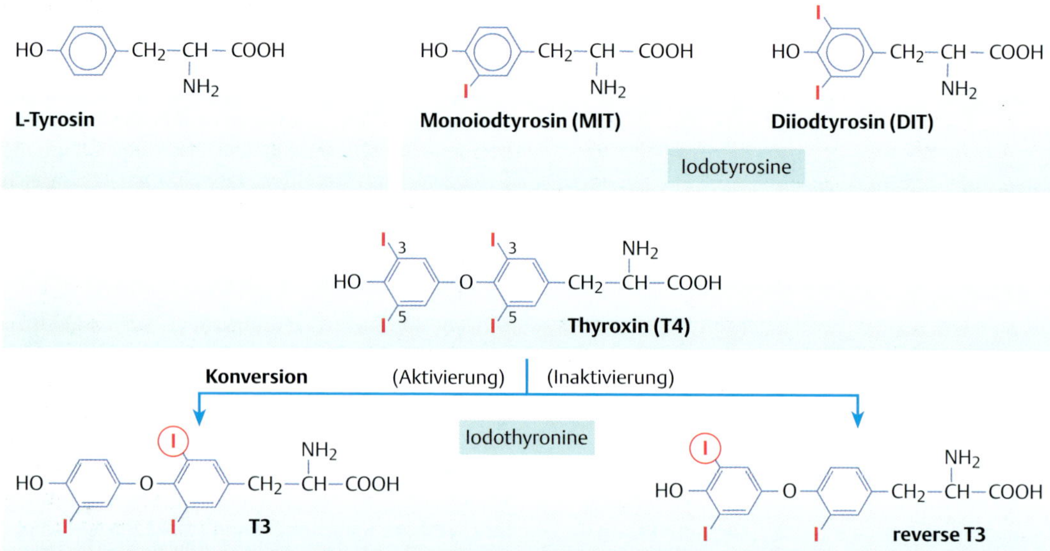

Abb. 14.4 Iodotyrosine und Iodothyronine. Der Einbau von Iod (rot) in L-Tyrosin und die Fusion von zwei iodierten Tyrosinresten (Iodothyronine) führt zum Thyroxin, das zum wirksamen T3 konvertiert wird. Der Wechsel der T3-Iodierung von Position 3 an Position 3' (Kreis) durch spezifische Deiodasen inaktiviert T3 (reverses oder rT3).

ten, wo T3 und T4 abgespalten und ins Blut abgegeben werden. Die restlichen MIT und DIT des Thyreoglobulins werden deiodiert, und das freie Iod bzw. Tyrosin stehen für eine Neusynthese von T3/T4 wieder zur Verfügung.

Konversion und Metabolismus

Die Schilddrüse sezerniert pro Tag 90 µg T4 und 8 µg T3, deren Plasmakonzentration 75–100 nmol/l bzw. 1,5–2,3 nmo/l betragen. T4 ist eigentlich ein schwaches Pro-Hormon für das 10-fach stärkere T3: 80 % des zirkulierenden T3 (d. h. 25 µg/d) entstehen aus T4 durch Deiodierung am Phenolring **(Konversion)** (**Abb. 14.4**). Die erhöhte Wirksamkeit von T3 ist durch seine höhere Affinität für den Schilddrüsenhormonrezeptor bedingt.

Im Blut werden über 99 % von T3 bzw. T4 an Proteine gebunden, davon 60 % an thyroxinbindendes Globulin (TBG), 30 % an Präalbumin und 10 % an Albumin. Weitere Unterschiede s. **Tab. 14.6**.

14

Tabelle 14.6

Unterschiede zwischen T3 und T4

	T3	T4
Resorption nach oraler Gabe	90–100 %	80 %
freier Anteil im Plasma	0,5 %	0,05 %
Plasma-HWZ (d)	1–2	7
Wirksamkeit am Thyroxinrezeptor	hoch	niedrig
Wirkungseintritt	1–2 d	4–5 d
Hemmung von TSH und TRH	stark	schwach

Die fast vollständige Bindung an TBG ist nur von theoretischer Bedeutung. Auch wenn zahlreiche Medikamente mit T3/T4 um die Proteinbindungen konkurrieren, ändert sich die freie T3/T4-Konzentration nicht, da über TSH und reaktive Anpassungen der Synthese gegenreguliert wird.

Durch Deiodierung von T4 am nichtphenolischen Ring werden die Schilddrüsenhormone überwiegend in Leber und Niere inaktiviert und reverses T3 (rT3) gebildet.

MERKE

T4 (Thyroxin) ist das mengenmäßig überwiegende, aber nur schwach wirksame Schilddrüsenhormon. Es wird in der Peripherie zu T3, dem eigentlich wirksamen Hormon umgewandelt (Konversion).

Regulation und zelluläre Wirkungen der Schilddrüsenhormone

TSH *(thyreoidea stimulating hormone* oder Thyreotropin) aus der Hypophyse stimuliert die Freisetzung der Schilddrüsenhormone, erhöht die Iodaufnahme in die Schilddrüse und verursacht bei lang andauernder Freisetzung eine Hypertrophie der Schilddrüse. TSH steht unter der Kontrolle des hypothalamischen **TRH** *(thyreotropin releasing hormone).* TRH und TSH werden ihrerseits durch T3 und seine Rezeptoren gehemmt (negative Rückkopplung).

Die Rezeptoren für Schilddrüsenhormone sind wie die Rezeptoren für Steroid- und Sexualhormone ligandengesteuerte Transkriptionsfaktoren. Es gibt zwei Rezeptoren, TRα und TRβ, die nach Bindung von T3 die Expression wie Suppression zahlreicher Zielgene steuern.

14.3.2 Substitution mit Thyroxin und Iodsalz

Die Substitution mit Thyroxin oder Iodsalz ist die Therapie der Wahl bei euthyreoter oder hypothyreoter Struma, Hypothyreose sowie bei Suppressionsbehandlungen.

Thyroxin (T4)

L-Thyroxin oder **Levothyroxin** (Euthyrox®) wird wegen seiner längeren HWZ einer Einnahme von T3 vorgezogen. Es sollte 30 min vor dem Essen eingenommen werden, da sonst der resorbierte Anteil von 80 % um ca. ein Drittel vermindert wird. Die Dosierung von Thyroxin sollte – sofern nicht erforderlich wie beim Schilddrüsenkarzinom – das TSH nicht supprimieren, denn TSH ist wichtig für die normale Funktion der Schilddrüse.

Praxistipp
L-Thyroxin oder Levothyroxin sollte 30 min vor dem Essen eingenommen werden, da sonst der resorbierte Anteil von 80 % um ca. ein Drittel vermindert wird.

Indikationen | Hypothyreose: Substituiert wird mit 75–200 µg/d (einschleichen mit 25–50 µg); in der Schwangerschaft besteht ein um ca. 30–40 % erhöhter Bedarf.

Hypothyreotisches Koma (Myxödemkoma): Bei diesem lebensbedrohlichen Zustand werden 500 µg/d, danach 100 µg T4 intravenös (L-Thyroxin Henning® inject) appliziert.

Zustand nach Schilddrüsenkarzinom: Nach Entfernen der Schilddrüse wird mit 150–300 µg/d T4 substituiert. Mit dieser im Vergleich zur Hypothyreose höheren Dosierung soll die TSH-Sekretion vollständig unterdrückt werden, um die Stimulation von möglicherweise verbliebenen Tumorzellen durch TSH unbedingt zu vermeiden.

Depression: Die Gabe von Thyroxin kann ggf. im Sinne einer Augmentation zur Verstärkung der Wirkung der klassischen Antidepressiva gegeben werden.

Nebenwirkungen | Sie ergeben sich aus den Schilddrüsenfunktionen, meistens wenn zu schnell aufdosiert wird (Unruhe, Ängstlichkeit, Herzrasen etc.). Da in niedrigen Dosierungen die Glykogensynthese gesteigert wird, kann eine Insulinresistenz bei Diabetes mellitus verstärkt oder klinisch manifest werden (Abschwächung der Wirkung von Antidiabetika).

Kontraindikationen | Frischer Myokardinfarkt, KHK und Tachyarrhythmien, Hyperthyreose.

Arzneimittelinteraktionen | Schilddrüsenhormone verstärken die Wirkung von Phenprocoumon (Blutungsgefahr, s. S. 110). Amiodaron hemmt die Konversion von T4 zu T3 (s. S. 99).

Praxistipp
Um die Gefahr vor allem kardialer Nebenwirkungen zu minimieren, sollte die Substitution langsam begonnen und gesteigert werden.

Iodsalz

Eine tägliche Aufnahme von mindestens 200 µg Iod als **Kaliumiodid** (131 µg enthalten 100 µg Iod) ist die Grundvoraussetzung für eine intakte Schilddrüsenfunktion. Iodmangel führt nicht nur zur Bildung eines Kropfes, sondern auch zu Entwicklungsstörungen bei Kindern. 1 kg Speisesalz enthält 20 mg Iod bzw. 32 mg Kaliumiodat, das Kaliumsalz der Iodsäure: mit 5 g Salz können immerhin 100 µg Jod supplimentiert werden. Iod bzw. Kaliumiodid wird nach vollständiger Resorption in die Schilddrüse aufgenommen, wo es mit einer HWZ von mehreren Wochen gespeichert wird. Dann wird es renal ausgeschieden.

Indikationen | Struma: Bei euthyreoter Struma sind je nach Alter 100–500 µg/d, zur Struma-Prophylaxe 100–200 µg/d ausreichend (**Abb. 14.5**).

Thyreostase: In hoher Dosierung von 5 mg/d **unterdrückt** Iodid Schilddrüsenfunktionen wie die Freisetzung von T3/T4 aus dem Thyreoglobulin innerhalb von 24 h. Dieser paradoxe Effekt ist bei Hyperthyreose stark ausgeprägt, daher wird die hohe Iodidgabe als sog. „Plummerung" zur Operationsvorbereitung bei Morbus Basedow sowie in der thyreotoxischen Krise eingesetzt.

Nebenwirkungen | Die iodinduzierte Hyperthyreose ist die wichtigste Nebenwirkung. Gefährdet sind ältere Patienten mit Dosierungen > 300 µg/d, da die verbesserte Iodversorgung auch zu einer erhöhten Synthese von Schilddrüsenhormonen führt. In Dosierung

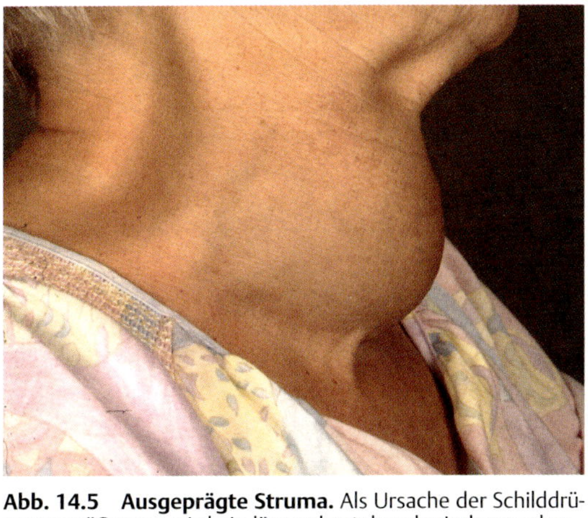

Abb. 14.5 Ausgeprägte Struma. Als Ursache der Schilddrüsenvergrößerung wird ein länger bestehender Iodmangel angesehen.

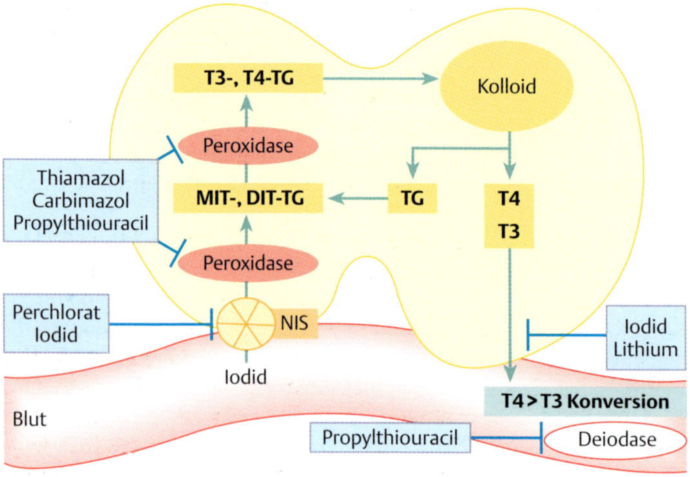

Abb. 14.6 Angriffspunkte von Thyreostatika. Thioamide hemmen die Iodisation, Perchlorat und hochdosiertes Iod die Iodaufnahme, Iod und Lithium die Freisetzung von T3/T4; schließlich kann Propylthiouracil die periphere Deiodase und damit die Konversion von T4 zu T3 unterdrücken (DIT = Diiodtyrosin, MIT = Monoiodtyrosin, NIS = Natrium-Iod-Symporter, TG = Thyreoglobulin).

> 1 mg kommt es zum **Iodismus** mit gereizten Schleimhäuten, Schnupfen, Konjunktivitis, Bronchitis oder Gastroenteritis. Neben Iod können auch Amiodaron (s. S. 99) oder Röntgenkontrastmittel eine iodinduzierte Hyperthyreose auslösen.

Kontraindikationen | Hyperthyreose, autonome Bereiche in der Schilddrüse, Autoimmunerkrankungen der Schilddrüse, Iodallergie.

EXKURS

Therapie einer (euthyreoten) Struma

Iodmangel führt zu einer Vergrößerung der Schilddrüse (Struma). Normalerweise unterdrückt Iod lokale Wachstumsfaktoren, die bei Iodmangel die Hyperplasie von Schilddrüsenzellen stimulieren. Bei einer normalen, d. h. euthyreoten Stoffwechsellage wird Kaliumiodid verordnet (100–200 μg/d bei Kindern, 300–500 μg/d bei Erwachsenen). Vorab müssen Autonomien und Tumoren der Schilddrüse ausgeschlossen werden. Iodid kann die Größe der Schilddrüse um bis zu 30 % verkleinern, wenn es rechtzeitig gegeben wird. Levothyroxin (75–150 μg/d, d. h. in nicht-TSH-supprimierender Dosierung) ist bei hypothyreoter Struma oder zur Hypothyreose führenden Autoimmunerkrankungen (z. B. Hashimoto-Thyreoiditis) indiziert, da hier Iod zu einer unerwünschten Stimulation führen würde. Kombinationen von Iodid und Thyroxin sind bei einer Rezidivprophylaxe nach Schilddrüsenoperation sinnvoll.

MERKE

- Thyroxin (T4) ist zur Substitution bei Hypothyreose oder nach Entfernung eines Schilddrüsenkarzinoms indiziert.
- Iodsalz wie Kaliumiodid ist die erste Wahl bei einer euthyreoten Struma. In hoher Dosierung (> 5 g) wirkt es thyreostatisch und unterdrückt die Freisetzung von T3/T4.

14.3.3 Thyreostatika

Thyreostatika sind **Hemmstoffe der Schilddrüsenfunktion**, die bei hyperthyreoten Zuständen eingesetzt werden (**Abb. 14.6**). Sie hemmen

- die Synthese der Schilddrüsenhormone (z. B. Thioamide)
- und den Iodtransport in die Schilddrüse (z. B. Perchlorat).

Thyreostatisch wirken außerdem noch Radioiod, das die Schilddrüse zerstört, hochdosiertes Iod (Plummerung) und Lithium (s. S. 231).

Indikationen

Autonome Areale und Knoten | Autonome Areale der Schilddrüse mit einer unkontrollierten Hormonsekretion entwickeln sich oft aus einer euthyreoten Stoffwechsellage unter ständigen Wachstumsreizen, wie z. B. Iodmangel oder funktionell aktiven Mutationen des TSH-Rezeptors. Da oft primär operiert wird, dienen Thioamid-Thyreostatika nur zur OP-Vorbereitung, um präoperativ einen euthyreotischen Stoffwechsel zu erreichen.

Thyreotoxische Krise | Dieser lebensbedrohliche Notfall wird mit hohen i. v. Dosen Thiamazol zusammen mit Betablockern und Glukokortikoiden therapiert.

Morbus Basedow | Diese Autoimmunerkrankung, bei der TSH-Rezeptor-Antikörper (TRAK) die Schilddrüse stimulieren, wird mit Thioamiden behandelt. Bei Rezidiven wird entweder operiert oder Radioiod appliziert, wobei vorher immer ein euthyreoter Stoffwechsel anzustreben ist. Auch eine endokrine Orbitopathie kann mit dem Morbus Basedow assoziiert sein. In diesem Fall kommen Glukokortikoide zum Einsatz, aber keine Thyreostatika.

Schwangerschaftshyperthyreose | Da alle Thioamide plazentagängig sind und damit die fetale Schilddrüsenfunktion unterdrücken mit der Gefahr einer Entwicklungsstörung, muss so niedrig wie möglich

14

dosiert werden. Thioamide gehen auch in die Muttermilch über, gelten aber nicht als schädlich für die kindliche Schilddrüse.

Hemmstoffe der Synthese von Schilddrüsenhormonen

Wirkmechanismus I **Thioamide** sind Derivate des Thioharnstoffes (**Abb. 14.7**), welche die Peroxidase und damit die Iodisation blockieren:

- Iod kann nicht mehr in die Tyrosinreste des Thyreoglobulins eingebaut werden
- Iodtyrosine können nicht mehr zu T3 bzw. T4 gekoppelt werden.

Die Inhibition wird durch das **Verhältnis Iodid zu Thioamid** bestimmt: bei niedriger Iod-Konzentration ist die Hemmung der Peroxidase durch Thioamide irreversibel, bei höherer Iod-Konzentration werden die Thioamide selbst oxidiert und iodiert. Dies schwächt ihre Hemmung, und der Einbau von Iod in Thyreoglobulin wird reversibel geblockt. Dies erklärt, warum Iodmangel das Ansprechen auf Thioamide verstärkt, und Iodüberschuss das Ansprechen vermindert. Neben der Iodisation werden noch antiimmunogene Effekte bei Autoimmunerkrankungen der Schilddrüse als Wirkungen der Thiamide diskutiert.

Die **thyreostatische Wirkung** greift erst nach 2 bis 3 Wochen, da das bereits synthetisierte Schilddrüsenhormon immer noch freigesetzt wird. Wenn die Schilddrüsenfunktion vollständig blockiert ist, muss mit Thyroxin substituiert werden.

Wirkstoffe I **Thiamazol** (Favistan®) reichert sich in der Schilddrüse an, wo es bis zu 24 h lang wirkt, obwohl seine Plasma-HWZ wesentlich kürzer ist. Eine Leberinsuffizienz verlängert seine Wirkung. **Carbimazol** (Neo-Thyreostat®) ist ein Prodrug, das schnell in Thiamazol umgewandelt wird. **Propylthiouracil** (Propycil®) ist ein 10-mal schwächeres und kurz wirksames Thioamid, das in hohen Dosierungen zusätzlich die Deiodase D1 und so die **periphere Deiodierung** von T4 zu T3 (Konversion) blockiert (**Abb. 14.6**).

Nebenwirkungen I Bei 0,1–0,5 % der Patienten entwickelt sich innerhalb von 2 bis 5 Wochen eine **Agranulozytose** (reversibel nach Absetzen), häufiger kommen Leukopenien vor. Zu Therapiebeginn muss daher auf die entsprechenden Symptome geachtet werden. Häufig sind **allergische Reaktionen,** bei denen ein Wechsel von Thiamazol auf Propylthiouracil hilfreich sein kann. Zu hohe Dosierungen können einen Hormonmangel mit Hypothyreose auslösen, was eine kompensatorische Vergrößerung der Schilddrüse provoziert (sog. strumigene Wirkung).

Kontraindikationen I Überempfindlichkeit gegen den Wirkstoff, Leberschäden.

Arzneimittelinteraktionen I Iod und iodhaltige Wirkstoffe vermindern die Wirkung von Thioamiden.

Hemmstoffe der Iodidaufnahme

Der Iodidtransport in die Schilddrüse wird kompetitiv durch einwertige Anionen wie **Perchlorat** (Irenat®) unterbunden. Dieser Hemmstoff der Iodination kommt bei iodinduzierter Hyperthyreose (z. B. hohe Iod-Gaben oder Amiodaron) zum Einsatz. Zu beachten ist, dass nach Gabe von Perchlorat über längere Zeit keine Radioiodtherapie oder präoperative Zufuhr von Iod durchgeführt werden kann.

Die Nebenwirkungen sind vielfältig und reichen von Läsionen der Magenschleimhaut über Agranulozytose bis zum nephrotischen Syndrom, deshalb ist Perchlorat nur noch 2. Wahl.

Radioiod

^{131}Iod ist zu 90 % ein β-Strahler mit einer Reichweite von 1 mm (10 % sind γ-Strahlen). Nach oraler Aufnahme als Kapsel reichert sich ^{131}Iod wie normales Iod in der Schilddrüse an, wobei es seinen vollen Therapieerfolg erst nach 3 bis 4 Monaten erreicht.

Radioiod ist eine erste Wahl bei autonomen Knoten und die zweite Wahl (nach Operation) bei Morbus Basedow. Außerdem wird ^{131}Iod zur Beseitigung von iodspeichernden Metastasen verwendet. Es darf nicht bei schwangeren oder stillenden Frauen sowie bei Kindern eingesetzt werden.

Lithium

Lithium (Quilonum®) aus Lithiumcarbonat hemmt ebenso wie Iod die Hormonsekretion (**Abb. 14.6**), beeinträchtigt aber nicht die Einlagerung und Akkumulation von Radioiod. Lithium kommt bei einer thyreotoxischen Krise zum Einsatz, wenn die Patienten allergisch gegen Thioamide oder Iodid sind. Weitere Indikationen s. S. 362.

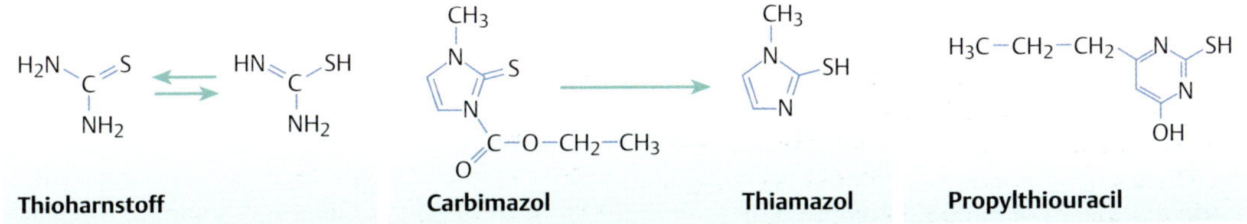

Abb. 14.7 Thioamid-Thyreostatika. Thioamide leiten sich von Thioharnstoffen ab. Vorausgegangen war die Beobachtung, dass schwefelhaltige Verbindungen bei Tieren einen Kropf erzeugen.

MERKE

- Thioamid-Thyreostatika wie Thiamazol hemmen die Iodisation und T3/T4-Synthese. Indikationen sind Hyperthyreosen einschließlich thyreotoxischer Krisen, Op-Vorbereitung und Morbus Basedow.
- Perchlorat und Lithium hemmen die Iodination und werden bei iodinduzierter Hyperthyreose eingesetzt.

14.3.4 Weitere endokrinologische Themengebiete

→ Mineral- und Glukokortikosteroide s. S. 285
→ Sexualhormone s. S. 202
→ Insulin und Glukagon s. S. 169
→ Calciumregulation s. S. 233.

Weiterführende Informationen

- http://www.paediatrische-endokrinologie.de/index
- http://www.endokrinologie.net/kommission-leitlinien.php
- http://www.zbmed.de/endokrinol.html

15 Erkrankungen des Skelettsystems

15.1 Grundlagen

Key Point

Erkrankungen des Skelettsystems sind von größter klinischer Relevanz. Die Inzidenz für Oberschenkelhalsfrakturen beträgt bei den über 65-Jährigen 600 bis 900 pro 100.000. Ungefähr 30 % der Patienten mit einer Oberschenkelhalsfraktur überleben das Jahr nach der Fraktur nicht, weitere 30 bis 40 % können nach einem Jahr nicht ohne fremde Hilfe gehen.

Das Skelett ist unser größtes **Mineraldepot** und unterliegt einem ständigen Umbau. Der Knochen besteht aus Knochengrundsubstanz und Knochenmineralien und enthält:
- 99 % des gesamten Calciums
- 85 % des gesamten Phosphats
- 50 % des gesamten Magnesiums.

Voraussetzung für eine gesunde Ernährung des Knochens ist die **Grundversorgung mit Calcium und Vitamin D**. Der Knochenstoffwechsel unterliegt auch nach Abschluss des Wachstums einem dauernden Umbau (*remodeling*), der im Wesentlichen durch die den Knochen aufbauenden **Osteoblasten** und die den Knochen abbauenden **Osteoklasten** aufrechterhalten wird. Ihrer Aktivität wird hormonell durch Vitamin D, Calcitonin und Parathormon sowie mechanisch durch körperliche Belastung gesteuert.

Das Knochenskelett selbst besteht aus kortikalen und spongiös-trabekulären Knochen, die sich in ihrem Frakturrisiko und Ansprechen auf Medikamente unterscheiden. Der **kortikale Knochen** bildet die äußere Schale aller Knochen und macht 75 % der gesamten Knochenmasse aus. Der **spongiös-trabekuläre Knochen** bildet das schwammartige Gerüstwerk feiner Knochenbälkchen innerhalb der kortikalen Knochen. Der stabile, weil stark kalzifizierte kortikale Knochen unterliegt einem geringeren Umbau als der spongiöse Knochen mit seinem hohen Anteil an Knochenbälkchen und einer großen inneren Oberfläche (= höheres Frakturrisiko).

Osteoblasten bauen langsam neuen Knochen auf. **Osteoklasten** bauen im Vergleich zu den Osteoblasten den alten Knochen relativ schnell in 2 bis 3 Wochen ab, lösen die Mineralien auf und phagozytieren die restliche Matrix. Die Tätigkeit von Osteoblasten und Osteoklasten wird von zahlreichen Hormonen und Molekülen reguliert (**Tab. 15.1**).

MERKE
- Calcium, Vitamin D und Geschlechtshormone sind wesentliche Stabilisatoren der Mineralisation und der Knochendichte.
- Die Mobilisation von Calcium aus dem Knochen bedeutet immer eine Schwächung der Knochenstabilität. Schutz bietet eine ausreichend hohe Zufuhr von Calcium und Vitamin D.

Tabelle 15.1

Modulatoren des Knochenstoffwechsels

	Knochenabbau (Osteoklasten)	Knochenaufbau (Osteoblasten)	Eigenschaften
Körpereigene Substanzen			
Calcium	–	+	Knochenmineralisation
Vitamin D	–	+	Resorption von Calcium, Knochenmineralisation
Vitamin C		+	Stimulation von Osteoblasten
Vitamin K		+	Synthese von Osteocalcin, das die Mineralisation stimuliert
Estrogene	–	+	Stimulation des Knochenstoffwechsels
Testosteron	–	+	Ausschüttung von Calcitonin
Parathormon		+	Mobilisation von Calcium und Phosphat aus dem Knochen
Calcitonin	–		fördert Calcium-Ausscheidung
Fluor		+	Bildung von Osteoblasten
Beispiele für knochenschädigende Substanzen			
Glukokortikoide	+		Förderung des Knochenabbaus
Vit.-K-Antagonisten		–	verminderte Bildung von Osteocalcin
Leptin		–	Hemmung des Knochenaufbaus
TNFα	+		Förderung des Knochenabbaus

– = Hemmung; + = Förderung

15.2 Pharmakotherapie

Key Point

Die Grundversorgung zur Festigung des Knochens beruht auf der Zufuhr der am Knochenstoffwechsel beteiligten Komponenten wie Mineralien, Vitamine und Hormone. Eine unterstützende Pharmakotherapie umfasst Aktivatoren des Aufbaus bzw. Hemmstoffe des Abbaus. Die Möglichkeiten der Pharmakotherapie sind infolge des relativ niedrigen Stoffwechselumsatzes sowie der schwierigen Pharmakokinetik bei der Penetration ins Knochen- und Stützgewebe jedoch beschränkt.

15.2.1 Basistherapie mit Calcium und (aktiviertem) Vitamin D

Die Versorgung mit **Calcium** und **Vitamin D** bildet die **Basistherapie** für einen gesunden Knochen. Für eine effiziente Supplementierung sollte Calcium zusammen mit Vitamin D eingenommen werden, da dieses die Resorption von Calcium aus dem Verdauungstrakt und den Einbau in den Knochen fördert.

Calcium (1000 mg/d) verhindert die Mobilisation von Calcium aus dem Knochen, die andernfalls einen Calciummangel kompensiert. Es ist zu beachten, dass der Calciumgehalt in Calciumtabletten wesentlich niedriger als derjenige der angegebenen Calciumverbindung ist; so enthält z.B. die Darreichung von 600 mg Ca-Gluconat nur 53 mg Calcium (**Tab. 15.2**). Am besten wird **Calciumzitrat** resorbiert (analog dem Zusatz von Vitamin C zur Acetylsalicylsäure). Die Zufuhr von Calcium ist **kontraindiziert** bei Hyperkalziämie, Nephrolithiasis oder Niereninsuffizienz.

Tabelle 15.2

Calciumgehalt

Form der Darreichung	davon Calcium
Ca-Citrat 950 mg	200 mg
Ca-Carbonat 500 mg	200 mg
Ca-Gluconat 600 mg	53 mg

MERKE

Der Calciumgehalt in Calciumtabletten ist viel niedriger als das Gesamtgewicht der Tablette bzw. der angegebenen Calciumverbindung.

Vitamin D (400–1000 I.E./d) wird meist als 25(OH)-Vitamin D (syn. Vitamin D3 oder Colecalciferol) angeboten und fördert die Aufnahme von Calcium aus dem Darm und den Einbau von Calcium in die Knochengrundsubstanz (**Abb. 15.1**).

Kinder benötigen Vitamin D in der Wachstumsphase, auch zur Vorbeugung der Rachitis (s. S. 244). Außerdem macht die Supplementierung einen durch Vitamin-D-Mangel induzierten sekundären Hyperparathyreoidismus rückgängig. Weiterhin verbessert Vitamin D über entsprechende Rezeptoren in Myozyten die Koordination und Kontraktion der Muskulatur.

Im Alter kann es durch einen relativen Vitamin-D-Mangel zu einem sekundären Hyperparathyreoidismus mit beschleunigtem Knochenabbau kommen, der begünstigt wird durch

- geringe UV-Exposition (Hospitalisierung, Immobilität)
- starke Pigmentierung der Altershaut
- dünne Epidermis der Altershaut mit erniedrigtem Provitamin-D-Gehalt

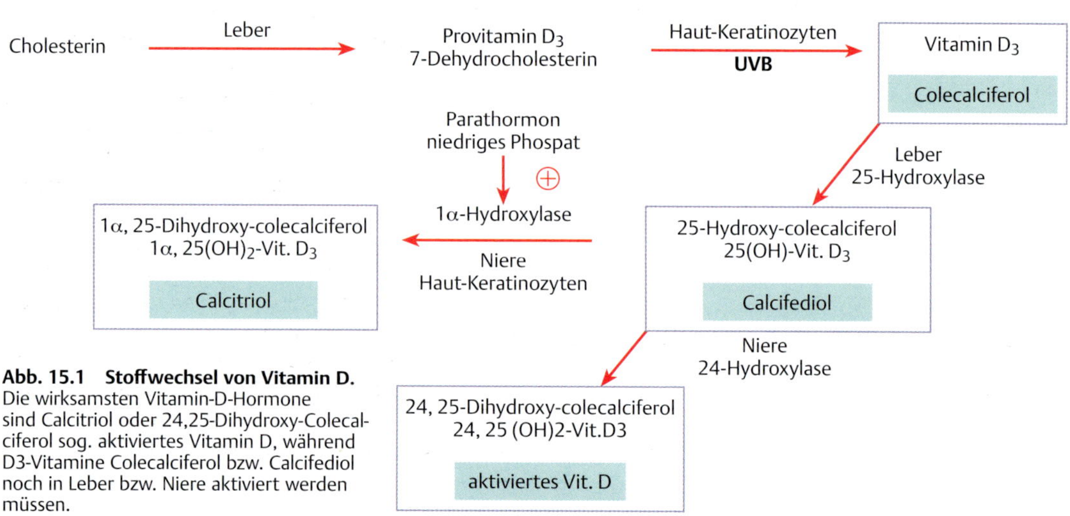

Abb. 15.1 Stoffwechsel von Vitamin D. Die wirksamsten Vitamin-D-Hormone sind Calcitriol oder 24,25-Dihydroxy-Colecalciferol sog. aktiviertes Vitamin D, während D3-Vitamine Colecalciferol bzw. Calcifediol noch in Leber bzw. Niere aktiviert werden müssen.

15

– mangelhafte Zufuhr mit der Nahrung (durchschnittliche tägliche Aufnahme beträgt 88 IE Vitamin D).

Praxistipp
Viel Vitamin D enthält fetter Seefisch (Hering, Lachs), während Milchprodukte nur einen mäßigen Vitamin-D-Gehalt besitzen.

Aktiviertes Vitamin D3 wie das Endprodukt **Calcitriol** (Rocaltrol®) oder seine Vorstufe **Alfacalcidol** (Bondiol®) sind bei Nieren- und Lebererkrankungen wie Niereninsuffizienz oder Dialyse indiziert, wenn die Vitamin D-Vorstufe Colecalciferol nicht mehr in der Niere oder Leber zu 1α,25$(OH)_2$-Vitamin D3 (Calcitriol) bzw. 24,25$(OH)_2$-Vitamin D3 (Dihydroxy-Colecalciferol) aktiviert werden kann. Alfacalcidol hat den Vorzug, langsamer und gleichmäßiger die Calciumspiegel mit geringerem Risiko für eine Hyperkalziämie zu erhöhen.

MERKE

Unter Gabe der sehr stoffwechselaktiven aktivierten D-Vitamine sollte nicht mehr als 500 mg/d Calcium eingenommen und der Calciumspiegel regelmäßig kontrolliert werden (mittlere Ca-Konzentration im Plasma 2,2–2,6 mmol/l), da immer mit Hyperkalziämie, Hyperkalziurie und Hyperphosphatämie gerechnet werden muss.

EXKURS

Vitamin D und UV-Licht

Hellhäutige Personen müssen 2 bis 3 mal pro Woche mindestens 5 % der Körperoberfläche 5 min der Mittagssonne aussetzen, um ca. 400 IE Vitamin D zu bilden. Das Maximum der Vitamin D-Synthese ist bereits nach 20 min erreicht. Danach ist das in der Epidermis vorhandene 7-Dehydrocholesterin aufgebraucht. Eine längere Bestrahlung bringt im Hinblick auf das Vitamin D keinen weiteren Nutzen, erhöht aber das Risiko für Hautschäden.

15.2.2 Bisphosphonate

Wirkmechanismus | **Bisphosphonate** verhindern die Resorption und den Umbau des Knochens, indem sie sich auf der Knochenoberfläche einschließlich den Resorptionslakunen, dem Ort des aktiven Knochenabbaus durch Osteoklasten, einlagern (**Abb. 15.2**). Dort verbinden sie sich fest mit dem Calcium der Hydroxylapatit-Kristalle und verbleiben so **über Jahre** im Knochen. Diese besondere Wirkung verdanken die Bisphosphonate ihrem Grundgerüst, da sie nicht durch die Pyrophosphatase hydrolytisch gespalten werden können (**Abb. 15.3**).

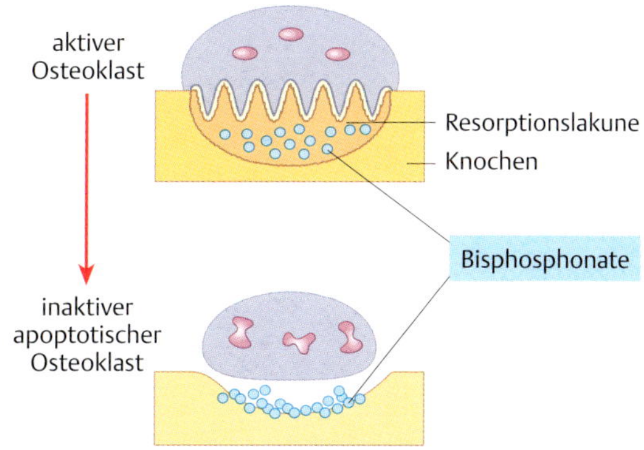

Abb. 15.2 Wirkung der Bisphosphonate. Bisphosphonate lagern sich in der Resorptionslakune ein, dem Ort der Knochenresorption (sog. Imprägnierung), und treiben die Osteoklasten in die Apoptose.

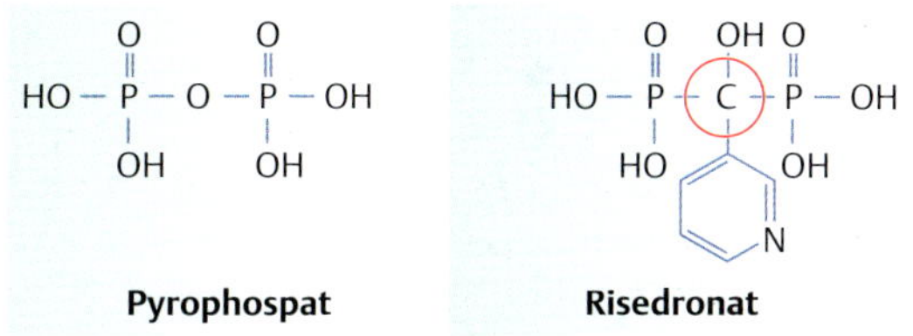

Abb. 15.3 Struktur der Bisphosphonate. Im Gegensatz zu Pyrophosphat ist das -P-O-P- Grundgerüst bei den Bisphosphonaten durch -P-C-P- ersetzt (Kreis), das nicht hydrolytisch gespalten werden kann.

Die neueren Amino-Bisphosphonate hemmen über eine Stickstoffgruppe den Mevalonstoffwechsel (ähnlich den Statinen, s. S. 194), was zum apoptotischen Zelltod von Osteoklasten und einer stärkeren Wirkung führt. Die älteren Vertreter bilden zytotoxische ATP-Analoga aus. Insgesamt trägt die Zunahme der Knochendichte nur zu einem kleineren Teil zur Senkung der Frakturrate bei.

Pharmakokinetik | Infolge ihrer niedrigen Lipophilie und negativen Ladung werden Bisphosphonate nur zu 0,5–1 % resorbiert. In Gegenwart von zweiwertigen Salzen wie Calcium oder Magnesium geht die Resorption gegen null, deshalb müssen Bisphosphonate **mit 30-minütigem Abstand vor dem Essen** nüchtern und mit **Leitungswasser** (kein Mineralwasser!) eingenommen werden. Außerdem ist auf eine aufrechte Körperhaltung zu achten, um bei Regurgitation in den Ösophagus schwere Schleimhautläsionen zu verhindern. Diese Probleme werden durch die i. v. Applikation alle 3 oder 12 Monate vermieden, die zusätzlich noch besser vor Frakturen schützt.

Indikationen | 1. Wahl bei Osteoporose, (tumorbedingte) Hyperkalziämie, Morbus Paget, multiples Myelom. Bei Knochenmetastasen reduzieren Bisphosphonate die Osteolyseaktivität und das Frakturrisiko.

Tabelle 15.3

Bisphosphonate			
Wirkstoff	**Applikation***	**Potenz****	**Besonderheiten**
Alendronat (Fosamax®) + 2.800 IE Vit. D (Fosavance®)	oral 10 mg/d 70 mg/Wo	100	senkt Risiko für Oberschenkelhalsfraktur
Clodronat (Bonefos®)	i. v. 600 mg/3 Mo	1	
Ibandronat (Bonviva®)	i. v. 2 mg/3 Mo	1.000	
Pamidronat (Aredia®)	i. v. 30 mg/3 Mo	10	
Risedronat (Actonel®)	oral 5 mg/d oder 35 mg/Wo	500	senkt Risiko für Oberschenkelhalsfraktur
Zoledronat (Aclasta®)	i. v. 0,25–1 mg/ 3 Mo oder 4 mg/Jahr	5.000	stärkste Potenz

* *Jahr, Mo (Monate) bzw. Wo (Wochen) gibt den Zeitraum an, innerhalb dessen eine Einnahme bzw. Injektion erfolgt.*
** *bezogen auf Clodronat (andere Veröffentlichungen beziehen die Potenz auf das veraltete 10fach schwächere Etidronat).*

Wirkstoffe | Tab. 15.3
Nebenwirkungen | Gastrointestinale Beschwerden nach oraler Einnahme und bei i. v.-Gabe grippeartige Akutphase-Reaktionen (Fieber, Schüttelfrost), die bis zum akuten Nierenversagen durch Komplexbildung mit Calcium führen können. Wegen der **renalen Toxizität** müssen unbedingt die angegebenen Abstände zwischen den Injektionen eingehalten und die Nierenfunktion überprüft werden. In 1–2 % kommt es zu kardialen Arrhythmien (v. a. Vorhofflimmern) infolge einer Kalzifizierung von Gefäßen im Herzmuskel. Eine schwere Nebenwirkung sind **Osteonekrosen**, hauptsächlich Kiefernekrosen, v. a. nach i. v. Gabe von Aminobisphosphonaten (nicht Clodronat), wobei Malignome (d. h. konsumierende Grunderkrankung und Zytostatikatherapie) und Zahnfleischentzündungen (d. h. Keimbesiedlung) das Risiko wesentlich bestimmen.
Kontraindikationen | Schwere Niereninsuffizienz, Schwangerschaft und Stillzeit.

15

MERKE

Bisphosphonate hemmen langfristig die Knochenresorption und senken den Umsatz. Die i. v. Gabe im Abstand von 3 oder sogar 12 Monaten ist die effektivste Applikationsform, da damit das Problem der schlechten Compliance bei oraler Einnahme gelöst wird.

15.2.3 Sexualhormone

Für die alleinige Indikation Osteoporose ist die **Substitution von Estrogenen** nur noch **zweite Wahl**, da Bisphosphonate und Strontium effektiver das Frakturrisiko vermindern und Estrogene die Inzidenz von Neoplasien und kardiovaskulären Ereignissen erhöhen können. Im Rahmen der Hormonersatztherapie mit Estrogenen kann die positive Wirkung auf den Knochenstoffwechsel jedoch einen notwendigen Einsatz von Antiosteoporotika hinauszögern (s. S. 238). Um den Vorteil eines positiven Knochenstoffwechsels mit möglichst geringen Nebenwirkungen zu erhalten, wurden **selektive Estrogenrezeptormodulatoren** wie Raloxifen (Evista®) entwickelt (s. S. 218), die estrogen-agonistisch auf den Knochen- und Fettstoffwechsel, jedoch estrogen-antagonistisch auf Brustdrüsen und Endometrium wirken.
Indikation | Osteoporose (mit oder ohne Fraktur), Knochenschmerzen bei metastasierendem Mammakarzinom.
Nebenwirkungen | Thromboembolische Ereignisse, Hitzewallungen und Ödeme als Ausdruck der antiestrogenen Wirkung.
Testosteron (Testoviron-Depot®, i. m. alle 3–4 Wo) ist indiziert bei Männern mit sekundärer Osteoporose im Rahmen eines Hypogonadismus. Sein Wirkmechanismus auf den Knochen ähnelt dem von Estrogenen.

15.2.4 Steigerung des Knochenaufbaus

Calcitonin

Calcitonin wird in den C-Zellen der Schilddrüse gebildet und ist der Gegenspieler des Parathormons. Es **hemmt die Osteoklasten** über spezifische Oberflächenrezeptoren und unterdrückt die Freisetzung von Calcium aus dem Knochen. An der Niere fördert Calcitonin die Ausscheidung von Calcium und Phosphat. Damit vermindert Calcitonin den Pool an zirkulierendem Calcium.
Calcitonin ist ein Protein und kann daher nur als Nasenspray oder parenteral (Karil®, i. m., i. v., s. c.) appliziert werden. Wichtigste Indikation ist die **Verminderung des Knochenschmerzes**, z. B. bei Wirbelkörperfrakturen. Die Studienlage ist insgesamt unsicher. Die Nebenwirkungen sind vielfältig wie Hitzegefühl, Übelkeit, Erbrechen oder Irritationen der Nasenschleimhaut. Bei Hypokalziämie und Schwangerschaft ist Calcitonin kontraindiziert.

Parathormon

Parathormon (PTH) stammt aus den Epithelkörperchen und setzt als Gegenspieler des Calcitonins Calcium- und Phosphat aus dem Knochen bei niedrigem Blutcalcium frei. Diese Wirkung bei kontinuierlicher endogener Freisetzung muss von der intermittierenden iatrogenen Applikation unterschieden werden, bei der die **Knochenneubildung** gesteigert wird

Tabelle 15.4

Beeinflussung des Knochenstoffwechsels durch Antiosteoporotika

	Abbau	Aufbau	Umsatz
Bisphosphonate	↓	↓	↓
PTH-Analoga	↑	↑	↑
Strontiumranelat	↓	↑	unverändert

(**Tab. 15.4**). PTH-Analoga wie **Teriparatid** (Forsteo®; s. c.), ein Peptid aus den Aminosäuren 1–34 des humanen PTH, aktiviert die Osteoblasten, steigert die Knochenneubildung und nachfolgend den Knochenabbau. Wegen des vermehrten Knochenumbaus und da bei Tieren in sehr hohen Dosierungen Osteosarkome beobachtet wurden, darf Teriparatid nur 18 Monate eingenommen werden.

Indikation | Manifeste Osteoporose.

Nebenwirkungen | Übelkeit, Gliederschmerzen, depressive Verstimmung.

Fluor

Fluorid stimuliert die Bildung von Osteoblasten aus Vorläuferzellen, es konkurriert jedoch um Calcium: der Knochen wird unter Fluor zwar dichter, aber auch brüchiger, die Belastbarkeit unter Fluor ist mangelhaft und das Frakturrisiko wird bei Osteoporose nicht reduziert, evtl. sogar erhöht. Deshalb wird Fluor nur noch in niedriger Dosierung zur **Kariesprophylaxe** bei Kindern eingesetzt. Ossofortin® plus bietet eine Dreifachkombination aus Slow-Release-Fluorid, Calcium und Vitamin D mit der Indikation Osteoporose. In höherer Dosierung verursacht Fluor gastrointestinale Beschwerden und Gelenkschmerzen. Mehr als 15 mg/d können zur sog. Fluorose führen.

Praxistipp
Fluor wird noch zur Kariesprophylaxe bei Kindern eingesetzt. Dabei ist auf genügende Zufuhr von Calcium zu achten.

15.2.5 Strontium

Das ubiquitär vorkommende Erdalkalimetall **Strontium** besitzt wie Calcium eine hohe Affinität zum Knochen. Der Mensch nimmt Strontium mit der Nahrung über die Transportwege des Calciums auf (**Tab. 15.4**). Um die Zufuhr und Einlagerung in den Knochen zu erhöhen, wird Strontium an die organische Säure Ranelinsäure gebunden, die fast vollständig fäkal ausgeschieden wird. Nur 25 % des Strontiums sind bioverfügbar, daher wird es mindestens 2 h nach dem Essen (abends) eingenommen, und 2 h vor der Aufnahme von milch- und calciumhaltigen Produkten.

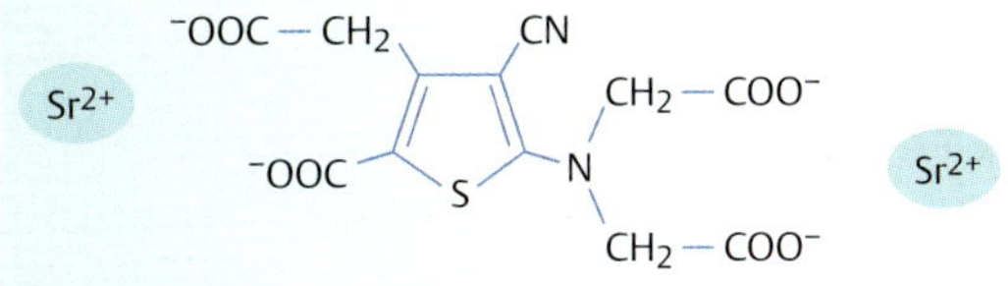

Strontiumranelat

Abb. 15.4 Strontiumranelat (Distrontiumsalz). Zwei Atome stabiles, nicht radioaktives Strontium werden von Ranelinsäure als organischem Anteil und Träger im Körper transportiert.

Strontiumranelat (Protelos®; HWZ von Strontium 5–8 h) besitzt einen dualen Wirkmechanismus (**Abb. 15.4**):

- Stimulation des Knochenaufbaus durch Proliferation von Präosteoblasten und Steigerung der ossären Kollagensynthese.
- Reduktion des Knochenabbaus durch Hemmung der Differenzierung von Osteoklastenvorläufern in Osteoklasten.

Es ist 1. Wahl bei Osteoporose. Als Nebenwirkungen können Kopfschmerzen, gelegentlich Krampfanfälle und Gedächtnisstörungen, Thromboembolien und Übelkeit auftreten.

MERKE
Strontium erreicht ein physiologisches *Remodeling* mit intakter Mineralisation, verbessertem Knochenaufbau und vermindertem Knochenabbau.

15.3 Osteoporose

Key Point
Ziel einer (prophylaktischen) Therapie bei Osteoporose ist die Senkung der Frakturhäufigkeit, die aber nur mäßig mit der Knochendichte korreliert. Die Inzidenz vertebraler Frakturen lässt sich besser senken als die nicht-vertebraler Frakturen, wie z. B. Oberschenkelfrakturen. Die Pharmakotherapie der Osteoporose ist auch noch im hohen Alter sinnvoll.

Bei der Osteoporose handelt es sich um eine mit Frakturen einhergehende Verminderung der Knochenmasse, -struktur und -funktion. Knochendichte, Knochenqualität und Elastizität sind verringert, wobei die Veränderungen der Knochendichte nur mäßig mit der Frakturhäufigkeit korrelieren.

Nach dem 25. bis 30. Lebensjahr wird die Knochenbilanz mit 0,5–1 % Knochenverlust pro Jahr negativ; dieser basale Verlust ist unabhängig vom Geschlecht. Bei Frauen kommt es dann in der Menopause durch Abfall des Estrogenspiegels zusätzlich zu einem Verlust von bis zu 4 % pro Jahr. Zwischen dem 40. und 70. Lebens-

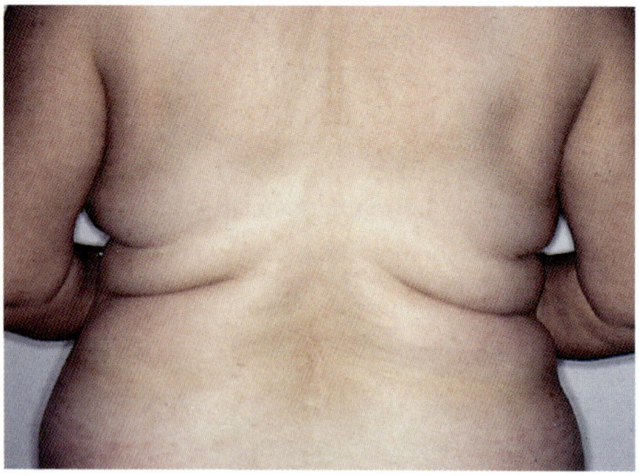

Abb. 15.5 Postmenopausale Osteoporose. Ursache ist v. a. der Mangel an Sexualhormonen. Es kommt zu Spontanfrakturen und Einbrüchen der Wirbelkörper, die deutlich an Höhe verlieren. Hierdurch sind die Falten im Lendenbereich bedingt („Tannenbaumphänomen").

jahr verlieren Frauen bis zu 40 %, Männer im gleichen Zeitraum aber nur 12 % der Knochenmasse bzw. Knochendichte. Am häufigsten ist die **primäre Osteoporose**, sie wird in zwei Formen unterteilt.

- **Postmenopausale Osteoporose (Typ I):** Als Folge des postmenopausalen Estrogenmangels werden Osteoklasten aktiviert, die knochenresorptive Wirkung des PTH verstärkt und der Knochenumbau beschleunigt. Durch die vermehrten Resorptionslakunen dünnen die Deckplatten der Wirbelkörper aus und es kommt zu Sinterungsfrakturen mit Deformation der Wirbelsäule („Witwenbuckel"). Diese Pathologie kann auch beim Mann unter niedrigen Testosteronspiegeln entstehen (**Abb. 15.5**).
- **Senile Osteoporose (Typ II):** Mit dem Alter steigt auch der Knochenumbau des kortikalen Knochens, sodass jetzt vermehrt Frakturen von Beckenknochen, Oberschenkelhals oder Radius auftreten. Eine wesentliche Rolle spielt dabei die verminderte Vitamin-D-Aktivität (z. B. durch Niereninsuffizienz, verstärkte Aktivität von PTH, verminderte Resorption von Calcium und Vitamin D).

Sekundär kann eine **Osteoporose** z. B. durch Arzneistoffe entstehen:

- Glukokortikoide, daher immer Prophylaxe mit Calcium und Vitamin D (s. S. 234)
- Vitamin-K-Antagonisten, denn Vitamin K ist knochenanabol und aktiviert Osteocalcin, welches den Knochenaufbau fördert
- Carbamazepin: Mechanismus unklar (s. S. 343).

Auch Hyperthyreose, Hypogonadismus, Rauchen oder längere Immobilisation können Auslöser sein.

15

15.3.1 Therapie der Osteoporose

Ziel der Pharmakotherapie ist einerseits die Prophylaxe der Osteoporose bzw. – wenn schon eine Verminderung der Knochendichte besteht – die Verhinderung von Frakturen. Zu den **vorbeugenden Maßnahmen** zählen körperliche Betätigung, täglicher Aufenthalt im Freien, aber auch Schutzkleidung wie Hüftprotektoren, und zusätzlich die Supplementierung mit Calcium (1.000–1.500 mg) und Vitamin D (400–1000 I. E.) bzw. aktiviertem Vitamin D wie Calcitriol (0,25–1 µg/d).

MERKE

Die Therapie der Osteoporose baut immer auf einer Basisversorgung mit Calcium und (aktiviertem) Vitamin D auf. In allen Studien wurden die Antiosteoporotika zusammen mit Vitamin D und Calcium appliziert! Ohne Calcium/Vitamin D sind Antiosteoporotika wahrscheinlich wesentlich schwächer wirksam.

Generell verhindern Antiosteoporotika Frakturen der trabekulären Wirbelkörper besser als Frakturen des Schenkelhalses (kortikaler Knochen). Ihre Wirkung ist nach 6 bis 12 Monaten nachzuweisen. Die **Therapiedauer** sollte 4–5 Jahre betragen. Werden Antiosteoporotika danach abgesetzt, besteht die Osteoprotektion zwar weiterhin, schwächt sich aber langsam ab (evtl. nach 5 Jahren Pause wieder einnehmen). **Indiziert** ist der Einsatz von Antiosteoporotika, immer zusammen mit Vit. D und Calcium, bei **Risikopatienten:**

- Patienten mit verminderter Knochendichte (T-Score aus der Dualenergie-Röntgenabsorptiometrie, DXA); je älter der Patient, desto geringere Abweichungen von der Norm (kleinere T-Werte) rechtfertigen die Indikation
- Risikofaktoren sind periphere Frakturen, Stürze, Immobilisation sowie Nikotinkonsum, aber auch Schenkelhalsfraktur eines Elternteils
- Demenz und Z. n. Hirninfarkt (80 % der Frakturen finden sich auf der hemiplegen Seite)
- Patienten mit einer nachgewiesenen Wirbelkörperfraktur, die immer eine Indikation darstellt.

Erste Wahl sind Bisphosphonate (Alendronat, Risedronat, Zoledronat) und **Strontiumranelat.** Die relative Inzidenz wird bei vertebralen Frakturen in 3–5 Jahren um 30–60 % gesenkt, bei nicht-vertebralen Frakturen um 20–30 %. Je schlechter das Ausgangsniveau, desto wirksamer die Pharmakotherapie (**Tab. 15.5**).

RANK-Protein (receptor activator of NFκB) stimuliert nach Liganden-Aktivierung (RANKL) die Differenzierung von **Osteoklasten**. RANKL-Gegenspieler sind u. a. Osteoprotegerin und Estrogene. Der monoklonale Antikörper **Denosumab** (Prolia®) blockiert die Wirkung von RANKL und verhindert bei halbjährlicher s. c. Gabe Wirbelkörper- und Hüftfrakturen bei Frauen und Männern.

Tabelle 15.5

Pharmakotherapie bei Osteoporose		
Wirkstoff	**weitere Indikationen**	**weitere Eigenschaften**
Bisphosphonate*	1. Wahl nach osteoporotischen Frakturen bei Männern und nach osteoporotischen Frakturen durch Kortikoide	– i. v.-Gabe alle 3–12 Monate – Kombination mit Vitamin D – Schutz vor nicht-vertebralen Frakturen
Strontiumranelat	1. Wahl	Schutz vor nicht-vertebralen Frakturen
PTH-Analoga	nach schweren Frakturen bei Frauen	Einnahmedauer < 24 Monate
Calcitonin	Frakturschmerz, nach schweren Frakturen, bei Bisphosphonat-Resistenz	Verlust an Knochenmasse
Raloxifen (s. S. 218)	Knochenmetastasen bei Mammakarzinom	
* die Indikationen bzw. Eigenschaften gelten immer nur für einige Bisphosphonate		

Weiterführende Informationen

- http://www.akdae.de/35/index.html
- http://www.lutherhaus-essen.de/osteo/leitlinien-dvo/
- http://www.osteoporose.de/Osteoporose_Aktiv/Leitlinien.html

16 Vitamine

16.1 Grundlagen

Key Point
Vitamine sind Mikronährstoffe, die der menschliche Körper nicht oder nicht ausreichend herstellen kann, obgleich er sie für zahlreiche Stoffwechselvorgänge benötigt. Ihren hohen Stellenwert verdanken die Vitamine ihrer Funktion als Bindeglied zwischen verschiedensten Stoffwechselvorgängen.

Der **Vitaminbegriff** ist heute **definiert** als
- eine für die Körperfunktion notwendige
- organische Verbindung,
- die im menschlichen Organismus nicht oder nicht ausreichend gebildet werden kann.

Vitamine können eingeteilt werden nach
- **Löslichkeit:** fettlöslich (A, D, E, K) oder wasserlöslich (B-Komplex, C)
- **biochemische Funktion:** Coenzym/prosthetische Gruppe (A, B-Komplex, C, K) oder Transkriptionsfaktor (A, D, E)
- **phylogenetische Rolle:** für alle Zellen notwendig (B-Komplex, K) oder nur für höher differenzierte Organismen notwendig (A, C, D, E).

Den einzelnen Vitaminen ist nur selten genau eine chemisch definierte Verbindung zuzuordnen, denn in den meisten Fällen werden **mehrere Substanzen**, die gleiche biochemische Eigenschaften haben, unter einem Vitamin zusammengefasst. Ein Beispiel sind die Tocopherole und Tocotrienole, die zusammen als „Vitamin E" bezeichnet werden (**Tab. 16.1**).

EXKURS

Vitamine können auch künstlich hergestellt werden, bei einigen ist die rein chemische Ausbeute jedoch gering und teuer, z. B. bei Cobalamin. Cobalamin wird daher gentechnisch hergestellt. Pharmakokinetik und -dynamik von natürlichen und künstlich hergestellten Vitaminen unterscheiden sich bei einigen Vitaminen geringfügig, z. B. das potentere natürliche D-Tocopherol und das etwas weniger aktive synthetische Racemat DL-Tocopherol. Insgesamt entscheiden jedoch vor allem die Galenik von Vitaminpräparaten und die Dosisverteilung über den Tag über eine gute Wirksamkeit.

Ein Vitaminmangel **(Hypovitaminose)** tritt **selten isoliert** auf, meistens sind mehrere Vitamine gleichzeitig betroffen. Häufige Ursache sind Mangelernährung, hoher Verbrauch (Schwangere, Alkoholiker, konsumierende Erkrankungen) und die Beeinträchtigung der Vitaminaufnahme oder -bildung durch Störungen im Gastrointestinaltrakt (Z. n. Magenresektion, Abtötung der Darmflora bei Antibiotikabehandlung).
Viele Vitamine sind licht- und hitzeempfindlich. Besonders für die **Resorption der fettlöslichen Vitamine** sind Gallensäuren und ein intaktes Lipidaufnahmesystem nötig. Bei beeinträchtigter Fettresorption kann es daher zu Hypovitaminosen kommen (z. B.

Tabelle 16.1

Vitamine im Überblick

Vitamin	Trivialname	Bedarf (EU-RDA*)	Klinik der Hypovitaminose
A	Retinol	0,8 mg/d	Sehstörungen und Epithelveränderungen
B_1	Thiamin	1,4 mg/d	Enzephalopathie, Korsakoff-Syndrom
B_2	Riboflavin	1,6 mg/d	Dermatitis
B_3	Niacin	18 mg/d	Pellagra
B_5	Pantothensäure	6 mg/d	Dermatitis
B_6	Pyridoxin	2 mg/d	Neuritis, Dermatitis
B_8	Biotin	0,15 mg/d	Übelkeit, Haarverlust
B_9	Folsäure	0,2 mg/d 0,6 mg/d (bei erhöhtem Bedarf)	megaloblastäre Anämie und andere Blutbildungsstörungen, Schleimhautdefekte, bei Embryonen Spina bifida
B_{12}	Cobalamin	0,001 mg/d	megaloblastäre perniziöse Anämie, neurologische und psychiatrische Symptome (Parästhesien, Lähmungen)
C	Ascorbinsäure	60 mg/d 100 mg/d (Raucher)	Skorbut, Eisenmangel
D	Calciferol	0,005 mg/d (= 200 IE/d)	Rachitis, Osteomalazie
E	Tocopherol	10 mg/d	Sterilität, Muskelschwäche
K	Phyllochinon	0,07 mg/d	Blutungen

*European Union Recommended Daily Amounts: Von der EU empfohlene tägliche Dosis

bei Zöliakie, Mukoviszidose, Cholangitis oder Gabe von Arzneistoffen wie Colestyramin, s. S. 194).
Nahrungsbedingte **Hypervitaminosen** sind extrem selten. Häufiger werden Vitamine iatrogen oder in Selbstmedikation überdosiert. Die **wasserlöslichen** Vitamine werden **zumeist problemlos ausgeschieden**. Nur eine kontinuierliche Überversorgung über einen längeren Zeitraum (Wochen bis Monate) verursacht hier Überdosierungssymptome.

MERKE

Die fettlöslichen Vitamine werden im Körper eingelagert, daher tritt bei ihnen auch häufiger eine Überdosierung auf.

16.2 Wasserlösliche Vitamine

Key Point

Wasserlösliche Vitamine können im Körper nicht gespeichert werden. Die Versorgung mit den meisten Vitaminen ist eigentlich kein Problem. Vor allem Schwangere sollten aber auf eine ausreichende Folsäurezufuhr achten. Hemmstoffe des Folsäuremetabolismus werden auch als Antibiotika und Chemotherapeutika eingesetzt.

Zu den wasserlöslichen Vitaminen zählen **Vitamin C** und der **Vitamin B-Komplex**. Letzterer erhielt seinen Namen, da Vitamin B anfangs für ein einziges Vitamin gehalten wurde. Heute zählen **ca. 30 bis 40 Substanzen zu diesem Komplex**, von denen aber nur wenige klinische Bedeutung haben. Der überwiegende Teil wirkt als **Coenzym**, meist als Gruppenüberträger.
Vitamin C ist ebenfalls ein Reaktionspartner: Als **Redoxpartner** greift es in viele Hydroxylierungsreaktionen ein und kann freie Radikale entgiften.

16.2.1 Vitamin B_1

Vitamin B_1 (Thiamin) wird nach der Aufnahme mehrfach phosphoryliert und dadurch für seine spezifischen Funktionen aktiviert. Als Thiamindiphosphat (TDP) ist es ein Coenzym für Decarboxylierungsreaktionen. Thiamintriphosphat (TTP) moduliert die Funktion zahlreicher Kanäle und Transporter, insbesondere neuronaler Chloridkanäle.
Clomethiazol (Distraneurin®) ist ein Thiamin-Derivat, bei dem die modulierende Funktion am GABA-Ionenkanal im Vordergrund steht (s. S. 331). Es wurde früher bei Alkoholentzug eingesetzt. Aufgrund des Suchtpotenzials und der starken Wirkung werden heute Benzodiazepine für diese Indikation bevorzugt.
Ein chronischer Mangel an Thiamin, wie er besonders bei **Alkoholikern** auftritt, führt zu einer initial reversiblen **Enzephalopathie** (Wernicke-Korsakow-Syndrom). Bei Verdacht wird hochdosiert Thiamin gegeben (Betabion® 1 mg/d i. v.). Ein schwerer, akuter Mangel an Thiamin führt zu **Beri-Beri** mit Gewichtsverlust, Wernicke-Enzephalopathie, Gefühlsstörungen und Schwäche in den Beinen.

16.2.2 Vitamin B_2

Vitamin B_2 (Riboflavin) ist als Flavinmononukleotid (FMN) und Flavinadenindinukleotid **(FAD)** ein wichtiges Coenzym für den Energiestoffwechsel. Ein Mangel äußert sich als Ariboflavinose, ein Syndrom mit Veränderungen der Schleimhäute und seborrhoischer Dermatitis.

16.2.3 Vitamin B_5

Vitamin B_5 (Pantothensäure) ist als Bestandteil des Coenzyms A für zahlreiche Stoffwechselwege essenziell. **Topisch** wird es in Form von Dexpanthenol (Bepanthen®) bei **Hautverletzungen**, Akne und Haarausfall angewandt. Die Wirkung ist umstritten. Ein Mangel an Vitamin B_5 führt jedoch zu brüchigen Nägeln und Haaren. Daher wird Shampoos und anderen Pflegeprodukten oft Vitamin B_5 zugesetzt.

16.2.4 Vitamin B_6

Vitamin B_6 (Pyridoxin) ist ebenfalls ein Coenzym und kommt auch als Pyridoxal und Pyridoxamin vor. Ein Mangel tritt nach längerer Therapie mit dem Pyridoxinantagonisten **Isoniazid** auf (s. S. 414). Auch Penicilline und orale Kontrazeptiva erhöhen den Bedarf an Pyridoxin. Überdosierungen können zu peripheren Neuropathien führen.

16.2.5 Vitamin B_9

Vitamin B_9 (Folsäure) setzt sich aus einem Pterin, p-Aminobenzoesäure und (S)-Glutaminsäure zusammen (**Abb. 16.1**). Die strukturelle Verwandtschaft von p-Aminobenzoesäure und Sulfonamiden (= Sulfanilamid) wird therapeutisch genutzt. Folsäure kann durch Anlagerung von 1,2-Ethandiol in Biopterin umgewandelt werden. Die vierfach hydrierten Formen **Tetrahydrofolat (THF)** bzw. **Tetrahydrobiopterin (THB)** sind die biologisch aktiven Coenzyme.
5-Formyl-THF (= Folinsäure) wird als Antidot bei Methotrexat- oder Cotrimoxazol-Behandlungen oder als Verstärker einer 5-Flurouracil-Therapie eingesetzt.
Tetrahydrobiopterin dient der Hydroxylierung von Aminosäuren. Ein Mangel führt u. a. zur Phenylketonurie. Tetrahydrofolsäure ist ein Coenzym im C1-Stoffwechsel und überträgt an seinen Stickstoffatomen zahlreiche C1-Körper. Es ist u. a. wichtig für die Synthese von Purinen und Pyrimidinen und dient dem **Zellwachstum**. Zur Überführung von Folsäure in die aktive Form THF ist **Vitamin B_{12}** notwendig. Das beteiligte Enzym ist die Dihydrofolatreduktase.

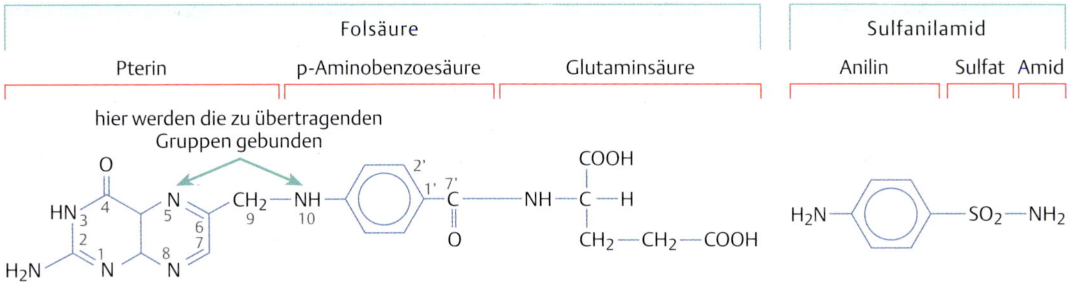

Abb. 16.1 Struktur von Folsäure und Sulfanilamid. Der p-Aminobenzoesäure-Teil der Folsäure weist hohe Ähnlichkeit mit Sulfanilamid auf (Sulfonamide, s. S. 406). Er kann daher die Synthese von Folsäure stören.

MERKE

Ein Vitamin B_{12}-Mangel führt auch zu einem Folsäuremangel. Umgekehrt kann eine gute Folsäureversorgung einen Vitamin B_{12}-Mangel maskieren.

Folsäuremangel ist eine der häufigsten Hypovitaminosen. Insbesondere Säuglinge, Schwangere, Stillende, Kinder/Jugendliche und Alkoholiker (erhöhter Tagesbedarf von 600 µg) sind häufig betroffen, ebenso liegt ein gesteigerter Bedarf bei Therapie mit bestimmten Medikamenten vor (**Tab. 16.2**. In der frühen Schwangerschaft kann ein **Folsäuremangel zu Fehlbildungen** bei der Schließung des Neuralrohres führen.

Folsäuremangel führt außerdem zu

- Störungen der Erythropoese **(megaloblastäre Anämie)**
- Leuko- und Thrombozytopenie
- Schleimhautveränderungen in Mundhöhle und Magen-Darm-Trakt
- Diarrhö.

Eine chronische Übersubstitution von Folsäure führt zu

- Senkung der Krampfschwelle
- Gastritis
- Dermatitis.

Die Hemmung des Folsäurestoffwechsels kann antibiotisch oder chemotherapeutisch genutzt werden (s. S. 406, 313).

Tabelle 16.2

Pharmaka und Senkung des Folsäurespiegels

Wirkmechanismus	**Beispiele**
Senkung des Folsäurespiegels	– orale Kontrazeptiva – Antikonvulsiva (v. a. Phenytoin) – Virostatika – Chemotherapeutika
Hemmung der Dihydrofolat-Reduktase	– Methotrexat (MTX) – Trimethoprim, Pyrimethamin – Triamteren

16.2.6 Vitamin B_{12}

Die **Cobalamine** Cyanocobalamin und Hydroxycobalamin (syn. Hydroxocobalamin, **Vitamin B_{12},** *Extrinsic factor)* sind C1-Gruppenüberträger und somit für viele Synthesevorgänge essenziell. Außerdem ist Vitamin B_{12} wichtig für den Aufbau von THF (s. o.). Ein Mangel ist unter physiologischen Bedingungen sehr selten, da der Körper Reserven für mehrere Jahre bereithält.

Im Magen wird der *Intrinsic factor* **gebildet, der Vitamin B_{12}** bindet, stabilisiert und zur Aufnahme in den Organismus verhilft. Chronische Gastritiden oder ein Zustand nach Magenresektion führen zur verminderten oder fehlenden Bildung des *Intrinsic factors* und damit sekundär zum **Vitamin B_{12}-Mangel.**

Die Hypovitaminose äußert sich in einer **megaloblastären Anämie** (wie Folsäuremangel, **Abb. 16.2**) und in **neurologischen Symptomen** (Ataxie, Missempfindungen, Taubheitsgefühle).

Selbst bei einem Mangel wird 1/1000 des aufgenommenen Cobalamins auch ohne *intrinsic factor* im Darm aufgenommen. Daher kann mit einer oralen Dosierung von 1 mg/d Vitamin B_{12} der Bedarf von 1 µg/d gedeckt werden. Üblicherweise wird es jedoch i. m. substituiert.

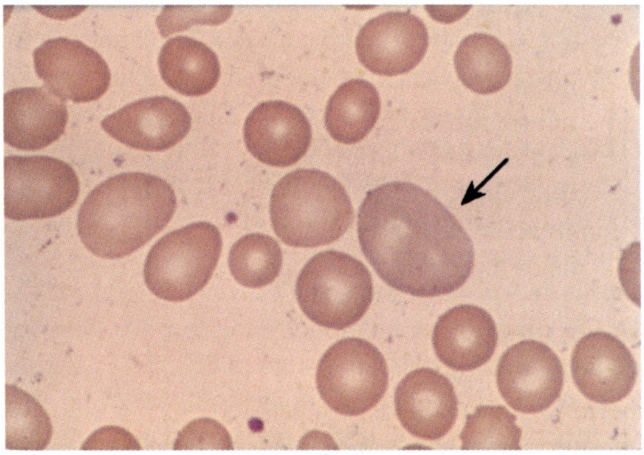

Abb. 16.2 Blutausstrich bei megaloblastärer Anämie. Die Abbildung zeigt Erythrozyten stark unterschiedlicher Form und Größe. Die typischen Megalozyten sind groß, oval und enthalten mehr Hämoglobin als die anderen Erythrozyten. Ein besonders markantes Beispiel markiert der Pfeil.

Radioaktives Cyanocobalamin wird außerdem im Rahmen des Schilling-Tests zur Bestimmung einer eventuellen Malabsorption eingesetzt. Cobalamin kann auch bei Störungen des Aminosäurenstoffwechsels zur Anwendung kommen. Zusammen mit Folsäure verhindert Vitamin B_{12} Neuralrohrdefekte bei Embryonen, meist ist jedoch die Folsäuresubstitution alleine als Prophylaxe ausreichend.

FALLBEISPIEL

Ein 9-jähriges Mädchen wird von der besorgten Mutter beim Arzt vorgestellt, nachdem es die Vitamin-B-Komplex-Pillen der älteren Schwester, die es für Smarties hielt, gegessen hat. Aufgefallen war dem Kind eine intensive Gelbfärbung des Urins. Nach eigenen Angaben hat es ca. 15 „Smarties" gegessen. Da die wasserlöslichen Vitamine des B-Komplexes bei einmaliger Überdosierung keine nennenswerten Hypervitaminosen verursachen und problemlos renal ausgeschieden werden, werden Kind und Mutter nur beruhigt und keine weiteren therapeutischen Maßnahmen ergriffen. Die neongelbe Farbe des Urins erklärt sich durch die Ausscheidung des gelb-orangen Riboflavins (Vitamin B_2; als E101 auch ein Nahrungsfarbstoff).

16.2.7 Stoffwechselfunktionen der B-Vitamine

Die B-Vitamine fungieren als **Coenzyme bei Gruppenübertragungsreaktionen**. Dabei ergänzen sie sich, wie z. B. die Beladung von Vitamin B_{12} mit einem Methylrest durch Folsäure und umgekehrt. Beide Vitamine sind an Stoffwechselwegen beteiligt, die **Homocystein** zu Methionin umwandeln und so entgiften. Homocystein hemmt die Funktion von Vitamin B_6 als Coenzym der Glutamat-Decarboxylase-1, welche für die Synthese von GABA benötigt wird, und kann so Krämpfe auslösen.

Praxistipp

Die Hyperhomocysteinämie, nachweisbar durch die nachfolgende Ausscheidung des Metaboliten Homozystin im Urin, gilt als Risikofaktor für kardiovaskuläre, neurologische und neurodegenerative Erkrankungen und kann mit Folsäure, Vitamin B_6 und Vitamin B_{12} behandelt werden. Eine Senkung der erhöhten Spiegel führt nicht immer zu einer Risikominderung.

16.2.8 Vitamin C

Vitamin C bezeichnet die **Ascorbinsäure** und die oxidierte Form Dehydroascorbinsäure. Der Name Ascorbinsäure leitet sich von der Krankheit **Skorbut** ab, einer Vitaminmangelerkrankung, die besonders bei Seefahrern des 16. bis 19. Jahrhunderts auftrat und mit Vitamin C verhindert und geheilt werden kann. Skorbut ist gekennzeichnet durch Kapillarblutungen, Bindegewebsschwäche, **Wundheilungsstörungen** und Anämie. Heutzutage tritt Vitamin-C-Mangel nur noch selten im Rahmen einer Mangelernährung, häufiger jedoch bei Tumorpatienten und Alkoholikern auf. Rauchen erhöht den Vitamin-C-Bedarf.

Die Resorption nimmt ebenfalls bei hohen Vitamin-C-Dosen ab. Bei oralen Dosen von 100 mg liegt die Bioverfügbarkeit bei ca. 60–70 %.

Vitamin C ist für **Hydroxylierungs- und Redoxreaktionen** wichtig, z. B. für die Kollagensynthese. Es wird prophylaktisch gegen Erkältungskrankheiten, Tumoren und zahlreiche andere Krankheiten, wie psychiatrische Erkrankungen, Asthma bronchiale und Atherosklerose eingesetzt. Die Wirkung ist bei allen Indikationen umstritten und scheint allenfalls gering zu sein. Zusammen mit Vitamin E und anderen Redoxpartnern bildet es ein Redoxsystem.

Vitamin C wird aus pharmazeutischen Gründen gerne mit anderen Substanzen **kombiniert:**

- **Vitamin C + Eisen:** Eisen wird von Vitamin C zu Fe^{2+} reduziert und kann so besser aufgenommen werden.
- **Vitamin C + Acetylsalicylsäure (ASS):** In Brausetabletten reagiert Natriumhydrogencarbonat während des Auflösens mit einer Säure zum Natriumsalz der Säure und Kohlensäure. Vitamin C ersetzt hier sinnvoll andere Säuren mit schlechterem Geschmack und ohne weitere Kofunktionen. Außerdem sinkt die Inzidenz und Schwere von durch ASS bedingten gastrointestinalen Blutungen. Vitamin C hat zudem möglicherweise einen Effekt auf Erkältungen, deren Symptome teilweise mit ASS behandelt werden können, und verringert die Dauer und Schwere des Infekts.

EXKURS

Überdosiserung von Vitamin C

Hohe Vitamin C-Dosen, wie sie immer wieder unkritisch propagiert werden, sind nachteilig, da sie u. a. zu Oxalatausfällungen in der Niere führen können. Weiterhin kommt es auch zu einer osmotischen Diarrhö, da große Mengen Vitamin C erst gar nicht resorbiert werden. Ascorbinsäure überschreitet zudem die Plazentaschranke und geht in die Muttermilch über. Exzessive Vitamin-C-Dosen während der Schwangerschaft können zu einem postnatalen Vitamin-C-Mangel durch erhöhte Ausscheidung des Vitamins beim Säugling und damit zum sog. „Säuglingsskorbut" führen. Labortests, die auf Redoxreaktionen basieren, werden durch hohe Vitamin C-Spiegel verfälscht. Beispiele sind vermeintlich erhöhte Bilirubin-, Kreatinin- und Glukosewerte oder falsch negative Tests auf Blut im Stuhl. Vitamin C kann außerdem in hohen Dosierungen Vitamin B_{12} zerstören. Bei Patienten mit einem Glucose-6-Phosphat-Dehydrogenase-Mangel („Favismus") kann Vitamin C zu Hämolyse führen.

16.3 Fettlösliche Vitamine

Key Point
Die fettlöslichen Vitamine A, D, E und K können nur bei einem intakten Lipidaufnahmesystem resorbiert werden. Fettlösliche Vitamine können iatrogen oder in Selbstmedikation eher überdosiert werden und zur Hypervitaminose führen als die wasserlöslichen, die renal eliminiert werden.

Alle **fettlöslichen Vitamine** werden vom Körper **gespeichert** und nur langsam eliminiert. Während bei den wasserlöslichen Vitaminen die Coenzymfunktion im Vordergrund steht, verändern die fettlöslichen Vitamine A, D und E die Genexpression durch Aktivierung intrazellulärer Rezeptoren und können bei Überdosierung die Morphologie oder Funktion von Organen verändern, z. B.:

- Leberkoma bei Vitamin A-Überdosierung
- Teratogenität bei Vitamin-D- oder A-Überdosierung.

16.3.1 Vitamin A

Vitamin A (Retinol) kommt in hohen Konzentrationen in gelbem Gemüse (als β-Carotin) und in Milchprodukten vor. β-Carotin wird nur bei Bedarf in Vitamin A gespalten, eine Überdosierung mit β-Carotin ist im Gegensatz zu anderen Vitamin A-Formen und Prävitaminen somit nicht möglich.

Vitamin A hat zwei Wirkungen:

- Es ist als **Bestandteil des Rhodopsins** für den Sehvorgang essenziell.
- Über den intranukleären **Retinoat-Rezeptor (RXR)** greift es in die Genexpression ein und ist wichtig für eine intakte **Epithelfunktion**. Der in Entwicklungsländern häufige Mangel an Vitamin A führt über Nachtblindheit und Sicca-Syndrom bis hin zur Erblindung durch Xerophthalmie.

Vitamin A wird als hochdosiertes **Isoretinoin** (Roaccutan®) **gegen Akne** und andere Hautkrankheiten eingesetzt. Bei primärer biliärer Zirrhose oder anderen chronischen cholestatischen Krankheiten ist die **Speicherfunktion** der Leber für Vitamin A gestört, sodass es alle 2 bis 4 Monate in einer Dosierung von ca. 20 mg oral gegeben werden sollte.

Hohe Vitamin A-Dosen (ab 4 mg/d) wirken **stark teratogen** und sind daher in der **Schwangerschaft kontraindiziert!** Bei Frauen ist daher unter Vitamin-A-Therapie unbedingt auf Kontrazeptionsschutz zu achten, andernfalls ist eine Vitamin-A-Behandlung nicht durchführbar. Sehr hohe Vitamin A-Dosen von über 50 mg/d über längere Zeiträume (Jahre), oder gelegentliche Megadosen von über 100 mg/d können zu Leberfunktionsstörungen und Leberfibrose führen.

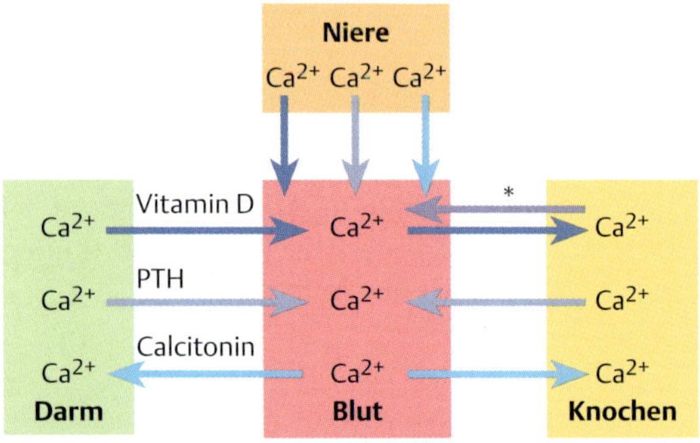

Abb. 16.3 Regulation des Calciumhaushalts. Die Pfeile geben die Richtung an, in die Calcium unter der jeweiligen Hormonwirkung von einem Kompartiment in ein anderes transportiert wird. Calcitonin hemmt die Resorption von Calcium aus dem Magen-Darm-Trakt. (* = Umkehr der Vitamin D-Wirkung bei toxischen Dosen) (s. S. 149).

16.3.2 Vitamin D

Vitamin D (Calciferol) ist besonders für das Knochenwachstum und -stabilität wichtig (**Abb. 16.3**). Es wird daher bevorzugt bei allen Krankheiten des Knochens (Rachitis, Osteomalazie, Osteoporose vgl. S. 236).

Vitamin D-Mangelerscheinungen treten dank guter Ernährungslage und Früherkennungsuntersuchungen in Deutschland nur selten auf. Gründe für eine Hypovitaminose können Fehlernährung (z. B. Veganer) oder chronische Leber- und Nierenerkrankung mit verminderter Umwandlung von Calciferol zu Calcitriol sein. Durch den Calciummangel kommt es bei Kleinkindern zum Krankheitsbild der **Rachitis**, beim Erwachsenen zur **Osteomalazie**, einer Knochenerweichung, bedingt durch Mineralisierungsstörung bei normaler organischer Knochenmatrix. Zum **therapeutischen Einsatz** von Vitamin D s. **Tab. 16.3**.

Vitamin D hat auch eine **immunmodulatorische Wirkung** und vermindert vermutlich das Risiko der Entstehung von Diabetes mellitus, multipler Sklerose, Tumoren, Myopathie und Schizophrenie.

Bei einer **Überdosierung mit Vitamin D**, wie sie typischerweise ab ca. 250 µg/d (≙ 10.000 IE/d) vorkommt, kommt es zur **Entkalzifizierung** und somit einem erhöhten Calciumspiegel, der die Niere belastet und zur Nephrokalzinose mit Polyurie und Calciumphosphatausfällen führen kann. Wie beim Hyperparathyreodismus kommt es zu den klassischen Symptomen „Stein, Bein- und Magenpein“. In der Schwangerschaft wirken hohe Vitamin-D-Dosen (> 800 IE) teratogen und sind daher kontraindiziert.

Die gleichzeitige Gabe von Pharmaka, die die Nebenschilddrüse oder die Nierenfunktion beeinflussen, wie z. B. **Thiazide**, Danazol oder Dihydrotachysterol, kann den Calciumspiegel stark erhöhen. Vitamin D ist ein Steroid und wird über CYP abgebaut. Daher senken CYP-Induktoren wie Phenytoin den Vitamin-D-Spiegel (s. S. 343).

Tabelle 16.3

Therapeutische Indikationen und Dosierungen für Vitamin-D-Präparate

Krankheit/Situation	Vitamin D-Präparat	Dosierung	Effekt
Rachitis-Prophylaxe	Vitamin D_3 (Vigantoletten®)	12,5–25 µg/d (≙ 500–1000 IE/d)	Verbesserung der Calciumaufnahme und Verteilung im Knochen, oft in Kombination mit Calcium
Rachitis-Therapie		250 µg/d (≙ 10 000 IE/d)	
Osteoporose (s. S. 237)		20 µg/d (≙ 800 IE/d)	
Prophylaxe von Osteoporose und Muskelschwäche im Alter		10–15 µg/d (≙ 400–600 IE/d)	
Niereninsuffizienz (z. B. dialysepflichtige Patienten)	aktive Form Calcitriol (Rocaltrol®)	0,25 µg/d	Überbrückung des fehlenden Aktivierungsschritts in der Niere
Hypoparathyreoidismus oder sekundärer Hyperparathyreoidismus	Dihydrotachysterol	0,2–2 mg/d	Entlastung der Nebenschilddrüse
Psoriasis	Calcipotriol lokal	2 ×/d eincremen	immunmodulatorische Wirkung

16.3.3 Vitamin E

Vitamin E umfasst die Gruppe der **lipophilen Tocopherole** und **Tocotrienole.** Es ist in vielen fettsäurehaltigen Nahrungsmitteln wie Öl enthalten und licht- und hitzestabil. Der extrem seltene Vitamin-E-Mangel führte im Tierversuch zu Myopathien und Sterilität bei beiden Geschlechtern. Therapeutisch wird **Vitamin E zur Prophylaxe** und Behandlung der retrolentalen Fibroplasie eingesetzt, die bei 20 % aller Frühgeborenen mit Sauerstoffbeatmung auftritt. Vitamin C und E bilden zusammen ein Redoxsystem. Sie dienen damit als **Radikalfänger** und schützen möglicherweise so vor Tumoren, Neurodegeneration und Alterungsprozessen. Der Radikalfänger Q_{10} (Coenzym Q) ist in seiner Funktion Vitamin E ähnlich.
Bisherige Studien konnten keine klare Wirksamkeit einer Prophylaxe mit Vitamin E zeigen. Nachgewiesen wurde jedoch, dass Patienten mit **rheumatoider Arthritis** signifikant niedrigere Spiegel der antioxidativ wirksamen Vitamine A und E und des Provitamins β-Carotin haben. In Einzelfällen ist eine Verbesserung von Osteoarthritis und anderen entzündlichen Geschehen bei Vitamingabe beschrieben worden.

Praxistipp
Hohe Vitamin-E-Dosen senken den Vitamin-K-Spiegel und verstärken so die Wirkung von oralen Antikoagulanzien. Marcumarisierte Patienten sollten daher auf hoch dosierte Vitamin E-Präparate verzichten.

EXKURS

Reaktive Sauerstoffderivate werden von Vitamin C im hydrophilen Kompartiment (z. B. Blut, Zytosol) sowie von Vitamin E bzw. anderen lipophilen Radikalfängern im lipophilen Kompartiment (z. B. Zellmembran) aufgenommen und entgiftet. In der Folge können sie auf Fettsäuren oder auf Glutathion übertragen werden, sodass die Vitamine wieder reduziert werden und neue Radikale einfangen können.

16.3.4 Vitamin K (Phyllochinone)

Vitamin K umfasst die **Vitamine K_1 (Phyllochinon),** K_2 und K_3 (Menadion), die sich vom 1,4-Naphthochinon ableiten und eine isoprenoide (und damit lipophile) Seitenkette tragen. Vitamin K kommt in allen grünen Pflanzen in ausreichender Menge vor, wird jedoch auch von Mikroorganismen im Darm produziert.
Wie die anderen fettlöslichen Vitamine werden auch die Phyllochinone mit den Lipiden in Anwesenheit von Gallensäuren resorbiert. Die biologisch aktive Form ist das Vitamin K_2, das in der Leber gespeichert wird. Der Körper hat eine Reserve an Vitamin K für ca. 2 bis 6 Wochen.
Vitamin K ist ein **Cofaktor bei γ-Carboxylierungsreaktionen** von Glutamylresten und ermöglicht den Substraten die Bindung von Calcium. Es ist daher für die **Aktivierung von Gerinnungsfaktoren** wichtig, aber auch für andere Proteine wie **Osteocalcin**. Erst durch die Glutamylcarboxylierung können diese Proteine Calcium binden und ihre Funktion wahrnehmen.
Vitamin-K-Antagonisten werden zur Thromboseprophylaxe eingesetzt (s. S. 110). Die endogene Vitamin-K-Produktion im Darm muss hierbei berücksichtigt werden. Fällt diese Vitamin-K-Quelle z. B. durch Antibiotikabehandlung weg, verstärkt sich die gerinnungshemmende Wirkung.
Ein **Vitamin-K-Mangel** aufgrund von Fehl- oder Mangelernährung ist praktisch unmöglich, da das Vitamin in ausreichender Menge in den Nahrungsmitteln vorkommt und zusätzlich im Gastrointestinaltrakt gebildet wird. Wie bei allen anderen fettlöslichen Vitami-

nen kommt es aber **bei gestörter Fettresorption** zu einem Vitamin K-Mangel, der durch hoch dosierte wasserlösliche Präparate **(Konakion®)** ausgeglichen wird. Vitamin-K-Mangel erhöht die Blutungsneigung und verlängert die Gerinnungszeit. Neugeborene weisen niedrige Vitamin-K-Reserven auf, weshalb in einigen Ländern 1 mg Vitamin K nach der Geburt injiziert wird.

Als **Antidot** kommt Vitamin K bei **Cumarin-Überdosierungen** (z. B. Tabletten-Einnahmefehler oder Intoxikation mit Rattengift) zum Einsatz. Hier muss sofort mit hochdosiertem Vitamin K (wirkt innerhalb von 12–36 h) sowie Gabe von Gerinnungsfaktoren (z. B. als Plasmakonzentrat) behandelt werden.

MERKE

Vitamin-K-Antagonisten werden zur gezielten Hemmung der Blutgerinnung oder in toxischen Dosierungen als Rattengift eingesetzt. Vitamin K als Antidot gegen eine Überdosis Vitamin-K-Antagonisten sollte gleichzeitig mit Gerinnungsfaktoren verabreicht werden.

16.3.5 Pharmakotherapie mit Vitaminen

Vitamine werden als eigenständige oder adjuvante Therapie eingesetzt (**Tab. 16.4**). Die Therapie von Hypovitaminosen und in ihrer Evidenz zweifelhaften Therapien, z. B. Vitamin C gegen Tumoren, werden nicht aufgeführt.

Weiterführende Informationen

– http://www.dge.de

Tabelle 16.4

Krankheiten und Therapiemöglichkeiten mit Vitaminen

Krankheit	Therapie	Evidenz *
Blutsystem		
Anämie	Vitamin A + Eisen	+
megaloblastäre Anämie	Folsäure + Cobalamin	++
sideroblastische Anämie	Vitamin B_6	+
Haut		
leichte Verletzungen	Vitamin D + A Pantothensäure	+ +
Akne	Vitamin A	++
Psoriasis	Vitamin D + A	++
Infektionskrankheiten		
vertikale HIV-Übertragung (Mutter → Kind)	Vitamin A	+
Komplikationen bei Masern	Vitamin A	+
Erkältung	Vitamin C	+
Schmerzen		
Migräne	Vitamin B_2	+
neurologische Erkrankungen		
Epilepsie (bedingt durch Mangel an GABA)	Vitamin B_6	+
Stoffwechseldefekte (Risikofaktoren für kardiovaskuläre und neurodegenerative Erkrankungen)		
Diabetes mellitus	Vitamin D	+
Hyperhomocysteinämie	Vitamin B_6, Folsäure, Vitamin B_{12}	++
Hypertriacylglyceridämie	ungesättigte Fettsäuren, Vitamin B_3	++
Knochen		
Osteoporose	Vitamin D Vitamin B_{12}, Folsäure	++ +
Neoplasien		
T-Zell-Lymphome, Mammakarzinom	Vitamin D	+

** Evidenz bezeichnet, wie gut untersucht die Effektivität dieser Therapie ist: mehrere Bestätigungen: +; anerkannte Therapie: ++*

16

F

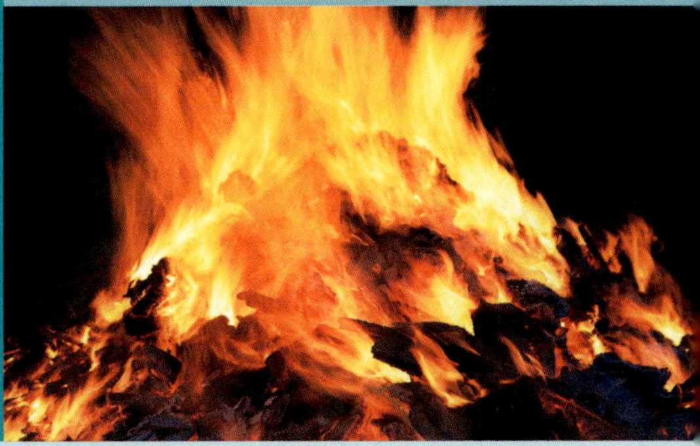

Schmerz und Immunsystem

Schmerzdiagnose vor Schmerztherapie

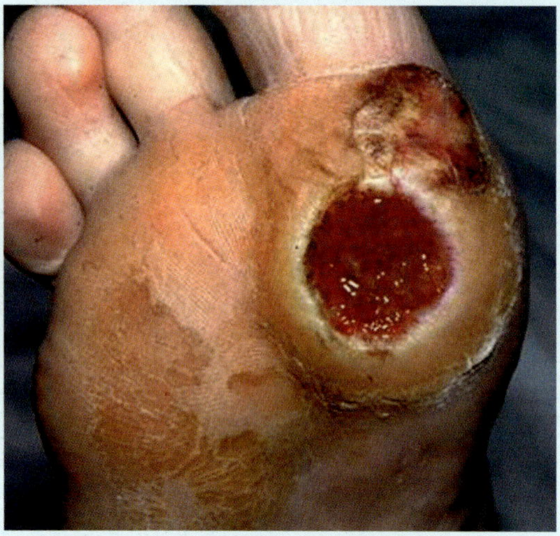

Chronische Ulzeration am Großzehenballen bei diabetischem Fußsyndrom.

„Hast Du schon dein Insulin gespritzt?", ertönt eine weibliche Stimme aus der Küche. Es ist wohl wahr: Manchmal fühlt sich der 67-jährige Herr Müller von seiner Frau kontrolliert. Ruhig bleibt er weiter vor dem Fernseher sitzen und antwortet: „Selbstverständlich, Liebes." Letztlich ist er froh, dass sich jemand um ihn kümmert und nachfragt.

Heimliche Medikamenteneinnahme

Um seine Frau nicht zu beunruhigen, hat er ihr bisher noch nichts von den seltsamen Schmerzen in den Füßen erzählt, die ihn seit mehreren Wochen plagen. Sie sind stechend, manchmal brennend, und ziehen von den Zehenspitzen bis zu den Knöcheln. Um die Beschwerden loszuwerden, nimmt Herr Müller heimlich das rezeptfreie Ibuprofen ein. Damit seine Frau nichts von der Schmerztherapie bemerkt, geht er außerdem zu einem ganz neuen Hausarzt und lässt sich zusätzlich Diclofenac verschreiben. Obwohl er jetzt beide Medikamente – Ibuprofen und Diclofenac – einnimmt, lassen die Beschwerden in den Füßen nicht nach.
Doch er möchte nicht, dass sich seine Frau Sorgen macht. Verzweifelt sucht er zum zweiten Mal den neuen Hausarzt auf. Dieser verschreibt ihm nun anstatt Diclofenac Tramadol-Tropfen. Darunter erfolgt immerhin eine Besserung der Beschwerden, das Brennen und Stechen in den Füßen verschwindet aber immer noch nicht ganz. Dafür stellen sich jetzt Verstopfung und Übelkeit ein. Außerdem fühlt sich Herr Müller zunehmend apathisch und müde.

Aus chronisch wird akut

„Sie haben eine akute Niereninsuffizienz, leider muss ich Sie in die Klinik einweisen", sagt der Hausarzt zu Herrn Müller. „Wie konnte das kommen? Ihr Zucker war doch immer gut eingestellt", wundert sich der Mediziner, der das Ehepaar Müller bereits seit Jahren betreut. Herr Müller erzählt dem vertrauten Arzt von all den Schmerzmitteln, die er eingenommen hat und von seinen Schmerzen in den Füßen. Dieser denkt sich seinen Teil: „Die nicht-steroidalen Analgetika (NSA) haben die diabetische Nephropathie akut verstärkt. Übelkeit und Verstopfung sind Nebenwirkungen des Opioids Tramadol. Und die Beschwerden in den Füßen – das ist eine diabetische Polyneuropathie, gegen die NSA und Opioide nur schlecht wirken..."

Therapie nach Leitlinien

Der Hausarzt weist Herrn Müller in die Klinik ein. Unter Flüssigkeitsbilanzierung erfolgt dort der Ausgleich der akuten Niereninsuffizienz und Tramadol wird abgesetzt. Die Klinikärzte beginnen eine leitliniengerechte Therapie der diabetischen Polyneuropathie mit dem Koanalgetikum Duloxetin, einem Antidepressivum vom NSRI-Typ.

17 Analgetika

17.1 Grundlagen der Nozizeption

Key Point
Schmerzen entstehen durch Erregung von Nozizeptoren und durch Aktivierung zentralnervöser Schmerzzentren. Die direkte Schädigung von Nervenfasern und die zentralnervöse Verstärkung der Nozizeption spielt bei chronischen Schmerzen eine wichtige Rolle. Das Grundverständnis der Schmerzphysiologie ist unabdingbar für eine effektive und nebenwirkungsarme Schmerztherapie. Der Wahl des schmerzsenkenden Arzneistoffes muss die Diagnose der Ursachen des Schmerzes vorausgehen.

Dieses Kapitel behandelt Schmerzmittel, die direkt und ausschließlich auf das periphere bzw. zentrale Nervensystem einwirken und die Weiterleitung sowie Verarbeitung von Schmerzen hemmen. Die entzündungshemmenden und spasmolytischen Analgetika werden auf S. 274 ff. abgehandelt. **Tab. 17.1** gibt einen Überblick über die wichtigsten schmerzhemmenden Wirkstoffe.

17.1.1 Entstehung und Verarbeitung von Schmerzen

Die emotional aversive Schmerzempfindung resultiert aus

- der **Stimulation der Schmerzrezeptoren** (Nozizeptoren der afferenten C- und Aδ-Nervenfasern) oder Verletzungen von Nervenfasern beim neuropathischen Schmerz sowie
- einer den nozizeptiven Einstrom verstärkenden Erregungsverarbeitung in den **Schmerzzentren des ZNS**.

Nozizeption

Die **Nozizeptoren** der C- und Aδ-Fasern werden durch verschiedene Stimuli wie Temperatur (heiß, kalt), Entzündungen oder physikalische Einwirkungen (Gewebsverletzung) erregt. Die eigentliche Stimulation

Tabelle 17.1

Übersicht über Analgetika

	Angriffspunkte	Wirkstoffgruppen (Beispiel)
A. Angriff an neuronalen Strukturen		
Endogene Schmerzabwehr und absteigende Hemmung	Opioid-Rezeptoren	++ Opioide (Morphin) (s. S. 252)
	Cannabinoid-Rezeptoren	++ Cannabinoide (Dronabinol) (s. S. 266)
	α-Adrenozeptoren	++ Noradrenalin-Wiederaufnahme-Hemmer (Amitriptylin, Duloxetin) (s. S. 358)
		– α2-Antagonisten (Mirtazepin) (s. S. 357)
		++ α2-Agonisten (Clonidin) (s. S. 45)
Hemmung der neuronalen Erregung	Natriumkanäle	– Lokalanästhetika (Lidocain) (s. S. 335)
		– Antiepileptika (Carbamazepin) (s. S. 343)
		+ TRPV1-Öffner (Capsaicin) (s. S. 265)
		– Antiarrhythmika (Mexiletin) (s. S. 98)
	Kaliumkanäle	++ Kalium-Kanalöffner (Flupirtin) (s. S. 265)
	Calciumkanäle	– Antiepileptika (Gabapentin, Pregabalin) (s. S. 345)
		– Conotoxine (Ziconotid) (s. S. 266)
	NMDA-Rezeptor	– Glutamat-Antagonisten (Ketamin) (s. S. 333)
	Cox-2	– NSA (Diclofenac, Paracetamol) (s. S. 275)
		– Coxibe (Etoricoxib) (s. S. 281)
B. Analgesie durch Abschwächung nicht-neuronaler pathologischer Prozesse		
Entzündungshemmung	Cox-1 und -2	– NSA (Diclofenac, ASS) (s. S. 275)
		– Coxibe (Etoricoxib) (s. S. 281)
	Immunreaktionen	– Glukokortikoide (Prednisolon) (s. S. 287)
		– Immunmodulatoren (MTX, TNFα-Antikörper) (s. S. 297)
Spasmolyse	unklarer Mechanismus	– Metamizol (s. S. 283)
	muskarinerge ACh-Rezeptoren	– Parasympatholytika (Scopolamin) (s. S. 39)

++, – Aktivierung bzw. Hemmung der Strukturen bzw. pathologischen Prozesse

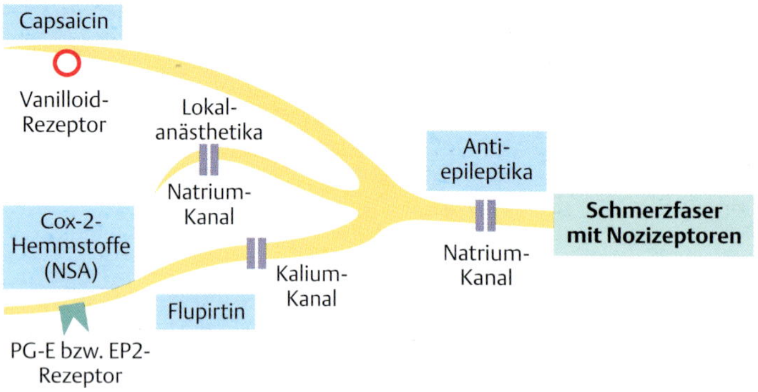

Abb. 17.1 Hemmung der Nozizeption im peripheren Nervensystem. Bereits am peripheren Nozizeptor kann die Nozizeption abgeschwächt werden. Effektiv sind dabei die Unterdrückung der PG-E-Synthese (mit abgeschwächter Stimulation des PG-E-Rezeptors), die Abschwächung der durch den TRPV1/Vanilloid-Rezeptor vermittelten Erregung durch Capsaicin oder die Hemmung der spannungsabhängigen Natriumkanäle durch Lokalanästhetika und Antiepileptika.

erfolgt jedoch durch Moleküle, die durch die physikalisch-chemischen Veränderungen freigesetzt werden. Dabei bildet sich eine „entzündliche Suppe" aus Natrium-, Kalium- und Wasserstoffionen, Zytokinen wie TNFα und IL-1β und Überträgerstoffen wie Substanz P, Bradykinin oder Histamin. Diese **Schmerzmediatoren** sind im Zusammenspiel besonders wirksam. So potenziert Prostaglandin E2 (PG-E_2) die nozizeptive Wirkung von Bradykinin, während jede Substanz für sich allein keine substanzielle Erregung der Nozizeptoren hervorruft.

Die nozizeptiven Endigungen und weiterleitenden Fasern des peripheren Nervensystems bieten folgende pharmakologische Angriffspunkte (**Abb. 17.1**):

- **Synthesehemmung von Prostaglandin-E (PG-E)** durch NSA und Kortikosteroide (s. S. 274, 285)
- **Desensitivierung des TRPV1-/Vanilloid-Rezeptors** durch Capsaicin (vgl. S. 265)
- **Hemmung der Natriumkanäle** durch Lokalanästhetika, Antidepressiva und Antiepileptika (vgl. S. 335, 342).

Verarbeitung im ZNS

Das ZNS moduliert die einströmenden Schmerzimpulse auf verschiedene Weise (**Abb. 17.2**):

(1) Die primären nozizeptiven Afferenzen **setzen Glutamat frei**, das in den postsynaptischen Neuronen des ZNS zuerst bestimmte niederschwellige Glutamat-Rezeptoren erregt, die **AMPA-Rezeptoren.**

(2) Bei persistierenden Schmerzen mit anhaltender Depolarisation werden **NMDA-Rezeptoren** mit Calcium-Einstrom aktiviert und in ihrer Wirkung ver-

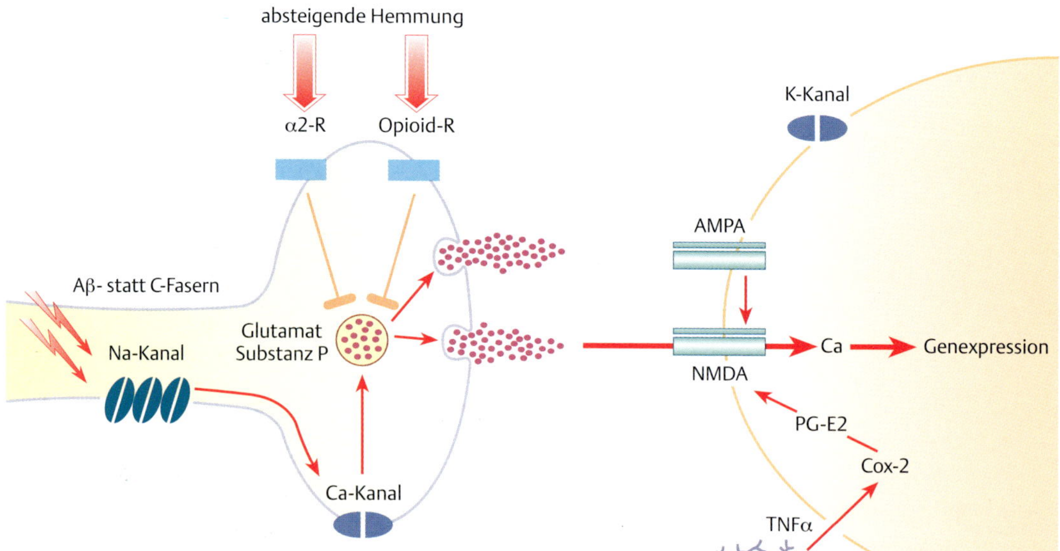

Abb. 17.2 Strukturen der Schmerzleitung und Schmerzhemmung. Natriumkanäle leiten die hochfrequenten Entladungen der nozizeptiven Nervenfasern in die präsynaptische Endigung, wo infolge des spannungsabhängigen Calciumeinstroms verschiedene Transmitter (Glutamat, Neuropeptide) aus den Vesikeln freigesetzt werden. Durch die Degeneration von C-Fasern werden vermehrt die leichter erregbaren und höherfrequenten Aβ-Fasern mit den zentralen Schmerzbahnen verschaltet. Postsynaptisch kommt es zur Erregung von AMPA- und NMDA-Rezeptoren. Zytokine (TNFα) aus Mikroglia und die intraneuronale Aktivierung der Cox-2 verstärken die nozizeptive Übertragung (R = Rezeptor).

stärkt (sog. *wind-up*). Dabei spielt die durch die Cox-2-vermittelte Bildung von PG-E_2 mit Unterdrückung der inhibitorischen glycinergen Transmission und Aktivierung der NMDA-Rezeptoren eine besondere Rolle (s. **Abb. 18.4**).

(3) Die Öffnung von Natriumkanälen triggert eine Dauerdepolarisation, das freigesetzte Calcium induziert Genexpression bzw. Proteinsynthese. Dies führt zu langanhaltenden Veränderungen von neuronalen Eigenschaften mit veränderter synaptischer Verschaltung wie der **Ausweitung von rezeptiven Feldern.**

(4) Bei der **Schmerzchronifizierung und neuropathischen Schmerzen** werden vermehrt embryonale, d. h. unreife, niederschwellige **Natriumkanäle** exprimiert, die leichter erregbar sind und den Einstrom von nozizeptiven und nicht-nozizeptiven Erregungen auf die Schmerzbahnen verstärken.

Das ZNS verfügt über eigene potente **endogene Abwehrmechanismen** (**Abb. 17.2**).

- Durch **absteigende Hemmung** aus supraspinalen Kerngebieten wird die Freisetzung der erregenden Transmitter oder Neuropeptide aus den primären Afferenzen über präsynaptische inhibitorische α2-, Serotonin- und Opioid-Rezeptoren reduziert.
- **Opioid- und α2-Rezeptoren** werden in zahlreichen supraspinalen Kerngebieten exprimiert und schwächen die Weiterleitung in den Thalamus und höhere Kerngebiete ab.

Zu den Angriffspunkten am peripheren und zentralen Nervensystem vgl. **Tab. 17.1** und **Abb. 17.3.**

MERKE

Anästhetika und Hypnotika bzw. Sedativa unterdrücken nur die Wahrnehmung von Schmerzen, aber sie wirken an sich nicht anti-nozizeptiv oder analgetisch.

MERKE

- Pharmakologisch relevante Mediatoren von Schmerzen im Nervensystem sind erregende Natriumkanäle, NMDA-Rezeptoren sowie die von Cox-2-abhängige Synthese von PG-E.
- NSA und Natriumkanalblocker (Lokalanästhetika und Antikonvulsiva) schwächen die nozizeptive Erregung im Nervensystem ab.
- Die körpereigene Schmerzabwehr kann durch Agonisten der noradrenergen Transmission (Antidepressiva, α2-Agonisten und -Antagonisten) und Opioide verstärkt werden.

EXKURS

Neuropathische Schmerzen

Im Gegensatz zum Nozizeptorschmerz verursacht die direkte Schädigung von peripheren oder zentralen Nervenbahnen besonders starke und schwer therapierbare Schmerzen, wie z. B. die Trigeminusneuralgie, postherpetische Neuralgie, diabetische Polyneuropathie oder den Phantomschmerz. Neuronale Schädigungen gehen einher mit

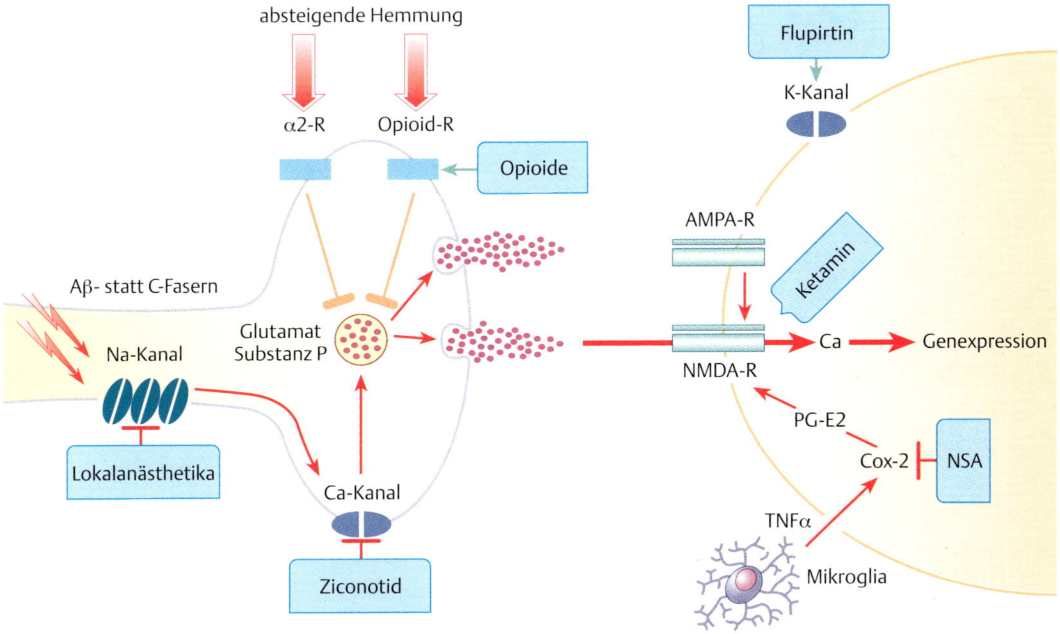

Abb. 17.3 Angriffspunkte von Opioiden und nicht-opioiden Analgetika. Opioid- und α2-Rezeptoren, Natrium-, Kalium- und Calciumkanäle, NMDA-Rezeptoren und die Cox-2 bzw. deren Synthese von PG-E_2 sind Angriffspunkte von Opioiden, α2-Agonisten (Clonidin), NSA, Lokalanästhetika, Flupirtin und Conotoxinen (Ziconotid) (zentralnervöse analgetische Wirkung von NSA s. S. 275) (R = Rezeptor).

- der vermehrten Bildung von unreifen niederschwelligen Natriumkanälen (Na_V 1.3, 1.8 und 1.9), u. a. induziert durch die Entzündungsmediatoren TNFα und IL-6.
- Absenkung der Hitzeschwelle von 43° auf 35° (daher das Gefühl von brennenden Schmerzen)
- zentraler Sensibilisierung mit Zunahme der allgemeinen Erregbarkeit sowie Ausweitung von rezeptiven Feldern
- Abschwächung der absteigenden Hemmsysteme, wie Opioid-, Serotonin- und Noradrenalin-vermittelte Hemmung
- Umschaltung von A-Fasern im Rückenmark auf das nozizeptive System.

Diese Veränderungen erklären unter anderem, warum beim neuropathischen Schmerz „untypische" Analgetika, wie z. B. Antidepressiva und Antiepileptika, zum Einsatz kommen und klassische Analgetika wie NSA oder Opioide nicht oder nur mäßig wirken (s. S. 267).

MERKE

Neuropathische Schmerzen erfordern andere schmerzlindernde Maßnahmen als der Nozizeptorschmerz. Die Übergänge zwischen diesen Schmerzformen sind jedoch fließend.

Tabelle 17.2

Ursachenorientierte Schmerztherapie

Schmerzform	Analgetika
Nozizeptorschmerz	
Kolik	Spasmolytika (Metamizol, Anticholinergika)
akute Verletzung	Opioide, nicht-opioide Analgetika, NSA (Katastrophenmedizin: Ketamin)
postoperativer Schmerz	Opioide, NSA
Herzinfarkt	Opioide
Entzündungsschmerz	Kortikosteroide, NSA, Immunmodulatoren
Tumorschmerz	Opioide, Kortikosteroide
Knochenschmerz	Bisphosphonate, Calcitonin, NSA
Kopfschmerz	NSA, Triptane, Ergotamine
neuropathischer Schmerz	
diabetische Polyneuropathie	Koanalgetika (Opioide)
postherpetische Neuralgie	Koanalgetika (Opioide)
Trigeminusneuralgie	Koanalgetika (Opioide)
Kompressionsschmerz	Kortikosteroide

17.1.2 Übersicht über pharmakologische Schmerztherapien

Schmerzen erfordern je nach Ursache, Verlauf und Dauer unterschiedliche analgetisch wirksame Substanzen, die die spezifische Schmerzpathologie berücksichtigen (**Tab. 17.2**).

WHO-Stufenschema (vgl. S. 268)

Das **WHO-Stufenschema** der Schmerztherapie sieht vor, zuerst mit schwächeren Analgetika zu beginnen und dann mit stärkeren Analgetika fortzufahren.

- Stufe 1:
  NSA, Immunmodulatoren, Glukokortikoide
- Stufe 2:
  \+ schwache Opioide (nicht BtM-pflichtig)
- Stufe 3:
  \+ starke Opioide (BtM-pflichtig)

Auf jeder Stufe können Koanalgetika zusätzlich verordnet werden.

17.2 Opioide

Key Point

Der Anspruch eines Patienten auf Schmerzlinderung sowie die dramatische Reduktion der Lebensqualität durch starke bzw. chronische Schmerzen erfordern oft zwingend den Einsatz von Opioiden.
Der Umgang mit Opioiden wird jedoch auch heute noch bestimmt von den administrativen Auflagen im Umgang mit Betäubungsmitteln sowie der (meistens unbegründeten) Angst vor einer Suchtentwicklung.

Die Verordnung von Opioiden gehört zum Handwerk jedes Arztes, da starke Schmerzsyndrome oft nur mit Opioiden zu beherrschen sind. **Opioide** ist ein Sammelbegriff für eine chemisch heterogene Gruppe natürlicher und synthetischer Substanzen, die morphinartige Eigenschaften aufweisen und an Opioidrezeptoren wirksam sind (**Tab. 17.3**).

BEACHTE

Vereinfachend werden in diesem Kapitel alle medizinisch eingesetzten Liganden der Opioidrezeptoren als Opioide bezeichnet.

17.2.1 Das endogene Opioidsystem

Opioidrezeptoren

Opioide entfalten ihre Wirkungen ausschließlich über **Opioidrezeptoren.** Diese sind an hemmende G-Proteine gekoppelt und unterdrücken die neuronale Erregung durch Öffnung der Kaliumkanäle sowie die Hemmung des Calciumeinstroms. Wie andere schmerzhemmende Systeme (z. B. α2- oder Glycinre-

Tabelle 17.3

Begriffsbestimmungen

Begriff	Definition
Opium	der luftgetrocknete Milchsaft des Schlafmohns mit ca. 25 Alkaloiden, darunter Morphin (12 % der Trockenmasse), Codein, Thebain und Papaverin
Opioide	halb- oder vollsynthetische Liganden von Opioid-Rezeptoren
Opiate	natürliche, aus dem Opium gewonnene morphinartige und nicht-morphinartige Alkaloide (medizinisch bedeutsam sind v. a. Morphin und Codein)
Morphium	natürliches Alkaloid und Opiat aus dem Opium (nach Morpheus, dem Gott des Schlafes benannt)
Endorphine	körpereigene Peptide, die die Opioid-Rezeptoren stimulieren

zeptoren) befinden sich die Opioidrezeptoren an Schaltstellen der Schmerzverarbeitung im ZNS, wie der Substantia gelatinosa des Hinterhorns, dem zentralen Höhlengrau, dem Thalamus und dem Pallidum. Dagegen werden die euphorisierende und suchtauslösende Wirkung durch Opioidbindungsstellen im limbischen System vermittelt (**Tab. 17.4**).

MERKE

Opioidrezeptoren sind Membranrezeptoren, die an hemmende G-Proteine gekoppelt sind und die Wirkung der Opioide vermitteln.

Opioidrezeptoren werden in **μ-, δ- und κ-Rezeptoren** aufgeteilt, offiziell als MOR, DOR und KOR bezeichnet.

Tabelle 17.4

Lokalisation von Opioid-Rezeptoren und ihre Funktion

Lokalisation	Funktion
ZNS	
Substantia gelatinosa, zentrales Höhlengrau, Thalamus	Analgesie
limbisches System	Emotionalität, Euphorie
Thalamus	Sedierung, Schlafinduktion
Area postrema	Übelkeit, Erbrechen
Striatum	Muskelsteife (Rigidität)
Ncl. tractus solitarii	Unterdrückung des Hustenreflexes, Hemmung der Vigilanz
Vaguskern	Bradykardie
Locus coeruleus	Vasodilatation, Hypotension
Formatio reticularis	Atemdepression
Darm	Hemmung der cholinergen Propulsion (Obstipation, vgl. S. 163)

Tabelle 17.5

Opioid-Rezeptoren und ihre Funktion

Rezeptor	endogener Ligand	Funktion
μ (MOR)	β-Endorphin Endomorphin	– starke spinale und supraspinale Analgesie – Atemdepression – Euphorie, starke Abhängigkeit – Bradykardie – Hypothermie – Obstipation, Harnretention – Miosis
κ (KOR)	Dynorphin	– mäßige spinale Analgesie – Dysphorie, schwache Abhängigkeit – Sedierung ohne Atemdepression
δ (DOR)	Enkephalin β-Endorphin	– übergeordnete Kontrolle der Analgesie – Atemdepression – starke Abhängigkeit

Diese übertragen sowohl die Wirkung von Endorphinen als auch der pharmakologischen Opioide (s. **Tab. 17.5**). Alle Opioidrezeptoren können als splice-Varianten und Polymorphismen mit besserer oder schlechterer Ligandenbindung auftreten, was u. a. die individuelle Ansprechbarkeit von Patienten auf Opioide sowie eine gewisse differenzielle Wirkung von Opioiden erklärt.

Der **μ-Rezeptor (MOR)** ist der wichtigste Opioidrezeptor (**Tab. 17.5**). Es gibt Hinweise, dass der μ1-Subtyp für die **Analgesie** mit geringer Obstipation und der μ2-Subtyp für die anderen Wirkungen verantwortlich ist. Bisher konnten allerdings keine präferenziell analgetisch wirksamen μ1-Agonisten entwickelt werden.

Der **κ-Rezeptor (KOR),** der v. a. im Kortex exprimiert ist, verursacht eine ausgeprägte **Sedierung,** während die Gefahr von Abhängigkeit und Atemdepression infolge seiner geringeren Dichte im limbischen System und Hirnstamm wesentlich geringer ist als die durch μ-Rezeptoren verursachte Hemmung. Die κ-Rezeptoren im Rückenmark sind bei Frauen besonders stark exprimiert, sodass ihre Stimulation eine ausgeprägte spinale Analgesie z. B. bei der Geburt bewirkt. Die κ-vermittelte Dysphorie (im Sinne einer Suchtprävention) lässt sich klinisch nur mäßig ausnutzen, da reine κ-Agonisten auch **Halluzinationen** auslösen. Jedoch können κ-Agonisten eine mäßige Analgesie ohne großes Suchtrisiko bewirken.

MERKE

Analgesie, Atemdepression, Euphorie und Sucht werden über die gleichen Opioidrezeptoren vermittelt, hauptsächlich über den μ-Opioidrezeptor.

17

Endorphine

Endorphine sind die endogenen Liganden der Opioidrezeptoren und werden vom Körper bei Bedarf (z. B. Schmerz, körperliche Belastung) ausgeschüttet. Sie werden aus Peptidvorstufen, wie dem Pro-Opiomelanocortin (POMC), durch Proteolyse generiert. Ihre wichtigsten Vertreter sind **β-Endorphin, Enkephalin und Dynorphin** (**Tab. 17.5**). Die starke Potenz der Endorphine lässt sich im Tierexperiment demonstrieren: i. v.-Gabe der körpereigenen Endorphine kann genauso Sucht und Abhängigkeit verursachen wie körperfremde Suchtstoffe (z. B. Heroin).

17.2.2 Pharmakodynamik und -kinetik von Opioiden

Opioide unterscheiden sich in ihrer **analgetischen Potenz** ebenso wie in ihrem **Risiko für Abhängigkeit,** Sucht, Atemdepression oder den vegetativen **Nebenwirkungen.** Wesentlich für diese Unterschiede sind die Effekte am μ- und κ-Rezeptor sowie die Anflutungsgeschwindigkeit ins ZNS. Vereinfachend werden hier alle medizinischen Liganden einschließlich der Opiate als Opioide bezeichnet.

Pharmakodynamik

Opioide besitzen eine **individuelle Affinität** zu den verschiedenen Opioidrezeptoren. Dabei vermittelt der μ-Rezeptor eine starke Analgesie mit Abhängigkeitsrisiko und der κ-Rezeptor eine mäßige Analgesie ohne Abhängigkeitsrisiko (**Tab. 17.6**). Eine antagonistische Wirkung am μ-Rezeptor begrenzt eine mögliche Abhängigkeit, aber beschränkt auch die analgetische Potenz (Buprenorphin, Pentazocin).

Tabelle 17.6

Rezeptoraffinität von Opioiden

Wirkstoff	Opioid-Rezeptor		
	μ	κ	δ
Pethidin	+	+	+
Pentazocin	+++ *	++	+
Codein	+		+
Morphin	+++	+	++
Methadon	+++	+	++
Oxycodon	+++	++	++
Buprenorphin	+++ **	+++ *	+++
Fentanyl	+++	+	+
Antagonisten			
Naloxon	+++	++	++
Naltrexon	+++	+++	+++

* antagonistische Wirkung
** Partialantagonist in hohen Dosen (> 10 mg/d), κ-antagonistisch

MERKE

- Die Wirksamkeit der Opioide wird v. a. von ihrer Affinität und intrinsischen Aktivität am μ-Rezeptor bestimmt sowie von der Anflutung ins ZNS.
- Mit zunehmender Affinität zum μ-Rezeptor und zunehmender intrinsischer Aktivität erhöht sich die analgetische Potenz.

Pharmakokinetik

Die individuelle Wirkung der Opioide wird bestimmt von ihrer

- Schnelligkeit der Anflutung im Gehirn
- Fähigkeit, die Blut-Hirn-Schranke zu penetrieren (Lipophilie)
- Affinität und intrinsischen Aktivität bei der Rezeptoraktivierung
- der Rückverteilung vom ZNS in die Peripherie, die die analgetische Wirkdauer bestimmt.

Beispiel: Das hochpotente Narkotikum Sufentanil hat eine ähnlich hohe Affinität zum μ-Rezeptor wie Morphin. Sufentanil wirkt aber 1000fach analgetisch stärker als Morphin, da es eine höhere intrinsische Aktivität besitzt: es erreicht bereits seine maximale Wirkung, wenn nur 2–5 % aller Rezeptoren besetzt sind. Fentanyl hat nur eine geringfügig höhere intrinsische Aktivität am μ-Rezeptor wie Morphin, aber wegen seiner wesentlich höheren Affinität und Lipophilie ist es 100-fach potenter.

Anflutung, Umverteilung und Steuerbarkeit

Anflutung und Transferzeit | Der schnelle Durchtritt durch die Bluthirnschranke ist die Voraussetzung für die analgetische Wirkung im ZNS und ist abhängig von der Lipophilie und dem Grad der Ionisierung des Wirkstoffes, denn nur das **nicht-ionisierte** Molekül kann die Schranke passieren. Bei i. v. Gabe fluten die Opioidnarkotika schnell im fettreichen Gehirn an. Die Latenz von Injektion und Wirkungsbeginn ist schnellstenfalls nur von der Transportgeschwindigkeit im Blut (d. h. der Kreislaufzeit) abhängig und beträgt bei dem sehr lipophilen Opioidnarkotikum Alfentanil nur wenige Sekunden. Auch Fentanyl und Heroin wirken nach i. v. Gabe bereits nach einer Minute. Die **Transferzeit,** d. h. die Zeit zwischen dem Abströmen aus der Peripherie (Blut und tiefe Kompartimente) ins Gehirn, hängt von den physikochemischen Eigenschaften eines Opioids ab. Sie ist besonders lange für Morphin bzw. dessen aktiven Metaboliten (6 h bis 8 h) und erklärt, warum es noch Stunden nach wiederholten Injektionen zu schweren, unter Umständen tödlichen Atemdepressionen kommen kann (s. S. 2).

MERKE

Beginn und Dauer der zentralen Opioidwirkungen werden von der Lipophilie und dem Anteil an nicht-ionisiertem Wirkstoff bestimmt.

EXKURS

Pharmakokinetik am Beispiel des Wirkungsbeginns von Opioiden

Warum wirkt Fentanyl deutlich langsamer (max. Wirkung erst nach 5–8 min) als das weniger lipophile Alfentanil (max. Wirkung bereits nach 1 min)?

- Fentanyl: wegen seiner hohen Lipophilie wird Fentanyl schon in der Lunge festgehalten und strömt von dort verzögert ins Gehirn. Außerdem beträgt der Anteil des nicht-ionisierten Fentanyls in der Biophase, d. h. an der Bluthirnschranke, nur ca. 10 %.
- Alfentanil: der nicht-ionisierte Anteil und damit die Konzentration an der Bluthirnschranke beträgt 90 % und ermöglicht einen sehr schnellen Wirkungsbeginn.

Umverteilung, Rückverteilung, Halbwertzeit und Wirkdauer | Nach kurzer Zeit wird das Opioid **aus dem ZNS**, dem Kompartiment der höchsten Konzentration, **in die peripheren Kompartimente** (innere Organe, Muskulatur, Fettgewebe) mit niedriger Konzentration **umverteilt** (**Abb. 17.4**). Die analgetische Wirkung nimmt bei den Opioidnarkotika nach 15–30 min ab, denn für die Analgesie ist die Konzentration im ZNS, dem Wirkort, bestimmend. Im Gegensatz dazu wird die Plasma-HWZ vom Ausstrom aus den mit Opioiden gesättigten peripheren Kompartimenten ins Plasma bestimmt. Von dort flutet das Opioid wieder aus dem Blut ins ZNS, erreicht aber nicht mehr die initialen Wirkspiegel. Daher ist die biologische HWZ – d. h. die Analgesie und die Nebenwirkungen im ZNS – bei den meisten Opioiden deutlich kürzer als die Plasma-HWZ.

Bei **wiederholten Injektionen** ist Folgendes zu beachten: Nach der ersten i. v. Opioidgabe lässt die Analgesie relativ schnell nach (Abstrom aus dem Gehirn), obwohl sich noch viel Opioid im Körper befindet (Umverteilung in die peripheren Kompartimente). Bei einer Nachinjektion werden die peripheren Speicher relativ stark aufgesättigt und die Opioide wirken länger, da sie

- nicht mehr so schnell aus dem Gehirn abfluten (geringeres Diffusionsgefälle) und
- verstärkt aus den gesättigten Speichern ins Blut und damit ins Gehirn rückverteilt werden.

Methadon hat die längste Eliminations-HWZ von bis zu 70 h, d. h. erst nach dieser Zeit ist die Konzentration im Plasma um die Hälfte gefallen. Dies erklärt seine schlechte Steuerbarkeit und die Gefahr einer Akkumulation, denn nur das im Blut befindliche Opioid wird in der Leber abgebaut.

Steuerbarkeit und Verteilungsvolumen | Die modernen i. v.-Opioidnarkotika wie Alfentanil und Remifentanil haben ein sehr kleines Verteilungsvolumen. Daher befinden sich nur geringe Mengen in den peripheren Kompartimenten und die Rückverteilung ins Plasma ist nur gering – dies bedeutet eine sehr gute Steuerbarkeit der Narkose und ein geringeres Akkumulationsrisiko bei Nachinjektion.

MERKE

- Die Umverteilung in die peripheren Kompartimente bestimmt die Eliminations-HWZ und ist für die Akkumulationsgefahr bei wiederholter Gabe verantwortlich.
- Die biologische HWZ der Opioide ist oft kürzer als die Plasma-HWZ.

Ausscheidung

Alle Opioide werden grundsätzlich in der **Leber** durch Glukuronidierung und CYP450-Enzyme entgiftet (s. S. 443). Daher kann vor allem eine Einschränkung der

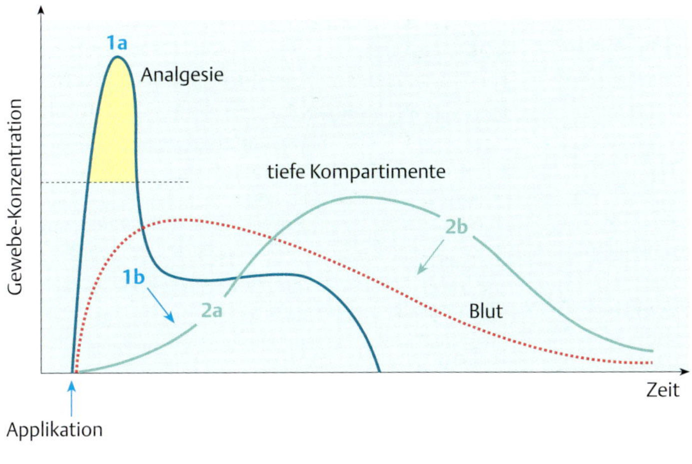

Abb. 17.4 Umverteilung und Rückverteilung von Opioiden. Nach i. v. Applikation flutet das Opioid rasch im Gehirn an (blaue Linie, Phase 1a). Eine Analgesie wird dann erreicht, wenn die Konzentration im Nervensystem eine gewisse Schwelle (graue gestrichelte Linie und gelbe Fläche) überschreitet. Danach wird das Opioid in die tiefen Kompartimente rückverteilt (Phase 1b, linker Pfeil), in denen es lange verweilt (grüne Linie, Phase 2a). Von dort strömt das Opioid (Phase 2b, rechter Pfeil) langsam ins Blut (rote gestrichelte Linie). Der Vergleich mit Phase 1a (gelbe Fläche) und der Konzentration im Blut macht klar, warum die analgetische Wirkzeit viel kürzer als die Plasma-HWZ ist.

Leberfunktion zur **Akkumulation** bzw. Wirkungsverlängerung führen. Ausnahmen sind
- Oxycodon, Hydromorphon und Remifentanil, die leberunabhängig von **Blut- und Gewebsesterasen** abgebaut werden.
- Morphin, Pethidin und Tilidin, deren lang wirksame Metabolite **renal** ausgeschieden werden (Dosisreduktion bei eingeschränkter Nierenfunktion!).

Toleranz

Bei Opioiden kann unter langfristiger Einnahme die Dauer und Stärke der Schmerzhemmung abnehmen (Aktivierung von NMDA-Rezeptoren). Klinisch relevant und von Vorteil ist die **Toleranzentwicklung** bei den Nebenwirkungen wie Übelkeit, Sedierung und Atemdepression, während die Obstipation und die Miosis hartnäckig persistieren und mit steigender Opioiddosis sogar zunehmen. Ursachen bzw. Risikofaktoren für eine Toleranzentwicklung bei Opioiden sind:
- Suppression der Synthese und intrazelluläre Aufnahme von Opioidrezeptoren, Abnahme der Endorphine, Aktivierung von NMDA-Rezeptoren
- kurze Wirkdauer des Opioids
- jüngeres Lebensalter des Patienten
- opioidrefraktäre Schmerzen
- fortschreitende Grunderkrankung
- Hyperalgesie

Praxistipp

Die Toleranzentwicklung betrifft alle Opioidwirkungen und -nebenwirkungen. Ausnahmen sind Obstipation und Miosis.

17.2.3 Therapeutische Wirkungen

Analgesie und analgetische Potenz

Opioide sind die einzigen Pharmaka, die **bei starken bis stärksten Schmerzen** ausreichend analgetisch wirken. Die Patienten können zwar den Schmerz noch lokalisieren, empfinden ihn aber nicht mehr als aversiv, denn Opioide unterdrücken den nozizeptiven Zustrom zum limbischen System, aber nicht zum lokalisierenden Kortex. Schmerzen, die **gut auf Opioide ansprechen,** sind:
- traumatische Schmerzen
- postoperative Schmerzen
- Schmerzen nach Organischämie
- Schmerzen bei Tumorleiden
- Schmerzen, die nach einer i. v.-Titration von Opioiden abnehmen.

Die Opioide unterscheiden sich in ihrer **analgetischen Potenz** (s. **Tab. 17.13**), der Unterschied kann jedoch durch eine entsprechende Dosierung ausgeglichen werden (Ausnahme: Partialagonisten wie Buprenorphin mit einer *Ceiling*-Kinetik, vgl. S. 23).

Tabelle 17.7

Schmerzen, die kaum oder nur mäßig auf Opioide ansprechen

Schmerzform	Beispiele
myofaszialer Schmerz	Verspannungen, Muskelkrämpfe
neuropathischer Schmerz*	Trigeminusneuralgie (Kontraindikation!), Phantomschmerz, diabetische Neuropathie, postherpetische Neuralgie, Nervenkompression
viszeraler Schmerz	Eingeweideschmerz, Morbus Crohn
Kopfschmerz	Migräne, Spannungskopfschmerz
psychogener Schmerz	Schmerzzustände im Rahmen einer Depression, Schizophrenie

* bei neuropathischen Schmerzen werden oft zuviel Opioide verordnet!

Opioidrefraktäre Schmerzen

Nicht alle Schmerzformen sprechen gleich gut auf Opioide an **(opioidrefraktäre Schmerzen).** So sind Opioide z. B. bei neuropathischen Schmerzen oft nur mäßig wirksam (**Tab. 17.7**).

Unterdrückung des Hustenreizes

Die **antitussive Wirkung** wird bei den schwachen Opioiden wie Codein oder Hydrocodon therapeutisch ausgenutzt (**Tab. 17.8**). Besteht allerdings produktiver Husten mit Auswurf, so sollte dieser zumindest am Tag nicht unterdrückt werden. Deshalb und wegen der schlafanstoßenden Wirkung sollten schwache Opioide wenn möglich abends eingenommen werden.

Opioide unterdrücken auch den Würgereflex bei Reizung der Rachenwand, sodass unter operativen Bedingungen der Endotrachealtubus besser toleriert wird. Generell korreliert die antitussive Wirkung der Opioide mit der analgetischen Potenz (Ausnahme: das am Hustenzentrum unwirksame Buprenorphin). **Dextromethorphan** (NeoTussan®) ist ein synthetisches Opioid, chemisch mit dem Morphin bzw. Codein

Tabelle 17.8

Therapie mit Antitussiva

Wirkstoff	Wirkstoffgruppe	Wirkungen
Codein (Codipront®) Dextromethorphan (NeoTussan®) Dihydrocodein (Paracodin®)	schwache Opioide	geringe Suchtgefahr, aber Missbrauchspotenzial bei Abhängigen. Wirkung unabhängig von Morphin-Metaboliten
Noscapin (Capval®)	Papaverin-Derivat	keine Analgesie oder Atemdepression
Pentoxyverin (Sedotussin®)	kein Opioid	keine Opioidwirkungen

verwandt, aber nur als Antitussivum zugelassen. Dextromethorphan bindet jedoch an keinen Opioidrezeptor, der Mechanismus seiner antitussiven Wirkung ist noch völlig unklar. Es blockiert nicht-kompetitiv den NMDA-Rezeptor, was sowohl die Analgesie erklärt als auch, zumindest teilweise, sein erhebliches psychotropes Suchtpotenzial bzw. seine halluzinogene Potenz. Als Droge missbraucht, verursacht Dextromethorphan ähnlich anderen dissoziativ wirkenden Drogen (und NMDA-Antagonisten) wie PCP (s. S. 55) oder Ketamin Hirnschäden; in der Schwangerschaft induziert es wahrscheinlich fetale Hirnschäden.

MERKE

Auch schwache Opioide wie Codein, die als Hustenmittel eingesetzt werden, verursachen für Opioide typische Nebenwirkungen wie Übelkeit und Obstipation.

17.2.4 Nebenwirkungen

Ähnlich den Kortikosteroiden sind bei den Opioiden prinzipiell die Wirkungen nicht von den Nebenwirkungen zu trennen, da die analgetisch wirksamen μ- und κ-Rezeptoren auch die Nebenwirkungen vermitteln. Die analgetische Selektivität ist nur relativ und verschwindet mit zunehmender Potenz der Opioide bzw. mit zunehmender Dosierung.

Sucht, Missbrauch und Entzug

Die persönlichkeitszerstörende **Abhängigkeit von Opioiden** spiegelt die Kehrseite der Opioidmedaille. Dabei muss zwischen physischer Abhängigkeit, psychischer Abhängigkeit (Sucht), Entzugssymptomen bei akutem Absetzen, dem Anspruch auf Schmerzlinderung und dem erhöhten Bedarf bei Toleranz bzw. bei zunehmenden Schmerzen unterschieden werden.

Psychisches Abhängigkeitspotenzial und Missbrauch Das **Suchtpotenzial** ist direkt **proportional zur analgetischen Stärke** der Opioide, jedoch spielen auch die Affinität zum μ-Rezeptor, die rasche Anflutung (i. v. Zufuhr lipophiler Opioide wie Heroin) und die Dauer der Einnahme eine wesentliche Rolle. Außerdem fördert das Fehlen von Schmerzen bei der illegalen Einnahme von Opioiden die Abhängigkeit. Im Gegensatz dazu entwickeln Schmerzpatienten in der Regel keine Sucht. Vorsicht erfordert jedoch die Opioidtherapie bei

- ehemaligen Suchtpatienten
- bei Patienten mit labiler Persönlichkeit
- bei Patienten, die über Schmerzen als (unbewusste) Äußerung für seelische Belastungen klagen.

Hier kann es zu **Missbrauch** und Abhängigkeit kommen, die einen Entzug notwendig machen.

Während beim Missbrauch von Opioiden initial das durch die Droge ausgelöste **Zufriedenheits- und Glücksgefühl** vorherrscht, wird die spätere Einnahme davon bestimmt, Unbehagen und Unlust zu vermeiden sowie die Entzugssymptome zu mindern. Die psychische Abhängigkeit und der Drang nach der Droge entwickelt sich über eine durch μ-Rezeptoren vermittelte **Verstärkung des dopaminergen Belohnungssystems** im Ncl. accumbens mit euphorisierender Wirkung – ähnlich der Suchtwirkung von Kokain, Alkohol und Nikotin. Die Sensibilisierung des dopaminergen Belohnungssystems hält wahrscheinlich lebenslang an, was die noch nach Jahrzehnten auftretenden Suchtgefühle mit entsprechender Rückfallgefahr erklärt. Im Gegensatz dazu hemmen κ-Rezeptoren die Dopaminfreisetzung, was die κ-vermittelte Dysphorie erklärt.

Für die **Vermeidung einer Opioidabhängigkeit** in der Schmerztherapie gilt:

- keine schnell und kurz wirksamen Opioide über längere Zeit geben
- Vermeidung von bolusartiger i. v. Applikation
- ausreichende und regelmäßige Dosierung
- Einsatz von Opioiden bei opioidsensitiven Schmerzformen, und nicht bei opioidrefraktären Schmerzen (s. Tab. 17.7)
- Vorsicht bei Abusus von Alkohol, Benzodiazepinen etc.
- Vorsicht bei Suchterkrankungen in der Anamnese.

Körperliche Abhängigkeit und Entzugssymptome Entzugssymptome können sowohl beim Drogenabhängigen als auch beim Schmerzpatienten auftreten. Sie beruhen auf der Enthemmung des vegetativen Grundtonus (**Tab. 17.9**). Ein Entzug wird durch die Opioidantagonisten Naloxon/Naltrexon ebenso ausgelöst wie durch das abrupte Absetzen von Opioiden einschließlich der Pflasterapplikation. Ein Entzug kann auch provoziert werden, wenn bei therapierefraktären Schmerzen ständig die Dosis erhöht wird (der Schmerz spricht ja nicht an), und dann das Medikament wegen Nebenwirkungen abrupt abgesetzt wird.

Tabelle 17.9

Symptome des Opioid-Entzugs

Grad	Klinische Symptomatik
0	Opioidhunger, Ängstlichkeit
1	+ Gähnzwang, Schwitzen, Tränenfluss, Rhinorrhö, Unruhe
2	+ Mydriasis, Gänsehaut, Tremor, Muskelspasmen, Hitzewallungen
3	+ Tachykardie, Blutdruckanstieg, Fieber, Übelkeit, Tachypnoe
4	+ exzessives Schwitzen, Diarrhö, Erbrechen

Verlangen nach Schmerzlinderung | Dieser legitime Wunsch entspricht dem gesetzlich verankerten Anspruch eines Menschen auf körperliche Unversehrtheit bzw. Schmerzlinderung und darf unter gar keinen Umständen mit Sucht verwechselt oder gar als solche bezeichnet werden. Schmerzpatienten leiden oft genug unter Stigmatisierung.

MERKE

Das Absetzen von länger verordneten Opioiden bei opioidrefraktären Schmerzen kann einen körperlichen Entzug auslösen. Generell sollten Opioide nach längerer Gabe ausschleichend abgesetzt werden.

Atemdepression

Die **Atemdepression** ist die wichtigste, da potenziell letale Nebenwirkung und direkt **proportional zur analgetischen Potenz**. Bereits geringe Mengen Fentanyl wirken atemdepressiv, während selbst eine Überdosierung von Codein kaum die Atmung beeinflusst. Die zentral ausgelöste Atemdepression beruht auf der verminderten Ansprechbarkeit des Atemzentrums auf den pCO_2. Unter experimentellen Bedingungen kann eine Atemdepression (μ2-Rezeptor) blockiert werden, ohne dass die Analgesie (μ1-Rezeptor) vermindert wird („selektive Analgesie"). Diese Unterschiede sind jedoch (noch) nicht von klinischer Relevanz.

Da Schmerzen erregend auf das Atemzentrum wirken, „antagonisieren" sie gewissermaßen die atemdepressive Wirkung der Opioide. Daher kann der akute Wegfall starker Schmerzen (z. B. nach Plexus- oder Nervenblockade) eine sofortige Atemdepression durch die noch wirkenden Opioide verursachen. In der Geburtshilfe ist grundsätzlich auf die Atemdepression von Neugeborenen zu achten.

Die Opioid-Antagonisten Naloxon und Naltrexon können die Atemdepression von μ-Agonisten aufheben. Cave: kurze Wirkung.

Hypnosedierung

Opioide wirken sedierend und Schlaf auslösend. Die **hypnosedierende Potenz** unterscheidet sich etwas von der analgetischen Potenz. Im Gegensatz zur hypnotischen Wirkung der Barbiturate und Benzodiazepine (hohe Dosis) sind Patienten unter Opioiden jederzeit weckbar. Die Sedierung kann unter perioperativen oder terminalen Bedingungen erwünscht sein, wird aber bei Einnahme im Alltag als störend empfunden.

Krampfleiden

Opioide unterdrücken die Freisetzung des inhibitorischen Transmitters GABA im limbischen System und senken so die Krampfschwelle.

Nausea und Emesis

Regelmäßig verursachen Opioide zu Therapiebeginn **Übelkeit und Erbrechen** durch die Stimulation der Chemorezeptor-Triggerzone in der Nähe des Brechzentrums und eine verstärkte Pyloruskontraktion. Dies kann auch bei niederpotenten Opioiden wie Codein auftreten. Die initial pro-emetische Wirkung der Opioide **habituiert nach einigen Tagen** (Toleranz) und kann sich sogar in eine anti-emetische Wirkung wandeln. Der zentral wirksame D_2-Antagonist Metoclopramid ist das Antiemetikum der 1. Wahl bei opioidinduziertem Erbrechen (s. S. 161).

Obstipation

Die **Obstipation** ist die den Patienten am meisten belastende Nebenwirkung der Opioidtherapie und tritt bei 90 % der Schmerzpatienten auf. Die Stimulation der μ-Rezeptoren (v. a. Magen und Dünndarm, weniger Kolon) blockiert die Freisetzung von ACh aus dem Plexus myentericus und provoziert eine Pylorus-konstriktion. Diese Wirkung lässt sich nicht von der MOR-vermittelten Analgesie trennen und unterliegt **keiner Toleranz**. Die gleichzeitige Gabe der Opioid-Antagonisten Naloxon und Methylnaloxon (s. S. 261, 264) kann die Obstipation abschwächen.

MERKE

Eine therapieresistente Obstipation kann zum Abbruch der Opioidtherapie zwingen, denn sie unterliegt nicht der Toleranzentwicklung. Ihr muss bereits bei Therapiebeginn mit Laxanzien und entsprechender Ernährung aktiv gegengesteuert werden.

Diese Nebenwirkung wird jedoch auch therapeutisch genutzt: Das lokal im Gastrointestinaltrakt wirksame Opioid Loperamid ist das Mittel der ersten Wahl bei Durchfall (s. S. 165).

Spasmogene Wirkungen

An der **Blase** wirken Morphine spasmogen auf den **M. sphincter vesicae**. Besonders ältere Männer mit Prostatahyperplasie leiden unter dem opioidinduzierten Harnverhalt. Schließlich provozieren Opioide einen **Sphinkterspasmus** an der **Gallenblase** und am **Pankreasausgang.** Bei Schmerzen infolge Gallenkolik oder Pankreatitis sind Opioide daher kontraindiziert, da sie zwar den Schmerz lindern, aber die Krankheitspathologie verstärken.

Kardiovaskuläre Wirkungen

Die Wirkungen auf das kardiovaskuläre System sind nur mäßig ausgeprägt. μ-Liganden stimulieren den dorsalen Kern des N. vagus mit nachfolgender **Bradykardie** und **Blutdrucksenkung**. Diese Schoneffekte am Herzen sind neben der Sedierung für die Schmerzbekämpfung bei Herzinfarkten willkommen, jedoch können sie am vorgeschädigten Herzen die Herzfunktion verschlechtern.

Muskelstarre (Rigidität)
Opioide erhöhen den Tonus der quergestreiften Muskulatur bis zur Muskelstarre, vor allem am Thorax *(wooden chest)* und Abdomen. Diese **Stammrigidität** tritt nach Bolusinjektionen von starken Opioiden auf und betrifft v. a. ältere Patienten (> 60 Jahre). Ursächlich dafür ist ein durch μ-Rezeptoren vermittelter Dopaminantagonismus im Striatum mit einem relativen cholinergen Übergewicht, eine Art opioid-induzierter Parkinsonismus.

Miosis
Die stecknadelkopfgroßen Pupillen sind ein charakteristisches Symptom der Einnahme von μ-Agonisten, das nicht der Toleranz unterliegt.

Störungen des Immunsystems und von Sexualfunktionen
Die chronische Einnahme von Opioiden schwächt das Immunsystem mit Abgeschlagenheit und Anfälligkeit für Infektionen. Durch die Freisetzung von Histamin können Opioide einen Juckreiz provozieren. Opioide unterdrücken auch die Freisetzung von Gonadotropin-Releasing-Hormonen (GnRH) und schwächen damit Sexualfunktionen wie Libido, Potenz, oder verursachen Zyklusstörungen.

17.2.5 Kontraindikationen
Kontraindikationen oder Gründe für Anwendungsbeschränkungen sind Einschränkungen der Atemfunktion wie Asthma bronchiale oder Sekretstau, ein erhöhter Tonus der glattgestreiften Muskulatur (Spasmen) wie bei Ileus (absolute Kontraindikation!), Koliken der Harnwege oder eine Pankreatitis, außerdem das Risiko einer Akkumulation wie bei Leber- oder Niereninsuffizienz, sowie Hypothyreose, Krampfleiden oder Urtikaria.

17.2.6 Wechselwirkungen
Wirkungen und Nebenwirkungen von Opioiden werden verstärkt durch
- Funktionsstörungen von Leber und Nieren (v. a. Morphin)
- Hemmstoffe von Cyp3A4 (s. S. 443)
- Komedikation mit zentral dämpfenden Wirkstoffen wie Benzodiazepine
- Antikonvulsiva, Sedativa oder Alkohol (**Tab. 17.10**).

Tabelle 17.10

Veränderungen der Opioidwirkung und Arzneimittelinteraktionen mit Opioiden
Verlängerung bzw. Verstärkung der Opioidwirkungen
– höheres Lebensalter – Funktionsstörungen der Nieren und Leber (verminderte Ausscheidung bzw. Abbau) – Hemmung des Abbaus in der Leber durch Kontrazeptiva, Zytostatika, Psychopharmaka oder systemische Antimykotika – alle volatilen Anästhetika – Benzodiazepine und Alkohol (Verstärkung der Hypnosedierung)
Verkürzung bzw. Abschwächung der Opioidwirkungen
– Induktion von CYP3A4 (Omeprazol, Fluvoxamin, Itraconazol) – Hemmung oder Unterfunktion von CYP2D6, das Tramadol, Codein und Dihydrocodein in ihre wirksamen Metaboliten umwandelt

17.2.7 Wirkstoffe
→ WHO-Stufenschema s. S. 268.

Schwache, nicht-BtM-pflichtige Opioide (WHO-Stufe 2)
Tramadol (Tramal®) ist das am häufigsten verordnete Stufe 2-Opioid (**Abb. 17.5**). Es ist eigentlich ein Übergangswirkstoff zwischen den nicht-opioidergen, nicht-steroidalen Analgetika (s. S. 275) und den Opioiden und lässt sich chemisch nicht vom Morphin ableiten. Tramadol ist ein **Racemat,** dessen (+)-Enantiomer nach CYP2D6-abhängiger Aktivierung den μ-Rezeptor, und dessen (-)-Enantiomer die Wiederaufnahme von Noradrenalin und Serotonin hemmt. Das erklärt die im Vergleich zum schwachen μ-Agonismus wirksame Analgesie mit relativ geringen Nebenwirkungen (nur mäßige Obstipation und Harnverhalt).
Bei Anwendung von Tramadol tritt häufig **starke Übelkeit** auf (besonders nach i. v. Gabe), eventuell bedingt durch erhöhten Serotonin-Spiegel. In bestimmten Kombinationen, z. B. mit SSRI, kann ein Serotonin-Syndrom auftreten (s. S. 360). Bei Niereninsuffizienz muss die Dosis reduziert werden.

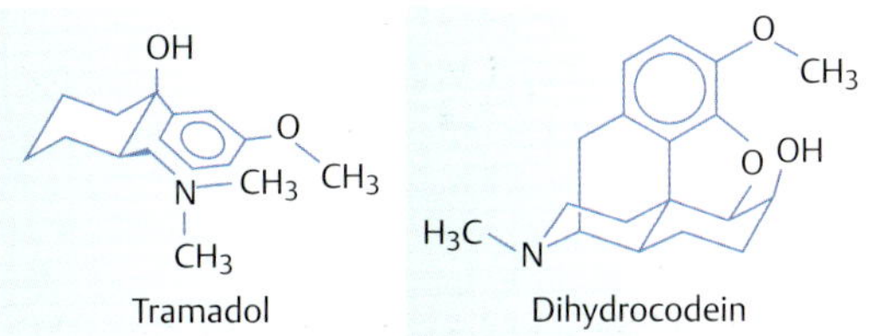

Abb. 17.5 Struktur von Opiodanalgetika der WHO-Stufe 2. Tramadol ist im Gegensatz zu Dihydrocodein kein Morphinderivat.

Praxistipp
Bei dauerhafter Einnahme darf nur retardiertes Tramadol als Tabletten eingenommen werden. Der längere Gebrauch von kurzwirksamen Tropfen als Bedarfsmedikation wirkt euphorisierend, verstärkt die Nebenwirkungen und kann bei abruptem Absetzen einen schwierigen Entzug verursachen.

Tilidin (Valoron®), das als potentestes Stufe-2-Analgetikum gilt, wirkt erst nach hepatischer Umwandlung in **Nortilidin** analgetisch. Zur Vermeidung von Atemdepression und Missbrauch wird **Tilidin mit Naloxon kombiniert** (Valoron® N), einen Antagonisten an den Opioidrezeptoren (s. S. 473). Nach oraler therapeutischer Einnahme wirkt Naloxon im Darm und wird dann in der Leber vollständig inaktiviert, während es bei missbräuchlicher i. v. Injektion wirkungsvoll die suchtauslösende Wirkung und die Atemdepression von Tilidin verhindert. Tilidin eignet sich bei Nierenfunktionsstörungen.

Codein (Codipront®) und **Dihydrocodein** (Paracodin®) werden auch als Hustenmittel verordnet (**Abb. 17.5**, vgl. **Tab. 17.8**). Die antitussive Wirkung von Codein ist nur teilweise durch Opioidrezeptoren vermittelt, da sie durch den Opioidrezeptor-Antagonist Naloxon nur wenig blockiert wird. Für die Hemmung starker Schmerzen sind sie zu schwach, nur Dihydrocodein steht als Retardpräparat für die Schmerztherapie (konstanter Wirkspiegel) zur Verfügung. Codein ist ein Prodrug, aus dem nach Demethylierung Morphin entsteht. Dihydrocodein sollte nicht als Alternative zum Levomethadon zur Substitution bei Heroinsüchtigen eingesetzt werden (s. S. 262), u. a. weil es auch ein Suchtpotenzial besitzt. Die Indikation „Substitution" unterliegt dem BtM-Gesetz.

Beim Opioid **Loperamid** (Imodium®) wird die Nebenwirkung „Obstipation" zur therapeutischen Wirkung genutzt (s. S. 165). Als Schmerzmittel kommt es nicht zur Anwendung.

MERKE

Tramadol und Tilidin sind wichtige Opioidanalgetika der Stufe 2 mit relativ gering obstipierender Wirkung. Aber auch ihr unkontrollierter Einsatz kann zur körperlichen Abhängigkeit führen.

BtM-pflichtige Opioide (WHO-Stufe 3)

Pethidin (Dolantin®) unterliegt einem deutlichen First-pass-Effekt mit schwankender Bioverfügbarkeit. Seine atemdepressive Wirkung ist im Vergleich zu Morphin und Buprenorphin stark ausgeprägt. Ein fraglicher Vorteil sind seine relativ geringe spasmogene Wirkung sowie sein Einsatz gegen postoperatives Shivering. Der Metabolit Norpethidin kann infolge seiner langen HWZ von 20 h akkumulieren und bei Überdosierung oder Akkumulation bei Niereninsuffizienz Erregung, Halluzinationen und **Krämpfe** provozieren. Außerdem wirkt Pethidin in hohen Dosen kardiodepressiv.

Pentazocin (Fortral®) besitzt eine pharmakodynamische Besonderheit: es wirkt am μ-Rezeptor antagonistisch und am κ-Rezeptor agonistisch. Dadurch besitzt Pentazocin nur ein relativ **schwaches Suchtpotenzial**. Dieser Vorteil wird durch substanzielle Nachteile aufgehoben: Seine analgetische Potenz ist mäßig, die κ-Rezeptor-vermittelte Dysphorie mindert die Compliance von Schmerzpatienten und Pentazocin kann bei Patienten oder Opioidabhängigen, die mit reinen μ-Agonisten behandelt werden, einen Entzug auslösen.

Piritramid (Dipidolor®) ist nur parenteral applizierbar und hat eine große Bedeutung in der postoperativen patientenkontrollierten Analgesie (s. S. 264). Es akkumuliert nicht in der Peripherie und hat eine schnelle Transferzeit ins Gehirn und ist kreislaufstabil.

Morphin (Sevredol®) gilt als **Goldstandard der Opioidtherapie.** Seine analgetische Potenz dient als Bezugsgröße für die anderen Substanzen (**Tab. 17.11**, **Tab. 17.12**). Morphin besitzt eine komplexe Kinetik (**Abb. 17.6**):

- Es unterliegt einem hohen First-pass-Effekt.
- Bei seinem Abbau entstehen der aktive Metabolit Morphin-6-Glucuronat (10 %) und das inaktive Morphin-3-Glucuronat (65 %). Beide haben eine lange Eliminations- und Transfer-HWZ und werden renal ausgeschieden.

Bei Langzeitanwendung oder bei (älteren) Patienten mit eingeschränkter Nierenfunktion können diese Metaboliten akkumulieren und schwere **Nebenwirkungen** auslösen:

- starke Sedierung bis hin zu komatösen Zuständen

Tabelle 17.11

Übersicht der Wirkprofile von nicht-BtM-pflichtigen Opioiden

Wirkstoff	Potenz*	Indikation	Besonderheiten
Tramadol	0,05	Schmerz	– Vorsicht bei gleichzeitiger Gabe von SSRI – geringe Obstipation
Tilidin N	0,05	Schmerz	– in Kombination mit Naloxon – geringe Obstipation
Codein	0,3	Husten Schmerz	– Umwandlung in Morphin
Dihydrocodein	0,3	Husten Schmerz	– als Retardfomulierung – zur Substitution geeignet
Loperamid		Diarrhö	– wirkt nur lokal im Darm

** analgetische Potenz relativ zu Morphin = 1

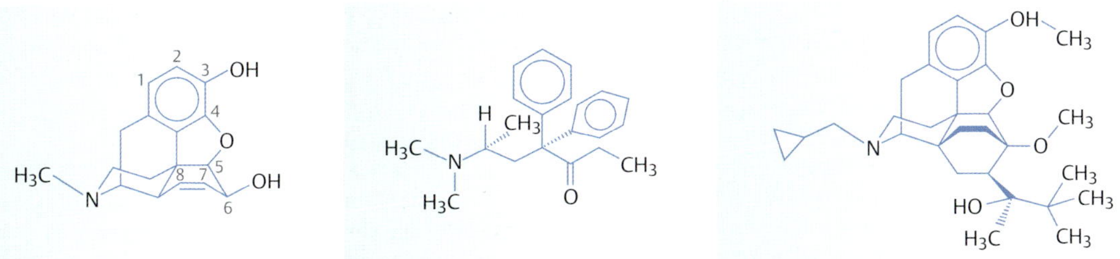

Morphin Levomethadon Buprenorphin

Abb. 17.6 Struktur von Opioidanalgetika der WHO-Stufe 3.

Tabelle 17.12

Übersicht der Wirkprofile von BtM-pflichtigen Opioiden

Wirkstoff	Potenz*	PD/PK**	Besonderheiten
Pethidin	0,1		
Pentazocin	0,3	μ-Antagonist κ-Agonist	kann Entzug auslösen
Piritramid	0,7	schnelle Transferzeit ins Gehirn	parenterale Gabe in der postoperativen Schmerztherapie (PCA)
Morphin	1	lang wirksame Metaboliten, Akkumulationsrisiko und lange Transferzeit	Goldstandard
Oxycodon	2	leberunabhängiger Abbau durch Esterasen, schneller Wirkungsbeginn, lange Wirkung	wirksam bei neuropathischen Schmerzen
Levomethadon	4	Wirkungen wesentlich kürzer als Eliminations-HWZ	Substitution bei Heroinsucht, sehr schwieriger Entzug
Hydromorphon	10	leber- und nierenunabhängiger Abbau	gut bei älteren Patienten mit eingeschränkter Leber- und Nierenfunktion
Buprenorphin	30	κ-Antagonist; μ-antagonistisch in hoher Dosierung, highceiling, Ausscheidung unabhängig von der Niere; keine Bindung an Serumalbumin	als Pflaster applizierbar

** relativ zu Morphin = 1
** alle Opioid-Analgetika der Stufe 3 sind μ-Agonisten außer Pentazocin und Buprenorphin

- Übererregbarkeit, Delir, Krampfanfälle
- **Hyperalgesie (!).** Man vermutet, dass diese für Morphin charakteristische Nebenwirkung durch eine individuelle Interaktion des Morphin-3-Glucuronat mit Subtypen des Opioidrezeptors verursacht wird.

Weitere Nebenwirkungen sind die gelegentliche Freisetzung von Histamin mit Blutdruckabfall, Bronchospasmen und die relativ starke Obstipation und Übelkeit. Wegen dieser problematischen Eigenschaften ist Morphin nicht immer Mittel der ersten Wahl.

Praxistipp
Aufgrund seiner relativ kurzen Wirkungsdauer nach oraler Gabe (HWZ 2–3 h) sollte bei chronischen Schmerzen retardiertes Morphin (MST Retard®) gegeben werden, um konstante Wirkspiegel zu erreichen. Es dauert aber ca. 3 h, bis die maximale Wirkung von retardierten Morphin-Formulierungen erreicht ist.

Opioide mit größerer analgetischer Potenz als Morphin werden als **starke bzw. sehr starke Opioide** (>10fach größere Potenz) bezeichnet.

Oxycodon (Oxygesic®) ist ein stark wirksames Opioid mit einer klinisch relevanten **Affinität zum κ-Rezeptor.** Im Gegensatz zum Morphin besitzt Oxycodon keine lang wirksamen Metabolite und bietet daher eine wirksame **Alternative** zum Morphin bei **Patienten mit Leber- und Niereninsuffizienz.** Oxycodon unterliegt nur einem geringen First-pass-Effekt und erreicht bereits nach 1 h schnell sein Wirkungsmaximum. Seine Wirkung hält in Retardform bis zu 12 h an (biphasische Kinetik). Die **Kombination mit Naloxon** (Targin®) vermindert die Obstipation. Oxycodon wirkt auch bei viszeralen und neuropathischen Schmerzen, möglicherweise wegen seiner Affinität zu den κ-Rezeptoren, die bei einigen Schmerzformen hochreguliert sind. Oxycodon hat in den letzten Jahren an Bedeutung gewonnen, es steht als Retardpräparat und für parenterale Applikationen zur Verfügung.

Methadon ist ein vollsynthetisch hergestelltes Opioid. Das linksdrehende Enantiomer L-Methadon oder **Levomethadon** (L-Polamidon®) wirkt gegenüber dem Racemat etwa doppelt so stark (**Abb. 17.6**). Levomethadon wird nach oraler Gabe rasch und zuverlässig resorbiert (80 %). Infolge seiner **starken Lipophilie** und seinem **hohen Verteilungsvolumen** lagert sich der meiste Anteil in den peripheren fett- und proteinreichen Geweben ein, aus denen es langsam ins Gehirn anflutet. Daher besteht bei wiederholter Gabe die Gefahr der **Akkummulation.**

Levomethadon besitzt außerdem eine sehr lange Eliminations-HWZ und bindet mit hoher Affinität an die Opioidrezeptoren. Dies hat folgende therapeutische Konsequenzen:

- langsames Anfluten ohne Euphorie
- dadurch Verhinderung der Entzugssymptome und des *Craving* nach der Droge bei Drogenabängigen
- lange stabile Wirkspiegel, daher nur 1 × tägliche Gabe notwendig
- schwerwiegender Nachteil: das Suchtpotenzial von Levomethadon ist ähnlich dem von Heroin und Morphin, und der Entzug von Levomethadon kann sich ähnlich schwierig gestalten.

Levomethadon wird bei schweren Schmerzen und in der Substitutionstherapie eingesetzt.

MERKE

Levomethadon ist ein reiner Agonist an Opioidrezeptoren.

Die **Wirkungen von Levomethadon** dauern verschieden lange und unterscheiden sich von seiner Eliminations-HWZ (24–72 h):

- Unterdrückung der Abstinenzsymptome bei Süchtigen: 16–24 h
- potente Analgesie: 5–10 h
- mäßige Atemdepression: bis zu 70 h
- Entzugssymptome: verspätetes Auftreten mit einer Latenzzeit von einigen Tagen, die bis zu 3 Wochen dauern können.

Der Abbau erfolgt überwiegend über CYP3A4, d. h. bei verminderter Leberfunktion sowie bei Komedikation von Hemmstoffen des CYP3A4 verlängert sich die Wirkung (s. S. 443). Daher sollte man generell nach 3 bis 5 Tagen die Dosis um 20–30 % reduzieren.

Bei **Überdosierung** induziert Levomethadon die **klassische Symptomtrias** der Opioidüberdosierung: Sedierung, Euphorie und Miosis sowie die typischen vegetativen Nebenwirkungen wie Schwitzen, Hypotonie, Bradykardie oder Verlängerung des QT-Intervalls.

Das rechtsdrehende Enantiomer **Dextromethadon** hemmt NMDA-R und die Wiederaufnahme von Monoaminen, sodass das Methadon-Racemat auch als Analgetikum bei neuropathischem Schmerz und bei Opioid-Toleranz eingesetzt werden kann.

EXKURS

Entzug mit Methadon

Bekannt wurde Levomethadon in der Öffentlichkeit durch Abgabeprogramme an Heroinabhängige. Es flutet nach oraler Einnahme im Gehirn langsam an und bindet lange an den μ-Rezeptor. Daher löst es keine Euphorie aus, verhindert aber das Auftreten von Entzugserscheinungen bei Heroinabhängigen und damit das *Craving* nach der Droge. In den ersten Monaten muss die tägliche Einnahme per os unter ärztlicher Aufsicht erfolgen.

Beachte: Unter Levomethadontherapie dürfen keine Opioidantagonisten gegeben werden, da es sonst zu einem akuten Entzug kommt. Die körperliche und psychische Abhängigkeit von Levomethadon ist ebenfalls stark, daher gestaltet sich auch der Entzug von Levomethadon schwierig.

Die fehlende Euphorisierung führt bei vielen (Heroin-)Süchtigen zu einem Rückfall, der besonders gefährlich ist, da unter Levomethadon die Opioidrezeptoren hochreguliert werden. Morphinartige Drogen wirken deshalb stark atemdepressiv mit der Folge zahlreicher Todesfälle.

Hydromorphon (Palladon®) gehört zur **Gruppe der sehr starken Opioide.** Da Hydromorphon wie Oxycodon keine pharmakologisch wirksamen Metabolite hat, ist es v. a. bei alten Patienten bzw. bei eingeschränkter Leber- und Nierenfunktion indiziert (Abbau in der Leber, aber unabhängig vom Cyp450-System). Hydromorphon kann bei **kachektischen** Patienten mit verringertem Plasmaeiweiß von Vorteil sein, da es keine nennenswerte Plasmaproteinbindung besitzt.

Buprenorphin (Temgesic®, sublingual oder als Pflaster) ist 30-mal stärker wirksam als Morphin, unterliegt jedoch einem starken First-pass- und Ceiling-Effekt: hohe Dosierungen über 10 mg/d verstärken die Analgesie nicht weiter. Es wird über die Galle ausgeschieden. Buprenorphin bindet mit sehr hoher Affinität und lange als Partialagonist an den **μ-Rezeptor** und hemmt den κ-Rezeptor. Dies hat folgende Konsequenzen:

- lange analgetische Wirkung
- relativ schwache Obstipation
- geringe Dysphorie infolge des κ-Antagonismus
- geringes Suchtpotenzial, u. a. wegen der langsamen Anflutung und schwächeren Entzugssymptomatik.
- Naloxon verdrängt Buprenorphin nur in sehr hoher Dosierung vom μ-Rezeptor, deshalb wird bei Atemdepression das Analeptikum Doxapram injiziert, das eine unspezifische Erregung von Neuronen bewirkt

- Buprenorphin gilt als sichere Alternative zu Methadon in der Substitutionstherapie
- keine klinisch relevante Immunsuppression.

MERKE

Buprenorphin unterliegt einem Ceiling-Effekt und ist schwierig zu antagonisieren.

Tapentadol (Nucynta®) ist die erste und jüngste Neuentwicklung der starken Analgetika seit 1981. Als starker µ-Agonist (BtM-pflichtig!) und Hemmer der Noradrenalin-Wiederaufnahme (s. S. 41) (sozusagen ein „Super-Tramadol") soll es ähnlich analgetisch wie Oxycodon wirken bei deutlich weniger Nebenwirkungen.

Tab. 17.12 gibt einen Überblick über die Wirkprofile der BtM-pflichtigen Opioide.

EXKURS

Diacetylmorphin (Heroin)

Diacetylmorphin ist ein sehr potentes Analgetikum mit hohem Suchtpotenzial. Es wird in einigen Ländern noch als Analgetikum bei schweren Tumorschmerzen eingesetzt. Primär analgetisch unwirksam, wird es im Gehirn in Morphin und aktive Derivate umgewandelt. Bei subkutaner Applikation wird Heroin bereits in der Peripherie umgewandelt. Entscheidend für die gefürchtete Heroinsucht ist die rasche Anflutung ins ZNS mit euphorisierender Wirkung bei i. v. Missbrauch.

MERKE

Oxycodon, Levomethadon, Hydromorphon und Buprenorphin sind starke oral verfügbare Opioide. Oxycodon und Hydromorphon werden leberunabhängig abgebaut und sind daher bei Leberfunktionsstörungen und älteren Patienten einsatzbar.

Opioide als Narkosemittel

Hochpotente Opioide, die 50- bis 2 000-fach potenter als Morphin sind, werden i. v. als schnell und kurz wirksame Narkotika und Analgetika bei operativen Eingriffen verabreicht.

Fentanyl (Durogesic®) ist ein sehr lipophiler Abkömmling des Pethidin, der rasch ins ZNS eindringt (Abb. 17.7). Wegen der umfangreichen und langen klinischen Erfahrung gilt es als **Goldstandard** im Vergleich zu den neueren **Opioidnarkotika** (Tab. 17.13). Es hat eine sehr potente analgetische, aber auch atemdepressive Wirkung. Die relativ lange Plasma-HWZ von 2–4 h kontrastiert mit der viel kürzeren analgetischen Wirkdauer (30–40 min), da Fentanyl durch Umverteilung in andere Gewebe (hohes Verteilungsvolumen) rasch das ZNS verlässt.

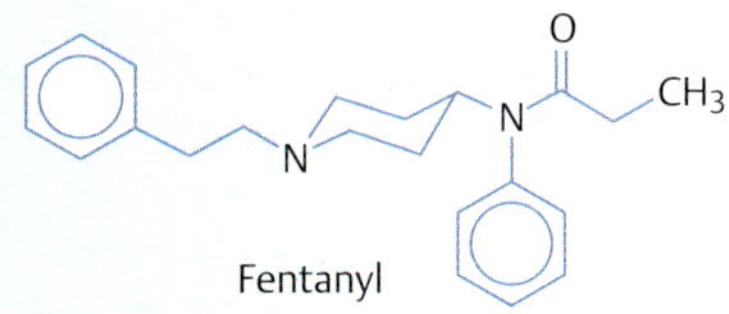

Abb. 17.7 Strukturformel von Fentanyl. Fentanyl unterscheidet sich von Morphin, da es sich von Pethidin ableitet.

Tabelle 17.13

Übersicht der PK/PD-Wirkprofile von Opioidnarkotika

Wirkstoff	Potenz*	HWZ (min)**	narkotische Wirkung (min) Maximum	Dauer
Morphin	1	180	30	120
Alfentanil	50	90	1	10–15
Fentanyl	200	220	5	30–40
Remifentanil	300	7	< 0,5***	5
Sufentanil	1000	150	< 0,5***	5–10

* relativ zu Morphin = 1
** Eliminations-HWZ
*** reine Kreislaufzeit

Achtung: Wird am Narkoseende nachinjiziert, kann es infolge einer Rückverteilung von peripheren Kompartimenten ins Gehirn zu einer **zentralen Akkumulation mit Überhang** kommen. Der Vorteil einer längeren Wirkdauer wird also mit dem Nachteil einer schlechteren Steuerbarkeit erkauft.

Fentanyl kann außerdem wie andere lipophile Opioide eine Muskelrigidität auslösen. Als Pflaster wird Fentanyl auch bei **chronischen Schmerzen** eingesetzt.

Sufentanil (Sufenta®) ist das **wirkstärkste Opioidnarkotikum** mit sehr hoher Affinität zum und intrinsischen Aktivität am µ-Opioidrezeptor. Sufentanil besitzt eine relativ große therapeutische Breite, d. h. bei gleicher Analgesie sind die typischen Nebenwirkungen wie Atemdepression und Bradykardie geringer ausgeprägt als beim Fentanyl. Durch sein relativ geringes Verteilungsvolumen befindet sich der größte Teil von Sufentanil im zentralen Blutkompartiment und kann sich dem Abbau in der Leber nicht entziehen, sodass ein atemdepressorischer Überhang bei Nachinjektion ausgeschlossen ist.

Remifentanil (Ultiva®) besitzt die kürzeste Wirkdauer der Opioidnarkotika (HWZ 7 min). Es wird leberunabhängig rasch von Blut- und Gewebsesterasen abgebaut, sodass auch eine wiederholte Gabe zu keinem Überhang führt. Die Steuerbarkeit ist damit besonders gut.

Im Gegensatz zu den anderen Opioidnarkotika weist Remifentanil keine Kontext-sensitive HWZ auf (s. S. 255). Das heißt: auch nach längerer Infusion bleiben

HWZ und Wirkdauer konstant; der Patient kommt nach Beendigung der Infusion schnell wieder zu sich. **Alfentanil** (Rapifen®) ist ein kurz- und schnellwirksames Opioidanästhetikum. Es ist ebenso wie Remifentanil das Mittel der Wahl, wenn am Operationsende die Narkose verstärkt werden muss, da es die Gefahr einer postoperativen Atemdepression minimiert.

MERKE

- Opioidanästhetika sind sehr potente μ-Agonisten.
- Alfentanil und Remifentanil sind besonders gut steuerbar.

EXKURS

Einsatz von Opioiden während der Schwangerschaft

Opioide besitzen keine teratogenen oder embryotoxischen Wirkungen. Daher können Opioide prinzipiell in der Schwangerschaft eingesetzt werden. Dabei ist Folgendes zu beachten:

1. Die HWZ von Pethidin ist beim Neugeborenen wesentlich länger (18 h gegenüber 3–4 h beim Erwachsenen).
2. Tramadol wirkt bei Neugeborenen relativ schwach atemdepressiv.
3. Vertreter der kurzwirksamen Fentanyl-Gruppe werden bei Eingriffen unter der Geburt (v. a. Sectio) erst nach der Abnabelung des Kindes eingesetzt.

17.2.8 Antagonisten am Opioidrezeptor

Antagonisten binden wie die Opioide mit hoher Affinität an die Opioidrezeptoren, vermindern aber die Rezeptoraktivität (inverser Agonismus). Sie **verdrängen die Opioide vom Rezeptor** bzw. blockieren deren Zugang zum Rezeptor und **heben alle Wirkungen der Opiode auf**. Dabei ist zu beachten, dass bei einer Überdosis zwar die Gefahr der Atemdepression gebannt, aber auch die Analgesie aufgehoben wird. Daher muss bei Antagonisierung einer Atemdepression vorsichtig titriert werden, damit die Analgesie erhalten bleibt und kein akuter Entzug mit Tachykardie und Hypertonie ausgelöst wird. Bei Süchtigen provozieren Opioidantagonisten sofort ein massives Entzugssyndrom.

Die Antagonisten wirken sehr gut gegen die **reinen μ-Agonisten**, aber schlecht gegen

- Buprenorphin wegen seiner starken μ-Bindung und seines partiellen μ-Antagonismus sowie
- Methadon wegen seiner langen und starken μ-Bindung.

Naloxon (Narcanti®) ist ein Antagonist aller drei (μ-, κ- und δ-)Rezeptoren mit einer 10fach höheren Affinität für μ-Rezeptoren. Es wird **parenteral** appliziert, da es in der Leber schnell glukuronidiert wird. Wegen der kurzen Wirkdauer von nur 30–45 min muss bei Opioidvergiftungen nachinjiziert werden. Naloxon wird in oralen Kombinationspräparaten mit Tilidin oder Oxycodon verschrieben um die Obstipation abzuschwächen (lokale Wirkung am Darm).

Naltrexon (Nemexin®) wirkt wie Naloxon mit besonderer Affinität zum μ-Rezeptor, ist aber oral applizierbar und besitzt eine lange Wirkung von 24–48 h. Es wird zur Entzugstherapie verwendet.

Methylnaltrexon (Relistor®) ist ein Opioidrezeptor-Antagonist, der als stark polares quartäres Amin nicht ins ZNS penetriert. Es wird subkutan gegen periphere Opioid-Nebenwirkungen injiziert.

MERKE

Naloxon (parenteral) und Naltrexon (oral) antagonisieren alle Opioidwirkungen. Dabei kann es zum Verlust der Analgesie und zu Entzugssymptomen kommen.

17.2.9 Applikationsformen

Die Kenntnis der verschiedenen Applikationsarten ist für die Schmerztherapie sehr wichtig. Dabei geht es immer um eine **ausreichende basale Analgesie**, und bei **Bedarf** (Schmerzspitzen) um eine schnelle Analgesie mit möglichst geringen Nebenwirkungen.

MERKE

Prinzipiell ist die orale Applikation die Applikationsform der Wahl.

Retardierte Applikation und Formulierungen bei Schluckbeschwerden

Für die basale Analgesie chronischer Schmerzpatienten sollten möglichst **retardierte Opioide** eingesetzt werden. Dihydrocodein, Oxycodon und Morphin liegen als retardierte Präparate vor, Hydromorphin gibt es als 24 h wirkende Slow-Release-Formulierung. Bei Schluckbeschwerden und Verdauungsproblemen (Neoplasien im HNO-Bereich oder Gastrointestinaltrakt) können Opioide sublingual, als Brause- oder Lutschtablette, in der Nahrung als Granulat oder über die Magensonde appliziert werden.

Patientenkontrollierte Analgesie

Bei der patientenkontrollierten Analgesie (*patient-controlled-analgesia*, PCA) in der **postoperativen Schmerzversorgung** kann der Patient selbst das Opioid, meistens Piritramid, über ein Infusionsgerät i. v. oder s. c. abrufen („*on-demand*-System"). **Piritramid** wirkt kaum kardiodepressiv, emetisch oder dysphorisch und hat eine relativ lange HWZ. Um eine Überdosierung zu vermeiden, wird sowohl die Dosis pro Anforderung als auch der zeitliche Abstand zwischen zwei Infusionen vom Arzt festgelegt. Ruft der Patient innerhalb dieses Sperrintervalls (Lock-out-Zeit) eine neue Dosis ab, reagiert das Gerät nicht. Damit wird eine Überdosierung verhindert.

Transdermale Applikation als Pflaster

Sowohl **Fentanyl** (Durogesic SMAT®, Norspan®) als auch **Buprenorphin** (Transtec®) können transdermal appliziert werden. Auch die Pflaster sind BtM-pflichtig. Die Wirkdauer von 60 bis 72 h, d. h. Pflasterwechsel nach 2,5 bis 3 Tagen, kann auch bei Patienten mit geringer Compliance problemlos erzielt werden. Die Obstipation ist geringer als unter retardiertem Morphin, da der Darm umgangen wird.

Auch die **Pflasterapplikation** erfordert besondere Sorgfalt (**Tab. 17.14**). Pflaster werden oft bei opioidrefraktären Schmerzen zu lange „ausprobiert" und das Absetzen muss dann wegen des körperlichen Entzuges unter Umständen stationär erfolgen. Wegen der trägen, schwer steuerbaren Kinetik sollten Opioidpflaster nur bei Patienten mit gleichbleibenden Schmerzen eingesetzt werden.

Eine **Überdosierung** kann bei Fentanylpflastern durch Komedikation mit Cyp3A4-Hemmstoffen verursacht werden (s. S. 443). In jüngster Zeit wird vermehrt über mögliche Todesfälle durch Fentanyl-Pflaster berichtet. Das **Buprenorphin-Pflaster erschwert** außerdem eine **Bedarfsmedikation** mit Opioiden wie Morphin, da Buprenorphin lange am µ-Rezeptor bindet und damit den Zugang von µ-Agonisten wie Morphin blockiert.

Tabelle 17.14

Vorteile und Nachteile der Pflasterapplikation von Opioiden

Vorteile:
- einfache Applikation auch bei schlechter Compliance
- gut bei Schluckbeschwerden, nach gastrointestinalen Operationen oder bei Resorptionsstörungen
- unabhängig von intestinaler Resorption und First-pass-Effekt
- relativ gleichmäßige und lange Freisetzung des Wirkstoffes (60–72 h)
- geringere Obstipation
- keine Spitzenkonzentrationen im Blut
- keine Dosisanpassung bei Niereninsuffizienz nötig

Nachteile:
- sorgloser Umgang, da Pflaster als ungefährlich empfunden werden
- schwierige Dosisfindung, da Dosisänderungen erst nach einem Pflasterwechsel möglich sind
- variable Resorptionskinetik abhängig von Hautdurchblutung (Schwitzen, Fieber)
- langsamer Wirkungsbeginn nach 12 h, maximale Wirkung erst nach 24 h
- Überhang von 12–24 h nach Entfernen des Pflasters
- Gefahr von Atemdepression, Sedierung und Verwirrung
- Buprenorphin-Pflaster (starke Bindung an µ-Rezeptoren) erschwert die Komedikation mit reinen µ-Opioiden (z. B. beim Durchbruchschmerz) sowie die Antagonisierung mit Naloxon/Naltrexon

17.3 Weitere nicht-opioide, nicht-antiinflammatorische Analgetika

Key Point

Diese Gruppe von Schmerzmitteln, die ebenfalls nur an neuronalen Strukturen angreifen und nicht antiphlogistisch wirken, sind unter bestimmten Bedingungen eine Alternative zu den NSA und schwachen Opioiden.

Die Wirkstoffe dieser zweiten heterogenen Gruppe von reinen Analgetika hemmen die Nozizeption bzw. Schmerzweiterleitung über Interaktion mit Natrium-, Kalium- und Calcium-Kanälen sowie mit NMDA- und Vanilloid-Rezeptoren im peripheren bzw. zentralen Nervensystem (**Tab. 17.15**, vgl. **Abb. 17.8**).

Flupirtin

Mit einer Wirkstärke zwischen Codein und Morphin ist **Flupirtin** (Katadolon®) ein mittelstarkes Analgetikum. Der wesentliche analgetische Mechanismus ist die Öffnung von G-Protein-gekoppelten Kaliumkanälen (GIRK, s. S. 34). Dadurch wird das Ruhepotenzial stabilisiert und die Aktivierung von exzitatorischen **NMDA-Rezeptoren** erschwert. Klinisch relevant ist die Relaxierung der glatten Muskulatur (Spasmolyse) und Skelettmuskulatur **(Myotonolyse)** und damit die Abschwächung von Verspannungsschmerzen und Schonhaltung. Als Nebenwirkungen treten neben Müdigkeit und Schwindel (anti-exzitatorische Wirkung im ZNS) unspezifische gastrointestinale Beschwerden auf.

Capsaicin

Der Paprika-Inhaltsstoff **Capsaicin (Capsamol®)** wird lokal als Salbe (0,2–1,2 %) auf die Haut aufgetragen und öffnet den TRPV1-/Vanilloid-Rezeptor (Na_V1), einen unselektiven Kationenkanal für Natrium und Wasserstoffionen. Dieser Rezeptor wird normalerweise durch Hitzereize > 43 °C stimuliert, daher vermitteln Agonisten wie Capsaicin ein hitzeartiges Brennen. Dabei wird als lokale Reaktion **Substanz P**

Tabelle 17.15

Weitere nicht-opioide, nicht-antiinflammatorische Analgetika

Wirkstoff	Wirkmechanismus
Flupirtin	Öffnung des Kaliumkanals, α_2-Agonismus
Ziconotid	Hemmung von präsynaptischen Calciumkanälen
Capsaicin	Öffnung und Desensitivierung des TRVP1-/Vanilloid-Rezeptors
Ketamin	Hemmung des NMDA-Rezeptors

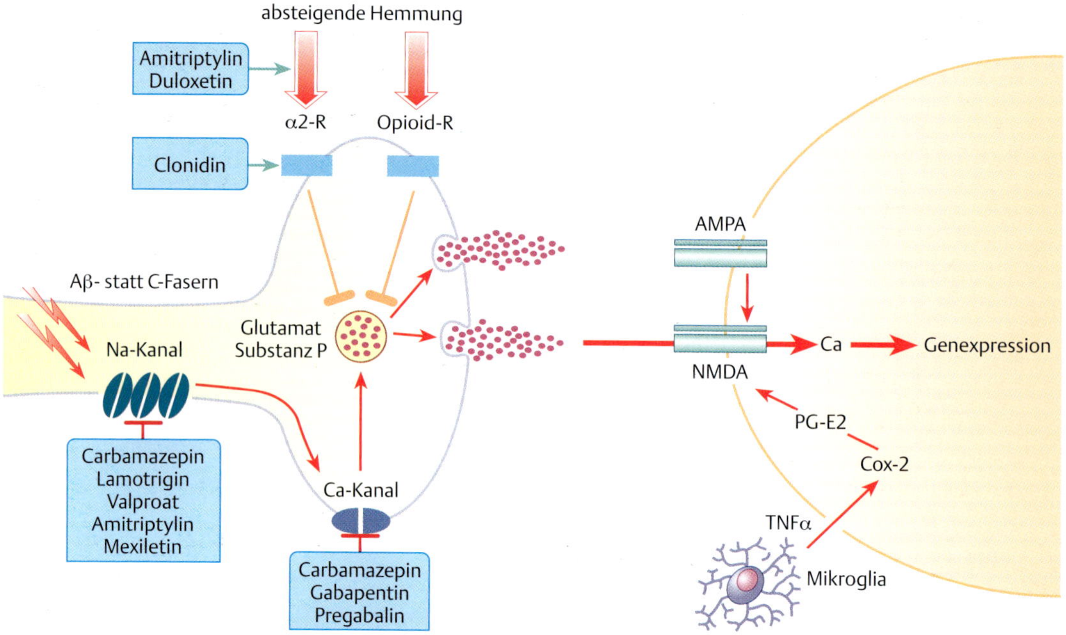

Abb. 17.8 Wirkmechanismus von Koanalgetika. Diese funktionell sehr heterogene Gruppe wirkt analgetisch durch Hemmung von Natrium- und Calciumkanälen sowie durch Verstärkung der noradrenergen Transmission durch eine gesteigerte Freisetzung und/oder durch Aktivierung der inhibitorischen präsynaptischen α2-Rezeptoren (Clonidin) (R = Rezeptor).

aus efferenten Neuronen freigesetzt, die Gefäße dilatiert sowie Histamin und Prostaglandine freisetzt. Diese sog. neurogene Entzündung trägt zur Wundheilung und Schmerzlinderung bei. Infolge der ständigen Stimulation habituiert schließlich der Rezeptor (Desensitivierung).

Conotoxine

Conotoxine sind Peptide aus Meeresschnecken, die mit höchster Selektivität spezifische Ionenkanäle des PNS und ZNS schließen oder öffnen und damit die Weiterleitung von Aktionspotenzialen bzw. die Freisetzung von Transmittern hemmen. Das ω-Conotoxin **Ziconotid** (Prialt®) ist ein Hemmstoff des präsynaptischen N-Typ Calcium-Kanals, der am primär afferenten Neuron die exzitatorischen Transmitter freisetzt. Ziconotid ist zur intrathekalen Applikation bei starken chronischen Schmerzen zugelassen.

Ketamin

Ketamin (Ketanest® oral, i. v., i. m.) ist ein Hemmstoff des **NMDA-Rezeptors** und ein potentes Analgetikum, das früher häufig als Narkosemittel eingesetzt wurde. Innerhalb von 1 min nach i. v. Gabe tritt eine generelle Analgesie mit Bewusstlosigkeit ein, jedoch wird der Muskeltonus nicht vermindert. Wegen seiner psychotropen Nebenwirkungen (alptraumartiges Aufwachen, narkolepsieartiger Zustand), die typisch für Glutamat-Antagonisten sind, wird Ketamin nur noch für spezielle Indikationen in der Anästhesie verwendet sowie in der Katastrophenmedizin als Analgetikum (stabilisiert Kreislauf, erweitert Bronchien).

MERKE

Ketamin ist ein potentes, aber psychotropes Analgetikum und Narkotikum.

EXKURS

Cannabis als Schmerzmittel

Dronabinol (Tetrahydrocannabinol, THC) ist der Hauptwirkstoff der Hanfpflanze. Es stimuliert die Endocannabinoidrezeptoren (s. S. 59) mit verschiedenen dosis-abhängigen Auswirkungen:

5 mg: Appetitsteigerung (wirksam bei Kachexie)
10–15 mg: Analgesie, Muskelrelaxierung; Sedierung, psychotrope Wirkung
20–30 mg: antiemetische Wirkung (s. S. 163).

In gasdichten Ampullen abgefüllt, kann Dronabinol als Rezeptursubstanz von Apothekern auf ärztliche Anforderung verarbeitet werden. Es unterliegt dem **BtM-Gesetz**, die Höchstmenge ist auf 500 mg für 30 Tage begrenzt. Nach oraler Applikation sind trotz guter Resorption nur 10–20 % bioverfügbar. Aufgrund seines hohen Verteilungsvolumens (Anreicherung im Gewebe) wird Dronabinol über mehrere Wochen ausgeschieden (lange Nachweisbarkeit des THC-Konsums). Bei inhalativer Applikation wirkt Dronabinol sehr schnell und dreimal stärker als nach oraler Einnahme.

Das Hauptargument gegen die Verordnung von Dronabinol sind seine zentralnervösen und suchtauslösenden Nebenwirkungen. Hier gilt jedoch das Gleiche wie bei Opioiden: Schmerzpatienten sind primär nicht suchtgefährdet, es sei denn, es liegt eine Suchtpersönlichkeit vor.
Dronabinol kann dazu beitragen, die Dosis und damit die Nebenwirkungen anderer Analgetika zu reduzieren. Es ist daher sinnvoll, die Stimulation des körpereigenen Endocannabinoid-Systems in das analgetische Arsenal einzubeziehen.
Es gibt keine offizielle Indikation für eine Schmerztherapie. Therapeutische Effekte werden beschrieben bei schweren Schmerzen, Kachexie, spastischen Syndromen, multipler Sklerose und Erbrechen. Nebenwirkungen sind Blutdruckabfall mit Tachykardie, Mundtrockenheit, Sedierung (eingeschränkte Fahrtüchtigkeit!) und Halluzinationen.

17.4 Nicht-steroidale Analgetika (NSA)

In diesem Kapitel werden nur Schmerzmittel besprochen, die direkt und ausschließlich auf das Nervensystem einwirken und die Weiterleitung sowie Verarbeitung von Schmerzen hemmen. Die nicht-steroidalen Analgetika (NSA), die auch Entzündungen unterdrücken, finden Sie auf S. 274 ff.

17.5 Lokalanästhetika

Lokalanästhetika gehören eigentlich zur Gruppe der nicht-opioiden nicht-antiphlogistischen Analgetika. Da sie in der Anästhesie ihr größtes Anwendungsgebiet haben, werden sie bei den Anästhetika besprochen.

17.6 Koanalgetika

Key Point
Koanalgetika sind analgetisch wirksame Substanzen, die primär nicht als Analgetika entwickelt wurden, aber Schmerzen lindern können. Dabei handelt es sich um Hemmstoffe der Natrium- oder Calciumkanäle sowie um (indirekte) Stimulatoren der noradrenergen Transmission (Antidepressiva, Antikonvulsiva, α2-Agonisten und -Antagonisten).

Koanalgetika sind eine funktionell sehr heterogene Gruppe, die analgetisch durch Hemmung von Natrium- und Calciumkanälen sowie durch Verstärkung der noradrenergen Transmission wirken (**Abb. 17.8**, **Tab. 17.16**).

Tabelle 17.16

Wirkmechanismen von zentralnervös wirksamen Koanalgetika

Gruppe	analgetischer Wirkmechanismus
Antidepressiva (s. S. 352)	
Amitriptylin	Hemmung des Noradrenalin- und Serotonin-Reuptake; lokalanästhetische Wirkung
Mirtazapin	Hemmung des (präsynaptischen) α_2-Rezeptors mit vermehrter Freisetzung von Noradrenalin
Duloxetin	Hemmung des Noradrenalin- und Serotonin-Reuptake
Antikonvulsiva (s. S. 341)	
Gabapentin, Pregabalin	Hemmung des präsynaptischen Calciumkanals
Lamotrigin	Hemmung von Natriumkanälen
Carbamazepin	Hemmung von Natrium- und Calciumkanälen
Antiarrhythmika, Lokalanästhetika (s. S. 94, 335)	
Mexiletin, Lidocain	Hemmung von Natriumkanälen

17.6.1 Antidepressiva

Es ist nicht der antidepressive Effekt, über den **Antidepressiva** analgetisch wirken, sondern die **Hemmung des Noradrenalin- und Serotonin-Reuptake** mit Erhöhung von Noradrenalin und Serontonin im synaptischen Spalt. Die biogenen Amine sind an der endogenen Schmerzhemmung in den absteigende Bahnen aus dem zentralen Höhlengrau und Locus coeruleus beteiligt, deren Wirksamkeit bei chronischen Schmerzen erschöpft ist. Daher sind grundsätzlich alle Antidepressiva analgetisch wirksam, die die noradrenerge Transmission im ZNS erhöhen, sei es über Hemmung der Wiederaufnahme von Noradrenalin oder der präsynaptischen autoinhibierenden α2-Rezeptoren.
Aus der Reihe der Antidepressiva ist **Amitriptylin** (Saroten®) das Analgetikum der 1. Wahl, das zusätzlich über die Blockade der axonalen Natriumkanäle **lokalanästhetisch** wirkt (Chinidin-artige Wirkung). Für **Duloxetin** (Cymbalta®), einen Noradrenalin- und Serotonin-Reuptake-Inhibitor, wurde die analgetische Wirksamkeit bei diabetischer Neuropathie belegt. Das tetrazyklische Antidepressivum Mirtazapin ist kein NSRI, sondern ein α2-Antagonist, der die Noradrenalin-Freisetzung durch Hemmung der präsynaptischen α2-Autorezeptoren erhöht. Reine Serotonin-Reuptake-Inhibitoren (SSRI) wirken kaum analgetisch.

Praxistipp
Als Koanalgetika werden Antidepressiva deutlich niedriger dosiert als bei Depression (bessere Verträglichkeit, dennoch einschleichen!). Ihre analgetische Wirkung setzt nach 3 bis 5 Tagen ein.

17.6.2 α2-Agonisten

Auch **α2-Agonisten,** wie das zentral wirksame Antihypertonikum **Clonidin** (Catapresan®), sind analgetisch wirksam. Die Stimulation der postsynaptischen G_i-gekoppelten α2-Rezeptoren unterdrückt die Freisetzung erregender Transmitter aus der präsynaptischen Endigung. Weitere Analgetika mit α2-agonistischer Wirkung sind Flupirtin und das Opioid Pethidin.

17.6.3 Antikonvulsiva

Die hochfrequenten Entladungen der vermehrt exprimierten bzw. unreifen Natriumkanäle, die für die einschießenden, brennenden Schmerzen bei Nervenschädigungen mit verantwortlich sind, ähneln den Entladungen bei Krampfanfällen. Daher werden diejenigen **Antikonvulsiva** als Koanalgetika einsetzt, die die **Natriumkanäle blockieren** (Carbamazepin, Valproat, Lamotrigin) oder die präsynaptischen **Calciumkanäle hemmen** (Carbamazepin, Gabapentin).
Carbamazepin ist relativ gut wirksam, aber hat ein ausgeprägtes Interaktionspotenzial mit anderen Arzeistoffen. Bei stärksten neuropathischen Schmerzen ist die i. v. Gabe von **Phenytoin** eine wirksame Option. Am besten auf ihre analgetische Eigenschaft untersucht sind **Gabapentin** und sein länger wirksames Derivat **Pregabalin**, das schneller wirkt und eine besser steuerbare Dosis-Wirkungs-Beziehung aufweist (über 2 Wochen langsam einschleichen) (s. S. 341 ff).

Praxistipp
Die antikonvulsiv wirksamen und sedierenden Benzodiazepine wirken nicht analgetisch, sie können den Schmerz sogar verstärken. Benzodiazepine können jedoch die durch Schmerzen induzierten Muskelverspannungen lösen (z. B. Tetrazepam).

17.6.4 Antiarrhythmika und Lokalanästhetika

Mit dem **Natriumkanalblocker Mexiletin**, einem Antiarrhythmikum der Klasse I, kann die Ansprechbarkeit von Schmerzen auf Koanalgetika getestet werden, da es die neuronalen Entladungen vermindert. Gegen seine langfristige Anwendung steht das Risiko von kardialen Rhythmusstörungen.

Neuroleptika

Neuroleptika wirken primär nicht analgetisch, da D_2-Rezeptoren nicht an der Schmerzweiterleitung beteiligt sind. Sie können jedoch bei akuten starken Schmerzen hilfreich sein, da sie entspannen, Angst lösen und das durch Opioide induzierte Erbrechen verhindern.

MERKE

- Wirkstoffe, die die Erregung im Nervensystem unterdrücken, können als Koanalgetika eingesetzt werden.
- Antidepressiva wirken nicht durch ihre Depressionslösung analgetisch, sondern durch die verstärkte Freisetzung von Noradrenalin und Natriumkanal-Blockade wie bei Amitriptylin.
- SSRI und Benzodiazepine wirken nicht analgetisch.

17.7 Therapie verschiedener Schmerzformen

Key Point
Noch immer sind viele chronische Schmerzpatienten mit Analgetika unterversorgt. Hierzu zählen nicht nur die Patienten mit Tumorschmerzen, sondern auch die große Gruppe der Patienten, die aus anderen Gründen an chronischen Schmerzen leidet.

17.7.1 Tumorschmerzen

70–90 % der Patienten mit (fortgeschrittener) Krebserkrankung leiden unter chronischen Schmerzen, am häufigsten unter Knochenschmerzen. Tumorschmerzen sind überwiegend Nozizeptorschmerzen, können aber auch neuropathische Anteile enthalten. Die Therapie erfolgt als Stufentherapie nach dem WHO-Schema.

Stufentherapie nach dem WHO-Schema

Stufe 1: Antiphlogistische und nicht-antiphlogistische NSA

NSA wirken gut bei Knochenmetastasen und Weichteilinfiltration. Bei den **antiphlogistischen NSA** muss auf die gastrointestinale Toxizität geachtet werden, die durch Krankheit und Therapie (Zytostatika, Glukokortikoide) verschärft werden kann. Bei **Paracetamol** ist die Lebertoxizität zu beachten sowie die kurze HWZ (4–6 × tägliche Gabe). Metamizol ist wegen seines Agranulozytose-Risikos, das durch die Suppression des Knochenmarks durch Zytostatika noch verstärkt wird, nicht in der WHO-Leitlinie empfohlen, wird aber häufig mit Erfolg eingesetzt.

Stufe 2: Zusätzliche Gabe von schwachen Opioiden

Codein ist bei Tumorschmerzen das am besten untersuchte Opioid der Stufe 2. Da es kein retardiertes Codein gibt, sollte das äquipotente Dihydrocodein als Retardpräparat verordnet werden. **Tramadol** verursacht stärker als die anderen Stufe 2-Opioide Übelkeit und Erbrechen, worauf vor allem bei Komedikation mit Zytostatika zu achten ist. Es wirkt aber ebenso wie **Tilidin + Naloxon** nur schwach obstipierend. Bei stärkeren Schmerzen sollte Stufe 2 möglichst kurz gehalten und **frühzeitig** auf ein stark wirksames Opioid der Stufe 3 gewechselt werden.

Stufe 3: Zusätzliche Gabe von starken Opioiden (BtM-pflichtig)

Mittel der Wahl sind **reine μ-Agonisten wie Morphin,** wobei zur Basisanalgesie langwirksames, retardiertes Morphin eingesetzt wird. Bei erhöhtem Bedarf beträgt der Dosiszuwachs 30 % der bisherigen Gesamtdosis. Die Dosisintervalle richten sich nach der Wirkdauer des Opioids. Wenn die Schmerzen vor der nächsten Opioidgabe auftreten, dann soll die Dosis erhöht werden.

Praxistipp

Nicht das Intervall verkürzen (Akkumulationsgefahr!), sondern die Dosis erhöhen. Schmerztherapie erfolgt „by the mouth" (d. h. oral), „by the ladder" (d. h. nach dem Stufenschema) und „by the clock" (d. h. feste Applikationsintervalle, nur die Dosis wird ggf. erhöht).

Wichtig ist die Bereitstellung einer **Bedarfsmedikation** (ca. 1/6 der Tagesdosis) beim Durchbruchschmerz oder Spitzenschmerz. Hierbei handelt es sich um akut auftretende starke Schmerzen, z. B. bei körperlicher Betätigung, Husten oder Defäkation. Sind die Schmerzen vorhersehbar, dann sollten schnell wirksame Opioide immer vor dem Auftreten der Schmerzen eingenommen werden – es gilt die Regel: „Nicht dem Schmerz hinterherrennen!"

Folgende Opioide eignen sich zur Bedarfsmedikation:

- nicht-retardiertes Morphin oral
- oral-transmukosales Fentanyl (Actiq®) als Lutscher ist indiziert bei Schluckbeschwerden oder schweren gastrointestinalen Operationen. Wirkbeginn bereits nach 10 min, jedoch teuer.

Koanalgetika

Auf jeder Stufe des WHO-Stufenschemas können **Koanalgetika** eingesetzt werden (s. S. 267). Bei Knochenmetastasen reduzieren **Bisphosphonate** das Wachstum der Knochenmetastasen und damit die Schmerzen sowie das Frakturrisiko (s. S. 235), ebenso sind Calcitonin und Raloxifen hilfreich. Stark wirksame **Glukokortikoide** wie Dexamethason wirken analgetisch durch die Reduktion von Hirndruck und der Kompression von Nerven, außerdem werden die hierdurch ausgelöste Appetitsteigerung und Stimmungsaufhellung als angenehm empfunden (v. a. bei Dexamethason).

EXKURS

Therapieprinzipien bei schweren (Tumor-)Schmerzen

- Schmerzmittel der Stufe 2 so kurz wie möglich einsetzen, da starke Schmerzen auch mit Stufe 2-Opioiden nicht ausreichend zu beherrschen sind.
- Bei starken chronischen Schmerzen gleich mit der Stufe 3 beginnen.
- Stufe 3: Einsatz von reinen μ-Agonisten.
- Bei Wirkungsverlust oder zu starken Nebenwirkungen: Opioid-Rotation, d. h. Wechsel auf einen anderen μ-Agonisten.
- Alternativen zur oralen Applikation: Pflaster, subkutane Injektion (Spritzenpumpen), Lutscher (Actiq®) bei Schluckbeschwerden oder bei Z. n. Gastrektomie.
- Dosis erhöhen statt Dosisintervall verkürzen.
- Schnell wirksame Opioide bei Durchbruchschmerzen und, wenn vorhersehbar, vor den erwarteten Schmerzen einnehmen.
- Gegen Übelkeit und Erbrechen ist der D_2-Antagonist Metoclopramid oder Haloperidol die erste Wahl (s. S. 161).
- Von Anfang an forcierte vorbeugende Behandlung gegen die opioidinduzierte Obstipation (Gleitstoffe, Ballaststoffe, viel trinken).

17.7.2 Schmerztherapie bei Pankreatitis

Diese Indikation verdeutlicht die wichtige Berücksichtigung von Nebenwirkungen. Der intensive Schmerz bei einer Pankreatitis erfordert eigentlich den Einsatz von Opioiden, die jedoch einen Papillenspasmus provozieren bzw. verstärken. Dies muss bei Pankreatitis unbedingt vermieden werden. Außerdem verstärken Opioide auch den durch die Pankreatitis bestehenden paralytischen Ileus. Bei einer Pankreatitis kommen Periduralanästhesie, Ketamin oder Metamizol zum Einsatz.

17.7.3 Schmerztherapie bei diabetischer Neuropathie

Der Schmerz bei diabetischer Neuropathie ist ein gutes Beispiel dafür, dass nicht immer streng das WHO-Stufenschema befolgt werden kann, denn

- NSA (Stufe 1) verschlechtern eine oft gleichzeitig bestehende diabetische Nephropathie und lindern nur mäßig den neuropathischen Schmerz
- schwach wirksame Opioide (Stufe 2) wirken nur bei einer Minderheit der Patienten, die dadurch notwendige Dosiserhöhung bei fehlendem Ansprechen führt beim Absetzen oft zu Entzugsreaktionen
- stark wirksame Opioide (Stufe 3) verstärken die vegetativen Störungen (Gastroparese mit Obstipation), die ebenfalls Teil einer diabetischen Neuropathie sind (s. S. 184).

EXKURS

Schmerzmittel und Niereninsuffizienz

Bei Niereninsuffizienz muss mit Analgetika behandelt werden, die die Niere nicht schädigen und nicht akkumulieren. Als nicht-opioid-Analgetika kommen Paracetamol (kurzfristig) und Metamizol infrage, als Opioide können Buprenorphin, Hydromorphon, Piritramid oder Oxycodon ebenso wie Fentanylpflaster eingesetzt werden.

17.7.4 Kopfschmerzen

Die **Therapie von Kopfschmerzen** erfordert eine besonders präzise Diagnose, da Kopfschmerzmittel nur bei bestimmten Schmerzformen helfen. Sie werden durch die „persönlichkeitsnahe" Lokalisation im Kopf und ihren oft stechenden Charakter als besonders quälend empfunden (**Abb. 17.9**), was die **häufige Selbstmedikation** und den Schmerzmittelabusus erklärt. Für die Therapie von Kopfschmerz ist die genaue Diagnose wichtig, da die Migräne sehr wirksam mit Triptanen bekämpft werden kann, während andere Kopfschmerzformen nur auf nicht-steroidale Analgetika (NSA) reagieren. Über 90 % aller Kopfschmerzen fallen in die Rubriken Migräne und Spannungskopfschmerz.

Die **Migräne** ist charakterisiert durch rezidivierende, bis zu 72 h dauernde **Schmerzattacken mit hoher Intensität**, meist halbseitig und pulsierend-pochend. Begleitet wird die Migräne von Übelkeit und Erbrechen, Licht-, Geräusch- und Geruchsempfindlichkeit. Bei manchen Patienten geht einem Migräneanfall eine Aura voraus, während der häufig optische oder sensible Wahrnehmungsstörungen auftreten.

Als Ursache gilt eine gesteigerte Durchblutung im Mittelhirn und Hirnstamm, diese Hirnregion wird auch als Migränegenerator bezeichnet (**Abb. 17.10**). Der **Migränegenerator** enthemmt schmerzmodulierende zentrale Systeme mit einer massiven Dilatation

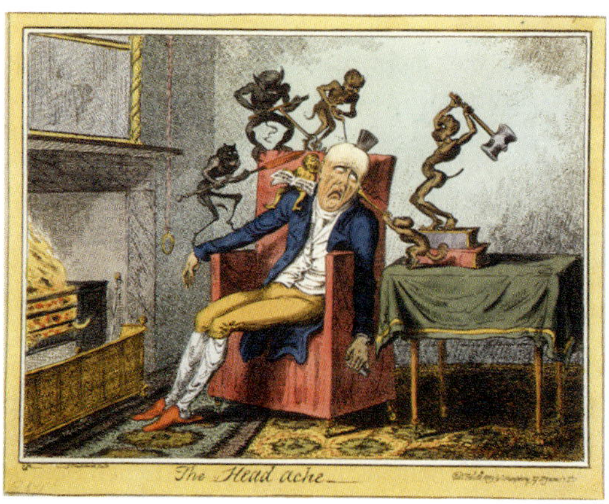

Abb. 17.9 Karikatur eines quälend-intensiven Kopfschmerzes (Stich von George Cruikshank, 1819).

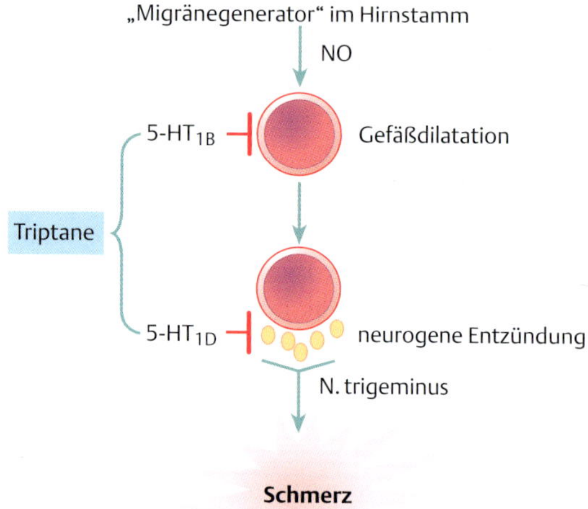

Abb. 17.10 Pathogenese der Migräne und Wirkung von Triptanen. Der Migräneschmerz resultiert aus der Aktivierung des Migränegenerators, einer massiven Gefäßdilatation (via NO) sowie einer nachgeschalteten neurogenen Entzündung mit Freisetzung von Neuropeptiden (SP, CGRP) aus dem N. trigeminus. 5-HT$_{1B/D}$-Rezeptoren hemmen diese Prozesse in den Meningealgefäßen. Triptane stimulieren diese inhibitorischen 5-HT$_{1B}$- und 5-HT$_{1D}$-Rezeptoren und blockieren so die Gefäßdilatation und die retrograde neurogene Entzündung.

von Blutgefäßen im ZNS und triggert die Freisetzung von nozizeptiven Peptiden mit nachfolgender neurogener Entzündung. Außerdem kommt es zur Freisetzung des starken **Vasodilatators NO**, das sowohl den pulssynchronen Kopfschmerz als auch die neurogene Entzündung in der schmerzempfindlichen Dura mater verursacht. Der so provozierte Nozizeptorschmerz wird schließlich aus dem Gefäßbett über den N. trigeminus zum Thalamus geleitet und durch eine retrograde neurogene Entzündung verstärkt.

Die Intensität des **Spannungskopfschmerzes** ist geringer als bei der Migräne, der Verlauf zeigt weniger scharf begrenzte Episoden als vielmehr ein wellenartiges tagelanges Kontinuum, das den ganzen Kopf betrifft. Im Gegensatz zur Migräne fehlen meist die Begleiterscheinungen und die typischen Triggerfaktoren. Die Ursachen des Spannungskopfschmerzes sind unklar, postuliert wird eine „Funktionsstörung der zentralen Schmerzschwelle" mit sekundärer Muskelverspannung und depressiver Verstimmung. Die Pharmakotherapie ist unspezifisch und oft nur mäßig wirksam.

MERKE

Triptane sind bei Spannungskopfschmerz nicht wirksam.

EXKURS

Medikamenteninduzierter Kopfschmerz
Arzneimittel, die gegen Kopfschmerz eingenommen werden, können selbst wiederum Kopfschmerzen hervorrufen. Bei Einnahme von NSA an mehr als 10 Tagen im Monat besteht die Gefahr des medikamenteninduzierten Kopfschmerzes. Deshalb muss bei Kopfschmerzen immer eine sorgfältige Medikamentenanamnese erfolgen, z. B. mithilfe eines Kalenderprotokolls.

Wirkstoffe gegen Migräne

Triptane

Triptane sind die am stärksten wirksamen Migränemittel. Sie sind im Prinzip zu jedem Zeitpunkt des Migräneanfalls wirksam, generell gilt jedoch: je früher die Einnahme erfolgt, desto besser. 10–20 % der Migränepatienten sind Non-responder.

Wirkmechanismus In den 60er Jahren wurde beobachtet, dass die i. v. Gabe von Serotonin den Migräneschmerz lindert. Als Weiterentwicklung der unspezifischen 5-HT-mimetischen Ergotamine werden nun **Triptane** als selektive **Agonisten der inhibitorischen 5-HT_{1B}- und 5-HT_{1D}-Rezeptoren** eingesetzt (**Abb. 17.10**). Triptane bewirken eine

- Vasokonstriktion in den Meningen (via 5-HT_{1B})
- Hemmung der neurogenen Entzündung (via 5-HT_{1D})
- Abschwächung der Nozizeption.

MERKE

- Triptane stimulieren selektiv die inhibitorischen 5-HT_{1B}- und 5-HT_{1D}-Rezeptoren.
- SSRI sind bei Migräne nicht wirksam.

Im Prinzip **wirken die Triptane** sehr **ähnlich**, jedoch gibt es graduelle Unterschiede in der Geschwindigkeit des Wirkungseintrittes, der Wirkdauer, der Applikationsform sowie der Verträglichkeit (**Tab. 17.17**).

Praxistipp
Bei Nichtansprechen auf ein Triptan ist es sinnvoll, auf ein anderes Triptan zu wechseln.

Triptane stehen als Schmelztablette, Nasenspray oder Suppositorium für eine parenterale Applikation zur Verfügung, wenn Erbrechen eine orale Einnahme unmöglich macht. Sie lindern nicht nur den Migräneschmerz, sondern auch die vegetativen Begleitsymptome und fördern das Allgemeinbefinden.

Wegen der **kurzen Halbwertszeit** der meisten Triptane (2–5 h) kommt es in 20–40 % der Fälle nach initial erfolgreicher Therapie zum Wiederauftreten des Kopfschmerzes, der oftmals sogar stärker als der initiale Kopfschmerz ist *(Recurrence)*.

Tabelle 17.17

Triptane

Wirkstoff	HWZ	Besonderheiten
Almotriptan (Almogran®)	2–3 h	höchste Bioverfügbarkeit
Eletriptan (Relpax®)	5 h	oral: schnellster Wirkbeginn nach 45 min
Frovatriptan (Allegro®)	24 h	potentestes und am längsten wirksames Triptan
Naratriptan (Naramig®)	6 h	nur mäßig wirksam, aber relativ gut verträglich, rezeptfrei erhältlich; lange Wirkung
Rizatriptan (Maxalt®)	2–3 h	Schmelztabletten*, relativ hohe Recurrence
Sumatriptan (Imigran®)	2–3 h	s. c., Nasenspray*, ältestes Triptan, mäßige zentrale Bioverfügbarkeit
Zolmitriptan (Asco Top®)	2–3 h	Nasenspray, Schmelztabletten*

* zusätzlich zur oralen Darreichung

Indikationen | Migräne im Anfall und Clusterkopfschmerz (kurze Schmerzattacken hoher Intensität meist hinter dem Auge).

Nebenwirkungen | Müdigkeit und Schwindel, Übelkeit bis zum Erbrechen sowie Blutdruckanstieg und Engegefühl in der Brust. Auch Triptane können einen analgetikainduzierten Kopfschmerz auslösen, der im Vergleich zu den NSA schneller auftritt, jedoch leichter zu beheben ist.

Kontraindikationen | Kontraindiziert sind Triptane aufgrund ihrer vasokonstriktorischen Wirkung bei kardiovaskulären Erkrankungen (KHK, Morbus Raynaud, Z. n. Hirninfarkt) sowie bei schwerer Leber- und Niereninsuffizienz. Kontraindiziert sind Triptane auch (noch) in der Schwangerschaft, obwohl es keine Hinweise auf einen gestörten Verlauf der Schwangerschaft oder auf embryonale Missbildungen gibt.

Praxistipp
Wegen der möglichen Vasokonstriktion sind Triptane bei Patienten mit KHK und Herzschädigung sowie bei Durchblutungsstörungen kontraindiziert.

Nicht-steroidale Analgetika (NSA)

Nicht-steroidale Analgetika wie **ASS** (1.000 mg oral oder als ASS-Lysinat i. v.), Paracetamol (500–1.000 mg, auch als Suppositorium), Ibuprofen (400–800 mg), Diclofenac (50–75 mg) oder Naproxen (500–1.000 mg) werden als **Mittel der ersten Wahl** bei leichten und mittleren Migräneschmerzen sowie bei Spannungskopfschmerzen eingesetzt.

Metamizol (Novalgin®) ist ebenfalls gut wirksam, im Notfall auch als i. v.-Applikation (*Off-label*). Im Gegensatz dazu ist Paracetamol i. v. im Notfall nicht wirksam.

Coffein

Coffein ist ein Methylxanthin, das psychostimulierend (psychoanaleptisch) auf die Hirnrinde wirkt und v. a. in Kombination mit NSA eingesetzt wird. Seine Wirkung beim Kopfschmerz beruht auf der **Verengung von Hirngefäßen**. Bei Migräne wie beim Spannungskopfschmerz ist die Kombination von ASS, Paracetamol und Coffein (z. B. in Thomapyrin®) gut wirksam, da Coffein die analgetische Wirksamkeit der NSA im Vergleich zu den Monosubstanzen erhöht (vgl. S. 283). Coffein soll bei chronischer Einnahme zur Gewöhnung führen und nach dem Absetzen ein Entzugskopfschmerz auslösen. Diese Vermutungen sind jedoch nicht belegt und in den üblichen Dosierungen (50–60 mg/Tablette) sehr unwahrscheinlich.

Mutterkornalkaloide (Ergoline)

Ergotamintartrat (Ergosanol®) oder **Dihydroergotamin** (DHE; Dihydergot®) waren bis zur Einführung der Triptane die einzigen Substanzen, die zur Therapie von schweren Migräneattacken verfügbar waren. Mutterkornalkaloide sind wegen ihrer **vielen Nebenwirkungen** heute nur noch **Reservemittel** bei Migräne. Sie haben Ähnlichkeit mit biogenen Aminen einschließlich Serotonin. Ihr Therapieeffekt beruht auf einer durch 5-HT-Rezeptoren vermittelten Vasokonstriktion. Die Nebenwirkungen ergeben sich v. a. aus einer starken α-sympathomimetischen Wirkung mit Erregung der glatten Muskulatur (Uterus, Darm, Blutgefäße), wobei vermehrt kardiovaskuläre Ereignisse beobachtet werden.

Praxistipp
Ergotamine und Triptane dürfen nicht gleichzeitig angewendet werden, da sich ihre vasokonstriktorischen Wirkungen verstärken.

Antiemetika

Metoclopramid (Paspertin®, s. S. 161) ist Mittel der Wahl gegen kopfschmerzinduziertes Erbrechen und Übelkeit. Metoclopramid wirkt aber nicht nur antiemetisch, sondern verbessert auch die Resorption der Kopfschmerz-Analgetika einschließlich der Triptane und besitzt auch eine eigene analgetische Wirkung.

Migräneprophylaxe

Das **Ziel der Prophylaxe** ist die Reduktion der Dauer, der Intensität und des Auftretens von Migräneanfällen um mindestens 50 % (**Tab. 17.18**). **Betablocker** wie Metoprolol oder Propranolol reduzieren die Anfallshäufigkeit und sind **1. Wahl** als Migräneprophylaxe bei mehr als 3 Migräneattacken pro Monat. Sie wirken dabei über einen von β-Rezeptoren unabhängigen 5-HT-Antagonismus. Zu Nebenwirkungen und Kontraindikationen s. S. 76.

Tabelle 17.18

Richtlinien für die Migränetherapie

Indikation	**Wirkstoffe**
Prophylaxe	Metoprolol, Propranolol > Flunarizin > Antikonvulsiva (Gabapentin, Valproat)
leichter Anfall	ASS, Paracetamol, Diclofenac > Ibuprofen
schwerer Anfall	Triptane bei Unwirksamkeit: Dihydroergotamin > Ergotamin
Notfall	ASS i. v.; Sumatriptan s. c. (Off-label: Metamozol i. v.)
menstruationsbedingt	Naproxen; Estrogenpflaster; lang wirksames Triptan
Erbrechen	Metoclopramid (i. m., i. v.) > Domperidon (p. o.)
Schwangerschaft	
– Prophylaxe	**Betablocker; Magnesium**
– Anfall	**Paracetamol; ASS nur im 2. Trimenon**
Kinder	Paracetamol; Ibuprofen bei Erbrechen: Domperidon

Praxistipp
Die meisten Migränepatienten weisen einen normo- oder hypotonen Blutdruck auf. Daher Betablocker langsam einschleichen und abends einnehmen.

Flunarizin (Sibelium®) ist ein durchblutungsfördernder, unspezifischer Calciumkanalblocker, der auch Dopamin-, Histamin- und 5-HT-Rezeptoren hemmt. Als Nebenwirkungen können Müdigkeit, Gewichtszunahme und Parkinsoid auftreten.
Als weitere Migräneprophylaktika können auch **Antikonvulsiva** wie Gabapentin, Lamotrigin oder Valproat (*Off-label*) eingesetzt werden.

Weitere Wirkstoffe gegen Kopfschmerzen

Trizyklische Antidepressiva wie Amitriptylin oder **Neuroleptika** wie Sulpirid werden gegen psychischreaktive Veränderungen eingesetzt, die Migräne bzw. Kopfschmerzen generell verstärken können. Amitriptylin ist vor allem in der Prophylaxe einer Kombination von Migräne und Spannungskopfschmerz wirksam.

Neue Entwicklung: Antagonisten von CGRP | Orale Antagonisten von CGRP (calcitonin gene related peptide) wie **Telcagepant** hemmen die durch CGRP getriggerte neurogene Entzündung (**Abb. 17.10**) und sind evtl. so effektiv wie Triptane.

EXKURS

Therapie von Kopfschmerzen in der Schwangerschaft

15 % aller Schwangeren leiden in der Frühschwangerschaft an einem vasomotorischen Kopfschmerz, während der Kopfschmerz in der Spätschwangerschaft eher Symptom einer (Prä-)Eklampsie ist. Die Migräne bessert sich oder verschwindet sogar nach dem 1. Trimenon, daher können die Medikamente zur Prophylaxe abgesetzt werden. In der Schwangerschaft sind bei Kopfschmerzen Paracetamol und nachgeordnet ASS Mittel der Wahl (s. S. 279). Triptane gelten hier nur als Mittel der 3. Wahl, da es noch zu wenig Erfahrungen gibt. Es gibt aber bislang keine Hinweise für eine Teratogenität. Neben Triptanen sind auch Ergotamine kontraindiziert, da sie Uteruskontraktionen und eine Minderperfusion der Plazenta auslösen.

Weiterführende Informationen

- http://www.leitlinien.de/clearingverfahren/clearingberichte/crs/00crs/09crs/view
- http://www.innovations-report.de/html/berichte/medizin_gesundheit/bericht-4146.html
- http://www.akdae.de/45/index.html

18 Entzündungshemmende Analgetika

18.1 Grundlagen

18

Key Point

Angriffspunkte der nicht-steroidalen Antiphlogistika bzw. Analgetika (NSA) sind die Cyclooxygenasen, die die Bildung von Prostaglandinen katalysieren. Prostaglandine sind Mediatoren von Entzündungsreaktionen, Schmerzen, Fieber und Thrombozytenaggregation. Durch die Hemmung der Cyclooxygenasen können NSA deshalb analgetisch und antipyretisch sowie individuell noch antiphlogistisch und hemmend auf die Thrombozytenaggregation wirken. Dieses unterschiedliche Wirkprofil bestimmt ihren Einsatz.

Entzündungen durch Gewebsverletzungen und damit verbundene Schmerzen werden oft symptomatisch behandelt, d. h. es wird nicht die eigentliche Ursache der Entzündung, sondern deren Folgereaktion bekämpft. Die **antiphlogistische Wirkung** besteht in der Abschwächung von Entzündungsreaktionen, die **analgetische Wirkung** in der Unterdrückung der Auslösung bzw. Weiterleitung von Schmerzen. Beide Wirkungen werden infolge einer **Hemmung der Cyclooxygenasen** durch die nicht-steroidalen Analgetika (NSA) erreicht. Hiervon müssen reine, anti-nozizeptive Analgetika abgegrenzt werden, die nicht in das Entzündungsgeschehen eingreifen. Sie werden auf S. 249 ff. besprochen.

Die **nicht-steroidalen Antiphlogistika** bzw. **Analgetika (NSA)** (engl. *non-steroidal antiinflammatory drugs [NSAIDs]*), sind ausschließlich durch die Hemmung der Cyclooxygenasen charakterisiert. Der noch immer verwendete Begriff nicht-steroidale Antirheumatika (NSAR) für NSA sollte vermieden werden; er ist historisch bedingt und irreführend, da NSA keinerlei spezifische Wirkung bei rheumatischen Erkrankungen besitzen. NSA als Hemmstoffe der Cyclooxygenasen lassen sich eindeutig von Immunmodulatoren, Immunsuppressiva oder den eigentlichen Antirheumatika unterscheiden, die in komplexe Immunreaktionen eingreifen (s. S. 284).

18.1.1 Eikosanoidsystem

Als **Eikosanoide** bezeichnet man vor allem die Derivate der Arachidonsäure, aber auch anderer mehrfach ungesättigter C20-Fettsäuren (eikosi = gr. zwanzig):

- **Prostaglandine und Thromboxane:** Es gibt verschiedene biologisch aktive Prostaglandine (PG-E_2, PG-D_2, PG-F_2 und PG-I_2 = Prostacyclin), aber nur ein biologisch aktives Thromboxan (TX-A_2 bzw. sein stabiler Metabolit TX-B_2).
- **Leukotriene.**

Prostaglandine, Thromboxane und Leukotriene sind für Entzündungsreaktionen, Schmerzen, Fieber und eine verstärkte Blutgerinnung verantwortlich. **Eikosanoide** werden durch die **Cyclooxygenasen 1 und 2 (Cox-1 und -2)** aus der Arachidonsäure synthetisiert, die bei Gewebsverletzungen aus den Phospholipiden der Zellmembran abgespalten werden (**Abb. 18.1**). Als unmittelbare Produkte der Cox entstehen PG-G_2 und PG-H_2. Sie werden durch gewebsspezifische PG- und TX-Synthasen in die eigentlichen aktiven Prostaglandine und Thromboxan umgewandelt.

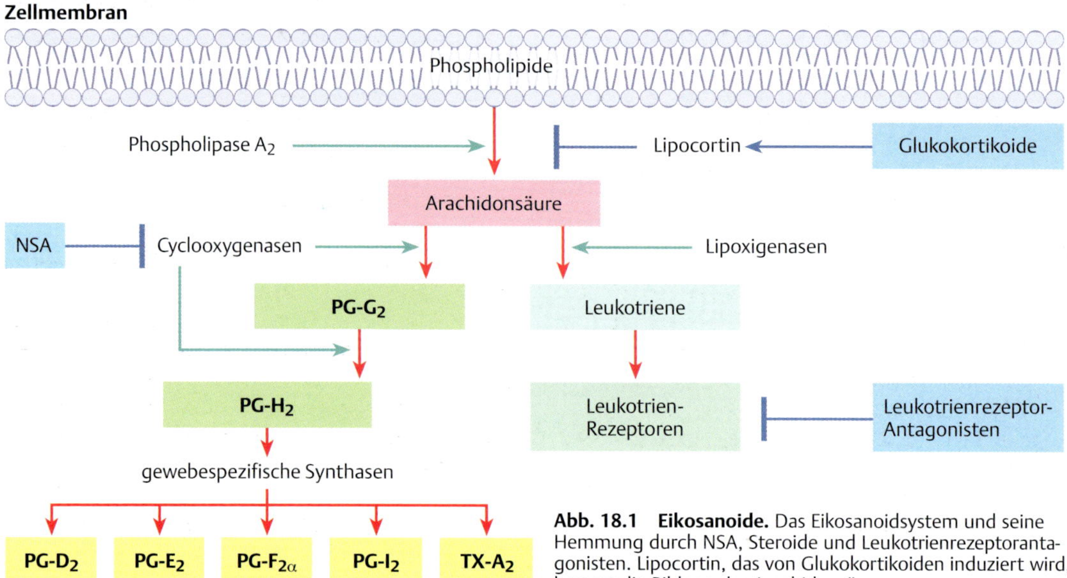

Abb. 18.1 Eikosanoide. Das Eikosanoidsystem und seine Hemmung durch NSA, Steroide und Leukotrienrezeptorantagonisten. Lipocortin, das von Glukokortikoiden induziert wird, hemmt die Bildung der Arachidonsäure.

Neben den Cyclooxygenasen können auch **Lipoxygenasen** die Arachidonsäure verstoffwechseln, was zur Bildung der entzündungsaktiven **Leukotriene** führt (s. S. 278).

18.1.2 Cyclooxygenasen

Die funktionelle Vielfalt der beiden Cyclooxygenasen **Cox-1 und Cox-2** wird u. a. durch die Dauer ihrer Expression sowie den Zelltyp bzw. das Organ bestimmt, welche die Cyclooxygenasen produzieren (**Tab. 18.1**). Außerdem unterscheiden sie sich in der intrazellulären Lokalisation und Zugänglichkeit von Substraten.
Cox-1 wird in vielen Zellen konstitutiv exprimiert und hat überwiegend physiologische Funktionen im gesunden Gewebe, wie z. B. den Schutz der Magenschleimhaut.
Cox-2 ist konstitutiv exprimiert, wie in der Niere, dem Gehirn oder dem Gefäßendothel. Es kann aber zusätzlich in bestimmten Situationen gebildet werden, z. B. im Uterus bei Schwangerschaft (Weheninduktion) oder bei der Wundheilung. Cox-2 wird auch nach Gewebeverletzungen induziert und triggert Entzündungsreaktionen, Schmerzen und Fieber. Es ist diese „pathologische" Funktion der Cox-2, die das pharmakologische Angriffsziel der NSA bildet.
Die früher postulierte Cox-3 ist eine *splice*-Variante von Cox-1 im ZNS mit geringer Enzymaktivität, aber mit höherer Bindungsaffinität für einige Wirkstoffe wie z. B. Paracetamol.

18.1.3 Prostaglandine und Thromboxane

Prostaglandine besitzen vielfältige, komplexe und organspezifische Funktionen (**Tab. 18.1**, vgl. auch S. 133), die durch Stimulation von G-Protein-gekoppelten Prostaglandinrezeptoren vermittelt werden. Dabei stimuliert jedes Prostaglandin eigene spezifische Prostaglandinrezeptoren. Klinisch besonders relevant sind Prostaglandine als Mediatoren von **Entzündung** (Inflammation) und Auslöser von **Schmerzen** (Nozizeption). Thromboxan A2 ($TX\text{-}A_2$) fördert die Aggregation von Thrombozyten und ist ein funktioneller Gegenspieler des u. a. gefäßerweiternden $PG\text{-}I_2$ (syn. Prostacyclin).

MERKE

- Cox-1 und Cox-2 katalysieren sowohl die physiologischen als auch die pathologischen Funktionen der Prostaglandine und Thromboxane.
- Die Hemmung der Cyclooxygenasen verursacht Nebenwirkungen, die der Hemmung der physiologischen Funktionen der Cyclooxygenasen bzw. der Prostaglandine entsprechen.
- Cyclooxygenasen werden v. a. bei Entzündungsreaktionen nach Gewebsverletzungen aktiviert.

Tabelle 18.1

Cox-abhängige Synthese und Funktion von Prostaglandinen und Auswirkung ihrer Hemmung

	Ort und Funktion	Therapieziel	Nebenwirkung
Cox-1: konstitutiv, physiologisch			
$TX\text{-}A_2$	Endothel: Thrombozytenaggregation	+	+
$PG\text{-}I_2$	Endothel: Vasodilatation, Hemmung der Aggregation		+
$PG\text{-}E_2$	Niere: Aufrechterhaltung der Funktion		+
	Darm, Magen: Schleimhautschutz		+
$PG\text{-}F_2$	Uterus: Nidation, Weheninduktion		+
Cox-2: konstitutiv, induzierbar, physiologisch			
$PG\text{-}I_2$	Niere: Aufrechterhaltung der Durchblutung und Funktion		+
$PG\text{-}E_2$	Magenschleimhaut: Abheilung		+
$PG\text{-}E_2$, $PG\text{-}F_2$	Uterus: Nidation, Weheninduktion		+
Cox-2: induzierbar durch Noxen und pathologische Prozesse			
$PG\text{-}E_2$	Entzündung	+	
	Fieber	+	
	Nervensystem: Verstärkung der Nozizeption	+	
	Tumoren (Kolon, Blase)	(+)	

+ markiert die erwünschten Therapieziele und klinisch relevante Nebenwirkungen am jeweiligen Organsystem, die durch die pharmakologische Hemmung die jeweiligen Cyclooxygenase verursacht werden

18.2 Wirkprofile der nicht-steroidalen Analgetika (NSA)

Key Point

NSA wirken durch reversible Hemmung der Cyclooxygenasen. Ein Sonderstellung nimmt die Acetylsalicylsäure ein, die die Cox irreversibel blockiert.

Nicht-steroidale Analgetika (NSA) sind kompetitive Hemmstoffe der Cyclooxygenasen. Eine Ausnahme ist die Acetylsalicylsäure (ASS), welche Cyclooxygenasen irreversibel hemmt. Die traditionelle Unterscheidung zwischen einer „physiologischen" Cox-1 und einer „pathologischen" Cox-2 führte zur Entwicklung von selektiven Cox-2 Hemmstoffen, den **Coxiben.** Von einem präferenziellen Cox-2-Hemmstoff spricht man, wenn der Quotient aus IC_{50}(Cox-2) und IC_{50}(Cox-1) größer als 1 ist (s. S. 24). Eine klinisch relevante Selektivität für Cox-2 erfordert einen Quotienten größer 30 (**Abb. 18.2**).

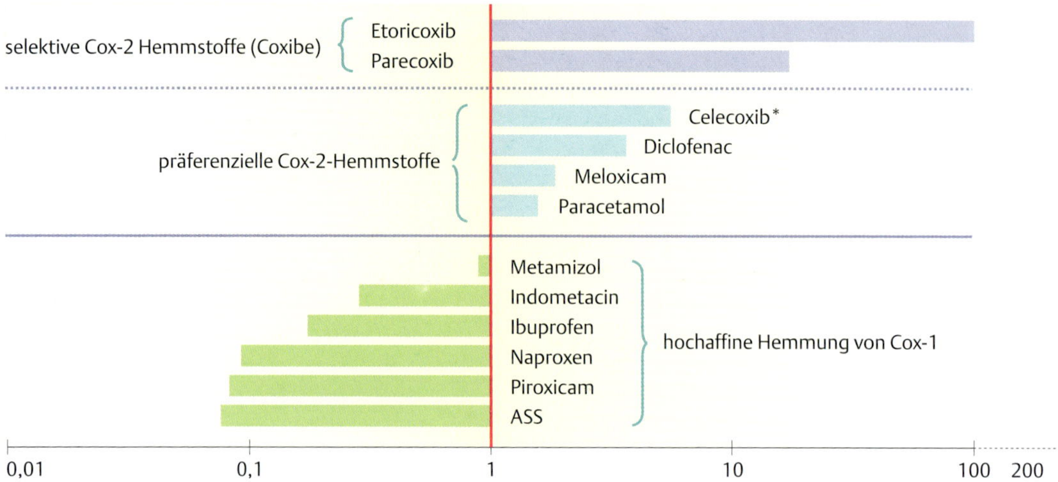

Abb. 18.2 Affinität von NSA zu Cox-1 und Cox-2. Die gestrichelte Linie trennt die selektiven Cox-2 Hemmstoffe von den präferenziellen Cox-2 Hemmstoffen. Die x-Achse gibt logarithmisch den Quotienten IC_{50}(Cox-2)/IC_{50}(Cox-1) [μM] aus Vollblutassays. * Celecoxib gilt als selektiver Cox-Hemmstoff, was aber wegen seines Quotienten IC_{50}(Cox-2)/IC_{50}(Cox-1) [μM] von <10 nicht gerechtfertigt ist.

Neben der Hemmung von Cox-1 und Cox-2 lassen sich NSA aufgrund ihres pKa in saure und nicht-saure NSA einteilen. **Saure NSA** wie ASS, Ibuprofen oder Diclofenac, schwächen lokal den Entzündungsprozess ab, da sie **gut in das Entzündungsgebiet penetrieren**. Im sauren pH des Entzündungsgebiets liegen die sauren NSA ungeladen vor, was ihr Penetrationsvermögen erhöht.

Die **nicht-sauren NSA** wie Paracetamol und Metamizol wirken dementsprechend nicht antiphlogistisch, da sie schlecht in das Entzündungsgebiet penetrieren. Sie wirken v. a. über ihren **Angriff am Nervensystem** analgetisch. Allerdings ist diese Erklärung nicht ganz stimmig, da auch Coxibe schwach basische Cox-2-Hemmstoffe sind, die sogar (wie Etoricoxib) beim maximal sauren Gichterythem wirksam sind (**Abb. 18.3**, s. S. 200). Alle NSA **senken das Fieber.**

Über die Blockade von Cox-1 wird außerdem die **Thrombozytenaggregation** gehemmt, während Coxibe die Gerinnung nicht beeinflussen. Aus diesen Eigenschaften lässt sich ein **Wirkprofil der NSA** ableiten (**Tab. 18.2**).

MERKE

- Alle NSA hemmen Schmerzen und Fieber, während die antiphlogistische Wirkung u. a. vom pKa bzw. von der Fähigkeit abhängt, ins Entzündungsgebiet zu penetrieren.
- Eine klinisch relevante Hemmung der Thrombozytenaggregation erfordert eine über 95 %ige Hemmung der Cox-1, während die Analgesie bzw. Entzündungshemmung bereits ab einer 50 %igen Hemmung der Cox-2 bemerkbar ist.

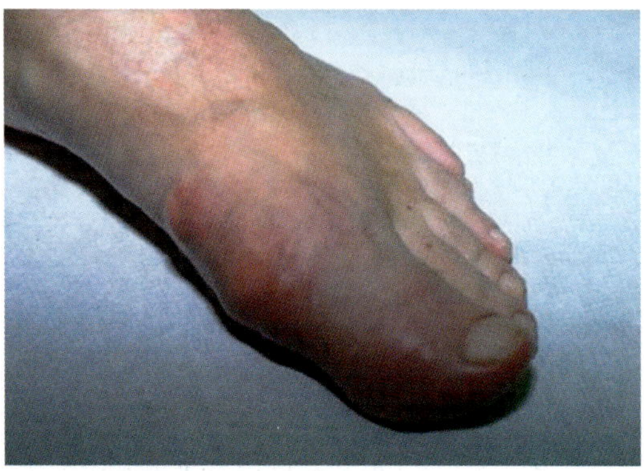

Abb. 18.3 Gichtbefall der Großzehe. Klinischer Aspekt mit roter, stark schmerzhafter Schwellung der gesamten Großzehe.

Tabelle 18.2

Wirkprofil der NSA

	ASS	saure Cox-Hemmer	Coxibe	Paracetamol, Metamizol
antiphlogistisch	+	+	+*	–
analgetisch	+	+	+	+
antipyretisch	+	+	+	+
Hemmung der Thrombozytenaggregation	+	(+)**	–	–

+, – vorhandene bzw. fehlende Wirkung
* Coxibe sind leicht basisch, können dennoch ins Entzündungsgebiet penetrieren
** transiente Hemmung der Thrombozytenaggregation

18.2.1 Organspezifische Wirkungen und Nebenwirkungen der NSA

Gastrointestinaltrakt

Cox-1 vermittelt über **PG-E_2** die **Bildung des Magenschleims**, der wesentlich zum Schutz der Magenschleimhaut beiträgt. Unter Einnahme von NSA mit Cox-1-Hemmung sinkt die Produktion von PG-E_2 dramatisch. Außerdem spielen noch andere, von der Cox-1 unabhängige Faktoren eine Rolle, wie die Einlagerung der NSA in die Epithelzellen der Mukosa (Ionenfalle oder *ion trapping*) mit Entkopplung der ATP-abhängigen Energiegewinnung (Funktionsverlust), oder auch die Cox-2-Hemmung, die an der Heilung von Ulzera beteiligt ist. NSA können deshalb schon nach wenigen Tagen im Magen endoskopisch nachweisbare **Erosionen und Gastritiden** verursachen, eine längere Einnahme kann zu schweren bis letalen Perforationen, Ulzera und Blutungen führen. Jährlich sollen in Deutschland 1.000–2.000 (in den USA bis zu 15.000) Todesfälle durch diese wichtigste Nebenwirkung der NSA verursacht werden. NSA schädigen außerdem den **unteren Gastrointestinaltrakt** einschließlich des Dickdarms, was oft übersehen wird. Daher sind NSA bei entzündlichen Darmerkrankungen wie Morbus Crohn oder Colitis ulcerosa ebenso **kontraindiziert** wie bei einem floriden Magenulkus. Die Läsionen werden überwiegend durch die **systemische Wirkung der NSA** verursacht, deshalb sind Formulierungen, die auf Verringerung einer lokalen luminalen Magenschädigung abzielen, nur mäßig wirksam. Eine effektive Prophylaxe und Abheilung von NSA-induzierten Blutungen im Magen (nicht jedoch im Darm!) ist durch die die Komedikation mit **Protonenpumpenhemmstoffen** (PPI) möglich (s. S. 154).

Praxistipp

NSA nur so kurz wie nötig und so niedrig dosiert wie möglich verordnen.

Wegen der klinischen Bedeutung der gastrointestinalen Nebenwirkungen müssen die wesentlichen **Risikofaktoren** für Perforationen, Ulzera und Blutungen beachtet werden:

- Alter > 65 Jahre
- (medikamenteninduzierte) Perforationen, Ulzera oder Blutungen in der Anamnese
- Komedikation mit ASS (einschließlich *Low dose*-ASS) und Glukokortikoiden
- Komedikation mit gerinnungshemmenden Arzneistoffen, z. B. Phenprocoumon.

Bei diesen Risikopatienten sollten NSA immer mit einem PPI oder mit einem Coxib (evtl. + PPI) verabreicht werden.

MERKE

- PPI bieten den besten Schutz gegen NSA-induzierte Blutungen des Magens.
- Ulzera und Blutungen der tiefen Darmabschnitte durch NSA werden oft übersehen.

Niere

Cox-1 und Cox-2 werden u. a. in den Nierengefäßen, der Henle-Schleife und der Macula densa exprimiert. Ihre Stoffwechselprodukte **PG-E_2** und **PG-I_2** steigern

- den renalen Blutfluss
- die GFR
- die Diurese
- und die Reninfreisetzung (s. S. 133).

Daher verursacht eine Hemmung der Cyclooxygenasen

- eine **Natrium-Retention** mit Zunahme der Vorlast und Beinödemen (Gefahr des Wirkungsverlusts von Antihypertonika, v. a. ACE-Hemmer)
- eine **Verminderung der Diurese** bis zur Anurie (Ausnahmen: Paracetamol, Metamizol)
- sowie eine **Hyperkaliämie** (Vorsicht bei Komedikation mit ACE-Hemmstoffen) (s. S. 136).

Die Hemmung der Nierenfunktion macht sich besonders bemerkbar, wenn das RAS aktiviert ist, z. B. bei Volumenmangel (Exsikkose), Salzmangel (Diät bei Hypertonikern), Herzinsuffizienz oder Nierenarterienstenosen (vgl. S. 71). In all diesen Fällen sind **NSA kontraindiziert** oder müssen mit Vorsicht angewendet werden, ebenso wie bei eingeschränkter Nierenfunktion, besonders in höherem Alter oder Diabetes mellitus (diabetische Nephropathie). Als Alternativen können dann Metamizol und Paracetamol eingesetzt werden. Zu beachten ist auch, dass Salicylate (ASS, Sulfasalazin, Diflunisal) in Dosierungen zwischen 1–2 g/d die Harnsäureausscheidung und die Wirkung von Urikosurika reduzieren. Es besteht dann die Gefahr eines **Gichtanfalls** durch Konkurrenz am Säuretransporter.

Praxistipp

NSA können bei Diabetikern und älteren Patienten die Nierenfunktion akut verschlechtern.

EXKURS

Nierentoxizität und Phenacetin-Niere

Bei der Analgetikanephropathie handelte es sich um eine durch das Medikament Phenacetin, einem Prodrug von Paracetamol, ausgelöste, spezifische Nierenschädigung mit Papillennekrosen. Sie war früher eine der häufigsten Ursachen für eine Nierentransplantation. Phenacetin ist heute nicht mehr erhältlich. Demgegenüber müssen andere Formen der Nephrotoxizität abgegrenzt werden, wie die seltene interstitielle

Nephritis oder ein nephrotisches Syndrom, die im Prinzip von allen NSA verursacht werden können. Als Ursachen gelten immunpathologische Reaktionen.

Kardiovaskuläres System und Thrombozytenaggregation

In den kernlosen Thrombozyten kann die irreversible Hemmung von Enzymen nicht durch Neusynthese kompensiert werden. Durch die **irreversible Hemmung der Cox-1** unterdrückt **ASS** vollständig die Synthese von **$TX\text{-}A_2$** und vermindert damit die Aggregation von Thrombozyten. Jedoch reduzieren auch alle anderen Cox-1-Hemmstoffe reversibel bzw. vorübergehend die Aggregation und müssen daher wegen der Gefahr von erhöhten Blutverlusten vor operativen Eingriffen abgesetzt werden. Dies gilt nicht für die Coxibe.

MERKE

Nur ASS hemmt die Thrombozytenaggregation irreversibel und ist zur Thrombosephrophylaxe geeignet. Über die Hemmung von Cox-1 reduzieren die sauren NSA vorübergehend die Thrombozytenaggregation mit erhöhter Blutungsneigung – vor Operationen wegen des Blutungsrisikos absetzen!

Cox-2 ist verantwortlich für die Bildung von **$PG\text{-}I_2$ (Prostacyclin),** ein potenter Vasodilatator und Hemmstoff der Thrombozytenaggregation. Die Hemmung von Cox-2 kann somit über die Reduktion von $PG\text{-}I_2$ das Risiko für **Koronarspasmen und Thrombenbildung** und damit für Herzinfarkt bzw. Schlaganfall steigern. Instabile KHK sowie Herzinsuffizienz sind Kontraindikationen für NSA und Coxibe. Jedoch ist das kardiovaskuläre Risiko weit geringer als das gastrointestinale oder renale Risiko.

MERKE

Alle NSA können über die Hemmung von $PG\text{-}I_2$ schwere bis letale kardiovaskuläre Ereignisse provozieren. Schwere Herzerkrankungen sind daher eine Kontraindikation.

Lunge

90 % der Arachidonsäure wird via Cyclooxygasen metabolisiert. Durch Hemmung der Cyclooxygenasen bzw. durch Anhäufung des Substrates Arachidonsäure wird die Aktivität der Lipoxygenasen stimuliert und die **Bildung von Leukotrienen** nimmt zu (vgl. **Abb. 18.1**). Leukotriene lösen durch ihre potente proinflammatorische Wirkung eine **Bronchokonstriktion** und nachfolgend **Asthmaanfälle** aus (sog. Analgetika-Asthma). Besonders ASS, grundsätzlich jedoch alle NSA, können ein Asthma bronchiale verstärken oder auslösen. Coxibe und Paracetamol sind von der Salicylatintoleranz wesentlich weniger betroffen.

Leber

NSA erhöhen häufig die Transaminasen und das Bilirubin. Bei einem Anstieg über das 3-fache der Norm sollten die NSA abgesetzt werden. Paracetamol (s. S. 282) sowie Diclofenac sind besonders lebertoxisch.

Nervensystem

Prostaglandine können die **Blut-Hirn-Schranke nicht penetrieren.** Bei Entzündungsreaktionen wird jedoch durch zirkulierende Immunmediatoren wie IL-1 oder TNFα die Expression von Cox-2 im Gefäßendothel des Nervensystems induziert, und $PG\text{-}E_2$ aus dem Gefäßendothel ins Nervengewebe sozusagen hinter die Blut-Hirn-Schranke sezerniert. Es kommt zur **Verstärkung der Schmerzempfindung:** Der Einstrom von Schmerzreizen ins ZNS und ihre Verarbeitung wird durch den inhibitorischen Transmitter Glycin unterdrückt. Bindet nun $PG\text{-}E_2$ an seinen Rezeptor auf der Oberfläche von nozizeptiven Neuronen im ZNS, werden über Proteinkinasen die antinozizeptiven, inhibitorischen Glycin-Rezeptoren inaktiviert und damit der Einstrom der Schmerzimpulse ins Gehirn verstärkt. Außerdem sensibilisiert $PG\text{-}E_2$ über seinen Rezeptor auch die peripheren Nozizeptoren (**Abb. 18.4**). Aufgrund dieser rein **nozizeptiven Angriffspunkte** im Nervensystem sind auch die nicht-sauren NSA wirksame Analgetika.

MERKE

$PG\text{-}E_2$ sensibilisiert periphere Nozizeptoren und verstärkt die Schmerzverarbeitung im ZNS. Cox-Hemmstoffe wirken über ihren direkten Angriff im ZNS analgetisch. Die analgetische Potenz von NSA korreliert mit dem Ausmaß der Cox-2-Hemmung.

Fiebersenkung | Zirkulierendes IL-1 oder Toxine induzieren über die endotheliale **Cox-2** die Produktion von **$PG\text{-}E_2$**, das das Fieberzentrum der hypothalamischen Lamina terminalis stimuliert. Alle NSA wirken deshalb auch antipyretisch.

Analgetika-Kopfschmerz, Schwindel und Müdigkeit | NSA werden oft (rezeptfrei) gegen Kopfschmerzen eingenommen, sie sind jedoch auch selbst starke Triggerfaktoren des Kopfschmerzes **(Analgetika-Kopfschmerz).** Daher muss die chronische unkontrollierte Einnahme von NSA vermieden und bei Kopfschmerzen eine sorgfältige Medikamentenanamnese erhoben werden (s. S. 270). Weitere zentralnervöse Nebenwirkungen der NSA einschließlich der Coxibe sind **Schwindel und Müdigkeit,** aber auch eine paradoxe zentrale Erregung wird beobachtet. Dies hängt wahrscheinlich mit den gehemmten Funktionen des

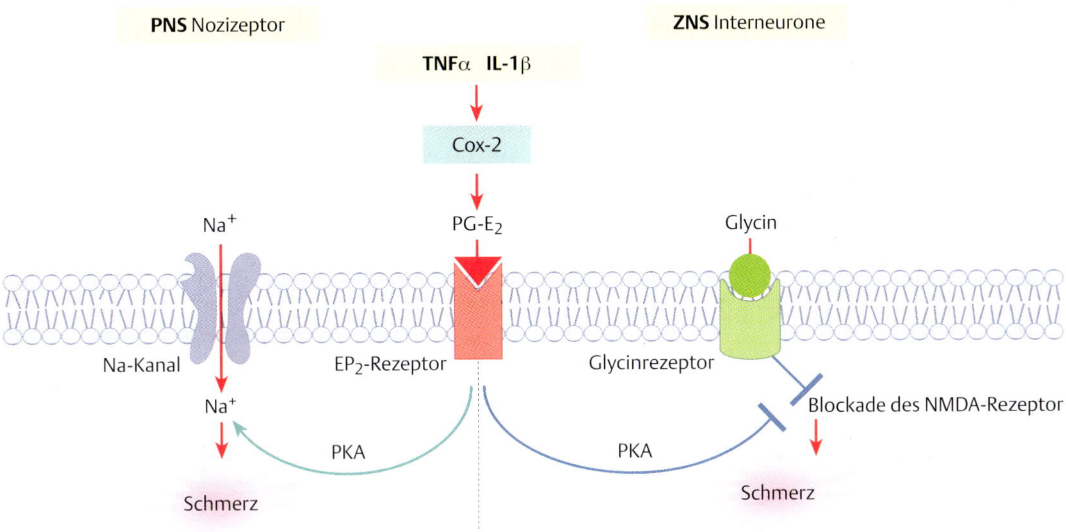

Abb. 18.4 PG-E$_2$ und Nozizeption. PG-E$_2$ verstärkt bei Entzündungen über EP$_2$-Rezeptoren und Proteinkinase A die Nozizeption. Dabei erfolgt im PNS die Sensibilisierung von Nozizeptoren über Aktivierung von Ionenkanälen (links), im ZNS wird der Glycinrezeptor gehemmt, der unter Ruhebedingungen die erregenden NMDA-Rezeptoren verschließt (rechts).

konstitutiv exprimierten Cox-2 im limbischen System zusammen.

Praxistipp

NSA induzieren Kopfschmerzen. Daher muss bei Kopfschmerzen immer gezielt nach einer häufigen Einnahme von NSA gefragt werden.

Allergien, Hautreaktionen und Analgetikaintoleranz

Alle sauren und nicht-sauren NSA können **allergische Hautreaktionen** auslösen, der Anteil der Kreuzreaktionen mit anderen NSA ist relativ hoch. Auch das bereits erwähnte Analgetika-Asthma gehört zum Symptomkomplex der Analgetikaintoleranz (syn. Salicylatintoleranz), vom dem bis zu 2,5 % der Bevölkerung und 10 % der Asthmatiker betroffen sind. Neben dem Asthma als Endpunkt der Salicylatintoleranz kommt es zu früheren Zeitpunkten zur Polypenbildung in der Nase und zur Rhinitis, aber auch zu chronischen Irritationen des Magen-Darm-Trakts und zur Urtikaria im Zusammenhang mit der Einnahme von NSA. (Salicylatvergiftung s. S. 469).

18.2.2 Kontraindikationen

Allgemeine Kontraindikationen bzw. Anwendungseinschränkungen für NSA sind Gerinnungsstörungen und größere Verletzungen einschließlich postoperativer Blutungen, akute oder anamnestisch bekannte Perforationen, Ulzera oder Blutungen im Gastrointestinaltrakt, entzündliche Darmerkrankungen, Blutbildungsstörungen sowie das 3. Trimenon der Schwangerschaft (s. Kap. 18.2.4).

18.2.3 Wechselwirkungen

NSA **verstärken die Wirkung** von:

- Antikoagulanzien: v. a. ASS und Naproxen erhöhen das Blutungsrisiko durch Hemmung der von Cox-1 und TX-A$_2$ vermittelten Gerinnung.
- Glukokortikoide: unter Komedikation von NSA und Glukokortikoiden ist das Risiko für Perforationen, Ulzera und Blutungen deutlich gesteigert
- Lithium und Digoxin: NSA vermindern die renale Ausscheidung dieser Wirkstoffe mit Gefahr der Intoxikation
- Ciclosporin: das nephrotoxische Risiko wird durch NSA erhöht.

NSA **vermindern die Wirkung** von:

- Antihypertensiva: v. a. die Blutdrucksenkung durch ACE-Hemmstoffe und AT1-Blocker wird eingeschränkt.
- Diuretika: NSA vermindern die Diurese (Folge: Vorlasterhöhung, Ödeme)
- kaliumsparende Diuretika: durch Hemmung der Reninfreisetzung reduzieren NSA die Kaliumausscheidung mit nachfolgender Hyperkaliämie, die durch ACE-Hemmstoffe und AT1-Blocker verstärkt werden kann.

18.2.4 Schwangerschaft

Prostaglandine regulieren zahlreiche Entwicklungsschritte der Embryogenese. In der späten Schwangerschaft kontrollieren sie die **Wehentätigkeit** und den **Verschluss des Ductus arteriosus Botalli.** Entsprechend verursachen NSA peripartale Blutverluste, schwächen die Wehentätigkeit ab (Verzögerung des Geburtsverlaufes) und führen zum verfrühten Schluss des Ductus arteriosus. NSA sind daher in der Schwangerschaft prinzipiell kontraindiziert, sie sind jedoch nicht teratogen und können unter bestimmten Bedingungen eingesetzt werden.

Für die (unbeabsichtigte) Einnahme von NSA während der Schwangerschaft gilt:

- **Paracetamol** ist das **Schmerzmittel der 1. Wahl** während der ganzen Schwangerschaft (s. S. 273).
- ASS ist das Schmerzmittel der 2. Wahl und sollte bei Dauertherapie 14 Tage vor dem Geburtstermin oder sofort bei einsetzenden Wehen abgesetzt werden.
- Ibuprofen darf nur bis zur 30. SSW gegeben werden.
- Die NSA-Gabe nach der 30. SSW erfordert eine dopplersonographische Kontrolle des Ductus arteriosus.
- Die Einnahme von NSA oder Antirheumatika einschließlich *low-dose*-MTX und Leflunomid im 1. Trimenon rechtfertigen keinen Schwangerschaftsabbruch.

18.3 Unselektive saure Hemmstoffe der Cyclooxygenasen

Key Point

Hauptvertreter der unselektiven sauren NSA ist die Acetylsalicylsäure (ASS). Die irreversible Hemmung der Cyclooxygenasen, der starke Säurecharakter sowie die Acetylgruppe sind für die einzigartige Vielfalt der ASS-Wirkungen verantwortlich.

18.3.1 Acetylsalicylsäure (ASS)

Wirkmechanismus und Kinetik | **ASS** (Aspirin®) wird durch Hydrolyse schnell im Gastrointestinaltrakt und Pfortaderkreislauf in eine Acetylgruppe und Salicylsäure gespalten (HWZ 15 min, **Abb. 18.5**). Die Acetylgruppe blockiert irreversibel, die Salicylsäure reversibel die Cyclooxygenasen. Die Metabolisierung der Salicylsäure vollzieht sich langsamer und ist dosisabhängig. Die HWZ beträgt 3 h für 500 mg, steigt aber auf 24 h bei Dosierungen über 2 g infolge der Sättigung seiner metabolisierenden Enzyme (Kinetik nullter Ordnung, s. S. 15). ASS besitzt weitere pharmakodynamisch-therapeutische Effekte wie die Hemmung des pro-inflammatorischen Transkriptionsfaktors NFκB.

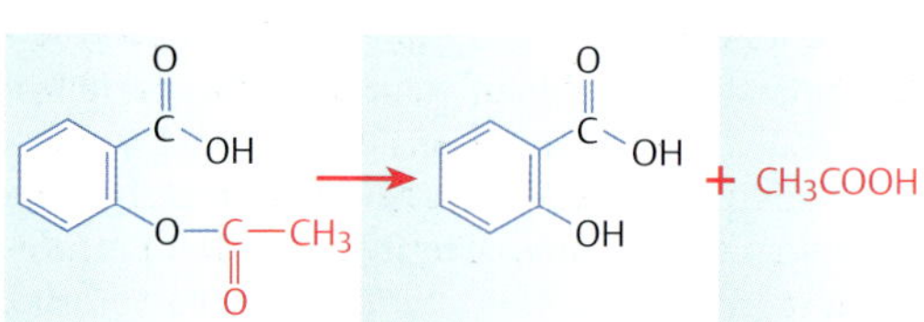

Abb. 18.5 Metabolisierung von ASS. ASS wird rasch in eine Acetylgruppe (rot) und Salicylsäure (blau) gespalten.

ASS hemmt **in niedrigen Dosierungen** präferenziell **Cox-1**. Dies wird bei der **Thrombozytenaggregation** ausgenutzt, da ASS in niedriger Dosierung (100 mg) > 90 % der TX-A_2 Bildung blockiert. Mit **zunehmender Dosierung** wird auch die **Cox-2** blockiert, d. h. zur **Analgesie** sind wesentlich höhere Dosierungen notwendig.

Indikationen | Zur **Thromboseprophylaxe** wird ASS in niedriger Dosierung 50–100 mg/d (*Low dose* oder Baby-Aspirin) oder 300 mg/zweimal pro Woche eingenommen. Für den **akuten Schmerz und Fieber** können bis zu 3 g/d eingenommen werden, jedoch sollten höhere Dosierungen vermieden werden. Als Pflaster kommt ASS noch bei Hühneraugen (Keratinolyse durch Salicylat) zum Einsatz. NSA wie Ibuprofen (aber nicht Diclofenac) können bei **gleichzeitiger Gabe** den Zutritt von ASS ins katalytische Zentrum der Cox hemmen, ASS verliert dann seine kardioprotektive Wirkung. Daher sollte ASS mindestens 30 min vor Ibuprofen eingenommen werden.

Nebenwirkungen | Bereits ab 500 mg ASS können **Oberbauchschmerzen und Übelkeit** auftreten. Häufig entstehen **Erosionen** an Magen- und Darmschleimhaut.

An der **Niere** vermindert eine analgetische Dosis von ASS (1–2 g) die tubuläre Ausscheidung einschließlich der Harnsäureausscheidung, da ASS um den gleichen tubulären Transporter wie die Harnsäure konkurriert. ASS steht im Verdacht, bei Kindern mit fiebriger Virusinfektion eine Enzephalopathie und Leberdegeneration zu verursachen, das **Reye-Syndrom.** Ob ASS diese seltene Erkrankung wirklich auslöst, ist fraglich. Dennoch besteht eine Kontraindikation für ASS bei viralen Infektionen im Kindesalter.

18.3.2 Weitere Wirkstoffe aus der Gruppe der NSA

(→ vgl. **Tab. 18.3**)

Ibuprofen (Ibuhexal®) und **Flurbiprofen** (Froben®) verursachen in niedrigen und mittleren Dosierungen kaum gastrointestinale Nebenwirkungen. Nur das S (+)-Enantiomer des Racemats Ibuprofen ist biologisch aktiv und wird als **Desibuprofen** mit angeblich weniger Nebenwirkungen angeboten. Im Gegensatz zu ASS akkumuliert Ibuprofen infolge seine kurzen HWZ nicht nach Mehrfachgabe, und seine Ausscheidung wird durch eingeschränkte Leber- oder Nierenfunktionen kaum beeinflusst.

Naproxen (Proxen®), wie Ibuprofen eine Arylpropionsäure, wird v. a. in den USA häufig verordnet. Infolge seiner langen HWZ und besonderen pharmakodynamischen Interaktion mit Cox-1 hemmt es nach ASS am stärksten die Thrombozytenaggregation. Dies erklärt einerseits die etwas geringere Kardiotoxizität, andererseits trägt das damit verbundene Blutungsri-

Tabelle 18.3

Saure antiphlogistische NSA

Arzneistoff	HWZ	Dosierung/d	Besonderheiten
ASS	15 min 3 h Salicylsäure	50–100 mg	Gerinnungshemmung
		500–3.000 mg	analgetisch, antipyretisch, antiinflammatorisch
Ibuprofen	2 h	400–2.400 mg	geringe Nebenwirkungen am GI-Trakt, keine Akkumulation bei Leber- und Niereninsuffizienz
Diclofenac	2–4 h	25–150 mg	gut analgetisch und antiphlogistisch; rasch auftretende GI-Läsionen
Naproxen	12–15 h	250–1.500 mg	v. a. in den USA eingesetzt; geringeres kardiovaskuläres Risiko, aber häufig GI-Läsionen
Indometacin	2–3 h	25–200 mg	Indikation gegen Ossifikationen, Morbus Bechterew, Gicht und offenen Ductus arteriosus; starke Nebenwirkungen (Kopfschmerz, GI-Blutungen)
Meloxicam	20 h	7,5–15 mg	relativ geringe GI-Läsionen
Piroxicam	30–60 h	10–40 mg	starkes Antirheumatikum; hohes Akkumulationsrisiko
Phenylbutazon	24 h	200–600 mg	nur noch bei Morbus Bechterew und akuter Gicht indiziert; Gefahr der Agranulozytose

siko zu seinem Schadenspotenzial am Gastrointestinaltrakt bei.

Meloxicam (Mobec®) ist ein präferenzieller Cox-2-Hemmstoff mit relativ geringem Risiko für gastrointestinale Nebenwirkungen. **Piroxicam** (Felden®), mit einer hohen Affinität für Cox-1, ist eine wichtige Alternative bei schweren entzündlichen Prozessen. Oxicame sollten wegen ihrer langen Halbwertszeit und Kumulationsgefahr mit Nebenwirkungen an Gastrointestinaltrakt und Niere nur zurückhaltend verordnet werden. **Lornoxicam** (Telos®) ist ein kürzer wirkendes Oxicam.

Diclofenac (Voltaren®), eine Arylessigsäure, ist stärker analgetisch wirksam als ASS oder Ibuprofen. Seine Bioverfügbarkeit ist sehr variabel und die Plasmaspiegel fallen schnell ab (3x/d Einnahme nötig). Durch Kopplung von Diclofenac an Colestryramin (Voltaren Resinat®) werden Resorption und Wirkstoffspiegel stabilisiert (2x/d Einnahme). Schon nach wenigen Tagen muss mit Läsionen der Magenschleimhaut gerechnet werden. Die Erhöhung der Transaminasen kann zum Therapieabbruch führen. Auch bei Diclofenac muss bei Patienten mit schweren Herzkrankheiten mit ernsten kardialen Nebenwirkungen gerechnet werden.

Indometacin (Amuno®), ebenfalls eine Arylessigsäure, wird wegen seines hohen Risikos gastrointestinaler und zentralnervöser Nebenwirkungen nur noch bei Morbus Bechterew und im akuten Gichtanfall eingesetzt, außerdem in der Chirurgie zur Prävention der Ossifikation (z. B. bei Hüftoperationen) sowie in der Geburtshilfe zum Verschluss eines offenen Ductus arteriosus.

Phenylbutazon (Ambene®) wird ebenfalls nur noch beim Morbus Bechterew oder im akuten Gichtanfall eingesetzt. Die Anwendung sollte wegen seiner vielen Nebenwirkungen (u. a. Agranulozytose) auf eine Woche beschränkt werden.

MERKE

Saure NSA und ASS besitzen das höchste Riskio für medikamenteninduzierte Magen- und Darmläsionen.

18.4 Selektive Hemmstoffe der Cox-2 (Coxibe)

Key Point

Die selektive Hemmung von Cox-2 reduziert das Risiko für gastrointestinale Läsionen und bietet eine Alternative bei Analgetika-Asthma und evtl. bei allergischen Reaktionen. Die kardiovaskulären und renalen Risiken sind jedoch ähnlich wie bei den unselektiven NSA.

Das für den Magenschutz essenzielle PG-E_2 wird durch Cox-1 katalysiert. Daher sollte die **selektive Hemmung der Cox-2** durch die **Coxibe** die Läsionen am Magen-Darm-Trakt vermindern. Tatsächlich reduzieren Coxibe das Auftreten von Ulzera und Blutungen verglichen mit NSA um ca. 50 %, aber ein deutliches Restrisiko bleibt, das durch Risikofaktoren verstärkt wird (s. S. 277) und das weiterhin sorgfältige ärztliche Überwachung bei Risikopatienten erfordert. Da Cox-2 auch an der Abheilung von Magenulzera beteiligt ist, sind Coxibe bei bestehenden Ulzera kontraindiziert.

In ihrem Wirkprofil unterscheiden sich Coxibe nicht wesentlich (Tab. 18.4). **Kontraindikationen** sind

Tabelle 18.4

Coxibe	
Arzneistoff	**Besonderheiten**
Celecoxib (Celebrex®)	präferenzieller Cox-2-Hemmstoff
Parecoxib (Dynastat®)	nur parenteral applizierbar
Etoricoxib (Arcoxia®)	selektiver Cox-2-Hemmstoff, schnelle und lange Wirkung

schwere Funktionsstörungen von Niere und Leber, akute Ulzera sowie ischämische Herzerkrankungen und Herzinsuffizienz ähnlich denjenigen von unselektiven NSA.

18.5 Nicht-antiphlogistische, antipyretische Analgetika

Key Point
Paracetamol und Metamizol sind potente Schmerzmittel, besitzen jedoch keine antiphlogistische Wirkung. Sie werden häufig als Analgetika alternativ zu den NSA eingesetzt. Ihr Wirkungs- und Nebenwirkungsprofil, das nur teilweise durch Hemmung der Cyclooxygenasen bedingt ist, unterscheidet sich von dem der NSA.

Das Anilid-Derivat **Paracetamol** und die Pyrazolone **Metamizol** und **Phenazon** sind potente Analgetika und Antipyretika. Sie besitzen jedoch in therapeutischer Dosierung keine entzündungshemmende Wirkung (**Tab. 18.5**). Der Grund dafür ist noch immer ungeklärt, ebenso wie Widersprüche ihrer Pharmakokinetik:

Tabelle 18.5

Vor- und Nachteile von Paracetamol und Metamizol gegenüber antiphlogistischen NSA		
	Vorteile	**Nachteile**
Paracetamol	– kein kardiales Risiko – geringes gastrointestinales Risiko – keine Plättchenaggregationshemmung	– hepatotoxisch (dosisabhängig) – nephrotoxisch – erhöht den Blutdruck – analgetische Potenz schwächer als bei den anderen NSA – wirkt nicht antiphlogistisch
Metamizol	– spasmolytisch – stark analgetisch – kein kardiales Risiko – geringes renales Risiko – keine Plättchenaggregationshemmung	– nicht antiphlogistisch – Gefahr der Agranulozytose – Schockreaktion bei i. v. Gabe

– Paracetamol und Metamizol hemmen Cox-1 und Cox-2 in ähnlichem Umfang, sind aber frei von den für Cox-Hemmer typischen Nebenwirkungen in analgetischer Dosis.
– Die fehlende Entzündungshemmung dieser nichtsauren Analgetika wird mit der mangelnden Penetration in die sauren Entzündungsgebiete begründet. Jedoch sind auch die basischen Coxibe wirksame Antiphlogistika.

18.5.1 Paracetamol

Paracetamol (Acetaminophen, ben-u-ron®; 500 mg 4 g/d; HWZ 3 h) ist neben Ibuprofen wegen seines niedrigen Nebenwirkungsrisikos das **Analgetikum und Antipyretikum der ersten Wahl für Kleinkinder und in der Schwangerschaft**. Paracetamol wird in der Leber vollständig metabolisiert. Das dafür notwendige Gluthation (sog. Leberreserve) wird aber bei einer täglichen Einnahme von > 6 g erschöpft mit der Gefahr schwerer Leberschädigungen (s. S. 474). Daher muss bei Säuglingen und Kindern unbedingt nach Alter bzw. Gewicht dosiert werden.
Paracetamol kann in Gegenwart von Radikalen (z. B. Peroxid) die Cox nicht hemmen. Hohe Peroxidkonzentrationen finden sich in Entzündungszellen, aber nicht in Nervenzellen; dies ist eine weitere Erklärung für die fehlende antiphlogistische Wirkung bei effektiver Analgesie. Intravenös wird Paracetamol (Perfalgan®) zur perioperativen Analgesie eingesetzt.
Vorteile von Paracetamol sind seine gute Verträglichkeit. Nachteile sind die kurze HWZ und seine den NSA unterlegene analgetische Potenz bei fehlender Entzündungshemmung (**Tab. 18.5**).
Wirkmechanismus Paracetamol
– hemmt im Nervensystem sehr effizient die Cox-2 und damit auch die PG-E_2-Synthese
– erhöht die Konzentration von Serotonin im ZNS. In einer klinischen Studie konnte die Analgesie durch Serotoninrezeptor-Antagonisten aufgehoben werden.
– aktiviert evtl. das Endocannabinoidsystem. Im Nervensystem wird Paracetamol zu AM404 metabolisiert, das die Wiederaufnahme von analgetisch wirksamen Endocannabinoiden in die präsynaptische Endigung verhindert (und damit ihre Inaktivierung). Sie können dann länger an den postsynaptischen Endocannabinoidrezeptoren verweilen (vgl. S. 59).

Nebenwirkungen I In hoher Dosierung oder bei langer Einnahmedauer schädigt Paracetamol **Gastrointestinaltrakt und Leber**, während Nierenläsionen v. a. in Kombination mit anderen Analgetika beobachtet wurden (s. S. 277). Paracetamol erhöht den Blutdruck und neutralisiert die Wirkung von Antihypertensiva. Bei längerer Einnahme (> 15 Tabletten/Woche oder an mehr als 22 d im Monat) ist das Risiko für kardiale Ereignisse ähnlich dem der anderen NSA. Intoxikation s. S. 473. Bei Impfungen sollte Paracetamol erst bei Auftreten der Impfreaktionen gegeben werden, da die prophylaktische Gabe die **Impfreaktion abschwächen** kann.

BEACHTE

Da Paracetamol relativ hoch dosiert werden muss (ca. 2–4 g/d), um die analgetische Potenz anderer NSA wie Diclofenac, Ibuprofen oder von Coxiben zu erreichen, steigt sein Risikopotenzial für Nebenwirkungen mit der analgetischen Wirkung deutlich an.

Kontraindikationen | Glucose-6-phosphat-Dehydrogenasemangel, schwere Leber- oder Nierenschäden. Alkohol verstärkt die Hepatotoxizität.

18.5.2 Metamizol

Metamizol (Dipyrin, Novaminsulfon) (Novalgin®) ist ein starkes Analgetikum, Antipyretikum und Spasmolytikum, das neben starken Schmerzen einschließlich Tumorschmerzen und hohem Fieber auch bei **Koliken** der Gallen- und Harnwege eingesetzt wird.

Wirkmechanismus | Auch hier ist der exakte Wirkmechanismus noch unverstanden. Metamizol ist ein Prodrug, das sofort in 4-N-Methylaminoantipyrin (4-MAA) umgewandelt wird. 4-MAA ist ein reversibler und unselektiver Hemmstoff von Cox-1 und Cox-2. Auf die **Hemmung der Cox-2** wird seine analgetische Potenz zurückgeführt. Jedoch ist unklar, warum Metamizol trotz seiner Cox-Hemmung weder antiphlogistisch wirkt noch die typischen Nebenwirkungen der klassischen NSA zeigt. Metamizol hemmt nicht die Plättchenaggregation, schädigt offensichtlich nicht bzw. nur in hohen Dosierungen die Magenschleimhaut und beeinträchtigt nicht die Nierenfunktion. Leider gibt es keine soliden und längerfristigen Studien, die das Risikopotenzial von Metamizol untersuchen.

Als Mechanismus für die **Spasmolyse** werden die Hemmung von ATP-abhängigen Kaliumkanälen sowie ein verminderter Einstrom von Calcium in die glatten Muskelzellen diskutiert.

Nebenwirkungen | Die Indikation für Metamizol ist wegen des **Risikos einer (letalen) Agranulozytose,** die ebenfalls durch 4-MAA bedingt ist, streng zu stellen. Dabei werden Antikörper gegen pyrazolonbindende Granulozyten gebildet, die **zytotoxische Immunreaktionen** nach sich ziehen. Die Schätzungen über die Häufigkeit einer Agranulozytose gehen weit auseinander (1:2 000–1:1 500 000). In Deutschland sollte der Einsatz von Metamizol nicht durch die Angst vor der unwahrscheinlichen Agranulozytose limitiert werden.

Nach parenteraler Gabe können **schwere Schockreaktionen** auftreten (anaphylaktische Reaktionen mit Blutdruckabfall oder Bronchokonstriktion), daher muss Metamizol langsam injiziert werden (< 1 ml/min). Metamizol kann Übelkeit und Erbrechen provozieren, v. a. in Gegenwart von Opioiden.

Phenazon

Phenazon (Dentigoa N®; HWZ 2–12 h) und sein Derivat **Propyphenazon** (Demex®; HWZ 2–3 h) werden als kurz wirksame Substanzen nur noch in Kombinationspräparaten eingesetzt.

MERKE

- Paracetamol und Metamizol sind wirksame Analgetika und Antipyretika, aber keine Antiphlogistika.
- Bei Paracetamol ist die Leber- und Nierentoxizität zu beachten, bei Metamizol die Gefahr einer Agranulozytose und einer Schockreaktion bei zu schneller i. v. Applikation. Das Risiko einer Agranulozytose durch Metamizol ist für Deutschland jedoch offensichtlich als sehr gering einzuschätzen.

EXKURS

Mischpräparate von NSA mit Coffein oder Codein

ASS, Paracetamol und Coffein (sog. APC-Kombination) sind in mehr als 50 Kombinationspräparaten enthalten (z. B. Dolviran®, Dolomo®, Gelonida®, Thomapyrin®). Die Wirksamkeit wurde für die Kombination ASS (250 mg), Paracetamol (200 mg) und Coffein (50 mg) (Thomapyrin®) bei Spannungskopfschmerz und Migräne in mehreren Studien nachgewiesen (s. S. 272), wobei sich die einzelnen Komponenten in ihrer analgetischen Wirkung verstärken. Heute kann man davon ausgehen, dass sowohl die Gefahr einer Nierenschädigung wie die einer Gewohnheitsbildung, z. B. durch Coffein, sehr gering ist.

Weiterführende Informationen |

- http://www.rheuma-liga.de/home/layout2/leitlinien_77_72.html
- http://www.uni-duesseldorf.de/awmf/II/060-002p.htm

19 Immunmodulatoren und Immunsuppressiva

19.1 Immunreaktionen

Key Point
Kortikosteroide, Immunmodulatoren und Immunsuppressiva schwächen pathologische Reaktionen des Immunsystems ab oder stärken die Immunabwehr. Dadurch werden Entzündungsprozesse, Gewebezerstörung, Autoimmunerkrankungen oder Organabstoßungen abgeschwächt bzw. unterdrückt.

Viele Krankheiten werden durch überschießende oder fehlerhafte Immunreaktionen verursacht, die zur Zerstörung von Organen, Geweben oder Gelenken führen. Neben der symptomatischen Behandlung der begleitenden Schmerzen und Entzündung, z. B. durch NSA oder Steroide, ist die Unterdrückung von aktivierten Immunzellen (T- und B-Lymphozyten) und Makrophagen sowie von zirkulierenden Immunmediatoren (TNFα, Interleukine) erforderlich. Zahlreiche **Immunmodulatoren** und besonders die neuen **Antikörper** greifen hier gezielt ein.

Die Pathogenese der **rheumatoiden Arthritis** zeigt beispielhaft das komplexe Zusammenspiel von Immunzellen und Mediatoren bei einer weit verbreiteten chronischen Krankheit (**Abb. 19.1**). Auslöser ist die Bildung von Antikörpern gegen körpereigene Gelenkstrukturen (Rheumafaktoren). Dabei penetrieren Antigen-präsentierende Zellen und T-Lymphozyten in den Gelenkspalt, wo v. a. T-Helfer-Zellen vom Typ 1 (Th1-Zellen) proliferieren. Dadurch wird das Gleichgewicht von Th1-zu Th2-Zellen gestört. Als Folge kommt es zur:

- Freisetzung von Chemokinen
- Stimulation von phagozytierenden Makrophagen
- Gewebszerstörung und Entzündung
- Penetration von weiteren Blutzellen ins Gelenk
- Proliferation von Lymphozyten mit verstärkter Freisetzung von Mediatoren.

19.1.1 Angeborene oder unspezifische Abwehr

Die entwicklungsgeschichtlich alte, **angeborene oder unspezifische Abwehr** richtet sich v. a. gegen Infektionserreger und besteht aus phagozytierenden Zellen (Granulozyten, Makrophagen/Monozyten, natürliche Killerzellen) sowie der Barrierefunktion der Haut und Schleimhäute. Reaktionen dieses Systems verlaufen als **akute Entzündung.** Die unspezifische

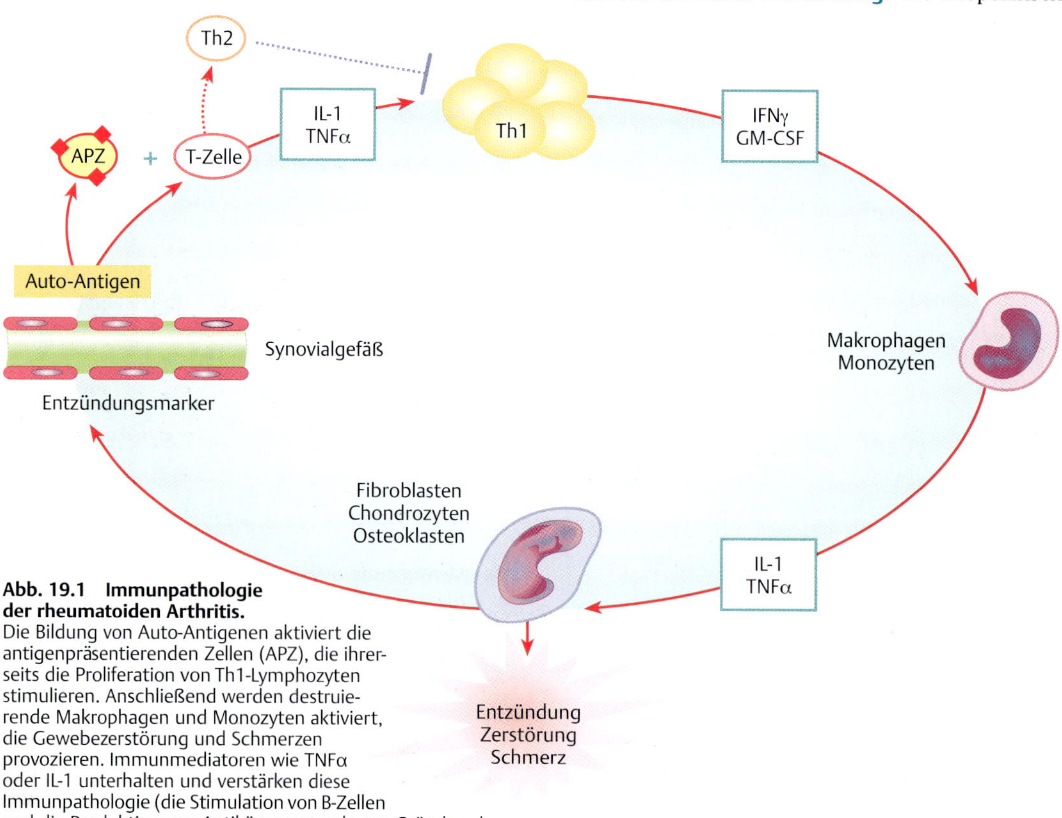

Abb. 19.1 Immunpathologie der rheumatoiden Arthritis.
Die Bildung von Auto-Antigenen aktiviert die antigenpräsentierenden Zellen (APZ), die ihrerseits die Proliferation von Th1-Lymphozyten stimulieren. Anschließend werden destruierende Makrophagen und Monozyten aktiviert, die Gewebezerstörung und Schmerzen provozieren. Immunmediatoren wie TNFα oder IL-1 unterhalten und verstärken diese Immunpathologie (die Stimulation von B-Zellen und die Produktion von Antikörpern wurde aus Gründen der Übersichtlichkeit nicht dargestellt). GM-CSF = Granulocyte-macrophage-colony-stimulating-factor.

Abwehr besitzt neben der akuten schnellen Abwehr auch wichtige Funktionen für die Aktivierung und Steuerung des flexiblen, adaptiven Teils des Immunsystems. Das angeborene Immunsystem muss eine Infektion so lange in Schach halten, bis die Reaktionen des erworbenen Immunsystems einsetzt. Phagozytierende Makrophagen erkennen Fremdmoleküle auf den Pathogenen und setzen Zytokine frei, um weitere Zellen zu aktivieren. Dabei kommt es zu einer Entzündungsreaktion, die durch Komplementreaktionen, z. B. an der bakteriellen Oberfläche, verstärkt wird. Chemokine locken Leukozyten an, die zusammen mit den Zytokinen die Gefäße für die Migration von Blutzellen ins Gewebe durchlässig machen. Neutrophile und Monozyten, die sich im Entzündungsgebiet zu phagozytierenden Makrophagen differenzieren, sind die wesentlichen Entzündungszellen im betroffenen Gewebe.

19.1.2 Erworbene oder adaptive Abwehr

Bei den Wirbeltieren hat sich zusätzlich die **adaptive oder spezifische Immunität** (immunologisches Gedächtnis) mit den **T- und B-Lymphozyten** entwickelt, die bis zu 10^{12} Fremdstoffe (Antigene) unterscheiden können. Dabei erkennen B- und T-Lymphozyten ihre Antigene mittels spezifischer B- bzw. T-Zell-Rezeptoren. T-Zellen erkennen ihre Antigene erst, wenn sie von Antigen-präsentierenden Zellen (APZ) „zerhackt" und an HLA-Moleküle (humorales Leukozyten-Antigen) gekoppelt wurden. Die adaptive Abwehr wird in eine zelluläre und humorale Immunantwort unterteilt:

Die **zelluläre** oder **zellvermittelte Immunantwort** wird von **T-Lymphozyten** getragen und richtet sich gegen intrazelluläre Erreger. Die T-Zellen besitzen ein unterschiedliches **Zytokin**-Repertoir. T-Helfer-Zellen vom Typ 1 (Th1) sezernieren mehr IFNγ und IL-2, während T-Helfer-Zellen vom Typ 2 (Th2) mehr IL-4 und IL-5 freisetzen.

Praxistipp
Die Immunpharmakologie bei Erkrankungen mit Th1-Dominanz (Diabetes mellitus Typ 1, rheumatoide Arthritis) unterscheidet sich von Erkrankungen mit Th2-Dominanz (Asthma bronchiale, Neurodermitis).

Die **humorale Immunantwort** schützt dagegen die Extrazellulärräume vor infektiösen Zellen mittels Bildung und Sekretion von antigenspezifischen **Antikörpern** aus **B-Lymphozyten**. Nach der Aktivierung durch T-Helferzellen und Antigene differenzieren B-Zellen zu antikörpersezernierenden Plasmazellen (klonale Selektion). Die Bindung der Antikörper (AK) an das Antigen (z. B. bakterielle Proteine) induziert die Elimination des Erregers mit Hilfe des Komplementsystems.

MERKE

- Im Blut zirkulierende Immunfaktoren, wie Interleukine, TNFα, TGFβ, sind maßgeblich für die Auslösung und Verstärkung von Immunreaktionen verantwortlich.
- Die Proliferation von T-Zellen und die klonale Vermehrung von antikörpersezernierenden Plasmazellen sind die Effektoren von Immunreaktionen.
- Sowohl zirkulierende Faktoren als auch Immunzellen sind gegenwärtig die wichtigsten Zielstrukturen für immunologisch wirksame Arzneistoffe.

19

19.2 Kortikoide: Aktivatoren der Gluko- und Mineralkortikoidrezeptoren

Key Point
Kortikoide sind die wirksamsten antiinflammatorischen und immunmodulierenden Arzneistoffe. Ihrer außerordentlichen Wirksamkeit stehen jedoch ernste Nebenwirkungen entgegen. Es ist wichtig, das Risiko für Kortikoid-induzierte Nebenwirkungen einschätzen und kontrollieren zu können, damit aufgrund einer falschen „Kortikoid-Angst" die sehr sinnvolle und wirksame Therapie mit Kortikoiden nicht unnötig eingeschränkt wird.

Die **Wirkstoffgruppe der Kortikoide**, oft fälschlicherweise vereinfachend nur Steroide genannt, umfasst Substanzen, die die körpereigenen Glukokortikoid- oder Mineralkortikoidrezeptoren (GR bzw. MR) stimulieren und damit die Wirkung der körpereigenen Glukokortikoide oder Mineralkortikoide verstärken bzw. ersetzen. Die Kortikoide umfassen

- **Hydrocortison (syn. Cortisol):** das wichtigste körpereigene Glukokortikoid
- alle übrigen Glukokortikoide: synthetische Agonisten am GR und mehrheitlich Derivate des Hydrocortisons
- Aldosteron bzw. sein einziges pharmakologisches Analogon Fludrocortison (Mineralkortikoide): körpereigener bzw. synthetischer Aktivator des MR.

Glukokortikoide nehmen in ihrem Wirkprofil eine Position zwischen den NSA und den Immunmodulatoren bzw. Immunsuppressiva ein. So vermindern sie einerseits, wie die NSA, die Prostaglandinsynthese über die Expression von Lipocortin (s. S. 274) und andererseits die Aktivierung und Proliferation von Immunzellen, wie dies auch Immunmodulatoren oder Immunsuppressiva tun. Aufgrund dieser Wirkungsbreite

19

sind Glukokortikoide die Wirkstoffe mit den meisten Indikationen.

19.2.1 Wirkmechanismus

Genomische Wirkungen

Kortikoide bewirken eine rezeptorvermittelte Änderung der Expression zahlreicher Gene **(genomische Wirkung)**, die mit einer Latenz von Stunden oder Tagen einsetzt (**Abb. 19.2**). Jede Zelle besitzt 10–100 Gene, die durch Kortikoide beeinflussbar sind (**Tab. 19.1**).

Direkte DNA-Wirkungen | Kortikoide modulieren die Expression und Suppression von zahlreichen Genen. Dabei penetrieren sie ungehindert die lipophile Plasmamembran und binden im Zytoplasma an spezifische Glukokortikoid-Rezeptoren bzw. Mineralkortikoid-Rezeptoren, die zur Superfamilie der **nukleär wirksamen Hormonrezeptoren** gehören. Durch die Bindung des Liganden (= z. B. Glukokortikoid) an den Rezeptor transloziert der Liganden-Rezeptor-Komplex in den Zellkern und bindet im Zellkern an spezifische Stellen im Promotor (z. B. *glucocorticoid responsive elements*) der Zielgene, von denen 95 % exprimiert und 5 % supprimiert werden (**Tab. 19.1**).

Transrepression (hemmende Interaktion mit Transkriptionsfaktoren) | Zahlreiche antiinflammatorische und immunsuppressive Effekte der Glukokortikoide werden indirekt verursacht, indem der ligandengebundene Kortikoid-Rezeptor-Komplex mit anderen Transkriptionsfaktoren (z. B. NFκB, AP-1) interagiert und deren Wirkung hemmt (Transrepression), ohne dabei direkt mit der DNA zu interagieren.

Tabelle 19.1

Genomische Wirkungen von Glukokortikoiden

Veränderung der Genexpression	Gen	Auswirkung der veränderten Expression
Suppression/ Transrepression	POMC[1]	negative Rückkopplung mit Hypophyse
	Cox-2	antiphlogistisch
	Phospholipase A2	antiphlogistisch
	Interleukine und ihre Rezeptoren	antiphlogistisch, immunsuppressiv
Aktivierung	Lipocortin	antiphlogistisch
	PEPCK[2]	Steigerung des Energiestoffwechsels
	H-Na-Kanal	Anti-Diurese im distalen Tubulus
	IkBα[3]	Hemmung von NFkB, antiphlogistisch

[1] Pro-Opiomelanocortin, [2] Phosphoenolpyruvat-carboxykinase, [3] Inhibitor of Kappa Bα

Nicht-genomische Wirkungen

Nicht-genomische Wirkungen der Kortikoide treten bereits nach wenigen Minuten auf, d. h. sie müssen unabhängig von der Genexpression bzw. Proteinsyn-

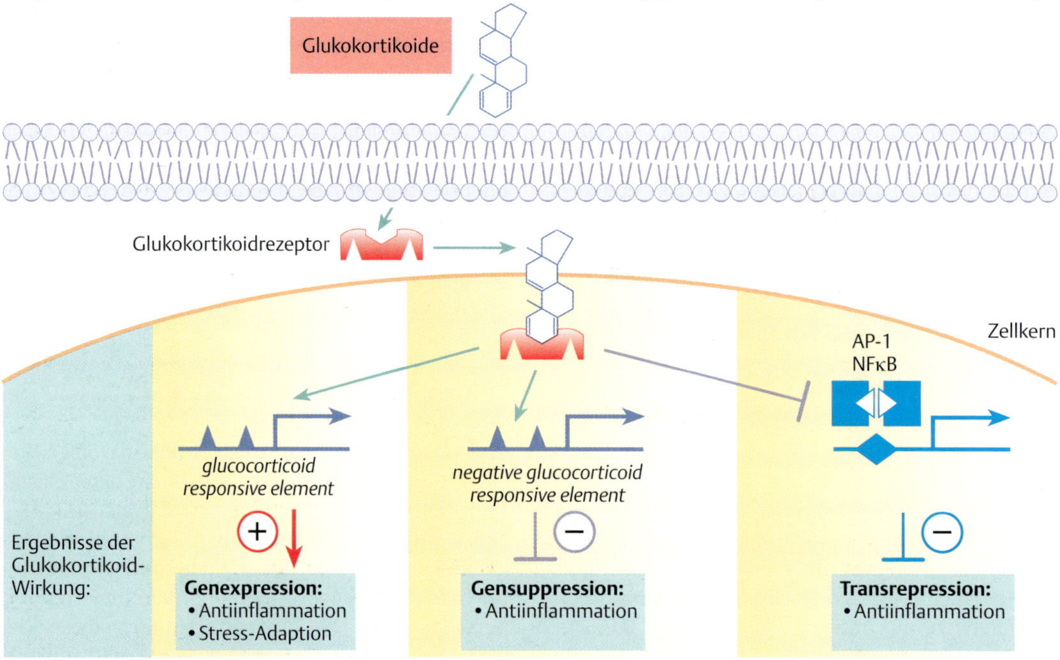

Abb. 19.2 Genomische Wirkungen der Glukokortikoide. Endogene Glukokortikoide binden im Zytoplasma an Glukokortikoidrezeptoren. Dieser Komplex bindet an spezifische Promotersequenzen, die die Genexpression entweder aktivieren oder unterdrücken (links und Mitte). Außerdem hemmt der Komplex andere Transkriptionsfaktoren wie AP-1 oder NFκB, die dann nicht mehr proinflammatorisch wirken können (rechts).

these ablaufen. Der wichtigste Effekt ist die **Membranstabilisierung:** Kortikoide lagern sich in die Lipiddoppelschicht ein und verändern die Membraneigenschaften, wie z. B. Verschiebung der Kationenpermeabilität oder Erhöhung der osmotischen Resistenz. Diese Eigenschaften werden in der akuten Notfalltherapie bei Schockzuständen wie dem anaphylaktischen Schock genutzt. Kortikoide **verändern** auch die **Funktion von Membranrezeptoren**, wie dem GABA-A-Rezeptor im Gehirn: so kommt es bereits wenige Minuten nach Glukokortikoidinjektion bei Erwachsenen zu Sedierung und Erhöhung der Krampfschwelle.

MERKE

Kortikoide hemmen die Genexpression (langsame genomische Wirkungen). Sie haben aber auch schnelle, nicht-genomische Wirkungen. Hierzu zählt die Membranstabilisierung.

Funktionen

Cortisol bzw. Hydrocortison aus der Zona fasciculata der Nebennierenrinde gilt als „Hormon für das Leben", da es die Homöostase höherer integrierter Lebewesen in einer sich dauernd ändernden Umwelt aufrechterhält (**Tab. 19.2**). Das in der Zona glomerulosa gebildete Aldosteron reguliert über den MR in der Niere den Volumenhaushalt (s. S. 133).

Regelkreis der Hydrocortison-Synthese

Glukokortikoide stehen unter der direkten Kontrolle des **ACTH** (syn. adrenokortikotropes Hormon, Corticotropin) aus dem Hypophysenvorderlappen, welches das adrenale Zellwachstum und die Enzyme für die Glukokortikoidsynthese stimuliert. ACTH seinerseits wird durch das übergeordnete *Corticotropin-Releasing Hormone* (CRH) aus dem Hypothalamus stimuliert (s. S. 224). Cortisol kann nicht gespeichert werden und unterliegt daher einer permanenten schnellen Bildung und Freisetzung durch ACTH. Umgekehrt unterdrückt das periphere sezernierte Cortisol die Sekretion von CRH und ACTH (schnelles negatives Feedback).

Tabelle 19.2

Funktionen von Hydrocortison

Belastung	**generell: Adaptation des Körpers an Stress**
Energiehaushalt	– katabole Bereitstellung der Energieressourcen – Kohlenhydrate: Glukoneogenese in Leber, periphere Glukoseutilisation – Fette: Lipolyse und Fettumverteilung – Proteine: Abbau von Muskeleiweiß
kardiovaskuläres System	– Aufrechterhaltung von Blutdruck und Herzleistung
endokrines System	– Suppression von Gonadotropinen
Immunsystem	– Hemmung der Zytokin- und Chemokin-Expression – Hemmung der Prostaglandinsynthese – Umverteilung von Blutzellen
Calcium	– Calciumausscheidung mit kompensatorischem PTH-Anstieg
Lunge	– Reifung bei Frühgeborenen
ZNS	– Schlaf, Gedächtniskonsolidierung
Psyche	– Stimmung, Appetitsteigerung

Praxistipp
Chronisch reduzierte Spiegel von ACTH wie nach therapeutischer Gabe von Glukokortikoiden führen zu einer Atrophie der Nebennierenrinde (NNR-Insuffizienz).

Dieser Regelkreis unterliegt einer ausgeprägten **zirkadianen Rhythmik** mit minimalen Cortisol-Spiegeln gegen Mitternacht (23 Uhr) und einem Maximum am Morgen (5–8 Uhr) entsprechend einem mitternächtlichen Maximum und einem spätmorgendlichen Minimum von ACTH. Innerhalb der einzelnen Phasen führt die schnelle Rückkopplung zu stoßweisen Schwankungen, wozu auch der rasche Abbau in der Leber beiträgt. Veränderungen der ACTH- bzw. Cortisol-Spiegel sind bereits 2 bis 5 min nach Änderungen der jeweils anderen Regelgröße messbar (*rapid feedback*). Die Suppression des adrenalen Regelkreises nach längerer Glukokortikoid-Gabe unterliegt einem verzögerten *Late delayed feedback*.
Im Blut wird Cortisol an das **Cortisol bindende Globulin (CBG = Transcortin)** gebunden, dessen Funktion und die Bedeutung von Veränderungen seiner Cortison-Transportkapazität jedoch unklar sind. Die Eliminationshalbwertszeit aus dem Plasma beträgt für Hydrocortison 1,5 bis 2,5 Stunden.

19.2.2 Therapeutisch eingesetzte Glukokortikoide

Praxistipp
Die therapeutisch eingesetzten Glukokortikoide sind überwiegend Derivate des endogenen Hydrocortisons.

Chemische Struktur und die Funktion bestimmende Substituenten

Die Kortikoide leiten sich als C21-Steroide vom **Pregnan** ab. Folgende **Substituenten** bestimmen die Funktion (**Abb. 19.3**):

- **OH-Gruppe am C11:** absolut notwendig für Wirksamkeit (Hydrocortison bzw. Cortisol, Prednisolon)

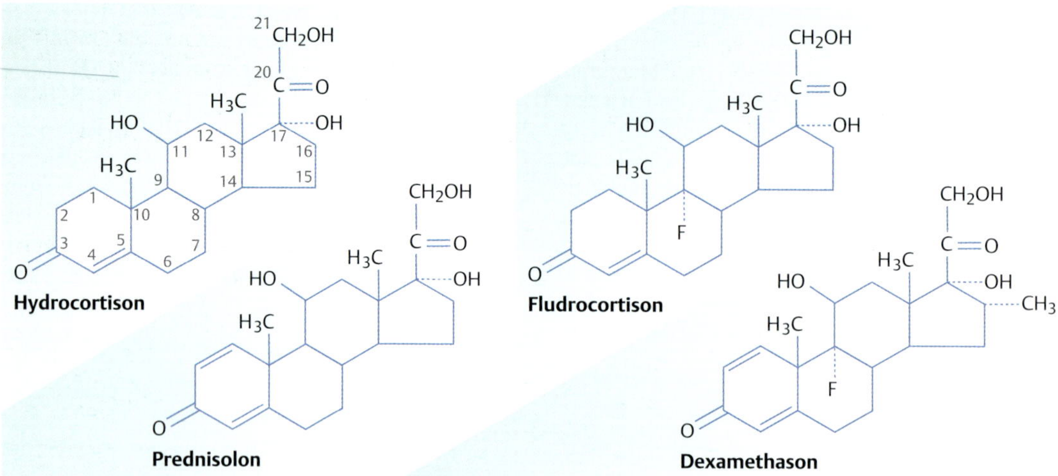

Abb. 19.3 Chemische Struktur von Glukokortikoiden. Die Substituenten der C-Atome bestimmen die Eigenschaften.

- **Keto-Gruppe am C11:** inaktiviert Kortikoide, z. B. bei Cortison oder Prednison
- **Halogen am C9:** Verstärkung der Glukokortikoidwirkung
- **Methylgruppe am C16:** Abschwächung der Mineralkortikoidwirkung
- **OH-Gruppe am C21:** Verstärkung der Mineralkortikoidwirkung
- **Ester am C21:** inaktives, aber gut wasserlösliches Prodrug für i. v. Gabe, das durch lokale Esterasen aktiviert wird.

Die Steigerung der Glukokortikoidwirkung, vor allem durch Veränderungen „rund um C11", ist klinisch von untergeordneter Bedeutung, da eine Zunahme der Wirkung auch durch Dosissteigerung erreicht werden kann.

Aktivierung und Inaktivierung von Hydrocortison

Generell schützen sich Zellen vor exzessiven Cortisol-Wirkungen durch die **11β-Hydroxysteroid-Dehydrogenase** (Typ II), die das aktive Hydrocortison (= Cortisol) mit seiner OH-Gruppe am C11 in das inaktive Cortison (Keto-Gruppe am C11) überführt. Hydrocortison bindet auch mit höherer Affinität als Aldosteron an den MR und nur mittels Inaktivierung durch die 11β-Hydroxysteroid-Dehydrogenase (Typ II) wird eine Überstimulation der renalen Tubuluszellen verhindert. Die Hydroxysteroid-Dehydrogenase wirkt aber auch in umgekehrter Richtung (Typ I), indem sie in der Leber Cortison bzw. Prednison zum Hydrocortison bzw. Prednisolon aktiviert.

Pharmakodynamik und -kinetik

Die **Rezeptoraffinität** der Glukokortikoide zeigt zwar substanzielle Unterschiede, bietet jedoch kein sinnvolles Maß für die therapeutische Wirksamkeit. Erschwerend kommt hinzu, dass die Expression der Kortikoidrezeptoren bei bestimmten Krankheiten, wie z. B. der rheumatoiden Arthritis, herunterreguliert wird.

Die **biologische Halbwertzeit** von Kortikoiden, d. h. die Dauer der Wirkungen, die auf Veränderungen der Proteinsynthese basieren, ist 10- bis 20-fach länger als ihre Plasmahalbwertzeit (s. **Tab. 19.3**).

> **Praxistipp**
> **Die biologische HWZ von Kortikoiden ist wie bei den meisten Steroidhormonrezeptor-Liganden 10- bis 20-fach länger als die Plasma-HWZ. Daher muss nach dem Absetzen mit länger anhaltenden (Neben-)Wirkungen gerechnet werden.**

Applikation | Aufgrund ihrer guten Fett- und Wasserlöslichkeit können Kortikoide fast auf jedem Applikationsweg (oral, i. v., i. m., intraartikulär, perkutan) appliziert werden. Zur i. v. Applikation eignen sich hydrophile Säuren, die durch Esterasen in ihre Wirkform überführt werden.

Abbau | Kortikoide werden überwiegend in der Leber abgebaut und renal ausgeschieden.

Prodrug | Cortison und Prednison sind aufgrund ihrer Ketogruppe an C11 primär unwirksam und müssen erst in das **aktive Hydrocortison** bzw. **Prednisolon** umgewandelt werden. Bei Leber- und Kreislaufinsuffizienz ist mit Verlusten bei der Umwandlung zu rechnen, daher sollten immer die aktiven Kortikoide appliziert werden.

Potenz und Äquivalenzdosis

Glukokortikoide unterscheiden sich in ihrer **Potenz,** wozu Unterschiede der Pharmakodynamik am Glukokortikoidrezeptor, der Halbwertszeit, der Lipophilie, der individuellen Bindung an Transcortin u. a. beitra-

Tabelle 19.3

Eigenschaften von Gluko- und Mineralkortikoiden

Wirkstoff	HWZ (h)	biolog. Rezeptoraffinität			Indikationen bzw. Vorteil	individuelle Nebenwirkungen
		HWZ (h)	GK-R[1]	MK-R[2]		
Glukokortikoide						
kurz wirksam						
Hydrocortison	1–2	8–12	1*	1*	Substitutionstherapie bei Morbus Addison	mineralkortikoide Wirkung
mittellang wirksam						
Prednisolon	2–3	18–36	4	0,8	Goldstandard	mineralkortikoide Wirkung
Fluocortolon	1–2	24–48	4	–		
Triamcinolon	2–3	24–48	5–10	–	keine Euphorie	Appetitminderung
lang wirksam						
Betamethason	3–4	36–72	25	–		
Dexamethason	3–4	36–72	40	–	stärkste Wirkung	Euphorie, Muskelschwäche
Mineralkortikoide						
Fludrocortison	2–3	8–12	–	1000	Substitutionstherapie	

[1] GK-R = Glukokortikoid-Rezeptor
[2] MK-R = Mineralkortikoid-Rezeptor
* relativer Bezug; absolut gesehen ist die glukokortikoide Wirkung von Hydrocortison vielfach stärker als seine Natriumretention
– = keine klinisch relevante Wirkung

gen. Die **Affinität zum Glukokortikoidrezeptor** korreliert eng mit der immunsuppressiven Potenz bei lokaler Applikation (z. B. auf der Haut), jedoch nicht mehr eng mit der Wirkung bei systemischer Applikation.

Als Standard für die Vergleichbarkeit der genomischen Wirkungen wird in der Klinik die Dosierung meist als **„mg/d Prednisolon-Äquivalent" (Äq.)** oder einfach „mg/d Prednisolon" angegeben. Prednisolon hat eine 4-fach stärkere Potenz als das endogene Hydrocortison, d. h. 5–7,5 mg/d Prednisolon entsprechen der körpereigenen täglichen Gesamtproduktion von 20–28 mg Hydrocortison (6 mg/m^2 Körperoberfläche). Davon leitet sich die **Cushing-Schwellendosis** von 7,5 mg Prednisolon-Äquivalent ab. Diese Dosis entspricht der alltäglichen Hydrocortison-Produktion. Oberhalb dieser Dosis ist mit Cushing-Symptomen sowie NNR-Insuffizienz zu rechnen (s. S. 293). Mit Ausnahme von Beta- und Dexamethason sind alle Kortikoide etwa 4- bis 5-fach wirksamer als Hydrocortison (**Tab. 19.3**).

19.2.3 Wirkstoffe

(→ vgl. **Tab. 19.3**)

Hydrocortison (Hydrocortison®) ist das Mittel der 1. Wahl für die **Substitutionstherapie**, da es auch an den Mineralkortikoidrezeptor bindet. Wegen seiner kurzen Halbwertszeit bildet es am besten die zirkadiane Rhythmik ab, ist aber für die Pharmakotherapie chronischer Erkrankungen nicht geeignet.

Prednisolon (Decortin® H) ist der Goldstandard in der Pharmakotherapie mit Glukokortikoiden. Als *Low-dose*-Therapie besitzt es wenig Nebenwirkungen bei guter Effizienz, in hohen Dosen wird es auch als Hochdosistherapie, z. B. im Schock, gegeben. Bei längerer Gabe kann Prednisolon über seine Wirkung am Mineralkortikoidrezeptor eine Natrium-Wasser-Retention mit Hochdruck und Hypokaliämie auslösen.

Triamcinolon (Volon®) ist wie Prednisolon ein mittellang wirksames Kortikoid. Im Gegensatz zu anderen Kortikoiden löst es keine Euphorie aus und reduziert den Appetit.

6-Methylprednisolon (Urbason®), ca. 20 % potenter als Prednisolon, **Fluocortolon** (Ultralan®) und **Deflazacort** (Calcort®) sind weitere mittellang bzw. mittelstark wirksame Kortikoide ohne mineralkortikoide Komponente.

Dexamethason (Fortecortin®) ist wie **Betamethason** (Celestan®) ein lang wirksames Kortikoid, das nur kurzzeitig eingesetzt werden sollte, wenn hohe Dosierungen erforderlich sind. Indikationen sind akute Ereignisse wie allergische Akutreaktionen oder zytostatikainduziertes Erbrechen. Besonders Dexamethason kann euphorisch wirken, was bei Tumorpatienten therapeutisch und im Sport als Doping genutzt wird. Da Dexamethason nicht plazentar verstoffwechselt wird, kann es in der Schwangerschaft zur Therapie fetaler Erkrankungen in utero wie zur Beschleunigung der Lungenreife eingesetzt werden.

MERKE

Glukokortikoide haben prinzipiell alle das gleiche Wirkungsprofil. Sie werden in kurz, mittel oder lang wirksame Substanzen eingeteilt, wobei die Länge der Wirkdauer mit der therapeutischen Potenz bzw. dem Risiko für Nebenwirkungen korreliert.

19.2.4 Substitutionstherapie

Bei einer **Nebennierenrindeninsuffizienz** muss mit Hydrocortison in einer Dosierung **substituiert** werden, die der physiologischen Produktion von Hydrocortison unter normalen Bedingungen (10–25 mg/d) bzw. unter Stress (200–300 mg/d) entspricht. Bei **primärer Nebennierenrindeninsuffizienz (Morbus Addison)** durch eine Zerstörung des Nebennierenrindenparenchyms muss lebenslang mit Hydrocortison substituiert werden, das gleichzeitig auch eine wirksame mineralkortikoide Komponente besitzt. Die Substitutionsdosis wird individuell festgelegt und wird auf drei Dosen (½–¼–¼) über den Tag verteilt. Bei Stress und Krankheiten ist der Bedarf stark erhöht. Zusätzlich muss **Aldosteron** als **Fludrocortison** (Astonin-H®) substituiert werden.

Praxistipp

Patienten mit Substitution oder chronischer Einnahme von Kortikoiden müssen immer einen Kortikoid-Ausweis sowie Kortikoide für den Notfall mit sich führen.

Ursachen für die **sekundäre Nebennierenrindeninsuffizienz** sind eine verminderte Sekretion von ACTH oder CRH, z. B. infolge destruktiver hypothalamischer oder hypophysärer Tumoren. Die Substitution entspricht derjenigen einer primären Insuffizienz, jedoch ohne Substitution von Aldosteron, dessen Produktion hauptsächlich durch Angiotensin II stimuliert wird und erhalten bleibt.

Eine **iatrogene Insuffizienz der Nebennierenrinde** (Addison-Krise) entwickelt sich unter der chronischen Einnahme von Kortikoiden. Die Patienten verfügen nicht mehr über eine ausreichende endogene Cortisonproduktion (Atrophie der Nebennierenrinde durch niedriges ACTH infolge chronischer Kortikoidgabe, s. S. 293).

MERKE

Unter Stress produziert der Körper beim Gesunden bis zu 300 mg/d Hydrocortison. Daher müssen bei schwerer Krankheit, Operation, Geburt etc. bei Patienten mit einer Nebennierenrindeninsuffizienz vorübergehend bis zu 100 mg Dexamethason i. v. substituiert werden.

Tabelle 19.4

Indikationen (Auswahl) für eine Pharmakotherapie mit Kortikoiden

systemische Applikation	
Immunsuppression	Organtransplantation
Autoimmunkrankheiten	Kollagenosen, Vaskulitiden
Entzündungen	rheumatoide Erkrankungen, Morbus Crohn, Colitis ulcerosa
allergische Reaktionen	anaphylaktischer Schock, Urtikaria, allergische Reaktionen I–IV
ZNS	multiple Sklerose
Tumoren	Lymphome, Leukämien
vegetative Reaktionen	starkes Erbrechen
lokale Applikation	
Lunge	Asthma bronchiale, COPD
Haut	Neurodermitis
Gelenke	degenerativ-entzündliche Gelenkerkrankungen

19.2.5 Pharmakotherapie

Die Pharmakotherapie ist die weitaus häufigste Anwendung der Kortikoide, meist zur Unterdrückung von (auto-)immunologischen und entzündlichen Prozessen. Im Gegensatz zur Substitutionstherapie werden bei der Pharmakotherapie zusätzlich zur **normalen** endogenen Produktion der Nebennierenrinde noch Glukokortikoide zugeführt, d. h. es zirkulieren mehr Kortison-Äquivalente als der Körper selbst synthetisiert. Dieses „zuviel" bringt den therapeutischen Nutzen, birgt aber auch das Risiko von Nebenwirkungen.

Indikationen

Klassische Indikationen sind Störungen des Immunsystems mit **überschießenden Immunreaktionen** oder die Notwendigkeit einer **Immunsuppression** (**Tab. 19.4**). Glukokortikoide schwächen alle Phasen von Entzündungen und Immunreaktionen ab. Darüber hinaus wirken sie sehr stark **antiemetisch** (s. S. 162).

Dosierungsschema

Wichtig ist die **zirkadiane Applikation** mit der **morgendlichen Gabe der Gesamtdosis**, da morgens die ACTH-Sekretion ihr physiologisches Minimum hat und eine abendliche Gabe die ACTH-Freisetzung und damit die NNR supprimiert. Bei nächtlichen Schmerzen kann ggf. auch eine Dosisaufteilung ⅔ morgens und ⅓ abends notwendig werden (**Tab. 19.5**).

Es sollte immer eine **Low-dose Kortikoid-Therapie**, d. h. die niedrigste noch ausreichend wirksame Dosis von 5 mg/d Prednisolon bzw. Äquivalenten, angestrebt werden. Dies entspricht zwar nur der endogenen täglichen Gesamtproduktion, dennoch ergibt

Tabelle 19.5

Therapie mit Kortikoiden
Regeln
– richtige Wahl des Kortikoids: Vermeidung von lang wirksamen Kortikoiden – möglichst niedrige Dosis (Ziel: low-dose-Therapie mit 5 mg Prednisolon-Äquivalent) – zirkadiane Applikation: morgens 1/1 oder ⅔, abends maximal ⅓ – langsam ausschleichen – Begleitmedikation gegen Nebenwirkungen (**Tab. 19.8**) – Ausschluss von viralen und bakteriellen Infektionen – Substitution bei endogenem Bedarf – regelmäßige Kontrolluntersuchungen (Auge, Blut, Knochendichte) – Kortikoidausweis, d. h. Information für den Arzt

sich eine stärkere Wirksamkeit aus der längeren HWZ von Prednisolon und der höheren Konzentration der einmaligen morgendlichen Gabe von 5 mg Prednisolon (≈ 20 mg Hydrocortison), während die endogene morgendliche Sekretion nur 4–6 mg Hydrocortison über 2 h beträgt.

Die **intravenöse Stoßtherapie (*pulse therapy*)** bezeichnet die hohe stoßweise Glukokortikoid-Infusion von beispielsweise 500–1000 mg/30 min Methylprednisolon an 3–6 Tagen, v. a. bei hochakuten immunologischen und rheumatologischen Erkrankungen.

Die alternierende Kortikoidapplikation, d. h. die doppelte Tagesdosis jeden 2. Tag, ist weniger wirksam als die tägliche Gabe, kann jedoch über Jahre die stressadaptierte Nebennierenfunktion erhalten und ist für einige Indikationen (Sarkoidose, Lungenfibrose) sowie beim Ausschleichen sinnvoll.

Abbau der Initialdosis und Ausschleichen

Prinzipell gilt: Je länger und je höher die Initial- oder Erhaltungsdosis, umso **langsamer die Dosisreduktion.** Damit soll eine iatrogene Nebennierenrindeninsuffizienz vermieden und Zeit für den Aufbau der atrophierten Nebennierenrinde gewonnen werden. Die Zeitintervalle bis zur nächsten Dosisreduktion können Wochen betragen. Der CRH-Stimulationstest kann einen gestörten adrenalen Regelkreis anzeigen, was ein protrahiertes Absetzen über Monate erfordert (**Tab. 19.6**). Abruptes oder zu schnelles Absetzen kann

Tabelle 19.6

Dosisreduktionen in Abhängigkeit von der Ausgangsdosis (mg Prednisolon)

Erhaltungsdosis	Reduktion pro Zeitintervall*
> 40 mg	10 mg
< 40 mg	5 mg
< 20 mg	2,5 mg
< 10 mg	0,5–1 mg

* ein Zeitintervall kann 1–8 Wochen oder mehr betragen

außerdem zum **Kortikoid-Entzugssyndrom** mit unspezifischen Schmerzen führen. Daher muss dem korrekten Absetzen die gleiche Aufmerksamkeit wie den Nebenwirkungen gewidmet werden.

EXKURS

Schwangerschaft

Glukokortikoide sollten nicht im 1. Trimenon eingenommen werden, obwohl kein teratogenes Risiko nachgewiesen ist. Jedoch kann es zu einer reversiblen Wachstumsretardierung in utero kommen. Bei Schwangeren mit Asthma bronchiale reduzieren die inhalativen Glukokortikoide deutlich die Zahl der Asthmaanfälle in der Schwangerschaft. Falls eine systemische Therapie erforderlich ist, sollten der Schwangeren **Hydrocortison oder Prednisolon** gegeben werden, da diese vom Feten nicht verwertet werden können. Für eine Therapie des Feten (z. B. mangelnde Lungenreifung, adrenogenitales Syndrom) sind Dexamethason oder Betamethason geeignet, die unverändert den fetalen Blutkreislauf erreichen. Kortikoide gehen in die Muttermilch über, ca. 0,1 % der eingenommenen Dosis treten ins Blut des Säuglings über.

MERKE

- Die Pharmakotherapie mit Glukokortikoiden verstärkt das anti-inflammatorische und antiimmunologische Potenzial der körpereigenen Glukokortikoide.
- Die Pharmakotherapie erfordert ein besonderes Dosierungsschema mit morgendlicher Maximaldosis und einem langsamen Ausschleichen, das sich nach der Dauer der Therapie richtet.

19.2.6 Nebenwirkungen

Glukokortikoide ahmen die Funktionen der endogenen Glukokortikoide nach. Daher hat die Einnahme als Pharmakotherapie zusätzlich zur körpereigenen Produktion viele Wirkungen, von denen aber nur wenige erwünscht sind. Die übrigen Effekte können zu unerwünschten Nebenwirkungen werden. Die lokale Applikation (Salben, Inhalation, Gelenksinjektion) ist die einzige Möglichkeit, die vielfältigen Nebenwirkungen der systemischen Gabe zu vermeiden. Durch eine **alternierende Gabe** jeden zweiten Tag lassen sich bei guter Wirksamkeit die Nebenwirkungen einschließlich der NNR-Insuffizienz reduzieren.

Iatrogenes Cushing-Syndrom

Als wesentlicher Nebenwirkungskomplex einer iatrogenen Glukokortikoidgabe entwickelt sich ein **Cushing-Syndrom** mit typischen Symptomen (**Tab. 19.7**). Die **Nebenwirkungen** lassen sich nach dem Zeitpunkt ihres Auftretens, ihrer Schwere und klinischen Wertigkeit unterteilen. Die meisten Nebenwirkungen

Tabelle 19.7

Kortikoidinduzierte Nebenwirkungen
rasches, akutes Auftreten
– **psychische Störungen (depressive Verstimmungen, Psychosen, Schlaflosigkeit)*** – Suppression des hypothalamisch-hypophysär-adrenalen Regelkreises – Bluthochdruck* – Ödeme* – Amenorrhö – Akne – Diabetes mellitus * auch nach Stoßtherapie
Verzögertes Auftreten bei chronischer Einnahme
– Osteoporose und Osteonekrose – Wachstumsstörungen bei Kindern – Katarakt, Glaukom – Immunschwäche – Muskelabbau – Fettverteilungsstörung – brüchige Gefäße mit Blutungen – Hautveränderungen, Striae

sind abhängig von der Dosis und der Applikationsdauer. So sind bei einer hochdosierten, **einmaligen** Stoßtherapie keinerlei schweren Nebenwirkungen zu befürchten. Eine Atrophie der NNR ist ab einer 10- bis 30-tägigen Glukokortikoidgabe zu befürchten. Eine längere Gabe erfordert immer pharmakologische Begleitmaßnahmen (**Tab. 19.8**).

MERKE

Es gilt: Dem Ausmaß der gewünschten Wirkungen entspricht das Ausmaß der Nebenwirkungen.

Neurologische Symptome

Leichte psychische und neurologische Symptome treten rasch bei 30–50 % der Patienten auf, meist als depressive Verstimmung, in seltenen Fällen als schwere Psychosen mit Panikattacken. Sie entwickeln sich vor allem bei zu raschem Absetzen oder hoher Kortikoiddosierung (> 40 mg Prednisolon). Die psychischen und neurologischen Symptome sind komplex, Euphorie und Dysphorie, Müdigkeit und Hyperaktivität bzw. Schlaflosigkeit; kognitive Störungen können auftreten. Kortikoide senken bei Kindern die **Krampfschwelle,** aber erhöhen sie bei Erwachsenen. Schließlich kann sich auch eine Sucht entwickeln.

Tabelle 19.8

Prophylaxe und Therapie von Kortikoid-induzierten Nebenwirkungen

Symptom	therapeutische Maßnahmen
Dyslipoproteinämie	Statine (s. S. 194)
Hypertonie	salzarme Kost, Diuretika (s. S. 133)
Ulcus ventriculi/ duodeni	Protonenpumpeninhibitoren (s. S. 154)
Osteoporose	Vitamin D (1.000–1.500 E/d), Calcium, Bisphosphonate, Calcitonin bei Knochenschmerzen (s. S. 237)
Hypokalzämie	Calcium, Vitamin D (s. S. 234)
Blutzuckeranstieg	Insulin s. c. (Metformin ist kontraindiziert)
Depressionen, Psychosen	Neuroleptika, Antidepressiva
Amenorrhö, Akne	Hormonsubstitution (s. S. 202)
Immunsuppression	keine zeitnahen Impfungen

Osteoporose

Die **Osteoporose** gilt als wichtigste Nebenwirkung der Kortikoid-Therapie, die bereits in geringen Dosierungen (2,5 mg Prednisolon-Äq oder nach längerer inhalativer Applikation) auftritt. Die Osteoporose betrifft v. a. trabekuläre Knochen mit hohem Umbau wie die Wirbelkörper. Nach einem Jahr ohne Glukokortikoide normalisiert sich das Frakturrisiko wieder. Die begleitende **Gabe von Calcium und Vitamin D** bzw. Bisphosphonaten ist bei längerer Kortikoidtherapie (> 7,5 mg > 3 Monate) zwingend erforderlich. Auch bei einer mehrmaligen Stoßtherapie sollte eine osteoprotektive Begleittherapie durchgeführt werden. Die auslösenden Mechanismen sind vielfältig (vgl. S. 237):

- Stimulation der Osteoklasten
- Hemmung der Osteoblasten
- Antagonisierung von Vitamin D
- Hemmung der Calciumresorption aus dem Darm
- Förderung der renalen Calciumausscheidung (Vorsicht bei gleichzeitiger Gabe von Schleifendiuretika)
- Hemmung der Calcitoninsekretion.

Außerdem kann sich bei schweren Krankheitszuständen unter hohen Glukokortikoidgaben eine Osteonekrose als Folge eines Knocheninfarktes entwickeln.

MERKE

Eine längere Kortikoidtherapie erfordert zwingend die begleitende Gabe von Calcium und Vitamin D.

Wachstumsstörung bei Kindern werden von Kortikoden infolge ihrer katabolen Wirkung verursacht. Dies kann als sog. Aufholwachstum nach dem Absetzen nachgeholt werden, solange die Epiphysenfugen noch nicht geschlossen sind.

Weitere Nebenwirkungen

Die **arterielle Hypertonie** beruht auf einer erhöhten Freisetzung und Wirksamkeit von Noradrenalin unter Kortikoiden, die auch eine (reversible?) Myokardhypertrophie auslösen kann, sowie auf der Retention von Natrium (mineralkortikoide Effekte von Cortisol und Prednisolon). Die Wasserretention

führt zu Ödemen und erhöhter Kaliumausscheidung mit Gefahr einer Hypokaliämie. Zusätzlich kann sich eine Atherosklerose als Folge des metabolischen Syndroms und des erhöhten Blutdrucks entwicklen. Kortikoide erhöhen daher auch das Risiko für Herzinfarkt und Schlaganfall.
Eine **Hyperlipoproteinämie** mit erhöhten Triglyzerid- und LDL-Werten ist ein weiterer durch Glukokortikoide ausgelöster Faktor für das kardiovaskuläre Risiko.
Die **zentripetale Fettumverteilung** zeigt typische Veränderungen mit Vollmondgesicht, Büffelnacken und Stammfettsucht. Zum Übergewicht tragen Appetitsteigerung, Wassereinlagerung und die diabetische Stoffwechsellage bei.
Ein Diabetes mellitus **(Steroiddiabetes)** ist durch eine Insulinresistenz mit Hyperinsulinämie gekennzeichnet.
Magen- und Darmulzera, die nur von Glukokortikoiden ausgelöst werden, sind eine seltene Komplikation (< 1 %). Kortikoide verzögern jedoch das Abheilen von bestehenden floriden Ulzera und erhöhen deutlich das ulzerogene Risko bei gleichzeitiger Einnahme von NSA und *Low dose*-ASS. Bei Ulzera in der Anamnese, Komedikation mit NSA und ASS sowie bei älteren Patienten sollte daher eine Ulkusprophylaxe mit Protonenpumpeninhibitoren und der Einsatz von Coxiben erfolgen.
Eine **Katarakt,** d. h. Trübung der Linse durch Permeabilitätsstörung von Zellmembranen, tritt oft nach jahrelanger Einnahme von > 10 mg Prednisolon-Äq auf. Rheumatiker sind besonders gefährdet und bei Kindern muss schon ab 0,7 mg/kg/d mit Linsentrübungen gerechnet werden. Kortikoide können auch den **Augeninnendruck** erhöhen, da sie den Abflusswiderstand im Trabekelnetzwerk steigern und die Aktivität der säubernden Phagozyten unterdrücken. Regelmäßige augenärztliche Kontrollen sind daher nötig!
Hämatologische Veränderungen betreffen alle Blutbestandteile und sind Teil der immunmodulatorischen bzw. immunsuppressiven Wirkung. Der Lymphozytenabfall wird unter niedrigen Dosen durch Umverteilung verursacht (Knochenmark, Milz), während hohe Kortikoiddosen zusätzlich direkt die B-Zellfunktion unterdrücken können. Klinisch relevant sind:

- **Abnahme:**
  - T-Lymphozyten > B-Lymphozyten
  - Monozyten, Makrophagen
  - eosinophile Granulozyten („Eosinophilensturz")
- **Zunahme:**
  - Thrombozyten (bis 30 %)
  - Granulozyten (dosisabhängig).

Impotenz und Amenorrhö bei Mann bzw. Frau sind die Folgen eines deutlichen Abfalls von Testosteron und LH, da Kortikoide neben den adrenalen auch die gonadalen Androgene supprimieren.

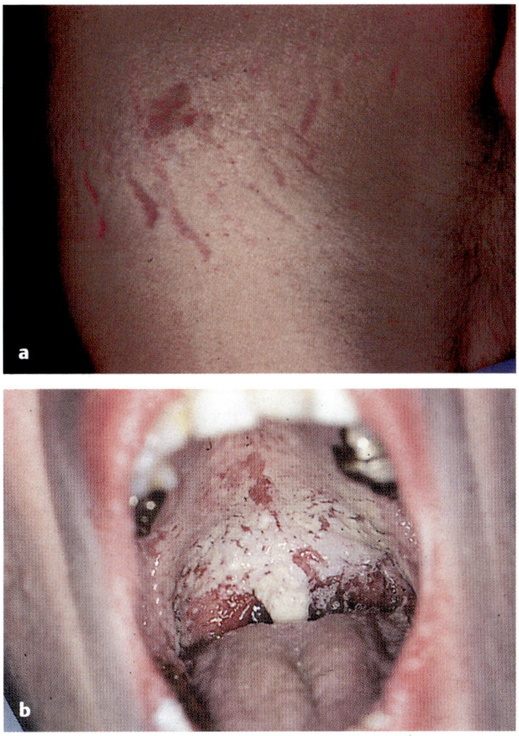

Abb. 19.4 Nebenwirkungen der Kortikoidtherapie.
a Längere systemische Einnahme von Glukokortikoiden kann zu ausgeprägten Striae führen, **b** topische inhalative Einnahme kann eine Kandidose der Mundhöhle (Soor) verursachen.

Hautatrophie und Wundheilungsstörungen sind Folge der reduzierten Bildung von Narben- und Granulationsgewebe unter Kortikoid-Therapie. Typisch sind die **Steroidakne** und die **Striae** als Folge einer Bindegewebsschwäche sowie eine allgemeine Verdünnung der Oberhautschichten (**Abb. 19.4**). Die **Infektionsgefahr** bei größeren Hautwunden ist erhöht. Folge einer lokalen Immunschwäche sind auch die Kandidose der Mundhöhle bei inhalativer Kortikoidapplikation.

MERKE

Die genomische Wirkung von Glukokortikoiden koppelt immer Wirkung und Nebenwirkung, d. h. es ist keine Trennung dieser Effekte möglich.

Iatrogene Nebennierenrindeninsuffizienz

Eine längere Pharmakotherapie mit Glukokortikoiden induziert eine **Insuffizienz des adrenalen Regelkreises**. Die chronische Gabe von Kortikoiden unterdrückt die ACTH- und CRH-Sekretion und nachfolgend die endogene Cortisolproduktion mit Atrophie der Zona fasciculata. Das Ausmaß der Insuffizienz wird ungünstig beeinflusst durch folgende Faktoren bzw. Fehler bei der Kortikoidgabe:

- Kortikoide mit langer Halbwertzeit
- keine zirkadiane Applikation
- zu hohe und zu lange Gabe
- systemische statt lokaler Applikation.

Eine erhöhte **Infektanfälligkeit** (v. a. > 40 mg Prednisolon) bis hin zur tödlichen Sepsis ist eine bedeutsame Folge der NNR-Insuffizienz und der Blutbildveränderungen bzw. der veränderten körpereigenen Abwehr. Daher sind unbedingt nachstehende Regeln zu beachten:

- akute Virusinfektionen sind eine Kontraindikation für Kortikoide
- bakterielle Infektionen müssen vor oder während der Kortikoidtherapie saniert werden
- regelmäßige Untersuchung auf Infektionen.

Schließlich kann es noch zur erworbenen Kortisonresistenz kommen, bei der Kortikoide ihre Wirkung verlieren (selten).

19.2.7 Kontraindikationen

Es gibt keine absoluten Kontraindikationen, da bei schweren Erkrankungen im Zweifel immer Kortikoide gegeben werden sollten. Jedoch müssen die zu erwartenden Nebenwirkungen mit begleitenden Maßnahmen aufgefangen werden. **Besondere Vorsicht** erfordern das Vorliegen von arterieller Hypertonie, Diabetes mellitus, Hyperlipoproteinämie, thromboembolischen Prozessen, Herz- und Niereninsuffizienz, intestinalen Ulzera, Osteoporose, Psychosen, Glaukom oder Myasthenia gravis.

19.2.8 Lokale Applikation

Die lokale (topische) Applikation verbindet eine **hohe Wirkstoffkonzentration vor Ort** mit einer Reduktion der Kortikoidgesamtdosis und der systemischen Nebenwirkungen. Besondere Bedeutung hat die äußerliche Anwendung bei Haut- und Augenerkrankungen, außerdem die Inhalation von Kortikoiden bei Asthma bronchiale und die Injektion in entzündete Gelenke.

Hautapplikation

Wirkmechanismus I Alle **kortikoidhaltigen Externa** wirken antiinflammatorisch, immunsuppressiv und antiproliferativ über den auf S. 286 beschriebenen pharmakodynamischen Wirkmechanismus. Zusätzlich führen Kortikoide über eine Vasokonstriktion zur „Gefäßabdichtung", eine evtl. vorliegende überschießende Verhornung und Kollagenbildung wird normalisiert und die Einwanderung von Entzündungszellen gebremst. Glukokortikoide lagern sich als Depot ins **Stratum corneum** der Haut ab, ihre Freisetzung ist daher auch abhängig vom Zustand der Haut. Die Resorptionsleistung der Haut variiert beträchtlich, was für das mögliche Auftreten von Nebenwirkungen zu beachten ist (**Tab. 19.9**).

Tabelle 19.9

Relative Resorption von Arzneistoffen

Lokalisation	relative Resorption*
Bein	0,5
Unterarm	**1***
Stamm	2,5
Kopfhaut	5
Gesicht	15
Genitale	40

* Erwachsener = 1

Kleinkinder haben infolge der besseren Hydratisierung und geringeren Dicke der Hornschicht eine erhöhte Resorption. Der Zusatz von Harnstoff und Acetylsalicylsäure verbessert deutlich die Resorption und Penetration von Kortikoiden bis hin zu systemischen Nebenwirkungen.

> **MERKE**
> Generell spielt die Grundlage des Wirkstoffes wie bei allen Externa eine wichtige Rolle für die Resorption von Glukokortikoiden.

Wirkstoffe I Die **externen Kortikoide** sind entweder Ester der systemischen Kortikoide oder eigene Entwicklungen und werden nach ihrer Entstehung in Kortikoide der 1., 2., 3, oder 4. Generation eingeteilt bzw. nach ihrer Wirkstärke (**Tab. 19.10**). Kortikoide der 4. Generation werden als veresterte Wirkstoffe appliziert, die nach systemischer Resorption zur unwirksamen Carbonsäure hydrolysiert werden und selten Nebenwirkungen hervorrufen *(Soft steroids)*. Entscheidend ist das **Wirkprofil**, d. h. das Verhältnis von antiinflammatorischer Potenz zu antiproliferati-

Tabelle 19.10

Kortikoide als Externa

Wirkstärkeklasse	Wirkstoff
I	Hydrocortison
	Prednisolon
	Triamcinolonacetonid
II	Clobetasonbutyrat
	Dexamethason
	Hydrocortisonbutyrat
III	Betamethasonvalerat
	Fluorcinolonacetonid
IV	Clobetasolpropionat

Tabelle 19.11

Externe Applikation von Kortikoiden
Richtlinien bei der Anwendung
– Step-down: Beginn mit dem stärksten Präparat, dann ausschleichen mit schwächeren Glukokortikoiden – Beschränkung: der Arzt sollte mit wenigen Präparaten gut vertraut sein – Problemzonen: nur kurzer Einsatz im Gesicht; Vorsicht bei den Intertrigines – Ausmaß: große kranke Hautareale bzw. schwere Barrierestörung können zu systemisch wirksamer Resorption führen – Depot: tägliche Einmalgabe ist wegen der Reservoirbildung ausreichend – Intervallgabe: ein- oder mehrtägige Pause zwischen den einzelnen Applikationen

ver (= gewebsschädigender) Potenz. Ein schwaches Kortikoid wirkt auch in hoher Konzentration nicht vermehrt anti-inflammatorisch, dagegen verliert ein starkes Kortikoid auch in hoher Verdünnung nicht seine antiproliferative Wirkung. Dieses Wirkprofil bestimmt daher auch den Einsatz von Kortikoiden bei Hauterkrankung, die überwiegend inflammatorische oder proliferative Komponenten aufweisen können.

Die Berechnung der Kortikoid-Dosisäquivalenz ist schwierig, da bereits die **Applikationsform** (Lotion, Creme, Salbe) **die Wirkung beeinflusst**. Dabei wird die Auswahl der Grundlage v. a. von Art und Ausmaß der Dermatose bestimmt.

Nebenwirkungen | Systemische Nebenwirkungen sind nur bei **großflächiger Anwendung** von sehr potenten Kortikoiden zu erwarten (> 100 g/Woche) oder wenn die Haut in ihrer Barrierefunktion stark gestört ist.

Wie bei systemischer Applikation muss ausgeschlichen werden durch den **Wechsel auf schwächere Präparate** (**Tab. 19.11**).

Eine häufige Nebenwirkung der topischen Applikation ist die reversible **Hautverdünnung,** die durch die Antiproliferation sowie durch eine verminderte Bildung von Kollagen und Hyaluronsäure bedingt ist. Wegen des Risikos einer hartnäckigen **perioralen Rosazea-artigen Dermatitis** im Gesicht unterliegt die Anwendung im Gesicht einer strengen Indikationsstellung.

Da Glukokortikoide selbst Allergien provozieren können, muss auch diese Ursache bei Hauterkrankungen berücksichtigt werden. In diesem Fall führt das Absetzen des Präparates (unerwartet) zur Besserung.

Glukokortikoide (Dexamethason, Prednisolon) können am **Auge topisch** als Tropfen bei Uveitis oder intravitreal bei Entzündungen des inneren Auges appliziert werden. Bei Entzündungen des Sehnervs müssen Glukokortikoide jedoch hochdosiert i. v. injiziert werden.

MERKE

Die lokale Applikation von Kortikoiden besitzt nur ein geringes Risiko für systemische Nebenwirkungen. Es muss jedoch mit lokalen Schädigungen gerechnet werden.

Inhalative Applikation

→ Asthma bronchiale und COPD s. S. 124

Intraartikuläre Injektion

Bei schweren Gelenkentzündungen können Glukokortikoide intraartikulär injiziert werden. Die für die **Depot-Applikation** zur Verfügung stehenden Präparate haben die gleiche Pharmakodynamik, unterscheiden sich aber erheblich in Wirkstärke und -dauer, die durch die Galenik, Form und Größe der Kristalle bestimmt wird. Die Kinetik (lange Verweildauer, langsame Resorption) sollte nicht durch Verdünnung verändert werden. Bei Injektion in ein Gelenk muss ein ggf. bestehender Erguss daher zunächst abpunktiert werden. Das Gelenk sollte anschließend für 24 h nicht bewegt werden. Weitere Injektionen dürfen frühestens nach 4 Wochen wiederholt und insgesamt nicht mehr als 4 mal pro Jahr durchgeführt werden. Kortikoidabhängige Nebenwirkungen bei intraartikulärer Injektion sind Kristallsynovitis, Knorpelschädigung, allergische Reaktionen und lokale Hautatrophien.

19.3 Immunmodulatoren und Immunsuppressiva

Key Point

Immunmodulatoren und Immunsuppressiva unterdrücken pathologische Immunreaktionen und werden v. a. gegen die Abstoßung transplantierter Organe, bei Autoimmunerkrankungen oder pathologischen Immunreaktionen eingesetzt.

19.3.1 Definitionen

Immunmodulatoren und Immunsuppressiva wirken primär auf das Immunsystem, haben aber auch antiphlogistische und indirekt analgetische Effekte.

- **Immunsuppressiva** unterdrücken die Reaktionsfähigkeit des Immunsystems. Das Immunsystem wird dabei geschwächt, es besteht die Gefahr von (opportunistischen) Infektionen. Eine klassische Indikation von Immunsuppressiva ist die Unterdrückung von Abstoßungsreaktionen nach Organtransplantation.
- **Immunmodulatoren** bezeichnen Arzneistoffe, die Immunreaktionen abschwächen, ohne jedoch die

Tabelle 19.12

Pharmakologische Interventionen gegen Immunreaktionen

Hemmung der	Wirkstoffe
Proliferation von T-Lymphozyten, B-Lymphozyten	– Methotrexat – Azathioprin – Leflunomid – Mycophenolat mofetil – Sulfasalazin
T-Zell-Rezeptoren	– Muronomab-CD3
Synthese und Wirkung von Zytokinen und Chemokinen	– Glukokortikoide – Ciclosporin – Tacrolimus, Sirolimus – Antikörper gegen TNFα, IL-1- oder IL-2-Rezeptoren
destruierenden Makrophagen	– Gold – Chloroquin – Penicillamin

allgemeine Reaktionsfähigkeit des Immunsystems zu beeinträchtigen.

Immunsuppressiva können in niedriger Dosierung als Immunmodulatoren eingesetzt werden, wie z. B. Methotrexat bei der rheumatoiden Arthritis.

- **Basistherapeutika** und **disease modifying antirheumatic drugs (DMARD)** sind Begriffe aus der Rheumatologie. Basistherapeutika haben spezifische Wirkungen auf den Krankheitsprozess mit kurz- als auch langfristigem positivem Einfluss auf den Krankheitsverlauf wie z. B. die Verzögerung der Gelenkdestruktion. Einige Basistherapeutika wie Gold oder d-Penicillamin wurden früher als langfristige „Basis"-Therapie eingesetzt und besitzen gegenwärtig nur noch eine geringe Bedeutung. Heute wird die Basistherapie mit Immunmodulatoren durchgeführt, daher ist dieser Begriff irreführend. DMARD bezieht sich auf die Fähigkeit, eine **Remission,** d. h. langanhaltende klinische Besserung, oder sogar **Reparaturheilung** zu bewirken. Da DMARDs auch außerhalb der Rheumatologie eingesetzt werden, enthält auch dieser Begriff keine sinnvolle spezifische Information.
- **Biologics** bezieht sich lediglich auf die molekulargenetisch bzw. zellbiologisch gewonnene Herstellung von Substanzen, gegenwärtig betrifft dies ausschließlich Antikörper.

In diesem Kapitel werden die immunmodulatorisch-immunsuppressiven Arzneistoffe nach ihrem molekularen **Wirkmechanismus** beschrieben (**Tab. 19.12**), unabhängig von ihren Indikationen.

MERKE

Die Dosierung und das Ausmaß der unterdrückten Immunreaktion entscheidet darüber, ob Arzneimittel als Immunmodulatoren oder Immunsuppressiva eingesetzt werden. Die Bedeutung dieser Begriffe ist fließend.

Tabelle 19.13

Indikationen und Kontraindikationen von Proliferationshemmstoffen

Wirkstoff	Indikation	Kontraindikation
Azathioprin (AZT)	schwere RA und Psoriasis, Organtransplantation, chron.- entzündliche Darmerkrankungen	schwere Infektionen, Leberstörungen, Impfungen mit Lebendvakzinen
Mycophenolat	Organtransplantation	Überempfindlichkeit
Methotrexat (MTX)	schwere RA und Psoriasis	Leber- und Niereninsuffizienz, schwere Infektionen, Alkoholabusus
Leflunomid	RA und Psoriasis-Arthritis	Störung der Knochenmarkfunktion, Leber- und Niereninsuffizienz, Alkoholabusus

RA = rheumatoide Arthritis

19.3.2 Hemmung der Proliferation von Immunzellen

Die sich rasch teilenden **T- und B-Lymphozyten** sind besonders auf die Neusynthese von **Purin- und Pyrimidinbasen** angewiesen, während andere Körperzellen ihre Basen wiederverwerten können *(recycling* oder *salvage pathway)*. Hier setzen die **antiproliferativen Hemmstoffe** an:

- Blockade der Purinsynthese: Methotrexat, Azathioprin, Mycophenolat
- Blockade der Pyrimidinsynthese: Leflunomid (**Tab. 19.13**).

In hoher Dosierung werden antiproliferative Hemmstoffe gegen Transplantatabstoßung eingesetzt, in niedriger Dosierung bei Fehlreaktionen des Immunsystems oder Entzündungen mit massiver Beteiligung von Immunzellen. **Nebenwirkungen** entstehen vor allem durch Schädigung von proliferativen Geweben, wie der gastrointestinalen Schleimhaut (Erbrechen, Diarrhö), der Harnwege (aufsteigende Infektionen) sowie des Knochenmarkes (Anämien, Leukopenien). **Kontraindikationen** sind Schwangerschaft und Stillzeit, Veränderungen des Blutbildes, Immundefekte sowie akute Infektionen.

Azathioprin

Azathioprin (AZT) (Imurek®) ist das Prodrug für seinen in der Leber aktivierten Metaboliten **6-Mercaptopurin** (**Abb. 19.5**), der als falscher Baustein in die DNA/RNA-Stränge eingebaut wird. AZT hemmt so vor allem in T- und B-Lymphozyten die Purin-Synthese und verhindert sowohl Zell- als auch Antikörper vermittelte Immunreaktionen. AZT wird neben der rheumatoiden Arthritis auch beim Morbus Crohn, verschiedenen weiteren Autoimmunerkrankungen oder zur Verhütung von Organabstoßung eingesetzt. Bis zum Wir-

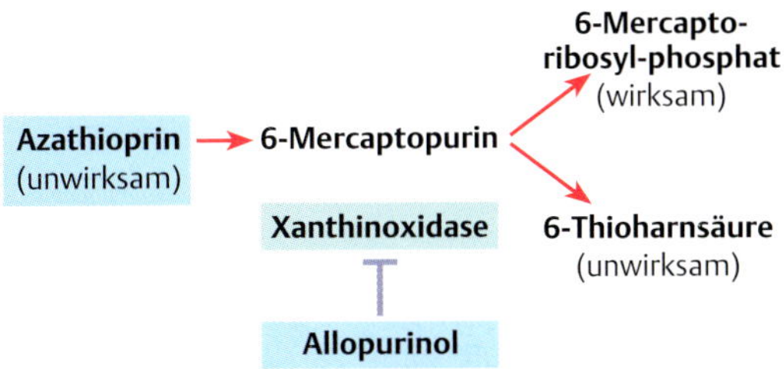

Abb. 19.5 Metabolisierung von Azathioprin. AZT ist ein Prodrug für das wirksame 6-Mercapto-ribosyl-phosphat. Dessen Wirkspiegel wird durch Allopurinol erhöht, da Allopurinol die Xanthinoxidase und damit den Abbau von 6-Mercaptopurin hemmt.

kungseintritt kann es Monate dauern. **Nebenwirkungen** reichen von Magen-Darm-Ulzera, Pankreatitis und (allergischen) Hautreaktionen bis zur Knochenmarksdepression.

Praxistipp
Bei gleichzeitiger Gabe des Harnsäure senkenden Medikaments Allopurinol ist eine Dosisreduktion von AZT notwendig, da Allopurinol die Xanthinoxidase und damit den Abbau von 6-Mercaptopurin blockiert (Abb. 19.5, vgl. S. 200).

Mycophenolat

Mycophenolat mofetil (CellCept®), das aus dem Pilzantibiotikum Mycophenolsäure gewonnen wird, hemmt selektiv die **Inosin-mono-phosphat-dehydrogenase** (IMPDH), ein Schlüsselenzym der **Purinbasen**-Synthese. Besonders T- und B-Lymphozyten sind abhängig von der IMPDH, da sie im Gegensatz zu anderen Körperzellen keinen alternativen Syntheseweg besitzen.

In hoher Dosierung wird Mycophenolat als Immunsuppressivum gegen Transplantatabstoßung eingesetzt.

Magnesium- und Aluminium-Hydroxid, die oft gegen Sodbrennen und Magenschmerzen (Nebenwirkung der Proliferationshemmstoffe!) eingenommen werden, hemmen die Resorption von Mycophenolat im Darm.

Methotrexat

Methotrexat (MTX) (Lantarel®) **hemmt die Folsäurebildung**, dadurch fehlt den sich schnell teilenden Immunzellen die Tetrahydrofolsäure für die Synthese von Thymidin- bzw. Purinbasen, die für die Proliferation absolut notwendig sind (s. S. 313). Es wird in **niedriger Dosierung** (7,5–25 mg/Wo. i. m. oder oral) bei der rheumatoiden Arthritis oder Psoriasis als Immunmodulator eingesetzt. Es steigert die Wirksamkeit anderer Therapeutika, wobei nach einer **Latenz** von 6–8 Wochen monatelange Remissionen erzielt werden können. In niedriger Dosierung supprimiert MTX nicht das Immunsystem, d. h. es besteht **keine vermehrte Infektanfälligkeit.** Diese Anwendung muss sorgfältig von der **Hochdosistherapie** (12.000 mg/m^2 i. v.) als Zytostatikum unterschieden werden (s. S. 313).

Nebenwirkungen | MTX schädigt die **Nieren,** da es unverändert über die Nieren ausgeschieden wird, sowie die **Leber.** Das Auftreten einer **Lungenfibrose** bzw. interstitielle Pneumonitis (2–5 %) erfordert den Einsatz von Steroiden. Zu beachten ist die Akkumulationsgefahr bei gleichzeitiger Gabe von NSA, da diese die MTX-Ausscheidung hemmen.

Frauen im gebärfähigen Alter sollten MTX nur unter **Kontrazeptionsschutz** einnehmen. Zur Prophylaxe von Nebenwirkungen wird **Folsäure** gegeben, das die Wirkung von MTX auf die normalen Körperzellen, aber nicht auf die Immunzellen, abschwächt.

Leflunomid

Leflunomid (Arava®) wirkt auf aktivierte T-Zellen, indem es in den Mitochondrien die **Dihydro-orotat-dehydrogenase** (DHODH) hemmt (**Abb. 19.6**). Als Folge wird die Bildung von Uridinmonophosphat, einer Vorstufe der Pyrimidinsynthese, unterdrückt. Im Gegensatz zu den sich schnell teilenden T-Lymphozyten können die meisten Körperzellen Pyrimidin unabhängig von der Atmungskette re-synthetisieren (*salvage pathway*). Leflunomid wirkt bei der rheumatoiden Arthritis ähnlich stark wie MTX oder Sulfasalazin.

Als **Nebenwirkungen** können Hautreaktionen, Diarrhö und Alopezie auftreten. Der ausgeprägte enterohepatische Kreislauf seiner aktiven Metaboliten verlängert die Wirkdauer von Leflunomid (Halbwertszeit 10–15 Tage) mit dem Risiko der **Akkumulation.** Leflunomid bzw. seine aktiven Metaboliten verbleiben für

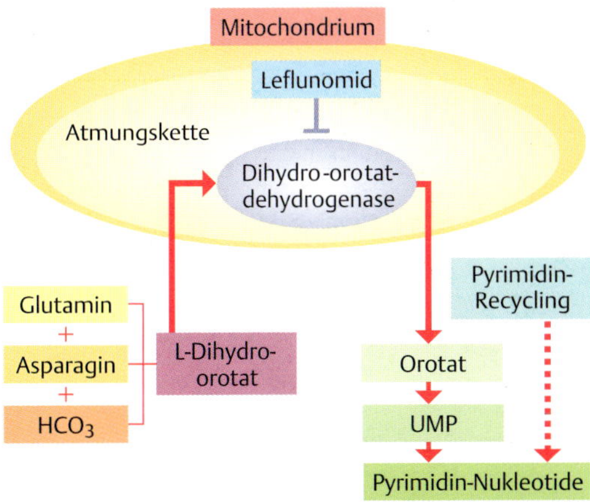

Abb. 19.6 Wirkung von Leflunomid und der *Recycling*- bzw. *Salvage pathway.* DHODH koppelt über die Atmungskette den Bedarf an Energie und die Synthese für DNA-/RNA-Bausteine.

19

Tabelle 19.14

Interferone

	IFNα	IFNβ	IFNγ
zelluläre Synthese	Makrophagen, Lymphozyten	Fibroblasten, Epithelzellen	T-Zellen
Funktion	antivirale Zytolyse, Hemmung der Proliferation	antivirale Zytolyse, Hemmung von Metalloproteasen	Aktivierung von Makrophagen, Zytolyse, Proliferationshemmung
HWZ	2–4 h* pegyliert 20–40 h	2–4 h	0,5 h
Nebenwirkungen	schwerwiegend: Autoimmunerkrankungen, Hypo- und Hyperthyreose, psychische Symptome	geringer als bei IFNα, neutralisierende Antikörper	Thrombozytopenie, Gelenk- und Muskelschmerzen

* an Polyethylenglykol gekoppelt

1–2 Jahre im Körper, daher ist die Anwendung entsprechend vorsichtig und kontrolliert durchzuführen.

MERKE

- Methotrexat, Azathioprin, Mycophenolat und Leflunomid unterdrücken die Proliferation von Immunzellen und werden in niedriger Dosierung zur Therapie der rheumatoiden Arthritis und verschiedener Autoimmunerkrankungen eingesetzt.
- Auch andere schnell teilende Zellen (Schleimhäute, Knochenmark) sind von der Wirkung betroffen; jedoch können diese Zelltypen durch *salvage pathways* die Nebenwirkungen teilweise abschwächen.

19.3.3 Interferone

Interferone (IFN) sind Glykoproteine der **Zytokinfamilie,** die von Immunzellen zur Abwehr von Viren und zur Aktivierung bzw. Modulation von Immunreaktionen gebildet werden (**Tab. 19.14**). Interferone **hemmen die virale Proteinsynthese** und induzieren den Abbau viraler Nukleinsäuren.

Virusbefallene Zellen sind in der Lage Interferone zu synthetisieren und zu sezernieren, die dann an noch nicht befallene Zellen binden. Diese durch IFN aktivierten Zellen produzieren Enzyme, welche die virale Transkriptions- und Translationsmaschinerie hemmen bzw. abbauen und somit die Virusinfektion abwehren.

MERKE

Interferone töten virusinfizierte Zellen und schützen intakte Zellen.

IFN hemmen auch die Proliferation von schnell teilenden Zellen, daher werden sie auch gegen Malignome eingesetzt.

Über **immunmodulierende Funktionen** aktivieren IFN außerdem T-Lymphozyten und Natural-Killer-Zellen und fördern die MHC-Produktion, wodurch körperfremde Zellen besser erkannt werden.

Interferone unterscheiden sich in ihren biochemischen und antigenen Eigenschaften sowie ihren Rezeptoren. Alle IFN, bis auf IFNβ, werden rekombinant hergestellt und parenteral oder lokal appliziert. Ihre Gewebepersistenz ist länger als ihre kurzen Plasma-HWZ (**Tab. 19.14**).

Die **allgemeinen Nebenwirkungen** umfassen unspezifische **grippeartige Symptome mit Fieber** (Therapie: Paracetamol), Verschlechterung des Allgemeinzustandes, aber auch zentrale Störungen wie Depression, Angst- und Konzentrationsstörungen sowie Leuko- und Thrombozytopenien, da IFN auch die Proliferation von schnell teilenden Zellen hemmen.

Interferon α

IFNα ist vor allem **antiviral** wirksam, was durch Kopplung von Polyethylenglykol **(Pegylierung)** noch gesteigert wird. Dadurch verlängert sich auch die HWZ um das 10-fache (nur einmalige wöchentliche Gabe notwendig) und die Ansprechrate gegenüber Standard-IFNα wird signifikant erhöht.

Indikationen und **Wirkstoffe** s. **Tab. 19.15**.

IFNα besitzt neben den allgemeinen Nebenwirkungen noch einige weitere **schwere Nebenwirkungen** wie das Auslösen einer Hyper- oder Hypothyreose bei 5–10 % der Patienten, Exazerbation von Autoimmunerkrankungen (v. a. der Schilddrüse), Retinopathie sowie depressiv-ängstlichen Symptome, die durch einen IFNα-induzierten Haarausfall verstärkt werden.

Kontraindikationen sind psychiatrische Erkrankungen, Erkrankungen der Schilddrüse und Leber, Alkoholismus sowie Schwangerschaft und Autoimmunerkrankungen.

Tabelle 19.15

Interferon α

Subtyp	Handelsname	Indikation	Eigenschaften
IFNα 2a	Roferon-A®	Hepatitis B und C malignes Melanom CML*, Nierenzellkarzinom, Non-Hodgkin-Lymphom	
IFNα 2b	Intron A®	Hepatitis B und C malignes Melanom CML*, Kaposi-Sarkom	
PegIFNα 2a	Pegasys®	Hepatitis B und C	pegyliert, hepatisch metabolisiert, biliär und renal eliminiert, Dosis unabhängig vom Körpergewicht
PegIFNα 2b	PegIntron®	Hepatitis C bei Ribaverin-Unverträglichkeit	pegyliert, renal metabolisiert und eliminiert, Dosisanpassung bei Niereninsuffizienz

*CML = chronisch myeloische Leukämie

MERKE

- Der Gabe von IFNα sollte eine Schilddrüsendiagnostik und ggf. eine augenärztliche Untersuchung (bei Diabetes mellitus, Hypertonus) vorangehen.
- Pegylierung stabilisiert die Kinetik und verbessert die Wirksamkeit von IFNα.

Interferon β

Die antiviralen Interferone dieser Klasse aktivieren immunsupprimierende Zytokine wie IL-10 und unterdrücken Metalloproteasen (**Tab. 19.16**). Ihr wichtigstes Einsatzgebiet ist die **multiple Sklerose** (s. S. 305), bei der IFNβ vor allem die Blutgefäße abdichtet. Die Wirkung wird durch **neutralisierende Antikörper** eingeschränkt, die nach 2–3 Anwendungsjahren bei vielen Patienten auftreten (vor allem IFNβ-1b). Die Nebenwirkungen sind weniger gravierend als von IFNα.

Tabelle 19.16

Interferon β

Subtyp	Handelsname	Indikation
1a	Avonex®, Rebif®	multiple Sklerose
1b	Betaferon®	multiple Sklerose
human	Fiblaferon®	Herpes zoster, Virusenzephalitis, Feigwarzen (lokal)

Weitere Interferone

Tab. 19.17 zeigt **weitere Interferone,** die therapeutisch zum Einsatz kommen.

Tabelle 19.17

Weitere Interferone

Subtyp	Handelsname	Indikation
IFNγ 1b	Imukin®	Wegener-Granulomatose
IFN-alfacon-1 (Consensus-IFN)	Inferax®	Hepatitis C

19.3.4 Immunophiline

Immunophiline unterdrücken über eine **veränderte Proteinfaltung** die Proliferation und Aktivität von Immunzellen. Sie haben ihren Namen von den Ciclophilinen, die die Wirkung des Immunsuppressivums Ciclosporin vermitteln. Das Wirkungsprinzip beruht auf ihrer **Bindung an Rotamasen**. Rotamasen sind Enzyme, die die räumliche Anordnung von Peptidgruppen und damit die Faltung von Proteinen katalysieren. Die für die Immunophiline relevanten Faltungsenzyme stammen aus den Familien der Ciclophiline bzw. *FK506 binding proteins* **(FKBP)**.

Komplexe aus Ciclosporin-Cyclophilin A bzw. FK506-FKBP12 hemmen die Phosphatase **Calcineurin**, die normalerweise in aktivierten Immunzellen durch Abspaltung einer Phosphatgruppe den **Transkriptionsfaktor NFAT** (*nuclear factor of activated T-cells*) im Zytoplasma aktiviert (**Abb. 19.7**). Der unphosphorylierte NFAT kann nun in den Zellkern translozieren.

In Gegenwart von Immunophilinen bleibt NFAT phosphoryliert und kann nicht in den Zellkern translozieren. Als Folge unterbleibt die nachgeschaltete Expression zahlreicher pro-inflammatorischer Proteine wie IL-2 und seines Rezeptors, IFNγ oder IL-3. Auch die klonale Proliferation von T-Zellen wird unterdrückt, während das Knochenmark nicht betroffen ist (**Tab. 19.18**).

Das Indikationsspektrum erweitert sich ständig, von der ursprünglichen **Immunsuppression nach Organtransplantation** über Autoimmunkrankheiten, Neurodermitis bis hin zur Beschichtung von Stents bei Verengung von Herzkranzgefäßen. Immunophiline wirken damit auch als Immunmodulatoren.

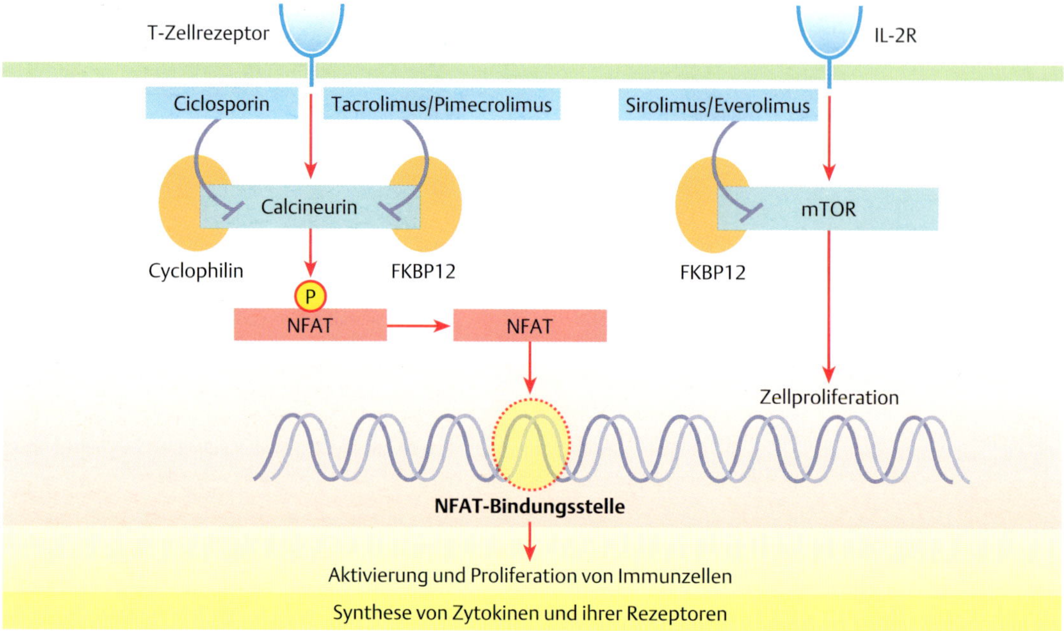

Abb. 19.7 Wirkmechanismen von Immunophilinen. Die Stimulation des T-Zellrezeptors z. B. durch antigenpräsentierende Zellen, aktiviert die Calcineurin-Phosphatase, die NFAT dephosphoryliert. Das unphosphorylierte NFAT kann nun in den Zellkern translozieren. Ciclosporin A oder Tacrolimus hemmen das Calcineurin, Sirolimus hemmt mTOR, eine essenzielle Kinase für den Zellzyklus. Cyclophilin und FKBP12 sind die Bindungsproteine für die Immunophilin-Arzneistoffe.

Ciclosporin

Ciclosporin (Sandimmun A®, HWZ 5–20 h) akkumuliert nach oraler oder i. v. Gabe mit 3- bis 4-fach höheren Spiegeln im Gewebe als im Plasma. Es wird in der Leber durch Cyp3A4 metabolisiert: Cyp3A4-Induktoren wie Hypericin oder Barbiturate können die Ciclosporin-Spiegel so stark senken, dass nach Transplantationen tödliche Organabstoßungen beobachtet werden (**Tab. 19.19**). Die Wirkspiegel müssen engmaschig kontrolliert werden, da die **therapeutische Breite** zwischen Wirkverlust und organotoxischen Nebenwirkungen schmal ist.

Indikationen sind die Immunsuppression nach Organtransplantation, Autoimmunerkrankungen, Neurodermitis, rheumatoide Arthritis.

Wichtige **Nebenwirkungen** umfassen Nephrotoxizität, Hepatotoxizität sowie Parästhesien als Ausdruck einer Neurotoxizität. Außerdem verursacht Ciclosporin metabolische Störungen einschließlich Hyperglykämien, Hyperlipidämien und Blutdruckerhöhung, sowie Hypertrichose und Gingivahyperplasie.

Tacrolimus

Das aus Bakterien semisynthetisch hergestellte **Tacrolimus** oder **FK506** (Prograf®; HWZ 7 h; oral oder i. v.) ist deutlich potenter als Ciclosporin und wirkt effektiver einer akuten Organabstoßung entgegen. Zusätzlich werden **topisch bei der Neurodermitis** Tacrolimus (Protopic®) und das ähnliche Ascomycin-Derivat **Pimecrolimus** (Elidel®) eingesetzt. Gegenüber topischen Kortikoiden haben sie den Vorteil der fehlenden Hautatrophie und die Möglichkeit des gefahrlosen Einsatzes im Gesichtsbereich, erhöhen jedoch die **Phototoxizität** (UV-Bestrahlung vermeiden).

Die Nebenwirkungen von Tacrolimus ähneln im Prinzip denen von Ciclosporin, die Neurotoxizität ist stärker, während die Nephrotoxizität und metabolischen Störungen geringer ausgeprägt sind (**Tab. 19.18**).

Tabelle 19.18

Wirkprofil von Immunophilinen

Wirkstoff (synonym)	Zielmolekül	Hemmung von	Nebenwirkungen		
			nephrotoxisch	neurotoxisch	metabolisches Syndrom
Ciclosporin	Cyclophilin A	Calcineurin + NFAT	++	+	++
Tacrolimus (FK506)	FKBP12	Calcineurin + NFAT	+	++	+
Sirolimus (Rapamycin)	FKBP12	mTOR + S6-Kinase	(+)	(+)	(+)

Tabelle 19.19

Arzneimittelinteraktionen von Immunsuppressiva

Wirkstoff	Änderung der Wirkung	Mechanismus
Ciclosporin	Verstärkung	durch Cyp3A4-Hemmstoffe und Hemmung von P-Glykoprotein: Ketoconazol, Erythromycin, Verapamil
	Abschwächung	durch Cyp3A4-Induktoren: Johanniskraut, Phenytoin, Rifampicin
– Nephrotoxizität		mit nephrotoxischen Arzneimitteln wie NSA, Fibrate, Aminoglykoside
– metabolisches Syndrom		mit hypertensiven (NSA), diabetogenen (Diuretika, Neuroleptika) oder lipidämischen Wirkstoffen
Azathioprin	Verstärkung	Hemmung des Abbaus: Allopurinol, Sulfasalazin
Mycophenolat	Abschwächung	Resorptionshemmung durch Mg- oder Al-Hydroxid
		Hemmung des enterohepatischen Kreislaufes durch Ciclosporin

Sirolimus und Everolimus

Ähnlich dem Tacrolimus bindet auch **Sirolimus** (syn. Rapamycin, von Rapa-nui = Osterinsel, dort wurde der Bakterienstamm gefunden) (Rapamune®) an FKBP12, wobei der Sirolimus-FKBP12-Komplex die Kinase **mTOR** (*mammalian target of rapamycin*) hemmt, die Zellzyklus und Zellproliferation reguliert. Wie Ciclosporin ist auch Sirolimus ein Substrat von Cyp3A4. Sirolimus wird nach Organtransplantation und zur **Beschichtung von Stents** verwendet.
Bei den **Nebenwirkungen** dominieren Blutbildstörungen und Hyperlipidämie. Vorteile sind die deutlich geringere Nephrotoxizität und Neurotoxizität. Das neue **Everolimus** (Certican®) weist gegenüber Sirolimus eine bessere und konstantere Bioverfügbarkeit auf.

MERKE

- Immunophiline werden als Immunsuppressiva nach Organtransplantationen und als Immunmodulatoren z. B. bei Autoimmunkrankheiten eingesetzt.
- Immunophiline haben eine enge therapeutische Breite und sind organtoxisch, sie unterdrücken aber nicht das Knochenmark.
- Ciclosporin ist ein gutes Beispiel der Bedeutung des Cyp3A4-Metabolismus für Arzneimittelinteraktionen.

19.3.5 Monoklonale Antikörper

Monoklonale Antikörper ermöglichen die **hochselektive Erkennung** von Molekülen. Sie werden gegenwärtig ausschließlich zur funktionellen Inaktivierung dieser Zielmoleküle und ihrer nachgeschalteten zellulären Prozesse eingesetzt. Außerdem kann mit Antikörpern selektiv die Aktivierung und Proliferation individueller **Klone von Immunzellen** gehemmt werden (**Abb. 19.8**). Gegenwärtig werden erfolgreich Antikörper gegen Zytokine (TNF, IL-1β, IL-2, IL-6 bzw. ihre Rezeptoren) zur Therapie von Tumoren sowie der rheumatoiden Arthritis (RA), chronisch-entzündlichen Darmerkrankungen und weiteren Autoimmunerkrankungen eingesetzt. **Probleme** einer Therapie mit Antikörpern sind ihre parenterale Applikation (s. c., i. v.), eine Schwächung der Immunabwehr, Zunahme der Tumorgenese, Bildung von Auto-Antikörpern, Provokation von schweren Immunreaktionen und nicht zuletzt der hohe Preis.

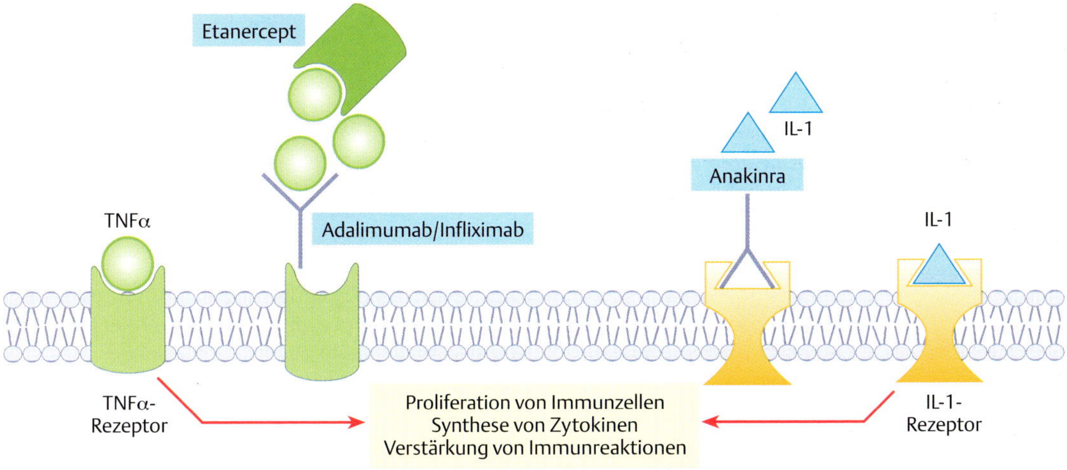

Abb. 19.8 Antikörper gegen TNFα und IL-1. Antikörper oder lösliche Rezeptorfusionsproteine fangen Zytokine wie TNFα ab oder blockieren membranständige Rezeptoren wie den von IL-1.

Tabelle 19.20

Indikationen und Kontraindikationen für monoklonale Antikörper

Wirkstoff	Indikation	Kontraindikation
anti-TNFα		
– Infliximab	RA, Psoriasis, Psoriasis-Arthritis, Morbus Crohn, Colitis ulcerosa, Morbus Bechterew	Tuberkulose, Abszesse
– Adalimumab	wie Infliximab	Herzinsuffizienz
– Etanercept	wie Infliximab	Sepsis
anti-IL-1- oder 2-Rezeptoren		
– Anakinra	RA	Überempfindlichkeit, Niereninsuffizienz
– Basiliximab	Transplantation	(noch wenig Erfahrungen)
– Daclizumab	Transplantation	(noch wenig Erfahrungen)
Muronomab-CD3	Transplantation	Herzinsuffizienz, Hypertonie
Abatacept	mit MTX bei RA	schwere Infektionen
Rituximab	Lymphome, Reserve bei RA	Herzinsuffizienz, schwere Infektionen

Hemmung des Tumornekrosefaktors α

Die **Inaktivierung von TNFα** schwächt die Immunpathologie zahlreicher Erkrankungen ab, z. B. der rheumatoiden Arthritis, des Morbus Bechterew und des Morbus Crohn. Zusammen mit MTX sorgen **TNFα-Antikörper** für eine lange Remission und stimulieren sogar Reparaturprozesse, wie von zerstörten Gelenken. In der Kombination TNFα + MTX unterdrückt MTX außerdem die Bildung von Autoantikörpern gegen TNFα-Antikörper.

Die Neutralisierung von TNFα besitzt mehrere Vorteile: ein steroidartiger, relativ schneller Wirkungsbeginn, eine relativ geringe Rate von Nebenwirkungen und Therapieabbrüchen sowie eine starke Hemmung der Krankheitsprogression.

TNFα ist jedoch auch wichtig für die physiologische Immunabwehr und Tumorabwehr. Daher kann die Hemmung von TNFα die Reaktivierung einer **Tuberkulose** provozieren, sodass jeder Patient vor einer TNFα-inhibierenden Therapie auf Tuberkulose zu testen ist. TNFα-AK verschlechtern außerdem eine Herzinsuffizienz (Kontraindikation).

Infliximab (Remicade®; 1× alle 2 Monate i. v.) ist ein monoklonaler Maus-/Mensch-Fusionsantikörper, der sowohl gelöstes TNFα abfängt als auch bei Zellen mit gebundenem TNFα eine Lyse initiiert. Die Wirksamkeit wird v. a. durch die häufige Entwicklung von Autoantikörpern limitiert. Autoantikörper sind körpereigene Antikörper, die sich gegen den iatrogenen Antikörper richten.

Adalimumab (Humira®, 1–2×/Wo s. c.) ist ein rein humaner TNFα-Antikörper mit besserer Verträglichkeit, da kaum Autoantikörper gebildet werden. **Etanercept** (Enbrel®; 1–2×/Wo s. c.) ist ein Fusionsprotein mit Rezeptor-Bindungsstellen gegen TNFα, das zirkulierendes TNFα abfängt (**Abb. 19.8**).

Der humane monoklonale TNFα-Antikörper **Golimumab** (Simponi®) wird 1×/Monat s. c. gespritzt, das pegylierte Fab-Fragment **Cerolizumab** (Cimzia®) alle 2 Wochen.

Hemmung von Interleukin-Rezeptoren

Anakinra (Kineret®) hemmt den Interleukin-1-Rezeptor und damit die Bindung von IL-1α und IL-1β. Anakinra ist bei der rheumatoiden Arthritis nur mäßig effektiv (**Abb. 19.7**).

Basiliximab (Simulect®) und **Daclizumab** (Zenapax®) wurden als murin-humane Fusions-Antikörper gegen den IL-2-Rezeptor bei akuten Abstoßungskrisen entwickelt . Im Gegensatz zu Muronomab-CD3 verursachen sie kein Zytokin-Freisetzungssyndrom (s. u.). Wie bei allen murinen Antikörpern kommt es allerdings zur raschen Bildung von **Autoantikörpern.**

Tocilizumab (RoACTEMRA®) blockiert den IL-6-Rezeptor (i. v. 1×/Monat). IL-6 ist ein wichtiger Induktor von Akut-Phase-Proteinen und der Osteoklasten.

MERKE

Die Hemmung von Immunmediatoren schwächt die physiologische Immunantwort. So können TNFα-Antikörper z. B. eine Tuberkulose reaktivieren.

Varia

Muronomab-CD3 (Orthoclone OKT3®) ist ein monoklonaler Antikörper gegen den T-Zell-Rezeptor und tötet selektiv die aktivierten T-Lymphozyten ab. Er wird in der postoperativen Phase nach Lebertransplantation eingesetzt, wenn die Wirkspiegel anderer Immunsuppressiva (Ciclosporin, Tacrolimus) infolge der instabilen Leberfunktion noch nicht konstant sind, sowie bei akuten Abstoßungskrisen. Eine beson-

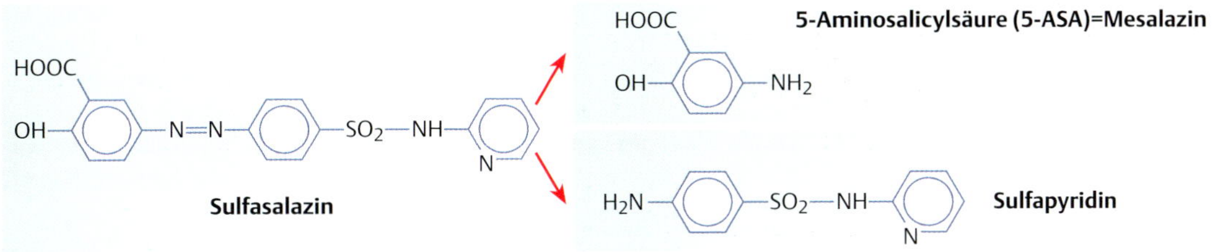

Abb. 19.9 Metabolisierung von Sulfasalazin. Sulfasalazin wird in Mesalazin (5-ASA) und Sulfapyridin aufgespalten.

dere Nebenwirkung ist das **Zytokin-Freisetzungs-Syndrom** mit Fieber, Schüttelfrost und Bronchospasmus, bedingt durch die der Komplementlyse vorausgehenden, initialen Aktivierung der Lymphozyten.
Abatacept (Orencia®) bindet wie das endogene negative Kostimulationsmolekül CTLA-4 an CD80/86 und hemmt die APC-abhängige Aktivierung von T-Zellen mit Abfall von Entzündungsmarkern.
Rituximab (MabThera®) ist ein Antikörper gegen das Oberflächenmolekül CD20, das für die Aktivierung reifer B-Lymphozyten notwendig ist. Da B-Lymphozyten in der Genese von Autoimmunerkrankungen eine große Bedeutung haben, wird Rituximab neben Tumoren auch bei der rheumatoiden Arthritis eingesetzt.

19.3.6 Immunmodulatoren mit unklarer Wirkung

Gemeinsam ist den Immunmodulatoren dieser heterogenen Gruppe, die v. a. bei der rheumatoiden Arthritis eingesetzt werden, der unklare Wirkmechanismus, die lange Latenzzeit bis zum Wirkungseintritt und ihre ausgeprägten Nebenwirkungen. Abgesehen von Sulfasalazin hat ihr Stellenwert durch die neuen Biologics, MTX oder Leflunomid an Bedeutung verloren.

Sulfasalazin

Sulfasalazin oder **Salazosulfapyridin** (Azulfidine®) wird durch Darmbakterien in 5-Aminosalicylsäure (5-ASA, Mesalazin) und Sulfapyridin gespalten (**Abb. 19.9**). Es wirkt als Radikalfänger und Hemmstoff der T-Lymphozytenproliferation und wird mit gutem Erfolg bei der rheumatoiden Arthritis zusammen mit MTX oder Steroiden eingesetzt. Der alleinige Bestandteil Mesalazin ist bei **chronisch-entzündlichen Darmerkrankungen** (Morbus Crohn, Colitis ulcerosa) indiziert. Die Kopplung an Sulfapyridin ist für das Erreichen des Dickdarmes notwendig, alternativ gibt es retardiertes Mesalazin oder **Olsalazin**, ein Dimer aus zwei Mesalazin-Molekülen. Mesalazin reduziert den Bedarf an Kortikosteroiden und schwächt die akuten Schübe der entzündlichen Darmerkrankungen ab.
Nebenwirkungen von Sulfasalazin/Mesalazin sind gastrointestinale Störungen, Kopfschmerzen, Blutbildveränderungen und die für Sulfonamide typischen allergischen Reaktionen (s. S. 406).

MERKE

Sulfasalazin kommt bei rheumatoider Arthritis und chronisch-entzündlichen Darmerkrankungen zum Einsatz, sein Bestandteil Mesalazin nur bei chronisch-entzündlichen Darmerkrankungen.

Chloroquin

Die Antimalaria-Mittel **Chloroquin** (Resochin®) und **Hydroxychloroquin** (Quensyl®) wirken wie Gold durch Hemmung lysosomaler Enzyme sowie über eine veränderte Antigenpräsentation mit abgeschwächter T-Zellstimulation (vgl. S. 423). Sie werden neben der rheumatoiden Arthritis auch beim systemischen Lupus erythematodes eingesetzt. Das bunte Bild der Nebenwirkungen umfasst Hautveränderungen, Haarausfall, Sehstörungen bis zur Netzhautschädigung, Muskeldegeneration und Krampfanfälle.

Goldverbindungen

Gold ist in variablen Konzentrationen (30–50 %) in **Aurothioglucose** (Aureotan®, i. m.) oder **Auranofin** (Ridaura®; oral) enthalten. Durch die Anreicherung in Lysosomen werden v. a. Phagozyten geschädigt, da Phagozyten reich an Lysosomen sind. Die Hauptindikation für Goldverbindungen ist die rheumatiode Arthritis.
Bereits in niedriger Dosis treten Überempfindlichkeitsreaktionen gegen Gold-Verbindungen auf, daher muss langsam und niedrig dosiert begonnen werden. Wegen der **langen Eliminations-HWZ** von 60 bis 80 Tagen dauert es ca. ein Jahr, bis Gold den Körper vollständig wieder verlassen hat. Die **Nebenwirkungen** sind vielfältig wie Nierentoxizität, Dermatitis, Knochenmarksdepression (initiale Eosinophilie), gastrointestinale Läsionen oder Ablagerungen in der Kornea.

d-Penicillamin

d-Penicillamin (Metalcaptase®), das aus Penicillin gewonnen wird, unterdrückt die Bildung von IL-1 und Kollagen-Fibrillen und reduziert die Aktivität von Im-

19

Tabelle 19.21

Indikationen und Kontraindikationen von Immunmodulatoren unklarer Wirkung

Wirkstoff	Indikation	Kontraindikation
Sulfasalazin	RA, CED	Allergiker, Asthmatiker
Mesalazin	CED	Leber- und Nierenfunktionsstörungen
Chloroquin	Malaria, RA, SLE	Störungen der Leberfunktion und der Blutbildung
Goldverbindungen	RA	schwere Diarrhö
d-Penicillamin	Vergiftung mit Schwermetallen, Morbus Wilson	Störungen der Leber- bzw. Nierenfunktion sowie der Blutbildung

RA = rheumatoide Arthritis, SLE = systemischer Lupus erythematodes, CED = chronisch entzündliche Darmerkrankungen

munzellen und Fibroblasten. Es ist ein Metall-Chelator, d. h. es bildet schwer lösliche Komplexe mit Metallen und sollte daher nicht zusammen mit Gold appliziert werden. Heute **obsolet** wegen seines schlechten Nutzen-Risiko-Verhältnisses, findet d-Penicillamin noch bei Vergiftungen mit Kupfer und beim **Morbus Wilson** (Kupferspeicherkrankheit) Verwendung.

19.3.7 H_1-Rezeptor-Antagonisten

Histamin ist ein biogenes Amin mit vielfältigen Funktionen (s. S. 50). H_1-Rezeptoren modulieren den Schlaf-Wach-Rhythmus und den Appetit ebenso wie das bewegungsgesteuerte Erbrechen (Kinetosen), allergische Reaktion oder den Juckreiz. Die Rolle von H_1-Antihistaminika als Schlafmittel und Antiemetika wird auf S. 331 bzw. 162 beschrieben.

Histamin wird in hoher Konzentration in **Mastzellen** und **basophilen Granulozyten** gespeichert, besonders hohe Konzentrationen finden sich in Haut, Lunge und Gastrointestinaltrakt. Aus diesen Speichern wird Histamin freigesetzt bei

- IgE-vermittelten Überempfindlichkeitsreaktionen einschließlich allergischer Rhinitis (Heuschnupfen)
- Zerstörung von Gewebe
- Kontakt mit bestimmten chemischen Substanzen und Arzneistoffen. **Histaminliberatoren** sind z. B. **Morphin**, iodhaltige Röntgenkontrastmittel, Plasmaersatzmittel wie HES oder das Muskelrelaxans Tubocurarin.

Im Zusammenhang mit Entzündungen und allergischen Reaktionen vermitteln H_1-Rezeptoren wichtige klinische Begleitreaktionen, wie:

- Vasodilatation und Blutdruckabfall
- Steigerung der Kapillarpermeabilität (Voraussetzung für die Diapedese von Immunzellen)
- Kontraktion der Bronchialmuskulatur (s. S. 117)
- Juckreiz.

Die entzündungs- bzw. allergierelevanten Antihistaminika werden in zwei Generationen eingeteilt, deren wesentlicher Unterschied im Nebenwirkungsprofil liegt. Vertreter der **1. Generation** sind

- ZNS-gängig mit der Folge einer erhöhten Müdigkeit und Schläfrigkeit sowie gesteigertem Appetit (s. S. 331)
- Hemmstoffe der muskarinergen ACh-Rezeptoren mit entsprechenden Störeffekten (s. S. 354).

ZNS-Gängigkeit und antimuskarinerge Effekte finden sich auch bei den vom H_1-Hemmstoff Chlorpromazin abgeleiteten Grundgerüst für trizyklische Antidepressiva und klassische Neuroleptika (**Abb. 23.4** und **24.4**).

MERKE

Die Fahrtüchtigkeit ist unter Antihistaminika der 1. Generation eingeschränkt.

Die **2. Generation** hemmt relativ spezifisch den H_1-Rezeptor und penetriert deutlich schwächer die Blut-Hirn-Schranke. Wegen der langen Wirkdauer ist bei der 2. Generation eine einmalige tägliche Gabe ausreichend.

Nach rascher und guter Resorption werden die meisten Antihistaminika hepatisch biotransformiert, manche Metaboliten sind noch aktiv.

Indikationen für H_1-Antihistaminika ergeben sich aus der Rolle des Histamins: z. B. allergische Rhinitis und Konjunktivitis, Neurodermitis, Pseudokrupp, Arzneimittelallergien, Quinkeödem, Juckreiz und Insektenstiche (**Tab. 19.22**).

Zu den **Nebenwirkungen** gehören neben Müdigkeit und atropinergen Störungen (v. a. 1. Generation) auch kardiale Veränderungen (QT-Verlängerung, v. a. bei Terfenadin).

MERKE

- H_1-Antihistaminika sind effektive Hemmstoffe von IgE-vermittelten Überempfindlichkeitsreaktionen wie allergischer Rhinitis oder Konjunktivitis.
- Die ZNS-gängigen H_1-Antihistaminika der ersten Generation werden noch als Schlafmittel sowie als Antiemetika bei Kinetosen eingesetzt.

19.3.8 Pharmakotherapie der multiplen Sklerose

Mit einer Prävalenz von 100 bis 200 pro 100.000 Einwohner ist die multiple Sklerose (MS) die häufigste chronisch-entzündliche Erkrankung des ZNS. Im Mittelpunkt der Pathogenese steht eine **Fehlregulation von T-Lymphozyten** gegen körpereigene Myelinbestandteile (*myelin basic protein*, MBP) mit nachfolgender Aktivierung ZNS-spezifischer Immunzellen. Neben einer gestörten Balance von aggressiver Ant-

Tabelle 19.22

H_1-Antihistaminika der 1. und 2. Generation

Wirkstoff (Handelsname)	HWZ (h)	Eigenschaften
1. Generation		
Clemastin (Tavegil®)	5	auch als Gel, Sirup oder Injektionslösung applizierbar
Dimetinden (Fenistil®)	5	auch als Gel und Nasenspray applizierbar
Diphenhydramin (Dormutil®)	5	Schlafmittel; da anticholinerg, auch geeignet als Antiemetikum bei Reisekrankheiten
Doxylamin (Gittalun®)	5	Schlafmittel
Promethazin (Atosil®)	10–15	Neuroleptikum (s. S. 376)
2. Generation		
Cetirizin (Zyrtex®)	10	bei Schwangeren und Kleinkindern indiziert, unveränderte renale Ausscheidung
Fexofenadin (Telfast®)	12	unveränderte renale Ausscheidung
Loratadin (Lisino®)	10	auch als Brausetabletten verfügbar
Rupatadin (Rupafin®) (s. S. 127)	8	Hemmung des Plättchen-aktivierenden Faktors (PAF)
Terfenadin (T. ratiopharm®)	12–14	Todesfälle durch QT-Verlängerung

wort der Th1-Helferzellen und regulatorischer Antwort der Th2-Helferzellen spielen aber auch B-Lymphozyten und die Schädigung von Oligodendrozyten mit Verlust von Myelin-assoziiertem Glykoprotein (MAG) eine wesentliche Rolle in der Pathogenese. Als Folge degenerieren Myelinscheiden und Axone (Entmarkungsherde) sowie wahrscheinlich auch schon früh Neuronen (**Abb. 19.10**). Klinische Folgen sind Störungen der Sensibilität und der Motorik, die im Prinzip alle peripheren Nerven und Muskeln sowie jede Region im Gehirn betreffen können.

Entsprechend der autoimmunen, entzündlichen und neurodegenerativen Pathogenese kommen bei der MS verschiedene Therapien zum Einsatz, die sich auch an den klinischen Stadien orientieren.

Akuttherapie

Im akuten Schub oder bei einer Entzündung des Sehnervs werden kurzfristig hochdosiert Kortikosteroide appliziert:

- initial (1–5 Tage) 1.000 mg Methylprednisolon i. v.
- danach *step down* über 1–2 Wochen von 80 mg Prednisolon auf 20 mg (oral).

Intervalltherapie oder Prophylaxe

Hierzu werden verschiedene immunsuppressiv-immunmodulatorische Wirkstoffe eingesetzt.

Interferon β Rekombinantes IFNβ-1a oder -1b bilden die Basistherapie (s. S. 298). Bei der Bewertung der Nebenwirkungen muss in Betracht gezogen werden, dass manche Symptome wie Müdigkeit oder Depression auch Symptome der Krankheit sind.

Glatirameracetat (GLAT, Copolymer-1) (Copaxone®) ist ein synthetisches Oligopeptid aus den vier Aminosäuren L-Glutaminsäure, L-Lysin, L-Alanin und L-Tyrosin. Seine Größe zwischen 45 und 100 Aminosäuren mit einem Molekulargewicht von 5 bis 11 kD ist ebenso zufällig wie die Mischungsreihenfolge seiner Aminosäuren. Als Wirkmechanismus gilt eine Toleranzinduktion der MBP-spezifischen T-Zellen und eine Stärkung der regulatorischen Th2-Zellen. GLAT verursacht keine systemischen Nebenwirkungen, abgesehen von lokalen Reizungen an der Einstichstelle.

Natalizumab (Tysabri®) Rekombinanter, humanisierter, monoklonaler Antikörper, der an **α4-Integrine** bindet. Diese werden auf allen Leukozyten (außer neutrophilen Granulozyten) exprimiert. α4-Integrine sind für die Adhäsion und damit auch für die Migration von Immunzellen aus den Gefäßen ins Gewebe nötig. Nach einer alle 4 Wochen notwendigen Infusion gelten 70–80 % der α4-Integrine als blockiert. Der Antikörper hat eine HWZ von 16 Tagen.

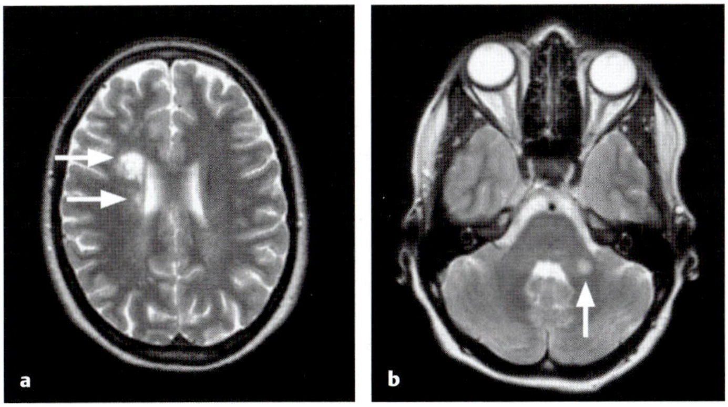

Abb. 19.10 MRT-Nachweis der multiplen Sklerose. Multilokuläre Herde erhöhter Signalintensität (Pfeile) als Zeichen der Markscheidenschädigung.

Nebenwirkungen sind Kopfschmerzen, Erschöpfung und Depressionen, die aber auch Teil des MS-Syndroms sind. Infolge der starken immunogenen Potenz treten bei 5 % der Patienten akute Überempfindlichkeitsreaktionen wie Urtikaria, Blutdruckabfall oder Fieber auf, meist innerhalb der ersten 2 h. Antikörper können sich auch gegen Natalizumab entwickeln. Natalizumab darf nur als Monotherapie bei hoher Krankheitsaktivität eingesetzt werden, da die Komedikation mit IFNβ möglicherweise das Risiko für tödliche Enzephalopathien erhöht.

Weitere Arzneistoffe | **Azathioprin** ist Mittel der zweiten Wahl, Vorteil ist die orale Applikation, Nachteil das Risiko für das Entstehen sekundärer Lymphome. Das Zytostatikum **Mitoxantron** (Novantron®) induziert die Apoptose von B-Lymphozyten, jedoch limitiert seine Kardiotoxizität die Anwendung.

Weiterführende Informationen |

- http://www.netdoktor.de/ratschlaege/fakten/immunsuppression_medikamente.htm
- http://www.rheuma-liga.de/home/layout2/page_sta_282_druck.html

EXKURS

Therapie der rheumatoiden Arthritis (RA)

Die komplexe Immunpathologie der RA bietet zahlreiche Ansatzpunkte. Aktuell gelten folgende Therapiestrategien:

- frühe Diagnose und rascher Therapiebeginn
- initial: Zweierkombination mit Glukokortikoiden und MTX, Sulfasalazin, Ciclosporin oder Leflunomid
- keine Remission: monoklonale Antikörper gegen TNFα, Interleukine, B-Zellen und weitere Kombinationspartner *
- wenn möglich rascher Wechsel nach spätestens 3 Monaten bei fehlender Wirksamkeit einer Kombination
- Glukokortikoide bei Wirksamkeit der Komedikation möglichst ausschleichen.
- * Bei fehlender Remission können mehrere therapeutisch gleichwertige Kombinationen mit MTX, Leflunomid, monoklonalen Antikörpern (v. a. gegen TNFα), Ciclosporin oder Glukokortikoiden eingesetzt werden.

20 Zytostatika

20.1 Grundlagen

Key Point

Trotz enormer Fortschritte bei der Diagnostik und Therapie, ist nach wie vor ein Drittel aller Todesfälle in Deutschland auf Krebserkrankungen zurückzuführen. Neben chirurgischen Maßnahmen und Strahlentherapie ist die Chemotherapie mit Zytostatika ein wichtiger Bestandteil der Therapie.

Maligne Tumorzellen sind körpereigene Zellen, die durch unkontrollierte Proliferation mit Zerstörung von gesundem Gewebe charakterisiert sind. Ihre Vermehrung unterliegt nicht den Kontrollmechanismen, die im gesunden Gewebe die Zellteilung regulieren. Die Tumorzellen infiltrieren benachbartes Gewebe und wachsen an weit entfernten Stellen des Organismus zu neuen Wucherungen aus (Metastasierung).

Die chirurgische Entfernung, Strahlentherapie und Chemotherapie können entweder allein oder in Kombination miteinander eingesetzt zur Heilung führen **(kurativer Ansatz).** Bei metastasierenden Neoplasien ist in der Regel eine Heilung nicht möglich. Deshalb zielt die **palliative Therapie** darauf ab, das Tumorwachstum zu vermindern, die Beschwerden zu lindern und, falls möglich, eine Lebensverlängerung zu erreichen.

Die **alleinige Chemotherapie** wird primär bei disseminierten Tumoren, z. B. bei Leukämien, eingesetzt. Die **adjuvante Chemotherapie** wird nach Entfernung des Primärtumors durch Operation oder Bestrahlung zwei bis sechs Wochen *nach* der Operation durchgeführt, um die restlichen Tumorzellen zu eliminieren. Dies verbessert die Erfolgsaussichten und erhöht die Heilungsraten. Eine besondere Form der adjuvanten Chemotherapie stellt die **neoadjuvante Chemotherapie** dar. Dabei werden Zytostatika vor der Operation verabreicht, um die Tumormasse zu verkleinern und bessere Operationsverhältnisse zu schaffen.

20.1.1 Zellzyklus

Der **Zellzyklus** einer Krebszelle läuft nach dem gleichen Muster wie der einer normalen Zelle ab:

- In der **G_1-Phase** (engl. *gap* = Lücke; auch präsynthetische Phase) werden zelleigene Proteine und Nukleotide für die nachfolgende Synthesephase (S-Phase) synthetisiert. Die Zeitdauer der G_1-Phase bestimmt im Wesentlichen die Dauer des Zellzyklus.
- In der **S-Phase** findet die DNA-Synthese statt, in der der Chromosomensatz verdoppelt und die Zellteilung vorbereitet wird.

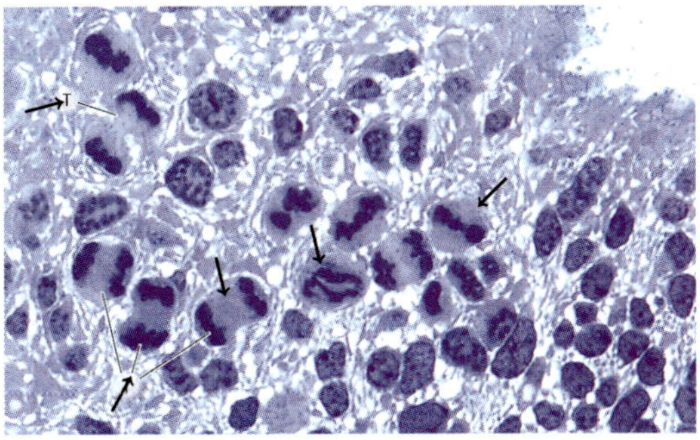

Abb. 20.1 Mitosen. Neuralrohr (Mausembryo), Tangentialschnitt durch die Ventrikulärzone, in der die mitotischen Neuralepithelzellen liegen.

- Darauf folgt die **G_2-Phase** (auch prämitotische Phase), in der Enzyme und Strukturproteine, die für die Mitose (M-Phase) erforderlich sind, synthetisiert werden.
- In der **M-Phase** wird schließlich der Spindelapparat gebildet und die Chromosomen werden in einem speziellen Ablauf (Prophase, Metaphase, Anaphase und Telophase) auf die beiden Tochterzellen verteilt (**Abb. 20.1**).

Der Zellzyklus kann an zwei Kontrollpunkten, sog. *Check-points* am Ende der G_1- und G_2-Phase, angehalten werden. Wenn DNA-Schäden auftreten, arretieren bestimmte **inhibitorische Proteine,** wie das p53-Protein den Zellzyklus, um die DNA-Schäden zu reparieren. Bei größeren, irreparablen DNA-Schäden wird der Zellzyklus nicht fortgesetzt und diese Proteine leiten den programmierten Zelltod, die **Apoptose**, ein. Bei Tumorzellen wird trotz zahlreicher DNA-Mutationen der Zellzyklus nicht angehalten, denn das p53 Protein ist häufig mutiert.

Auch Tumorzellen können aus dem Zellzyklus austreten. Solche Zellen befinden sich dann in der **G_0-Phase, der Ruhephase,** in der sie sich der Chemotherapie entziehen. Unter verschiedenen Bedingungen, wie zum Beispiel nach Anregung durch Wachstumsfaktoren, treten sie wieder in die G_1-Phase ein.

Die Zytostatika können grundsätzlich in zwei Gruppen unterteilt werden:

- **Phasenspezifische Zytostatika** sind nur während einer bestimmten Phase des Zellzyklus gut wirksam. So greifen beispielsweise die Vinca-Alkaloide oder Taxane nur in der Mitosephase an.
- **Phasenunspezifische Zytostatika** wirken dagegen während des gesamten Zellzyklus. So wirken z. B. Alkylanzien wie Cyclophosphamid, Platin-Analoga und Anthrazykline besonders effektiv auf sich teilende Zellen.

MERKE

Zytostatika greifen in verschiedene Phasen des Zellzyklus ein. Die Tumorzellen werden getötet oder ihre Proliferation gehemmt. Ziel jeder Tumortherapie ist eine vollständige Elimination aller Tumorzellen, denn verbleibende Tumorzellen können ein Rezidiv verursachen.

20.1.2 Kinetik des Tumorwachstums

Das Wachstum eines Tumors hängt von der Dauer des Zellzyklus ab. Die Zeit, die eine Zelle zum Ablauf eines Zellzyklus benötigt, wird als **Generationszeit** bezeichnet. Die Generationszeit einer Krebszelle unterscheidet sich nicht wesentlich von der Generationszeit einer normalen, aus dem gleichen Gewebe stammenden Zelle. Der Tumor wächst aber unkontrolliert.

Die **Wachstumsfraktion** ist das Verhältnis zwischen der Zahl der sich teilenden Zellen und der Gesamtzahl der Zellen eines Tumors. Die Zeit, die ein Tumor benötigt, um seine Größe zu verdoppeln, wird **Volumenverdopplungszeit** genannt.

Das Wachstum der Mehrzahl der Tumoren wird durch die **Gompertz-Kinetik** beschrieben: Zu Beginn des Tumorwachstums befinden sich viele Krebszellen im Zellzyklus, die Wachstumsfraktion ist hoch. Mit zunehmender Größe wird die Wachstumsfraktion kleiner, die Wachstumskurve flacht ab (**Abb. 20.2**). Diese Verlangsamung des Tumorwachstums lässt sich durch den Nährstoffmangel in manchen Teilen des Tumors erklären. Viele Krebszellen sterben dadurch ab bzw. verlassen den Zellzyklus und treten in die Ruhephase G_0 ein.

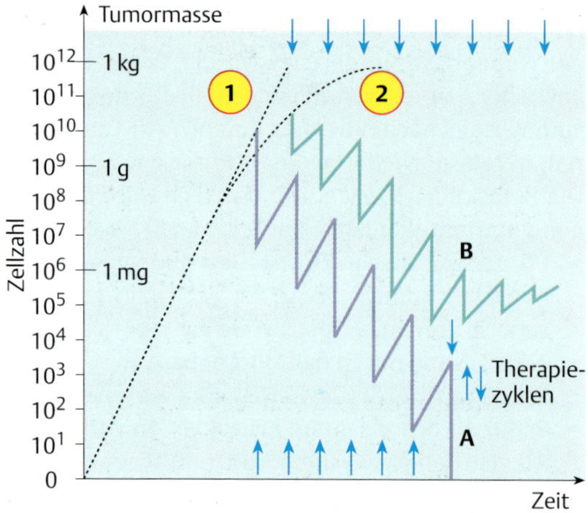

Abb. 20.2 Kinetik der Abtötung von Tumorzellen durch Zytostatika. Exponenzielles Wachstum 1 und Gompertz-Wachstum 2, dargestellt in semilogarithmischem Maßstab. A: Die Abtötung von Tumorzellen bei einem exponenziell wachsenden Tumor. B: Die Abtötung von Tumorzellen bei einem Tumor mit Gompertz-Wachstum.

MERKE

- Zytostatika sind besonders wirksam, wenn sie Krebszellen angreifen, die sich teilen, d. h. bei Tumoren mit einer hohen Wachstumsfraktion.
- Tumorzellen in der Ruhephase G_0 sind gegenüber den meisten Zytostatika wenig empfindlich.
- Eine Chemotherapie ist umso wirkungsvoller, je kürzer die Volumenverdopplungszeit eines Tumors ist.

EXKURS

Manche Lymphome, Leukämien oder das Chorionkarzinom mit Volumenverdopplungszeiten von 1 bis 2 Tagen können mit Chemotherapie geheilt werden. Das bedeutet auch, dass eine Chemotherapie mit zunehmender Volumenverdopplungszeit immer umfassender werden muss, und ein primärer kurativer Ansatz immer unwahrscheinlicher wird. Bei den meisten soliden Tumoren, wie Bronchial- oder Kolonkarzinom, befindet sich die Mehrzahl der Tumorzellen in der G_0-Phase. Diese Tumore weisen sehr lange Volumenverdopplungszeiten auf (100–120 Tage), und deshalb ist die Heilung allein mittels Chemotherapie nicht möglich.

Kinetik der Abtötung von Tumorzellen durch Zytostatika

Untersuchungen an schnell wachsenden Tumoren haben gezeigt, dass die gleiche Dosis eines Zytostatikums oder einer Kombination von mehreren Zytostatika die konstante Fraktion der Tumorzellen abtötet (*Log-cell-kill-* oder *Fractional-cell-kill*-Hypothese). Dies bedeutet, dass mit fortschreitender Chemotherapie gleicher Intensität die absolute Zahl der abgetöteten Zellen immer kleiner wird. Diese Regel gilt aber nur dann, wenn

- der gleiche Anteil an Tumorzellen sich teilt, d.h die Wachstumsfraktion konstant bleibt
- alle Krebszellen gegenüber dem Zytostatikum gleich empfindlich sind und
- sich während der Therapie keine resistenten Zellen entwickeln.

MERKE

- Die Abtötung von Tumorzellen mit Zytostatika folgt einer Kinetik 1. Ordnung (s. S. 16).
- Die gleiche Dosis eines Zytostatikums oder die Kombination mehrer Zytostatika tötet immer eine konstante Fraktion, also den gleichen Prozentsatz an Zellen, jedoch nicht die gleiche absolute Zellzahl.

20.1.3 Resistenz gegenüber Zytostatika

Die **Resistenz gegenüber Zytostatika** und damit der Wirkungsverlust der Zytostatika erschwert die Chemotherapie und kann letztlich zum **therapeutischen Versagen** führen. Verschiedene Ursachen können dafür verantwortlich sein:

- Das Zytostatikum kann in der gewünschter Dosis wegen stark ausgeprägten Nebenwirkungen nicht verwendet werden.
- Das Zytostatikum erreicht das Tumorgewebe nicht in ausreichender Konzentration (z. B. schlechte Liquorgängigkeit von Zytostatika).
- Es besteht eine **primäre Resistenz** von Tumorzellen gegenüber Zytostatika bzw. es kommt zu einer **Resistenzentwicklung** während der Chemotherapie.

Eine Veränderung der zellulären Vorgänge, die für die Aktivierung und/oder für die zytotoxische Wirkung des Zytostatikums zuständig sind, stellen die wichtigsten Ursachen der Resistenzentwicklung bei der Chemotherapie dar. Die Resistenz kann durch Mutationen induziert werden, die in Tumorzellen häufiger als in normalen Zellen auftreten, oder sie ist die Folge der Selektion, die während der Chemotherapie auftritt. Der zellulären **Resistenzentwicklung** können unterschiedliche Mechanismen zugrundeliegen wie:

- verminderte Aufnahme in die Tumorzellen, z. B. bei Cytarabin, Methotrexat
- verminderte Metabolisierung zum eigentlichen Wirkstoff, z. B. bei Cytarabin, Fluorouracil, Methotrexat, Mercaptopurin, Tioguanin
- beschleunigte Inaktivierung, z. B. bei Alkylanzien, Anthrazyklinen, Bleomycin, Cytarabin
- veränderte Affinität zu den Zielmolekülen, z. B. bei Topoisomerase II-Hemmstoffen
- Überexpression der Zielproteine durch Genamplifikation, z. B. die Überexpression von Dihydrofolatreduktase bei Methotrexat-Therapie
- effektivere Reparatur der DNA-Schäden, z. B. bei Alkylanzien
- verstärkte Ausschleusung von Zytostatika aus der Zelle.

Der verstärkte Transport von Zytostatika aus der Tumorzelle kann auch genetisch determiniert sein. Zum Beispiel spielen **genetische Polymorphismen** im MDR-1-Gen (*multiple drug resistance-1-Gen*) eine entscheidende Rolle für die individuelle Variabilität der Tumorresistenz gegenüber Zytostatika. Das MDR-1-Gen kodiert für das P170-Glykoprotein, einen ATP-abhängiger Transporter, der für den Auswärtstransport von verschiedenen Molekülen inklusive Zytostatika zuständig ist. Eine Überexpression des Transporters in Tumorzellen induziert in der Regel eine Resistenz gegenüber Zytostatika.

20.1.4 Nebenwirkungen

Zytostatika greifen auch in den Metabolismus von normalen Zellen ein, erschweren deren Zellteilung und lassen sie in die Apoptose übergehen. Besonders betroffen sind **Gewebe mit einer hohen Proliferationsrate:**

- Schleimhäute des Gastrointestinaltrakts
- Knochenmark
- Haut und Haarfollikel
- Spermatogonien in den Testes.

Schädigungen der Zellen in diesen Geweben verursachen schwerwiegende, teilweise lebensbedrohliche Nebenwirkungen (**Tab. 20.1**). Neben diesen Nebenwirkungen wird die Chemotherapie begleitet von **uncharakteristischen Beschwerden** wie Schwitzen, Müdigkeit, Abgeschlagenheit usw.

20

MERKE

Die therapeutische Breite der Zytostatika ist gering. Bei einer Chemotherapie maligner Tumoren muss in der Regel mit schweren Nebenwirkungen gerechnet werden.

Sofortreaktionen treten innerhalb weniger Stunden, **Frühreaktionen** innerhalb mehrerer Tage nach einer Chemotherapie auf. **Verzögerte oder späte Nebenwirkungen** machen sich erst nach mehreren Wochen, Monaten oder sogar Jahren bemerkbar. Manche von diesen verzögerten Nebenwirkungen sind irreversibel, wie z. B. die Kardiomyopathien nach einer Therapie mit Anthrazyklinen.

Der Schweregrad der Nebenwirkungen hängt von vielen Faktoren ab, wie der Dosis, Mono- oder Polychemotherapie, dem allgemeinen Zustand des Patienten (Begleiterkrankungen), vorausgegangene Chemotherapiezyklen, Kombination mit einer Strahlentherapie, Begleitmedikation, Knochenmarkreserve, Nieren- und Leberfunktion.

MERKE

Die Dosierung der Zytostatika muss individuell angepasst werden, sie ist auch meist abhängig von der Art des behandelten Tumors, dem Therapieziel (kurative oder palliative Therapie), dem Zustand des Patienten und der Begleitmedikation.

20.1.5 Wirkprinzipien von Zytostatika

Die meisten allgemein zytotoxisch wirksamen Therapeutika („klassische Zytostatika“) greifen in die mit der Zellteilung verbundenen Vorgänge ein. Während des Zellzyklus muss das genetische Material verdoppelt werden. Zytostatika stören diesen Vorgang auf verschiedene Weise:

Tabelle 20.1

Nebenwirkungen von Zytostatika	
Sofortreaktionen	
Übelkeit, Erbrechen, Diarrhoe	alle Zytostatika, insbesondere Platin-Analoga, Dacarbazin, Stickstoff-Lost Derivate
allergische Reaktionen	Asparaginase, Bleomycin
Fieber	viele Zytostatika
Blutdruckabfall	viele Zytostatika
Frühreaktionen nach einer Chemotherapie	
Knochenmarksuppression (Leukopenie, Thrombozytopenie, Anämie)	induziert von den meisten Zytostatika (oft dosislimitierend) Ausnahmen: Vincristin und Bleomycin
Immunsuppression	fast alle Zytostatika
Schleimhautschäden (Mukositis, Stomatitis)	Methotrexat, 5-Fluorouracil, Nitrosoharnstoffe
Haarausfall	viele Zytostatika
Dermatitis	Bleomycin
Leberschädigung	v. a. Methotrexat und Nitrosoharnstoffe
Nierenschädigung	Platin-Analoga, hochdosiertes Methotrexat
hämorrhagische Zystitis	Cyclophosphamid, Ifosfamid, Trofosfamid
Hyperurikämie	verursacht durch Tumorzerfall als Folge einer Chemotherapie
verzögerte oder späte Nebenwirkungen	
verzögerte Leukopenie und Anämie	Nitrosoharnstoffe, Mitomycin
Kardiomyopathie, Herzversagen	Anthrazykline
Polyneuropathien	Vinca Alkaloide, Epipodophyllotoxine, Platin-Analoga
interstitielle Pneumonie und Lungenfibrose	Methotrexat, Bleomycin, Nitrosoharnstoffe
Azoospermie, Amenorrhoe	viele Zytostatika
Wachstumshemmung bei Kindern	viele Zytostatika
Induktion von Zweittumoren	alkylierende Zytostatika

- **Antimetabolite** (Methotrexat, Purin- und Pyrimidinanaloga) inhibieren die Synthese von Purin- und Pyrimidinnukleotiden.
- **Hydroxyharnstoff** hemmt die Ribonukleotidreduktase, welche die Ribonukleotide in Deoxyribonukleotide umwandelt.
- **Alkylierende Zytostatika** (Stickstofflost-Verbindungen, Platin-Analoga) bilden Addukte mit der DNA (Alkylierung von DNA).
- **Antibiotika** (Anthrazykline und Bleomycin) induzieren DNA-Strangbrüche. Die DNA-Schäden erschweren oder verhindern die Replikation und die Transkription und führen zum Zelltod.
- **Topoisomerase I und II** hemmen Enzyme, die für den normalen Verlauf der DNA-Replikation und -Transkription sowie die Reparaturvorgänge von DNA-Schäden essenziell sind.
- **Vinca-Alkaloide und Taxane** sind typische phasenspezifische Zytostatika, die mit den Mikrotubuli interagieren und die Zellteilung hemmen (**Abb. 20.3**).

Die „klassischen" Zytostatika beeinflussen auch den Metabolismus und die Funktion von normalen Zellen in Geweben mit hohen Proliferationsraten, daher ist die Anwendung mit schwerwiegenden Nebenwirkungen verbunden.

20.2 Allgemein zytotoxisch wirksame Chemotherapeutika

Key Point
Zytostatika greifen auf unterschiedlichste Weise in den Zellzyklus ein. Die zytotoxische Wirkung von alkylierenden Zytostatika beispielsweise kommt durch Alkylierung von DNA zustande, die dadurch chemisch verändert und funktionell geschädigt wird.

20.2.1 Alkylierende Zytostatika

Alkylierende Zytostatika heften kovalent Alkylreste (Alkylierung) an intrazelluläre nukleophile Gruppen in der DNA, RNA und den Proteinen.

Stickstoff-Lost-Verbindungen

Wirkmechanismus | Die wichtigste Gruppe der Alkylanzien sind die **Stickstoff-Lost-Derivate** (Lost ist ein hautschädigender Kampfstoff, benannt nach seinen Entwicklern **Lo**mmel und **St**einkopf). Die charakteris-

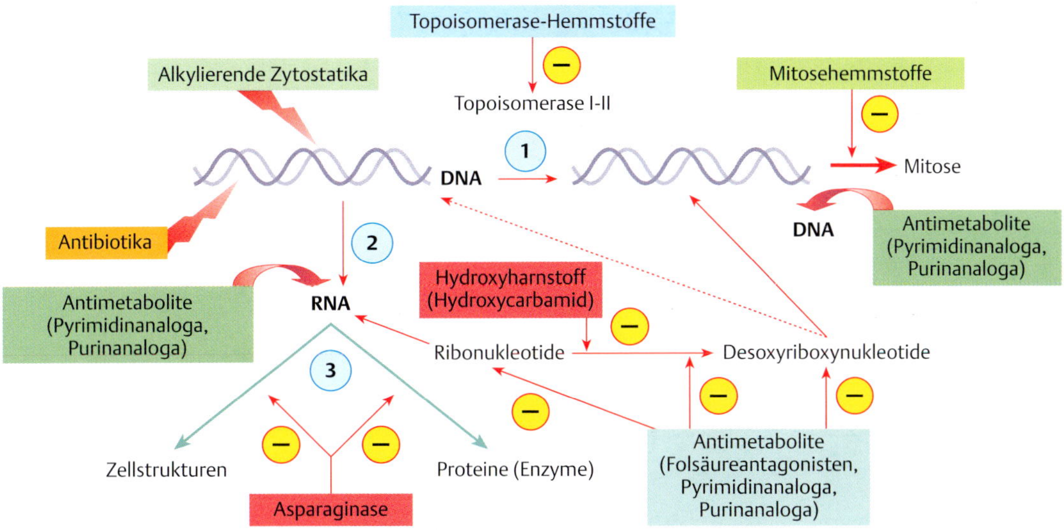

Abb. 20.3 Wirkprinzipien von allgemein zytotoxisch wirksamen Therapeutika. Hemmung der DNA-Replikation (1), Transkription (2) und Translation (3).

tische 2-Chlorethylgruppe (-CH_2-CH_2-Cl) ist für die zytostatische Wirkung der Stickstoff-Lost-Derivate verantwortlich. Die meisten Zytostatika dieser Substanzklasse enthalten in ihrem Molekül zwei 2-Chlorethlyl-Gruppen. Stickstoff-Lost (Mechlorethamin, in Deutschland nicht mehr zugelassen) war das erste Zytostatikum, das in der Therapie von Malignomen eingesetzt wurde.
Nach Eintritt des Zytostatikums in die Zelle wird das Chloratom von der Chlorethylgruppe abgespalten. Den Rest der Seitenkette bildet ein hochreaktives **Carbonium-** bzw. **Aziridinium-Ion.** Diese Verbindungen binden kovalent an nukleophile Gruppen wie an Amino-, Sulfhydryl- oder Carboxylgruppen in Makromolekülen. In der DNA wird der Guaninstickstoff in der Position N7 am häufigsten alkyliert. Durch die gleiche Aktivierung der zweiten Chlorethylgruppe im Zytostatikummolekül wird die DNA **kovalent vernetzt.** Es entstehen **Intrastrang- und -Interstrang-Quervernetzungen** der DNA *(cross-linking)*. Die Alkylierung der DNA hat schwerwiegende Folgen, wie Fehler beim Ablesen der DNA-Matritze und DNA-Strangbrüche.

MERKE

Entscheidend für die Zytotoxizität der Stickstofflost-Derivate ist die Alkylierung der DNA mit nachfolgender Bildung von Intrastrang- und Interstrang-Quervernetzungen.

Wirkstoffe I **Cyclophosphamid** (Endoxan®), **Ifosfamid** (Holoxan®) und **Trofosfamid** (Ixoten®) gehören zu den wichtigsten Alkylanzien. Sie besitzen selbst keine zytotoxische Aktivität und müssen in der Leber aktiviert werden. Nach enzymatischer Hydroxylierung durch Cytochrom-P450-Enzyme entstehen Transportformen, die in die Zellen gelangen und intrazellulär zu den zytostatisch aktiven Metaboliten Phosphorsäureamid-Lost, Ifosforamid-Lost und Trofosforamid-Lost und dem nicht-zytostatisch wirksamen **Acrolein** gespalten werden (**Abb. 20.4**).
Indikationen I Solide Tumore verschiedener Organe (bei Cyclophosphamid auch Leukämien)
Nebenwirkungen I (vgl. **Tab. 20.1**) Knochenmarksuppression (stark), Übelkeit und Erbrechen, Mutagenität und Karzinogenität. Das abgespaltene Acrolein kann eine **hämorrhagische Zystitis** mit Hämaturie auslösen. Eine Zusatzbehandlung mit **MESNA** (2-Mercaptoethansulfonat-Na) verhindert dies, da MESNA mit Acrolein ein stabiles, nicht toxisches Kondensationsprodukt in der Harnblase bildet.

Alkylsulfonate und Ethylenimine

Wirkmechanismus I **Busulfan** (Myleran®) ist der wichtigste Vertreter der Gruppe der Alkylsulfonate. Wie andere Alkylanzien alkyliert Busulfan die DNA, RNA und Proteine. Der Wirkmechanismus von **Thiotepa** (Thiotepa Lederle®) beruht auf der spontanen Öffnung der im Molekül vorhandenen Aziridin-Ringe und der nachfolgenden Alkylierung.
Indikationen
- Busulfan: chronische myeloische Leukämie, Polycythemia vera
- Thiotepa: solide Tumore, lokale Anwendung bei Harnblasenkarzinom, maligne Exsudate (z. B. Pleuraerguss).

Nebenwirkungen I (vgl. **Tab. 20.1**) Die **Knochenmarksuppression** ist die dosislimitierende Nebenwirkung. Bei Thiotepa-Therapie tritt die Knochenmarksuppres-

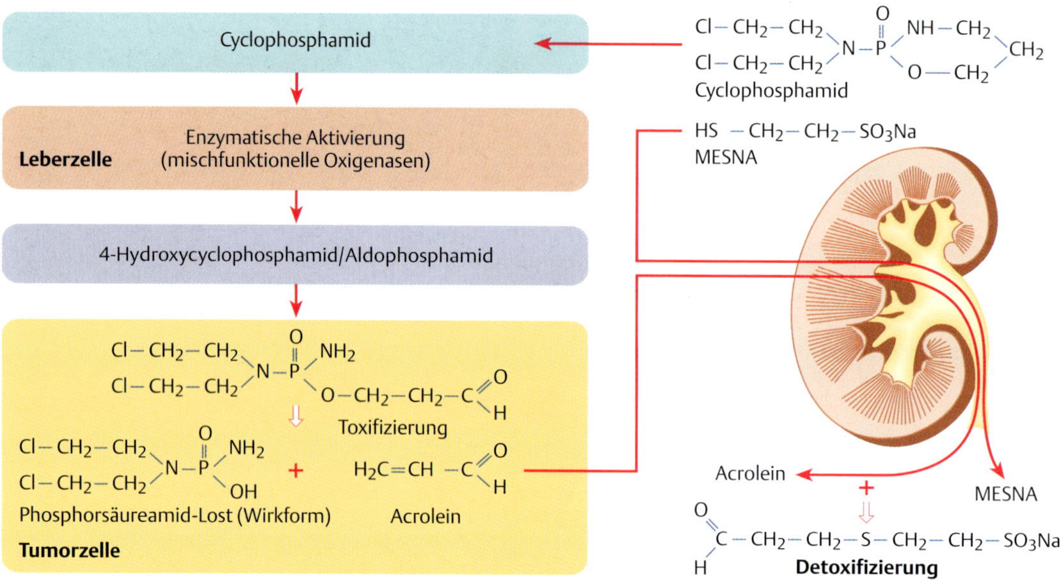

Abb. 20.4 Aktivierung von Cyclophosphamid. Nach Einwirkung von Cytochrom-P450-Enzymen entstehen die Transportformen 4-Hydroxycyclophosphamid und Aldophosphamid, die intrazellulär zum zytostatisch aktiven Metabolit Phosphorsäureamid-Lost und zum blasentoxischen Acrolein gegiftet werden. MESNA detoxifiziert Acrolein in den ableitenden Harnwegen und der Harnblase zu einem nicht-toxischen Kondensationsprodukt.

sion in der Regel verzögert ein. Nach einer Langzeittherapie mit Busulfan kann sich als spezifische Nebenwirkung eine interstitielle Pneumonie und **Lungenfibrose** entwickeln (Busulfan-Lunge).

Nitrosoharnstoffe

Wirkmechanismus I Die **Nitrosoharnstoffe** (2-Chlorethylnitrosoharnstoffe, Nitrosourea-Verbindungen), Carmustin (BCNU) und Lomustin (CCNU) vermögen nach dem Zerfall sowohl mono- als auch bifunktionell die **DNA zu alkylieren** und die **Isocyanatgruppe** auf verschiedene Proteine zu übertragen (Carbamoylierung). Die Carbamoylierung verschiedener Enzyme, wie beispielsweise der DNA-Polymerase, führt zu ihrer Hemmung und erschwert die Reparatur der beschädigten DNA.

Indikationen I Die Vertreter dieser Substanzgruppe sind lipophil, passieren die Blut-Hirn-Schranke und sind deshalb auch für die Behandlung von **Hirntumoren** geeignet.

Nebenwirkungen I (vgl. **Tab. 20.1**) Die verzögert auftretende **Knochenmarksuppression** (lang andauernde Thrombozytopenie und Leukopenie, 3–6 Wochen nach der Behandlung) ist dosislimitierend. Darüber hinaus sind Nitrosoharnstoffe lungentoxisch (interstitielle Pneumonitis) und hepatotoxisch.

Platin-Verbindungen

Wirkmechanismus I **Platin-Verbindungen** gehören zu den am stärksten wirksamen zytotoxischen Chemotherapeutika. In **Cisplatin** (Cis-GRY®) sind an das zentrale Platinatom zwei Chloratome sowie zwei NH_3-Gruppen gebunden. Intrazellulär werden die beiden Chloratome schrittweise gegen Wasserreste oder Hydroxygruppen ausgetauscht. Die hochreaktiven Aquo- und Hydroxykomplexe **vernetzen miteinander die DNA-Stränge.** Bei **Carboplatin** (Carbomedac®) und **Oxaliplatin** (Eloxatin®) sind die Chloridatome durch andere chemische Gruppen ersetzt. Diese chemischen Modifikationen stabilisieren das Molekül, weshalb die Dissoziation und Bildung von Aquo- und Hydroxykomplexen wesentlich langsamer verläuft.

Indikationen

- Cisplatin und Carboplatin: solide Tumoren verschiedener Organe
- Oxaliplatin: Kolonkarzinom.

Nebenwirkungen I (vgl. **Tab. 20.1**) Vor allem Cisplatin wirkt sehr stark **emetisch** und **nephrotoxisch** (Tubulusfunktionsstörungen mit dem Risiko einer irreversiblen Tubulusnekrose). Die Nephrotoxizität ist dosisabhängig und kumuliert nach wiederholten Applikationen (ausreichende Prä- und Posthydratation notwendig!). Cisplatin ist stark **ototoxisch** und **neurotoxisch**. Oft treten periphere **Neuropathien** vor allem in Form von Sensibilitätsstörungen, aber auch Lähmungen, Krämpfe oder psychische Störungen auf. Carboplatin und Oxaliplatin sind besser verträglich.

Monofunktionelle Alkylanzien

Wirkmechanismus | **Procarbazin, Dacarbazin und Temozolomid** gehören zu den monofunktionellen Alkylanzien. Enzymatische Aktivierung dieser Substanzen in vivo durch Cytochrom-P450 ist die Voraussetzung für ihre zytostatische Wirkung. Dabei entstehen reaktive, alkylierende Spezies, hauptsächlich das Methylcarbonium-Ion [$^{+}CH_3$], welches die DNA, RNA und andere Makromoleküle methyliert (monofunktionelle Alkylierung). Dadurch entstehen DNA-Einzelstrangbrüche und die Synthese von DNA, RNA und Proteinen wird beeinträchtigt. **Temozolomid** und **Procarbazin** werden oral, **Dacarbazin** i. v. verabreicht. Procarbazin hemmt die Monoaminooxidase und interagiert deshalb mit dem Abbau von Sympathomimetika.

Indikationen und Nebenwirkungen | Tab. 20.2.

Praxistipp

Tyraminhaltige Nahrung, Sympathomimetika oder trizyklische Antidepressiva können bei gleichzeitiger Behandlung mit Procarbazin zu lebensbedrohlicher Hypertonie führen.

20.2.2 Antimetabolite

Antimetabolite hemmen die Synthese von Nukleotiden und interferieren so mit der DNA- und, in geringerem Umfang, auch mit der RNA-Synthese. Sie gehören zu den phasenspezifischen Zytostatika und entfalten ihre antineoplastische Wirkung bevorzugt in der **S-Phase.**

MERKE

Alle Antimetabolite induzieren Übelkeit und wirken knochenmarksuppressiv.

Folsäureanaloga

Wirkmechanismus | **Folsäureanaloga** sind Hemmstoffe der **Dihydrofolsäure-Reduktase.** Die beiden Hauptvertreter sind **Methotrexat (MTX)** und **Pemetrexed**. MTX ist ein Folsäureanalog, das eine Aminogruppe in der Position 4 und eine Methylgruppe in der Position 10 trägt. Ähnlich wie die Folsäure gelangt

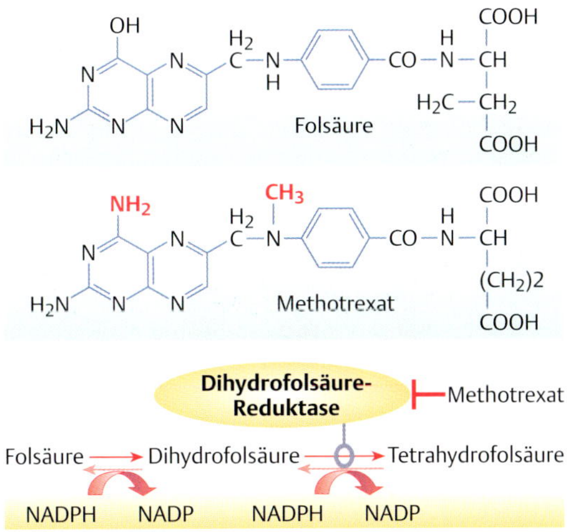

Abb. 20.5 Wirkprinzip von Methotrexat. Methotrexat hemmt fast irreversibel das Enzym Dihydrofolsäure-Reduktase, welches in Anwesenheit von NADPH die Dihydrofolsäure in die Tetrahydrofolsäure überführt.

MTX über einen spezifischen Transporter in die Zelle, wo an das Zytostatikum mehrere Glutamatmoleküle angeheftet werden. Dadurch kann MTX-Polyglutamat die Zelle nicht verlassen und **akkumuliert**. MTX hemmt fast irreversibel das Enzym **Dihydrofolsäure-Reduktase** und verhindert dadurch die Überführung der Dihydrofolsäure in die eigentlich wirksame Tetrahydrofolsäure (Folinsäure). Die Tetrahydrofolsäure ist ein wichtiger Donor von C1-Gruppen, die für die Synthese von Purinen, Serin und Thymidin notwendig sind. Neben der Abnahme der Tetrahydrofolsäure spielt die intrazelluläre Akkumulation von Dihydrofolsäure-Polyglutamat und Methotrexat-Polyglutamat eine wichtige Rolle für die Zytotoxizität von Methotrexat.

Die zytotoxischen Effekte von Methotrexat lassen sich durch **Zufuhr von Folinsäure** (N^5-Formyl-Tetrahydrofolsäure, Leucovorin = Citrovorum-Faktor) aufheben. **Pemetrexed** (Alimta®) beeinträchtigt durch die Hemmung von Dihydrofolsäure-Reduktase, Thymidylat-Synthase und Glycinamid-Ribonukleotid-Formyltransferase den DNA- und RNA-Aufbau und damit die Zellproliferation.

Tabelle 20.2

Indikationen und spezifische Nebenwirkungen von monofunktionellen Alkylanzien*

Wirkstoff	Wirkprinzip	Indikation	spezifische Nebenwirkungen
Procarbazin (Natulan®)	monofunktionelle Alkylierung	Non-Hodgkin-Lymphome, Morbus Hodgkin	Hypertonie bei tyraminhaltiger Nahrung, Alkoholunverträglichkeit, Depression, Azoospermie (stark)
Dacarbazin (Detimedac®)		Non-Hodgkin-Lymphome, Morbus Hodgkin, Melanom, Neuroblastom	Übelkeit und Erbrechen (sehr stark)
Temozolomid (Temodal®)		Glioblastom, anaplastisches Astrozytom	–

* bei allen drei Substanzen treten häufig Knochenmarksuppression, Übelkeit und Erbrechen auf

MERKE

Durch die Hemmung der Dihydrofolsäure-Reduktase fehlt den Zellen die Folinsäure. Diese muss im Falle bedrohlicher Nebenwirkungen (Knochenmarksuppression) zugeführt werden. Die Folsäure ist nicht wirksam.

Indikationen | s. Tab. 20.3

Nebenwirkungen | vgl. Tab. 20.1, Tab. 20.3

Die wichtigsten Nebenwirkungen sind die Knochenmarksuppression, Mukositis und Hepatotoxizität. Eine **interstitielle Pneumonitis** ist eine gefährliche Nebenwirkung, die auch bei Behandlung mit niedrigeren Dosen auftreten kann. Das sofortige Absetzen von Methotrexat und die Behandlung mit Glukokortikoiden kann die Lungenfibrose verhindern. Methotrexat kann zu fetalen Schäden führen, sodass seine Verabreichung in der Gravidität kontraindiziert ist. Da MTX über die Niere ausgeschieden wird, kann es bei hochdosierter Methotrexat-Therapie zur intrarenalen Ausfällung der Substanz und als Folge zum **Nierenversagen** kommen.

Praxistipp

Organische Säuren (z. B. NSA, Sulfonamide) interferieren mit der renalen Ausscheidung von Methotrexat und können den Plasmaspiegel von Methotrexat erhöhen.

Pyrimidin-Analoga

Wirkmechanismus, Wirkstoffe | Bei den **Pyrimidin-Analoga** handelt es sich meist um modifizierte Basen und Nukleoside. Um zytostatisch zu wirken, müssen sie in die entsprechenden Nukleotide umgewandelt werden. Sie hemmen die Synthese von Nukleotiden und interferieren so mit der DNA- und in geringerem Umfang auch mit der RNA-Synthese.

Cytarabin (2,2-Cytosin-Arabinosid, Ara-C) besteht aus Cytosin und dem Zucker Arabinose. Cytarabin wird durch Kinasen in die aktive Form, das Cytosin-Arabinosid-Triphosphat (Ara-CTP) überführt. Ara-CTP hemmt durch seinen Einbau in die DNA die DNA-Polymerase und die Kettenverlängerung. Daher wird die größte antineoplastische Wirkung in der S-Phase erzielt. Cytarabin ist in höheren Dosierungen ZNS-gängig.

Tabelle 20.3

Indikationen und spezifische Nebenwirkungen von Antimetaboliten

Wirkstoffe	Wirkprinzip	Indikation	wichtige spezifische Nebenwirkungen
Folsäure-Analoga			
Methotrexat (Methotrexat Lederle®)	Hemmung der Dihydrofolsäure-Reduktase	viele Tumorarten	interstitielle Pneumonitis, Mukositis, Nierentoxizität, Lebertoxizität
Pemetrexed (Alimta®)	Hemmung der Dihydrofolsäure-Reduktase und anderer Enzyme	metastasiertes fortgeschrittenes kleinzelliges Bronchialkarzinom	Lebertoxizität, Neurotoxizität
Pyrimidin-Analoga			
5-Fluorouracil (5-FU Lederle®)	Hemmung der Thymidylat-Synthetase	kolorektales Karzinom, Magenkarzinom, Pankreaskarzinom, Blasenkarzinom	Hand-Fuß-Syndrom, Lebertoxizität, Stomatitis
Cytarabin (Alexan®)	Hemmung der DNA-Polymerase	akute und chronische myeloische Leukämie	Knochenschmerzen
Gemcitabin (Gemzar®)	DNA-Strangbrüche Hemmung der Ribonukleotid-Reduktase	fortgeschrittenes kleinzelliges Bronchialkarzinom, Mammakarzinom, Pankreaskarzinom	febrile Neutropenie, Dyspnoe, Hautausschlag
Purin-Analoga			
6-Mercaptopurin (Puri-Nethol®)	Hemmung der Synthese von Purin-Nukleotiden	akute lymphatische Leukämie	Cholestase, Anorexie, Hyperurikämie
Tioguanin (Thioguanin-GSK®)	Hemmung der Synthese von Purin-Nukleotiden	akute lymphatische und myeloische Leukämie	Infektionen
Pentostatin (Nipent®)	Hemmung der Adenosin-Desaminase	Haarzell-Leukämie	Lebertoxizität
Fludarabin (Fludara®)	Hemmung der DNA-Synthese, Hemmung der Ribonukleotid-Reduktase	chronische lymphatische Leukämie	Hautausschlag, Neuropathien
Cladribin (Leustatin®)	Hemmung der DNA-Synthese Hemmung der Ribonukleotid-Reduktase	Haarzell-Leukämie	Neutropenien, Infektionen, Fieber, Hautausschlag

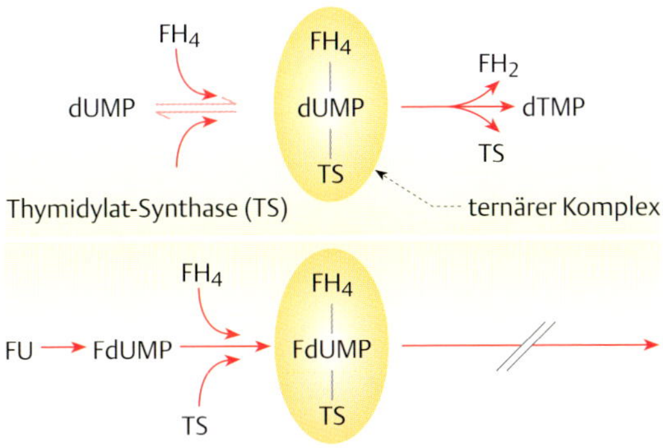

Abb. 20.6 Wirkprinzip von 5-Fluoruracil. Vorläufige Bildung eines ternären Komplexes aus Tetrahydrofolsäure (FH_4), Desoxyuridinmonophosphat (dUMP) und der Thymidylat-Synthetase (TS) bei der enzymatischen Umwandlung von dUMP in das Desoxythymidinmonophosphat (dTMP). Der ternäre Komplex zerfällt schnell unter Bildung von dTMP, dabei wird FH_4 in Dihydrofolsäure (FH_2) umgewandelt. FdUMP, das aus 5-Fluorouracil entsteht, bildet einen sehr stabilen ternären Komplex, der die TS fast irreversibel blockiert. Dadurch fehlt dTMP zum DNA-Aufbau.

5-Fluorouracil (5-FU) hemmt nach seiner Umwandlung zum 5-Fluorodesoxyuridin-Monophosphat (5-FdUMP) die **Thymidylat-Synthetase** und damit die Synthese von Desoxythymidin-Monophosphat (dTMP) für den DNA-Aufbau. Normalerweise bildet bei dieser Reaktion die Thymidylat-Synthetase gemeinsam mit ihrem Kofaktor Tetrahydrofolsäure und dem Desoxyuridin-Monophosphat (dUMP) einen Komplex, durch welchen die Übertragung der Methylgruppe vom Kofaktor auf die Position C5 des dUMP ermöglicht wird. Die Übertragung auf das 5-FdUMP wird jedoch durch das Fluoratom in der Position C5 blockiert, wodurch das Enzym fast irreversibel gehemmt wird (**Abb. 20.6**). Zusätzlich wird 5-FU nach Umwandlung zum 5-Fluorouridin-Triphosphat in die RNA und 5-dUTP in die DNA eingebaut, sodass die Funktion beider Nukleinsäuren beeinträchtigt wird.
Der therapeutische Effekt bei der Behandlung von kolorektalen Karzinomen wurde durch die Kombination 5-FU/Folinsäure deutlich verbessert. 5-FU muss i. v. appliziert werden.

MERKE

Die gleichzeitige Applikation des Kofaktors Tetrahydrofolsäure (Folinsäure) erhöht die Bildung des Komplexes, wodurch die Hemmung der Thymidylat-Synthetase zunimmt. Deshalb erhöht die Gabe von Folinsäure die zytotoxische Wirkung von 5-FU.

Capecitabin und **Tegafur** sind peroral applizierbare Prodrugs, die enzymatisch zu 5-FU umgewandelt werden. Der Wirkmechanismus beider Zytostatika entspricht dem von 5-FU.

Gemcitabin ist ein Desoxycytidin-Analogon, das in der Zelle zu Gemcitabin-Triphosphat phosphorylisiert und anstelle des Desoxycytidin-Triphosphats in die DNA eingebaut wird. Daraus resultieren DNA-Strangbrüche sowie eine Hemmung der DNA-Ketten-Verlängerung. Gemcitabin hemmt auch die Ribonukleotid-Reduktase.

Indikationen | **Tab. 20.3**

Nebenwirkungen | vgl. **Tab. 20.1**, **Tab. 20.3**

Purin-Analoga

Wirkmechanismus | Purin-Analoga sind Prodrugs und besitzen selbst keine zytostatische Aktivität. Sie müssen deshalb in die jeweiligen Ribonukleotide umgewandelt werden. Ähnlich wie die Pyrimidin-Analoga hemmen sie die Synthese von Nukleotiden und interferieren mit der DNA- und RNA-Synthese.

20

Wirkstoffe | **6-Mercaptopurin** wird intrazellulär in Thioinosin-Monophosphat (TIMP), **Tioguanin** in Thioguanosin-Monophosphat (TGMP) umgewandelt. Die Akkumulation dieser Nukleotide in der Zelle bewirkt über einen Rückkopplungsmechanismus die Hemmung der Biosynthese von Purin-Nukleotiden (Hemmung der 5-Phosphoribosyl-1-Pyrophosphat-Amidotransferase). Auch weitere Schritte bei der Synthese von Purin-Nukleotiden werden beeinträchtigt. Beide Substanzen hemmen das Enzym Inosin-Monophosphat-Dehydrogenase, während TIMP zusätzlich auch die Adenylsuccinatsynthase inhibiert.
Durch die Behandlung mit 6-Mercaptopurin und Tioguanin fehlen die natürlichen Purin-Nukleotide dATP und dGTP für den DNA-Aufbau. Nach dem Einbau der entsprechenden Nukleotide von 6-Mercaptopurin und Tioguanin in die DNA entstehen **DNA-Strangbrüche.**
6-Mercaptopurin wird über die Xanthinoxidase zu einem zytostatisch inaktiven Metabolit abgebaut und über die Nieren ausgeschieden.

Praxistipp

Das Gichtmittel Allopurinol hemmt die Xanthinoxidase, wodurch 6-Mercaptopurin akkumuliert und die Toxizität erhöht wird (s. S. 200). Bei Therapie der Hyperurikämie mit Allopurinol muss die Dosis von Mercaptopurin daher verringert werden. Bei gleichzeitiger Anwendung von Tioguanin und Allopurinol ist dagegen keine Dosisreduktion erforderlich.

Pentostatin ist ein Produkt von Streptomyces antibioticus. **Fludarabin** (2-Fluoro-ara-AMP) und **Cladribin** (2-Chlor-2-Desoxyadenosin) gehören zur neuen Generation der Purin-Analoga. **Pentostatin** hemmt die Adenosin-Desaminase. Auf diese Weise interferiert Pentostatin mit dem *Salvage pathway* (s. S. 296). Als Folge der Hemmung kommt es zur intrazellulären Akkumulation von Desoxyadenosintriphosphat und zur Deletion von Nicotinamid-Adenindinukleotiden. Die Anhäufung von Desoxy-ATP führt über Rückkopplungsmechanismen zur Hemmung der Ribonukleotid-Reduktase und dadurch zur Senkung der Synthese von Desoxyribonukleotiden und zur Beeinträchtigung des DNA-Aufbaus.

Fludarabin hemmt nach seiner Phosphorylierung zum aktiven Triphosphat verschiedene für die DNA-Synthese erforderliche Enzyme, wie die DNA-Polymerase, DNA-Ligase und die Ribonukleotidreduktase. Auch **Cladribin** hemmt als Cladribin-Triphosphat die DNA-Synthese und induziert DNA-Strangbrüche. Darüber hinaus hemmt Cladribin die Ribonukleotidreduktase und entleert damit den Pool der Desoxyribonukleotide für die DNA-Synthese.

Indikationen | Tab. 20.3

Nebenwirkungen | vgl. Tab. 20.1, Tab. 20.3

20.2.3 Mitosehemmstoffe

Vinca-Alkaloide

Wirkmechanismus, Wirkstoff | Vinca-Alkaloide hemmen die Polymerisation von Tubulin und dadurch die Ausbildung von Mikrotubuli und des mikrotubulären Systems der Zelle, welches an zahlreichen Zellfunktionen wie dem Verlauf der Mitose, an der Erhaltung der Zellform oder am intrazellulären Stofftransport beteiligt ist. Während der Mitose wird das bestehende mikrotubuläre System aufgelöst und die Mitosespindel aufgebaut. Die Spindelgifte fördern zwar die Auflösung des bestehenden mikrotubulären Systems der Zelle, **hemmen** aber die Polymerisation von Tubulin und dadurch **die Ausbildung der Mitosespindel** (Abb. 20.7). Damit wird die Trennung der Chromosomen in der Mitose-Phase verhindert, da der Übergang von der Metaphase zur Anaphase unterbleibt. Die wichtigsten Vertreter dieser Gruppe sind **Vincristin** (Cellcristin®), **Vinblastin** (Vinblastinsulfat-GRY®), **Vindesin** (ELDESINE®) und **Vinorelbin** (Navelbine®).

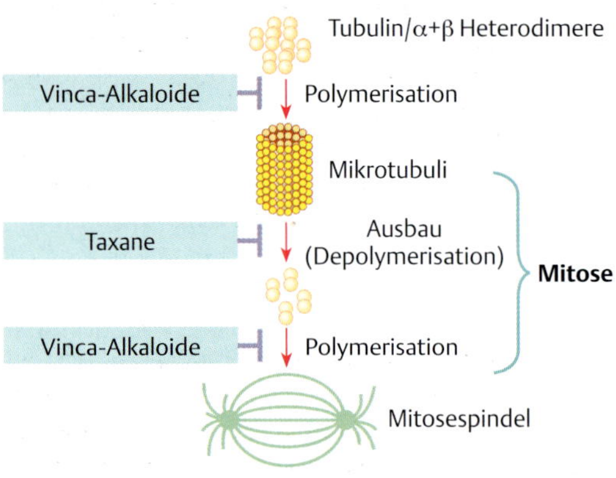

Abb. 20.7 Hemmung des Aufbaus der Mitosespindel durch Vinca-Alkaloide und Taxane. Während der Mitose-Phase hemmen die Taxane den Ausbau, d. h. die Depolymerisation des bestehenden mikrotubulären Systems der Zelle. Die Vinca-Alkaloide fördern zwar die Depolymerisation, sie verhindern aber die Polymerisation und den Aufbau der Mitosespindel.

> **MERKE**
> Vinca-Alkaloide verursachen eine Arretierung der Mitose in der Metaphase.

Nebenwirkungen | Vinca-Alkaloide unterscheiden sich deutlich hinsichtlich ihrer Toxizität. Vinblastin wirkt in erster Linie **knochenmarktoxisch**, bei Vincristin steht die **Neurotoxizität** im Vordergrund. Betroffen sind das vegetative, sensorische und motorische System (Obstipation, Parästhesien, Lähmungen, Ataxie). Die Hämatotoxizität ist bei der Therapie mit Vincristin schwach ausgeprägt. Bei einer hochdosierten und längeren Therapie induziert auch Vinblastin neurotoxische Störungen. Vinca-Alkaloide dürfen nie intrathekal appliziert werden.

> **MERKE**
> Paravenöse Applikation führt zu schweren Gewebenekrosen.

Taxane

Wirkmechanismus, Wirkstoffe | **Taxane**, vertreten durch **Paclitaxel** (Taxol®) und **Docetaxel** (Taxotere®), treten in Wechselwirkung mit der β-Untereinheit des Tubulins. Sie fördern die Polymerisation und die Bildung der Mikrotubuli. Die neu gebildeten **Mikrotubuli** bestehen anstelle von 13 nur aus 12 Protofilamenten und sind **nicht funktionsfähig.** Gleichzeitig wird die **Auflösung** der bestehenden Tubuli **gehemmt.** Das bestehende mikrotubuläre System wird stabilisiert, sodass nicht genügend Tubulin für die Synthese von funktionsfähigen Mikrotubuli zur Verfügung steht. Die sich teilende Zelle kann das mikrotubuläre Zytoskelett in der Mitose-Phase nicht auflösen und die Mitosespindel wird nicht aufgebaut.

Indikationen | Ovarialkarzinom, Mammakarzinom, Bronchialkarzinom, Kaposi-Sarkom u. a.

Nebenwirkungen | Neben starker Knochenmarksuppression, neuromuskulären (Neuropathie, Arthralgie, Myalgie), gastrointestinalen (Übelkeit, Erbrechen, Diarrhö) und kardialen (Hypotonie, Bradykardie, AV-Block) Nebenwirkungen können Taxane anaphylaktische Reaktionen auslösen.

MERKE

- Vinca-Alkaloide hemmen die Polymerisation und den Aufbau von Tubuli und fördern die Auflösung der Tubuli und des tubulären Systems.
- Die Taxane stabilisieren das bestehende tubuläre System und hemmen dessen Auflösung.
- In beiden Fällen wird der Aufbau der Mitosespindel und die Trennung der Chromosomen in der Mitose verhindert.

20.2.4 Topoisomerase-Hemmstoffe

Topoisomerasen sind im Zellkern lokalisierte Enzyme, welche die Topologie und **Struktur der DNA-Doppelstränge** im Verlauf der Replikation kontrollieren und aufrechterhalten. Aus diesem Grund erhöht sich der Gehalt an Topoisomerasen während des Zellzyklus. Bei der DNA-Replikation in der Synthese-Phase ist die DNA-Doppelhelix vor der Replikationsgabel so stark verdrillt, dass die Synthese des Tochterstrangs durch die DNA-Polymerasen verhindert würde. Dieser Entwicklung wirken die Topoisomerasen entgegen.

Die **Topoisomerase I** bindet dazu an den DNA-Einzelstrang und induziert einen Bruch dieses Stranges. An der Schnittstelle dreht sich der gebrochene Strang um den intakten DNA-Einzelstrang, sodass sich die Doppelhelix entspannen kann. Im Anschluss daran wird die entstandene Lücke im DNA-Einzelstrang durch das Enzym wieder verschlossen und die Topoisomerase I löst sich von der DNA.

Die **Topoisomerase II** spaltet einen DNA-Doppelstrang um die Passage eines benachbarten DNA-Doppelstranges zu ermöglichen. Nach der Strangpassage erfolgt die Wiedervereinigung beider DNA-Stränge. Durch diesen Mechanismus sorgt die Topoisomerase II für eine korrekte dreidimensionale Struktur der DNA-Doppelstränge.

Hemmstoffe der Topoisomerase I

Wirkmechanismus | Die **Topoisomerase I-Hemmstoffe Topotecan** (Hycamtin®) und **Irinotecan** (Campto®) binden an die Topoisomerase I und verhindern, dass das Enzym die Einschnittstelle wieder verschließt. Die Hemmstoffe stabilisieren den Topoisomerase-DNA-Komplex und es entstehen **DNA-Strangbrüche**. Die DNA-Polymerase kann die Replikation nicht fortsetzen. Entsprechend dem Wirkprinzip entfalten die Topoisomerase I-Hemmstoffe die **stärkste antineoplastische** Wirkung in der S-Phase.

Indikationen | Topotecan: Ovarialkarzinom, kleinzelliges Bronchialkarzinom; Irinotecan: kolorektales Karzinom.

Nebenwirkungen | Die Knochenmarksuppression ist bei beiden Substanzen dosislimitierend. Irinotecan kann ein **akutes cholinerges Syndrom** auslösen, das durch Schüttelfrost, Schwitzen, Bauchkrämpfe, Tränenfluss, Hypotonie und Benommenheit gekennzeichnet ist.

Epipodophyllotoxine (Hemmstoffe der Topoisomerase II)

Wirkmechanismus | Epipodophyllotoxin (Etoposid) stabilisiert den DNA-Enzym-Komplex, sodass die Topoisomerase II nur den DNA-Doppelstrang spaltet, die entstandene Lücke aber nicht verschließen kann. Infolgedessen entstehen Einzel- und Doppelstrangbrüche sowie DNA-Protein-(Topoisomerase II)-Quervernetzungen. Epipodophyllotoxine sind besonders wirksam gegen Tumoren, die einen erhöhten Topoisomerase-II-Spiegel im Zellkern aufweisen.

Indikationen | Akute myeloische Leukämie und verschiedene solide Tumoren.

Nebenwirkungen | Dosislimitierend ist auch hier die Knochenmarksuppression. Blutdruckabfall und anaphylaktoide Reaktionen sind spezifische Nebenwirkungen.

20.2.5 Zytostatisch wirksame Antibiotika

Die zytostatisch wirksamen Antibiotika stellen im Hinblick auf ihre Wirkmechanismen eine sehr heterogene Gruppe dar. Sie entfalten ihre zytostatische Wirkung durch Interkalation (Aktinomycin, Anthrazykline, Bleomycin), Produktion von Superoxid-Radikal-Anionen (Anthrazykline, Bleomycin) oder wirken als Alkylanzien (Mitomycin).

Interkalierende Antibiotika

Die **interkalierenden Antibiotika** bestehen in der Regel aus einem planaren Ring, der sich zwischen zwei Basenpaare der DNA-Helix schiebt **(Interkalation)** und dort mittels hydrophober, elektrostatischer und anderer Wechselwirkungen stabilisiert wird (keine kovalente Bindung). Dabei kommt es zu einer lokalen Aufdrehung und Verlängerung der DNA-Doppelhelix, wodurch die Replikation der DNA sowie die Transkription gehemmt wird. Die zytostatische Wirkung der interkalierenden Antibiotika ist wie bei den Alkylanzien unabhängig vom Zellzyklus.

Actinomycin D

Wirkmechanismus | Actinomycin D (Dactinomycin) besteht aus einem Phenoxazon-Ringsystem (Chromophor) und zwei Polypeptidringen. Der Phenoxazon-Ring schiebt sich zwischen zwei Basenpaare der DNA-Doppelhelix (Interkalation). Die nicht-kovalente Bindung von Actinomycin D an die DNA führt zur Hemmung der RNA-Synthese und bei höheren Konzentrationen des Antibiotikums wird auch die DNA-Synthese verhindert. Zusätzlich hemmt Actinomycin D auch die Topoisomerase II.

Indikationen | Chorionkarzinom und solide Tumore im Kindesalter, wie Wilms-Tumor, Ewing-Sarkom, Rhabdomyosarkom, Hodenkarzinom u. a.
Nebenwirkungen | Die Knochenmarksuppression steht im Vordergrund (Gefahr einer Agranulozytose und aplastischen Anämie).

Anthrazykline
Wirkmechanismus | Doxorubicin (Adriamycin) (Adrimedac®), **Daunorubicin** (DaunoXome®), **Epirubicin** (ein Isomer des Doxorubicins) (Epi-cell®) und **Idarubicin** (ein Analogon des Daunorubicins) (Zavedos®) bilden eine der wichtigsten Gruppen der zytostatisch wirkenden Substanzen. Anthrazykline bestehen aus tetrazyklischem Chromophor und einem Aminozucker, dem Daunosamin. Die zytotoxische Aktivität beruht auf mehreren Wirkmechanismen. Eine wesentliche Rolle spielen die **Interkalation** und die Hemmung von DNA- und RNA-Synthese durch Hemmung der DNA- und RNA-Polymerasen. Diese Antibiotika hemmen auch andere Enzyme wie die Topoisomerasen und Helicasen, die die doppelsträngige DNA während der Replikation und Transkription separieren. Bei Anthrazyklinen handelt es sich um Antrachinone, die zu Semichinon-Radikalen reduziert werden können. Dadurch werden einerseits Radikalreaktionen ausgelöst **(Alkylierung verschiedener Moleküle, bevorzugt der DNA)**, anderseits können **Superoxid-Radikalanionen** ($O_2^{\cdot-}$) entstehen. Bei deren Metabolisierung und Inaktivierung werden sehr reaktive und toxische **Hydroxyl-Radikale** ($HO^{\cdot}$) und (HO^-) generiert, die Einzel- und Doppelstrangbrüche der DNA induzieren.
Indikationen | Viele solide Tumore und akute Leukämien.
Nebenwirkungen | Die Knochenmarksuppression ist dosislimitierend, ebenso wie die **Kardiomyopathie:** Der „Soforttyp" ist durch EKG-Veränderungen, Tachykardie und reversible Herzrhythmusstörungen charakterisiert. Die Myokardschädigung, eine diffuse Kardiomyopathie (Spättyp), kann nach wiederholter Gabe von Anthrazyklinen dosisabhängig verzögert auftreten und tödlich verlaufen. Besonders gefährdet sind ältere Patienten mit Vorschädigung des Herzens. Die Kardiotoxizität von anderen Anthrazyklinen ist im Vergleich zu Doxorubicin nicht so stark ausgeprägt.
Extravasation von Anthrazyklinen führt zu schweren lokalen Gewebenekrosen.

Praxistipp
Vor, während und nach einer zytostatischen Therapie mit Anthrazyklinen müssen EKG-Kontrollen durchgeführt werden!

Mitoxantron
Wirkmechanismus | Mitoxantron (Ralenova®) ist ein synthetisches Anthrachinon-Zytostatikum. Es besteht aus einem trizyklischen Anthrachinon-Ringsystem und zwei Aminoalkyl-Seitenketten. Das Ringsystem interkaliert in die DNA und hemmt dadurch die DNA- und RNA-Synthese. Darüber hinaus interagiert Mitoxantron auch mit der Topoisomerase II und verursacht DNA-Strangbrüche.
Indikationen | Akute Leukämien, Non-Hodgkin-Lymphome, Mammakarzinom.
Nebenwirkungen | Knochenmarksuppression und Kardiotoxizität (chronische Kardiomyopathien).

Bleomycine
Wirkmechanismus | Die **Bleomycin-Gruppe** besteht hauptsächlich aus zwei strukturell nahe verwandten Glykopeptiden, **Bleomycin A_2 und B_2**. Der Hauptmechanismus besteht in der **Bildung von Superoxid-Radikalanionen** ($O_2^{\cdot-}$). In der Zelle bildet es zusammen mit Fe^{2+} einen Bleomycin-Fe^{2+}-Komplex, der in die DNA interkaliert. An das Fe^{2+} bindet molekularer Sauerstoff. Ein Elektron wird an das Sauerstoffmolekül abgegeben, und es entsteht aktiviertes Bleomycin, das in Bleomycin-Fe^{3+} und Superoxid-Radikalanionen zerfällt. Die aus den Superoxid-Radikalanionen entstehenden Hydroxyl-Radikale ($OH^{\cdot}$) induzieren Strangbrüche in der DNA-Doppelhelix. Der Zellzyklus wird unterbrochen und es kommt zu Fragmentierung und Translokationen der Chromosomen.
Indikationen | Hodentumoren, Non-Hodgkin-Lymphome, Plattenepithelkarzinome, maligne Ergüsse.
Nebenwirkungen | Die **Lungentoxizität** (Bleomycin-Lunge) ist dosislimitierend und eine sehr ernsthafte Nebenwirkung, die häufiger bei älteren Patienten (> 70 Jahre) auftritt. Sie manifestiert sich durch Husten, Dyspnoe und interstitielle Infiltrate im Röntgenbild. Die besondere **Hauttoxizität** der Bleomycine (Hyperkeratose, Abschälen der Haut und Ulzerationen) wird darauf zurückgeführt, dass in der Haut die Aktivität der Bleomycinhydrolase, des inaktivierenden Enzyms, niedrig ist.

Mitomycin C
Wirkmechanismus | Mitomycin C interkaliert nicht in die DNA, sondern **alkyliert die DNA.** Es entstehen DNA-Quervernetzungen (bifunktionelles Alkylans), welche die DNA- und RNA-Synthese hemmen.
Indikationen | Verschiedene solide Tumoren.
Nebenwirkungen | Mitomycin induziert eine Knochenmarksuppression (v. a. Thrombozytopenie), die oft verzögert auftritt. Ein Verschluss der Lebervenen durch Phlebitis nach Mitomycin-Therapie kann tödlich verlaufen. Eine spezifische hoch-letale Nebenwirkung ist die **mikroangiopathische hämolytische**

Anämie (MAHA-Syndrom). Die extravasale Applikation führt zu schweren Gewebenekrosen.

20.2.6 Sonstige zytostatisch wirksame Substanzen und Enzyme

Hydroxyharnstoff

Wirkmechanismus | **Hydroxyharnstoff** (Hydroxyurea, Litalir®) hemmt die Ribonukleotidreduktase, welche Ribonukleotide in die Desoxyribonukleotide umwandelt. Hydroxyharnstoff ist ein typisches phasenspezifisches Zytostatikum. Die proliferierenden Zellen werden in der G_1/S-Phase arretiert, in welcher die DNA-Bausteine synthetisiert werden. Die Synchronisation (Arretierung) der proliferierenden Zellen in der G1-/S-Phase erhöht deren Empfindlichkeit auf Bestrahlung.

Indikation | Chronische myeloische Leukämie.

Nebenwirkung | Dosislimitierend ist die Knochenmarksuppression.

L-Asparaginase und Pegaspargase

Wirkmechanismus | **L-Asparaginase** (Erwinase®) spaltet L-Asparagin unter Bildung von Ammoniak und L-Asparaginsäure. Für manche Tumorzellen, wie z. B. leukämische Zellen, stellt L-Asparagin eine essenzielle Aminosäure dar, da sie L-Asparagin selbst nicht synthetisieren können. Durch Behandlung mit L-Asparaginase wird der Asparaginspiegel in Blut und extrazellulärem Raum gesenkt. Der Mangel an L-Asparagin bewirkt eine Hemmung der Proteinsynthese und folglich werden L-Asparaginase-sensitive Zellen schwer beschädigt oder abgetötet. Für die Tumortherapie wird dieses Enzym gentechnisch aus Bakterien gewonnen. In **Pegaspargase** (Oncaspar®) ist L-Asparaginase an Polyethylenglykol gebunden. Der Komplex ist weniger immunogen und seine Halbwertzeit ist deutlich länger als die von L-Asparginase. L-Asparaginase und Pegaspargase müssen parenteral zugeführt werden.

Indikationen | Akute lymphatische Leukämie.

Nebenwirkungen | Oft treten Überempfindlichkeitsreaktionen auf (Urtikaria, Bronchospasmus, Atemnot, anaphylaktischer Schock). Durch den Entzug von L-Asparagin kommt es auch zu hepatotoxischen Wirkungen mit Hämostasestörungen (Beeinträchtigung der Synthese von Gerinnungsfaktoren), Hypoalbuminämie und zur Hyperglykämie, bedingt durch Senkung des Insulinspiegels.

20.3 Gezielte onkologische Therapie

Key Point

Die Bedeutung von Wachstumsfaktoren, ihrer Rezeptoren und der beteiligten Signalübertragungskaskaden für Progression und Wachstum von Tumoren ist seit einigen Jahren bekannt. So wurden monoklonale Antikörper gegen Wachstumsfaktor-Rezeptoren entwickelt oder Wirkstoffe, die gezielt die Angiogenese von Tumoren hemmen.

Neue Erkenntnisse über die unkontrollierte Proliferation und Invasion von Tumoren führen zu differerenzierten Strategien der Tumorbehandlung (**Abb. 20.8**). Zum Beispiel können die Rezeptoren für den epidermalen Wachstumsfaktor EGF *(epidermal growth factor)*, deren übermäßige Aktivierung die Proliferation der Tumorzellen anregt, mit den rekombinanten humanisierten monoklonalen Antikörpern (Trastuzumab, Cetuximab) oder mit einem Tyrosinkinase-Hemmstoff (Erlotinib) inaktiviert werden.

Trotz aller Erfolge im Bereich der gezielten Tumortherapie ist jedoch zu beachten, dass mit diesen Substanzen nur eine bestimmte Art von Tumoren behandelt werden kann, d. h. sie sind nicht für die allgemeine Tumortherapie geeignet. Die klassischen Zytostatika sind nach wie vor die wichtigsten Substanzen in der Tumorbehandlung. Vorteilhaft ist, dass die Nebenwirkungen bei der Behandlung mit gezielt gerichteten Chemotherapeutika in der Regel schwächer sind.

20.3.1 Monoklonale Antikörper

(→ vgl. Kapitel Immunmodulatoren und Immunsupressiva, S. 301)

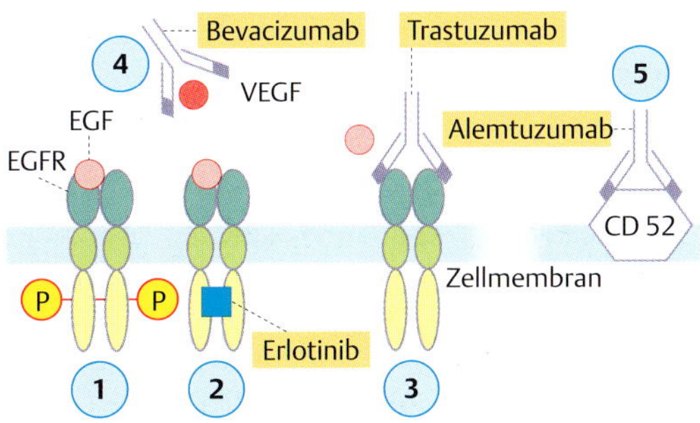

Abb. 20.8 Gezielte onkologische Therapie. 1: Der epidermale Wachstumsfaktor (EGF) aktiviert seinen Rezeptor (EGFR). Dadurch wird die Tyrosinkinase (intrazelluläre Domäne) phosphoryliert und aktiviert. 2: Erlotinib bindet an die intrazelluläre Domäne des EGFR und verhindert deren Phosphorylierung. 3: Trastuzumab ist ein monoklonaler Antikörper, der an den EGFR (HER-2) bindet und dessen Aktivierung verhindert. 4: Bevacizumab ist ein monoklonaler Antikörper gegen den endothelialen Wachstumsfaktor VEGF, der dadurch neutralisiert wird. 5: Monoklonale Antikörper gegen Proteine an der Oberfläche von Tumorzellen, wie z. B. Alemtuzumab, das das CD52-Protein auf leukämischen Lymphozyten erkennt und hemmt.

Tabelle 20.4

Indikationen und spezifische Nebenwirkungen von Antikörpern in der onkologischen Therapie

Wirkstoff	Indikation	Nebenwirkungen
Rituximab (MabThera®)	chemotherapieresistente Lymphome	allergische Reaktionen, Immunsuppression → Gefahr schwerer opportunistischer Reaktionen
Alemtuzumab (MabCampath®)	chronische lymphatische Leukämie	Immunsuppression → Gefahr schwerer opportunistischer Reaktionen
Cetuximab (Erbitux®)	fortgeschrittenes kolorektales Karzinom	akneforme Hautreaktionen, allergische Reaktionen
Trastuzumab (Herceptin®)	metastasiertes Mammakarzinom (s. S. 218)	allergische Reaktionen, kardiotoxische Effekte (Tachykardie, Kardiomyopathie)
Bevacicumab (Avastin®)	metastasiertes, kolorektales Karzinom (Kombinationstherapie mit 5-FU/Folinsäure bzw. Irinotecan)	gastrointestinale Perforation, Hämorrhagien, arterielle Thrombembolien
Panitimunab (Vectibix®)	Monotherapie des metastasierenden kolorektalen Karzinoms nach Therapieversagen	Hautausschlag, akneforme Dermatitis, Erythem, Infusionsreaktionen

Rekombinante monoklonale Antikörper sind gegen Wachstumsrezeptoren oder Proteine gerichtet, die bevorzugt an der Zellmembran von Tumorzellen vorkommen. Die Bindung von Antikörpern an die membranständigen Zielproteine führt zum Tod der Tumorzelle über Apoptose, komplementvermittelte Lyse oder eine Aktivierung von Killerzellen und Makrophagen (**Abb. 20.8**). Die Antikörper müssen **immer als i. v. Infusion** verabreicht werden. Indikationen und Nebenwirkungen sind in **Tab. 20.4** aufgeführt.

Rituximab bindet an das **CD20-Antigen** von B-Lymphozyten bei Non-Hodgkin-Lymphomen. Da das CD20-Antigen sich nicht auf hämatopoetischen Stammzellen im Knochenmark und auf Gewebszellen findet, werden diese während einer Behandlung nicht angegriffen.

Alemtuzumab ist gegen das **CD52-Antigen** gerichtet, das auf der Oberfläche von leukämischen und normalen Leukozyten bzw. Monozyten, nicht jedoch auf Vorläufer- und Stammzellen vorkommt (**Abb. 20.8**).

Cetuximab und **Trastuzumab** sind humanisierte, monoklonale Antikörper, die sich gegen humane **epidermale Wachstumsfaktorrezeptoren** richten. Vier Subtypen dieser Rezeptoren, HER1–4, sind bekannt. Sie bestehen aus einer extrazellulären Ligand-Bindungsdomäne, einem kurzen transmembranären Teil und einer intrazellulären Domäne mit Tyrosinkinase-Aktivität (mit Ausnahme von HER3). Nach Bindung des epidermalen Wachstumsfaktors an die extrazelluläre Domäne bilden die Rezeptoren Homodimere (z. B. HER1/HER1) oder Heterodimere (z. B. HER1/HER2). Die Tyrosinkinase wird dadurch aktiviert und stimuliert die Teilung der Zelle. Nach der Bindung der Antikörper an die Rezeptoren an der Zelloberfläche wird die Tumorzelle durch das Immunsystem eliminiert.

Cetuximab ist ein chimärer monoklonaler Antikörper, der an die extrazelluläre Domäne des **HER1-Rezeptors** bindet und damit dessen Aktivierung sowie die nachfolgende Teilung der Tumorzellen blockiert. Cetuximab wird zur Behandlung von fortgeschrittenen metastasierten kolorektalen Karzinomen eingesetzt. Vor der Behandlung mit Cetuximab ist der Nachweis der Expression des HER1-Rezeptors in den Tumorzellen erforderlich.

Trastuzumab ist ein rekombinanter, humanisierter, monoklonaler Antikörper und richtet sich gegen die extrazelluläre Domäne des **HER2.** Da HER2 häufig bei Mammakarzinom überexprimiert wird, kommt Trastuzumab zur Behandlung bei metastasierten Mammakarzinomen zum Einsatz.

Panitimumab, der erste vollständig humanisierte, rekombinante Antikörper, bindet an die Ligand-bindende Domäne des humanen HER-1-Rezeptors und hemmt die Rezeptor-Autophosphorylierung. Panitimumab wird bei metastasiertem kolorektalen Karzinom bei Therapieversagen eingesetzt.

Praxistipp

Patienten, die nach einer Trastuzumab-Therapie Anthrazykline erhalten, weisen ein erhöhtes Risiko für Kardiotoxizität auf, falls sich Trastuzumab noch in der Zirkulation befindet, denn die Eliminations-HWZ von Trastuzumab beträgt 28 Tage.

Bevacizumab ist ein monoklonaler Antikörper gegen den humanen vaskulären **endothelialen Wachstumsfaktor** (*vascular endothelial growth factor*, VEGF). Dieser Wachstumsfaktor spielt eine entscheidende Rolle bei der Tumorangiogenese, da es die Endothelzellen in tumornahen Gefäßen zur Proliferation und Bildung neuer Gefäße anregt. Die Vaskularisierung beschleunigt das Wachstum des Tumors und ermöglicht die Metastasierung. Bevacizumab verhindert die Interaktion des VEGF mit seinem Rezeptor auf der Oberfläche von Endothelzellen in den tumornahen Blutgefäßen,

Tabelle 20.5

Indikationen und Nebenwirkungen der Inhibitoren von Tyrosinkinasen

Wirkstoffe	Indikation	Nebenwirkungen
Imatinib (Glivec®)	chronische myeloische und akute lymphatische Leukämie bei Patienten mit dem Philadelphia-Chromosom, GIST	Übelkeit, Flüssigkeitsretention (Ödeme, Aszites), Neutropenie, Thrombozytopenie, Durchfall und Hautreaktionen
Dasatinib (Sprycel®)	chronische myeloische Leukämie	Durchfall, Übelkeit, periphere Ödeme
Nilotinib (Tasignal®)	chronische myeloische Leukämie	Anämie, Neutropenie, Thrombozytopenie, Durchfall
Sunitinib (Sutent®)	fortgeschrittenes, metastasiertes Nierenzellkarzinom	Erschöpfung, Durchfall, Übelkeit und Erbrechen, Schleimhautentzündung, selten: Hypertonie, Neutropenie, Anämie, Thrombozytopenie
Sorafenib (Nexavar®)	fortgeschrittenes, metastasiertes Nierenzellkarzinom	Durchfall, Übelkeit und Erbrechen, Hautausschlag, Juckreiz selten: Lymphozytopenie, Neutropenie, Anämie, Thrombozytopenie
Erlotinib (Tarceva®)	nicht-kleinzelliges Bronchialkarzinom, metastasiertes Pankreaskarzinom	akneformer Hautausschlag, Durchfall, selten Infektionen und Dyspnoe
Lapatinib (Tyverb®)	fortgeschrittenes oder metastasiertes Mammakarzinom	Durchfall, Übelkeit und Erbrechen, Hepatotoxizität

der Tumor wird nicht ausreichend vaskularisiert und die Tumorzellen sterben ab.

Praxistipp
Während und nach der Behandlung mit Antikörpern können allergische Reaktionen auftreten. Deshalb werden als Prämedikation oft Antiallergika verwendet. Während der Behandlung sollten Medikamente zur Behandlung von anaphylaktischen Reaktionen zur Verfügung stehen.

20.3.2 Inhibitoren von Tyrosinkinasen

Signale zur Zellproliferation werden über Tyrosinkinasen in der intrazellulären Domäne für Wachstumsfaktorrezeptoren vermittelt. Die **Inhibitoren der Tyrosinkinasen** stellen neue Therapeutika zur Behandlung von Krebserkrankungen dar. Indikationen und Nebenwirkungen sind in **Tab. 20.5** aufgeführt.

Imatinib wurde für die Behandlung von chronischen myeloischen Leukämie (CML) zugelassen, bei der eine Translokation zwischen dem langen Arm eines Chromosom 9 und dem langen Arm eines Chromosom 22 **(Philadelphia-Translokation)** vorkommt. Dabei fusioniert das Gen, das für eine nicht-Rezeptor-Tyrosinkinase (ABL-Tyrosinkinase) kodiert, mit dem BCR-Gen. Die Bildung des BCR-ABL-Fusionsgens führt zu einer verstärkten Expression eines Fusionproteins mit **Tyrosinkinase-Aktivität in pluripotenten hämatopoetischen Zellen.** Durch die Phosphorylierung von zahlreichen Zellproteinen werden mehrere Signalkaskaden aktiviert und die Proliferation der Zellen unkontrolliert gesteigert. Imatinib bindet nicht direkt an die ATP-Bindungsstelle in der katalytischen Domäne der BCR-ABL-Tyrosinkinase, sondern in ihrer unmittelbaren Nähe. Durch eine Konformationsänderung verhindert es die Bindung von ATP und die Übertragung der Phosphatreste (**Abb. 20.9**). Imatinib inhibiert auch den Rezeptor für den *platelet derived growth factor* (PDGF) und **c-Kit-Rezeptortyrosinkinase**, welche auf Knochenmarkstammzellen, Mastzellen und Melanozyten vorkommt. Eine mutierte Form dieser Rezeptortyrosinkinase, die in gastrointestinalen Stromatumoren (GIST) und anderen Tumorarten nachgewiesen wurde, führt zu einer kontinuierlichen Aktivität der Tyrosinkinase. Folgen die-

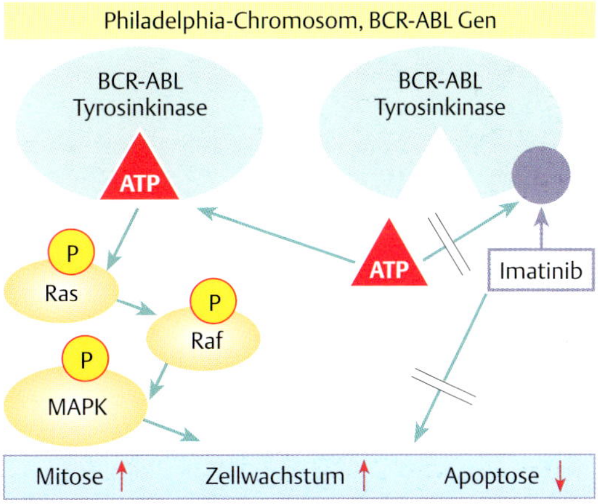

Abb. 20.9 Bcr-Abl-Tyrosinkinase. Eine ständige Aktivität der BCR-ABL-Tyrosinkinase führt zu einer übermäßigen Aktivierung von Signalkaskaden wie Ras-Raf-MAP-Kinasen (MAPK), welche die Proliferation und Zellwachstum stimulieren und die Apoptose hemmen. Imatinib verhindert durch seine Bindung in der Nähe der ATP-Bindungsstelle die Interaktion von ATP mit der BCR-ABL-Tyrosinkinase und die Phosphorylierung von nachgeschalteten Tyrosinkinasen. Dadurch wird die Proliferation der mutierten pluripotenten hämatopoetischen Zellen unterbunden.

ser andauernden Aktivierung sind die unkontrollierte Proliferation der Tumorzellen und Verhinderung der Apoptose. Daher ist Imatinib zur Behandlung von **malignen, metastasierten gastrointestinalen Stromatumoren** angezeigt (Hemmung der c-Kit-Rezeptortyrosinkinase). Als Nebenwirkungen treten häufig Übelkeit und Durchfall auf.

Dasatinib, auch ein BCR-ABL-Tyrosinkinase-Hemmstoff, wird bei Patienten, die Imatinib nicht vertragen oder die therapieresistent sind, zur Behandlung der chronischen myeloischen Leukämie eingesetzt.

Erlotinib ist ein kompetitiver Inhibitor der Tyrosinkinase des HER1-Rezeptors. **Lapatinib** hemmt die Tyrosinkinase der HER1- und HER2-Rezeptoren. Diese Hemmstoffe blockieren die ATP-Bindungsstelle der HER-Rezeptortyrosinkinase im Zellinneren und hemmen so die Signalkaskade, die zur Zellproliferation führt.

Die Wirksamkeit von **Sunitinib** und **Sorafenib** bei der Behandlung des fortgeschrittenen, metastasierten Nierenzellkarzinom basiert auf der Hemmung von PDGF- und VEGF-Rezeptortyrosinkinasen. Dadurch wird sowohl die Proliferation der Krebszellen als auch die Angiogenese unterdrückt.

20.3.3 Inhibitoren von Proteasomen

Wirkmechanismus | **Bortezomib** (Velcade®) ist der Vertreter einer neuen Wirkstoffklasse, der Inhibitoren von Proteasomen. Das **Ubiquitin-Proteasom** ist ein Komplex, der hauptsächlich aus proteolytischen Enzymen besteht. Dieser Enzymkomplex baut intrazelluläre Proteine ab, die an der Steuerung des Zellzyklus und der Apoptose beteiligt sind, z. B. von Cyclinen und Caspasen. Die erhöhte Empfindlichkeit der Tumorzellen gegenüber der Hemmung der Proteasomen hängt sehr wahrscheinlich mit der hohen Proliferationsrate dieser Zellen zusammen. Proteine, die den Zellzyklus steuern, können durch die Hemmung der Proteolyse nicht rechtzeitig abgebaut und inaktiviert werden. Bortezomib wird i. v. in mehreren Zyklen verabreicht, gefolgt von einem behandlungsfreien Intervall, in dem sich die Proteasomen der gesunden Zellen regenerieren können.

Indikationen | Multiples Myelom.

Nebenwirkungen | Nausea, Erbrechen, Diarrhoe, Thrombozytopenie und periphere Neuropathien.

G

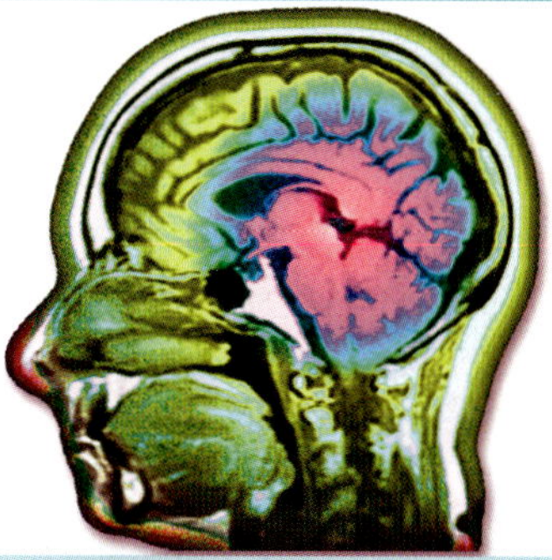

Neurologie und Psychiatrie

Psychiatrischer Notfall

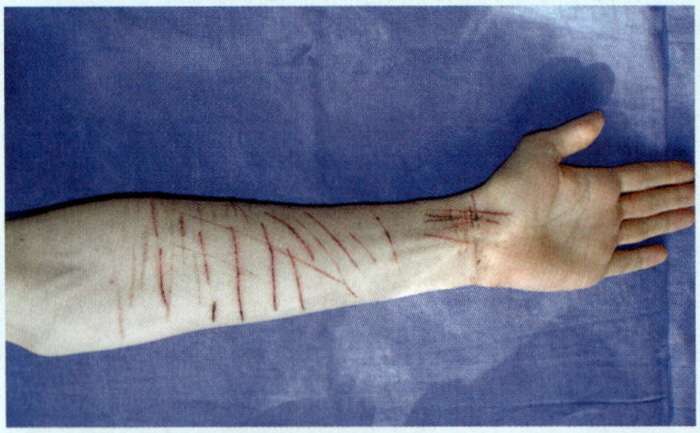

Borderline-Störungen kommt es oft zu selbstverletzendem Verhalten.

Es ist 5:30 h morgens, draußen ist es kalt und dunkel. Pfleger Matthias ist gerade dabei, seinen frisch gekochten Kaffee zu trinken, als das Telefon in der psychiatrischen Notaufnahme klingelt. Schon in der nächsten Sekunde tönt die Stimme des Rettungsassistenten am anderen Ende der Leitung: „Wir bringen eine akut suizidale 30-jährige Frau. Sie wurde von zwei betrunkenen Männern von den Gleisen aufgesammelt. Sie haben es gerade noch geschafft, bevor der ICE kam". Der Name der Patientin kommt dem Pfleger bekannt vor. Er schaut im Klinikcomputer nach und findet darin ihre Daten: Diagnose: Borderline-Persönlichkeitsstörung, durchschnittlich zwei akutpsychiatrische Klinikaufenthalte pro Jahr in den letzten 5 Jahren. Er druckt die Daten aus und weckt die diensthabende Ärztin.

Erlösende Ersttherapie

Als Frau Dr. Fellbach in der geschlossenen psychiatrischen Aufnahme eintrifft, sieht sie eine Patientin, die unruhig auf der Patientenliege sitzt. Sie hat Ringe unter den Augen, zittert und atmet heftig. Die Ärztin versucht, sie verbal zu beruhigen, und verabreicht ihr eine Tablette des Benzodiazepins Lorazepam. Dann nimmt sie die Patientin stationär auf. Lorazepam erhält die Patientin als Bedarfsmedikation bei Erregungs- und Angstzuständen, weiterhin verordnet sie ihr das interaktionsarme Antidepressivum Citalopram. Mit dieser Medikation schafft es die 30-Jährige sogar, ein wenig zu schlafen. Auch beim Frühstück verhält sich die Patientin normal.

Psychiatrischer Notfall

Doch als die Krankenschwester das Frühstückstablett einsammeln will, findet sie die Patientin nicht im Zimmer vor. Besorgt schaut sie ins Bad. Was sie sieht, wird ihr noch lange im Gedächtnis bleiben: Die Patientin sitzt auf dem Boden und ist gerade dabei, sich mit einer kaputten Kaffeetasse die linke Pulsader aufzuschneiden. Gerade noch rechtzeitig kommen die anderen Pfleger und Krankenschwestern, können die Patientin vor dem Schlimmsten bewahren und fixieren sie zu ihrem eigenen Schutz. Später erzählt die Frau, sie fühle sich verfolgt und habe Männerstimmen gehört, die sie beschimpften. Zwar ist die Borderline-Störung keine Variante der paranoiden Psychose, trotzdem können im Rahmen dieser Störung paranoide Symptome auftreten, vor allem unter starker Belastung.

Wirksam: Langzeittherapie

Die Psychiater stellen die Medikation auf das Antipsychotikum Olanzapin um. Dieses Medikament hat die Eigenschaft, psychotische Symptome in Schach zu halten. Weiterhin bekommt die Patientin das Phasenprophylaktikum Lamotrigin gegen den „inneren Druck". Nach vier Tagen gibt sie an, dass sie sich zwar nicht mehr verfolgt fühlt, aber immer noch massiven Stimmungsschwankungen ausgesetzt ist: Sie sei mal himmelhoch jauchzend, mal zu Tode betrübt. Der Arzt erklärt ihr, dass dies noch eine Weile so bleiben kann: Während die Wirkung der Antipsychotika schnell einsetzt, müssen Phasenprophylaktika wie Lamotrigin über Wochen bis Monate gegeben werden, ehe erste Wirkungen eintreten.

21 Sedativa, Hypnotika und Anästhetika

21.1 Sedativa und Hypnotika

Key Point
Schlaf- und Beruhigungsmittel werden bei Schlaflosigkeit, innerer Unruhe, Anspannung, Ängstlichkeit, Stress etc. verordnet. Wesentliche Nebenwirkungen sind Störungen zentralnervöser Funktionen und, vor allem bei alten Patienten, Sturzgefahr. Außerdem besteht das Risiko der Gewöhnung und Sucht.

21.1.1 Grundlagen

Arzneistoffe können beruhigen und Spannungen lösen (Tranquilizer oder Tranquillanzien, Sedativa), Angst lösen (Anxiolytika, s. S. 363), den Schlaf fördern (Schlafmittel, Hypnotika) oder zu tiefer Bewusstlosigkeit führen (Narkotika). Diese Arzneistoffe werden auch unter dem Sammelbegriff „Ataraktika„ zusammengefasst, der sich vom griechischen Begriff *ataraxia* = Unerschütterlichkeit ableitet. Dieser Zustand wird jedoch selten erreicht, da die Schlaf- bzw. Beruhigungsmittel selbst zu einer schwierig zu lösenden Spirale von Medikamentenabhängigkeit und Unruhe führen können.

Unter physiologischen Bedingungen korreliert die Schlafneigung mit einer verstärkten Freisetzung von GABA. Sedativa dämpfen verschiedene Gehirnregionen wie das limbische System, die Formatio reticularis, den frontalen und okzipitalen Kortex, das Kleinhirn oder den Hirnstamm. Dies erklärt die breit gefächerten Nebenwirkungen von Sedativa wie kognitive, motorische und vegetative Störungen. Folgende Punkte sind in diesem Zusammenhang zu beachten:

- Die Begriffe Schlafmittel, Beruhigungsmittel, Tranquillanzien oder Sedativa bezeichnen keine chemisch oder pharmakodynamisch definierten Wirkstoffe, sondern lediglich die Indikation, mit der diese Wirkstoffe eingenommen bzw. verordnet werden.
- Einige der hier beschriebenen Wirkstoffe können als Schlafmittel, Beruhigungsmittel oder als Narkotikum eingesetzt werden.
- Sedativa, Tranquillanzien oder Schlafmittel wirken nicht antipsychotisch und nicht antidepressiv.
- Die Verbesserung der Schlaflosigkeit kann psychische Störungen verbessern und z. B. zur Depressionslösung beitragen.

EXKURS

Missbrauch und physische Abhängigkeit

Mit 150 Mio. bzw. 70 Mio. verordneten Tagesdosen pro Jahr gehören die Beruhigungs- bzw. Schlafmittel (Benzodiazepine, Nicht-Benzodiazepin-GABA-Agonisten) zu den häufig verordneten Arzneistoffen. Oft werden sie ohne echte medizinische Indikation zur Beseitigung von unspezifischen neurovegetativen Störungen eingenommen. **Physische Abhängigkeit** ist die am meisten gefürchtete Nebenwirkung, die unter Umständen einen stationären Entzug notwendig macht. Die Ausbildung der Abhängigkeit von Schlafmitteln erfordert nicht immer eine stetige Erhöhung der Einnahme (*Low-Dose-Dependency*). Wesentliche Ursache dieser körperlichen Abhängigkeit ist der ***Rebound* beim Absetzen.** Schlafmittel fördern zu Beginn den Schlaf, diese Wirkung lässt jedoch nach wenigen Tagen nach (Toleranz). Wird nach einigen Wochen täglicher Einnahme das Schlafmittel abgesetzt, kann sich die Schlaflosigkeit verschlechtern, Angstgefühle und Unruhe stellen sich ein. Dies lässt viele Patienten erneut zu den Tabletten greifen (**Abb. 21.1**). Für die Vermeidung der körperlichen Abhängigkeit gilt:

- Tabletteneinnahme so kurz wie möglich,
- immer wieder Pausen einlegen,
- nach längerer Einnahme langsam absetzen.

Allgemeine Nebenwirkungen von Schlafmitteln

Störung der Schlafstruktur: Bei allen Schlafmitteln muss grundsätzlich mit Störungen der Schlafstruktur gerechnet werden. Besonders Tiefschlaf- und REM-Schlafphasen werden kürzer bzw. unterdrückt.

Zentrale Dämpfung: Durch die zentralnervös dämpfende Wirkung kommt es zu Müdigkeit, Benommenheit, Gleichgewichtsstörungen und Einschränkungen des Konzentrationsvermögens.

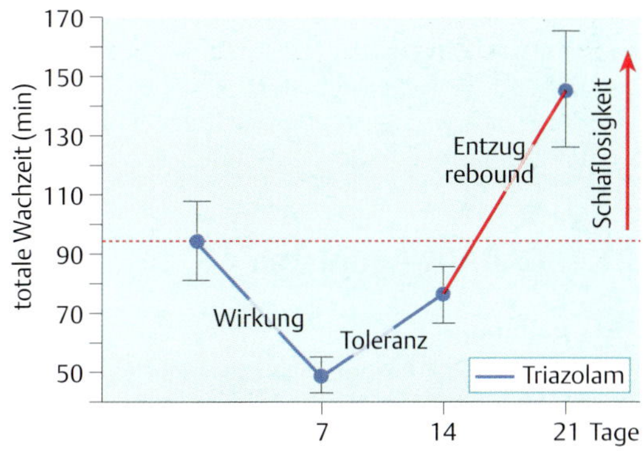

Abb. 21.1 Verbesserung von Schlafdauer und Rebound-Insomnie. Die Wirkung von Schlafmitteln wie des Benzodiazepins Triazolam zeigt zu Beginn eine schlaffördernde Wirkung, die nach wenigen Tagen nachlässt (Toleranz). Wird nach einigen Wochen Einnahme das Schlafmittel abgesetzt, kann sich die Schlaflosigkeit verschlechtern (rote Linie; Entzug oder Rebound-Insomnie). Beachte: die objektive Verbesserung der Schlafzeit beträgt oft nur weniger als eine Stunde.

Muskelrelaxation und Fallneigung: Die Sedierung und Dämpfung sowie die Muskelrelaxation durch die zentrale Myotonolyse führen zur Gangunsicherheit, die v.a. für ältere Menschen eine erhebliche Sturzgefahr mit sich bringt.
Paradoxe Reaktionen: Bei älteren Patienten und Kindern besteht die Gefahr von paradoxen Reaktionen wie Unruhe, u.a. auch Schlafwandeln. Der Patient kann sich am nächsten Morgen nicht mehr daran erinnern (anterograde Amnesie, sog. „Halcion"-Effekt).
Vegetative und humorale Störungen: Langdauernde Einnahme kann zur Appetitsteigerung mit Übergewicht führen sowie zu Dysfunktionen der Sexualhormone (Zyklusstörungen, Libidoverlust).
Im Alter ist vor allem die Elimination von Benzodiazepinen verlangsamt und das Verteilungsvolumen erhöht. Dadurch steigt die Akkumulationsgefahr und damit Tagesmüdigkeit, *Hangover* und Sturzgefahr. Daher sollte bei älteren Patienten die Dosis vor allem bei Benzodiazepinen um ca. 50 % reduziert werden.

Arzneimittelinteraktionen

Zahlreiche Medikamente **verstärken die Wirkung** von Schlaf- und Beruhigungsmitteln:
- gegenseitige Verstärkung der GABAergen Transmission durch Alkohol, Benzodiazepine, Barbiturate
- Verstärkung der sedativen oder muskelrelaxierenden Wirkung durch Muskelrelaxanzien, Neuroleptika, Antidepressiva, Opioide oder H_1-Antagonisten.

MERKE
- Der Übergang von einer Sedierung zu lang anhaltender Schläfrigkeit sowie zu hypnotischer Wirkung ist fließend und schlecht steuerbar.
- Alle therapeutischen Wirkungen sind ausschließlich symptomatisch.
- Wesentliche Nebenwirkungen sind die Gewöhnung, Tagesmüdigkeit, Sturzgefahr und paradoxe Erregungszustände.

21.2 GABA-A-Agonisten

Key Point
Der GABA-A-Rezeptor ist der wichtigste inhibitorische Rezeptor im ZNS. Er besteht aus zwei α-, zwei β- und einer γ-Untereinheit.

Die meisten der heute noch gebräuchlichen Schlafmittel, Tranquilizer, Muskelrelaxanzien sowie einige Anxiolytika und Antiepileptika sind **GABA-A-Agonisten,** d.h. sie verstärken die Signalübertragung des GABA-A-Rezeptors, während sie am GABA-B-Rezeptor wirkungslos sind (s. S. 56). In Abhängigkeit von der Dosierung werden folgende Wirkungen ausgelöst (beginnend mit niedriger Dosierung bzw. schwacher Aktivierung des GABA-A-Rezeptors):
- Anxiolyse
- Schlafinduktion (hypnotische Wirkung)
- Sedierung
- Muskelrelaxation
- Unterbrechung eines Status epilepticus
- Narkose (nur mittels i. v. Gabe lipophiler GABA-A-Agonisten erreichbar).

21.2.1 Wirkmechanismus

Der GABA-A-Rezeptor wird von einem Komplex aus 5 Untereinheiten (UE) gebildet, je zwei α- und β- sowie einer γ-Untereinheit. Jede dieser Untereinheiten liegt in mehreren Isoformen vor, z. B. die α-Untereinheit in sechs Isoformen α1–α6. Das Zentrum des Pentamers bildet die Pore für Chloridionen (**Abb. 21.2**). Die Aktivierung des GABA-A-Rezeptors erhöht die **Öffnungswahrscheinlichkeit** und vermehrt damit den Einstrom von Chloridionen in die Nervenzelle. Das in die Zelle einströmende Chlorid wirkt hyperpolarisierend, d. h. es verstärkt das Ruhepotenzial und reduziert die Erregbarkeit.

MERKE
GABA-A-Agonisten besitzen eine allosterische Wirkung, d. h. sie wirken indirekt, indem ihre Bindung an den GABA-A-Rezeptor die Wirksamkeit von GABA verstärkt (vgl. S. 56).

Relevant ist auch die Kenntnis der **Bindungsstellen** der GABA-A-Agonisten. GABA, Benzodiazepine, Barbiturate und Alkohol verstärken zwar alle den

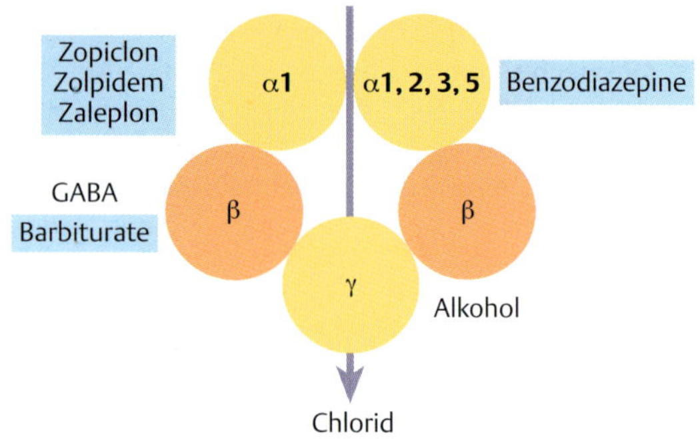

Abb. 21.2 GABA-A-Rezeptor. Der GABA-A-Rezeptor besteht aus 5 Untereinheiten (je 2 α-, 2 β- und 1 γ-UE). GABA und Barbiturate binden an die β-Untereinheit, Benzodiazepine binden an eine der α1,2,3,5-Isoformen, Nicht-Benzodiazepin-GABA-Agonisten (Zopiclon u. a.) binden mit hoher Affinität an die α1-Isoform. Ethanol bindet an die meisten GABA-A-Komplexe, sofern diese eine γ2-Untereinheit besitzen. Daher können GABA-A-Agonisten und Alkohol additiv den Chlorideinstrom verstärken.

Tabelle 21.1

Übersicht über die Wirkprofile von GABA-A-Agonisten

	Benzodiazepine	NBA*	Barbiturate
Bindungsstellen	α-Untereinheiten	α1-Untereinheit	β-Untereinheit
Aktivierung	allosterisch	allosterisch	allosterisch, direkt (hohe Dosis)
Antagonist	Flumazenil	Flumazenil	–
Toleranz	+	+	++
Enzyminduktion	+	–	+++
Abhängigkeit	++	+/++	+++
Rebound	++	+	+++

– nicht, + selten/gering, ++ gelegentlich/mäßig, +++ häufig/stark
* NBA = Nicht-Benzodiazepin-GABA-Agonisten

GABAergen Chlorideinstrom, binden aber an unterschiedliche Domänen. Dies ist klinisch bedeutsam:

- GABA-A-Agonisten verdrängen sich gegenseitig nicht und können daher ihre Wirkungen verstärken.
- GABA-A-Agonisten haben ein unterschiedliches Wirkungsprofil entsprechend der Verteilung „ihrer" Untereinheit.

Die **α2- und α3-Untereinheiten** vermitteln **Anxiolyse und Muskelrelaxierung**, während die **α1-Untereinheit** eine **Sedierung** hervorruft.

MERKE

- Der GABA-A-Rezeptor ist ein Ionenkanal, dessen Aktivierung den Chlorideinstrom verstärkt und damit die zelluläre Erregbarkeit herabsetzt (Hyperpolarisation).
- Liganden des GABA-Rezeptors wie GABA, Benzodiazepine, niedrig dosierte Barbiturate oder Ethanol sind nur in Gegenwart von GABA wirksam. Sie binden an verschiedene Bindungsstellen im GABA-A-Rezeptor-Komplex und können so ihre Wirkungen addieren.

21.2.2 Benzodiazepine

Benzodiazepine sind die größte und wichtigste Gruppe der GABAergen Schlaf- und Beruhigungsmittel. Vorteile sind ihr breites Wirkprofil und ihre gute Wirksamkeit, Nachteile das Risiko einer zentralnervösen Dämpfung und der körperlichen Abhängigkeit. Benzodiazepine sind in der Mehrzahl 1,4-Benzodiazepine, für deren Wirkung ein Siebenring sowie eine Lactam-Struktur wesentlich sind (**Abb. 21.3**). Die kurzwirksamen Benzodiazepine bilden einen vierten Ring aus (tetrazyklische Benzodiazepine).

Wirkmechanismus

Benzodiazepine binden allosterisch an **α-Untereinheiten des GABA-A-Rezeptors** (**Abb. 21.2**) und stimulieren indirekt den Chlorideinstrom, indem sie die Bindung von GABA an die β-Untereinheit erleichtern (allosterische Wirkung). Als Folge kann die gleiche Menge GABA eine größere Zahl von GABA-A-Rezeptoren stimulieren bzw. den Chlorideinstrom pro Rezeptor erhöhen. Dies erklärt folgende Effekte:

- Benzodiazepine sind dann besonders gut wirksam, wenn der GABAerge Tonus niedrig ist. Bei einer bereits endogen hohen GABAergen Transmission ist ihre Wirksamkeit relativ beschränkt.
- Die maximale Wirkung entspricht der maximalen Wirkung von GABA; daher kann mit der alleinigen Gabe von Benzodiazepinen keine letale Atemdepression erreicht werden.
- Benzodiazepine und Barbiturate sowie andere GABA-Agonisten wie Ethanol können sich in ihrer Wirksamkeit addieren, was zu schweren, unter Umständen letalen Atemdepressionen führt.

Die einzelnen Benzodiazepine unterscheiden sich nur relativ in Wirkprofil und Nebenwirkungen, da sie alle an die gleiche Domäne binden. Entscheidend ist die **individuelle Pharmakokinetik.** Nach variabler Resorption werden Benzodiazepine zu aktiven oder inaktiven Metaboliten desalkyliert, hydroxyliert, acetyliert oder glukuronidiert. Sie lassen sich in 3 Gruppen einteilen, deren einziges Kriterium die Wirkdauer und damit auch die Indikation ist (**Tab. 21.2**):

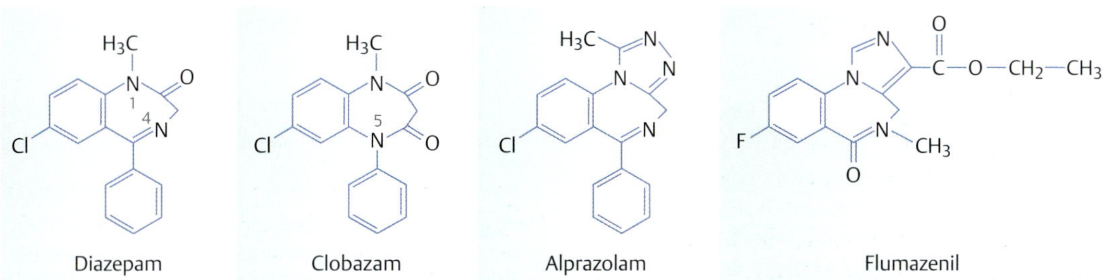

Abb. 21.3 Strukturformeln von Benzodiazepinen. Die N-Atome stehen in der 1,4-Position mit Ausnahme von Clobazam (1,5-Position). Alprazolam ist ein tetrazyklisches Benzodiazepin. Flumazenil wirkt als Antagonist, der Benzodiazepine vom GABA-A-Rezeptor verdrängt.

Tabelle 21.2

Pharmakokinetik und Wirkprofil von Benzodiazepinen

Wirkstoff (Handelsname)	HWZ (h)	Indikationen
Gruppe 1 kurz wirksam		
Brotizolam (Lendormin®)	4–8	Schlafstörungen
Midazolam (Dormicum®)	2–4	Prämedikation und Narkoseeinleitung
Triazolam (Halcion®)	2–8	Schlafstörungen
Gruppe 2 mittellang wirksam		
Alprazolam (Cassadan®)	10–20	Anxiolyse
Bromazepam (Lexotanil®)	20 langsamer Wirkungseintritt	Anxiolyse, Schlafstörungen
Clobazam (Frisium®)	20	Anxiolyse, Krampfanfälle
Clonazepam (Rivotril®)	30–40	Krampfanfälle
Lormetazepam (Noctamid®)	8–15	Schlafstörungen
Lorazepam (Tavor®)	10–20	Anxiolyse, Komedikation bei Depression und Psychosen
Oxazepam (Adumbran®)	5–20 langsamer Wirkungseintritt	Anxiolyse, Schlafstörungen
Temazepam (Remestan®)	5–15	Schlafstörungen
Gruppe 3 lange HWZ und/oder aktive Metaboliten		
Chlordiazepoxid (Librium®)	50–60*	Anxiolyse
Diazepam (Valium®)	30–70*	Anxiolyse, Sedierung, Krampfanfälle
Flunitrazepam (Rohypnol®)	20–30*	chronische, hartnäckige Schlafstörungen, Narkoseeinleitung Missbrauch in der Drogenszene (i. v.), daher ab 1 mg BtM-pflichtig
Flurazepam (Dalmadorm®)	20–100*	Schlafstörungen
Nitrazepam (Radedorm®)	20–30	Schlafstörungen
Tetrazepam (Musaril®)	15–40	Myotonolyse

* aktiver Metabolit mit einer HWZ, die länger als die der Ausgangssubstanz ist

- **Gruppe 1:** kurze Plasma-HWZ von 2–8 h; direkte Verstoffwechslung durch Hydroxylierung („-zolam") zu inaktiven Metaboliten. Die kurzwirksamen, tetrazyklischen Benzodiazepine haben ein besonders hohes Gewöhnungs- und Suchtrisiko und können auch Verwirrung oder Aggressionen auslösen. Alprazolam bildet mit seiner mittellangen HWZ und Indikation Anxiolyse eine Ausnahme und ist der Gruppe 2 zuzuordnen.
- **Gruppe 2:** mittellange Plasma-HWZ von 5–20 h; ebenfalls direkte Verstoffwechslung zu inaktiven Metaboliten
- **Gruppe 3:** N-Desalkylierung von Vertretern dieser Gruppe führt zu sehr lang wirksamen Metaboliten wie Desmethyldiazepam oder Desmethylflunitrazepam mit einer langen Plasma-HWZ von 20–100 h.

Die biologische HWZ, d. h. die Wirkung im Gehirn, ist immer kürzer als die Plasma-HWZ, da die wirksame Konzentration im Nervensystem schneller sinkt als die Plasma-HWZ.

Praxistipp
Bei mittel- und langwirksamen Benzodiazepinen muss die Dosis im Alter und bei eingeschränkter Nierenfunktion um ca. 50 % reduziert werden.

Indikationen

Schlafstörungen: Bei Ein- bzw. Durchschlafstörung kommen kurz- und mittellang wirksame Benzodiazepine zum Einsatz. Vor allem bei dieser Indikation (und diesen Benzodiazepinen) ist darauf zu achten, dass spätestens nach 2–3 Wochen die Einnahme unterbrochen und das Medikament ausgeschlichen wird. Der Patient muss über die Gefahr einer Rebound-Insomnie aufgeklärt werden.

Anxiolyse: s. S. 363

Muskelrelaxation: Die Verminderung des Muskeltonus ist unabhängig von der Sedierung und eine wichtige therapeutische Hilfe bei spastischen Syndromen sowie Verspannungen im Rahmen von Schmerzsyndromen.

Krampfanfälle: s. S. 347.

Akute Beruhigung: Benzodiazepine können zur Beruhigung bei akuten Angst- und Stressituationen eingesetzt werden. Da sie nicht kardiodepressiv wirken, sind sie auch bei Herzinfarkt als Beruhigungsmittel indiziert.

MERKE

Benzodiazepine können keine Analgesie vermitteln, sondern im Gegenteil sogar Schmerzen verstärken (Hyperalgesie).

*Nebenwirkungen (**Tab. 21.3**)*

Abhängigkeit und Entzug: Je kürzer die Wirkdauer des Benzodiazepins, desto größer das Risiko. Bereits nach 1 bis 2 Wochen können Patienten unter der Einnahme oder nach dem Absetzen der kurzwirksamen Benzodiazepine wie Triazolam oder Midazolam innere Unruhe, Tremor, Aggressionen, Angst, Verwir-

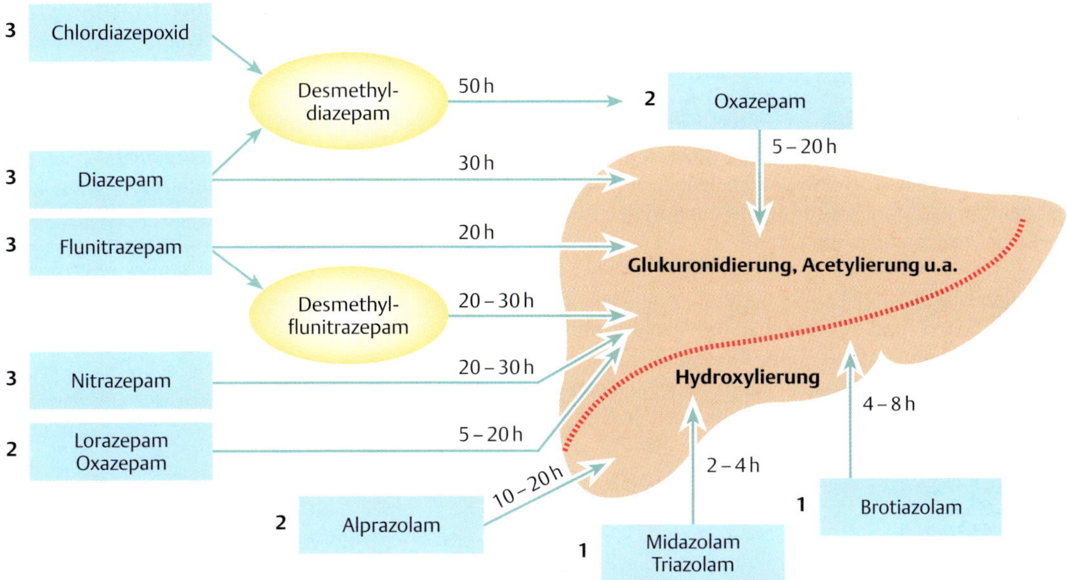

Abb. 21.4 Pharmakokinetik und Metabolismus. Kurz wirksame (Gruppe 1) und mittellang wirksame (Gruppe 2) Benzodiazepine werden direkt in der Leber inaktiviert, die tetrazyklischen Benzodiazepine (Gruppe 1) durch eine rasche Hydroxylierung. In Gruppe 3 (lang wirksame Benzodiazepine) bestimmen die Metaboliten die lange HWZ (Ausnahme Nitrazepam). Die Stunden geben die Plasma-HWZ an.

rung, Desorientierung, Alpträumen sowie psychoseähnliche Störungen entwickeln. Zudem verleitet die Rebound-Insomnie den Patienten zur sofortigen Wiedereinnahme. Die Veränderung des GABAergen Tonus kann Krampfanfälle provozieren.

Zentralnervöse und psychische Störungen: Gleichgültigkeit, Interesselosigkeit, aber auch **paradoxe Effekte** wie Euphorie, Aggression oder Enthemmung. Vor allem bei Zerebralsklerose kann es zur Verstärkung von Verwirrungszuständen kommen.

Atemdepression: Benzodiazepine allein können selbst bei suizidaler Absicht keine lebensbedrohliche Atemdepression verursachen. Dies kann jedoch passieren, wenn andere atemdepressive Substanzen wie Alkohol oder Opiate eingenommen wurden.

Müdigkeit und *Hangover*: Benzodiazepine mit mittellanger oder langer HWZ beeinträchtigen die Tagesvigilanz und vermindern die Konzentration mit herabgesetzter Reaktionsfähigkeit im Beruf und Verkehr.

Sturzgefahr: Neben der Müdigkeit bzw. verminderten Aufmerksamkeit können Koordinationsstörungen (Ataxie) und der verminderte Muskeltonus zu einer erheblichen Sturzgefahr führen.

Missbrauch: Missbrauch wird v. a. bei älteren Frauen beobachtet, dabei regelmäßig in Verbindung mit vermehrtem Alkoholkonsum oder Alkoholabusus. Längerer Gebrauch in der späten Schwangerschaft kann zum *Floppy-Infant*-Syndrom führen (körperliche Entzugssymptome, Verhaltensstörungen, herabgesetzte Muskelspannung und Trinkfähigkeit).

Ein besondere Form des Missbrauches tritt unter i. v. Applikation von **Flunitrazepam** bei Drogenabhängigen auf, die das intravenöse „schnelle Einfahren" mit

Tabelle 21.3

Indikationen und Ausprägung der Nebenwirkungen in den Gruppen

	Gruppe 1 (kurz wirksam)	**Gruppe 2 (mittellang wirksam)**	**Gruppe 3 (lang wirksam)**
Indikationen	Narkose, Einschlafstörung	Durchschlafstörung, Myotonolyse, Krampfanfälle	Anxiolyse, Myotonolyse, Entzugssyndrome
Nebenwirkungen			
Tagesmüdigkeit	+	++	+++
Reaktionsvermögen	↓	↓ ↓	↓ ↓ ↓
Abhängigkeit	+++	++	+
Verwirrung, paradoxe Erregung	+++	++	+

seiner beruhigenden und muskelrelaxierenden Wirkung als besonders angenehm empfinden. Dieser Missbrauch wird von einer Dosissteigerung begleitet. **Toleranz:** Benzodiazepine induzieren im Gegensatz zu Barbituraten kaum Toleranz, d. h. für die schlaffördernde bzw. sedierende Wirkung muss die Dosis nicht oder nur mäßig erhöht werden. Jedoch verlieren Benzodiazepine schnell ihre initiale euphorisierende Wirkung (Antikonvulsivum s. S. 347).

Kontraindikation

Schwere Leber- und Nierenschäden, Alkoholismus sowie Myasthenia gravis sind Kontraindikationen für den Einsatz von Benzodiazepinen. In der Schwangerschaft sollten Benzodiazepine nur nach strenger Indikationsstellung eingesetzt werden, obwohl sie nicht teratogen sind.

Antagonisierung

Flumazenil (Anexate®) verdrängt Benzodiazepine und Nicht-Benzodiazepin-GABA-Agonisten (aber nicht Barbiturate!) vom GABA-A-Rezeptor und hemmt den Chlorideinstrom. Indikationen zur Infusion sind die Beendigung der Narkosewirkungen sowie Intoxikationen nach missbräuchlicher Einnahme von GABA-A-Agonisten, oft zusammen mit Alkohol oder Barbituraten (vgl. S. 471).

21.2.3 Nicht-Benzodiazepin-GABA-A-Agonisten (NBA, „Z-dativa")

Zopiclon (Ximovan®), **Zolpidem** (Stilnox®) und **Zaleplon** (Sonata®) sind GABA-A-Agonisten, die chemisch nicht mit Benzodiazepinen oder Barbituraten verwandt sind. Sie aktivieren ebenfalls den GABA-A-Rezeptor, binden aber nur an die α_1-UE (**Abb. 21.2**). Das Wirkprofil dieser *N*icht-*B*enzodiazepin-GABA-*A*gonisten (NBA oder „Z-dativa") beschränkt sich auf die **Indikation Schlafstörungen**, wobei das Nebenwirkungspotenzial geringer ist. Dennoch muss auch bei NBA auf **Abhängigkeit** und Intoxikation durch Überdosierung geachtet werden, besonders bei Patienten mit früheren Drogenproblemen, psychiatrischen Erkrankungen sowie mit einer Abhängigkeit von Benzodiazepinen. Hier kann sich der Entzug von NBA sehr schwierig gestalten.

Wirkmechanismus

NBA binden nur an die **α1-Untereinheit** und verstärken die Wirkung von GABA (allosterische Wirkung). GABA-A-Rezeptoren lassen sich in diazepamsensitiv und -insensitiv einteilen (s. S. 327).

Die diazepamsensitiven Rezeptoren können wiederum in zolpidemsensitiv und -insensitiv unterteilt werden. NBA binden mit hoher Affinität nur an zolpidemsensitive GABA-A-Komplexe mit einer α1-Untereinheit. NBA besitzen daher keine anxiolytische oder muskelrelaxierende Wirkung. Ihre HWZ entspricht den kurz wirksamen Benzodiazepinen. Die Wirkung von NBA kann durch Flumazenil antagonisiert werden (s. S. 471).

Nebenwirkungen und Kontraindikationen

Als Nebenwirkungen können Schläfrigkeit am folgenden Tag, Verwirrtheit, Amnesie, Schwindel und Übelkeit auftreten. Auch paradoxe Reaktionen sind möglich, wie z. B. Schlafwandeln. Die Kontraindikationen entsprechen denen der Benzodiazepine. Auch NBA werden durch Flumazenil antagonisiert.

MERKE

NBA wie Zopiclon binden an die α1-Untereinheit des GABA-A-Komplexes und vermitteln nur eine Sedierung. Sie besitzen ein günstigeres Nutzen-Risiko-Verhältnis als die Benzodiazepine. Dennoch gilt: Patienten, die keine BDZ erhalten dürfen, sollten auch keine NBA erhalten!

21.2.4 Barbiturate

Barbiturate binden allosterisch an die **β-Untereinheit des GABA-A-Rezeptors.** In therapeutischen Dosierungen verstärken sie die Wirkung von GABA, in hohen Dosierungen können sie jedoch **direkt als Agonist unabhängig von GABA** den Einstrom von Chlorid steigern. Dies erklärt, warum Barbiturate eine stärkere hypnotische Wirkung als Benzodiazepine besitzen und bei Intoxikation einen tödlichen Atem- und Herzstillstand verursachen. Erschwerend kommt hinzu, dass es **keinen Antagonisten** für Barbiturate gibt.

Die individuelle Wirkung wird nur durch die unterschiedliche Kinetik bestimmt, da alle Barbiturate an die gleiche β-Untereinheit des GABA-A-Rezeptors binden. Sie haben ein hohes Potenzial für **Wechselwirkungen**, da sie starke Induktoren des Lebermetabolismus sind (s. S. 443).

Aufgrund des toxischen Potenzials werden Barbiturate nur noch bei folgenden **Indikationen** eingesetzt:

- Narkoseeinleitung: Methohexital (Brevimytal®) und Thiopental (Trapanal®, s. S. 332)
- Epilepsie: Phenobarbital (Luminal®, s. S. 347).

EXKURS

Dem Chemiker Adolf von Baeyer gelang 1864 die Synthese der Barbitursäure aus Harnstoff und Malonsäure. Er feierte diesen Erfolg in einem Wirtshaus, in dem Artillerieoffiziere gerade den Namenstag der Hl. Barbara begingen, der Schutzpatronin der mit Feuer und Sprengstoff hantierenden Berufe wie Bergleute oder Artilleristen. Baeyer nannte sein neues Syntheseprodukt in Erinnerung an jenen Abend Barbitursäure. Ähnlich anekdotisch liest sich die Namensgebung des ersten sedativen Barbiturates Barbital als Veronal®, dessen Wirkung an die italienische Stadt Verona erinnern und somit Frieden und Entspannung in südlicher Sonne suggerieren sollte.

MERKE

- Barbiturate binden an die β-Untereinheit und können in hohen Dosierungen direkt den GABA-A-Kanal öffnen.
- Gefürchtet sind die Atemdepression, die nicht antagonisiert werden kann, sowie die massive Induktion von Leberenzymen mit beschleunigtem Abbau von CYP3A4-Substraten.

21.3 Weitere sedativ oder hypnotisch wirksame Substanzen

Key Point
Es gibt noch eine Reihe weiterer schlaffördernder Substanzen. Hierzu zählen auch pflanzliche Präparate, wie Baldrian, Hopfen und Melisse.

21.3.1 H_1-Hemmstoffe

(→ vgl. S. 125, 162,304)

Die Stimulation von H_1-Rezeptoren im Gehirn steigert die Wachheit, führt aber auch zu Übelkeit und Erbrechen. Umgekehrt bewirkt die Hemmung des H_1-Rezeptors eine deutliche Sedierung und Appetitsteigerung. **Doxylamin** (Sedaplus®) und **Diphenhydramin** (Vivinox®) besitzen als frei verkäufliche, apothekenpflichtige Schlafmittel noch eine gewisse Bedeutung; hier wurde also eine Nebenwirkung der H_1-Blocker zur Indikation gemacht. Toxizität und Abhängigkeitspotenzial sind gering, jedoch kann es zur **Toleranz** mit Gefahr der Dosiserhöhung kommen. Infolge der langsamen Anflutung und langen Wirkdauer muss noch am nächsten Tag mit Beeinträchtigungen des Reaktionsvermögens und Sturzgefahr gerechnet werden. H_1-Hemmstoffe besitzen ausgeprägte anticholinerge Nebenwirkungen (s. S. 354).

Die ersten Neuroleptika Promethazin und Chlorpromazin waren starke H_1-Hemmstoffe und wie die trizyklischen Antidepressiva Derivate des Phenothiazins. Die trizyklischen Antidepressiva Doxepin und Insidon bewirken über ihre starke H_1-Hemmung eine ausgeprägte Schlafinduktion bzw. Sedierung (s. S. 354).

Praxistipp
Die rezeptfreien, H_1-hemmenden Schlafmittel werden oft nicht als Medikamente oder nur als „leichte“ Schlafmittel wahrgenommen, obwohl sie stark sedieren und erhebliche Nebenwirkungen auslösen können.

21.3.2 Clomethiazol

Clomethiazol (Distraneurin®) ist ein Derivat des Thiamin (Vitamin B_1) und wirkt stark sedierend und antikonvulsiv. Es wird bei agitierten und deliranten Patienten als Reserve-Sedativum eingesetzt. Clomethiazol besitzt ein ausgeprägtes Risiko für Gewöhnung und Missbrauch, vor allem, wenn zusätzlich andere Abhängigkeiten bestehen. Daher muss die Anwendung auf 5 bis 10 Tage beschränkt und das Medikament wegen der Gefahr von Krampfanfällen langsam ausgeschlichen werden.

21.3.3 Stimulation des Melatonin-Systems

Melatonin gilt als nebenwirkungsfreies leichtes Schlafmittel, das die innere Uhr mit dem äußeren 24-stündigen Rhythmus synchronisiert und den zirkadianen Rhythmus stabilisiert. Beim Jet-lag kann es die Dauer der physiologischen Verschiebung bzw. Anpassung des zirkadianen Rhythmus um ca. 1 h pro Tag verkürzen, das physiologisch mögliche Maximum der Anpassung beträgt 2 h pro Tag. **Melatonin** (Circadian®) und **Ramelton** (Rozarem®) als reiner Melatonin-Rezeptor (MT)-Agonist werden bei Insomnie eingesetzt. Der MT1/2-Agonist **Agomelatin** (Valdoxan®) ist wegen seiner 5-HT_{2C}-Hemmung zur Depression zugelassen, auf die Zulassung als Schlafmittel wurde verzichtet (s. S. 361).

21.3.4 Pflanzliche Präparate

Es gibt eine Reihe pflanzlicher Präparate wie **Baldrian, Melisse oder Hopfen**. Ihre mäßige Wirkung erreicht bei einer ausreichenden Dosierung in einigen Studien die gleiche Schlafinduktion wie Oxazepam oder Diphenhydramin.

EXKURS

Thalidomid

Thalidomid (Contergan®) wurde bereits 1957 zugelassen und zeigte das Profil eines idealen Schlafmittels: sedativ wirksam, keine Abhängigkeit, kein *Hangover*, keine Organtoxizität, keine letale Wirkung bei suizidaler Hochdosis. Als sicher geltend wurde es freizügig auch Schwangeren verordnet, bei denen es schwerste fetale Missbildungen verursachte, v. a. die Phokomelie (Stummelglieder). Thalidomid blockiert in einem engen Zeitfenster die Expression von Wachstumsfaktoren, die für die Ausbildung der embryonalen Extremitätenknospen notwendig sind. Weltweit wurden zwischen 1957 und 1961 mehr als 15 000 schwerstbehinderte Kinder geboren, die höchste Inzidenz in Deutschland mit 5 000 betroffenen Kindern. Als die Mutter des Verfassers dieses Kapitels mit ihm ihre vierte Schwangerschaft austrug und unter entsprechenden körperlichen Belastungssymptomen litt, bot ihr der Hausarzt Contergan als das perfekte Schlafmittel an. Dies wurde jedoch damals von ihr abgelehnt.

Der **Contergan-Skandal** war der Anlass für neue präklinische und klinische Sicherheitsprüfungen und gab der Pharmakovigilanz einen wichtigen Auftrieb. Seit einiger Zeit wird Thalidomid wegen seiner Hemmung von Immunzellen und der TNFα-Produktion erfolgreich bei Lepra und dem multiplen Myelom eingesetzt. Jedoch werden auch hier wieder Kinder mit Phokomelien von leprakranken Müttern geboren.

21.4 Anästhetika

Key Point

Anästhetika sind Medikamente, die reversibel Empfinden und Bewusstsein vermindern oder ganz ausschalten. Sie sind die Voraussetzung für operative Eingriffe und können systemisch oder lokal appliziert werden.

Schmerzhafte oder belastende Eingriffe sowie Eingriffe, die eine absolute Ruhigstellung verlangen, erfordern maximale Schmerzhemmung (Analgesie) und Aufhebung der Reflexe (**Abb. 21.5**). Meistens ist es sinnvoll, auch Bewusstsein und Erinnerung (retrograde Amnesie) aufzuheben. Anästhetika sind Arzneistoffe, die die Schmerzempfindung (aber nicht notwendigerweise die Entstehung von Schmerzen!) sowie Abwehrreflexe ausschalten und die muskuläre Spannung reduzieren. Die Unterdrückung des Bewusstseins ist keine notwendige Eigenschaft für eine Analgesie (z. B. Spinalanästhesie). **Anästhesie für sich allein macht keine Analgesie.** Im Gegenteil: Manche Anästhetika rufen eine Hyperalgesie hervor. Eine Anästhesie muss deshalb auch die Nozizeption bzw. die zentrale Weiterleitung nozizeptiver Impulse unterdrücken und oft mit Analgetika kombiniert werden.

MERKE

Anästhetika sollen gut steuerbar sein und eine große therapeutische Breite (Narkosebreite) aufweisen.

21.4.1 Injektionsanästhetika

Injektionsnarkotika zeichnen sich durch einen sehr schnellen Wirkungseintritt aus und werden u. a. zur Einleitung von Narkosen (Prämedikation), aber auch zur Unterstützung einer länger dauernden Anästhesie auf der Intensivstation eingesetzt.

Benzodiazepine

(→ vgl. S. 327, 347)

Benzodiazepine werden zur Anxiolyse in der Prämedikation (kurz wirksame Substanzen wie Midazolam) sowie zur Unterstützung langer Narkosen und Sedierung von beatmeten Patienten (lang wirksame Substanzen) eingesetzt. Zu beachten ist neben den möglichen paradoxen Effekten die Verstärkung der Wirkung anderer sedierender und atemdepressiver Arzneistoffe (Opioide, Anästhetika).

Barbiturate

Thiopental (Trapanal®) und **Methohexital** (Brevimytal®) führen nach i. v. Gabe infolge ihrer extrem hohen Lipophilie sofort zur Bewusstlosigkeit. Sie eignen sich nur für **Kurznarkosen.** Ähnlich der Pharmakokinetik der Narkose-Opioide wird die Wirkung durch **Umverteilung** beendet, wobei sich am Ende der narkotischen Wirkung noch große Mengen in den tiefen Kompartimenten befinden (s. S. 12). Dies erklärt die anästhetische Wirkdauer von nur 5–8 min nach einmaliger Injektion und die lange Eliminations-HWZ von 10 h (Thiopental) bzw. 2 h (Methohexital). Die **lange HWZ** von Thiopental entsteht durch seine Metabolisierung zum lang wirksamen Pentobarbital (als Nembutal® noch in der Veterinärmedizin im Einsatz). Bei Leberschäden ist mit einem zusätzlich verzögerten Abbau zu rechnen.

Barbiturate eigenen sich schlecht für längere Narkosen, da Nachinjektionen zu einer **Akkumulation** mit Konzentrationsanstieg in den narkotischen Bereich führen können. Ebenso wird bei Schock die Wirkung im ZNS verstärkt, da die Rückverteilung in die peripheren Kompartimente abgeschwächt ist. Weitere Nachteile sind die fehlende Analgesie und negativ inotrope Wirkung am Herzen (Kardiodepression) bzw. Blutdruckabfall infolge venösen Poolings, der bei Hypertonikern besonders ausgeprägt ist.

MERKE

Bei allen GABA-A-Agonisten muss immer auf die Gefahr der Atemdepression geachtet werden.

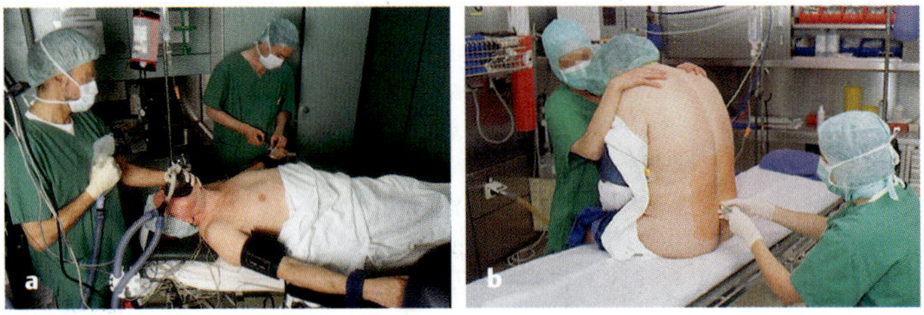

Abb. 21.5 Anästhesieverfahren.
a Allgemeinanästhesie,
b Regionalanästhesie.

Etomidat

Etomidat (Hypnomidate®) ist ein Ultrakurzanästhetikum mit einer Narkosedauer von 4–8 min. Als **GABA-A-mimetischer** Wirkstoff besitzt Etomidat keine analgetische und atemdepressive Wirkung. Es wird durch Esterspaltung in der Leber abgebaut. Ein wichtiger Vorteil ist die fehlende kardiodepressive Wirkung.
Nachteilig sind die fehlende Muskelrelaxation, Gefahr von Myoklonien bzw. Dyskinesien sowie die Hemmung der 11β-Hydroxylase mit Abnahme der Glukokortikoidproduktion.

Propofol

Die Wirkung des lipophilen Kurznarkotikums **Propofol** (Disoprivan®, HWZ 5–7 min bei einmaliger Injektion) beruht auf der Hemmung der Natriumkanäle und von FAAH sowie einer GABA-A-Aktivierung. Vorteil ist die Aufrechterhaltung von langen Narkosen durch kontinuierliche, gut steuerbare Infusionen ohne Gefahr der Akkumulation, die fehlende Hyperalgesie sowie die angenehme Stimmung nach dem Aufwachen.
Propofol wird im Rahmen der totalen intravenösen Anästhesie (TIVA) zusammen mit Opioid-Analgetika wie Remifentanil und einem Muskelrelaxanz, wie Mivacurium eingesetzt. Nachteile sind Atemdepression und Blutdruckabfall.
Es kommt vor allem in der ambulanten Anästhesie zum Einsatz.

Ketamin

Das sehr schnell wirksame **Ketamin** (Ketanest®) ist ein Hemmstoff des NMDA-Rezeptors (s. S. 53). Ketamin bindet an die PCP-Domäne, die Bindungsstelle der Droge Phencyclidin, und blockiert den NMDA-Kanal. Nach einer 10-minütigen Anästhesie erzielt Ketamin noch für weitere 20–30 min eine starke Analgesie. Die Wirkung wird durch **Umverteilung** beendet. Der Patient ist zusätzlich für einige Stunden teilnahmslos, dieser Zustand wird auch als **dissoziative Anästhesie** beschrieben, d. h. der Patient ist eher geistig abwesend denn in tiefer Narkose. Wegen seiner starken Analgesie und psychischen Entspannung eignet sich die i. m. Applikation von Ketamin in der **Katastrophenmedizin.** Weitere Vorteile sind eine sympathomimetische Wirkung mit Kreislaufstabilisierung und Blutdruckerhöhung und die fehlende Atemdepression, daher ist es gut geeignet bei Volumenmangel sowie Asthma bronchiale.
Ketamin verursacht **alptraumartige Halluzinationen,** sodass es nur noch bei bestimmten operativen Eingriffen eingesetzt wird. **Midazolam** vor einer Ketamin-Injektion schwächt diese Erlebnisse ab. Ein weiterer Nachteil ist die fehlende Muskelrelaxierung. Das S-(+)-Ketamin ist wesentlich potenter als das R-(-)-Enantiomer und verursacht geringere alptraumartige Aufwachreaktionen.

MERKE

Mit Ausnahme von Ketamin besitzen die Injektionsnarkotika keine analgetische Wirkung.

21.4.2 Inhalationsanästhetika

In Gas- und Dampfform verabreichte Narkosemittel werden als Inhalationsanästhetika bezeichnet.

Wirkmechanismus

Die **hohe Lipophilie** ist die Grundlage für die narkotische Wirkung. Sie ermöglicht nicht nur die Verteilung ins fettreiche Gehirn, sondern auch die Einlagerung in die Zellmembran und in die hydrophoben Domänen von Ionenkanälen. Die Wirkung auf Ionenkanäle ist strukturspezifisch, da Enantiomere von Inhalations- und Injektionsnarkotika individuelle, eventuell sogar gegensätzliche Wirkungen entfalten können. Als wesentlich für die klinische Wirkung gilt die Interaktion mit den ligandengesteuerten

- glutamatergen AMPA-, NMDA- oder Kainat-Rezeptoren (s. S. 250)
- 5-HT_3-Rezeptoren (s. S. 49)
- nikotinergen ACh-Rezeptoren (s. S. 37)
- Glycin- und GABA-Rezeptoren (s. S. 55).

Die Wirkungsstärke von Inhalationsnarkotika wird durch die **MAC (minimale alveoläre Konzentration)** beschrieben. Dies ist die alveoläre Konzentration eines Inhalationsnarkotikums, bei der 50 % aller Patienten keine Abwehrreaktion auf einen definierten Schmerzreiz zeigen. Sie wird in Prozent einer Gasmischung angegeben und schwankt je nach Sauerstoffbeimischung.

Pharmakokinetik

Inhalationsanästhetika sind bei Raumtemperatur meistens flüssig und müssen durch Verdampfer in einen gasförmigen Zustand überführt werden. Für die Narkose gelten folgende **Zusammenhänge und Grundsätze:**

- Die Blut-Hirn-Schranke bildet kein Hindernis für Inhalationsanästhetika.
- Die Tiefe der Narkose korreliert direkt mit dem Partialdruck des Inhalationsanästhetikums im Gehirn.
- Die Differenz bzw. der Gradient der Partialdrücke ist die treibende Kraft der Diffusion ins Gewebe, nicht das Konzentrationsgefälle (Dalton-Gesetz).
- Je höher die Differenz der Partialdrücke, desto schneller die Penetration und der Narkosebeginn.
- Der Partialdruck soll in der Anflutungsphase rasch ansteigen, damit sich im Zielort Gehirn die Partialdrücke rasch angleichen.

21

- Die Verteilung im Körper bzw. die Aufnahme in Organe wird von der Durchblutungsrate bestimmt, die im Gehirn besonders hoch ist.
- Inhalationsanästhetika werden unverändert über die Lunge ausgeschieden. Eine Ausnahme bildet Halothan, das bis zu 20 % nicht pulmonal metabolisiert wird.
- Bei niedriger Lipidlöslichkeit des Anästhetikums muss der Partialdruck erhöht werden und umgekehrt.

Wirkstoffe

Das neben Chloroform erste Inhalationsnarkotikum Diethylether (syn. Ether oder Äther) wird nicht mehr verwendet, jedoch seine Derivate, die **Flurane** (**Tab. 21.4**).

Isofluran (Forene®) wirkt aufgrund seiner geringen Löslichkeit im Blut schnell und wird rasch pulmonal eliminiert, sodass am Narkoseende nur noch 0,2 % nicht abgeatmet sind. Isofluran ist atemdepressiv und senkt den Blutdruck über eine Dilatation der Arteriolen.

Bei **Desfluran** (Suprane®) ist das Cl-Atom von Isofluran gegen ein Fluor-Atom ausgetauscht. Durch seine minimale Löslichkeit im Blut erreicht es schnell einen hohen Partialdruck am Wirkort, der nach Narkoseende auch wieder rasch abfällt. Desfluran weist eine sehr niedrige Metabolisierungsrate auf, nachteilig sind sein stechender Geruch, die initiale Sympathikusaktivierung mit Tachykardie und Blutdruckanstieg sowie sein hoher Preis. Es wird v. a. bei langen Operationen und bei Risikopatienten eingesetzt.

Sevofluran (Sevorane®) ist im Vergleich zu Isofluran oder Desfluran wegen seiner höheren Fettlöslichkeit wirksamer, wird aber auch langsamer ausgeschieden und besitzt eine relativ hohe Metabolisierungsrate (3–5 %), d. h. die Leber wird stärker belastet.

Halothan (Fluothane®) unterscheidet sich von den Ether-Typ-Narkotika durch seine hohe, bis zu 48 h anhaltende Metabolisierung in der Leber. Dabei entstehen hepatotoxische Abbauprodukte, die zu einer Hepatitis führen können (Inzidenz 1:100 000 Anwendungen). Halothan hat seine frühere überragende Bedeutung verloren.

N_2O (Distickstoffmonoxid, Lachgas) hemmt nichtkompetitiv NMDA- und AMPA-Rezeptoren und stimuliert GABA-A-Rezeptoren. Es wirkt sehr gut **analgetisch,** flutet rasch an und ab (gute Steuerbarkeit) und reduziert in Kombination die MAC anderer Anästhetika. Atemzentrum oder Herz-Kreislauf-Zentren werden kaum beeinflusst, darüberhinaus besitzt es weder Leber- noch Nierentoxizität. Dennoch hat N_2O wie Halothan seine frühere große Bedeutung verloren. Als nachteilig gelten heute u. a. die Belastung der Umwelt, die mögliche Verstärkung von Erbrechen nach der Narkose, die fehlende Relaxierung und die relativ flache Narkose.

Das seltene Edelgas **Xenon** wirkt als NMDA-Antagonist stark und lange analgetisch, ist gut steuerbar und nicht kreislaufdepressiv. Es wird nicht metabolisiert und ist chemisch reaktionsträge. Xenon gilt als besonders gut geeignet für Kleinkinder und Schwangere, wird aber gegenwertig erst in wenigen Kliniken eingesetzt, u. a. wegen seines hohen Preises.

Tabelle 21.4

Übersicht über die Inhalationsanästhetika

	Vorteile	Nachteile
Isofluran	rascher Wirkbeginn und -ende	Atemdepression, Hypotension
Desfluran	rascher Wirkbeginn und -ende	Sympathikusaktivierung, teuer, Geruch
Sevofluran	stark wirksam	wird langsam ausgeschieden, hohe Metabolisierungsrate
Halothan		sehr hohe Metabolisierungsrate, lebertoxisch
N_2O	stark analgetisch, kreislaufneutral, gut steuerbar	Hypoxie, Erbrechen, Druckerhöhung in Hohlräumen, wirkt nicht muskelrelaxierend
Xenon	lange analgetisch wirksam, kreislaufneutral, chemisch inert, wird nicht metabolisiert	teuer, in Spezialkliniken eingesetzt

Nebenwirkungen und Kontraindikationen

Generell muss bei Inhalationsnarkotika mit Atemdepression und negativer Inotropie am Herzen gerechnet werden. Auch hypotone Kreislaufreaktionen, vermehrter Speichelfluss kommen vor, weiterhin wurde vereinzelt über Lebertoxizität und Krampfanfälle berichtet.

Kontraindikationen sind eine Überempfindlichkeit gegen das jeweilige Narkotikum sowie verschiedene Funktionsstörungen von Organen (je nach Narkotikum Insuffizienz von Niere, Leber, Herz oder blutbildendem System).

EXKURS

Maligne Hyperthermie

Die maligne Hyperthermie ist ein lebensbedrohliches Krankheitsbild, das bei entsprechender Disposition durch Inhalationsnarkotika und depolarisierende Muskelrelaxanzien ausgelöst wird. Dabei steigt durch Freisetzung von Calcium aus dem sarkoplasmatischen Retikulum die intrazelluläre freie Calciumkonzentration an und löst eine Dauerkontraktur aus. Die Körpertemperatur wird massiv erhöht. Durch die Schädigung der Muskelfasern kommt es zur Hyperkaliämie, zur exzessiven Erhöhung der Kreatinkinase (CK) und zur Myoglobinurie, evtl. mit Nierenversagen. Die Gabe von **Dantrolen** (Dantamacrin®) verhindert den sonst fast immer letalen Ausgang, indem es die Freisetzung von Calcium aus dem sarkoplasmatischen Retikulum hemmt.

21.4.3 Lokalanästhetika

Lokalanästhetika werden zur lokalen Betäubung eingesetzt, z. B. im Rahmen der Oberflächen-, Leitungs- oder Spinalanästhesie.

Wirkmechanismus

Lokalanästhetika sind starke lokal wirksame Analgetika, die die Entstehung bzw. Fortleitung von **Schmerzen unterdrücken.** Dabei werden dosisabhängig zuerst die dünnen Aδ- und C-Fasern (Schmerzfasern) geblockt, danach die Nervenfasern für Druck und Berührung und zuletzt die motorischen Fasern.

Die Wirkung entsteht durch die **Blockade** der spannungsabhängigen **Natriumkanäle.** Lokalanästhetika binden v. a. an den inaktiven Kanal, diese Bindung ist umso häufiger und damit wirksamer, je öfter der Kanal seinen Zyklus (offen – geschlossen inaktivierbar – geschlossen aktivierbar) durchläuft (*Use Dependence*, s. S. 96), so z. B. bei starken Schmerzen. Zusätzlich werden dosisabhängig auch noch die Kaliumkanäle blockiert.

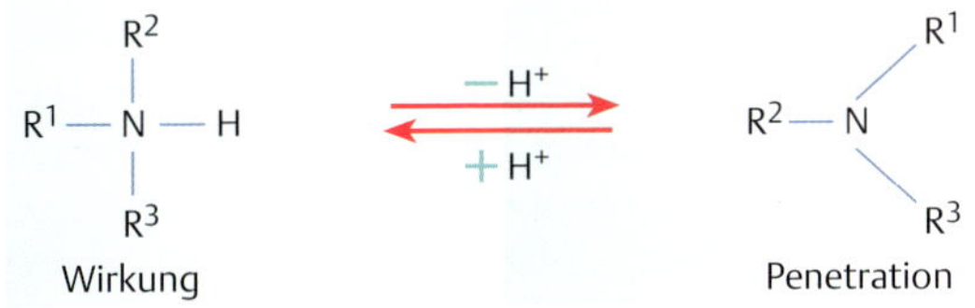

Abb. 21.6 Penetrations- und Wirkform. In der nicht ionisierten, lipidlöslichen Penetrationsform (rechts) gelangt das Lokalanästhetikum an den Wirkort. Als ionisierte (protonierte) hydrophile Form (links) blockiert es den Natriumkanal.

Pharmakokinetik

Lokalanästhetika sind amphiphile Substanzen mit einem aromatischen hydrophoben Teil und einem protonierbaren Stickstoff. Dadurch werden zwei gegensätzliche Eigenschaften in einem Molekül vereint (**Abb. 21.6**, **Abb. 21.7**):

- **Penetrationsform:** Für die Penetration zum Wirkort bzw. zu den Nervenfasern müssen Lokalanästhetika in einer **lipidlöslichen, d. h. nichtionisierten** Form vorliegen. Je hydrophober der aromatische Teil, desto stärker wirken sie, da sie nicht nur leichter ins Innere der Nervenfasern vordringen, sondern ihren Wirkort auch nur schwer verlassen. Liegen die Nervenfasern in einem Entzündungsgebiet (pH 4–6), so nimmt der nicht ionisierte Anteil des Lokalanästhetikums mit dem sinkenden pH ab und es gelangt nur noch wenig Lokalanästhetikum an den Wirkort.
- **Wirkform:** Für die Blockade des Natriumkanals müssen Lokalanästhetika in einer hydrophilen, d. h. protonierten oder geladenen Form vorliegen.

Lokalanästhetika sind schwache Basen mit einem pKa zwischen 7,8 und 8,9. Im neutralen und sauren Bereich nimmt der lipidlösliche, nicht ionisierte Anteil ab und nur wenig Lokalanästhetikum gelangt ins Entzündungsgebiet. Im sauren pH sind die wenigen Moleküle aber vollständig protoniert und können so in die hydrophile Pore des Ionenkanals eindringen und diese effektiv blockieren.

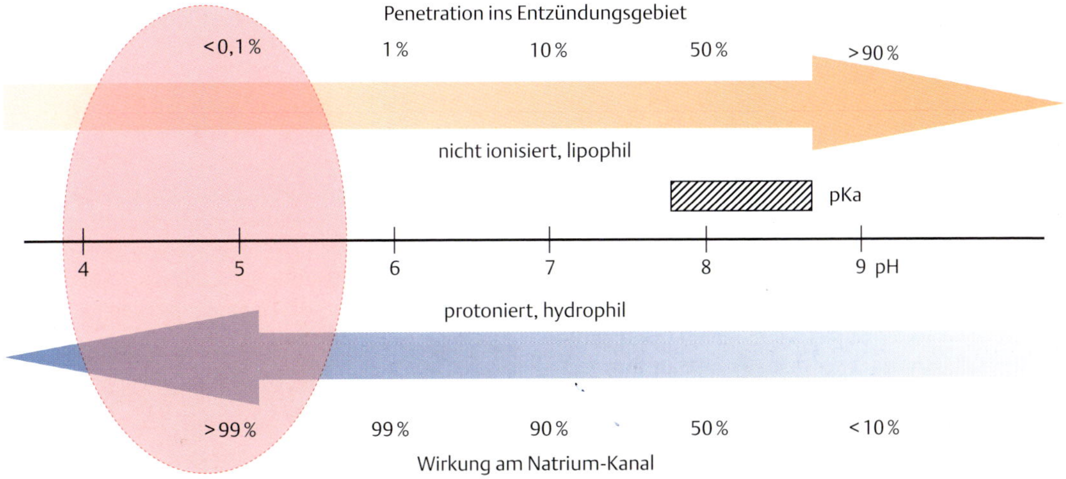

Abb. 21.7 Der pH bestimmt die Wirkung und Penetration eines Lokalanästhetikums (LA). Die meisten LA besitzen einen pKa zwischen 7,8 und 8,9 (schwarz schraffiert). Im neutralen und sauren Bereich nimmt der lipidlösliche, nichtionisierte Anteil ab und nur wenig LA gelangt ins Entzündungsgebiet (ovaler Bereich links). Im sauren pH sind die wenigen LA-Moleküle aber vollständig protoniert und können so in die hydrophile Pore des Ionenkanals eindringen (Prozentangaben sind nur geschätzt und hängen im Einzelfall vom pKa ab).

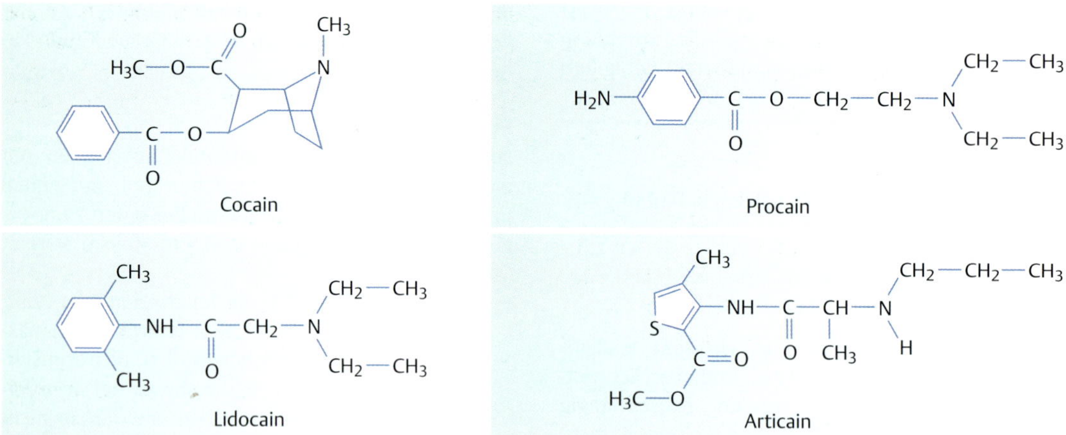

Abb. 21.8 Strukturformeln. Cocain und Procain zählen zum Ester-Typ (oben), die meisten der neueren Lokalanästhetika wie Lidocain oder Articain zum Amidtyp (unten).

Für die Pharmakokinetik, z. B. die Beendigung der Wirkdauer, ist die Primärstruktur maßgeblich (**Abb. 21.8**). Lokalanästhetika lassen sich unterteilen in

- **Ester**, die durch Plasmacholinesterasen rasch gespalten werden (kurze Plasma-HWZ 30–60 min).
- **Amide**, die in der Leber von Monooxygenasen und Carboxylesterasen abgebaut werden (lange Plasma-HWZ 60–200 min).

Wirkstoffe

Ester-Typ

Lokalanästhetika vom Ester-Typ spielen nur noch eine untergeordnete Rolle. Cocain wurde als erstes Lokalanästhetikum bereits 1884 am Auge eingesetzt. 1905 folgte Procain, das wegen seines schnellen Abbaus und allergischer Wirkungen heute kaum mehr eingesetzt wird. Benzocain dient nur noch als Oberflächenanästhetikum in Salben etc.

Tetracain wird nur noch als Oberflächenanästhetikum eingesetzt.

MERKE

Von den Ester-Typen wird fast nur noch Bupivacain wegen seiner langen Wirkdauer verwendet.

Säureamid-Typ

Säureamid-Lokalanästhetika sind länger wirksam und weniger toxisch als die Ester-Typen. **Lidocain** als klassischer Vertreter ist rasch und relativ lange wirksam, da es erst in der Leber oxidativ biotransformiert wird. Infolge seiner Stabilität kann weitgehend auf Vasokonstriktoren verzichtet werden. **Articain** vereinigt schnellen Wirkbeginn mit langer Wirkdauer (bis 3 h) und Penetration in den Knochen. **Mepivacain** wirkt länger als Lidocain und benötigt infolge seiner Stabilität ebenfalls keinen Zusatz von Vasokonstriktoren.

Ropivacin ist ein reines S-Enantiomer, das weniger toxisch als die üblichen Racemate wirken soll.

Bupivacain ist ein lang wirksames, stabiles Lokalanästhetikum, das bei Eingriffen in Gebieten eingesetzt wird, die von Endarterien versorgt werden (Finger, Zehen) und in denen Vasokonstriktoren kontraindiziert sind.

MERKE

Lokalanästhetika unterscheiden sich in ihrer Stabilität und damit in der Notwendigkeit, Vasokonstriktoren mit zu applizieren.

Vasokonstriktoren

Ebenfalls wesentlich für die Wirkdauer sowie für die Unterdrückung systemischer Nebenwirkungen ist die Fixierung der Lokalanästhetika am Wirkort. Der Abstrom wird auch durch die gefäßdilatierende Wirkung verstärkt. Die **Gabe von Vasokonstriktoren** wie Adrenalin (Suprarenin®), Noradrenalin (Arterenol®) oder Felypressin (Octapressin®) kann die **Wirkdauer** von Lokalanästhetika **verdoppeln.** Als systemische Nebenwirkungen können Vasokonstriktoren Tachykardien (nicht bei Noradrenalin), Kaltschweißigkeit oder Tachyarrhythmien auslösen. Vorsicht ist bei gleichzeitiger Einnahme von katecholaminergen Arzneistoffen wie z. B. manchen Antidepressiva (TCA, NSRI oder α2-Hemmstoffe) geboten.

MERKE

Vasokonstriktoren dürfen nicht im Stromgebiet von Endarterien eingesetzt werden (z. B. Finger, Zehen), da infolge der Minderdurchblutung Nekrosen drohen.

Nebenwirkungen

Gelangen Lokalanästhetika in den systemischen Kreislauf oder blockieren die höheren thorakalen spinalen Segmente, muss mit schweren Nebenwirkungen gerechnet werden. Daher gelten für alle Lokalanästhetika definierte **Höchstdosierungen.**

Lokalanästhetika **blockieren** auch die **Ionenkanäle am Herzen** mit negativer Chrono-, Dromo-, Bathmo- und Inotropie bis hin zum AV-Block und Herzstillstand. Das entsprechende Kreislaufversagen wird durch die Gefäßrelaxation noch verstärkt (zur Erinnerung: Antiarrhythmika der Klasse I sind eigentlich oral verfügbare Lokalanästhetika, s. S. 96). Die Therapie besteht in der Gabe von Adrenalin oder Isoproterenol. Am **ZNS** können Lokalanästhetika zu Symptomen wie Übelkeit und Erbrechen bis hin zu Krämpfen und Koma mit zentraler Atemlähmung führen. Die Absenkung der Krampfschwelle und die zentrale Erregung wird durch die Hemmung der inhibitorischen Neurone erklärt, die zuerst blockiert werden (Therapie: Benzodiazepine).

Praxistipp
Immer die Höchstdosierungen von Lokalanästhetika beachten!

Weiterführende Informationen

- http://www.uni-duesseldorf.de/AWMF/ll-na/063-001.htm
- http://www.schlafmedizin.de/information/schlaf/schlafmittel.html

22 Antikonvulsiva

22.1 Grundlagen

Key Point
Epilepsien gehören zu den häufigsten neurologischen Erkrankungen. Bis zu 8 % der Bevölkerung erleiden mindestens einmal in ihrem Leben einen epileptischen Anfall, bei 10 % der Gesunden zeigt das EEG Zeichen einer gestörten zerebralen Erregbarkeit.

Epileptische Anfälle basieren auf episodischen exzessiven und synchronen Entladungen von Nervenzellverbänden des Gehirns und äußern sich in unterschiedlichsten klinischen Bildern. Nach zwei, durch keine äußerlich erkennbare Ursache (z. B. hoch fieberhafte Infekte, Intoxikation, Enzephalitis) begründeten Krampfanfällen wird vom Vorliegen eines **epileptischen Syndroms** bzw. einer **Epilepsie** gesprochen. 40 % aller epileptischen Syndrome treten vor dem 20. Lebensjahr auf, 3 % aller Kinder erleiden vor dem 5. Lebensjahr mindestens einen Anfall. Dennoch ist die Zahl der Neuerkrankungen jenseits des 65. Lebensjahres höher als bei Kindern und Jugendlichen, überwiegend bedingt durch neurologische Erkrankungen. So wird vermutet, dass jeder dritte Alzheimer-Kranke zusätzlich eine Epilepsie entwickelt.

Krampfanfälle können als **fokale Anfälle** aus lokal umschriebenen Kortexgebieten oder als **generalisierte Anfälle** aus ausgedehnten Hirnarealen im Zusammenwirken mit thalamokortikalen Schaltkreisen entstehen. Folgen können sein:

- Bewusstseinseinschränkung bis zur Bewusstlosigkeit
- abnorme Bewegungen bis zu schweren muskulären Verspannungen und Zuckungen
- abnorme sensorische Eindrücke
- vegetative Störungen wie Übelkeit, Einkoten, Einnässen
- Veränderungen der Persönlichkeit.

Die **Kenntnis der Klassifikation** ist auch für die Pharmakotherapie wesentlich, da sich Antikonvulsiva in ihrer Wirksamkeit bezüglich der verschiedenen Anfallstypen unterscheiden. Die Klassifikation der Anfälle ist komplex. **Tab. 22.1** zeigt eine vereinfachte Systematik.

- **Fokale oder partielle Anfälle:** Sie sind auf ein umschriebenes Kerngebiet oder maximal eine Hemisphäre begrenzt und meist kortikalen Ursprungs (einfach und komplex-fokal).
- **Generalisierte Anfälle:** Sie entstehen bilateral und gehen mit schweren Bewusstseinsstörungen einher (Grand-Mal-, Petit-Mal-Anfälle, Absencen).

Tabelle 22.1

Klassifikation epileptischer Anfälle (vereinfacht, nicht nach ICD-10)

Anfallsart	Formen
partiell (fokal)	– einfach fokal (ohne Bewusstseinsverlust) • motorisch • sensibel • vegetativ (autonom) • isolierte Auren – komplex fokal (mit Bewusstseinsverlust) – sekundär generalisiert
primär generalisiert	– tonisch-klonisch = Grand-Mal-Anfall – Petit-Mal-Anfall • Absence • myoklonisch • tonisch • klonisch • astatisch (atonisch)

Epileptische Anfälle können auch **sekundär** als Folge von Erkrankungen auftreten, z. B. Missbildungen, Verletzungen, Entzündungen und Tumoren des Gehirns (**Abb. 22.1**), Hirnblutungen und -infarkte, metabolische Störungen wie Elektrolytstörungen, Urämie, Hypoglykämie, Leberzirrhose sowie der Entzug von Alkohol, Benzodiazepinen und Drogen.

Epileptische Anfälle sind in 65 % der Fälle idiopathisch, d. h. ohne erkennbare Ursache (u. a. familiäre Disposition, die genetische Analyse kann veränderte Ionenkanäle nachweisen). Im Erwachsenenalter sind ⅔ fokale Anfälle mit oder ohne sekundäre Generalisierung und ⅓ generalisierte Grand- bzw. Petit-mal-Anfälle. Im Gegensatz dazu dominieren im Kindes- und Jugendalter primär generalisierte Anfälle.

Praxistipp
Alkohol wirkt per se antikonvulsiv, da es die hemmenden GABA-Rezeptoren aktiviert und die erregenden NMDA-Rezeptoren blockiert. Der Genuss von Alkohol provoziert aber Krampfanfälle Stunden bzw. Tage *nach* der Einnahme durch das Absinken der Alkoholkonzentration (Rebound-Epilepsie).

Arzneistoffe mit prokonvulsivem Potenzial

Neben zahlreichen Auslösern im Alltag, wie flackerndem Licht, Computerbildern, Schlafentzug, Fieber, Hypoxie, Stress oder Menstruation, besitzen auch einige Arzneistoffe ein **prokonvulsives Potenzial,** d. h. sie senken die Krampfschwelle:

- Theophyllin
- Neuroleptika vom Phenothiazin-Typ
- Antidepressiva (trizyklische Antidepressiva, α2-Hemmstoffe)
- Entzug bzw. Absetzen von Benzodiazepinen
- Lithium
- Penicilline
- Chloroquin

- Gyrasehemmstoffe (Chinolone)
- piperazonhaltige Antihelminthika
- Vitamin B_6-Mangel.

MERKE

Auch Antikonvulsiva selbst besitzen ein erregungssteigerndes Potenzial.

22.1.1 Pathogenese und pharmakologische Angriffspunkte

Antikonvulsiva können die neuronale Exzitation durch Hemmung von Natrium- und Calciumkanälen bzw. Glutamat-Rezeptoren dämpfen bzw. die neuronale Inhibition durch Aktivierung von GABA-A-Rezeptoren und Öffnung von Kaliumkanälen verstärken.

Störung der Erregung

Im Rahmen der Selbstheilung des Gehirns nach Schädigungen werden neuronale Strukturen wie Axonkollateralen, Dendritenbäume und neuronale Netzwerke mit ihren Synapsen neu gebildet. Das Gleichgewicht zwischen Exzitation und Inhibition ist bei einer reaktiven Neubildung schwieriger zu erreichen als während der physiologischen Entwicklung. Bei der Neubildung von erregenden Ionenkanälen kommt es auch zur **Expression unreifer oder embryonaler Kanäle** (v.a. Natriumkanäle), deren Depolarisationsschwelle erniedrigt ist und die daher leichter zu erregen sind. Diese Veränderungen ähneln der Pathogenese neuropathischer Schmerzen und dies erklärt auch, warum Antikonvulsiva als Koanalgetika eingesetzt werden können (s. S. 267). Zusätzlich können Nervenzellen untergehen, die dann durch minderwertiges Narbengewebe ersetzt werden. Die Absenkung der Erregungsschwelle ähnelt dabei der niederschwelligen, ungeordneten Erregung im Narbenersatzgewebe nach Herzinfarkt.

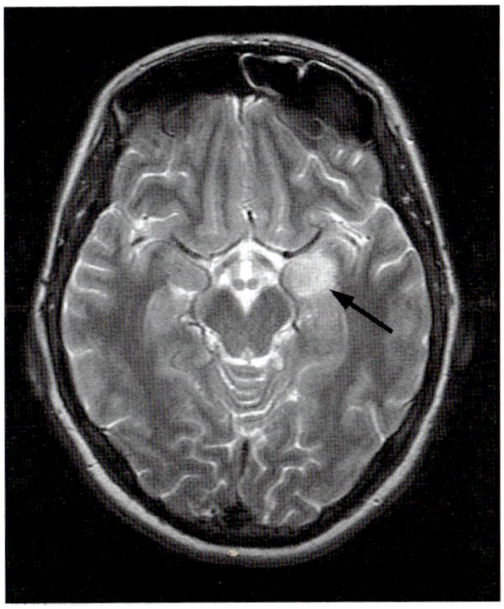

Abb. 22.1 Hamartom im linken Hippocampus. MRT einer 32-jährigen Patientin, die seit dem 12. Lebensjahr an komplex-fokalen Anfällen leidet. Im linken Hippocampus ist eine ovale, glatt begrenzte Struktur zu sehen (Pfeil), die am ehesten einem Hamartom entspricht.

Bei der Reorganisation im Gehirn nach Verletzungen wird das physiologische Gleichgewicht zwischen Exzitation und Inhibition nicht immer erreicht, was zu einer Senkung der Krampfschwelle führen kann.

Strukturen der neuronalen Erregung

Epileptische Anfälle werden nicht nur durch eine **verstärkte Erregung** ausgelöst, sondern auch durch eine **verminderte Hemmung.** Die pathologischen Erregungen breiten sich von einem Herd aus. In Analogie zu kardialen Rhythmusstörungen kann auch im Gehirn von Störungen bestimmter Schrittmacherzellen ausgegangen werden. Die synchronisierte Weiterleitung der hochfrequenten Entladungen vollzieht sich als spannungsgesteuerte Ausbreitung von Aktionspotenzialen.

Die genauen Zusammenhänge zwischen pathologischer Erregbarkeit und epileptischen Krankheitsbildern sind noch nicht bekannt. Dies erklärt die relativ unspezifischen Wirkungsansätze der Pharmakotherapie.

Exzitatorische Vorgänge

Natriumkanäle | Die Öffnung der Natriumkanäle mit Natriumeinstrom in die Zelle führt zur Erregung und ist der maßgebliche Motor für das Aktionspotenzial. Mutationen von Natriumkanälen finden sich besonders bei generalisierten Anfällen.

Calciumkanäle | Die spannungsgesteuerten Calciumkanäle nehmen als Sensoren Ladungsveränderungen auf. Der Calciumeinstrom in die Präsynapse ist die Voraussetzung für die Freisetzung von Transmittern in den synaptischen Spalt. In der postsynaptischen Membran dagegen trägt der Einstrom von Calcium neben der Ladungsänderung auch zur Aktivierung von Enzymen und der Genexpression bei – Calcium generiert mittels Proteinsynthese das strukturelle und funktionelle Engramm als Folge einer neuronalen Erregung (zelluläres Gedächtnis), aber auch apoptotische Prozesse, z. B. durch Aktivierung von calciumabhängigen Proteasen. Mutationen im T-Typ-Calciumkanal spielen für die Pathogenese von Absencen eine Rolle.

Glutamat-Rezeptoren | Glutamat aktiviert postsynaptisch seine Glutamatrezeptoren. Je nach Rezeptorsubtyp kommt es zu reinen Ladungsveränderungen bzw. zur Aktivierung von Enzymen und Genexpression (s. S. 53).

Inhibitorische Vorgänge

Kaliumkanäle | Der Ausstrom von Kalium beendet das Aktionspotenzial. Mutationen, die zur Inaktivierung von Kaliumkanälen führen, gelten als Ursache zahlreicher Erkrankungen. Neben den epileptischen Anfällen kommt es dabei auch zu Herzrhythmusstörungen oder Schwerhörigkeit. Für die Pathogenese epileptischer Erkrankungen spielen Kettenabbrüche oder defekte Spannungssensoren von Kaliumkanälen eine Rolle.

GABA-Rezeptoren | GABA ist der wichtigste inhibitorische Transmitter, der an Dendriten und Axonendigungen freigesetzt wird und die Erregung durch den Einstrom von Chloridionen antagonisiert. Ein funktioneller Defekt der GABAergen Transmission (Mutationen der α1- und γ2-Untereinheit des GABA-A-Rezeptors, s. S. 326) wird u. a. mit Myoklonien in Zusammenhang gebracht.

Aus den genannten Mechanismen ergeben sich **folgende therapeutische Strategien** für die antikonvulsive Therapie:

- Hemmung von Natriumkanälen, Calciumkanälen und Glutamat-Rezeptoren
- Aktivierung von Kaliumkanälen und GABA-Rezeptoren.

Die klinische Erfahrung zeigt, dass die Aktivierung der GABA-Rezeptoren am wirksamsten die epileptiformen Erregungen abschwächt.

MERKE

Molekulare Veränderungen von Ionenkanälen und Rezeptoren verursachen hochfrequente pathologische Entladungen im ZNS.

22.1.2 Arzneimittelinteraktionen und Nebenwirkungen

Key Point

Antikonvulsiva besitzen untereinander ein erhebliches Interaktionspotenzial und sind potente Induktoren bzw. Hemmstoffe des CYP450-Systems. Entsprechend ihres Angriffspunktes am Nervensystem wirken sie zentralnervös dämpfend und besitzen selbst ein prokonvulsives Potenzial.

Trotz ihrer chemisch sehr heterogenen Struktur gibt es Gemeinsamkeiten im Wirkprofil und im Umgang von Antikonvulsiva. Daher soll der Beschreibung der einzelnen Antikonvulsiva die allgemeine Problematik ihrer Anwendung vorangestellt werden. Generell ist die **therapeutische Breite nur mäßig** und **Nebenwirkungen** führen oft zum Wechsel eines Antikonvulsivums.

Arzneimittelinteraktionen

Zahlreiche Antikonvulsiva sind CYP450-Induktoren oder -Hemmstoffe (s. S. 443). Das hat wichtige klinische Konsequenzen, da über 20 % der Patienten mehrere Antikonvulsiva benötigen. Drei Arten der Interaktion lassen sich unterscheiden:

Tabelle 22.2

Arzneimittelinteraktion von Antikonvulsiva (AK)

Problemstellung	Problemlösung
AK1 (Substrat*) + AK2 (Induktor**)	Dosis von AK1 erhöhen
AK1 (Substrat) und Wechsel von AK2 (Induktor) zu AK3 (neutral)	erhöhte Dosis von AK1 muss wieder reduziert werden
AK1 (Substrat*) + AK2 (Inhibitor**)	Dosis von AK1 reduzieren

* Substrat = Substrat von CYP450-Enzymen
** Induktor bzw. Inhibitor = Verstärkung bzw. Abschwächung der metabolisierenden Wirkung von CYP450-Enzymen

Autoinduktion: Das induzierende Antikonvulsivum steigert seinen eigenen Abbau, wie z. B. bei Carbamazepin und Phenytoin. Mit fortlaufender Therapiedauer muss daher die Dosis gesteigert werden, um den Wirkungsverlust auszugleichen.

Hemmung oder Verstärkung der Metabolisierung anderer Antikonvulsiva: Antikonvulsive Therapie ist oft eine Kombinationstherapie. Daher muss die Dosierung einem Wirkungsverlust oder einer verlängerten Wirkdauer infolge Enzyminduktion bzw. -hemmung angepasst werden. Wenn möglich sollten CYP450-Substrate nicht mit CYP450-Induktoren oder -Hemmstoffen kombiniert werden. Ebenso ist beim Wechsel innerhalb einer Kombinationstherapie darauf zu achten, ob sich das neue Antikonvulsivum vom zu ersetzenden in seiner Wechselwirkung unterscheidet (**Tab. 22.2**).

Interaktion mit anderen Arzneimitteln: Hier muss auf die anderen Arzneistoffe geachtet werden, die Substrate von CYP450 sind, z. B. Vitamin-K-Antagonisten, Sexualhormone (v. a. Kontrazeptiva), Glukokortikoide, Vitamin D. Vor allem ältere Patienten nehmen durchschnittlich 5 bis 7 Medikamente zusätzlich zu den Antikonvulsiva ein.

Langsames Ein- und Ausschleichen

Einschleichen: Antikonvulsiva sollten generell langsam (unter Beachtung der jeweiligen substanzspezifischen Empfehlungen) aufdosiert werden, Nebenwirkungen der Initialphase können so minimiert werden. Die Anfallshäufigkeit kann allerdings zu einem schnellen Aufdosieren zwingen. Einige Antikonvulsiva erreichen ihren *Steady State* erst nach 5 Tagen, wie Lamotrigin, Phenytoin oder Ethosuximid.

Ausschleichen: Durch langsames Ausschleichen werden Rebound-Anfälle vermieden, die nach abruptem Absetzen von Antikonvulsiva auftreten.

Praxistipp
Schnelle Veränderungen der Dosierung sollten bei Antikonvulsiva vermieden werden. Auch müssen Antikonvulsiva immer langsam ausgeschlichen werden, um Entzugsanfälle zu vermeiden.

Resistenz und Therapieversagen

Wirksamkeit von Antikonvulsiva wird in der Regel als 50 % Abnahme der Anfallsfrequenz definiert. Antikonvulsiva können ihre Wirkung auch verlieren oder erst gar keine Wirksamkeit zeigen. Ursachen sind:

- **Transport aus dem Gehirnparenchym:** Membrantransporter wie das P-Glykoprotein oder *Multidrug Resistance Protein* (MRP) sind bei Patienten mit Epilepsien verstärkt exprimiert (s. S. 309).
- **Verlust von wirkstoffsensitiven Domänen:** Viele Antikonvulsiva greifen an spannungsabhängigen Natriumkanälen oder am GABA-A-Rezeptor an. Bei therapieresistenten Patienten konnte nachgewiesen werden, dass diejenige Untereinheit des Natriumkanals, in der die Bindungsdomäne für die Antikonvulsiva lokalisiert ist, vermindert ist. So verschwindet vom GABA-A-Komplex die α1-Untereinheit, die normalerweise gegen die endogene Hemmung durch Zink schützt. Diese Untereinheit wird nun bei Anfallskrankheiten durch die Zink-sensitiven α4- oder δ-Untereinheiten ersetzt, wodurch der GABA-A-Rezeptor blockiert und Inhibition von Neuronen vermindert wird.

Allgemeine Nebenwirkungen

Zentralnervöse Dämpfung: Sedierung und Müdigkeit sind direkte Folgen der neuronalen Hemmung, vor allem in der Initialphase. Bedenken Sie, dass manche Antikonvulsiva, wie Benzodiazepine oder Barbiturate, starke Schlafmittel sind.

Paradoxe Wirkungen: Unruhe und Schlaflosigkeit werden vor allem bei alten Patienten und bei Kindern beobachtet.

Konzentrationsschwäche und kognitive Defizite: Weitere direkte Folgen der Dämpfung sind v. a. bei Kindern nicht nur die Verstärkung der Konzentrationsschwäche, sondern ggf. sogar der Verlust von bereits erworbenen „kognitiven Meilensteinen". Daher muss die Indikation zur Ersteinstellung bei Kindern besonders sorgfältig abgewogen werden.

Wesensveränderung: Antikonvulsiva können eine durch das Anfallsleiden bedingte Wesensveränderung verstärken. Auch andere Wesensmerkmale können verstärkt werden, z. B. kann ein lebhafter Mensch aggressiv werden.

Depression: Besonders kurz vor oder zwischen den Anfällen werden depressive Stimmungen und Stimmungslabilität mit erhöhtem Suizidrisiko beobachtet, die durch Antikonvulsiva gesteigert werden können.

Schwindel und Ataxie: Als Folge von Benommenheit, Sedierung, Konzentrationsschwäche und Verlust motorischer Koordination steigt auch die Sturzgefahr.

Verstärkung der epileptischen Aktivität: Antikonvulsiva besitzen prinzipiell auch eine prokonvulsive Wirkung, die v. a. bei Kindern ausgeprägt ist. Für einige Antikonvulsiva sind spezifische epileptische Krankheitsbilder sogar eine Kontraindikation.

Exantheme: Hautveränderungen kommen häufig vor und sind meist reversibel.

Kardiale Rhythmusstörungen: Die Blockade erregender Ionenkanäle (v. a. Natriumkanäle) ist nicht nur auf das Gehirn beschränkt, sondern betrifft auch das Herz, wo es zum AV-Block und anderen Überleitungsstörungen kommen kann.

Übelkeit und Erbrechen: Diese Nebenwirkungen sind besonders in der Initialphase häufig.

22.2 Antikonvulsive Wirkstoffe

Key Point
Weder die pharmakodynamischen Eigenschaften noch die Indikationen bieten sich als Grundlage für eine vernünftige Klassifikation von Antikonvulsiva an. Im folgenden Abschnitt erfolgt die Einteilung daher in erregungshemmende und hemmungsfördernde Antikonvulsiva.

Die Begriffe Antikonvulsiva und Antiepileptika werden oft synonym gebraucht, wobei es jedoch einen bedeutsamen theoretischen Unterschied gibt:

- **Antiepileptika** wirken **kausal,** indem sie die Generierung der Potenziale unterdrücken
- **Antikonvulsiva** unterdrücken rein **symptomatisch** die Symptome.

Dieser Unterschied hat (noch) keine klinische Bedeutung, da alle gegenwärtigen Arzneistoffe nur symptomatisch die Anfallssymptome unterdrücken bzw. den Anfall lösen. Es gibt keine Beziehung zwischen dem Angriffspunkt eines Antikonvulsivums und der Wirksamkeit bei bestimmten Anfallsformen.

Die älteren Antikonvulsiva sind zur Monotherapie zugelassen, während einige der neueren Antikonvulsiva nur als Kombinationstherapeutikum oder bei Therapieresistenz eingesetzt werden dürfen. Dies besagt jedoch nichts über ihre antikonvulsive Potenz.

Neue Antikonvulsiva werden zuerst als ***Add-on*-Medikation** bzw. als Alternative bei Patienten mit therapieresistenten Epilepsien eingesetzt.

Die Zulassung als Monotherapeutikum dauert regelhaft viele Jahre. Erschwert wird die Gewinnung zuverlässiger Daten durch die kleine Zahl von Patienten in den klinischen Studien. Dies trifft besonders für die Pharmakotherapie der Altersepilepsien zu.

Tabelle 22.3

Wirkprofil von (überwiegend) erregungshemmenden Antikonvulsiva

Wirkstoff	Zielmolekül	Indikationen
Carbamazepin (Tegretal®)	Na-Kanal	– fokale Epilepsie mit und ohne sekundäre Generalisierung – primär generalisierte Anfälle – Anfallsprophylaxe bei Alkoholentzug – Trigeminusneuralgie, atypischer Gesichtsschmerz – Phasenprophylaxe bei bipolarer Störung
Ethosuximid (Suxilep®)	Ca-Kanal	– pyknoleptische Absencen
Felbamat (Taloxa®)	NMDA-Rezeptor	– Reserve-Antiepileptikum
Gabapentin (Neurontin®)	α2δ-Untereinheit des Ca-Kanals	– neuropathische Schmerzen – Altersepilepsie
Lacosamid (Vimpat®)	Na-Kanal CRMP-2	– fokale Anfälle
Lamotrigin (Lamictal®)	Na- und P-Typ-Ca-Kanäle	– partielle Epilepsien mit und ohne sekundäre Generalisierung – primär generalisierte Anfälle – Absencen, Myoklonien (Kombinations- und Monotherapie)
Levetiracetam (Keppra®)	Ca-Kanal GABA-A-Rezeptor	– Add-on-Therapie bei fokalen epileptischen Anfällen mit oder ohne Generalisierung
Oxcarbazepin (Trileptal®) Eslicarbazepin (Zebimix®)	Na- und Ca-Kanäle	– siehe Carbamazepin, bevorzugt bei Komedikation mit hepatisch eliminierten Substanzen
Phenytoin (Phenhydan®)	Na-Kanal	– Status epilepticus – fokale Epilepsie – primär generalisierte Anfälle – Trigeminusneuralgie
Pregabalin (Lyrica®)	α2δ-Untereinheit des Ca-Kanals	– partielle Epilepsien – neuropathische Schmerzen
Sultiam (Ospolot®)	Carboanhydrase	– Reserve bei Rolando-Epilepsie
Topiramat (Topamax®)	Na- und Ca-Kanäle Glutamat-Rezeptor GABA-A-Rezeptor	– therapierefraktäre partielle Epilepsien – primär generalisierte Anfälle und Lennox-Gastaut-Syndrom – Migräneprophylaxe
Valproat (Ergenyl®)	Na- und T-Typ-Ca-Kanäle GABA-Transaminase	– Breitband-Antikonvulsivum – primär generalisierte Anfälle (Kombinations- und Monotherapie) – bipolare Störungen – Migräneprophylaxe
Zonisamid (Zonegran®)	Na- und Ca-Kanal	– Add-on-Therapie bei einfach- und komplex-fokalen epileptischen Anfällen mit oder ohne Generalisierung

Einige Antikonvulsiva werden neben den Anfallserkrankungen auch bei affektiven und psychotischen Erkrankungen (s. S. 363) sowie bei neuropathischen Schmerzen eingesetzt (s. S. 268). Dies verdeutlicht einmal mehr, dass es sich bei den psychisch stabilisierenden Wirkungen um unspezifische Modulationen von neurobiochemischen Prozessen handelt und weniger um einen molekular exakt zu definierenden Effekt.

MERKE

- Antikonvulsiva sind eine chemisch sehr heterogene Wirkstoffgruppe, in der es (bisher) keine erkennbare Struktur-Wirkungsbeziehung gibt.
- Allgemein gilt die Regel, dass neue Antikonvulsiva nicht besser wirksam, aber besser verträglich sind.

22.2.1 Hemmung der neuronalen Erregung

Einen Überblick über Wirkprofil und Pharmakokinetik geben **Tab. 22.3** und **Tab. 22.4**.

Tabelle 22.4

Pharmakokinetik von erregungshemmenden Antikonvulsiva

Wirkstoff	Entgiftung			CYP450	
	Niere	Leber	Substrat	Induktor	Inhibitor
Carbamazepin	–	+	+	+*	–
Oxcarbazepin	–	+	–	+	–
Phenytoin	–	+	+	+*	–
Lamotrigin	+	+	+	–	–
Valproat	–	+	+	–	+
Ethosuximid	(+)	+	+	–	–
Felbamat	–	–	+	+	+
Gabapentin	+	+	–	–	–
Topiramat	+	+	+	–	+
Levetiracetam	+	–	–	–	–

* Autoinduktion

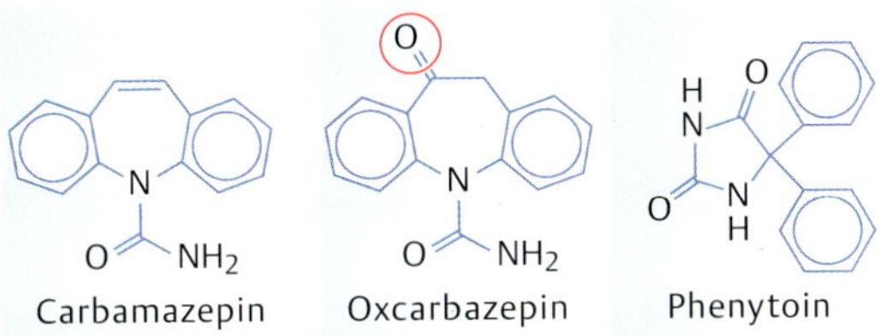

Abb. 22.2 Struktur von erregungshemmenden Antikonvulsiva. Oxcarbazepin unterscheidet sich von Carbamazepin durch den substituierten Sauerstoff; beide Wirkstoffe lassen noch klar die Phenothiazinstruktur erkennen. Phenytoin verdeutlicht exemplarisch die chemische Heterogenität der Antikonvulsiva.

Carbamazepin

Carbamazepin (Tegretal®) ist das weltweit am häufigsten verordnete Antikonvulsivum.

Wirkmechanismus | Carbamazepin blockiert spannungsabhängige Natriumkanäle und unterdrückt damit die epileptiformen Entladungen. An die Strukturähnlichkeit mit den trizyklischen Antidepressiva erinnert auch noch die Fähigkeit des Carbamazepin, die Stimmung aufzuhellen und den Antrieb zu steigern (**Abb. 22.2**). Ebenso wie TCA wird Carbamazepin bei neuropathischen Schmerzen eingesetzt (s. S. 184).

MERKE

Je ausgeprägter die neuronale Depolarisation, desto stärker hemmt Carbamazepin die Erregung (aktivitätsabhängige Wirkung oder *Use Dependence*).

Pharmakokinetik | Carbamazepin wird in der Leber u. a. als Epoxid verstoffwechselt, das für wesentliche Nebenwirkungen wie **Enzyminduktion, Agranulozytose und Lebertoxizität** verantwortlich gemacht wird. Es ist auch ein starker CYP3A4-Induktor, dessen Gegenwart zu Wirkungsverlusten bei Steroidhormonen, Vitamin D, Kontrazeptiva oder Vitamin-K-Antagonisten führt. Außerdem beschleunigt Carbamazepin seinen eigenen Abbau in der Leber (Autoinduktion), dadurch sinkt seine Eliminations-HWZ von 20 h bis auf 8 h (Dosiserhöhung nötig).

Indikationen | s. **Tab. 22.3**

Nebenwirkungen | (→ vgl. auch S. 341) Wasserretention durch Verdünnungshyponatriämie, Gewichtszunahme, häufig leichte Leukozytopenie, selten Agranulozytose. Es kann zu Leberschäden kommen. Durch die Hemmung von Natriumkanälen am Herzen kann Carbamazepin Überleitungsstörungen verstärken (Kontraindikation!). Es besteht zudem Gefahr von Neuralrohrdefekten (1 %) sowie schweren allergischen Reaktionen, Gefahr von Psychosen, und Epidermolyse. Carbamazepin wirkt außerdem eindeutig prokonvulsiv.

MERKE

Carbamazepin ist das am häufigsten eingesetzte Antiepileptikum mit weiteren neurologisch-psychiatrischen Indikationen. Zu beachten sind seine Lebertoxizität sowie die starke hepatische Enzyminduktion einschließlich Autoinduktion.

Oxcarbazepin

Oxcarbazepin (Trileptal®) ist ein Derivat von Carbamazepin, das jedoch nicht als Epoxid, sondern über eine nicht-induzierbare Ketoreduktase zum wirksamen Monohydroxy-Derivat aktiviert wird (keine Enzyminduktion) (**Abb. 22.2**). Dadurch werden die epoxidbedingten Nebenwirkungen wie Agranulozytose, Leberschädigung und Enzyminduktion deutlich reduziert. Oxcarbazepin wirkt neben Natriumkanälen zusätzlich auf Calciumkanäle. Ebenso wie Carbamezepin besitzt es eine aktivitätsabhängige Wirkung (*Use dependence*). Es ist CYP3A4-Induktor, aber kein relevanter Inhibitor. Die (Verdünnungs-)Hyponatriämie wird bei Oxcarbazepin häufiger als bei Carbamazepin beobachtet, andere Nebenwirkungen seltener. Vorsicht bei Nierenfunktionseinschränkung und Komedikation mit Diuretika oder SSRI. **Eslicarbazepin** (Zebinix®) ist der aktive Metabolit von Oxcarbazepin mit stimmungsaufhellender Wirkung.

22

Phenytoin

Phenytoin (Phenhydan®) ist ein starkes Antikonvulsivum, das nicht oder nur schwach sedativ wirkt. In Deutschland hat es bei Neueinstellungen eher den Status eines Reservemittels, man muss dennoch gut mit diesem Antiepileptikum vertraut sein, da es noch in vielen Ländern wegen seines niedrigen Preises häufig verordnet wird, und es zu den Antikonvulsiva gehört, die zur Monotherapie zugelassen sind.

Wirkmechanismus | Phenytoin hemmt nur Natriumkanäle, ungeachtet seiner Verwandtschaft mit Barbituraten (**Abb. 22.2**, **Abb. 22.4**). Es greift nicht in die GABAerge Übertragung ein. Hauptproblem ist seine komplizierte Kinetik und die daraus resultierende **schwierige Dosisfindung.** Es kommt zu einer starken **Autoinduktion** in der Leber. Der Blutspiegel und der Abbau stehen in keiner linearen Beziehung, da die abbauenden Enzyme bei höheren Phenytoin-Konzentrationen gesättigt sind und weitere Dosiserhöhungen zu einem überproportionalen Anstieg der Serumkonzentration führen. Zusätzlich unterliegen auch die Dauer der Resorption und die Eliminations-HWZ erheblichen Schwankungen. Es besteht ein hohes **Risiko für Entzugsanfälle.**

Indikationen | s. **Tab. 22.3**

Nebenwirkungen | (→ vgl. auch S. 341) Häufig kommt es zu zentralnervösen Symptomen (depressive Verstimmungen, irreversible neurotoxische Symptome), Hypertrichose (v. a. bei jungen Frauen) und megaloblastärer Anämie. Während der Schwangerschaft kann Phenytoin infolge eines Folsäuremangels (Hemmung der Resorption) schwere Neuralrohrdefekte verursachen. Besondere Nebenwirkungen sind die reversible Hyperplasie der Gingiva sowie ein arzneimittelinduzierter Lupus erythematodes. Phenytoin kann über die hepatische Enzyminduktion die Wirkung von Vitamin D herabsetzen. Es ist jedoch unklar, ob dies allein oder ein direkter negativer Effekt für Knochenschäden verantwortlich sind. Die ständige Einnahme erfordert die zusätzliche Zufuhr von **Vitamin D und Calcium**.

Praxistipp

Phenytoin ist ein starker Enzyminduktor und vermindert die Wirksamkeit von CYP3A4-Substraten. Eine Prophylaxe mit Vitamin D und Calcium ist daher erforderlich.

Lamotrigin

Lamotrigin (Lamictal®) leitet sich von den Folsäurehemmstoffen ab, da die Folsäurehemmung antikonvulsive Wirkungen besitzt (chemische Verwandtschaft mit Trimethoprim, s. S. 407).
Achtung: Nicht verwechseln mit der Gabe von Folsäure in der Schwangerschaft zur Vermeidung von teratogenen Schäden (s. S. 242).

Wirkmechanismus | Lamotrigin hemmt neben **Natriumkanälen** (Typ IIa) auch **Calciumkanäle** (Typ P), was zum therapeutisch erwünschten membranstabilisierenden Effekt führt. Wegen seiner Metabolisierung in der Leber wird die HWZ von Lamotrigin durch CYP450-Induktoren wie Carbamazepin und Phenytoin verkürzt sowie durch CYP450-Inhibitoren wie Valproat verlängert.
Ein großer Vorteil von Lamotrigin ist seine **stimmungsaufhellende Wirkung** (Einsatz bei depressiven Patienten mit Anfallsleiden), die fehlende Sedierung mit Steigerung der **Wachsamkeit** sowie die Verbesserung von kognitiven Leistungen. Wahrscheinlich wirkt Lamotrigin auch nicht teratogen, deshalb ist es erste Wahl bei Schwangeren.

Indikationen | s. **Tab. 22.3**

Nebenwirkungen | (→ vgl. auch S. 341) Insgesamt wenig Nebenwirkungen. Es können schwere reversible **Hautexantheme** auftreten (Stevens-Johnson-Syndrom), die durch langsames Auftitrieren meist zu vermeiden sind.

Valproat

Valproinsäure oder **Valproat,** das entsprechende Salz (Ergenyl®), blockiert neben Natrium- und Calciumkanälen auch die GABA-Transaminase mit Steigerung der GABA-Synthese, worauf sein breites antiepileptisches Wirkspektrum zurückgeführt wird. Valproat ist kein Induktor, aber ein starker Hemmstoff von CYP450-Enzymen, wodurch die HWZ von anderen Antikonvulsiva verlängert werden kann. Es wirkt relativ wenig sedierend und greift nicht in kognitive Prozesse ein.

Indikationen | s. **Tab. 22.3**

Nebenwirkungen | (→ vgl. auch S. 341) Bei Valproat muss besonders auf schwere, unter Umständen letale **Leberschäden** geachtet werden, die besonders in jungen Jahren auftreten. 60–70 % der Hepatopathien zeigen sich zwischen der 4. und 12. Therapiewoche. Daher verbietet sich sein Einsatz bei vorgeschädigter Leber sowie bei Pankreaserkrankungen (sorgfältige Kontrolle der entsprechenden Laborwerte).
Weitere Nebenwirkungen sind Diarrhö, autoimmuninduzierte Thrombozytopenie, reversibler Verlust der Haare, **Gewichtszunahme,** Tremor oder Amenorrhoe, die sogar bis zu einem Jahr nach dem Absetzen von Valproat auftreten können. Valproat penetriert die Plazentaschranke und führt in der Schwangerschaft zu **schweren Neuralrohrdefekten.**

MERKE

Bei Valproat muss besonders auf die Lebertoxizität und die Teratogenität (Neuralrohrdefekt) geachtet werden.

Ethosuximid

Ethosuximid (Suxilep®) blockiert präsynaptische spannungsabhängige Calciumkanäle vom T-Typ. In Kombination mit Enzyminduktoren oder -hemmstoffen kann die HWZ erheblich verkürzt (2–7 h) oder verlängert (30 h) werden.

Indikationen | Pyknoleptische Absencen im Kindesalter.

Nebenwirkungen | Exantheme, Doppelbilder, Knochenmarkdepression, Psychosen.

Felbamat

Felbamat (Taloxa®) blockiert eine Untereinheit des NMDA-Rezeptors. Sein Einsatz wird durch das Risiko einer seltenen **aplastischen Anämie** und die **Lebertoxizität** seines toxischen Metaboliten ebenso limitiert wie durch Schlaf- und Appetitlosigkeit. Daher ist es nur Reservemedikament. Als mäßiger Enzyminduktor und -inhibitor kann Felbamat die Dosierung anderer Arzneistoffe und Antikonvulsiva geringfügig reduzieren und verlängern.

Zonisamid

Zonisamid (Zonegran®) blockiert die spannungsabhängigen Natrium- und T-Typ-Calciumkanäle. Es wird unverändert renal ausgeschieden, nur ein kleiner Teil über CYP3A4 und CYP2D6 abgebaut. Wegen

seiner langen HWZ (60 h) besteht die Gefahr von Akkumulation bei Komedikation mit CYP-Hemmstoffen.
Indikationen | Responder-Raten von 50 % bei fokalen Epilepsien mit und ohne sekundäre Generalisierung.
Nebenwirkungen | Zonisamid ist insgesamt gut verträglich. Bei Niereninsuffizienz ist eine Dosisanpassung erforderlich, infolge der Sulfonamid-Struktur können Allergien auftreten (s. S. 406).

Gabapentin

Gabapentin (Neurontin®) entfaltet entgegen der Erwartung, die sein Name weckt, seine Wirkung hauptsächlich über **nicht-GABAerge Interaktionen**. Daher wird es bei den erregungshemmenden Antikonvulsiva abgehandelt. Folgende Angriffspunkte sind relevant:

- Hemmung von spannungsabhängigen L-Typ-Calciumkanälen, da Gabapentin an die sog. auxiliäre α2δ-Untereinheit des L-Typ-Calciumkanals bindet und damit die Öffnung der Calcium-Pore blockiert
- daneben unterdrückt Gabapentin die neuronale Erregung über die Modulation von Natrium- und Kaliumkanälen sowie der Glutamat- und GABA-Synthese.

Die Bioverfügbarkeit von Gabapentin nimmt mit steigender Dosierung ab (70 % bei 1.800 mg/d und 50 % bei 3.600 mg/d), da Gabapentin mithilfe eines sättigbaren Aminosäuretransporters resorbiert wird. Bei hohen Dosierungen sollte daher die Tagesmenge auf drei Dosen verteilt werden. Gabapentin verändert nicht die Leberfunktion und wird **renal unverändert ausgeschieden.**
Indikationen | Gabapentin wird wegen seiner schwachen Wirksamkeit fast nur noch bei Altersepilepsien eingesetzt, außerdem erfolgreich bei neuropathischen Schmerzen. Ein Vorteil ist sein schneller Wirkungseintritt.
Nebenwirkungen | (→ vgl. auch S. 341) Gewichtszunahme, optische Störungen (Nystagmus, Doppelbilder).

Praxistipp
Gabapentin ist kontraindiziert bei primär generalisierten Anfällen, da es die Anfallsituation verschlechtern kann.

Pregabalin

Pregabalin (Lyrica®) ist ein Gabapentin-Derivat, das sich durch eine deutlich höhere Affinität zur α2δ-Untereinheit des Calciumkanals, eine verlängerte HWZ, eine lineare Dosis-Wirkungskurve, einen schnellen *Steady State* sowie eine bessere Verträglichkeit auszeichnet. Auch Pregabalin wird bei neuropathischen Schmerzen eingesetzt.

Lacosamid

Lacosamid (Vimpat®) hemmt die pathophysiologische hochfrequente Entladung von Natriumkanälen und stimuliert evtl. die axonale Plastizität durch Bindung an collapsin response mediator protein 2 (CRMP-2).

22.2.2 Antikonvulsiva, die die neuronale Erregung hemmen und die neuronale Hemmung verstärken

Topiramat

Topiramat (Topamax®) hemmt Natriumkanäle, *High-Voltage*-Calciumkanäle und glutamaterge Rezeptoren vom AMPA-Typ. Zusätzlich aktiviert es den GABA-A-Rezeptor. Da Topiramat überwiegend **renal ausgeschieden** wird, kann es mit lebertoxischen Antikonvulsiva kombiniert werden. Als CYP450-Substrat kann seine Serumkonzentration durch Enzyminduktoren um bis zu 50 % reduziert werden. Es ist insgesamt gut verträglich.
Indikationen | s. **Tab. 22.3.**
Nebenwirkungen | Reversibler Gewichtsverlust, kognitive Beeinträchtigungen, Parästhesien, Calcium-Phosphat-Nierensteine (Hemmung von Carboanhydrasen).

Levetiracetam

Levetiracetam (Keppra®) ist das S-Enantiomer des Nootropikum Piracetam (Normabraïn®). Als Wirkmechanismus gilt die Hemmung von N-Typ-Calciumkanälen sowie die Enthemmung von GABA-A-Rezeptoren. Levetiracetam besitzt möglicherweise auch eine antiepileptogene Wirkung, d. h. es unterdrückt Anfälle.
Es wird überwiegend renal ausgeschieden und v. a. extra-hepatisch metabolisiert, daher muss die Dosis der Kreatinin-Clearance angepasst werden (s. S. 447). Vorteile sind sein rascher Wirkungsbeginn und die geringen Arzneimittelinteraktionen.
Indikationen | Kombinationstherapie, s. **Tab. 22.3.**
Nebenwirkungen | Angst, depressive und hypomanische Symptome, Schlafstörungen.

Sultiam

Sultiam (Ospolot®) ist ein Carboanhydrase-Hemmstoff (s. S. 137), der noch bei therapieresistenter Rolando-Epilepsie zum Einsatz kommt. Nebenwirkungen sind u. a. dosisabhängige Parästhesien, Kopfschmerzen oder metabolische Azidose.

22.2.3 Antikonvulsiva, die die neuronale Hemmung verstärken

Neben Barbituraten und Benzodiazepinen als bereits jahrzentealten Aktivatoren des GABA-A-Rezeptors wurden neue GABA-Analoga wie Vigabatrin und Tia-

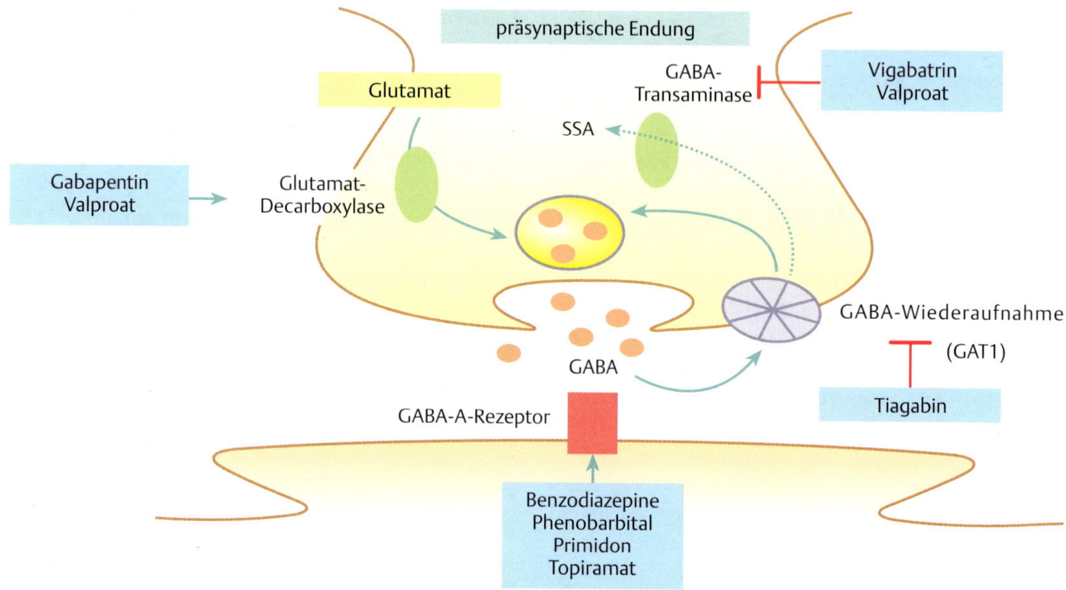

Abb. 22.3 Angriffspunkte von hemmungsfördernden Antikonvulsiva. Die Wirkung von GABA kann verstärkt werden durch Hemmung der Wiederaufnahme oder des Abbaus zu Succinatsemialdehyd (SSA) durch die GABA-Transaminase sowie durch Aktivierung der GABA-Synthese aus Glutamat und der GABA-A-Rezeptoren. Die Wirkung von Gabapentin und Valproat auf die GABA-Decarboxylase ist wahrscheinlich von untergeordneter Bedeutung.

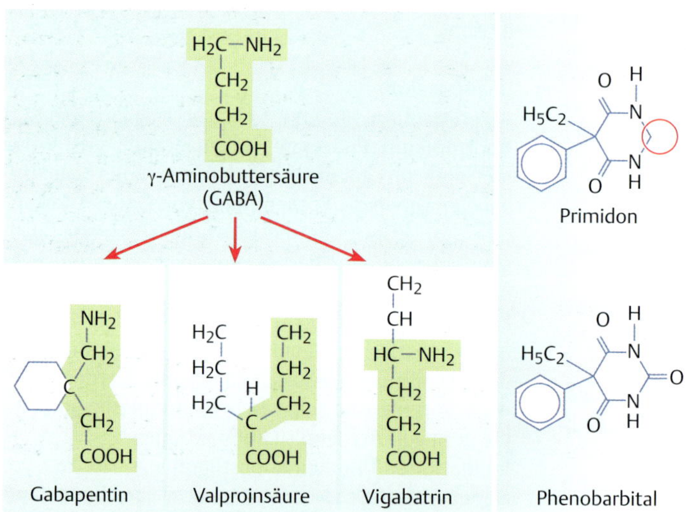

Abb. 22.4 Struktur von hemmungsfördernden Antikonvulsiva. Gabapentin, Valproinsäure und Vigabatrin leiten sich von GABA ab; Gabapentin wirkt jedoch unabhängig von der GABAergen Transmission. Primidon gehört als Desoxyphenobarbital zu den Barbituraten.

gabin entwickelt (**Abb. 22.3**, **Abb. 22.4**), um die Inhibition der neuronalen Erregung zu verstärken.

Tiagabin

Tiagabin (Gabitril®) blockiert einen der vier GABA-Transporter (GAT1), der GABA aus dem synaptischen Spalt in Neurone und Glia transportiert. Es wird in der Leber durch CYP3A4 metabolisiert. Seine Eliminations-HWZ wird durch Enzyminduktoren stark verkürzt mit deutlichem Wirkungsverlust. Andererseits ist seine Ausscheidung von der Nierenfunktion unabhängig, es eignet sich daher gut bei Altersepilepsien. Tiagabin gilt als gut verträglich, neben unspezifischen zentralnervösen Symptomen können depressive Verstimmungen und Aggressivität auftreten. Ähnlich wie Gabapentin ist Tiagabin bei primären generalisierten Epilepsien kontraindiziert.

Vigabatrin

Vigabatrin (Sabril®) hemmt als γ-Vinyl-Derivat der GABA irreversibel die Vitamin B_6-abhängige GABA-Transaminase, die für den Abbau von GABA verantwortlich ist. Dies erklärt, warum seine Wirkungs-HWZ wesentlich länger als seine Plasmaeliminations-HWZ ist.

Tabelle 22.5

Wirkprofil von inhibitionsfördernden Antikonvulsiva

Wirkstoff	Zielmolekül	Indikationen
Tiagabin (Gabitril®)	GABA-Transporter	– als Add-on bei fokalen Epilepsien mit und ohne sekundäre Generalisierung
Vigabatrin (Sabril®)	GABA-Transaminase	– Reservemedikament – Einsatz bei BNS-Epilepsie
Phenobarbital (Luminal®)	GABA-A-Rezeptor	– Grand-mal-Anfälle – Absencen, myoklonische Epilepsie – Status epilepticus – breit wirksam
Primidon (Liskantin®)	GABA-A-Rezeptor	– Grand-mal-Anfälle – Absencen, myoklonische Epilepsie – breit wirksam
Benzodiazepine (z. B. Tavor®)	GABA-A-Rezeptor	– Status epilepticus

Tabelle 22.6

Pharmakokinetik von inhibitionsfördernden Antikonvulsiva

Wirkstoff	Entgiftung		CYP450	
	Niere	Leber	Substrat	Induktion
Tiagabin	–	+	+	–
Vigabatrin	+	–	–	–
Phenobarbital	+	+	+*	+
Primidon	–	+	+	+

* Autoinduktion

Als Nebenwirkung gefürchtet sind die häufigen, meist irreversiblen **Gesichtsfelddefekte** (regelmäßige augenärztliche Kontrolle des Gesichtsfelds!), psychotisch-aggressive wie depressive Zustände, hyperkinetische Syndrome bei Kindern sowie Gewichtszunahme. Wegen seiner Nebenwirkungen gilt Vigabatrin nur noch als Reserve-Antiepileptikum bei Nischenindikationen.

Barbiturate und Benzodiazepine

Beide Substanzgruppen verstärken den hyperpolarisierend wirkenden Chlorideinstrom durch den GABA-A-Kanal (**Tab. 22.5**, **Tab. 22.6**).

Barbiturate (vgl. S. 330)

Phenobarbital (Luminal®) ist ein **GABA-A-Agonist** und kommt noch als Reservemittel bei **Mehrfachtherapie** sowie beim therapieresistenten **Status epilepticus** zum Einsatz. Nachteilig sind die für alle Barbiturate typische starke Sedierung und Antriebsschwäche, die mögliche Ausbildung einer Pseudodemenz oder andere Wesensveränderungen sowie ggf. bleibende kognitive Defekte. Phenobarbital ist ein starker **Enzyminduktor** (**Abb. 22.5**). Es darf nicht bei schweren Leber- und Nierenstörungen eingesetzt werden. Phenobarbital muss wegen seiner Nebenwirkungen langsam aufdosiert und wegen drohender Entzugsanfälle ausgeschlichen werden.

Primidon (Liskantin®) ist chemisch Deoxyphenobarbital (**Abb. 22.4**), das zum einen in Phenobarbital umgewandelt wird, zum anderen als Eigensubstanz Phenylethylmalonamid ebenfalls wirksam ist. So erklärt sich das etwas andersartige Wirkprofil von Primidon gegenüber Phenobarbital. Es kommt ebenfalls nur noch als Add-on-Antikonvulsivum zum Einsatz und sollte besonders langsam eingeschlichen werden, um die Nebenwirkungen zu reduzieren (Übelkeit, Benommenheit, Bewegungssteifigkeit, *Frozen Shoulder*). Auch Primidon muss langsam aufdosiert und wieder ausgeschlichen werden.

Benzodiazepine (vgl. S. 327)

Benzodiazepine sind zu Therapiebeginn sehr wirksame Antikonvulsiva, besonders bei fokalen Anfällen. Leider wird die Verwendung durch eine starke **Toleranzentwicklung** eingeschränkt, bereits einige Wo-

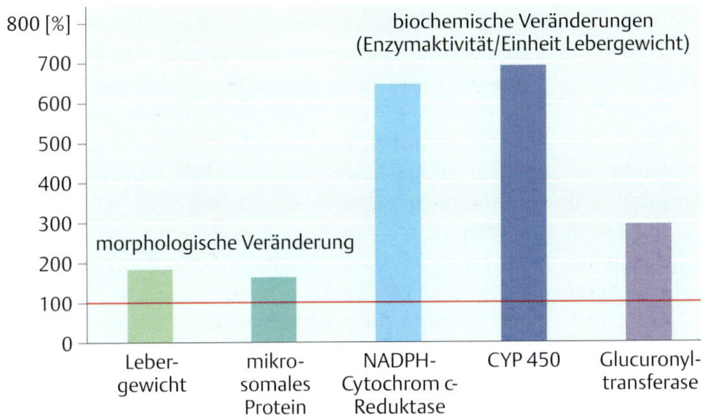

Abb. 22.5 Enzyminduktion durch Phenobarbital. Die Gabe von Phenobarbital führt zu dramatischen strukturellen und funktionellen Veränderungen der Leber, u. a. zu einer starken Zunahme der Enzymaktivität (Daten aus der Ratte).

Tabelle 22.7

Antikonvulsives Wirkprofil und Einsatz von Benzodiazepinen

Wirkstoff	Besonderheiten
Clobazam (Frisium®)	nur für orale Therapie zugelassen, verzögerte Toleranzentwicklung, geringere Sedierung
Clonazepam (Rivotril®)	orale Therapie und Status epilepticus
Diazepam (Valium®)	nur im Status epilepticus indiziert
Lorazepam (Tavor®)	wirkt im Status am wenigsten atemdepressiv
Midazolam (Dormicum®)	im Status auch bukkale oder nasale Gabe möglich, verzögerte Toleranzentwicklung

chen nach Therapiebeginn kommt es zu einem deutlichen **Wirkungsverlust.** Wird dann zu schnell abgesetzt, z. B. wegen eines Wechsels auf ein anderes Antikonvulsivum, können Entzugsanfälle auftreten. Daher beschränkt sich der Einsatz der Benzodiazepine überwiegend auf den **Status epilepticus** (**Tab. 22.7**).

22.2.4 Praktischer Umgang mit Antikonvulsiva

Die Pharmakotherapie von epileptischen Anfällen ist schwierig. Sie ist oft empirisch, denn es gibt eine Vielzahl von Antikonvulsiva, denen jedoch alle eine echte Struktur-Wirkungs-Beziehung fehlt. Je später der Therapiebeginn und je mehr Anfälle bereits stattgefunden haben, desto weniger erfolgreich ist die Pharmakotherapie. Das **Therapieziel** sollte realistisch sein und muss nicht völlige Anfallsfreiheit anstreben, die bei ca. 25 % der Patienten nicht erreicht wird. Wichtige Therapieziele sind weitgehende Anfallsfreiheit bei guter Verträglichkeit der Medikamente, sowie z. B. möglichst ungestörte geistige Entwicklung von Kindern, Abschluss einer Ausbildung oder erfolgreiches Ableisten beruflicher Tätigkeiten. Die Normalisierung des EEG ist kein sinnvolles Therapieziel.

Antiepileptika der ersten Wahl für fokale bzw. generalisierte Epilepsien sind:

- Valproat
- Carbamazepin, Oxcarbazepin
- Ethosuximid
- Primidon/Phenobarbital
- Lamotrigin.

Die Therapie beginnt immer als Monotherapie. Bei Unwirksamkeit oder Unverträglichkeit erfolgt zunächst der Wechsel auf eine andere Substanz. Erst wenn zwei Monotherapien nicht erfolgreich waren, ist die Kombinationstherapie indiziert. Im Hinblick auf die **therapeutische Wirksamkeit** und die **Dauer der Therapie** gilt:

- Bei 20–30 % der Patienten wird das primäre Ziel der Anfallsfreiheit nicht erreicht, bei 20 % zeigt sich auch nach einem Jahr kein Erfolg.
- Bei Ersteinstellung sprechen nur 30 % der Patienten befriedigend auf eine Monotherapie an. Monotherapie ist gut bei primären generalisierten idiopathischen Epilepsien wirksam, während komplex-fokale Epilepsien besonders therapieresistent sind.
- Vor einer Kombinationstherapie müssen zwei Monotherapien bis zur Verträglichkeitsgrenze probiert worden sein. Unter Kombinationstherapie werden weitere 20–35 % der Patienten anfallsfrei.
- 2–3 Jahre nach dem letzten fokalen Anfall bzw. 3–5 Jahre nach dem letzten primär generalisierten Anfall kann ein Absetzversuch gestartet werden, wobei sehr langsam ausgeschlichen werden muss. Bei Kindern ist in 25 %, bei Erwachsenen in 35–40 % der Fälle mit einem Rezidiv zu rechnen.

Praxistipp
Regelmäßige Kontrollen der Blutserumspiegel sind bei fast allen Substanzen erforderlich.

Grand-Mal-Status (Status epilepticus)

Der **Status epilepticus** ist definiert als durchgehender tonisch-klonischer Anfall über 5 min Dauer bzw. von 20–30 min bei fokalen Anfällen, oder eine Serie von Anfällen, ohne dass der Patient zwischen den Anfällen das Bewusstsein wiedererlangt. Die Ursachen sind vielfältig, u. a. Alkohol bzw. Entzug von Alkohol, Einnahmefehler oder Absetzen von Antikonvulsiva, Hyponatriämie, Hypoglykämie, Elektrolytentgleisungen, progressive Hirnerkrankungen. Ein Status epilepticus ist immer ein **akuter Notfall,** mit zunehmender Dauer wird der Anfall schwieriger zu lösen.

Die medikamentöse Unterbrechung und das Verhindern von Folgeschäden (z. B. Zungenbiss) sind vorrangig. Die Therapie umfasst **Lorazepam i. v. als 1. Wahl,** da es das Wiederauftreten eines erneuten Status von allen Benzodiazepinen am wirksamsten verhindert. 2. Wahl sind Diazepam oder Clonazepam i. v. Ist die Benzodiazepin-Gabe erfolglos, sind i. v. Phenytoin oder Phenobarbital die 3. Wahl (sofern nicht bereits eine ausdosierte Dauertherapie besteht).

Bis zum Eintreffen des Arztes kann der Laie Diazepam rektal oder Midazolam bukkal bzw. nasal verabreichen. Parallel zur Unterbrechung sollte ggf. ein Antikonvulsivum der 1. Wahl zur Dauertherapie i. v. aufdosiert werden, um Rückfälle zu vermeiden. Die Therapie unterscheidet sich zwischen Kindern und Erwachsenen nur in der Dosierung.

Beachte:

- langsame i. v.-Injektion, da sonst die Bronchialsekretion zunimmt
- mögliche Atemdepression durch Antiepileptika.

22.2.5 Antikonvulsiva und Schwangerschaft

Bei **Kinderwunsch** sind Antikonvulsiva unbedingt indiziert, da Epilepsien die Fertilität vermindern (u. a. Störung der pulsatilen Hormonfreisetzung). Besteht **kein Kinderwunsch**, sollte auf eine sichere hormonelle Kontrazeption geachtet werden. Die Pille verschlechtert das Anfallsleiden nicht. Allerdings ist zu beachten, dass Antikonvulsiva den hepatischen Abbau von Estrogenen, Gestagenen und Kontrazeptiva beschleunigen. Deshalb sollte bei Kontrazeption die Dosis von Estrogen und Gestagen erhöht werden (durchgehende Einnahme).

Jede 200. Schwangere leidet unter Epilepsie bzw. wird mit Antiepileptika behandelt. Frauen mit Kinderwunsch ist eine Schwangerschaft durchaus anzuraten, das Krampfleiden selbst bedeutet noch kein teratogenes Risiko. Eine Schwangerschaft kann in Ausnahmefällen jedoch die Zahl der Krampfanfälle (Hormone wie β-HCG wirken prokonvulsiv) erhöhen, mit Schaden für die fetalen Nervenzellen und Gefahren für Mutter und Kind z. B. durch Stürze.

Beim praktischen Umgang mit **Antikonvulsiva in der Schwangerschaft** gilt:

- Alle klassischen, d. h. älteren Antikonvulsiva mit Ausnahme der Benzodiazepine besitzen ein mäßiges embryotoxisches Potenzial (Zunahme der Missbildungen von 0,1 auf 1 % Missbildungen).
- Eine Schwangerschaft ist dennoch keine Indikation zum Abbruch einer Therapie mit Antikonvulsiva, im Gegenteil: Mutter und Kind müssen vor Anfällen geschützt werden.
- Die Medikamentenspiegel im Blut müssen streng kontrolliert werden, da Schwangere aus Angst vor Missbildungen oft die Dosis reduzieren und außerdem die Schwangerschaft selbst die Serumspiegel von Antikonvulsiva vermindert (erhöhte Clearance).
- Nach Möglichkeit Monotherapie mit der niedrigsten wirksamen Dosis.
- Nach Möglichkeit Retard-Formulierungen verwenden um Serumkonzentrationsspitzen zu vermeiden.
- Enzyminduzierende Substanzen (Carbamazepin, Phenobarbital, Primidon, Phenytoin) können zu Vitamin-K-Mangel beim Kind führen. Das Neugeborene sollte dann einmalig Vitamin K erhalten.
- Bereits ab dem Moment, in dem eine Schwangerschaft geplant ist, bis mindestens zur 10. Woche der Schwangerschaft prophylaktische Gabe von Folsäure (hohes Risiko für Neuralrohrdefekte durch Antikonvulsiva).
- Eine gleichzeitig bestehende Depression kann durch Antikonvulsiva verstärkt werden.

Geeignete Antikonvulsiva in der Schwangerschaft sind aufgrund des geringen teratogenen Risikos **Lamotrigin und Clobazam** (Achtung: Gefahr der Atemdepression und Entzugssymptomatik beim Kind nach der Geburt). Vermeiden sollte man Valproat, Carbamazepin, Phenobarbital, Primidon und Phenytoin.

Weiterführende Informationen

- http://www.uni-duesseldorf.de/AWMF/ll/030–040.htm

23 Antidepressiva und Psychostimulanzien

23.1 Grundlagen

Key Point

Affektive Störungen wie Depression und Manie gehören zu den häufigsten Krankheiten. Ein besonderes Problem sind die Suizidalität und die begleitenden sozialen Probleme. Aus diesen Gründen gehört der Umgang mit Antidepressiva, Phasenprophylaktika und Anxiolytika zum allgemeinen ärztlichen Handwerk.

Ca. 10–20 % aller Menschen erkranken mindestens einmal in ihrem Leben an einer behandlungsbedürftigen **Depression,** die Prävalenz einer Altersdepression liegt sogar bei 15–25 %. Damit gehören Depressionen zu den **häufigsten Erkrankungen.** Trotzdem erhalten noch immer viele dieser Patienten keine fachärztliche Behandlung bzw. keine adäquate Pharmakotherapie mit Antidepressiva (die entgegen der Meinung vieler Patienten nicht süchtig machen). Ungeeignet für die Therapie einer Depression sind Neuroleptika oder die alleinige Gabe von Benzodiazepinen.

Zu den **affektiven Störungen** zählen in Anlehnung an die ICD-10 unter anderem folgende Erkrankungen:

- unipolar-depressive Störung: einmalig oder rezidivierend
- bipolar affektive Störung: abwechselnd depressive und manische Episoden
- unipolar-manische Störung: einmalig oder rezidivierend (selten, < 5 %)
- depressive Anpassungsstörung: Reaktion auf negative Ereignisse, z. B. Trauerreaktion
- symptomatische affektive Störung: depressives oder manisches Erkrankungsbild als Folge einer organischen Grunderkrankung, nach Schlaganfall oder bei Morbus Parkinson
- larvierte (verdeckte) Depression: Körpersymptome stehen im Vordergrund
- saisonale Depression (SAD, *seasonal affective disorder*): im Winterhalbjahr infolge des geringen Sonnenlichts.

Die Erkrankungen des depressiven Formenkreises sind primär durch **Störungen der Stimmung** und des **Antriebs** definiert, oft bestehen zusätzlich vegetative Symptome, die im Vordergrund stehen können (**Tab. 23.1**). Auch Wahnideen können auftreten (z. B. Schuld-, Krankheits-, Verarmungswahn).

Für die Pharmakotherapie der Depression ist das Wissen um folgende Krankheitscharakteristika wichtig:

Multimorbidität: Depressionen haben eine hohe Komorbidität vor allem mit kardiovaskulären Erkrankungen und dem metabolischen Syndrom.

Tabelle 23.1

Symptome der unipolaren Depression nach ICD-10

Kategorie	Symptomatik
Haupt-symptome	– depressive Verstimmung – Interesse-/Freudlosigkeit – verminderter Antrieb, Energieverlust, erhöhte Ermüdbarkeit
Zusatz-symptome	– verminderte Konzentration und Aufmerksamkeit, Denkstörung – vermindertes Selbstwertgefühl und Selbstvertrauen – psychomotorische Hemmung oder Agitiertheit – Schuldgefühle – Schlafstörungen – verminderter Appetit – suizidale Gedanken und Handlungen – Libidoverlust

Depression als Folge somatischer Erkrankungen: umgekehrt gehen zahlreiche Erkrankungen mit einer reaktiven wie organisch bedingten Depression einher, z. B. kardiovaskuläre Erkrankungen, Morbus Parkinson, multiple Sklerose, Schlaganfall, Tumorleiden. Die Pharmakotherapie der depressiven Störungen muss dann auch die Grunderkrankung und deren Therapie, d. h. Kontraindikationen und Arzneimittelinteraktionen, berücksichtigen.

Chronifizierung: 15 % bis 30 % der Patienten mit depressiven Symptomen entwickeln einen chronischen Krankheitsverlauf mit einer starken Rezidivneigung. Daraus folgt eine lange Therapiedauer.

Suizidrisiko: Affektive Krankheiten beinhalten ein hohes Risiko für suizidale Gedanken und Handlungen. Dies erfordert eine vorbeugende Pharmakotherapie gegen Suizidalität.

Die Therapie muss Monate oder sogar Jahre über die letzte depressive Episode hinaus durchgeführt werden:

- nach der ersten Episode: 6 Monate über die Episode hinaus
- nach der zweiten Episode: 3–4 Jahre
- mehr als 2 Episoden: mindestens 5 Jahre nach der letzten Episode bzw. 5 Jahre rezidivfrei.

MERKE

Die Komorbidität von Depression und somatischen Erkrankungen sowie deren Pharmakotherapie erfordert besondere Aufmerksamkeit zur Vermeidung von Nebenwirkungen und Arzneimittelinteraktionen.

23.1.1 Pathogenese

Die Ursachen der Depression sind vielfältig mit einer ausgeprägten genetischen Komponente. Die unipolare Depression gilt zu 40–50 % und die bipolare Depression zu 60–70 % als genetisch determiniert. Folgende **Veränderungen** können beobachtet werden:

- verminderte noradrenerge Transmission
- Verminderung und erniedrigte Bindungskapazität von Serotonin-Rezeptoren (v. a. $5\text{-}HT_{2A}$, $5\text{-}HT_{1B}$ und $5\text{-}HT_{1A}$ im Kortex, s. S. 49)
- erhöhte Aktivität von CRH und Glukokortikoiden in ZNS und Peripherie
- Atrophie des frontalen und präfrontalen Kortex sowie des Hippokampus
- verminderte Neuroneogenese im Hippokampus
- Reduktion des zerebralen Blutflusses im frontalen Kortex.

Die Dopamin-Transmission ist wahrscheinlich primär nicht verändert, kann sich jedoch im Krankheitsverlauf verringern und zum Krankheitsbild beitragen. Diese Veränderungen sind umso stärker, je länger und schwerer die Depression dauert bzw. ist. Es ist immer noch offen, inwieweit diese Veränderungen kausal oder reaktiv sind, und welche Ursachen zu diesen Veränderungen führen. Zusammen mit **Psychotherapien** können Antidepressiva (aber auch Plazebo) diese Veränderungen abschwächen oder sogar rückgängig machen.

Monoamin-Hypothese

1965 formulierte der Amerikaner Schildkraut seine bis heute gültige Arbeitshypothese, wonach der Depression ein **funktioneller Mangel** (Unterfunktion) der serotonergen und noradrenergen Transmission zugrunde liegt. Der Mensch besitzt nur ca. 15 000 noradrenerge und 350 000 serotonerge Neuronen im ZNS, bei so relativ kleinen Zellgruppen können bereits geringe neurochemische bzw. morphologische Störungen zu klinisch fassbaren Veränderungen führen. Die Monoamin-Hypothese ist nur eine Arbeitshypothese. Wichtige Beobachtungen stimmen mit dieser Hypothese nicht überein, wie z. B. die fehlende antidepressive Wirkung von Amphetamin oder Kokain, die ähnlich den Antidepressiva die Noradrenalin-Transmission verstärken.

Verminderte Transmission von Noradrenalin

Bei Depression ist die Expression der präsynaptischen auto- bzw. hetero-inhibitorischen α2-Rezeptoren erhöht, die die Freisetzung von Noradrenalin und – wenn auch nicht so stark – von Serotonin reduzieren (Serotonin wird auch in den Noradrenalin-Vesikeln gespeichert). Die Hypoaktivität von Noradrenalin im Gehirn geht einher mit Müdigkeit, Apathie und körperlicher Erschöpfung.

Verminderte Transmission von Serotonin

Eine Reihe von Veränderungen im Serotonin-Metabolismus korreliert mit dem Auftreten von Depression, Angst und Suizidversuchen wie

- die verminderte Bildung von Serotonin,
- die Abnahme der Expression bzw. Bindungskapazität von Serotonin-Rezeptoren,
- Mutationen im Genom des Serotonin-Transporters spielen nur eine geringe Rolle,
- verminderte Expression von Bindungsproteinen (z. B. p11), die Serotonin-Rezeptoren wie $5\text{-}HT_{1B}$ an der Oberfläche von Neuronen fixieren.

MERKE

Depression ist durch einen funktionellen Mangel an Monoaminen mit veränderter Empfindlichkeit von prä- und postsynaptischen Rezeptoren für Noradrenalin und Serotonin charakterisiert. Störungen der Dopamintransmission spielen primär keine Rolle.

Eingeschränkte Neuroneogenese und morphologische Störungen

Der **Verminderung der Neuroneogenese** wird eine zentrale Rolle in der Pathogenese der Depression zugeschrieben. Durch Stress und der damit verbundenen Hyperaktivität der Kortikosteroide im Gehirn wird zudem auch die Ausbildung der neuronalen Dendriten gestört. Als Ursache bzw. Folge dieser Veränderungen gilt u. a. eine verminderte Expression des neurotrophen Faktors BDNF (*brain derived neurotrophic factor*). Die dauerhafte Gabe von Antidepressiva erhöht die Expression von BDNF.

Erhöhte Aktivität von Kortikosteroiden

Depressive Störungen sind mit einer **Aktivitätszunahme von CRH**, Glukokortikoiden und verwandter Neurosteroide verbunden. Entwicklungsgeschichtlich dient die Aktivierung von CRH der Energiebereitstellung und der erhöhten Aufmerksamkeit bei Gefahr (Alarmreaktion). Eine pathologische Überaktivierung führt jedoch zu schwerwiegenden Störungen wie

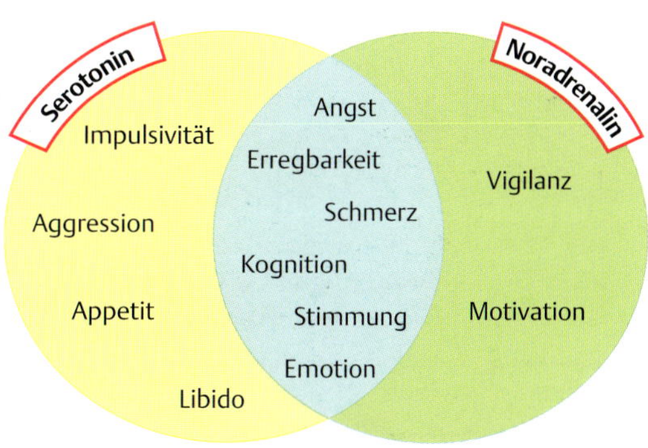

Abb. 23.1 Funktionen von Serotonin und Noradrenalin. Die psychisch-kognitiven Funktionen von Serotonin und Noradrenalin sowie Funktionen, in die beide biogene Amine involviert sind.

- depressive Verstimmung,
- Schlafstörungen,
- Angst,
- Senkung der Krampfschwelle,
- erhöhte Sensibilität gegenüber Stress,
- verminderte Neuroneogenese.

Bei vielen Patienten mit uni- und bipolaren affektiven Störungen sind die Konzentrationen von CRH und Glukokortikoiden im Blut erhöht. Dabei wird CRH in einigen Hirnarealen durch die Glukokortikoide stimuliert und nicht unterdrückt, wie es bei einem intakten Regelkreis zu erwarten ist (s. S. 287).

Affektive Störungen durch Medikamente

Auch viele **Medikamente** können affektive (v. a. depressive) Verstimmungen auslösen, z. B.

- Steroidhormone (Glukokortikoide)
- Sexualhormone (Gestagene, Estrogene: erhöhte wie erniedrigte Spiegel)
- Neuroleptika
- Antikonvulsiva
- Antihypertensiva (Betablocker, ACE-Hemmer, Reserpin, Clonidin)
- Gyrase-Hemmstoffe
- Interferone.

Auch der Entzug von Arzneistoffen, z. B. Opioiden oder Benzodiazepinen, kann depressive Verstimmungen hervorrufen.

23.2 Pharmakotherapie von affektiven Störungen

Key Point
Alle Antidepressiva außer Lithium greifen in die synaptische Signalübertragung von Noradrenalin und/oder Serotonin ein.

Die Verordnung von Medikamenten ist nur ein Baustein der Therapie affektiver Störungen. Ebenso wichtig sind nichtmedikamentöse Behandlungsformen wie z. B. kognitive Verhaltens- oder Soziotherapie. In der medikamentösen Depressionsbehandlung werden derzeit folgende **Klassen von Antidepressiva** eingesetzt:

- „klassische" trizyklische Antidepressiva
- α2-Antagonisten (tetrazyklische und modifizierte trizyklische Antidepressiva)
- serotoninselektive Wiederaufnahme-Inhibitoren (SSRI)
- noradrenalinselektive Wiederaufnahme-Inhibitoren (NRI)
- noradrenalin-serotonin-selektive Antidepressiva (NSRI)
- Monoaminoxidase-Hemmer (MAO-Hemmer)
- Johanniskraut
- Lithium
- DAT-Hemmer (Bupropion)
- 5-HT_{2C}-Hemmer.

23.2.1 Pharmakodynamik von Antidepressiva

Alle Antidepressiva außer Lithium erhöhen die Konzentration von **Noradrenalin und/oder Serotonin** im synaptischen Spalt, wodurch die Noradrenalin- und/oder Serotonin-Rezeptoren stimuliert und ihre Expression verändert wird (**Abb. 23.2**). Zielstrukturen der Antidepressiva sind neben den Wiederaufnahme-Transportern für Noradrenalin bzw. Serotonin auch der α2- und 5-HT_{2C}-Rezeptor und MAO-A.

Die Verstärkung der Noradrenalin- bzw. Serotonin-Transmission sollte nicht als spezifischer Angriffspunkt betrachtet werden, sondern als Anstoß zu adaptiven neuroplastischen Veränderungen, die zur Lösung der Depression beitragen.

Hemmung der Noradrenalin-Wiederaufnahme

Unter normalen Bedingungen wird Noradrenalin durch folgende Prozesse aus dem synaptischen Spalt entfernt (vgl. S. 41):

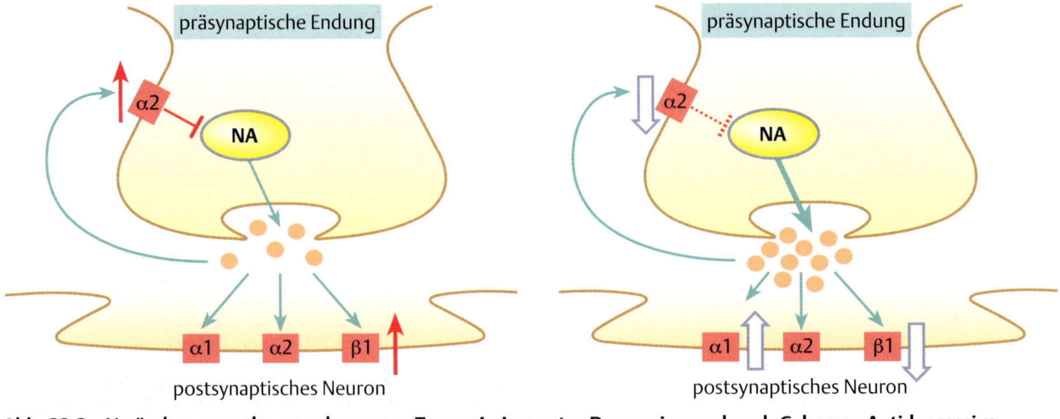

Abb. 23.2 Veränderungen der noradrenergen Transmission unter Depression und nach Gabe von Antidepressiva. Bei depressiven Patienten bzw. im Tierversuch werden Veränderungen in der Expression von noradrenergen Rezeptoren beobachtet (links, rote Pfeile), die sich durch die Gabe von Antidepressiva wieder normalisieren (rechts, offene blaue Pfeile).

- Wiederaufnahme in die präsynaptische Endigung durch einen hochaffinen selektiven **Noradrenalin-Transporter** (NET) (*Reuptake 1*)
- Aufnahme in nichtneuronale Zellen wie Mikroglia durch einen niederaffinen unselektiven Transporter für Kationen (*Reuptake 2*)
- Diffusion in den Extrazellulärraum und Aufnahme ins Blut.

Bei Depression ist die synaptische Transmission von Noradrenalin vermindert. Antidepressiva verdrängen Noradrenalin kompetitiv von diesen Transportern, sodass die synaptische **Konzentration und Wirkung von Noradrenalin** an den Rezeptoren **erhöht wird.** Weitere Veränderungen der Katecholamin-Transmission durch Antidepressiva umfassen:

- erhöhte Expression von α1-Rezeptoren
- verminderte Expression von β-Rezeptoren
- Verminderung von präsynaptischen α2-Bindungsstellen, wodurch die durch den präsynaptischen α2-Rezeptor vermittelte Hemmung der Noradrenalinfreisetzung (Autoinhibition) abgeschwächt wird.

Diese Veränderungen werden aber nicht von allen Antidepressiva induziert, sodass kein allgemeines Wirkprinzip postuliert werden kann.

Hemmung des Serotonin-Transporters bzw. der Wiederaufnahme von Serotonin

Serotonin wird durch den **Serotonin-Transporter (SERT)** aus dem synaptischen Spalt entfernt (s. S. 49). Hemmstoffe des SERT, die Serotonin-Reuptake-Inhibitoren (SRI), erhöhen daher die Konzentration und Wirkung von Serotonin im synaptischen Spalt (**Abb. 23.3**).

Die **Wirkung** der Antidepressiva auf den Serotoninspiegel ist uneinheitlich, da je nach Kerngebiet hemmende wie erregende Serotonin-Rezeptoren bzw. -Bindungsstellen hoch- oder herunterreguliert werden. Es kommt zur

- verminderten Expression und Hemmung von $5\text{-}HT_{2A}$-Rezeptoren; dies korreliert mit einer anxiolytischen Wirkung,
- verminderten Expression und Empfindlichkeit des präsynaptischen inhibitorischen $5\text{-}HT_{1A}$-Rezeptors mit nachfolgend erhöhter Freisetzung von Serotonin,
- Hemmung von $5\text{-}HT_{2C}$-Rezeptoren, dadurch Anxiolyse und erhöhter Freisetzung von Noradrenalin und Dopamin im präfrontalen Kortex

Direkte Hemmung und indirekte Stimulation von α2-Rezeptoren

Direkte Antagonisten am **α2-Rezeptor** wie Mianserin oder Mirtazapin blockieren die α2-vermittelte präsynaptische Autohemmung von Noradrenalin und führen damit zur **erhöhten Freisetzung von Noradrenalin** (s. S. 41). Noradrenalin-Reuptake-Inhibitoren (NRI) stimulieren über eine erhöhte Konzentration von Noradrenalin im synaptischen Spalt auch die präsynaptischen α2-Rezeptor – wie passt hierzu die antidepressive Wirkung von α2-Hemmstoffen? Es gibt zwei Erklärungsansätze:

- unter Antidepressiva wird (unspezifisch) die Expression von präsynaptischen inhibitorischen α2-Rezeptoren vermindert
- Noradrenalin bindet mit höherer Affinität an die postsynaptischen α2-Rezeptoren.

Der **postsynaptische α2-Agonismus** trägt auch zu den sedierenden und koanalgetischen Wirkungen von TCA und α2-Antagonisten bei, ähnlich der Sedierung und Schmerzhemmung von α2-Agonisten wie Clonidin (s. S. 79) oder des Opioids Pethidin (s. S. 260).

23

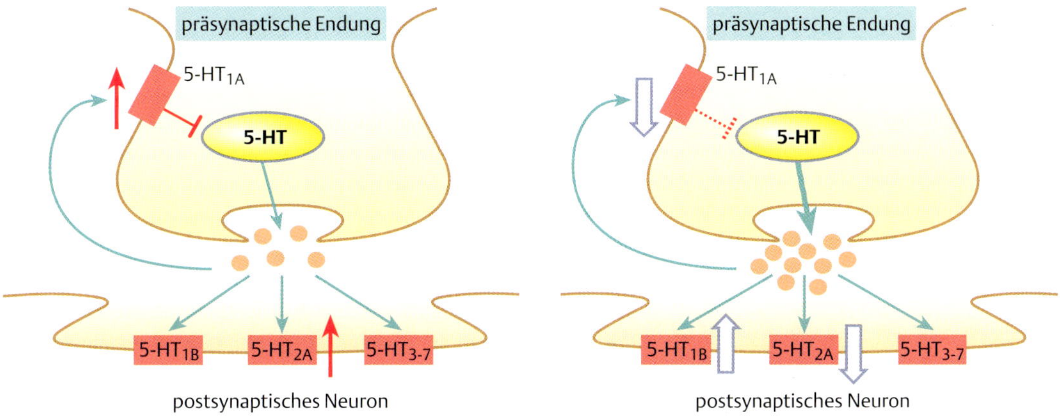

Abb. 23.3 Veränderungen der serotoninergen Transmission unter Depression und nach Gabe von Antidepressiva. Bei depressiven Patienten bzw. im Tierversuch werden Veränderungen in der Expression von serotonergen Rezeptoren beobachtet (links, rote Pfeile), die sich durch die Gabe von Antidepressiva wieder normalisieren (rechts, offene blaue Pfeile). Wichtig ist u. a. die Abschwächung der 5-HT1A-vermittelten Autohemmung (rechts, gestrichelte Linie), wodurch die Freisetzung von Serotonin (S) erhöht bzw. normalisiert wird (rechts).

Dopaminerge Wirkungen

Antidepressiva beeinflussen nicht die **Dopamin-Transmission** (Ausnahme Bupropion), daher besitzen sie auch kein pro- oder antipsychotisches Potenzial (Ausnahme: Trimipramin). Jedoch wird die dopaminerge Transmission **sekundär verstärkt** als Folge einer

- Zunahme der Dopamin-Konzentration im synaptischen Spalt, da Dopamin ebenfalls ein Substrat des Noradrenalin-Transporters ist und einer
- gesteigerten Dopamin-Freisetzung, da 5-HT-Rezeptoren auch die Freisetzung von Dopamin verstärken können.

Der D_2-Agonist Pramipexol wurde bereits für depressive Störungen beim Morbus Parkinson zugelassen.

Fehlende Struktur-Wirkungs-Beziehung

Von der chemischen Struktur von Antidepressiva lassen sich keine Vorhersagen zur antidepressiven Wirkung ableiten. Ihr therapeutischer Effekt korreliert außerdem nur mäßig mit der biochemischen Hemmung der Noradrenalin- oder Serotonin-Wiederaufnahme. Schließlich gibt es keine kausale Beziehung zwischen der Dichte von Monoamin-Rezeptoren bzw. deren Bindungsstellen und der klinischen Wirkung von Antidepressiva.

MERKE

Antidepressiva erhöhen die Konzentration von Noradrenalin und/oder Serotonin im synaptischen Spalt.

23.2.2 Vegetative Nebenwirkungen

Unter den Antidepressiva besitzen v. a. die trizyklischen Antidepressiva und α2-Antagonisten ein breites Spektrum von Nebenwirkungen, die durch die Hemmung von muskarinergen, histaminergen und α1-adrenergen Rezeptoren hervorgerufen werden. Die vegetativen Nebenwirkungen kommen auch bei anderen Psychopharmaka vor, z. B. bei den Neuroleptika, unabhängig davon, ob sie eine Phenothiazinstruktur aufweisen. Wegen dieser Nebenwirkungen werden die Medikamente oft abgesetzt.

Im Gegensatz dazu sind SSRI frei von diesen Nebenwirkungen.

Hemmung der muskarinergen Acetylcholin-Rezeptoren

Trizyklische Antidepressiva (TCA) und α_2-Antagonisten hemmen mit hoher Affinität die mACh-Rezeptoren (v. a. Amitriptylin). Dies verursacht starke **atropinerge Nebenwirkungen** wie

- Mundtrockenheit (achten Sie darauf, dass die Patienten nur zuckerfreie Bonbons oder Kaugummi konsumieren, sonst droht eine massive Karies [regelmäßige Zahnarztkontrollen]),
- Akkommodationsstörung und Mydriasis (Sturzgefahr durch verschwommenes Sehen) mit Erhöhung des Augeninnendrucks (regelmäßige augenärztliche Kontrollen),
- Obstipation bis zum Ileus,
- Harnverhalt,
- Verwirrung bis hin zum anticholinergen Delir mit optischen Halluzinationen,
- Tachykardie und fehlende „Bremswirkung" am Herzen (Vorsicht: Verstärkung der reflektorischen Tachykardie durch α1-Hemmung und Noradrenalin.

Praxistipp

Vorsicht bei Komedikation mit anderen atropinerg wirksamen Arzneimitteln.

Hemmung des α1-Rezeptors

Die Blockade des α1-Rezeptors durch die tri- und tetrazyklischen Antidepressiva führt zu **Hypotonie mit Sturzgefahr,** daher ist die abendliche Medikamentengabe zu empfehlen. Bei Herzinsuffizienz und ausgeprägter Hypertonie ist die orthostatische Hypotonie besonders ausgeprägt (Therapie: Sympathomimetika Etilefrin oder Midodrin). Auch eine **reflektorische Tachykardie** mit tachykarden Rhythmusstörungen kann auftreten, die durch die bereits erwähnte Hemmung des mACh-Rezeptors noch verstärkt wird.

Hemmung des H_1-Rezeptors

Die trizyklischen Antidepressiva und α2-Antagonisten hemmen den H_1-Rezeptor ähnlich stark wie die klassischen H_1-Antihistaminika (s. S. 331).

Sedierung und Schlafneigung sind die wichtigsten Folgen der H_1-Blockade. Die Sedierung ist aber nicht nur Nebenwirkung, sondern stellt auch eine oft erwünschte, wesentliche therapeutische Wirkung dar, die besonders zu Therapiebeginn die Auswahl eines Antidepressivums mitbestimmt, da Depressive oft an Schlaflosigkeit und innerer Unruhe leiden. Nachteile einer Sedierung sind Kognitionsstörungen und eingeschränktes Reaktionsvermögen (Autofahrer!).

Eine weitere Nebenwirkung sind **Steigerung des Appetits** und **Gewichtszunahme.** Der H_1-Rezeptor reguliert im Thalamus den Appetit. Ähnlich wie Leptin reduzieren H_1-Agonisten die Nahrungsaufnahme und erhöhen das Sättigungsgefühl. Umgekehrt wird durch die H_1-Blockade der Appetit gesteigert (*craving* nach Kohlenhydraten), was zu unerwünschter Gewichtszunahme führt, die durch die Hemmung von $5\text{-}HT_{2A}$-Rezeptoren noch verstärkt wird. Vor allem bei Frauen kann so das negative Selbstbild weiter verstärkt werden.

MERKE

Die Hemmung des H_1-Rezeptors verursacht eine Sedierung, verstärkt die Schlafneigung und führt zu Gewichtszunahme.

Verstärkung der noradrenergen, adrenergen und serotonergen Transmission

Die Hemmung der Noradrenalin- und Serotonin-Wiederaufnahme sowie des präsynaptischen α2-Rezeptors führt zu einer generellen Zunahme der noradrenergen, adrenergen und serotonergen Transmission im ganzen Körper. Die Nebenwirkungen sind typisch für die physiologischen Funktionen des jeweiligen Transmitters (**Tab. 23.2**). Typische **Nebenwirkungen** entstehen durch die noradrenerge (NA) und serotonerge (5-HT) Wirkung:

- starkes Schwitzen (NA, 5-HT)
- Harnverhalt durch Zunahme des noradrenergen Sphinktertonus der Blase (NA, vgl. S. 142)
- klinisch relevanter Blutdruckanstieg in höherer Dosierung (NA)
- Mundtrockenheit (NA, 5-HT), hierbei handelt es sich um eine pseudoanticholinerge Nebenwirkung, die auch bei den noradrenerg wirksamen Antidepressiva auftritt, die keine atropinerge Wirkung haben
- Übelkeit (5-HT).

Weitere Nebenwirkungen

Noch eine Reihe weiterer Nebenwirkungen ist für Antidepressiva typisch:

- feinschlägiger **Tremor**
- bei bipolaren Störungen können Antidepressiva **hypomanische Nachschwankungen** auslösen oder den Umschwung in die Manie beschleunigen, v. a. wenn keine Phasenprophylaktika eingenommen werden (s. S. 362)
- Unterdrückung von Träumen, nach dem Absetzen von Antidepressiva kann ein ***Rebound*** mit extrem lebhaften Träumen auftreten
- Störungen des **Blutbilds** (Agranulozytose, Anämie).

Tabelle 23.2

Wirkungen einer verstärkten Transmission von Noradrenalin und Serotonin

	Noradrenalin	Serotonin
Schwitzen	+	+
Mundtrockenheit	+	+
Harnverhalt	+	–
Blutdruckerhöhung	+	–
Übelkeit	–	+
Störung der Libido	–	+
Hyperglykämie	+	–

Beachte: manche dieser Nebenwirkungen sind auch Teil des depressiven Syndroms

23.2.3 Klinische Wirksamkeit und Therapieziele

Therapeutische Wirkungen der Antidepressiva sind:

- Stimmungsaufhellung (thymoleptische Wirkung),
- Antriebssteigerung (thymeretische Wirkung),
- Sedierung,
- Anxiolyse,
- Verhinderung von suizidalen Gedanken und Handlungen.

Bezüglich der Wirksamkeit von Antidepressiva gibt es keinen substanziellen Unterschied in der antidepressiven Wirkung der verschiedenen Wirkstoffe. Die Stimmungsaufhellung tritt nur bei depressiven Patienten auf, nicht bei Gesunden. Da Antidepressiva den zirkadianen Rhythmus neu organisieren, wird auch die Schlafstruktur meist verbessert.

Die **antidepressive Wirkung** greift erst mit einer **Verzögerung** von durchschnittlich 1–2 Wochen. Im Gegensatz dazu treten die somatischen Nebenwirkungen unmittelbar nach Einnahme der ersten Dosis auf. Unter anderem aus diesem Grund brechen 30–40 % der Patienten die Einnahme vorzeitig ab.

30–40 % der Patienten sprechen außerdem nicht auf das aktuelle Antidepressivum an, dann ist ein Wechsel auf ein andere Mittel notwendig (evtl. stationäre Umstellung).

Klagt der Patient über Nebenwirkungen, sollte man immer bedenken, dass es sich auch um Symptome der Depression handeln kann. Daher müssen die somatischen Störungen vor Beginn einer Therapie mit Antidepressiva sorgfältig abgefragt werden.

Antidepressiva sollten immer **einschleichend dosiert** werden (Ausnahme: SSRI, bei denen gleich mit der Zieldosis begonnen wird). Für eine erfolgreiche Rezidivprophylaxe dürfen sie nur auf ärztliche Anordnung abgesetzt werden, da sonst ein erneuter Ausbruch der Krankheit droht.

Bei längerfristiger Verordnung wird heute der **Verträglichkeit** der Antidepressiva und der Compliance bei ihrer Einnahme eine größere Bedeutung beigemessen als den Unterschieden zwischen Stimmungsaufhellung und Antriebssteigerung.

Einen Überblick über die vorrangige Wirkung der unterschiedlichen Antidepressiva sowie ihre bevorzugte Indikation geben **Tab. 23.3** und **Tab. 23.4**.

Tabelle 23.3

Wirkungen der Antidepressiva**

	Stimmungsaufhellung	Antriebssteigerung	psychomotorisch dämpfend	Anxiolyse
TCA	++	+ (++)*	++ (+)*	+
α2-Antagonisten	++	+	++	–
SSRI	+	++	–	++
NSRI	++	++	–	–

* Imipramin und Desipramin wirken nur mäßig dämpfend, dafür aber stärker antriebssteigernd
** Vergleich nur innerhalb einer Gruppe, nicht zwischen den Gruppen möglich

Tabelle 23.4

Einsatz von Antidepressiva bei Erkrankungen des depressiven Formenkreises

depressive Form	Arzneistoffe
agitiert	sedierende Antidepressiva wie α2-Antagonisten und trizyklische Antidepressiva
gehemmt-depressiv	nichtsedierende Antidepressiva wie SSRI, NSRI, Desipramin, Nortriptylin oder Moclobemid
wahnhaft	D_2-hemmendes Antidepressivum Trimipramin
+ Zwangsstörungen	SSRI, Clomipramin
+ Angst	Antidepressivum + Benzodiazepine

23

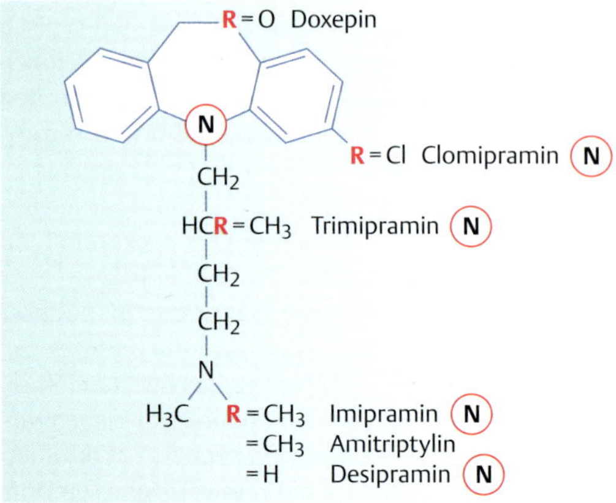

Abb. 23.4 Struktur der TCA. Bei Wirkstoffen mit einem „N" ist der Kohlenstoff im mittleren Ring durch einen Stickstoff ersetzt.

MERKE

- Die Stimmungsaufhellung (Thymolepsie) sollte idealerweise der Antriebssteigerung (Thymerese) vorausgehen, da eine Antriebssteigerung bei depressiver Stimmungslage zu suizidalen Gedanken und Handlungen führen kann.
- Die antidepressive Wirkung tritt erst mit einer Latenz von ca. 1–2 Wochen ein. Somatische Nebenwirkungen treten jedoch sofort bei Kranken wie Gesunden auf.

23.2.4 Trizyklische Antidepressiva

Wirkmechanismus | Die trizyklischen Antidepressiva (TCA) sind die einzige Gruppe, die über ein chemisches Grundgerüst definiert ist (**Abb. 23.4**). 1957 wurden die antidepressiven Eigenschaften des trizyklischen Neuroleptikums Chlorpromazin erkannt, und so leiten sich die trizyklischen Antidepressiva von den klassischen Phenothiazin- und Thioxanthen-Neuroleptika ab (s. S. 376). Diese Strukturverwandtschaft erklärt auch, warum einige Neuroleptika bzw. Antidepressiva eine antidepressive bzw. antipsychotische Wirkung besitzen.

Das charakteristische antidepressive Wirkprofil beruht auf der

- Hemmung des Noradrenalin- wie Serotonin-Reuptakes (**Abb. 23.5**), wobei die Wirkung am Noradrenalin-Reuptake überwiegt,
- Hemmung des $5\text{-}HT_{2A}$-Rezeptors (Anxiolyse),
- Hemmung des H_1-Rezeptors (Sedierung, Schlafförderung).

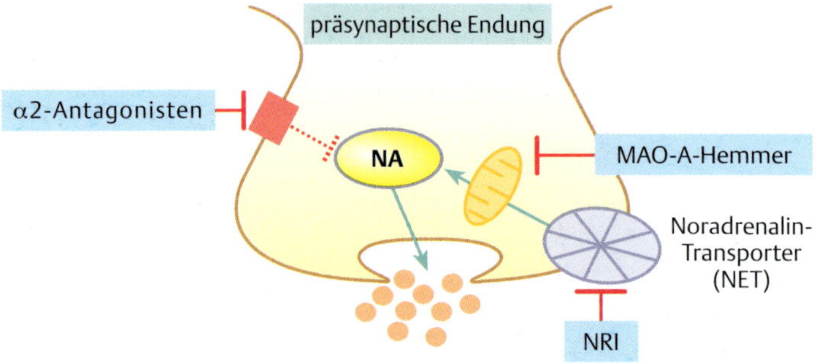

Abb. 23.5 Verstärkung der noradrenergen Transmission durch Antidepressiva. Die Freisetzung von Noradrenalin kann verstärkt werden durch NRI (Hemmstoffe der Wiederaufnahme, NET), α2-Antagonisten und MAO-A-Hemmstoffe.

Wirkung: antidepressiv plus

- **antriebshemmend:** Amitriptylin, Doxepin
- **antriebsneutral:** Imipramin, Clomipramin
- **anstriebssteigernd:** Desipramin, Nortriptylin.

Pharmakokinetik | TCA sind sehr lipophil und passieren gut die Blut-Hirn-Schranke. Sie unterliegen einem hohen First-pass-Effekt mit mäßiger Bioverfügbarkeit. Von klinischer Bedeutung ist die CYP2D6-vermittelte Metabolisierung mit Bildung von aktiven sekundären Aminen wie Desipramin (eine Methylgruppe) und/oder aktiven tertiären Aminen wie Imipramin (zwei Methylgruppen). Induktoren oder Hemmstoffe von CYP2D6 verändern die Wirkung von TCA.

Wirkstoffe | Amitriptylin (Saroten®) ist ein sehr potentes Antidepressivum, das auch bei schweren Depressionen wirksam ist. Es nimmt eine Mittelstellung ein: es wirkt stärker dämpfend wie Imipramin, aber nicht so stark antipsychotisch wie Trimipramin. In niedrigen Dosierungen wird Amitriptylin als Koanalgetikum bei neuropathischen Schmerzen eingesetzt (s. S. 267). Probleme bereitet das breite Nebenwirkungsspektrum von Amitriptylin mit seinen ausgeprägten atropinergen, antihistaminergen und anti-α1-Wirkungen, die sich im Therapieverlauf abschwächen. **Nortriptylin** (Nortrilen®), ein Metabolit von Amitriptylin, eignet sich gut zur Kombinationstherapie wegen seiner deutlich schwächeren anticholinergen und kardialen Nebenwirkungen.

Imipramin (Tofranil®) und sein Metabolit **Desipramin** (= Desmethylimipramin) (Pertofran®) sind potente Hemmstoffe des Noradrenalin-Transporters. Aufgrund ihrer geringen H_1-Blockade wirken sie weniger sedierend und damit weniger psychomotorisch dämpfend. Auch die atropinergen Nebenwirkungen sind schwächer ausgeprägt.

Clomipramin (Anafranil®) besitzt eine ausgeprägte serotonerge Komponente (Hemmung SERT). Wegen seiner ausgeprägten anxiolytischen Wirkung wird es speziell bei Zwangssyndromen eingesetzt.

Doxepin (Aponal®) ist ein starker H_1-Hemmstoff. Deshalb findet Doxepin u. a. auch bei der Neurodermitis Anwendung, da neben der Abschwächung des quälenden Juckreizes auch die damit verbundene Schlaflosigkeit (Schlafinduktion durch H_1-Blockade) gebessert wird. Die Indikation Opioid- und Alkoholentzug wird durch Senkung der Krampfschwelle limitiert.

Trimipramin (Stangyl®) wirkt als einziges Antidepressivum auch antipsychotisch, da es den D_2-Rezeptor hemmt. Diese antipsychotische Wirkung trägt aber nicht zur Depressionslösung bei. Es wird bei innerer Unruhe, Schlafstörungen und Angst eingesetzt.

Opipramol (Insidon®) ist nur von der Struktur ein trizyklisches Antidepressivum. Es hemmt weder den Noradrenalin- noch den Serotonin-Reuptake. Seine Wirksamkeit wird u. a. auf seine starke H_1-Blockade zurückgeführt. Opipramol fördert v. a. den Schlaf und wirkt stark anxiolytisch, ohne das Risiko einer Abhängigkeit wie bei Benzodiazepinen.

Nebenwirkungen | (→ vgl. S. 354) Weitere Nebenwirkungen von TCA sind

- Hemmung von Natriumkanälen (ähnlich wie bei Typ IA-Antiarrhythmika, s. S. 96), was einerseits zu Herzrhythmusstörungen führen kann, andererseits aber wesentlich für die Wirkung der TCA als Koanalgetika beim neuropathischen Schmerz ist,
- Anstieg der Transaminasen,
- zentrale Erregungszustände bis hin zu Krampfanfällen bedingt durch den erhöhten Tonus von Noradrenalin (besonders ausgeprägt bei antriebssteigernden TCA wie Desipramin),
- sympathomimetische Wirkung mit Tachykardie, evtl. Blutdrucksteigerung oder Tremor,
- kardiale Arrhythmien bei älteren Patienten mit QT-Verlängerung (mACh-Hemmung und α1-Blockade).

Kontraindikationen | Anwendungsbeschränkungen ergeben sich aus den zahlreichen Nebenwirkungen, z. B. Epilepsie, Leberfunktionsstörungen, kardiale Arrhythmien, Prostatahyperplasie, Glaukom.

MERKE

TCA sind bei schweren Depressionen anderen Antidepressiva überlegen. Wegen ihrer umfangreichen Nebenwirkungen sollte ihr Einsatz in der ambulanten Therapie sorgfältig geprüft werden.

23.2.5 α2-Antagonisten

Wirkmechanismus | α2-Antagonisten haben eine tetrazyklische Struktur (syn. tetrazyklische Antidepressiva), die sich von den TCA ableitet. Da sie die Noradrenalin- und Serotonin-Wiederaufnahme wesentlich schwächer als TCA hemmen, dafür aber wirksam den α2-Rezeptor blockieren, sollte sich die Bezeichnung nach dem α2-Antagonismus und nicht nach der chemischen Struktur richten. α2-Antagonisten unterscheiden sich von TCA durch

- die starke (präsynaptische) α2-Hemmung
- die wesentlich schwächere Hemmung der Noradrenalin- und Serotonin-Wiederaufnahme
- die geringe oder fehlende Hemmung der mACh- und α1-Rezeptoren.

α2-Antagonisten wirken besonders zu Therapiebeginn **dämpfend** und werden daher auch bei agitierten Depressionen eingesetzt.

Wirkstoffe | Mianserin (Prisma®) und seine Vorläufersubstanz Maprotilin (Ludiomil®) sind von **Mirtazapin** (Remergil®) abgelöst worden, einem Pyridyl-Analogon des Mianserins mit enantiomerspezifischen Wirkungen:

- das S-(+)-Enantiomer blockiert die α2- und $5\text{-}HT_2$-Rezeptoren

- das R-(-)-Enantiomer blockiert den $5\text{-}HT_3$-Rezeptor.

Mirtazapin hemmt nicht die Wiederaufnahme von Monoaminen. Es zeigt einen relativ frühen Wirkungseintritt nach ca. einer Woche. Aufgrund seiner sedierenden Wirkung bei fehlenden atropinergen Nebenwirkungen und nur geringer Übelkeit ($5\text{-}HT_3$-Antagonismus!) wird Mirtazapin häufig verwendet, auch als Schlafmittel in der Geriatrie. Mirtazapin verursacht starke Gewichtszunahme!

Nebenwirkungen | Unter Mianserin-Einnahme besteht das Risiko von Agranulozytosen und aplastischen Anämien (regelmäßige Blutbildkontrollen). Unter Mirtazapin ist dieses Risiko deutlich geringer.

Kontraindikationen | Epilepsie, Niereninsuffizienz, Glaukom.

MERKE

- α2-Antagonisten sind wirkungsvolle und sedierende Antidepressiva.
- Mirtazapin besitzt relativ geringe Nebenwirkungen, steigert aber das Gewicht.

23

23.2.6 Selektive Noradrenalin-Reuptake-Inhibitoren (NRI)

Das entscheidende Charakteristikum dieser Gruppe ist die **alleinige Hemmung des Noradrenalin-Reuptake** und die fehlende Interaktion mit anderen Transmittern. Die antidepressive Wirkung der NRI entspricht derjenigen von Noradrenalin- und Serotonin-Reuptake-Inhibitoren (NSRI). Hauptvertreter ist **Reboxetin** (Edronax®). Wie bei den NSRI (s. u.) sind auffällige Nebenwirkungen von Reboxetin starkes Schwitzen, Blutdrucksteigerung, sexuelle Funktionsstörungen sowie Harnverhalt, der v. a. junge Männer häufig zum Absetzen zwingt. Es gilt als nur mäßig wirksam.

23.2.7 Noradrenalin- und Serotonin-Reuptake-Inhibitoren (NSRI)

NSRI hemmen sowohl den Noradrenalin- als auch den Serotonin-Reuptake. Da sie nicht mit anderen Rezeptoren interagieren, sind sie frei von atropinergen oder sedierenden Nebenwirkungen.

Venlafaxin (Trevilor®) hat nur eine geringe Bioverfügbarkeit von < 20 % und soll jedoch einen beschleunigten Wirkungsbeginn aufweisen. In niedriger Dosierung wirkt es v. a. als SRI, in höherer Dosierung als NRI, die klinische Relevanz dieses Befundes ist jedoch unklar. Die Retardform ist besser verträglich.

Duloxetin (Cymbalta®) wird auch als dualer Hemmstoff bezeichnet, da es Noradrenalin- und Serotonin-Reuptake gleich stark hemmt. Als Yentreve® ist Duloxetin bei Belastungsinkontinenz zugelassen (s. S. 144). Aus der Nebenwirkung Harnverhalt infolge der α1-Stimulation wurde also eine Indikation entwickelt.

NRI und NSRI sind insgesamt wirksame und **nebenwirkungsärmere** Antidepressiva als TCA. Harnverhalt, Schwitzen oder sexuelle Funktionsstörungen zwingen jedoch immer wieder zum Absetzen.

Kontraindikationen sind schwere Lebererkrankungen, schwere Hypertonie, Epilepsie und Glaukom.

23.2.8 Selektive Serotonin-Reuptake-Inhibitoren (SSRI)

Wirkmechanismus | SSRI hemmen nur den Serotonin-Transporter (SERT), beeinflussen jedoch, bis auf Paroxetin, keine anderen Transmittersysteme (**Abb. 23.6**). Im Vergleich zu den TCA gelten SSRI als schwächer thymoleptisch, sodass die thymeretische Komponente relativ überwiegt. Dieser verbesserte Antrieb ohne Stimmungsaufhellung erhöht möglicherweise das Risiko für Suizid(gedanken), wobei die Datenlage dazu widersprüchlich ist und solide Studien fehlen.

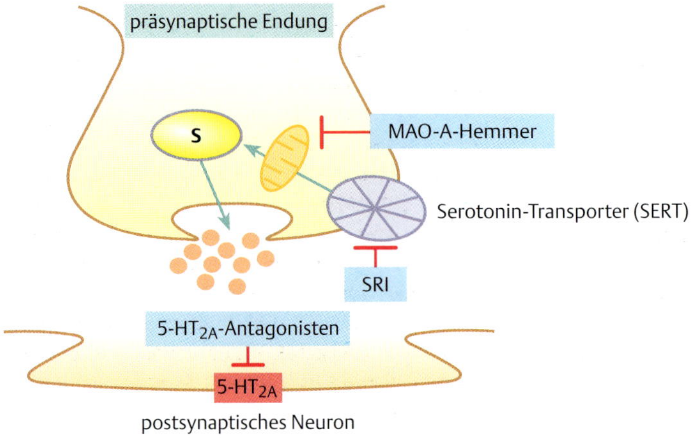

Abb. 23.6 Verstärkung der serotonergen Transmission durch Antidepressiva. Die Freisetzung von Serotonin kann verstärkt werden durch SSRI (Hemmstoffe der Wiederaufnahme, SERT) und MAO-A-Hemmstoffe. Die Hemmung von postsynaptischen $5\text{-}HT_{2A}$-Rezeptoren bewirkt eine Anxiolyse.

Tabelle 23.5

Wirkungsprofile von (selektiven) Serotonin-Reuptake-Inhibitoren

Wirkstoff	Besonderheiten
Citalopram	geringe Hemmung der CYP450-Enzyme geringe Nebenwirkungen und Arzneimittelinteraktionen
Escitalopram	Enantiomer von Citalopram, weniger Arzneimittelinteraktionen
Fluoxetin	relativ starke Unruhe und Schlaflosigkeit lange Eliminations-HWZ seiner Metaboliten
Paroxetin	wie Fluoxetin ein starker Hemmstoff von CYP2D6
Sertralin	potentes SSRI geringe Nebenwirkungen und Arzneimittelinteraktionen
Trazodon	α1-Hemmung und sedierende Wirkung

Neben Depressionen werden SSRI auch bei Essstörungen, Zwangserkrankungen und Angststörungen eingesetzt.

Wirkstoffe | **Citalopram** (Cipramil®) und sein Enantiomer **Escitalopram** (Cipralex®), **Sertralin** (Zoloft®), **Paroxetin** (Seroxat®), **Fluoxetin** (Fluctin®) und **Fluvoxamin** (Fevarin®) sind häufig verordnete SSRI (**Tab. 23.5**).

Trazodon (Thombran®) ist ein mittelstark sedierender SRI, der auch noch α1- und postsynaptische $5\text{-}HT_{2A}$-Rezeptoren hemmt. Trazodon kombiniert den Vorteil der geringen Nebenwirkungen der SSRI und löst im Gegensatz zu den anderen Wirkstoffen weder Unruhe noch Schlaflosigkeit aus. Wegen seiner sedierenden Wirkung ist es bei ängstlich-depressiven Symptomen indiziert.

Die **antidepressive Wirksamkeit** der einzelnen SSRI ist ungefähr gleich. Es gibt jedoch **pharmakologisch relevante Unterschiede** zwischen den Wirkstoffen:

- Citalopram und Escilatopram hemmen am schwächsten die CYP450-Enzyme und verursachen deshalb die geringsten Arzneimittelinteraktionen
- Sertralin gilt als der potenteste SSRI und verursacht ähnlich dem Citalopram die geringsten Nebenwirkungen und Arzneimittelinteraktionen
- Fluoxetin verursacht stärkere Unruhe und Schlaflosigkeit als die anderen SSRI
- Fluoxetin bzw. seine aktiven Metaboliten haben eine lange Eliminations-HWZ von einer bzw. 4 Wochen, daher ist noch bis zu 4 Wochen nach dem Absetzen sorgfältig auf Interaktionen mit anderen Medikamenten zu achten
- Fluoxetin und Fluvoxamin sollten wegen ihrer ausgeprägteren Arzneimittelinteraktionen gegenüber den jüngeren SSRI nur noch als zweite Wahl verordnet werden.

Tabelle 23.6

Vergleich von SSRI und TCA

Vorteile von TCA gegenüber SSRI	Vorteile von SSRI gegenüber TCA
– besser wirksam bei schweren Depressionen – Sedierung in der Akutphase – weniger Unruhe, Ängstlichkeit und Schlaflosigkeit – keine Hemmung der Plättchenaggregation mit Blutungen – geringeres Risiko für Serotonin-Syndrom – keine Übelkeit	– größere therapeutische Breite bei Überdosierung – keine Sedierung im Alltag – keine anticholinergen, antihistaminergen und antiadrenergen Effekte – geringere Gewichtszunahme, oft Gewichtsabnahme – eher Diarrhö als Obstipation – kein Harnverhalt, kein RR-Anstieg, kein Blutzuckeranstieg

Einen Vergleich der Vor- und Nachteile der SSRI gegenüber den TCA gibt **Tab. 23.6**.

Nebenwirkungen | Hemmstoffe des SERT verursachen verschiedene Nebenwirkungen:

- **Schlaflosigkeit und innere Unruhe**, beides v. a. zu Beginn der Therapie
- **Blutungen:** Serotonin unterstützt die Thrombozytenaggregation. Wegen fehlender Serotoninspeicher muss extrazelluläres Serotonin über SERT in die Thrombozyten aufgenommen werden. Hemmung des Serotonin-Reuptake durch SSRI vermindert daher die Thrombozytenaggregation. Erhöhte Aufmerksamkeit ist deshalb geboten bei rezidivierendem Nasenbluten und anderen Blutungen, Magen-Darm-Ulzera, Gerinnungshemmung z. B. durch ASS, NSA oder Vitamin-K-Antagonisten. SSRI hemmen zusätzlich den Abbau von Cumarinen, was die Blutungsgefahr weiter verstärkt
- **Übelkeit** durch die Erregung der $5\text{-}HT_{2A}$-Rezeptoren in der Area postrema und der intestinalen $5\text{-}HT_3$-Rezeptoren (zur Erinnerung: $5\text{-}HT_3$-Antagonisten wie Ondansetron sind die stärksten Antiemetika, s. S. 162). Übelkeit erklärt auch den Gewichtsverlust unter SSRI
- In den ersten 4 bis 6 Wochen kommt es bei ca. 10–20 % der Patienten zu einer **Verdünnungshyponatriämie** durch eine gesteigerte ADH-Sekretion mit Flüssigkeitsretention
- **Potenzstörungen und Verlust der Libido**, die oft persistieren und zum Absetzen der SSRI zwingen (ähnlich den NSRI). Das kurzwirksame SSRI **Dapoxetin** (Priligy®) ist als Therapeutikum gegen Ejaculatio praecox zugelassen – aus einer Nebenwirkung wurde in diesem Fall eine Indikation
- exzessives **Gähnen und Müdigkeit** unter SSRI wird auf eine durch 5-HT vermittelte dopaminerge Dysfunktion zurückgeführt (zur Erinnerung: D_2-Agonisten verursachen Schlafattacken)
- **Kopfschmerz**

- **Tremor**
- (pseudocholinerge) Mundtrockenheit und vermehrtes Schwitzen
- eine Erhöhung der Plasmaspiegel von TCA und Neuroleptika, da SSRI (v. a. Paroxetin und Fluoxetin) CYP2D6 hemmen.

Serotonin-Syndrom

Eine schwere Nebenwirkung ist das **Serotonin-Syndrom** durch Überflutung des Körpers mit Serotonin. Die Symptome sind schwerwiegend, die Patienten leiden an Abdominalschmerzen, hohem Fieber, Tachykardie und Blutdruckerhöhung, Hyperreflexie und Myoklonus sowie starker Reizbarkeit und Ruhelosigkeit. Ein letaler Ausgang ist möglich. Ursachen des Serotonin-Syndroms sind eine zu schnelle Aufdosierung oder Überdosierung von SSRI oder die Kombination von SSRI mit

- Tranylcypromin oder Moclobemid (MAO-Hemmer),
- MAO-B-Hemmstoffen (s. S. 387),
- Lithium (s. S. 362),
- Tryptophan, einer Vorstufe von Serotonin (häufig rezeptfreie Einnahme),
- Triptanen (s. S. 271).

Auch eine Verstärkung der adrenergen Transmission durch NSRI, NRI oder COMT-Hemmstoffe ist als Ursache möglich.

Zur Therapie des Serotonin-Syndroms werden Benzodiazepine gegen die Myoklonie und Agitiertheit sowie Neuroleptika oder Methysergid als Serotonin-Antagonisten eingesetzt.

SSRI in der Schwangerschaft

SSRI, v. a. Paroxetin, stehen unter Verdacht, eine erhöhte Rate von Missbildungen zu verursachen, v. a. Septumdefekte am Herzen. Das Gesamtrisiko dafür liegt in der normalen Bevölkerung bei 1/100 und unter Einnahme von SSRI zwischen 1 und 2/100. Obwohl das Risiko nur minimal zu sein scheint, sollte die Einnahme von SSRI, vorzugsweise Citalopram, in der Schwangerschaft sorgfältig abgewogen werden.

23.2.9 Monoaminoxidase-(MAO)-Hemmstoffe

Wirkmechanismus | Das für unser Verständnis erste moderne Antidepressivum verdanken wir einer **Serendipität:** So bezeichnet man eine zufällige Beobachtung von etwas nicht ursprünglich gesuchtem, das sich als neue und überraschende Entdeckung erweist (z. B. Penicillin, Sildenafil). Iproniazid, ursprünglich als Tuberkulostatikum entwickelt, zeigte in klinischen Studien eine antidepressive Wirkung. Es hemmt die Monoaminooxidase und erhöht die Konzentration von Noradrenalin im synaptischen Spalt. Auf diesem Befund baute später die Monoamin-Hypothese der Depression auf.

MAO-Hemmstoffe werden nur noch bei gehemmter sowie bei therapieresistenter Depression eingesetzt. Sie wirken vor allem antriebssteigernd und weniger stimmungsaufhellend.

Wirkstoffe | Moclobemid (Aurorix®) hemmt reversibel nur **MAO-A**. Da MAO-B funktionell intakt bleibt, ist unter Moclobemid im Allgemeinen keine Wirkungsverstärkung der biogenen Amine zu erwarten.

Tranylcypromin (Parnate®) ist ein unselektiver, irreversibler Hemmstoff von **MAO-A und MAO-B,** der den Abbau der biogenen Amine generell behindert. Dies verursacht gefährliche Blutdruckkrisen, wenn gleichzeitig biogene Amine zugeführt werden wie

- Sympathomimetika oder L-Dopa,
- tyraminhaltiger Käse und Rotwein.

Tranylcypromin zeigt eine gute Wirksamkeit bei therapieresistenten Depressionen, jedoch wird es wegen seiner problematischen Nebenwirkungen nur noch selten verordnet.

Die selektiven MAO-B-Hemmer Selegilin und Rasagilin werden bei Morbus Parkinson eingesetzt (s. S. 388).

Nebenwirkungen | Unruhe, Tremor, Schlaflosigkeit und orthostatische Dysregulation.

Kontraindikationen | Verwirrtheitszustände, Phäochromozytom, Hyperthyreose.

Arzneimittelinteraktionen | Bei MAO-Hemmstoffen muss immer auf eine sympathotone Wirkungsverstärkung bei Gabe von Sympathomimetika geachtet werden.

EXKURS

Serendipität – Der Zufall in der pharmakologischen Forschung

Unter der Tagebucheintragung des 3. März 1979 findet sich die Wiedergabe eines Gespräches des Schriftstellers Ernst Jünger mit Albert Hofmann über Drogen. Albert Hofmann hatte 1943 durch Zufall das LSD synthetisiert.

„[Gespräch]. .. über den Zufall innerhalb der Pharmakologie nach dem Muster von Alberts Findung des LSD. Es gibt einen besonderen Begriff dafür: Serendipity. Er bezieht sich auf eine Erzählung aus „Tausendundeiner Nacht". Drei ceylonesische Prinzen werden mit einem bestimmten Auftrag entsandt, doch sie finden ganz andere Dinge, als sie erwarteten. Serandîb hieß Ceylon bei den Arabern."

Aus: Ernst Jünger, Tagebücher, Siebzig verweht II (Klett-Cotta, 1981).

23.2.10 Bupropion

Bupropion (syn. Amfebutamon) ist ein amphetaminartiger, schwacher **Hemmstoff der Noradrenalin- und Dopamin-Wiederaufnahme.** Es nimmt damit eine Mittelstellung zwischen Antidepressiva und Psychostimulanzien ein. Als **Zyban®** ist es zur Raucherentwöhnung zugelassen, als **Elontril®** auch gegen depressive Episoden. Seine Wirksamkeit ist nur ungenügend dokumentiert und bestätigt die Beobachtung, dass Psychostimulanzien keine klinisch relevante antidepressive Wirkung vermitteln. Nebenwirkungen umfassen Mundtrockenheit, Übelkeit sowie Unruhe oder Krampfanfälle, außerdem besteht die Gefahr von Arzneimittelinteraktionen durch CYP2D6-Hemmung.

23.2.11 5-HT_{2C}-Antagonisten

Die Hemmung des 5-HT_{2C}-Rezeptors erhöht die Freisetzung von Noradrenalin und Dopamin in spezifischen Hirnarealen. Der MT1/2-Agonist und 5-HT_{2C}-Antagonist **Agomelatin** (Valdoxan®) gilt als ein neues, gut verträgliches Antidepressivum, das sich zur Kombinationstherapie eignet (s. S. 331).

23.2.12 Johanniskraut-Extrakte

Es gibt weit über 50 Präparate mit Extrakten aus **Johanniskraut** (syn. Hypericum perforatum), die nicht rezeptpflichtig sind (Jarsin®, Neuroplant®). Es sollten nur solche Präparate eingenommen werden, deren Konzentration und Reinheit standardisiert ist, da durch die Instabilität nichtstandardisierter Extrakte die Wirkung verloren geht. Die Wirkkomponente ist **Hyperforin** (nicht Hypericin!) und andere Flavonoide, die unselektiv die Rückaufnahme von Noradrenalin, Serotonin, Dopamin und Glutamat hemmen.

Hypericum-Extrakte (900 mg/d) besitzen eine eindeutige antidepressive Wirkung bei schwachen bis mittelstarken Depressionen. Die Wirkung tritt wie bei anderen Antidepressiva verzögert nach ca. 1 bis 2 Wochen ein, die Stimmungsaufhellung bei leichten und mittleren Depressionen entspricht ungefähr derjenigen von SSRI.

Der Nachweis der Wirksamkeit wurde allerdings nur für kurze Zeiträume von wenigen Monaten geführt, d. h. es ist keine Aussage zur Rezidivprophylaxe möglich.

Infolge seiner pflanzlichen Herkunft gilt Johanniskraut als „natürlicher" Wirkstoff und damit als harmlos. Es wird oft unkontrolliert und in hohen Mengen eingenommen, obwohl es einige **Nebenwirkungen** besitzt:

- Hypericum ist ein **potenter Induktor von CYP3A4**, d. h. CYP3A4-Substrate verlieren ihre Wirksamkeit, z. B.
  - Ciclosporin → Organabstoßung,
  - Kontrazeptiva → ungewollte Schwangerschaft, Blutungen,
  - Psychopharmaka → Wirkungsverlust,
  - Marcumar → Gerinnungshemmung ↓ (ca. 20 %)
  - Hypericum-Extrakte lösen bei hellhäutigen Patienten eine **Photosensibilisierung** aus.

MERKE

Standardisierte Johanniskraut-Extrakte sind wirksame Antidepressiva bei schwächeren und mittelstarken Depressionen. Sie lösen jedoch klinische relevante Störungen aus, da sie CYP3A4-Substrate beschleunigt abbauen und eine Photosensibilisierung auslösen.

Tab. 23.7 und **Tab. 23.8** geben abschließend einen Überblick über die Hemmung der Noradrenalin- und Serotonin-Wiederaufnahme.

Wirksamkeit und Risiken von Antidepressiva

In jüngster Zeit wird die Wirksamkeit von Antidepressiva im Vergleich zu Plazebo infrage gestellt. Als weiteres Risiko wird die mögliche Zunahme von Suizidversuchen und Suiziden diskutiert, die größer als der therapeutische Nutzen sein soll. Der Einsatz von Antidepressiva bei Jugendlichen steht deshalb ebenfalls zur Disposition. Gegenwärtig gilt:

- Antidepressiva sind besonders bei schweren Depressionen in den ersten Monaten Plazebo überlegen und machen oftmals den Patienten überhaupt erst für eine Psychotherapie zugänglich.
- Das Wiederauftreten von depressiven Schüben wird durch Antidepressiva verglichen mit Plazebo signifikant verzögert (effektive Rezidivprophylaxe).

Tabelle 23.7

Hemmung der Noradrenalin- und Serotonin-Wiederaufnahme durch Antidepressiva

	Hemmung der Wiederaufnahme	
	Noradrenalin	**Serotonin**
TCA	++	++
α2-Antagonisten	+	–
NRI	++	–
NSRI	++	++
SSRI	–	++
Johanniskraut-Extrakte	++	++

Tabelle 23.8

Hemmung verschiedener Rezeptoren durch Antidepressiva

	mACh	α1	α2	H_1	5-HT_{2A}
TCA	++	++	–	++	++
α2-Antagonisten	–	+	++	++	++
NRI	–	–	–	–	–
NSRI	–	–	–	–	–
SSRI	–	–	–	–	–

–, +, ++ = keine, schwache oder ausgeprägte Hemmung

23

- Plazebo wirkt gut bei leichten und mittleren (unipolaren) Depressionen.
- Der starke Plazeboeffekt bei der Wirksamkeit von Antidepressiva ist kein Argument gegen den Einsatz dieser Arzneimittel. Unkontrolliertes Absetzen in der Rezidivprophylaxe kann erneute Episoden provozieren.
- Antidepressiva können das Auftreten suizidaler Gedanken v. a. in den ersten Wochen verstärken. Es gibt aber keine Beweise, dass sie gegenüber Plazebo verstärkt suizidale Handlungen provozieren.
- Antidepressiva vermindern signifikant das Suizidrisiko gegenüber unbehandelten Patienten.
- Der grundsätzliche Verzicht auf Antidepressiva bei Jugendlichen mag juristisch gerechtfertigt sein. Jedoch muss bei der zunehmenden Zahl von depressiven Jugendlichen ein Einsatz von Antidepressiva erwogen werden.

Therapie der Depression bei Jugendlichen und Kindern

Depressive Symptome sind bei Minderjährigen stark altersabhängig und unterscheiden sich von den klassischen Symptomen der Erwachsenen. Mädchen haben häufiger Suizidgedanken oder begehen parasuizidale Handlungen, während Jungen häufiger (erfolgreich) Suizid verüben.

Zugelassen für Kinder ab 8 Jahren ist Fluoxetin, auch Sertralin zeigt eine positive Studienlage. Unter SSRI kommt es zu einer Zunahme von Suizidgedanken, aber nicht von suizidalen Handlungen.

TCA sind wegen kardialer Nebenwirkungen und wegen fehlender Wirksamkeit nicht indiziert. Johanniskraut wird zwar bei Kindern am häufigsten verordnet, aber die Evidenz für seine therapeutische Wirkung ist gering.

Antidepressiva sollten auch bei Kindern nicht abrupt abgesetzt werden, da die Gefahr eines Aktivierungssyndroms mit potenziell erhöhtem Suizidrisiko besteht.

23.3 Lithium und Phasenprophylaktika

Key Point

Lithiumsalze werden als vorbeugende Behandlung bei bipolaren affektiven Störungen, d. h. einem Wechsel von manischen und depressiven Episoden, eingesetzt. Die therapeutische Breite von Lithium ist jedoch gering.

Ungefähr 5–10 % der Depressionen gehen mit meist rezidivierenden manischen Episoden einher. Neben der Akuttherapie der manischen bzw. depressiven Symptomatik kommen **Phasenprophylaktika** wie Lithium oder Antikonvulsiva für die Therapie bei chronischen Erkrankungsverläufen zum Einsatz.

23.3.1 Lithiumsalze

Lithiumsalze haben vier wesentliche therapeutische Wirkungen bzw. Indikationen bei psychischen Erkrankungen:

- **Normalisierung von akuten manischen Symptomen.** Die Serumspiegel sollen bei der therapeutischen Gabe 1,0–1,2 mmol/l betragen. Da der Wirkungseintritt auch bei Lithium 1–2 Wochen dauert, müssen zu Therapiebeginn von manischen Schüben zusätzlich noch Neuroleptika oder Benzodiazepine gegeben werden.
- Die **prophylaktische Gabe** mit Serumspiegeln von 0,6–0,8 mmol/l vermindert die Phasenfrequenz, d. h. das erneute Auftreten manischer und/oder depressiver Schübe. Diese Wirkung kann sich unter Umständen erst nach Monaten entfalten.
- Lithium **reduziert** am stärksten von allen Antidepressiva und Phasenprophylaktika die Inzidenz von **suizidalen Handlungen**.
- Lithium erhöht die Wirkung von Antidepressiva und Neuroleptika und wird daher zur Wirkungsverstärkung **(Augmentation)** zusätzlich eingesetzt.

Wirkmechanismus | Es ist noch immer unklar, wie Lithium wirkt. Als kleinstes Kation dringt es leicht durch Natriumkanäle in die Zelle, wird aber nur langsam von der Na^+-K^+-ATPase herausgepumpt. Infolge der intrazellulären Akkumulation von Lithium sinkt die intrazelluläre Kaliumkonzentration, da die Gesamtkonzentration der Kationen eng reguliert wird und gleich bleiben muss. Auch die Hemmung des Phosphatidylinositol- und GSK3-Stoffwechsels sowie von cAMP spielen eine Rolle.

Pharmakokinetik | Die Pharmakokinetik von Lithium ist komplex:

- nach rascher und vollständiger Resorption werden die maximalen Blutspiegel nach 2–3 h erreicht
- nach 12 h ist die Hälfte ausgeschieden (schnelle Elimination), daher darf erst 12 h nach Tabletteneinnahme der Lithium-Plasmaspiegel bestimmt werden
- das restliche Lithium wird infolge seiner intrazellulären Akkumulation nur langsam in den nächsten 10–14 Tagen überwiegend über die Niere ausgeschieden.

Praxistipp

Aufgrund der engen therapeutischen Breite müssen die Plasmaspiegel (0,6–1,2 mmol/l) ständig kontrolliert werden (12 h nach Tabletteneinnahme).

Tabelle 23.9

Umgang mit den Nebenwirkungen von Lithium

Nebenwirkung	Therapie
Tremor	Propranolol (s. S. 75)
Gewichtszunahme	Gewichtskontrolle sollte immer Teil der antidepressiven Therapie sein (schwierig!)
Struma	L-Thyroxin (s. S. 229)
Hyperpara-thyreoidismus	Kontrolle von Calcium und PTH
nephrogener Diabetes inspidus	kaliumsparende Diuretika (s. S. 139, verstärken den Ausstrom von Natrium bzw. Lithium)

Nebenwirkungen | Lithium hat zahlreiche Nebenwirkungen (**Tab. 23.9**):

- feinschlägiger **Tremor**
- **euthyreote Struma:** Lithium ist ein effektives Thyreostatikum, da es wichtige Schritte des humoralen Schilddrüsenstoffwechsels hemmt (s. S. 230)
- **nephrogener Diabetes insipidus:** mit zunehmender Therapiedauer blockiert Lithium die Wirkung von ADH am Sammelrohr, wodurch die Urinausscheidung zu- und die Konzentrationsfähigkeit der Niere abnimmt. Nachfolgend kann es zur Dehydrierung (Verwirrung!, Gerinnungsstörung) mit Erhöhung der Lithiumspiegel kommen. Wahrscheinlich reduziert Lithium die Expression von Aquaporin-2, das die tubuläre Rückresorption von Wasser kontrolliert, und/oder die Expression von ADH.
- **Gewichtszunahme:** Lithium steigert den Appetit und die Patienten bevorzugen vermehrt zuckerhaltige Getränke, evtl. auch als Reaktion auf den Durst infolge des Diabetes insipidus
- Hyperparathyreoidismus bei Hyperkalziämie.

Lithium konkurriert mit Natrium um die tubuläre Rückresorption im proximalen Tubulus. Niedrige Natriumspiegel steigern die Rückresorption von Lithium mit erhöhten Plasmaspiegeln (z. B. Erbrechen, Durchfall, starkes Schwitzen, Verdünnungshyponatriämie bei SSRI-Gabe, Thiaziddiuretika), ebenso begünstigen Kaliummangel und eine verminderte renale Clearance (NSA, ACE-Hemmstoffe) eine Lithiumintoxikation. Bei Plasmaspiegeln über 1,5 mmol/l treten schwere Vergiftungserscheinungen auf.

Zur Symptomatik und Therapie bei Intoxikation s. S. 472.

Kontraindikationen | Kontraindikationen für die Therapie mit Lithium sind Krankheiten mit Störungen des Natrium- und Kaliumhaushaltes sowie Krankheiten, deren Therapie Elektrolytveränderungen verursachen kann, wie Herz- und Niereninsuffizienz. Auch bei Anfallsleiden und Morbus Parkinson ist Lithium nicht indiziert, ebenso bei Schwangerschaft wegen der Gefahr von Missbildungen.

23.3.2 Weitere Phasenprophylaktika

30 % der Patienten sprechen nicht auf Lithium an. Alternativ kommen die **Antikonvulsiva** Carbamazepin, Lamotrigin, Valproat oder Gabapentin infrage (s. S. 341). Sie werden entweder als Monotherapie oder zusammen mit Lithium eingesetzt. Auch das **atypische Neuroleptikum** Olanzapin kann bei Manien zur Akuttherapie und Prophylaxe eingesetzt werden (s. S. 379).

23.4 Anxiolytika

Key Point

Angststörungen sind wie die Depression mit Störungen der Serotonin-Transmission verbunden und können einer Depression vorausgehen oder sie begleiten. In der Therapie der Angststörungen spielen Antidepressiva und Benzodiazepine die Hauptrolle.

Angststörungen umfassen verschiedene Syndrome, z. B. die generalisierte Angststörung, Panikattacken oder Phobien. Sie können isoliert oder im Rahmen von depressiven Störungen auftreten und sind mit einem hohen Risiko für Substanzmissbrauch und Suizid verbunden. Neben genetischen Faktoren spielen vor allem **Veränderungen des Serotonin-Stoffwechsels** eine zentrale Rolle. Das von den Raphekernen ausgeschüttete Serotonin wirkt dämpfend auf Kerngebiete, deren Aktivierung sonst Angst auslöst. Bei Angsterkrankungen ist entsprechend die 5-HT-Transmission verändert:

- Überfunktion von 5-HT_2-Rezeptoren
- Unterfunktion von 5-HT_{1A}-Rezeptoren.

Daneben gibt es Hinweise auf Störungen des Noradrenalin- und Dopaminstoffwechsels sowie der GABAergen Transmission, denn die Hemmung von GABAergen Rezeptoren kann starke Angstzustände auslösen. Neben der nicht-medikamentösen Therapie (Angstbewältigungs- und Entspannungsstrategien) kommen folgende Arzneimittel zum Einsatz:

- **SSRI und NSRI** (Venlafaxin) als erste Wahl bei allen Angststörungen. Wie bei der Depression ist auch hier der Wirkeintritt verzögert (1–2 Wochen).
- Trizyklische Antidepressiva wie Clomipramin und Imipramin sind effektive Anxiolytika, jedoch wegen ihrer Nebenwirkungen nur zweite Wahl. Opipramol besitzt einen ausgeprägt sedierenden Effekt.
- **Benzodiazepine** wirken sehr rasch angstlösend und sind v. a. bei Panikattacken als Akuttherapie die erste Wahl. Wegen der Gefahr des Missbrauchs

sollten sie erst nach den SSRI/NSRI für eine längere Einnahme verordnet werden. Zur Anxiolyse werden die länger wirksamen Benzodiazepine eingesetzt wie Alprazolam oder Lorazepam (s. S. 328).

SSRI, NSRI und triyzklische Antidepressiva werden bei Zwangsstörungen **höher dosiert** als bei Depression. Vorsicht ist geboten bei der Einnahme von Benzodiazepinen mit Alkohol, der wegen seiner angstlösenden Wirkung oft bei Angstzuständen in größeren Mengen getrunken wird. Diese Kombination erhöht die sedierenden Effekte und den *Hangover*.

Buspiron (Bespar®) ist speziell für die generalisierte Angststörung zugelassen. Es wirkt als 5-HT_{1A}-Agonist der Unterfunktion von postsynaptischen 5-HT_{1A}-Rezeptoren entgegen, außerdem hemmt es D_2-Rezeptoren. Buspiron verursacht keine Sedierung und besitzt kein Risiko für Gewöhnung oder Abhängigkeit. Jedoch wird sein Einsatz durch ernste Nebenwirkungen wie Leber- und Nierenfunktionsstörungen, Senkung der Krampfschwelle sowie psychotische Symptome mit Suizidneigung eingeschränkt.

MERKE

Bei Angststörungen sind Verstärker der Serotonin-Transmission wie SSRI, NSRI und TCA den selektiven Modulatoren der Noradrenalin-Transmission (α2-Antagonisten, NRI) in ihrer Wirksamkeit überlegen. Beim Einsatz von Antidepressiva als Koanalgetika ist es umgekehrt, Noradrenalin spielt die Hauptrolle (s. S. 267).

23.5 Psychostimulanzien

Key Point

Während Antidepressiva nur bei depressiven Patienten die Stimmung verbessern, wirken Psychostimulanzien auch bei Gesunden euphorisierend und leistungssteigernd. Das Risiko für Missbrauch und Abhängigkeit ist daher groß, der Einsatz sollte nur der Aufmerksamkeitsdefizit-Hyperaktivitätsstörung (ADHS) und der Narkolepsie vorbehalten sein.

Psychostimulanzien (syn. Psychoanaleptika) sind Wirkstoffe, die die Stimmung euphorisch heben, die Leistungsbereitschaft verbessern und die Müdigkeit vermindern. Sie sind meist **Abkömmlinge des Amphetamins** und kommen als wirksame Arzneistoffe bei der Therapie der Aufmerksamkeitsdefizit-Hyperaktivitätsstörung (ADHS) und der Narkolepsie zum Einsatz. Die Verordnung von Psychostimulanzien ist negativ geprägt von ihrem weit verbreiteten Missbrauch einschließlich des funktionell ähnlichen Kokains. Auch werden in manchen Ländern die Verordnungen freizügig gestellt wie z. B. in den USA, wo jährlich 2,5 Millionen Kinder Psychostimulanzien erhalten. Dazu kommt der zunehmende Gebrauch bzw. Missbrauch bei Erwachsenen: geschätzte 1,5 Millionen Erwachsene in den USA nehmen täglich Psychostimulanzien. Unabhängig vom Missbrauchspotenzial gilt dennoch, dass bei korrekter Indikation Amphetamine und Stimulanzien **sinnvolle und wirksame Therapeutika** mit einem günstigen Wirkungs-Nebenwirkungs-Profil sind.

Aufmerksamkeitsdefizit-Hyperaktivitätsstörung (ADHS)

ADHS ist eine komplexe Störung, die gekennzeichnet ist durch **unaufmerksames und impulsives Verhalten bei deutlicher Hyperaktivität** (**Abb. 23.8**). Das Verhalten entspricht nicht dem Alter und körperlichen Entwicklungsstand und ist meist mit Störungen im sozialen Bezugssystem verbunden. Ca. 3–6 % aller Kinder zeigen Zeichen einer ADHS, Jungen sind häufiger als Mädchen betroffen. Damit ist die ADHS eine der häufigsten neurologischen Erkrankungen im Kindes- und Jugendalter. Bei (unbehandelter) ADHS besteht längerfristig ein deutlich erhöhtes Risiko für Depression, Angststörungen sowie Suchtverhalten. 1–2 % aller Erwachsenen weisen eine residuale ADHS-Symptomatik mit einer hohen Komorbidität auf. Besonders häufig sind Depressionen (40–60 %), Angststörungen (20–60 %) und Suchterkrankungen (50–60 %).

Die Indikation zur Pharmakotherapie liegt vor, wenn eine stark ausgeprägte situationsübergreifende hyperkinetische Symptomatik mit krisenhafter Zuspitzung vorliegt.

BEACHTE

Das Unterlassen einer Pharmakotherapie bei ADHS kann erhebliche negative Folgen für das Leben des Betroffenen haben, die den Vorteil der fehlenden Nebenwirkungen bei weitem überwiegen.

Die **Ursachen** sind komplex, sowohl eine Über- als auch eine Unterfunktion des dopaminergen Systems werden vermutet. Als ein entscheidender Pathomechanismus gilt auch eine in der kindlichen Entwicklung gestörte Reduzierung von neu gebildeten, überschüssigen Synapsen (*Pruning*).

Überaktivierung des dopaminergen Systems: Bereits in der frühen Gehirnentwicklung führt eine Überaktivierung des dopaminergen Systems z. B. durch Reizüberflutung oder mangelnde Reizabschirmung zu einem übermäßigen Wachstum dopaminerger Projektionsbahnen sowohl in den frontalen Kortex, einem wichtigen Kerngebiet der Impulskontrolle, als auch in die Basalganglien, die die Motorik kontrollieren.

Mangel an Dopamin: Bei ADHS finden sich Expressionsänderungen des Dopamin-Transporters sowie der Dopamin-β-Hydroxylase. Auch die Wirksamkeit von DAT-Inhibitoren (s. S. 368) bestätigt die Hypothese eines funktionellen Dopaminmangels. Der Dopaminmangel geht mit einer erhöhten Sensitivität des postsynaptischen Dopaminsystems einher, die wiederum in einer Überfunktion resultieren kann.
Weitere neurobiologische Auffälligkeiten bei ADHS sind:
- Größenveränderungen bestimmter Gehirnareale,
- Störung in der Ausbildung frontokortikaler Netzwerke,
- veränderte EEG-Muster.

Narkolepsie

Die Narkolepsie gehört zur Gruppe der Schlafstörungen (Dyssomnien) und ist vor allem durch eine tiefgreifende Störung der Schlafrhythmik charakterisiert. Die Erkrankung beginnt meist in der Pubertät (15–25 Jahre) und ist charakaterisiert durch einen anfallsweisen, unüberwindlichen Schlafzwang am Tag (1–30 min dauernde Schlafanfälle), affektive Kataplexie bei bestimmten emotionalen Reizen (Tonusverlust der Muskulatur), Schlaflähmung und hypnagoge (traumartige) Halluzinationen.

23.5.1 Pharmakodynamik

Amphetamine leiten sich von den Katecholaminen ab und sind **Substrate** (nicht Hemmstoffe!) für:
- die Wiederaufnahme-Transporter der biogenen Amine Noradrenalin (NET), Serotonin (SERT) und Dopamin (DAT)
- den vesikulären Monoamin-Transporter (VMAT) in der präsynaptischen Endigung, der die biogenen Amine in die Speichervesikel bringt (s. S. 41).

Durch die **Bindung an diese Transporter** verdrängen Amphetamine die biogenen Amine von den Transportern, sodass die Transmitter länger im synaptischen Spalt bzw. nichtvesikulär gespeichert in der präsynaptischen Endigung verbleiben.
Durch ihre Eigenschaft als Substrate von Transportproteinen für biogenen Amine greifen Amphetamine auf mehreren Ebenen in die Transmission der biogene Amine ein (**Abb. 23.7**). Amphetamine
1. verdrängen kompetitiv Noradrenalin, Serotonin und Dopamin von ihren Wiederaufnahme-Transportern und erhöhen die Konzentration der biogenen Amine im synaptischen Spalt,
2. gelangen als **Substrate des Reuptake** in die synaptische Endigung,
3. kehren infolge ihrer intrasynaptische Präsenz die Richtung der Reuptake-Transporter um (reverse transport), sodass die biogenen Amine unabhängig von der neuronalen Erregung durch die Transporter in die Synapse freigesetzt werden,

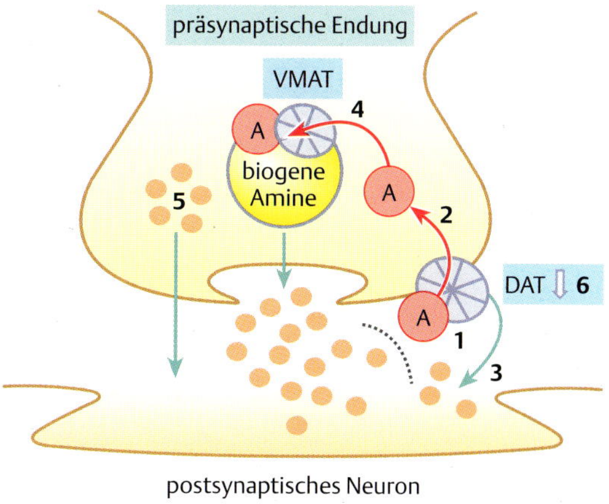

Abb. 23.7 Pharmakodynamische Wirkung von Psychostimulanzien. Die Schritte 1 bis 6 entsprechen den im Text beschriebenen Vorgängen (A = Amphetamin).

4. binden als Substrate an den vesikulären Monoamin-Transporter (VMAT), der unspezifisch Noradrenalin und Dopamin in die Speichervesikel bringt,
5. hemmen dadurch die Aufnahme der biogenen Amine in die Speichervesikel. Als Konsequenz diffundieren die biogenen Amine ungerichtet in den synaptischen Spalt, wobei ihr Ausstrom durch die Umkehr der Transporter unterstützt wird,
6. vermindern die Oberflächenpräsenz des DAT, indem sie die Internalisierung der Transportermoleküle in die Endosomen verstärken; damit verbleibt Dopamin länger im synaptischen Spalt.

Durch die Freisetzung von Noradrenalin **verstärken** Amphetamine die **Effekte des Sympathikus**, aber auch der noradrenergen Synapsen im Gehirn. Dies als „indirekte sympathomimetische Wirkung" zu bezeichnen ist allerdings nicht korrekt, da sich die therapeutische Wirkung der Amphetamine im Gehirn, d. h. außerhalb des sympathischen Nervensystems entfaltet.
Amphetamine verlieren dosisabhängig schnell an Wirksamkeit **(Tachyphylaxie):** Durch die verminderte Präsenz der DAT bzw. die Transportumkehr gelangt Amphetamin nicht mehr in die Synapse. Dadurch schwächt sich auch die Umkehr der DAT-Wirkung ab (*Reverse transport*) und es wird weniger Dopamin freigesetzt. Infolge der Blockade des vesikulären Transportes werden schließlich die Speicher der biogenen Amine entleert.

MERKE
- Antidepressiva sind Hemmstoffe der Noradrenalin- und Serotonin-Wiederaufnahme.
- Amphetamine sind Substrate dieser Transporter und können daher in die Zellendigung aufgenommen werden. Von dort aus verstärken sie die Freisetzung von biogenen Aminen.

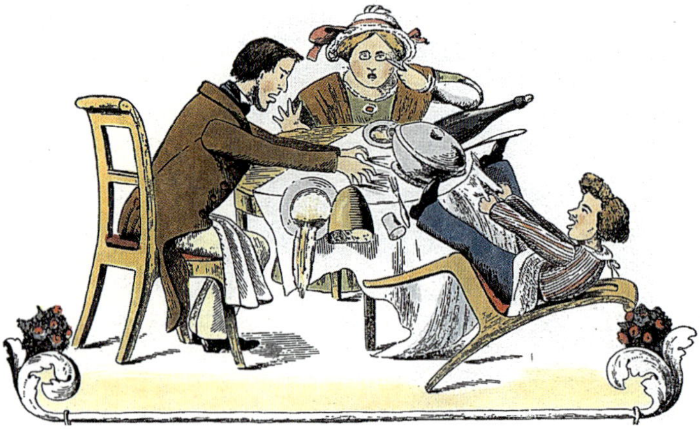

Abb. 23.8 Klassisches Beispiel für das ADHS ist der Zappelphilipp (aus dem Kinderbuch „Der Struwwelpeter").

23.5.2 Nebenwirkungen, Kontraindikationen und Arzneimittelinteraktionen

Die Nebenwirkungen lassen sich aus der verstärkten Wirkung der biogenen Amine ableiten:

Sympathomimetische Symptome:
- Blutdrucksteigerung (Vorsicht bei Hypertonie)
- Tachykardie mit Arrhythmien (Vorsicht bei Herzrhythmusstörungen)
- positive Inotropie mit erhöhtem Energieverbrauch (Vorsicht bei KHK)
- Verschlechterung einer Herzinsuffizienz
- erhöhtes Schlaganfall-Risiko
- Magen-Darm-Atonie (Vorsicht bei Obstipation)

Vorteilhaft ist die β2–vermittelte Bronchodilatation.

Dopaminerge Symptome:
- die Freisetzung großer Mengen an Dopamin verursacht Psychosen mit Wahn und Halluzinationen
- infolge der Tachyphylaxie mit Entleerung der Dopaminspeicher können parkinsonähnliche motorische Störungen auftreten

Weitere Nebenwirkungen:
- Gewichtsverlust durch Unterdrückung des Appetits
- Exantheme
- Herzmuskelschäden
- neurodegenerative Schädigungen
- Psychosen mit Wahnsymptomen.

Intoxikation: s. S. 470.

Praxistipp
Vor der Verordnung von Amphetaminen und Stimulanzien muss eine sorgfältige Untersuchung des Herz-Kreislauf-Systems erfolgen.

Kontraindikationen sind Herzerkrankungen (Arrhythmien, KHK), Hypertonie, Krämpfe, Hyperthyreose und Medikamentenabhängigkeit.

Einige **Arzneimittelinteraktionen** veranschaulichen die Wirkung von Amphetaminen nochmals gut.

Wirkungsverlust:
- Reserpin entleert Noradrenalin aus den Speichern, sodass Amphetamine kein Noradrenalin mehr freisetzen
- TCA, Kokain blockieren den Reuptake, sodass die Amphetamine nicht mehr in die synaptische Endigung gelangen

Wirkungsverstärkung:
- MAO-Hemmer erhöhen die Verfügbarkeit von Noradrenalin.

23.5.3 Therapeutische Wirkung

Psychostimulanzien verändern die Transmission der biogenen Amine Noradrenalin, Serotonin und Dopamin. Für ihre therapeutische Wirkung ist hauptsächlich die **Interaktion mit der Dopamin-Transmission** wesentlich (s. S. 51). Dopamin wird vom DAT verdrängt, wodurch sich die Konzentration von Dopamin im synaptischen Spalt erhöht. Dieses mäßig erhöhte Dopamin stimuliert die präsynaptischen inhibitorischen D_2-Autorezeptoren, deren Aktivierung wiederum die Freisetzung von Dopamin **vermindert**.

Eine mäßige Erhöhung des extrazellulären Dopamin führt also zuerst zu einer Stimulation der Autorezeptoren mit verminderter Freisetzung von Dopamin. Erst in höherer Konzentration stimuliert Dopamin die postsynaptischen Dopamin-Rezeptoren.

Orale Hemmstoffe des DAT führen paradoxerweise zu einer **funktionellen Hemmung** der Dopamin-Transmission und damit zu einer Abschwächung der Dopaminfreisetzung. Diese therapeutische Dopamin-Hemmung ist umso stärker, je höher die basale Dopamin-Aktivität ist, d. h. sie wirkt besonders bei Patienten bzw. Kindern mit ADHS.

23.5.4 Dopamin und Suchtentwicklung

Im Gegensatz zur oralen Einnahme führt die missbräuchliche parenterale Zufuhr von Psychostimulanzien (Rauchen, Schnupfen oder Injektion) zu einer raschen Anflutung großer Mengen im Gehirn. Die massive Blockade des DAT führt nun zur exzessiven und impulsunabhängigen Konzentrationssteigerung von Dopamin und damit zur Erregung der postsynaptischen Dopamin-Rezeptoren. Die Suchtentwicklung wird auch durch die Zunahme der Noradrenalin-Transmission verstärkt, da Amphetamine und ihre Derivate die Freisetzung von Noradrenalin erhöhen.

Amphetamine und Sucht

Nach oraler Einnahme flutet Amphetamin relativ schnell im Gehirn an. Die stimulierende Wirkung hält dosisabhängig bis zu 24 h an. Der gesteigerte Energieumsatz verursacht ein ausgeprägtes Wärmegefühl mit Durst sowie Tachykardie und Hypertonie. Die Anwender machen einen nervösen bzw. gehetzten Eindruck und reden viel. Infolge von unrealistischen Selbsteinschätzungen und Aggressivität kommt es zu erhöhter Selbst- und Fremdgefährdung. Wenn die stimulierende Wirkung nachlässt, stellen sich Konzentrationsstörungen, depressive Verstimmungen und Panikattacken ein. Da Schlafen trotz Müdigkeit nicht möglich ist, kommt es zu erneuter Einnahme oder Schlafmittelkonsum. Durch Amphetaminmissbrauch ausgelöste Psychosen ähneln akuten Schizophrenien und können mit Neuroleptika therapiert werden. Dies verdeutlicht die tiefgreifenden Veränderungen, die die missbräuchliche Einnahme provoziert. Die renale Ausscheidung wird durch einen basischen Primärharn vermindert (verbesserte Rückresorption) und durch sauren Harn gesteigert. Daher wird der Harn bei Intoxikation mit Ammoniumchlorid angesäuert, während in der „Szene" die Ausscheidung mittels Natriumbicarbonat verzögert wird.
Als Droge wird Amphetamin, das nicht geraucht werden kann, i. v. appliziert („Speed" oder zusammen mit Heroin als „Speedball"). Metamphetamin ist potenter und länger wirksam als Amphetamin. Die speziell aufbereitete rauchbare Form („Ice") besitzt ein besonders hohes Abhängigkeitspotenzial.

MERKE

- Substrate oder Hemmstoffe des DAT (Methylphenidat, Amphetamin) erhöhen nach oraler Einnahme die Dopaminfreisetzung um das 2- bis 10-fache, wodurch zuerst die inhibitorischen Autorezeptoren aktiviert werden.
- Dagegen wird die Dopaminfreisetzung nach missbräuchlich parenteraler Applikation um das 100- bis 1000-fache gesteigert. Dies provoziert Missbrauch und Sucht infolge der Überflutung von postsysnaptischen Dopamin-Rezeptoren.

23.5.5 Klinische Effekte von Psychostimulanzien

Psychostimulanzien entfalten dosisabhängig **zahlreiche Wirkungen**, die je nach ihren pharmakodynamischen Eigenschaften individuell ausgeprägt sind:

- gesteigerte Aufmerksamkeit (via Noradrenalin)
- nachlassende Müdigkeit und Verlängerung des Wachzustandes (via Noradrenalin)
- verbesserte Leistungsbereitschaft (via Noradrenalin)
- verminderter Appetit mit Gewichtsverlust (via Noradrenalin)
- gehobene (euphorische) Stimmung (via Dopamin)
- Suchtgefahr infolge erhöhter Dopaminfreisetzung z. B. im Ncl. accumbens.

Trotz der erhöhten Transmission von Noradrenalin und Dopamin besitzen Psychostimulanzien **keine antidepressive Wirkung.**
Beim Einsatz von Psychostimulanzien bei Kindern mit ADHS ist Folgendes zu beachten:

- durchschnittlicher Therapiebeginn 2 Jahre nach Diagnosestellung
- je jünger das Kind, desto stärker und häufiger sind die Nebenwirkungen
- möglicher Einfluss auf die Gehirnreifung
- mögliche Reduktion oder Retardierung des Wachstums durch Appetithemmung
- Psychostimulanzien erreichen keine morphologische oder biochemische Normalisierung, da sich die ADHS-Symptomatik nach dem Absetzen nicht dauerhaft verbessert
- Nach dem Absetzen kann es zu einer vorübergehenden gesteigerten Schläfrigkeit kommen (Rebound-Hypersomnie).

23.5.6 Amphetamin und andere Psychostimulanzien

Amphetamin und **Metamphetamin** (in Deutschland nicht zugelassen) sind ein Gemisch aus den starken rechtsdrehenden (S)-(+)-Enantiomeren und den 3- bis 4-fach schwächeren linksdrehenden Enantiomeren. Amphetamin, das sich vom Phenylethylamin ableitet, ist ein Substrat aller biogenen Reuptake-Transporter. **In therapeutischen Dosierungen ist das Wirkungs-Nebenwirkungs-Profil gut.** In Deutschland steht Amphetamin nicht als Fertigpräparat zur Verfügung und muss daher als Saft oder Kapsel in der Apotheke nach Rezeptierung zubereitet werden. Dies schränkt die Anwendung ein, obwohl viele Jugendliche, bei denen Methylphenidat nicht wirkt, positiv auf Amphetamin reagieren. Im Gegensatz dazu stehen z. B. in den USA verschiedene Amphetamin- und Metamphetamin-Präparate zur Verfügung.
Fenetyllin (Captagon®), eine Verknüpfung von Amphetamin und Theophyllin, aber formal von Metamphetamin und Coffein, ist wie Amphetamin ein star-

Tabelle 23.10

Pharmakodynamische Wirkungen von Psychostimulanzien, vigilanzfördernden Arzneistoffen, Appetitzüglern und Drogen

Substanz	Beeinflussung des Reuptake von			erhöhte Freisetzung
	Dopamin	Serotonin	Noradrenalin	
Amphetamin	Substrat	Substrat	Substrat	Dopamin, 5-HT, NA
Methylphenidat	Inhibitor	–	Inhibitor	–
Modafinil	–	–	?	–
Atomoxetin	–	–	Inhibitor	–
Amfepramon (s. S. 199)	–	Inhibitor	Inhibitor	–
Kokain (s. S. 475)	Inhibitor	Inhibitor	Inhibitor	–
MDMA (Ecstasy, s. S. 475)	?	Substrat	?	Dopamin, 5-HT, NA

– = keine Wirkung, ? = unklare Wirkung

kes Psychostimulans mit hohem Suchtpotenzial. Es ist inzwischen vom Markt genommen worden.

Methylphenidat (Ritalin®) leitet sich ebenfalls vom Phenylethylamin ab. In niedrigeren therapeutischen Dosierungen blockiert es die Wiederaufnahme von Dopamin, erst in höheren Dosierungen wird auch der NET gehemmt (**Tab. 23.10**). Die Bioverfügbarkeit ist mäßig und beträgt nur 30 %, jedoch überwindet Methylphenidat leicht die Blut- Hirn-Schranke. Es wird überwiegend zur inaktiven Ritalinsäure metabolisiert, die renal ausgeschieden wird.

Methylphenidat muss **langsam eingeschlichen** werden. Das teurere, retardierte Methylphenidat (Concerta®) muss nur 1–2-mal täglich eingenommen werden, was die Compliance erheblich steigert.

Indikationen sind die Narkolepsie (Steigerung der Vigilanz) und ADHS. Unterhalb von 60 mg/d ist das Risiko für Toleranz und Abhängigkeit gering. In höheren, missbräuchlichen Dosierungen wird eine generalisierte ZNS-Stimulation bis hin zu Krämpfen beobachtet. Wird Methylphenidat zu schnell abgesetzt, treten Heißhunger, Unruhe und Ängstlichkeit auf. Bei kardiovaskulären Erkrankungen, erhöhtem sympathotonen Tonus oder psychiatrischen Erkrankungen darf Methylphenidat nicht verordnet werden.

Amphetamin und Methylphenidat sind BtM-pflichtig.

Praxistipp

Methylphenidat sollte morgens eingenommen werden, um den Schlaf nicht zu beeinträchtigen.

Weitere Substanzen in der Behandlung von ADHS oder Narkolepsie

Als zweite Wahl kommen Wirkstoffe zum Einsatz, die wie Antidepressiva die Wiederaufnahme von biogenen Aminen hemmen. Diese Therapeutika wirken im Gegensatz zu Amphetaminen schwächer und haben eine Wirklatenz von mehreren Wochen.

Modafinil (Vigil®) ist ein vigilanzsteigernder Wirkstoff. Sein therapeutischer Wirkmechanismus ist unklar, da es erst in hohen Dosierungen den DAT blockiert und unabhängig von Noradrenalin die Wachheit steigert (**Tab. 23.10**). Seine Wirkung im ZNS ist im Vergleich zu Amphetamin oder Methylphenidat auf einige Kerngebiete begrenzt, sein Suchtpotenzial ist entsprechend gering ebenso wie das Risiko für eine Rebound-Hypersomnie. Dafür ist seine therapeutische Wirksamkeit limitiert. Indikationen sind Narkolepsie und eines trotz adäquater CPAP-Therapie (CPAP = *continuous positive airway pressure*) weiter bestehenden Tagesschläfrigkeit bei obstruktivem Schlafapnoe-Syndrom.

Atomoxetin (Strattera®) ist ein selektiver Noradrenalin-Reuptakeinhibitor (NRI) mit chemischer Verwandtschaft zu den SSRI, der zuerst als Antidepressivum entwickelt wurde. Damit ist Atomoxetin kein Psychostimulans im eigentlichen Sinne und auch nicht BtM-pflichtig. Es soll Dopamin lediglich im Frontalhirn erhöhen, nicht im Ncl. accumbens. Neben sympathomimetischen Nebenwirkungen wurden Leberfunktionsstörungen und erhöhte Aggressivität beobachtet.

EXKURS

Wirksamkeit von Psychostimulantien bei ADHS

„Hochwirksam ist die medikamentöse Therapie mit Psychostimulanzien, wobei ¾ der behandelten Kinder mit ADHS eine Normalisierung ihrer Kernsymptomatik im Hinblick auf Aufmerksamkeitsschwierigkeiten, Impulsivität und Hyperaktivität aufweisen."

Zitiert aus: Arzneiverordnungen in der Praxis, April 2007, herausgegeben von der Arzneimittelkommission der deutschen Ärzteschaft.

Reuptake-Inhibitoren als Droge: Kokain

Das Alkaloid Kokain aus dem südamerikanischen Coca-Strauch hat Amphetamin als Droge abgelöst. Es ist ein potenter **Inhibitor** (kein Substrat!) der Wiederaufnahme-Transporter für Noradrenalin, Dopamin und Serotonin, und setzt daher im Gegensatz zum Amphetamin nur wenig Noradrenalin frei. Bei missbräuchlicher Koapplikation hemmt Kokain die Wirkung von Amphetamin, da es durch die Blockade des Transportes die Aufnahme von Amphetamin in die synaptische Endigung unterbindet. Kokain wird geschnupft („Koks") oder geraucht („Crack") (s. S. 475). Wirkungen, Abhängigkeit und Intoxikation entsprechen im Allgemeinen denjenigen von Amphetamin, lediglich die Toleranzentwicklung unterbleibt. Wegen seiner effektiven Blockade von spannungsabhängigen Natriumkanälen wird Kokain noch topisch am Auge als Lokalanästhetikum eingesetzt (BtM-pflichtig!).

Appetitzügler und Ephedrin

Die gesteigerte zentralnervöse Verfügbarkeit von biogenen Aminen – besonders von Noradrenalin – vermindert den Appetit. Daher werden als „Sympathomimetika" bezeichnete Arzneistoffe als Appetitzügler (Anorektika) bei Übergewicht eingesetzt. Auf die irreführende Bezeichnung „Sympathomimetika" wurde bereits hingewiesen, da diese Substanzen im Gehirn außerhalb des sympathischen Nervensystems ihre anorektische Wirkung entfalten.

Ephedrin, ein Katecholamin-ähnliches Derivat des Phenylethylamins und Inhaltsstoff der Ephedra-Pflanze, wurde lokal in Nasentropfen oder in Hustensäften eingesetzt und ist gegenwärtig nur noch in Wick MediNait® erhältlich. Ephedrin penetriert gut die Blut-Hirn-Schranke und wird wegen seiner zentralnervösen psychostimulatorischen Wirkung zur Gewichtsreduktion infolge Appetitverminderung ebenso missbräuchlich eingenommen wie zur „Leistungssteigerung".

Weiterführende Informationen | Depression – Eine Information für Patienten und Angehörige"
nur über die Arzneimittelkommission:
- http://akdae.de/45/Depression.pdf

Affektive Störungen:
- http://www.uni-duesseldorf.de/AWMF/ll-na/038–012.htm

Deutsche Gesellschaft für Psychiatrie, Psychotherapie und Nervenheilkunde:
- http://www.dgppn.de/
- http://www.depression-webworld.com/

24 Schizophrenie und wahnhafte Erkrankungen

24.1 Grundlagen

Key Point
Schizophrene und wahnhafte Erkrankungen sind komplexe psychiatrische Störungen mit hoher somatischer Komorbidität, deren chronische Krankheitsverläufe eine jahre- oder lebenslange Verordnung von Antipsychotika erfordert. Ein besonderes Problem dieser Arzneistoffe sind die motorischen und vegetativen Störungen, die sie auslösen.

Erkrankungen des schizophrenen Formenkreises sind gekennzeichnet durch vielgestaltige psychopathologische Symptome wie Wahn, Halluzinationen, formale Denkstörungen, Ich-Störungen, aber auch Affektstörungen und psychomotorische Dysfunktionen. Schizophrene Erkrankungen sind wie depressive Störungen durch eine hohe Suizidrate sowie eine ausgeprägte Multimorbidität gekennzeichnet.

24

Ausbruch und Verlauf der Krankheit sind meist schleichend-chronisch mit schubförmigen Verschlechterungen. ⅔ der Erkrankten zeigen bereits nach der ersten Episode anhaltende Restsymptome (Residualsyndrom). 60 % erleiden ein Rezidiv innerhalb des ersten Jahres, und nur 10 % der Erkrankten bleiben 5 Jahre nach der ersten Episode frei von weiteren Episoden oder erreichen eine Vollremission. Neuroleptika müssen daher oft über Jahre bzw. lebenslang eingenommen werden.

Die produktiven und auffälligen **Positivsymptome** sprechen gut auf Neuroleptika an (**Tab. 24.1**). Im Gegensatz dazu lassen sich die negativen Symptome schwerer pharmakologisch beeinflussen. Es sind aber die **Negativsymptome,** die langfristig das Krankheitsbild und die Sozialisierung bestimmen.

Tabelle 24.1

Symptome der Schizophrenie
Positivsymptomatik – Gedankenlautwerden – kommentierende, imperative Stimmen – Gedankeneingebung, Gedankenentzug, Willensbeeinflussung – Wahn (Beeinträchtigungs-, Beziehungs- und Verfolgungswahn) – Halluzinationen
Negativsymptomatik – sozialer und affektiver Rückzug – Motivations- und Antriebsarmut – Affektverflachung, Anhedonie (Freudlosigkeit) – Störungen von Sinneswahrnehmungen (Geruchssinn)
Erregung bis zu Feindseligkeit und offener Aggression
Angst bis zur Depression
kognitive Störungen – desorganisierte, zerfahrene Sprache – Störungen von Konzentration, Auffassung, Gedächtnis und Exekutivfunktionen

24.1.1 Pathogenese

Zahlreiche biochemische und morphologische Änderungen werden bei schizophrenen Erkrankungen beobachtet, wobei noch unklar ist, welche Veränderungen Ursache und welche Veränderungen Folgeerscheinungen sind.

Die **Vererbung** ist der stärkste Risikofaktor. Verschiedene Kandidatengene gelten für die Schizophrenie als bedeutsam, z. B. D_3-Rezeptoren, Neuregulin-1 (NRG1) oder die Catechol-O-Methyltransferase (COMT). Es kommt zu einem progredienten Verlust von Neuronen und der Synapsenzahl sowie zur Schrumpfung des Neuropils, v. a. im frontotemporalen Kortex und limbischen System, sowie zur Vergrößerung der Ventrikel (**Abb. 24.1**). Es treten noch weitere Veränderungen auf:

- **Erhöhte Synthese** und Freisetzung von **Dopamin** im **limbischen System,** die zur Fehlinterpretation äußerer Umstände mit Wahnbildung und Halluzinationen führt. Im Gegensatz dazu ist die Zahl der D_2-Rezeptoren nicht oder nur mäßig erhöht.
- **Verminderte Dopamin-Transmission** im **frontalen Kortex** mit kognitiven Störungen, Verarmung des Denkens und der Sprache sowie Antriebsstörung
- Defekt der glutamatinduzierten Aktivierung von hemmenden Interneuronen, wodurch in manchen Hirnarealen die Dopaminausschüttung gesteigert ist. Eine **Unterfunktion der Glutamat-Transmission** wird auch für die kognitiven Einschränkungen und negativen Symptome verantwortlich gemacht.
- Störungen der serotonergen und GABAergen Transmission (Ausprägung und Bedeutung noch unklar).
- Veränderungen des Immunsystems (bei schizophrenen Patienten sind Zytokinmuster nachweisbar, die denen bei Autoimmunerkrankungen ähneln).

MERKE
Bei der Schizophrenie ist die Dopamin-Ausschüttung stellenweise sowohl erhöht (z. B. limbisches System) als auch erniedrigt (z. B. präfrontaler Kortex).

Schizophrene und andere psychotische Symptome können auch infolge somatischer Erkrankungen auftreten, z. B. durch Hypo- und Hyperglykämie, bei hepatischer Enzephalopathie, Porphyrie, in der Schwangerschaft und im Wochenbett. Man spricht in diesem

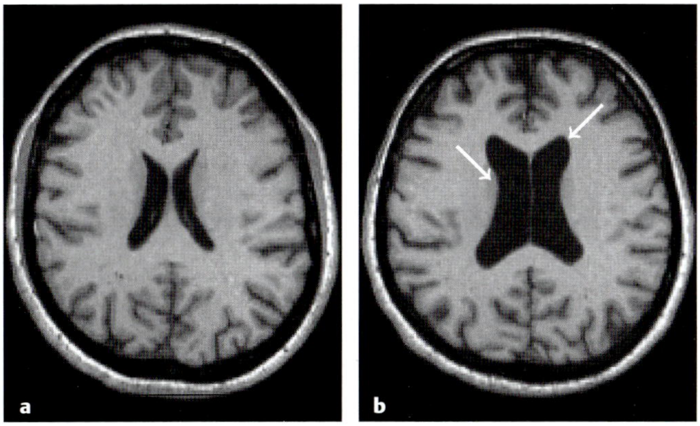

Abb. 24.1 Strukturelle Abnormität bei Schizophrenie im CT.
a Normalbefund,
b Ventrikelerweiterung bei einem schizophrenen Patienten (Pfeile)

Tabelle 24.2

Neurotransmitter, Medikamente und Drogen, die Psychosen induzieren

Transmission	Änderung	Wirkstoffe, Drogen
Glutamat	Hemmung	Ketamin Amantadin Phencyclidin (PCP)
Dopamin	Stimulation	L-Dopa, D_2-Agonisten Amphetamin Cocain
Serotonin	Stimulation	LSD, Ecstasy
Acetylcholin	Hemmung	zentral wirksame Anticholinergika
Endo-cannabinoide	Stimulation (durch CB1)	Haschisch, Marihuana
weitere Substanzen, die Psychosen auslösen können: Heroin, Designerdrogen, Alkohol (vgl. S. 474)		

Fall von organisch bedingten psychotischen Störungen. Ebenso können zahlreiche Arzneistoffe und Drogen schizophrenieähnliche Symptome auslösen. Dabei lässt sich eine „Drogenpsychose“, d. h. die direkte toxische Wirkung der Substanz, von einer „drogeninduzierten Psychose“, d. h. Auslösung einer prozesshaft ablaufenden Psychose durch die Drogeneinnahme, unterscheiden (**Tab. 24.2**).

MERKE

Schizophrene Symptome korrelieren mit Störungen des Dopamin-, Serotonin- und Glutamat-Stoffwechsels.

24.2 Pharmakotherapie

Key Point

Die Therapie der Schizophrenie erfolgt mit Neuroleptika. Alle Neuroleptika greifen in die synaptische Signalübertragung entweder von Dopamin allein oder von Dopamin plus Serotonin ein. Der primäre Wirkmechanismus der Neuroleptika ist die Hemmung der D_2- und 5-HT_2-Rezeptoren.

24.2.1 Pharmakodynamik von Neuroleptika Hemmung von Dopamin- und Serotonin-Rezeptoren

Die Pharmakotherapie mit Neuroleptika beruht auf der Beobachtung, dass Dopamin-Verstärker wie Amphetamin und Serotonin-Agonisten wie LSD schizophrenieähnliche Symptome auslösen. Dazu kommen die klinischen Befunde, dass Dopamin- ebenso wie Serotonin-Antagonisten psychotische Symptome wirksam abschwächen.

Dopamin

Alle Neuroleptika sind **Hemmstoffe des D_2-Rezeptors** bzw. der inhibitorisch wirksamen D_2-Rezeptorfamilie (D_2-, D_3- und D_4-Rezeptoren), ihre antipsychotische Wirkung korreliert dosisabhängig mit dem Ausmaß der D_2-Hemmung. Für den therapeutischen Effekt gilt die Hemmung im Kortex als besonders wichtig. Sind mehr als 70 % der Rezeptoren geblockt, so bringt eine Dosiserhöhung keinen weiteren therapeutischen Nutzen, verursacht aber mehr v. a. motorische Nebenwirkungen.

Serotonin

Die Beobachtung, dass LSD psychotische Störungen auslöst, führte zur Entwicklung von 5-HT_2-Hemmstoffen als Antipsychotika. Es ist jedoch ungeklärt, warum die **alleinige 5-HT_2-Hemmung keine** antipsychotische Wirkung besitzt, aber zusammen mit D_2-Hemmstoffen die positiven und wahrscheinlich auch die **negativen Symptome** abschwächt.
Die **5-HT_{2A}-Rezeptoren** gelten als Orte halluzinogener Effekte, v. a. an den dendritischen Spines kortikaler Neurone. Neuroleptika können deren Wirkung abschwächen, indem sie die 5-HT_{2A}-Rezeptoren nicht nur blockieren, sondern aus der aktiven Zone in die inaktive Zone der Synapse rückverteilen.
In jüngster Zeit mehren sich Hinweise, dass die **Aktivierung des 5-HT_{1A}-Rezeptors** die negativen, kognitiven und kataleptischen Symptome abschwächen

kann (Katalepsie = übermäßig lang anhaltende, abnorme Körperhaltung).

MERKE

- Die alleinige Hemmung des D_2-Rezeptors reduziert nur die positiven, aber nicht die negativen Symptome.
- Die alleinige Hemmung des 5-HT_2-Rezeptors besitzt keine antipsychotische Wirkung.
- Die gleichzeitige Hemmung des D_2- und 5-HT_2-Rezeptors wirkt gut gegen die Positivsymptomatik und schwächt auch die negativen Symptome ab.

Wirkprofile

Konventionelle Neuroleptika

- hemmen ausschließlich oder überwiegend den D_2-Rezeptor und besitzen dadurch ein hohes Risiko für extrapyramidal-motorische Störungen, da der D_2-Rezeptor essenziell für Bewegungsabläufe ist
- müssen, um den 5-HT_{2A}-Rezeptor wirksam zu hemmen, in einer Dosis eingesetzt werden, in der der D_2-Rezeptor (fast) vollständig blockiert wird, was ausgeprägte motorische Störungen zur Folge hat (**Abb. 24.2**).

Atypische Neuroleptika

- hemmen den 5-HT_2-Rezeptor in einer Dosierung, die nur einen Teil des D_2-Rezeptors besetzt
- blockieren mit steigender Dosierung jedoch auch die D_2-Rezeptoren, was zu deutlichen extrapyramidal-motorischen Störungen führt
- zeigen im klinischen Alltag eine therapeutisch relevante Verminderung der Negativsymptomatik
- hemmen aus noch ungeklärten Gründen relativ stärker die kortikalen als die striatalen Neurone verglichen mit den konventionellen Neuroleptika (weniger motorische Störungen).

Das Verteilungsmuster der Interaktion mit D_2-Rezeptoren, d. h. ihre Hemmung bzw. Erregung in spezifischen Kerngebieten, unterscheidet sich zwischen atypischen und konventionellen Neuroleptika. Die strukturchemischen Voraussetzungen dafür sind noch unklar.

MERKE

- Konventionelle Neuroleptika sind v. a. über die Hemmung des D_2-Rezeptors antipsychotisch wirksam.
- Atypische Neuroleptika wirken über Hemmung des D_2- und 5-HT_2-Rezeptors.

Wirkstärke (Potenz)

Es besteht eine enge Korrelation zwischen der Höhe der klinisch üblichen Dosis bzw. der antipsychotischen Wirkung einerseits und der Affinität für D_2-Rezeptoren andererseits (**Abb. 24.3**). Durch Erhöhung der Dosierung könnten schwache Neuroleptika zwar ihre Potenz steigern, diese Steigerung würde dann aber um den Preis einer deutlichen Zunahme von motorischen und vegetativen Nebenwirkungen erreicht.

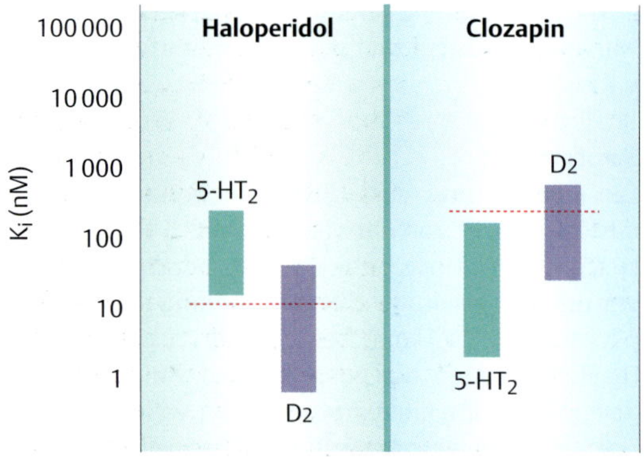

Abb. 24.2 Affinität von Neuroleptika zu D_2- und 5-HT_2-Rezeptoren. Konventionelle (Haloperidol) und atypische Neuroleptika (Clozapin) unterscheiden sich in ihrer Affinität für D_2- und 5-HT_2-Rezeptoren. Bei einer 70 %igen Hemmung des D_2-Rezeptors treten bei effektiver Antipsychose nur geringe motorische Störungen auf. Die gestrichelte rote Linie zeigt, dass bei dieser 70 %igen Hemmung des D_2-Rezeptors Atypika den 5-HT_2-Rezeptor substanziell hemmen. Konventionelle Neuroleptika müssten für eine effektive Hemmung des 5-HT_2-Rezeptors in einer Konzentration dosiert werden, die den D_2-Rezeptor weitgehend blockiert mit der Folge ausgeprägter motorischer Störungen.

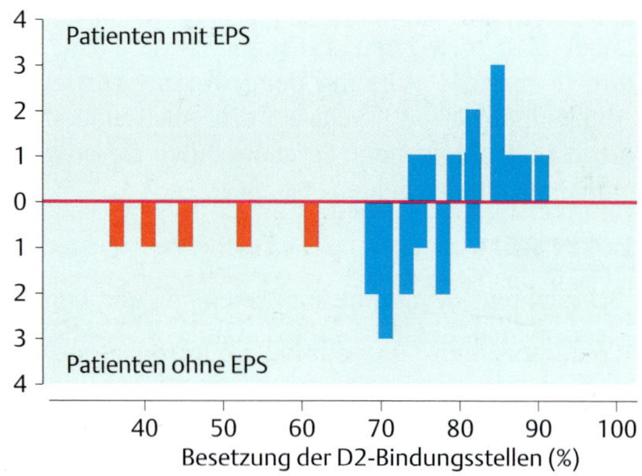

Abb. 24.3 Korrelation von motorischen Störungen und D_2-Blockade. Bei 27 Patienten wurde mittels Positronenemissionstomographie die Besetzung von D_2-Bindungsstellen mit dem Auftreten von EPS unter Neuroleptika korreliert. Die Neuroleptika hatten eine vergleichbare antipsychotische Wirksamkeit. Bei einem D_2-Besatz von >75 % kommt es unter konventionellen Neuroleptika (blaue Balken) bei der Mehrzahl der Patienten zu EPS. Im Gegensatz treten unter dem atypischen Neuroleptikum Clozapin (rote Balken) keine EPS auf, da eine antipsychotische Wirkung erreicht wird, auch wenn weniger als 70 % der D_2-Bindungsstellen besetzt sind.

MERKE

Im Prinzip ist die antipsychotische Potenz aller Neuroleptika gleich. Niederpotente Neuroleptika können jedoch wegen ihrer Nebenwirkungen nicht so hoch dosiert werden, um die antipsychotische Potenz der starken Neuroleptika zu erreichen.

24.2.2 Allgemeine Nebenwirkungen

Die Nebenwirkungen von Neuroleptika lassen sich in zwei große Symptomkomplexe unterteilen:

- Die Hemmung des D_2-Rezeptors führt zu schweren extrapyramidal-motorischen Bewegungsstörungen, mit denen auch noch nach dem Absetzen gerechnet werden muss.
- Ähnlich den Antidepressiva hemmen zahlreiche Neuroleptika mACh-, H_1- und α_1-Rezeptoren mit entsprechenden Auswirkungen.

Daher bestimmen, wie bei den Antidepressiva, auch bei den Neuroleptika die Nebenwirkungen den Einsatz und die Compliance bei langfristiger Verordnung. Insgesamt reagieren psychisch Gesunde wesentlich empfindlicher auf Neuroleptika als psychotische Patienten, d. h. bereits in niedrigen Dosierungen treten bei psychisch Gesunden motorische Störungen auf.

BEACHTE

Allgemein gilt:

- niedrig potente Neuroleptika wirken stärker sedierend, weniger antipsychotisch und verursachen schwächere extrapyramidal-motorische Störungen (EPS)
- hoch potente Neuroleptika wirken stark antipsychotisch, gering sedierend und lösen häufig EPS aus.

Extrapyramidal-motorische Störungen und Dyskinesien

D_2-Rezeptoren sind wichtig für die Initiierung und Harmonisierung von Bewegungsabläufen. Deshalb lösen D_2-Antagonisten verschiedene Bewegungsstörungen aus (**Tab. 24.3**).

Tabelle 24.3

Auftreten und Therapie von EPS und Dyskinesien

klinisches Bild	Inzidenz	Auftreten*	Therapie
Frühdyskinesie	5 %	1–7 Tage	mACh-Rezeptor-Antagonisten (Biperiden)
Parkinsonoid	20 %	< 10 Wochen	mACh-Rezeptor-Antagonisten (Biperiden)
Akathisie	25 %	< 10 Wochen	Dosisreduktion, Umsetzen auf anderes Neuroleptikum, muskarinerge Antagonisten (Biperiden), Benzodiazepine, β-Blocker (Propranolol), Mirtazapin
Spätdyskinesie	< 0,5 % 20 %**	< 3 Jahre	Dosiserhöhung Wechsel auf ein anderes Neuroleptikum (Clozapin), Tiaprid (s. S. 389), Baclofen

* Zeitfenster, in dem 80–90 % der motorischen Störungen auftreten
** Inzidenz der Langzeitbehandelten

Frühdyskinesien sind charakterisiert durch reversible Verkrampfungen der mimischen Muskulatur (v. a. kleine Augenmuskeln), Zungen- und Schlundmuskulatur. Als Ursache wird ein relatives Übergewicht der cholinergen Neurone im Striatum vermutet, dafür spricht auch die Wirksamkeit von **muskarinergen Antagonisten** wie Biperiden. Potenzielle Auslöser für Frühdyskinesien sind eine rasche Dosiserhöhung sowie die Gabe hochpotenter Neuroleptika. Jüngere Patienten sind mehr gefährdet, da sie oft höhere Dosierungen erhalten.

Das **Parkinsonoid** äußert sich in einer Symptomatik, die dem Morbus Parkinson ähnelt: Rigor, Tremor und Akinese einschließlich einer starren Mimik (s. S. 381). Wie Frühdyskinesien bildet sich das Parkinsonoid unter muskarinergen Antagonisten wie Biperiden zurück.

Die **Akathisie** beschreibt eine quälende motorische Unruhe, die nicht willentlich unterdrückt werden kann. Die Patienten sind unfähig, still zu sitzen oder ruhig zu liegen und werden oft suizidal. Die Behandlung ist schwierig. Achtung: Die Akathisie darf nicht als psychotisches Symptom fehlgedeutet werden!

Spätdyskinesien treten erst nach Monaten, Jahren oder sogar erst nach dem Absetzen von Neuroleptika auf. Die Inzidenz beträgt bis zu 4 % pro Behandlungsjahr und 20 % bei langjähriger Therapie, wobei 20 %–40 % irreversibel sind. Charakteristisch sind stereotype Kau-, Zungen- und Schmatzbewegungen, die vom Patienten als außerordentlich quälend empfunden werden. Als eine Ursache gilt eine Überempfindlichkeit von D_2-Rezeptoren (Supersensitivität). Im Gegensatz zu den Frühdyskinesien ist außerdem eine Unterfunktion der mACh-Rezeptoren möglich, was die Verschlechterung der Symptome durch muskarinerge Antagonisten wie Biperiden erklärt. Die empirische Therapie umfasst Dosiserhöhung (!) des Neuroleptikums sowie den Wechsel auf ein anderes Neuroleptikum, am besten Clozapin. Verglichen mit den konventionellen Antipsychotika verursachen die atypischen Neuroleptika deutlich seltener Spätdyskinesien.

Malignes neuroleptisches Syndrom

Das maligne neuroleptische Syndrom ist ein sehr seltener, jedoch schwerer Notfall, der meistens in den ersten beiden Wochen der Neuroleptikatherapie auftritt. Prinzipiell kann das Syndrom jedoch zu jedem Zeitpunkt manifest werden. Neben EPS und vegetativen Störungen kommt es zur metabolischen Azidose und komatösen Zuständen, die Diagnose wird durch die starke Erhöhung der Kreatinkinase (CK) verifiziert. Bei Unklarheit über die Symptomatik können Benzodiazepine gegeben werden, um Zeit für die endgültige Diagnose zu gewinnen. Die Intensivtherapie umfasst neben dem Absetzen des Neuroleptikums die Gabe von Benzodiazepinen und Dantrolen (vgl. S. 335). Bis zu 20 % der Fälle verlaufen tödlich.

MERKE

Generell gilt für motorische Störungen unter Neuroleptika:
- je früher EPS auftreten, desto leichter sind sie und desto besser können sie therapiert werden.
- je später EPS auftreten, umso schwerer sind sie und umso schwieriger sind sie zu behandeln.
- Antagonisten der mACh-Rezeptoren können die frühen EPS abschwächen.

24

Endokrine Störungen und Sexualfunktion

Über den D_2-Rezeptor im Hypothalamus unterdrückt Dopamin als *Prolactin Inhibiting Factor* die Freisetzung von Prolaktin. Neuroleptika enthemmen als D_2-Antagonisten diese Unterdrückung. Die **erhöhten Prolaktin-Spiegel** führen zu Gynäkomastie und Libidoverlust beim Mann sowie Galaktorrhö und Amenorrhö bei der Frau. Generell muss mit einem Nachlassen der Libido unter Neuroleptika gerechnet werden. Meistens normalisiert sich die Hyperprolaktinämie im Verlauf der Langzeitapplikation (s. S. 225).

Hemmung muskarinerger ACh-, H_1- und α1-Rezeptoren

Bei zahlreichen Neuroleptika spielt die **Hemmung von muskarinergen ACh-, H_1- und α1-Rezeptoren** eine wesentliche Rolle für die vegetativen Nebenwirkungen. Symptome und Arzneimittelinteraktionen sind bei Neuroleptika und Antidepressiva gleich und auf S. 354 ff. ausführlich beschrieben. Es gilt:
- die Verträglichkeit und das Risiko der Nebenwirkungen bestimmen den therapeutischen Einsatz bzw. limitieren die Anwendung
- die Sedierung durch Hemmung des H_1-Rezeptors ist in der Akutphase therapeutisch notwendig und sehr wirkungsvoll, wie z. B. bei Erregungszuständen.

Die vegetativen Nebenwirkungen lassen im Laufe der Therapie nach.

Einen besonderen Aspekt gibt es jedoch bei den Neuroleptika: Die atropinartige Hemmung des mACh-Rezeptors schwächt die EPS und Dyskinesien ab (s. Einsatz von Anticholinergika wie Biperiden, **Tab. 24.3**). Für Neuroleptika gilt: diejenigen Arzneistoffe, die starke Hemmstoffe des muskarinergen ACh-Rezeptors sind, verursachen weniger EPS und Dyskinesien (z. B. Clozapin), umgekehrt wird der Vorteil einer fehlenden anticholinergen Nebenwirkung mit einem erhöhten Risiko für motorische Störungen erkauft (z. B. Haloperidol).

Wie bei einigen Antidepressiva führt die **Blockade des H_1-Rezeptors zur Gewichtszunahme**, die durch eine 5-HT_{2A}-Blockade noch verstärkt wird. Besonders ausgeprägt ist die Gewichtszunahme unter Atypika wie Clozapin und Olanzapin. Der Gewichtszunahme geht oft eine sich rasch entwickelnde Hyperglykämie voraus. Eine weitere Ursache für die Gewichtszunahme ist das Trinken zuckerhaltiger Getränke *(Carbohydrate Craving)*. Diese metabolischen Nebenwirkungen nehmen im Laufe der Therapie zu.

Weitere Nebenwirkungen von Neuroleptika

Senkung der Krampfschwelle, daher Vorsicht beim Einsatz von Neuroleptika bei deliranten Alkoholikern bzw. beim Entzug von Alkohol, Benzodiazepinen oder Barbituraten.

Agranulozytosen treten v. a. unter Clozapin (s. S. 377) auf. Dagegen können alle Neuroleptika benigne transiente Leukozytopenien verursachen.

Hyperglykämie (v. a. unter atypischen Neuroleptika), möglicherweise ausgelöst durch eine Insulinresistenz in Muskelzellen sowie durch Fastfood und Kohlenhydrathunger. Die Hyperglykämie trägt auch zur Gewichtszunahme bei und wird für eine erhöhte Sterblichkeit unter Neuroleptika verantwortlich gemacht.

Weitere Nebenwirkungen sind Hypo- oder Hyperthermie, **Erhöhung der Transaminasen** (meist reversibel) sowie eine Verlangsamung des Denkens, die durch die anticholinerge Komponente noch verstärkt wird.

QT-Verlängerungen werden v. a. unter Thioridazin, Pimozid und Haloperidol beobachtet. Haloperidol ist ein potenter hERG-Inhibitor.

Es ist darauf zu achten, dass vermeintliche Nebenwirkungen der Neuroleptika auch Symptome der Psychose sein können. Daher müssen die bereits bestehenden somatischen Störungen vor Beginn einer Pharmakotherapie sorgfältig dokumentiert werden.

24.2.3 Kontraindikationen

Infolge der D_2-Hemmung und der vegetativen Nebenwirkungen sind bestimmte Neuroleptika bei einer Reihe von Begleiterkrankungen nur mit Vorsicht oder nicht indiziert (entsprechende Voruntersuchungen):

- Prolaktinerhöhung, Amenorrhö, Gynäkomastie
- niedriger Blutdruck, orthostatische Dysregulation
- Übergewicht
- Krankheitsbilder, die durch die atropinerge Wirkung verstärkt werden
- Störungen der Blutbildung.

Im Gegensatz zu den antipsychotischen Effekten können die vegetativen Nebenwirkungen unmittelbar nach Einnahme der ersten Dosis auftreten.

24.2.4 Indikationen und klinische Wirksamkeit

Neuroleptika werden bei folgenden Erkrankungen eingesetzt:

- Schizophrene und psychotische Störungen
  - Akuttherapie
  - Erhaltungstherapie
  - Rezidivprophylaxe
- Persönlichkeitsstörungen
- Psychosen bei
  - affektiven oder manischen Störungen, wie wahnhafte Depression
  - Zerebralsklerose und demenziellen Syndromen mit z. B. Unruhe, paranoiden Störungen oder Aggression
  - Alkoholdelir (zusammen mit Benzodiazepinen)
- Narkoseprämedikation und Neuroleptanalgesie.

Über ihre bisher genannten Wirkungen bei Psychosen hinaus haben Neuroleptika auch ein starke **antiemetische Wirkung:** Dopamin verursacht starke Übelkeit und Erbrechen, da es über die D_2-Rezeptoren sowohl die Peristaltik im Gastrointestinaltrakt hemmt als auch das Brechzentrum stimuliert. Als ZNS-gängige D_2-Antagonisten sind Neuroleptika wirkungsvolle antiemetische Hemmstoffe (s. S. 161).

Praxistipp

Die Verordnung von Antipsychotika in niedriger Dosierung als „Beruhigungsmittel“ oder als Ersatz für Benzodiazepine ist bei Patienten ohne psychotische Störung nicht indiziert.

Bezüglich der **Wirksamkeit** von Neuroleptika sollte man wissen, dass sie hauptsächlich dic Positivsymptome vermindern. Eine mäßige Wirkung auf die Negativsymptome wird bei den Atypika beobachtet.

Konventionelle und atypische Neuroleptika besitzen dosisabhängig die gleiche antipsychotische Wirksamkeit. Klinische Erfahrungen zeigen jedoch, dass konventionelle Neuroleptika in der Akuttherapie und atypische Neuroleptika in der längerfristigen Therapie etwas wirksamer sind. Es kann auch sinnvoll sein, atypische mit konventionellen Neuroleptika zu kombinieren.

Die antipsychotische Wirkung greift erst mit einer **Verzögerung von 5 bis 10 Tagen.** Die akute Dämpfung, z. B. durch hochpotente i. v. verabreichte Neuroleptika wie Haldol, ist nicht Ausdruck einer antipsychotischen Wirkung, sondern einer Sedierung.

24.2.5 Konventionelle Neuroleptika

1951 wurde unter dem potenten H_1-Antihistaminikum Chlorpromazin neben einer starken Sedierung eine antipsychotische pharmakologische Wirkung bei schizophrenen Patienten beobachtet. Die Phenothiazin-Struktur des Chlorpromazins war Grundlage der älteren Neuroleptika und ist auch noch bei den trizyklischen Antidepressiva erkennbar (**Abb. 23.4** und **Abb. 24.4**). Dies erklärt die antidepressive Wirkung mancher Neuroleptika sowie das ähnliche Nebenwirkungsprofil von Antidepressiva und Neuroleptika.

Die konventionellen Neuroleptika besitzen eine **hohe Affinität zum D_2-Rezeptor.** Daraus resultiert ein erhöhtes Risiko für EPS. Eine steigende neuroleptische Potenz

- erhöht das Risiko für EPS (sowohl Inzidenz wie Schwere)
- korreliert mit geringen vegetativen Nebenwirkungen (schwache Hemmung von mACh- und α1-Rezeptoren)
- korreliert mit einer geringeren Sedierung (H_1-Blockade). Die antipsychotische Wirkung ohne Sedierung wird auch als dissoziative Dämpfung bezeichnet.

Neben den auf S. 373 genannten Nebenwirkungen treten speziell bei den konventionellen Neuroleptika weitere Nebenwirkungen auf:

- verlangsamtes Denken
- emotionale Verflachung und Apathie unter hochdosierter Akuttherapie
- Anhedonie (ängstlich-depressive Verstimmung).

Die **Kontraindikationen** lassen sich von den vegetativen Nebenwirkungen ableiten (orthostatische Dysregulation, KHK, Glaukom, Prostatahypertrophie), auch Leberschäden und eine Zerebralsklerose (wegen paradoxer sowie antimuskarinerger Effekte) sind Kontraindikationen.

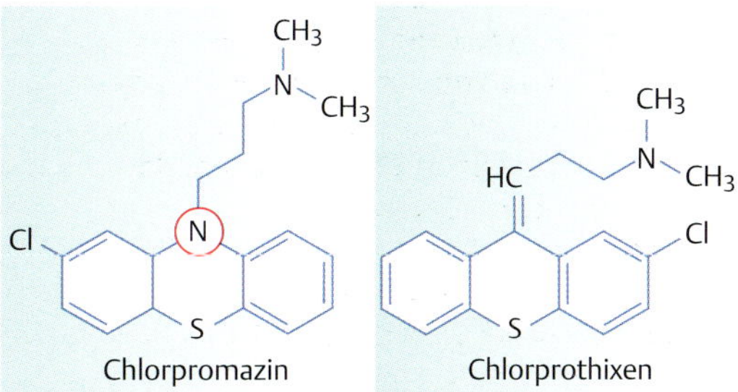

Abb. 24.4 Struktur. Phenothiazine wie Chlorpromazin unterscheiden sich von Thioxanthenen wie Chlorprothixen u. a. durch ein N-Atom im mittleren Ring (roter Kreis).

Phenothiazine und Thioxanthene

Die lipophilen Phenothiazine sind amphiphile Verbindungen, die an verschiedene Rezeptoren binden; dies erklärt auch ihr Nebenwirkungsprofil. Der komplexe Metabolismus generiert bei einigen Neuroleptika auch aktive Metaboliten, die Plasma-HWZ beträgt zwischen 15 und 30 h.

Phenothiazine und die verwandten **Thioxanthene** werden anhand ihrer Seitenketten weiter unterteilt (**Abb. 24.4**). Diese Unterteilung ist ausschließlich für die Stärke der antipsychotischen Potenz relevant. Es ist daher zum Verständnis der Phenothiazine und Thioxanthene nur wichtig, die ungefähre Stärke ihrer Potenz zu kennen. Sie hemmen neben dem D_2-auch den D_1-Rezeptor, wobei die Bedeutung der D_1-Hemmung noch offen ist (**Tab. 24.4**, **Tab. 24.5**).

Tabelle 24.4

Antipsychotische Potenz von konventionellen Neuroleptika (Auswahl) und Hemmung von D_2- bzw. 5-HT_{2A}-Rezeptoren

	D_2	5-HT_{2A}	Potenz
Phenothiazine und Thioxanthene			
Chlorprothixen	++	++	schwach
Thioridazin	++	++	schwach
Chlorpromazin	+++	+++	mittel
Perphenazin	+++	+	stark
Fluphenazin	+++	++	sehr stark
Butyrophenone und Diphenylbutylpiperidine			
Benperidol	+++	++	am stärksten
Fluspirilen	+++	+	sehr stark
Haloperidol	+++	–	sehr stark
Melperon	++	++	schwach
Pimozid	+++	+	sehr stark

Tabelle 24.5

Hemmung von mACh-, α1- und H_1-Rezeptoren

	mACh	H_1	α1
Phenothiazine und Thioxanthene			
Chlorprothixen	++	+++	++
Thioridazin	+++	++	+++
Chlorpromazin	++	++	+++
Perphenazin	–	++	+
Fluphenazin	–	+	+
Butyrophenone und Diphenylbutylpiperidine			
Benperidol	–	+	–
Fluspirilen	–	+	–
Haloperidol	–	–	+
Melperon	–	–	+
Pimozid	–	–	–

–, +, ++, +++ = keine, schwache, mittlere oder starke Hemmung

EXKURS

Chlorpromazin (Megaphen® = Akronym für *mega phenomenon*, oder Largactyl® = Akronym für *large variety of activities*) wurde viele Jahre als Goldstandard und Vergleichssubstanz für die neuroleptische Potenz eingesetzt, die für das mittelstarke Chlorpromazin als 1 festgelegt wurde. Aufgrund seiner vielfältigen Nebenwirkungen wurde es aus dem Handel genommen.

Chlorprothixen (Truxal®), **Levomepromazin** (Neurocil®), **Promethazin** (Atosil®), **Perazin** (Taxilan) und **Thioridazin** (Melleril®) sind schwache bis mittelstarke Neuroleptika mit deutlichen vegetativen Nebenwirkungen (**Tab. 24.5**).

Fluphenazin (Dapotum®) und **Perphenazin** (Decentan®) sind starke bzw. sehr starke Antipsychotika aus dieser Gruppe.

Butyrophenone

Butyrophenone leiten sich vom Opioid Pethidin ab. Sie haben keine atropinergen Nebenwirkungen und verursachen keine H_1-Blockade. Dennoch lösen sie die mit der Psychose einhergehende Spannung (dissoziative Dämpfung). Die fehlende Sedierung erfordert oft die zusätzliche Gabe von Benzodiazepinen. Der **starken antipsychotischen Potenz** stehen die **ausgeprägten Dyskinesien** gegenüber, die bei 20–40 % der Patienten eine Komedikation mit Anticholinergika wie Biperiden erfordern.

Haloperidol (Haldol®) wirkt als hochpotentes Neuroleptikum ungefähr 50-fach stärker als Chlorpromazin. Es ist der Goldstandard zur Dämpfung akuter schwerer Psychosen und wird auch bei nicht-psychotischen Krankheitszuständen eingesetzt, wie schwerem Erbrechen oder Agitiertheit und Unruhe.

Benperidol (Glianimon®) ist das stärkste klassische Antipsychotikum mit ähnlichem Wirkungs- und Nebenwirkungsprofil wie Haloperidol.

Melperon (Melneurin®) ist ein schwaches Butyrophenon-Derivat, mit geringer antipsychotischer Wirkung, aber anxiolytisch-sedierendem Effekt.

Diphenylbutylpiperidine

Fluspirilen (Imap®) wird einmal die Woche i. m. als stark wirksames **Depotneuroleptikum** appliziert. Sein Einsatz bei Angststörungen und depressiven Störungen von nicht-psychotischen Patienten (z. B. im Altersheim oder als „Aufbauspritze") sollte zugunsten von GABA-A-Agonisten (Zopiclon u. ä. bzw. Benzodiazepinen bei Ängstlichkeit) und Antidepressiva unterbleiben.

Pimozid (Orap®) wird als länger wirksames potentes Neuroleptikum (HWZ > 24 h) oral appliziert.

Depot-Neuroleptika

Häufig ist die Compliance bei psychotischen Patienten schlecht. Dafür stehen einige der oben erwähnten Neuroleptika als **Depotpräparate** zur i. m. Applikation mit einer Wirkdauer von 1 bis 4 Wochen zur Verfügung (Fluspirilen, Fluphenazin, Haloperidol, Perphenazin und das Atypikum Risperidon). Depot-Neuroleptika werden als Ester mit langkettigen Fettsäuren wie Decanoat und in Öl gelöst i. m. appliziert. Nach der langsamen Penetration ins Blut werden die Ester durch Esterasen abgespalten und die Neuroleptika stehen als freie Moleküle zur Verfügung.
Der Vorteil einer kontrollierten Applikation mit stabilen Wirkspiegeln und weniger Dyskinesien steht gegen den Nachteil einer fehlenden Steuerbarkeit und der langsamen Abnahme von Nebenwirkungen nach dem Absetzen.

24.2.6 Atypische Neuroleptika

Die atypischen Neuroleptika oder Atypika haben eine **hohe Affinität zum 5-HT$_2$-Rezeptor** und eine im Vergleich hierzu nicht stärkere bzw. geringere Affinität an den D$_2$-Rezeptor. Daraus resultiert ein geringeres Risiko für EPS bei ähnlicher antipsychotischer Potenz (**Abb. 24.5**, **Abb. 24.6**). Eine weitere Ursache für die schwächeren EPS ist wahrscheinlich die unterschiedlich starke Blockade von striatalen und extrastriatalen D$_2$-Rezeptoren. Allerdings benötigen auch unter atypischen Neuroleptika 10–15 % der Patienten Biperiden gegen EPS als Komedikation.
Neben dem geringeren Risiko für EPS ist eine mäßige **Verbesserung der Negativsymptome** ein weiterer Vorteil der Atypika, obwohl es hierfür kein solides Datenmaterial gibt. Die klinische Erfahrung bestätigt jedoch diese Annahme (**Tab. 24.6**, **Tab. 24.7**).

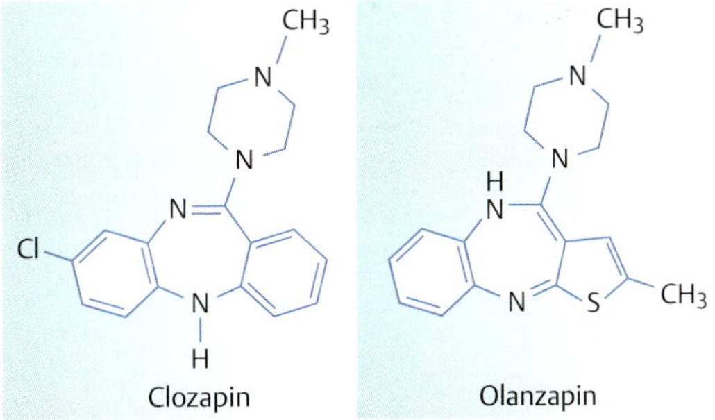

Abb. 24.6 Struktur von atypischen Neuroleptika. Clozapin und Olanzapin lassen noch das Phenothiazin-Ringgerüst der Antidepressiva und Neuroleptika erkennen, während die neueren Atypika wie Ziprasidon oder Aripiprazol völlig andere Strukturen aufweisen.

MERKE

- Atypische Neuroleptika sind prinzipiell so potent wie die konventionellen Neuroleptika und können zudem die Negativsymptome verbessern.
- Auch Atypika verursachen EPS und Dyskinesien; diese Störungen sind aber schwächer und weniger häufig; v. a. Spätdyskinesien treten wesentlich seltener auf. Mit zunehmender Dosierung der Atypika werden auch die Dyskinesien häufiger und stärker.

Clozapin (Leponex®) gilt als Goldstandard der atypischen Neuroleptika im Hinblick auf die antipsychotische Wirkung und das relativ geringe Risiko für motorische Störungen.
Die Ursachen für das gute atypische Wirkprofil sind noch immer unklar. Man nimmt an, dass Clozapin

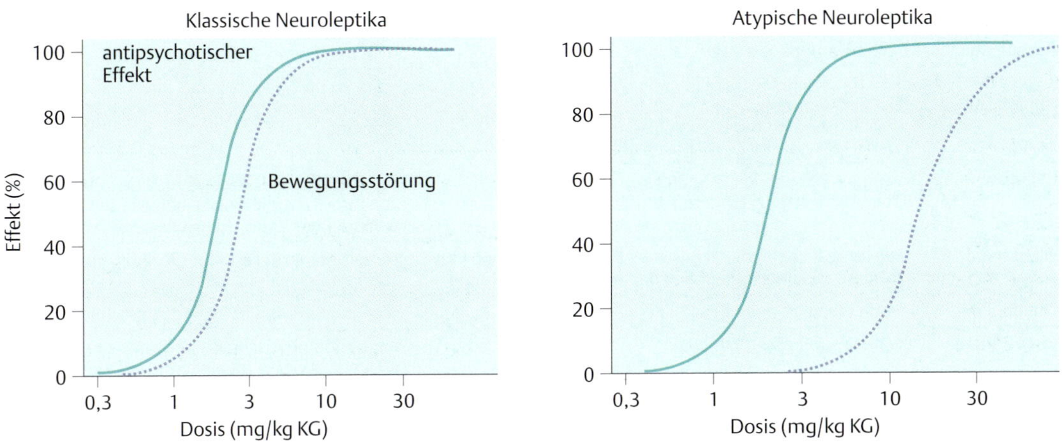

Abb. 24.5 Therapeutische Breite von Neuroleptika. Im Vergleich zu den konventionellen Neuroleptika (links) nimmt die therapeutische Breite – das ist der Dosisbereich, in dem ein antipsychotischer Effekt ohne nennenswerte Nebenwirkung erzielt wird – bei Atypika deutlich zu. Die Abbildung zeigt Dosis-Wirkungs-Kurven bei Ratten.

Tabelle 24.6

Pharmakodynamisches Profil von atypischen Neuroleptika

	mACh	H_1	α1	Besonderheiten
Amisulpirid	–	–	–	reiner D_2-Hemmstoff
Aripiprazol	–	+	+	$5\text{-}HT_{1A}$-Agonist D_2-Partialagonist PPB > 99 %
Clozapin	+++	+++	+	schnelle Off-Kinetik
Olanzapin	+++	+++	+	–
Quetiapin	–	+++	++	$5\text{-}HT_{2C}$-Hemmer
Risperidon	–	++	++	–
Ziprasidon	+	++	++	NSRI $5\text{-}HT_{1A}$-Agonist
Zotepin	+	+++	+++	–

den Dopamingehalt im präfrontalen Kortex durch Blockade der D_2-vermittelten präsynaptischen Autohemmung erhöht und im Striatum nur 40–60 % der D_2-Rezeptoren blockiert. Dazu trägt auch die rasche Lösung vom D_2-Rezeptor *(off-Kinetik)* und sein inverser Antagonismus bei. Eventuell spielt auch die Rückverteilung und Suppression von $5\text{-}HT_{2A}$-Rezeptoren eine Rolle.

24

Die immer wieder beschriebene Hemmung des D_4-Rezeptors ist eine individuelle Eigenschaft von Clozapin und spielt keine Rolle für das antipsychotische Wirkprofil von Clozapin und anderen Atypika.

Clozapin wird mittels CYP1A2 metabolisiert und überwiegend renal ausgeschieden. Es sollte eingeschlichen werden (Initialdosis ca. 10 % der Erhaltungsdosis).

Clozapin verursacht mit 8–10 % die wenigsten EPS und nur sehr selten Spätdyskinesien (keine D_2-Supersensitivität, s. S. 373). Es wird sogar von Patienten mit Morbus Parkinson gut vertragen, die aufgrund des Dopaminmangels besonders empfindlich auf eine D_2-Blockade reagieren. Daher wird Clozapin bei Parkinson-Patienten gegen die von Dopamin-Agonisten verursachten Halluzinationen eingesetzt (s. S. 389).

Praxistipp

20–30 % der Patienten sprechen nicht auf das erste oder zweite Neuroleptikum an. Von diesen therapieresistenten Patienten profitieren ungefähr 30–50 % von einer Umstellung auf Clozapin. Clozapin hält Patienten möglicherweise länger in Remission als andere Neuroleptika.

Der guten antipsychotischen Wirksamkeit von Clozapin steht eine Reihe von teils schweren **Nebenwirkungen** entgegen.

- **Hemmung der mACh-, H_1- und α1-Rezeptoren:** Clozapin hemmt diese Rezeptoren mit hoher Affinität mit entsprechenden Nebenwirkungen und Kontraindikationen (s. S. 373).
- **Metabolische Störungen und Gewichtszunahme:** Clozapin erhöht den Blutzuckerspiegel bis hin zum Coma diabeticum. Ein latenter Diabetes mellitus kann unter Clozapin manifest werden. Die durch Clozapin induzierten Hyperglykämien sind manchmal schwer zu normalisieren. Zusätzlich erhöht Clozapin die Blutfettwerte (v. a. Triglyzeride). Diese metabolischen Störungen können zusam-

Tabelle 24.7

Therapeutisches Wirkprofil von atypischen Neuroleptika

Wirkstoff	Vorteile	Nachteile
Amisulpirid	nicht metabolisiert	reiner D_2-Hemmstoff, ausgeprägte Prolaktinsekretion, Akathisie, Unruhe
Aripiprazol	D_2-Partialagonist anxiolytisch und depressionslösend wenig UAW; keine Gewichtszunahme	nur schwach potent, CYP3A4- und CYP2D6-Substrat
Clozapin	weniger EPS und keine Spätdyskinesien, effektiv bei Therapieresistenz, längere Remission	Agranulozytose, Diabetes mellitus, Gewichtszunahme, atropinerge Nebenwirkungen, Senkung der Krampfschwelle, CYP1A2-Substrat
Olanzapin	Wirkung ähnlich aber schwächer als Clozapin, keine Blutbildveränderung, zugelassen bei manischen Psychosen	Nebenwirkungen ähnlich Clozapin, jedoch stärkere Gewichtszunahme
Quetiapin	keine atropinergen Effekte	stark sedierend, CYP3A4-Substrat
Risperidon	keine atropinergen Effekte	enge therapeutische Breite (< 6 mg/d), QT-Verlängerung (beachte die entsprechenden Kontraindikationen)
Ziprasidon	antidepressiv und anxiolytisch	Blutungsgefahr durch Wirkungsverstärkung von Vitamin-K-Antagonisten; QT-Verlängerung
Zotepin	nur hepatisch metabolisiert	vegetative Nebenwirkungen, Gewichtszunahme

men mit der H_1- und 5-HT_{2A}-Blockade die Ursache einer deutlichen Gewichtszunahme sein.

- **Agranulozytose:** Clozapin verursacht bei 1–2 % der Patienten eine Agranulozytose, die rechtzeitig erkannt vollständig reversibel ist, jedoch auch letal enden kann. Daher erfordert der Umgang mit Clozapin besondere Auflagen wie
- **regelmäßige Blutbildkontrollen** (wöchentlich bis zur 18. Behandlungswoche, danach einmal monatlich sowie 4 Wochen nach Absetzen)
- **schriftliche Erklärung** des Arztes gegenüber dem pharmazeutischen Unternehmen des Originalpräparates, dass er die vorgeschriebenen Kontrollen und Vorsichtsmaßnahmen gewissenhaft durchführen werde. Früher durfte der Apotheker Clozapin nur abgeben, wenn ihm diese ärztliche Erklärung vorlag. Inzwischen gibt es Generika, bei denen diese besonderen Vorgaben entfallen.

Clozapin sollte nicht mit anderen Arzneistoffen kombiniert werden, die ebenfalls Agranulozytosen auslösen können (z. B. Carbamazepin).

- **Senkung der Krampfschwelle:** Clozapin senkt dosisabhängig von allen Neuroleptika am stärksten die Krampfschwelle.
- **Hypersalivation** durch muskarinerge Wirkung von Clozapin an den Speicheldrüsen.

MERKE

Wegen seiner ernsten Nebenwirkungen darf Clozapin erst dann eingesetzt werden, wenn die Verordnung von zwei Neuroleptika keinen Therapieerfolg hatte.

Olanzapin (Zyprexa®) leitet sich strukturell von Clozapin ab und entspricht ihm in seinen Wirkungen und Nebenwirkungen in abgeschwächter Form. Auch Blutbildveränderungen treten selten auf. Problematisch ist jedoch die starke Gewichtszunahme. Olanzapin ist auch für die Akuttherapie und Prophylaxe von **manischen** affektiven Störungen zugelassen (s. S. 363).

Amisulprid (Solian®) stellt einen Sonderfall unter den Atypika dar. Es ist ein reiner Hemmstoff der D_2- und D_3-Rezeptoren ohne Wirkung auf den 5-HT_{2A}-Rezeptor. Amisulprid ist ein Derivat von **Sulpirid** (Dogmatil®), das zu den konventionellen Neuroleptika gezählt wird. Das atypische Wirkprofil von Amisulprid wird damit erklärt, dass es vermutlich stärker die mesolimbischen als die striatalen D_2-Rezeptoren hemmt und daher weniger EPS verursacht. Unter Sulpirid und Amisulprid kommt es als Zeichen eines reinen D_2-Antagonismus zu einer **ausgeprägten Freisetzung von Prolaktin** aus dem Hypophysenvorderlappen mit Galaktorrhö, Gynäkomastie und Amenorrhö. Auffällig ist unter Amisulprid auch die Akathisie.

FALLBEISPIEL

Eine 44-jährige Patientin wird wegen einer Schizophrenie stationär antipsychotisch behandelt. Eine ihrer Wahnideen ist die Vorstellung schwanger zu sein. Die Patientin spricht nur sehr schlecht auf die Behandlung mit Neuroleptika an. Das zuerst verordnete Olanzapin mindert nicht die Positivsymptomatik, vielmehr legt sie die schnelle Gewichtszunahme als Symptom ihrer Schwangerschaft aus. Die sich anschließende Behandlung mit Amisulprid führt zwar nach einigen Wochen zur Remission, aber initial wurde das Spannungsgefühl in der Brust als weiteres Symptom der Schwangerschaft betrachtet.

Aripiprazol (Abilify®) ist ein partieller Agonist bzw. Antagonist und wirkt am Dopamin-Rezeptor agonistisch, wenn Dopamin fehlt, und antagonistisch, wenn dessen Aktivität stark erhöht ist (Dopamin-Stabilizer-Konzept, klinische Relevanz unklar).

Außerdem blockt Aripiprazol den 5-HT_{2A}-Rezeptor und stimuliert den 5-HT_{1A}-Rezeptor, was eine anxiolytische Wirkung zur Folge hat. Weitere Vorteile sind die geringen vegetativen Nebenwirkungen.

Aripiprazol wird durch CYP3A4 und CYP2D6 metabolisiert, daher ist Vorsicht bei der Komedikation mit Induktoren bzw. Inhibitoren dieser CYP-Enzyme geboten. Vorsicht auch bei Arzneistoffen mit hoher Plasmaproteinbindung (PPB >98 % und geringer therapeutischer Breite), da Aripiprazol zu >99 % an Albumin gebunden ist.

Insgesamt ist Aripiprazol ein eher schwach wirksames atypisches Neuroleptikum, das jedoch kombiniert mit anderen Neuroleptika deren Wirkung verstärkt und Nebenwirkungen vermindert.

Quetiapin (Seroquel®) ist ein sedierendes Neuroleptikum mit einer ungünstigen Kinetik. Seine Bioverfügbarkeit ist niedrig, der Abbau durch CYP3A4 erfordert Vorsicht bei Komedikation mit CYP3A4-Induktoren und seine renale Ausscheidung erfordert eine Anpassung der Dosis an die Nierenfunktion. Vorteilhaft sind die fehlenden atropinergen Nebenwirkungen, was den Einsatz bei Patienten mit Alzheimer-Demenz ermöglicht.

Risperidon (Risperdal®) ist ein gutes Beispiel für die Dosisabhängigkeit der durch Neuroleptika ausgelösten EPS, da es ab einer Dosierung von 6 mg ähnlich starke und häufige EPS wie konventionelle Neuroleptika auslöst. Ein Vorteil von Risperidon ist das Fehlen atropinerger Nebenwirkungen, die schnelle Aufsättigung und die Gabe als Depot. Bei Herzkranken ist die QT-Verlängerung zu berücksichtigen, da Risperidon die kardiale Erregung blockieren kann (Kontraindikation bei zahlreichen kardiovaskulären Erkrankungen).

Paliperidon (OROS®), der aktive Metabolit vom Risperidon, wird langsam freigesetzt und im Gegensatz zu Risperidon nicht durch CYP2D6 metabolisiert. Paliperidon muss nicht eingeschlichen werden, erreicht stabile Wirkspiegel und vermindert das Risiko für EPS.
Ziprasidon (Zeldox®) wirkt auch antidepressiv, da es zusätzlich die Noradrenalin- und Serotoninwiederaufnahme hemmt. Außerdem stimuliert Ziprasidon den 5-HT_{1A}-Rezeptor, was zur Verminderung der Negativsymptome und der EPS beiträgt. Die kurze HWZ macht eine zweimalige Einnahme pro Tag erforderlich. Infolge seiner hohen Proteinbindung >99 % kann Ziprasidon u. a. Vitamin-K-Antagonisten aus der Plasmaproteinbindung verdrängen (Blutungsgefahr!).
Zotepin (Nipolept®) vereinigt Strukturmerkmale von Phenothiazinen und Clozapin. Entsprechend ist sein Nebenwirkungsprofil. Möglicherweise hemmt es die D_2-Rezeptoren v. a. im limbischen System und weniger im Striatum. Zotepin wird vollständig in der Leber metabolisiert und erreicht im ZNS höhere Konzentrationen als im Serum.

24.2.7 Klinischer Umgang mit Neuroleptika

Der Umgang mit Neuroleptika, besonders auch der Wechsel zwischen diesen Wirkstoffen, erfordert die **Beachtung einiger Regeln** bzw. die Kenntnis prinzipieller Eigenschaften von Neuroleptika:

- Wenn möglich langsam aufdosieren zur Vermeidung von EPS.
- Entsprechend: nie abrupt absetzen wegen der Gefahr von schweren Rebound-Psychosen mit Verschlechterung der Symptome.
- Bei ständiger Gabe ist die Dosis (Erhaltungstherapie) gegenüber der Akuttherapie zu reduzieren.
- Beginn mit konventionellen Antipsychotika und (z. B. nach einer Woche) Umstellung auf Atypika.
- Bei 20–30 % der Patienten muss wegen fehlendem Therapieerfolg zu einem anderen Neuroleptikum gewechselt werden.
- 30–50 % der Patienten brechen die Einnahme der Neuroleptika ab, z. B. wegen fehlender Krankheitseinsicht, Nebenwirkungen, ungenügender Wirksamkeit oder mangelhafter Psychoedukation.
- Nur Fachärzte sollten Neuroleptika umstellen: die Patienten sind zwischen dem Ausschleichen und Einschleichen möglicherweise ohne ausreichenden antipsychotischen Schutz und eine Umstellung erfordert die genaue Kenntnis der Pharmakokinetik und -dynamik der Neuroleptika.
- Viele Patienten mit Psychosen sind starke Raucher. Nikotin ist ein Induktor von CYP1A2 (Wirkungsverlust von CYP1A2-Substraten wie Clozapin beachten).
- Zur Augmentierung (Wirkungsverstärkung) der Neuroleptika sowie zur Stimmungsstabilisierung können Lithium oder die Antiepileptika Valproat und Carbamazepin komediziert werden.
- Bei Suizidgefahr ist Lithium auch bei Psychosen das potenteste Prophylaktikum.
- Angstsyndrome werden mit langwirksamen Benzodiazepinen behandelt.
- Die Pharmakotherapie muss von Psychoedukation begleitet werden. Werden Prodromalsymptome frühzeitig erkannt (vom Arzt und/oder Patient), kann eine Dosiserhöhung von Neuroleptika bzw. eine Neueinstellung die drohenden psychotischen Episoden mildern.

EXKURS

Erythropoetin als neuroprotektive Therapiebei Schizophrenie

Das aus der Niere stammende Erythropoetin (EPO) wird zur Blutbildung benötigt, besitzt aber auch zahlreiche Wirkungen auf andere Zellen, u. a. wirkt es im Gehirn neuroprotektiv und neurotroph. Für EPO (40 000 IU rhEPO, i. v. 1-mal wöchentlich) wurde in einer Studie als bisher einzigem Wirkstoff eine Verbesserung der Kognition bei schizophrenen Patienten dokumentiert, obwohl die Patienten schwer chronisch krank und eigentlich austherapiert waren (H. Ehrenreich et al., Mol. Psychiatry, 2007). Dieser Befund legt nahe, dass auch bei fortgeschrittener Schizophrenie noch Prozesse ablaufen, die neuroprotektiven Therapien zugänglich sind.

Weiterführende Informationen

- http://www.uni-duesseldorf.de/awmf/ll/038–009.htm
- http://www.kompetenznetz-schizophrenie.de/
- http://www.bpe-online.de/infopool/gesundheit.htm

25 Parkinson-Krankheit

25.1 Grundlagen

Key Point

Die Parkinson-Krankheit ist ein komplexes Syndrom, bei dem motorische Störungen dominieren, aber auch vegetative, affektive und kognitive Krankheitsbilder auftreten. 1 % der über 60-Jährigen und 2–3 % der über 70-Jährigen sind betroffen. Wesentlich für die Pathogenese ist der Untergang dopaminerger Neurone. Die Therapie besteht in der Verstärkung der dopaminergen Transmission.

Der **Morbus Parkinson** ist eine neurodegenerative Erkrankung des extrapyramidal-motorischen Systems mit der klassischen Symptomtrias **Rigor, Ruhetremor und Bradykinese** sowie Haltungsinstabilität. Die Erkrankung wird durch die Degeneration dopaminerger Neurone in der Substantia nigra, die zum Striatum projizieren, verursacht. Folge ist ein **Mangel an Dopamin.** Von großer Bedeutung sind auch die begleitenden, manchmal sogar der Erkrankung vorausgehenden vegetativen, affektiven und kognitiven Störungen (**Abb. 25.1**).

Neben der Substantia nigra degenerieren auch andere Kerngebiete wie der Locus coeruleus oder der Ncl. basalis Meynert. Mit dem **Verlust der noradrenergen und cholinergen Neurone** sind depressive Symptome und kognitive Defizite verbunden.

Die dritte Gruppe degenerierender Neurone umfasst den dorsalen Vaguskern sowie Kerngruppen, die **Funktionen des autonomen Nervensystems** beeinflussen. Folgen sind u. a. orthostatische Dysregulation, schnelle körperliche Ermüdbarkeit und Tagesmüdigkeit, Verdauungsstörungen infolge einer Blasen- und Darmatonie (evtl. Resorptionsstörungen von Medikamenten), Schluckstörungen (Tabletteneinnahme ggf. erschwert) sowie vermehrter Tränen- und Speichelfluss.

Die Kenntnis der psychisch-kognitiven und vegetativen Krankheitsbilder ist wichtig, da die Pharmakotherapie auf diese Symptome Rücksicht nehmen muss, um so die Belastung durch Nebenwirkungen zu minimieren.

25.1.1 Pathogenese

Der **Untergang dopaminerger Neurone in der Substantia nigra** ist das zentrale Ereignis der Parkinson-Pathogenese. Dopamin aus der Substantia nigra stimuliert normalerweise im Striatum inhibitorische D_2-Rezeptoren auf Neuronen, die im weitesten Sinne den Entwurf für Bewegungsabläufe im Thalamus bremsen (**Abb. 25.2**). Die Regelkreise aktivieren willkürliche und hemmen unwillkürliche Bewegung. Funktionell basiert die motorische Symptomatik auf einem gestörten Gleichgewicht zwischen der Transmission von Dopamin einerseits sowie von Acetylcholin, Glutamat und Adenosin andererseits.

MERKE

- Dopamin erleichtert durch seine enthemmende Wirkung die Initiierung von Bewegungsabläufen.
- Umgekehrt verstärkt der Verlust von Dopamin im Striatum die Hemmung von Bewegungsentwürfen im Thalamus mit verminderter Beweglichkeit.

Die Ursachen für den dopaminergen Zelluntergang in der Substantia nigra sind immer noch unklar, ebenso wie der Grund für die Beobachtung, dass die benachbarten dopaminergen Neurone im ventralen Tegmentum bei Morbus Parkinson alle intakt bleiben.

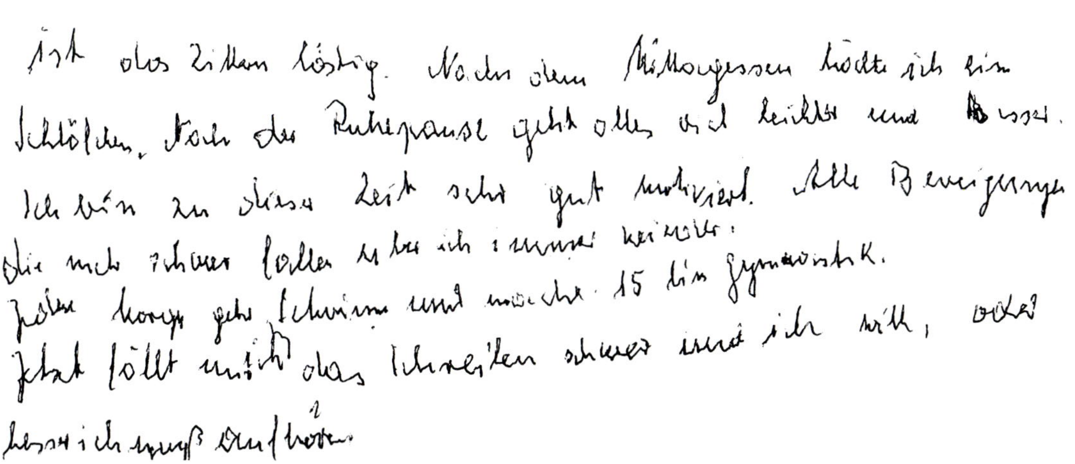

Abb. 25.1 Mikrographie bei Morbus Parkinson. Die Schriftgröße nimmt zum Zeilenende hin ab.

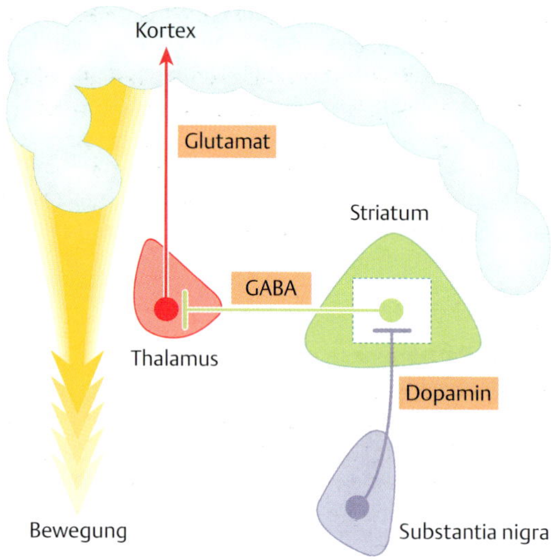

Abb. 25.2 Dopamin und der Regelkreis der pyramidalen Motorik. Die sehr vereinfachte Darstellung zeigt die dopaminerge Projektion aus der Substantia nigra compacta in das Striatum. Durch inhibitorische D_2-Rezeptoren wird die striatale Projektion (weißes Rechteck im Striatum, s. **Abb. 25.3**) gehemmt, die im Thalamus über eine Freisetzung von GABA die Aktivierung des motorischen Kortex bremst. Dopamin enthemmt also die striatale Blockade. Der Verlust von Dopamin beim Morbus Parkinson führt daher zu einer verstärkten Hemmung der kortikalen Bewegungsentwürfe.

Pathogenetisch relevant ist u. a. die Bildung von **Lewy-Körperchen,** ein typisches histopathologisches Merkmal des Morbus Parkinson. Es handelt sich hierbei um große intrazelluläre Einschlüsse gefüllt mit dem Enzym **α-Synuklein**, das wichtig für die Faltung von Proteinen ist. Dieses Enzym aggregiert beschleunigt in Gegenwart von Dopamin oder Eisenionen. Prinzipiell können aggregierte Proteine als „zellulärer Müll" zum Tod von Nervenzellen führen. **Synukleinopathien** finden sich auch bei Demenzen oder dem Down-Syndrom. Jedoch ist immer noch unklar, ob die intraneuronale Akkumulation von α-Synuklein die Ursache oder Folge des Morbus Parkinson ist oder sogar der Versuch einer Neuroprotektion.

Von Bedeutung ist auch **Neuromelanin.** Dieses schwarze Pigment besitzt eine komplexe Struktur, die ihren Ausgang von Dopamin-Chinon nimmt und an die noch Fettsäuren, Polysaccharide oder Proteine binden. Als Eisenspeicher findet sich Neuromelanin v. a. im Locus coeruleus und der Substantia nigra (Name!), zwei Kerngebiete mit hohem Risiko für Neurodegeneration. Nur in den dopaminergen Neuronen des ventralen Tegmentums, die bei Morbus Parkinson intakt bleiben, ist kein Neuromelanin zu finden. Die „Neuromelanin-Last" nimmt mit steigendem Alter zu. Neuromelanin schützt primär Neurone gegen oxidative Prozesse, kann dann aber unter dem Einfluss von Dopamin-Chinon und α-Synuklein toxisch bzw. degenerativ wirken.

Neben der Degeneration der Substantia nigra kommt es bei Parkinson-Patienten häufig zum **Zelluntergang im Ncl. basalis Meynert,** dem zentralen pathogenetischen Ereignis der Alzheimer-Demenz (s. S. 391). Dies erklärt die erhöhte Inzidenz von Morbus Parkinson und Demenz. In 80–90 % der Fälle ist die Ursache der Parkinson-Krankheit idiopathisch, aber auch verschiedene Grunderkrankungen können zu einem Parkinson-Syndrom führen, z. B. Atherosklerose, Enzephalopathien, Traumata sowie verschiedene Toxine und Drogen.

Neben Dopamin ist auch die **Transmission von Noradrenalin und Serotonin** gestört. Der Dopamingehalt ist neben den Basalganglien auch im limbischen System und Kortex reduziert, was mit kognitiven und affektiven Störungen korreliert. Schon früh degenerieren Neurone im Locus coeruleus, wodurch die Produktion von Noradrenalin im Gehirn abnimmt mit negativen Folgen für kognitive und affektive Funktionen sowie für die Schmerzverarbeitung. Der Untergang von Neuronen in den Raphekernen führt zum Serotoninmangel, was ebenfalls mit depressiven und kognitiven Störungen in Beziehung gesetzt wird.

Parkinson-Symptome durch Medikamente

Arzneimittel können Symptome beim Morbus Parkinson verstärken oder symmetrische parkinsonartige Symptome auslösen. Diese Symptome werden jedoch nicht durch den Zelltod dopaminerger Neurone verursacht, sondern rein funktionell, und damit auch reversibel, durch Hemmung der dopaminergen Transmission im Striatum und anderen Kerngebieten. Induktoren sind:

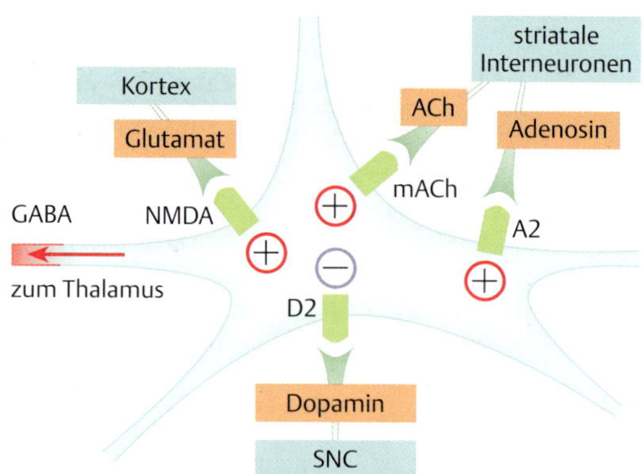

Abb. 25.3 Funktionelles Gleichgewicht von Dopamin, Acetylcholin, Adenosin und Glutamat. Die GABAerge Projektion aus dem Striatum zum Thalamus (weißes Rechteck in **Abb. 25.2**) wird durch Dopamin gehemmt und durch Glutamat (über NMDA-Rezeptoren), Acetylcholin (über mACh-Rezeptoren) und Adenosin (über A2-Rezeptoren) erregt. Beim Morbus Parkinson kommt es durch den Verlust von Dopamin zu einem funktionellen Übergewicht von Glutamat, Acetylcholin und Adenosin (das hier dargestellte striatale Neuron steht für ein neuronales Netzwerk, das in der Realität mehrere Schaltkreise umfasst) (SNC = Substantia nigra, pars compacta).

- Neuroleptika (D_2-Hemmstoffe)
- Antiemetika wie der ZNS-gängigen D_2-Hemmer Metoclopramid
- α-Methyl-Dopa und Reserpin, die die vesikulären Dopaminspeicher entleeren
- Flunarizin und Cinnarizin, durchblutungsfördernde Calciumantagonisten (s. S. 272).
- Lithium und Valproat.

25.2 Pharmakotherapie

Key Point
Es gibt gegenwärtig keine gesicherte pharmakotherapeutische Option, die den Untergang der dopaminergen Neurone verhindert. Die Pharmakotherapie ist daher immer noch symptomatisch und zielt auf den Ersatz von Dopamin bzw. die Normalisierung der dopaminergen Transmission im Striatum.

Nur die idiopathische Parkinson-Krankheit, aber nicht die sekundären Parkinson-Formen (z. B. nach Trauma) sprechen auf eine Pharmakotherapie an. Die **Responsibilität** wird mit einer Testdosis L-Dopa festgestellt, auf die Patienten mit einer sofortigen Besserung reagieren müssen.

25.2.1 Möglichkeiten der Pharmakotherapie

Kausale Therapie: Die Neuroprotektion
Eine kausale Therapie muss den Zelltod der dopaminergen Neurone aufhalten oder zumindest seine Progredienz verzögern, und im besten Falle den Zellverlust wieder ausgleichen. Dies leistet die Pharmakotherapie – einschließlich der experimentellen Gabe von neurotrophen Substanzen – noch nicht. Ob die Verzögerung der Parkinson-Symptomatik durch den MAO-B-Hemmstoff Rasagilin (TEMPO-Studie, s. S. 388) auf einer echten neuroprotektiven Wirkung beruht, ist noch unklar. Implantation von Stammzellen oder von embryonalen dopaminergen Neuronen befindet sich noch in einem experimentellen Stadium. Erfolgreich wurde 2007 bei 12 Patienten in den USA mittels adenoviralem Gentransfer ein Gen für die Glutamat-Decarboxylase in Neurone des Ncl. subthalamicus eingebaut, was die Parkinson-Symptomatik signifikant besserte.

Ersatztherapie: Gabe von Dopamin
Im Falle von Peptiden oder Proteinen ist eine orale Applikation unwirksam, da diese Moleküle entweder im Verdauungstrakt abgebaut werden oder die Bluthirnschranke nicht überwinden. Dies trifft auch für Dopamin zu, das die Bluthirnschranke nicht passieren kann. Damit ist auch diese Option hinfällig.

Stabilisierung der endogenen Produktion: Hemmung des Dopamin-Abbaus
Für eine gewisse Zeit produzieren die Zellen weiterhin das Molekül, wenn auch ständig abnehmend. In dieser Phase kann die Restfunktion durch Hemmung des Molekülabbaus verstärkt werden. Der Abbau von Dopamin wird durch die Hemmung von MAO-B und COMT erfolgreich verzögert.

Substitution von resorbierbaren Derivaten: L-Dopa als Vorläufer
Bei mangelnder Bioverfügbarkeit des zu substituierenden Moleküls bietet sich als Alternative die Gabe von Vorläufermolekülen an, die Organe und Membranbarrieren penetrieren können. Dies funktioniert für den Dopaminvorläufer L-Dopa, der die Bluthirnschranke überwindet und im ZNS in Dopamin umgewandelt wird.

Funktioneller Ersatz: Dopamin-Agonisten
Kann das Molekül nicht (mehr) substituiert werden, ist eine weitere Alternative die Entwicklung von Agonisten, sofern das Rezeptorsystem für den Agonisten noch intakt ist. Dopamin-Agonisten können die Parkinson-Symptome effektiv beseitigen. Sie verlieren jedoch im Lauf der Zeit ihre Wirksamkeit, da die Funktionsfähigkeit der Dopamin-Rezeptoren abnimmt.

Abschwächung der Gegenspieler: Antagonisten des mACh- und NMDA-Rezeptors
Manchmal ist auch die Hemmung von Gegenspielern klinisch wirksam, so z. B. die Blockade von (funktionellen) Antagonisten. Beim Morbus Parkinson sind muskarinerge Acetylcholin-, NMDA- und Adenosin-A2-Rezeptoren solche Gegenspieler, deren Hemmung Parkinson-Symptome verbessert.

25.2.2 Ersatztherapie mit Levodopa (L-Dopa)

L-Dopa
Das direkte Vorläufermolekül von Dopamin, **L-Dopa** (L-3,4-Dihydroxyphenylalanin, syn. Levo-Dopa) besitzt eine periphere Bioverfügbarkeit von 5–15 % nach oraler Applikation, da L-Dopa im oberen Duodenum aktiv resorbiert wird. Ebenso wird es mithilfe eines Aminosäuretransporters, dem Natrium-unabhängigen L-Aminosäure-Transporter 1 (LAT1), aktiv durch die Bluthirnschranke transportiert. Das aus L-Dopa mittels Dopamin-Decarboxylase metabolisierte Dopamin wird dann in den synaptischen Vesikeln gespeichert und freigesetzt. Allerdings kann Dopamin die Zelle schädigen: Wenn Dopamin nicht in den synaptischen Vesikeln „in Sicherheit" gebracht wird, kann es im Zytoplasma zu einem besonders reaktionsfähigen radikalähnlichen **Dopamin-Chinon** oxidiert werden.

Tabelle 25.1

Unterschiede von L-Dopa und Dopamin

	L-Dopa	Dopamin
Rezeptor-affinität	keine	Stimulation von D_1–D_5-Rezeptoren
Abbau	COMT	COMT, MAO-B >> MAO-A
Metabolisie-rung	via Dopamin-Decarboxylase zu Dopamin	via Dopamin-β-Hydroxylase zu Noradrenalin
Wirkung	intraneuronale Umwandlung in Dopamin	Freisetzung aus Vesikeln und extravesikuläre Diffusion

L-Dopa wird aktiv durch lipophile Membranen transportiert, daher ist seine Extraktion (= Penetration bzw. Resorption) wesentlich höher als es seiner Lipophilität entspricht. Im Gegensatz dazu gelangt Dopamin kaum durch Membranen (**Tab. 25.1**).

L-Dopa ist das **wirksamste Antiparkinsonmittel.** Maximale Plasmaspiegel werden nach 0,5–1 h nach Gabe von nicht-retardiertem L-Dopa bzw. nach 1,5–2,5 h nach Gabe von retardiertem L-Dopa erreicht. Aufgrund seiner kurzen HWZ muss L-Dopa mehrmals täglich (3- bis 6-mal) eingenommen werden, während retardiertes L-Dopa nur noch 2- bis 3-mal/d appliziert wird.

Resorption und Bioverfügbarkeit können eingeschränkt oder verzögert werden durch

- **proteinhaltige Mahlzeiten**, da L-Dopa durch Aminosäuren vom Aminosäure-Transporter im Duodenum und in der Blut-Hirn-Schranke verdrängt wird. Daher muss L-Dopa mindestens 30 min vor dem Essen eingenommen werden.
- **verzögerte Magenentleerung:** das aus L-Dopa entstandene Dopamin führt nicht nur zu Übelkeit und Erbrechen, sondern hemmt auch die Peristaltik im Magen-Darm-Trakt. Auch eine Gastroparese ist als vegetative Begleiterscheinung der Erkrankung möglich, was die Magenentleerung weiter verschlechtert.
- **Antazida** (s. S. 157).

Abbau und Ausscheidung von L-Dopa erfolgen als Metabolite von L-Dopa bzw. Dopamin hauptsächlich via MAO-B und COMT.

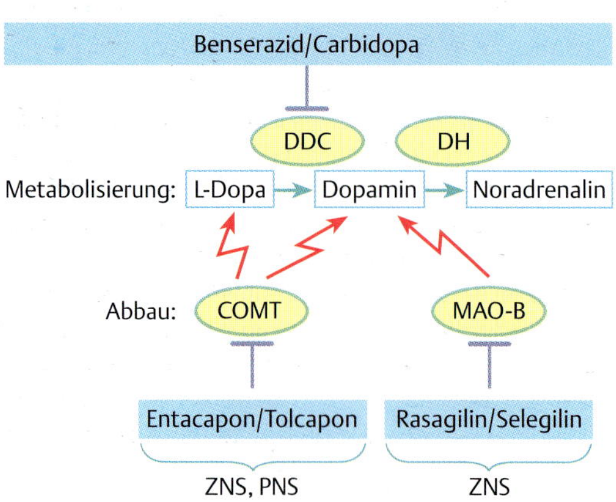

Abb. 25.4 Pharmakologische Angriffspunkte am Dopamin-Metabolismus. Der Abbau (rote Pfeile) von L-Dopa und Dopamin kann durch Hemmung der DDC, COMT und MAO-B verzögert werden (DH = Dopamin-Hydroxylase).

Hemmstoffe der Dopamin-Decarboxylase

Die zentralnervöse Bioverfügbarkeit von L-Dopa wird fast vollständig durch die ubiquitär vorkommende **Dopamin-Decarboxylase (DDC)** aufgehoben, die 97–99 % des nach oraler Gabe resorbierten L-Dopa bereits in der Peripherie in Dopamin umwandelt. Dopamin kann jedoch die Blut-Hirn-Schranke nicht passieren und provoziert periphere Nebenwirkungen wie Erbrechen, orthostatische Dysregulation und kardiale Arrhythmien.

Die DDC muss also blockiert werden, damit ins Gehirn ausreichend hohe L-Dopa Spiegel gelangen. Im Gehirn darf die DDC hingegen nicht gehemmt werden, denn L-Dopa ist kein Ligand für Dopamin-Rezeptoren. Es wurden daher polare DDC-Hemmstoffe entwickelt, die die Blut-Hirn-Schranke nicht passieren, sodass das intrazerebrale L-Dopa in den Nervenendigungen durch die intraneuronale DDC in Dopamin metabolisiert werden kann (**Abb. 25.4**).

Carbidopa (+ L-Dopa als Nacom®) und **Benserazid** (+ L-Dopa als Madopar®) sind DDC-Hemmstoffe, die eine große Ähnlichkeit mit L-Dopa zeigen. Daher binden sie ans katalytische Zentrum der DDC und blockieren es. Zusammen mit L-Dopa werden sie in einer Tablette im Verhältnis 4:1 eingenommen. Bei Bedarf kann dieses Verhältnis in speziellen Zubereitungen verändert werden. Hinweise zur Anwendung sind in **Tab. 25.2** aufgeführt.

Tabelle 25.2

L-Dopa
Hinweise zur Anwendung
– nur bei älteren Patienten (> 70 Jahre) sollte die Pharmakotherapie mit L-Dopa begonnen werden – besonders wirksam bei Akinese und Rigor, jedoch schlechte Wirksamkeit bei Sprechstörungen oder Haltungsinstabilität – rascher Wirkungsbeginn – spätestens nach 3–5 Jahren treten die ersten Fluktuationen und Dyskinesien auf (nach 15 Jahren bei allen Patienten).

MERKE

L-Dopa wird ausschließlich zusammen mit Hemmstoffen der Dopa-Decarboxylase eingenommen, die die Metabolisierung außerhalb des ZNS verhindern und so die gastrointestinalen und kardialen Nebenwirkungen von Dopamin reduzieren. Es muss über mehrere Wochen langsam aufdosiert werden.

Blockade des L-Dopa-Abbaus durch Hemmung der COMT

L-Dopa wird nicht nur in Dopamin umgewandelt, sondern auch über die **Catecholamin-O-Methyl-Transferase** (COMT, s. S. 43) abgebaut, die neben L-Dopa auch Dopamin und die Katecholamine zu unwirksamen Metaboliten methyliert. Um die Bioverfügbarkeit im ZNS und damit die Wirkdauer von L-Dopa zu steigern, werden Hemmstoffe der COMT zusammen mit L-Dopa plus DDC-Hemmstoffen kombiniert.

Praxistipp
COMT-Hemmstoffe verlängern die Wirkdauer von L-Dopa um 20–30 %.

Entacapon (Comtess®) und **Tolcapon** (Tasmar®) verlängern die Wirkung von L-Dopa um 1–1,5 h pro Tag. Entacapon blockiert die COMT nur peripher, Tolcapon auch im ZNS.

Unter Tolcapon muss die Leberfunktion regelmäßig kontrolliert werden, da schwere Leberschäden beobachtet wurden. Nebenwirkungen infolge der durch COMT-Hemmung erhöhten L-Dopa- bzw. Dopamin-Spiegel lassen sich durch Reduktion der L-Dopa-Dosis vermeiden. Stalevo® ist eine Dreifach-Kombination aus L-Dopa, Carbidopa und Entacapon.

Nebenwirkungen von L-Dopa

Im Rahmen der Kombinationstherapie von L-Dopa mit DDC- bzw. COMT-Hemmstoffen ist es sehr schwierig, zwischen Nebenwirkungen dieser Hemmstoffe und der dadurch gesteigerten Wirkung bzw. Nebenwirkung von L-Dopa bzw. Dopamin zu unterscheiden. Die hier beschriebenen Störungen lassen sich alle auf L-Dopa bzw. Dopamin zurückführen.

Motorische Störungen

Die motorischen Störungen beruhen entweder auf einem Wirkungsverlust **(off-Phase)** und/oder einer gesteigerten Wirkung **(on-Phase).** Sie treten ungefähr 3–5 Jahre nach Therapiebeginn mit L-Dopa auf. Pro Jahr nimmt die Zahl der Betroffenen um ca. 10 % zu, sodass spätestens 15 Jahre nach Therapiebeginn alle Patienten Dyskinesien entwickeln.

Wirkungsfluktuationen

- ***End-of-dose* Akinesie:** ein abrupter Wirkungsverlust mit Bewegungsunfähigkeit, meist 4–6 h nach der Einnahme von L-Dopa, mit dem Nachlassen der L-Dopa-Wirkung. Oft morgens nach dem Aufwachen.
  Therapie: L-Dopa retard; mehr L-Dopa Tabletten mit jeweils geringerer Konzentration.
- ***on-off*-Fluktuation:** Der Wirkungsverlust kann auch ohne zeitlichen Bezug zur Medikamenteneinnahme auftreten, z. B. bei Resorptionsstörung von L-Dopa infolge gleichzeitiger Nahrungszufuhr, wobei dann in der on-Phase die Wirkung rasch wieder zurückkehrt.
  Therapie: weniger L-Dopa-Tabletten mit jeweils gesteigerter Konzentration; wasserlösliche L-Dopa-Trinktablette, Apomorphin s. c. (s. S. 387).

Dyskinesien

- ***on*-Dyskinesien:** chorea-ähnlich, schnell und schmerzlos. Sie treten meist in der on-Phase während der maximalen Plasmaspiegel von L-Dopa auf.
  Therapie: Reduktion der L-Dopa Dosis; Zugabe von COMT-Hemmstoffen oder Amantadin (s. S. 389)
- ***off*-Dyskinesien:** dystone, langsame, unwillkürliche Bewegungen, die sehr schmerzhaft sein können.
  Therapie: Erhöhung von Dosis und Einzelgabe; retardiertes L-Dopa.

Die Dyskinesien können so ausgeprägt sein, dass Patienten nicht nur nicht mehr gehen, sondern auch nicht mehr schlucken und damit nicht mehr reden und essen können (**akinetische Krise**). Dann müssen die Antiparkinsonmittel parenteral appliziert werden (Apomorphin-Pumpe, duodenales L-Dopa).

Wirkungsverlust

Ein Grund für den **Wirkungsverlust von L-Dopa** ist die ständige **Abnahme der Speicherkapazität** für Dopamin und DDC. Am Beginn der Therapie ist das aus L-Dopa entstandene Dopamin in den noch lebenden Neuronen vesikulär gespeichert und die biologische HWZ von L-Dopa ist daher wesentlich länger als seine Plasma-HWZ. Mit zunehmender Krankheit nimmt die Speicherfähigkeit ab und nur noch das unmittelbar aus L-Dopa entstandene Dopamin ist wirksam. Damit verkürzt sich die Wirkdauer von L-Dopa und nähert sich seiner kurzen Plasma-HWZ an. Das therapeutische Fenster wird kleiner. Außerdem kommt es zu einem **Verlust der Dopamin-Supersensitivität,** da sich die Expression der striatalen D_2-Rezeptoren vermindert (s. S. 373).

MERKE

- Wegen der nach Jahren unvermeidlich auftretenden motorischen Störungen sollte die Therapie mit L-Dopa so spät wie möglich begonnen werden.
- Jüngere Patienten sind im Gegensatz zu älteren Patienten besonders empfindlich für L-Dopa induzierte Fluktuationen und Dyskinesien.
- Durch COMT-Hemmstoffe und retardierte L-Dopa-Formulierungen lassen sich die Fluktuationen und Dyskinesien abschwächen.

Störungen des autonomen Nervensystems

Übelkeit und Erbrechen: In der Peripherie wird immer ein Teil von L-Dopa in Dopamin umgewandelt. Dies geschieht bereits im Magen-Darm-Trakt, wo Dopamin die Peristaltik hemmt. Außerdem stimuliert Dopamin das Brechzentrum.

Praxistipp
Gegen die L-Dopa induzierte Übelkeit darf nur der peripher wirksame D_2-Hemmstoff Domperidon, nicht aber das zentral wirksame Metoclopramid (Verstärkung der Parkinson-Symptomatik) eingesetzt werden.

25

Kardiovaskuläre Nebenwirkungen: Dopamin kann über den D_1-Rezeptor, der an der glatten Gefäßmuskulatur eine cAMP-vermittelte Vasodilatation induziert, orthostatische Dysregulationen verursachen. Außerdem können Tachyarrhythmien ausgelöst werden.

Zentralnervöse Nebenwirkungen

Die Gabe von L-Dopa verursacht besonders bei älteren Patienten ernste zentralnervöse Nebenwirkungen wie **Halluzinationen** (v.a. visuell), die den Einsatz von Neuroleptika erfordern, sowie **Schlaflosigkeit und Unruhe** bis zur Agitiertheit.

Kontraindikationen

Kontraindiziert ist L-Dopa bei Patienten < 18 Jahre, schweren Erkrankungen von Herz, Niere und Leber, Glaukom, Phäochromozytom und Hyperthyreose.

25.2.3 D_2-Agonisten

D_2-Agonisten **aktivieren die hemmenden Dopaminrezeptoren** (überwiegend D_2 und D_3). Sie werden vor allem im **Frühstadium** des Morbus Parkinson und **bei jüngeren Patienten** eingesetzt, um die Entwicklung der Fluktuationen bzw. Dyskinesien unter dem wirkungsvolleren L-Dopa so lange wie möglich hinauszuzögern. Als **Komedikation** vermindern D_2-Agonisten die durch L-Dopa ausgelösten motorischen Störungen. Die Stimulierung von D_3-Rezeptoren wirkt gegen die den Morbus Parkinson häufig begleitende Depression und die Antriebslosigkeit.

D_2-Agonisten und L-Dopa sind nicht einfach austauschbar oder wirkungsäquivalent. D_2-Agonisten wirken nur auf Neurone mit D_2-Rezeptoren, während das aus L-Dopa entstandene Dopamin alle Dopamin-Rezeptoren stimuliert. Außerdem setzt der Einsatz von L-Dopa noch funktionsfähige dopaminerge Neurone voraus.

Praxistipp
D_2-Agonisten müssen über 2–4 Wochen langsam aufdosiert werden. Ein abruptes Absetzen ist zu vermeiden, da sich die Motorik verschlechtern kann.

Als Folge der Stimulation des D_2-Rezeptors kommt es zu charakteristischen **Nebenwirkungen:**
- orthostatische Dysregulation, Ödeme
- Desorientiertheit, paranoide Symptome, Halluzinationen
- Tagesmüdigkeit bis hin zu Schlafattacken (Achtung: Autofahrer!)
- Dyskinesien (seltener und später als bei L-Dopa)
- Steigerung der Libido, Hypersexualität
- Verlust der Impulskontrolle
- Unterdrückung der Prolaktinfreisetzung (s. S.225)
- Raynaud-Sydrom
- Fibrosierungen: ergotaminartige D_2-Agonisten können über $5\text{-}HT_{2B}$-Rezeptoren die Proliferation von Fibroblasten in Lunge, Retroperitonealraum und an den Herzklappen stimulieren.

Zur Verminderung der Nebenwirkungen sollten D_2-Agonisten langsam eingeschlichen und bis zum Auftreten von Übelkeit (evtl. unter Gabe von Domperidon) „titriert" werden.

Kontraindikationen für die Anwendung von D_2-Agonisten sind schwere Herzerkrankungen, Pleura- und Lungenfibrosen, Fibrosierung von Herzklappen und psychotische Erkrankungen.

EXKURS

Verlust der Impulskontrolle unter D_2-Agonisten

Unter D_2-Agonisten fielen immer wieder männliche Parkinson-Patienten durch sexuelle Hyperaktivität bis hin zum Exhibitionismus sowie durch eigenmächtige Dosiserhöhungen zur Steigerung der Libido auf. Nun wurde unter den neueren D_2-Agonisten Pramipexol und Ropinirol auch bei weiblichen Parkinson-Patienten ein Verlust der Impulskontrolle beobachtet, wie z. B. Spielsucht in Spielkasinos oder Kaufzwang. Dopamin-Agonisten verändern offensichtlich die Impuls- bzw. Triebkontrolle, die sich nach dem Absetzen wieder normalisiert. Zur Erinnerung: Dopamin spielt eine wichtige Rolle im Ncl. accumbens und im frontalen Kortex für Frustrationstoleranz, Belohnung oder Suchtverhalten.

Tabelle 25.3

D_2-Agonisten
Hinweise zur Anwendung
– wie L-Dopa besonders wirksam bei Akinese und Rigor – weniger und seltener motorische Komplikationen als bei L-Dopa – häufiger psychische Störungen als unter L-Dopa v. a. bei älteren und multimorbiden Patienten, daher Einsatz bei jüngeren Patienten (< 70 Jahre) – Wirkung ist unabhängig von neuronaler Restfunktion – D_3-Agonismus ist evtl. wirksam gegen Depression und Antriebslosigkeit – Einsatz auch bei Restless-Legs-Syndrom

Ergotamin-Derivate

Bromocriptin (Pravidel®) ist ein kurz wirksames Ergotamin-Derivat mit einer sehr geringen und schwankenden Bioverfügbarkeit von 3–6 %. Mit seinem breiten („dirty") Rezeptorprofil stimuliert Bromocriptin nicht nur D_2-Rezeptoren, sondern interagiert auch mit Serotonin- und α-Adrenozeptoren.

Cabergolin (Cabaseril®) zeichnet sich gegenüber Bromocriptin durch seine sehr lange HWZ von 70 h aus, die folgende Vorteile hat:

- Einsatz beim Prolaktinom möglich (s. S. 226)
- die stabile, lang anhaltende D_2-Stimulation reduziert die off-Fluktuationen und Dyskinesien bei Parkinson-Patienten.

Nachteil ist die fehlende Steuerbarkeit und das erhöhte Risiko für Fibrosierungen der Herzklappen.

Pergolid (Parkotil®) und **Lisurid** (Dopergin®) sind weitere gebräuchliche ergolinerge D_2- bzw. D_3-Dopamin-Agonisten. Pergolid verursacht von allen D_2-Agonisten am häufigsten Herzklappenfibrosen, was in den USA, aber (noch) nicht in Deutschland, zur Marktrücknahme geführt hat. Hinweise für die Anwendung von D_2-Agonisten sind in **Tab. 25.4** aufgeführt.

Tabelle 25.4

Klinisches Wirkprofil von L-Dopa und D_2-Agonisten

	L-Dopa	D_2-Agonisten
Therapiebeginn	ältere Patienten (> 70 Jahre)	jüngere Patienten (< 70 Jahre)
allgemeine Wirksamkeit	↑↑↑	↑↑
Dyskinesien	+++	+
on-off-Fluktuationen	+++	+
psychische Nebenwirkungen	+	+++
Schlafattacken	–	++
Orthostase	+	++
+++, ++, + = sehr häufig, häufig, gelegentlich; – nicht oder selten		

Nicht-Ergoline

Pramipexol (Sifrol®) und **Ropinirol** (Requip®), die keine Ähnlichkeiten mehr mit der Lysergsäure zeigen, sind reine $D_{2/3}$-Agonisten. Ropinirol weist eine höhere Affinität für D_3 als für D_2 auf. Ihr Vorteil gegenüber den Ergotamin-Derivaten liegt neben einer höheren D_2-Selektivität in einem geringere Risiko für orthostatische Dysfunktion. Dafür treten Tagesmüdigkeit, Katalepsie und psychische Symptome häufiger auf. **Piribedil** (Clarium®), ein neuer D_2-Agonist, soll weniger Müdigkeit verursachen.

Apomorphin (Apo-Go®) ist ein unselektiver D_1- und D_2-Agonist und – wie der Name sagt – ein Derivat des Morphins, jedoch ohne opioide Wirkung. Wegen seiner sehr niedrigen Bioverfügbarkeit wird es nur **parenteral** (i. v., s. c. oder sublingual, als Pumpe oder Pen) bei off-Fluktuationen appliziert; seine Wirkung tritt rasch nach 10 min ein. Es wirkt stark emetisch, außerdem senkt es den Blutdruck. Negative Berühmtheit erlangte die emetische Potenz von Apomorphin durch seinen Einsatz als Emetikum bei Drogenkurieren oder Drogenkonsumenten, die illegale Drogen verschluckt hatten.

Rotigotin (Neupro®) ist ein selektiver nicht-ergoliner D_2/D_3-Antagonist, der als **Pflaster** einmal täglich appliziert wird. Als Folge der konstanten Wirkspiegel werden die Dyskinesien abgeschwächt. Auch bei der Pflasterapplikation muss mit Übelkeit, Erbrechen und Somnolenz (Autofahrer aufklären!) gerechnet werden.

25

EXKURS

Restless-Legs-Syndrom

Das Restless-Legs-Syndrom ist eine häufige, chronisch neurologische Erkrankung, charakterisiert durch schwer zu beschreibende, unangenehme Sensationen in den Beinen. Die Beschwerden machen sich vorwiegend gegen Abend, beim ruhigen Sitzen oder im Bett liegend bemerkbar und zwingen den Patienten wieder aufzustehen und umherzugehen, in schweren Fällen die ganze Nacht. Man schätzt, dass bis zu 10 % der über 75-Jährigen, aber auch viele jüngere Menschen davon betroffen sind. Seit 2006 sind D_2-Agonisten wie Pramipexol und Ropinirol sowie L-Dopa zur Behandlung zugelassen. Die Dosierung und damit das Risiko für Nebenwirkungen ist niedriger als bei einer Parkinson-Therapie.

25.2.4 MAO-B-Hemmstoffe

Die **Monoaminoxidase B (MAO-B)** baut das aus dem synaptischen Spalt aufgenommene Dopamin in der präsynaptischen Endigung und in Astrozyten ab. MAO-B katalysiert auch die Produktion von radikalen Molekülen wie die Bildung des reaktiven Dopamin-Chinon (s. S. 382). Hemmstoffe der MAO-B verbessern die dopaminerge Transmission und werden wegen ihres relativ schwachen Effektes als *Add-on*-Therapie, bei leichter Parkinson-Symptomatik auch als Monotherapie eingesetzt. Die **Nebenwirkungen** von MAO-B-Hemmstoffen sind auf die erhöhten Konzentrationen von Dopamin zurückzuführen sowie auf die durch Amphetamin bedingte Erhöhung von Blutdruck und Herzfrequenz (v. a. Selegilin). Sie dürfen wegen der Gefahr eines Serotonin-Syndroms nicht mit SSRI kombiniert werden (s. S. 360).

Selegilin (Movergan®) ist ein irreversibler Hemmstoff der MAO-B. Es wird zu (-)-Amphetamin bzw. (-)-Methamphetamin verstoffwechselt, die zwar nicht psychostimulatorisch wirken wie die (+)-Enantiomere, aber auch über die Umkehr des Dopamin-Transporters vermehrt Dopamin freisetzen (s. S. 45). Hoffnungen auf eine neuroprotektive Wirkung von Selegilin haben sich nicht erfüllt, möglicherweise ist es unwirksam als Folge seiner kurzen Plasma-HWZ von 15 min. Die bukkale Applikation in Form einer Schmelztablette (Xilopar®) erhöht und stabilisiert nicht nur die sonst erheblich schwankende Bioverfügbarkeit, sondern verhindert auch die Bildung der Amphetamin-Derivate in der Leber im Rahmen des First-pass-Effektes (**Abb. 25.5**).

Rasagilin (Azilect®) ist ein lang wirksames Selegilin-Derivat. In der TEMPO-Studie konnte Rasagilin die Progression der Parkinson-Symptomatik um mehrere Monate verzögern, was auf eine echte Neuroprotektion hoffen lässt. Die neuroprotektive Komponente wirkt unabhängig von der MAO-B-Hemmung, da neuroprotektive Rasagilin-Metaboliten wie Aminoindan die MAO-B nicht blockieren. Im Gegensatz zu Selegilin wird Rasagilin nicht zu Amphetaminen verstoffwechselt.

25.2.5 Muskarinerge ACh-Antagonisten

Acetylcholin (ACh) ist im Striatum ein Gegenspieler der D_2-Wirkung: während Dopamin die hemmende striatale Projektion zum Thalamus blockiert, wird diese „Bremse" mittels muskarinerger Acetylcholin (mACh)-Rezeptoren verstärkt (s. **Abb. 25.2**). Deshalb schwächen **Hemmstoffe des mACh-Rezeptors** die Parkinson-Symptomatik ab (Anticholinergika). Zum Einsatz kommen lipophile, tertiäre Anticholinergika, die die Bluthirnschranke überwinden können. Wegen ihrer atropinergen Nebenwirkungen werden sie allerdings nur noch bei jüngeren Parkinson-Patienten, die besonders unter **Tremor** leiden, eingesetzt. Die ACh-Antagonisten schwächen außerdem die Hyperhidrosis und die Hypersalivation ab.

Biperiden (Akineton®) oder **Procyclidin** (Osnervan®) sind typische zentral wirksame Hemmstoffe von mACh-Rezeptoren. Nebenwirkungen und Kontraindikationen dieser Wirkstoffgruppe lassen sich vom atropinartigen Wirkspektrum ableiten (s. S. 38).

MERKE

- Anticholinergika werden bei jüngeren Patienten mit Tremordominanz eingesetzt.
- Da Anticholinergika demenzielle Symptome verstärken, dürfen sie nicht bei Komorbidität mit Demenz, kognitiven Störungen oder hirnorganischen Krankheitsbildern verordnet werden.
- Besonders ältere Patienten und Patienten mit Lewy-Körperchen weisen ein ausgeprägtes cholinerges Defizit auf und leiden unter den anticholinergen Nebenwirkungen wie Verwirrung, Harnverhalt etc.

25.2.6 Weitere Wirkstoffe

NMDA-Antagonisten

Glutamat wirkt über N-Methyl-D-Aspartat (NMDA)-Rezeptoren im Striatum als Gegenspieler des Dopamin (s. **Abb. 25.3**). Daher vermindert die Hemmung von NMDA-Rezeptoren kurzfristig dyskinetische Symptome.

Außerdem gilt die Hemmung von NMDA-Rezeptoren als neuroprotektiv, da bei einer pathologischen neuronalen Überregung, wie sie bei allen neurodegenerativen Krankheiten vermutet wird, Calcium vermehrt durch NMDA-Kanäle einströmt und degenerativ-apoptotische Prozesse aktiviert (Exzitotoxizität).

Die wichtigste **Nebenwirkung** jeder NMDA-Blockade ist die Provokation von psychotischen Störungen (Halluzinationen, Albträume).

Wie MAO-B-Hemmstoffe sind auch NMDA-Antagonisten bei leichter Parkinson-Symptomatik für einige Zeit als Monotherapie wirksam, danach als Add-on-Therapie zusammen mit L-Dopa oder Dopamin-Agonisten.

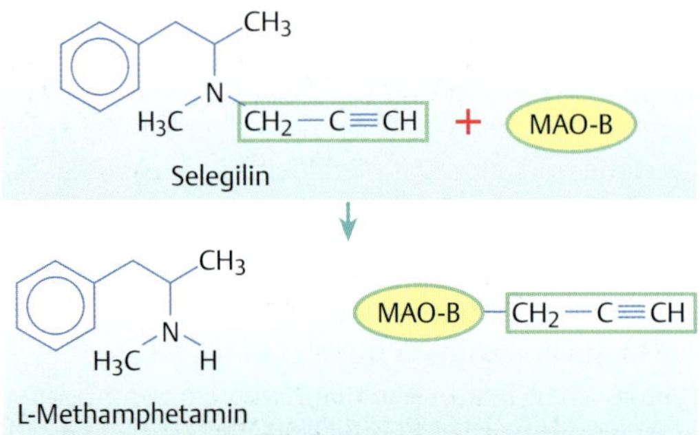

Abb. 25.5 Selegilin und Methamphetamin. Selegilin blockiert das katalytische Zentrum der MAO-B. Dabei entstehen durch Abspaltung die schwach wirksamen Amphetamin- und Methamphetamin-Enantiomere. Dies kann durch bukkale Applikation von Schmelztabletten umgangen werden.

Amantadin (PK-Merz®), ursprünglich als Virustatikum gegen Influenza A entwickelt (s. S. 431), ist ein NMDA-Hemmstoff und hemmt zusätzlich die Dopamin-Wiederaufnahme und die cholinerge Übertragung.
Neben der oralen Gabe ist die parenterale Gabe von Amantadin bei der **akinetischen Krise** bzw. bei Schluckstörungen indiziert, wenn die orale Einnahme von Antiparkinsonmitteln nicht mehr möglich oder ein rascher Wirkungseintritt erwünscht ist. Zum Unterschied zwischen Amantadin und dem bei Alzheimer-Demenz eingesetzten Strukturanalogon Memantin s. S. 393.
Wie bei anderen Glutamat-Antagonisten (z. B. Ketamin) kommt es zu Verwirrtheit, Unruhe und Schlafstörungen; daher sollten NMDA-Antagonisten nicht am Abend eingenommen werden. Bei Niereninsuffizienz muss die Dosis reduziert werden.
Budipin (Parkinsan®) hemmt neben NMDA noch zusätzlich MAO-B und mACh-Rezeptoren. Er kann eine QT-Verlängerung auslösen mit dem Risiko für schwere kardiale Arrhythmien.

MERKE

- NMDA-Blocker sind schwach wirksame Antiparkinsonmittel mit einem starken psychotischen Nebenwirkungspotenzial.
- Amantadin und Budipin werden bei akinetischen Krisen oder off-Dyskinesien parenteral appliziert.

EXKURS

Psychotische Störungen bei Morbus Parkinson
Parkinson-Patienten haben ein erhöhtes Risiko für psychotische Krankheitsbilder, die sowohl mit fortschreitender Krankheit verstärkt auftreten als auch durch Antiparkinsonmittel und andere Wirkstoffe provoziert werden können.
Das Risiko steigt mit zunehmendem Alter, zunehmender Krankheitsdauer und verstärkter Multimorbidität. Arzneistoffe, die das Risiko erhöhen, sind u. a.:
- D_2-Agonisten, L-Dopa
- Anticholinergika (Biperiden, Benzatropin)
- NMDA-Blocker (Amantadin, Budipin)
- Antidepressiva und Neuroleptika mit atropinerger Wirkung.

Achtung: Die einem Delir ähnlichen Nebenwirkungen dieser Neuropharmaka dürfen nicht mit psychotischen oder demenziellen Symptomen der Grunderkrankung verwechselt werden.

Dopamin-Antagonisten

Tiaprid (Tiapridex®) ist ein **D_2-Antagonist** und wird parenteral zur schnellen Behandlung von L-Dopa induzierten Dyskinesien sowie bei choreatischen und athetotischen Hyperkinesien eingesetzt. Als Wirkmechanismus gilt die Hemmung der Supersensitivität von D_2-Rezeptoren, die eine Ursache von Bewegungsstörungen ist.

25.2.7 Pharmakotherapie von Begleitsymptomen

Die Therapie der begleitenden Krankheitsbilder beim Morbus Parkinson ist oft schwierig, bedingt durch Arzneimittelinteraktionen mit den Antiparkinsonmitteln oder durch Verstärkung der Parkinson-Symptomatik (**Tab. 25.5**).

- **Psychosen und Halluzinationen:** Grundsätzlich können alle Antiparkinsonmittel Psychosen auslösen. Verstärkt wird das Risiko bei Parkinson-Patienten mit Demenz sowie beim abrupten Absetzen von Anticholinergika, trizyklischen Antidepressiva oder Amandatin.
  Therapie: Atypische Neuroleptika wie Clozapin (1. Wahl), Quetiapin (2. Wahl wegen motorischer Nebenwirkungen, dafür sind keine Blutbildkontrollen notwendig).

25

Tabelle 25.5

Pharmakotherapie von Begleiterkrankungen und Nebenwirkungen

Begleiterkrankung	Problemstellung	therapeutische Alternative
Depression	vegetative Nebenwirkungen von TCA und α_2-Hemmern	SSRI, Pramipexol
Psychosen	D_2-Hemmung der Neuroleptika verschärft motorische Dysfunktionen	Atypika: Clozapin oder Quetiapin CAVE: atropinerge UAW
Demenz	ACh-Agonisten verstärken evtl. den Tremor	vorsichtig dosieren
Tremor-Dominanz	Anticholinergika verstärken kognitive Defizite	Einsatz von Anticholinergika nur bei jüngeren Patienten; Alternative: Propranolol
Blasen- und Darmatonie	Verstärkung durch atropinerge Nebenwirkungen, z. B. TCA, Neuroleptika; Verstärkung durch Opiode	Vermeiden entsprechender Wirkstoffe
instabiler oder niedriger Blutdruck	orthostatische Dysregulation	Vermeiden von antihypertensiven Wirkstoffen

- **Demenz:** Bei einem Teil der Parkinson-Patienten entwickeln sich in Laufe der Erkrankung demenzielle Symptome bis zum Vollbild einer Demenz.
  Therapie: Hemmstoffe der Acetylcholinesterase. Bisher wurde bei Parkinson-Patienten nur die Wirksamkeit von Rivastigmin nachgewiesen, wobei sich die Motorik nicht verschlechtert (s. S. 393).
  Achtung: Bei Parkinson-Patienten dürfen keine Neuroleptika gegen die demenzbedingte Unruhe und Agitation gegeben werden, da dadurch ein Delir ausgelöst werden kann. Ebenso sind Anticholinergika (Biperiden) kontraindiziert.
- **Depression:** Depressive Verstimmungen gehen dem Morbus Parkinson oft voraus und sind auch ein häufiges Begleitsymptom.
  Therapie: TCA (Vorsicht wg. anticholinerger Wirkungen, s. S. 356). SSRI sind weniger effektiv, aber wegen geringer Nebenwirkungen eine sinnvolle Alternative zu TCA, ebenso Pramipexol.
- **Gestörte Blasenfunktion:** Viele Patienten mit Morbus Parkinson leiden an Blasenfunktionsstörungen (Harndrang, Nykturie, erhöhte Miktionsfrequenz). Meistens liegt eine Detrusorhyperaktivität mit Dranginkontinenz vor.
  Therapie: Anticholinergika wie Oxybutynin, die die Aktivität des M. detrusor abschwächen (s. S. 142).
- **Verzögerte Magenentleerung:** Diese Parkinson-typische Störung ist häufig die Ursache für eine verminderte Wirksamkeit von Antiparkinsonmitteln infolge einer verzögerten Resorption und reduzierten Bioverfügbarkeit.
  Therapie: Domperidon (s. S. 161)
- **Störungen der Sexualfunktion:** Therapie mit Hemmstoffen der Phosphodiesterase wie Sildenafil (Viagra®).
- **Dyskinesien und Fluktuationen:** s. S. 385.

MERKE

Eine differenzierte Pharmakotherapie kann die schweren Symptome der Parkinson-Krankheit so bessern, dass über eine sehr lange Zeit nach Diagnosestellung eine befriedigende Lebensqualität erreicht wird.

Weiterführende Informationen

- http://www.uni-duesseldorf.de/AWMF/ll/030–010.htm

26 Demenz

26.1 Grundlagen

Key Point

Demenzen wie der Morbus Alzheimer sind schwere, die Persönlichkeit zerstörende Krankheiten des höheren Alters. Ihre Therapie ist noch rein symptomatisch. Probleme der Pharmakotherapie ergeben sich aus den Begleiterkrankungen und den psychovegetativen Störungen, die sich im Laufe einer Demenz entwickeln.

Gedächtnis- und Orientierungsprobleme bis hin zur Demenz sind typische Erkrankungen des älteren Menschen (> 70 Jahre). Die häufigste Demenzform ist mit ca. 60 % der Morbus Alzheimer. Der Begriff Demenz beschreibt einen **Verlust von bereits erworbenen Fertigkeiten.** Die Kernsymptome bestehen in Störungen von:
- Merkfähigkeit
- Gedächtnis
- Konzentration
- Persönlichkeit

Zusätzlich können Störungen von Affekt (v. a. Depression), Impulskontrolle (Aggression) und Antrieb auftreten sowie Störungen höherer kortikaler Funktionen (Aphasie, Apraxie, Agnosie).

26.1.1 Rolle von Acetylcholin für zentralnervöse Funktionen

Acetylcholin (ACh) besitzt in den höheren Gehirnzentren (und damit außerhalb des Parasympathikus) wichtige Funktionen für die Konsolidierung von Gedächtnisinhalten (**Abb. 26.1**). Dies erklärt, warum der **Verlust cholinerger Neuronen** mit dem für die Alzheimer-Demenz typischen Gedächtnisverlust einhergeht. Außerdem ist ACh wesentlich für Aufmerksamkeit und Weckreaktionen. Wenn wir nachts ängstlich „das Gras wachsen hören" oder hinter jedem Geräusch einen Einbrecher vermuten, so liegt das auch an dem cholinergen Tonus, der nachts sein Maximum erreicht.

26.1.2 Pathogenese

Ca. 50–60 % entfallen auf die Alzheimer-Demenz, 20–30 % auf vaskuläre Demenzen. Die verbleibenden 10 bis 20 % werden durch andere Erkrankungen verursacht, z. B. Entzündungen, Systematrophien wie Chorea Huntington oder Morbus Parkinson.

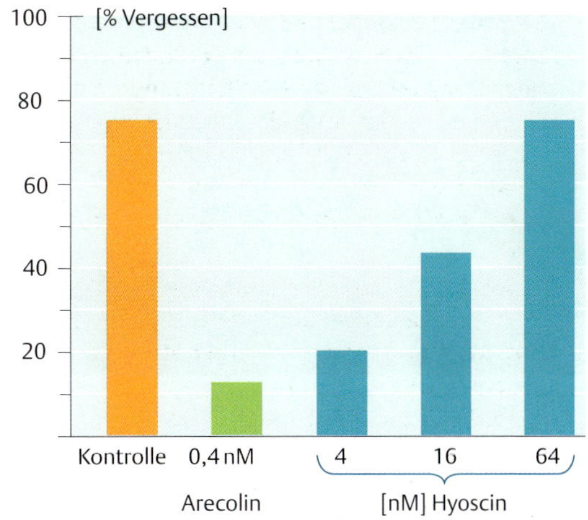

Abb. 26.1 Acetylcholin beeinflusst die Gedächtnisbildung. Bei Ratten wurde die Fähigkeit gemessen, sich den Ort eines unangenehmen Ereignisses zu merken. Die Gabe von Arecolin (grün), ein gehirngängiger Agonist des mACh-Rezeptors aus der Betelnuss, verbessert das Lernen bzw. vermindert das Vergessen. Nach einigen Tagen wurde den Tieren mit der besten Lernleistung Hyoscin (syn. Scopolamin, blau) verabreicht und sie wurden erneut dem Lerntest unterzogen. Dieser muskarinerge Hemmstoff vermindert dosisabhängig die Fähigkeit, neue Inhalte zu erlernen, d. h. das Ausmaß des Vergessens nimmt mit der Abnahme der cholinergen Transmission zu.

Alzheimer-Demenz

Das wesentliche und für die Pharmakotherapie relevante Charakteristikum der Alzheimer-Demenz ist der **Verlust cholinerger Neurone,** ausgehend vom Ncl. basalis Meynert, der dann auf das gesamte Gehirn übergreift. Initial vermindert sich die cholinerge Transmission (u. a. Abnahme der Acetylcholinesterase, Cholin-Acetyltransferase sowie von ACh-Rezeptoren), später sinken auch die Konzentrationen der biogenen Amine und von Glutamat. Als Ursachen für die Entstehung bzw. Progression gelten
- **Ablagerung von Amyloid β (Aβ):** Die im Alter zunehmende Ablagerung des Aβ-Peptid ist ein zentraler pathogenetische Faktor. Aβ ist der Hauptbestandteil der amyloiden Plaques, das Ausmaß seiner Ablagerung korreliert mit den kognitiven Defiziten (**Abb. 26.2**). Die Produktion und Ablagerung von Aβ wird für die nachfolgenden sekundären Prozesse verantwortlich gemacht wie die Bildung der Neurofibrillen, Neuroinflammation, oxidativer Stress, Exzitotoxizität und neuronaler Zelltod.
- **Bildung von Neurofibrillen:** Die Aggregation von Neurofibrillen-Bündeln mit hyperphosphoryliertem Tau ist ein weiteres Merkmal, das mit dem kognitiven Defizit korreliert.
- **Vaskuläre Schädigung:** Der Beitrag einer gestörten Durchblutung an der Pathogenese der Alzheimer-Demenz wird noch kontrovers diskutiert.
- **Genetische Faktoren.**

26

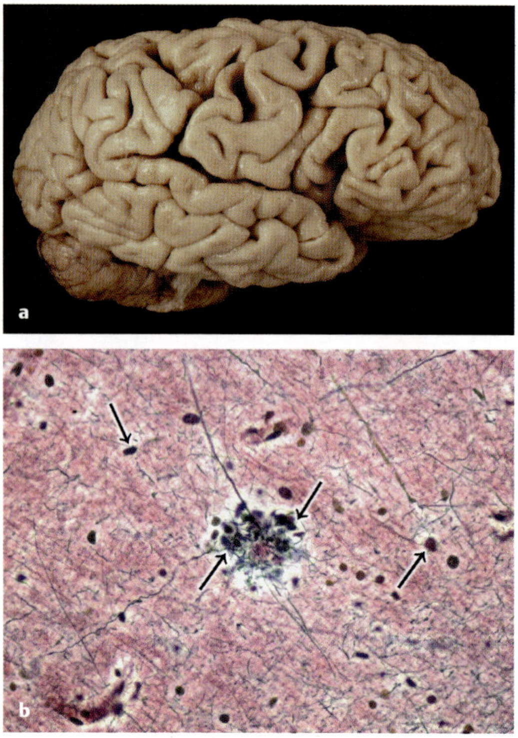

Abb. 26.2 Alzheimer-Demenz. a Makroskopischer Befund mit Verschmälerung der Gyri und Erweiterung der Sulci, **b** Histopathologischer Befund mit neuritischen Plaques (Pfeile).

MERKE

Die primären Ursachen der Alzheimer-Demenz sind noch unklar. Pharmakologisch relevant sind die Abschwächung der cholinergen Transmission und die Bildung von Aβ-Peptid.

Vaskuläre Demenz

Ungefähr 10 % der Demenzsyndrome sind durch ischämisch-hypoxisch bedingte Funktionsstörungen oder Läsionen des Hirnparenchyms verursacht. So führen Schlaganfälle bei 15 % der Patienten innerhalb von 12 Monaten zu einem Demenzsyndrom. Auch eine Demenzpathologie mit Aβ-Ablagerung und Plaquebildung ist induzierbar, z. B. durch Schädel-Hirn-Trauma.

26.2 Pharmakotherapie

Key Point

Die Therapie der Demenzen ist noch rein symptomatisch bzw. zielt auf eine allgemeine Verbesserung der Lebensführung. Die Verstärkung der cholinergen Transmission ist die einzige krankheitsspezifische Therapie und verzögert neben einer symptomatischen Verbesserung auch die Progression des geistigen Verfalls.

Entsprechend der Bedeutung der Demenzerkrankungen gibt es zahlreiche Therapiestrategien. Für die Bewertung einer therapeutischen Wirksamkeit muss unterschieden werden zwischen einer

- **Neuroprotektion**, d. h. einem verlangsamten Absterben der Neuronen im Sinne einer verzögerten Progression der Demenz-Pathologie, und einer
- **symptomatischen Verbesserung**, die trotz eines ungebremsten Zelltodes erreicht werden kann. Die Verzögerung des geistigen Verfalls sagt daher nichts aus über die Wirkung auf die neuropathologische Progression.

Ein **kausale Therapie** ist derzeit nicht möglich. Verzögernde Wirkungen sollen kognitives Training und gesunde Ernährung haben, da so der oxidative Stress reduziert und die Atherosklerose verzögert wird. Ob die prophylaktische Einnahme von Vitaminen, Fettsäuren und Nootropika den Krankheitsbeginn hinauszögert bzw. die Symptome abschwächt, ist nicht bewiesen.

Bei der vaskulären Demenz sind die **Normalisierung des Blutdrucks** und die Aufrechterhaltung der zerebralen Perfusion die wichtigsten pharmakotherapeutischen Maßnahmen.

EXKURS

Verminderung der Aβ-Produktion

Die Hemmung der Sekretasen sowie eine Immunisierung gegen das Aβ-Peptid sind vielversprechende moderne Therapiestrategien. Durch die Hemmung der Sekretasen soll weniger Aβ aus der Spaltung des *Amyloid Precursor Proteins* (APP) entstehen; leider kam es im Tierversuch zu ernsten Nebenwirkungen. Die ersten Versuche einer Immunisierung mit synthetischem Aβ-Peptid sollte die Bildung von Antikörpern gegen Aβ provozieren und so die Krankheitsprogression abschwächen. Der möglicherweise erfolgreichen Immunisierung standen Enzephalitiden als Folge von pathologischen Immunreaktionen gegenüber. Dennoch konnte bei einigen Patienten über Jahre die Gedächtnisleistung konstant gehalten werden. Neue Passivimpfungen mit humanisierten Antikörpern zeigen in Phase-III-Studien offenbar keine schweren Nebenwirkungen.

26.2.1 Indikationen

Die nachstehend beschriebenen Antidementiva sind nur für die Alzheimer-Demenz zugelassen, aber nicht für die vaskuläre Demenz. Metaanalysen zeigen eine schwache Wirkung von Antidementiva auch für die vaskuläre Demenz. Jedoch müssen für die Nicht-Alzheimer-Demenzen noch separate Studien mit eigenen Analyseinstrumenten durchgeführt werden, um Subgruppen zu erfasssen, die von Antidementiva profitieren.

26.2.2 Neuroprotektion

Memantin (Axura®) ist fast identisch mit dem Vorläufermolekül und Antiparkinsonmittel Amantadin (s. S. 389), das auch ein anticholinerges Wirkprofil aufweist: beide sollen die glutamaterge Exzitotoxizität über die **Hemmung des NMDA-Rezeptors** reduzieren. Als Monotherapie oder kombiniert mit Cholinesterase (ChE)-Hemmstoffen zeigt Memantin eine geringfüge Verbesserung der Demenz-Symptome. Die Plasma-HWZ ist sehr lang (50–100 h), die Ausscheidung erfolgt renal, daher ist bei Niereninsuffizienz Vorsicht geboten.

Memantin unterscheidet sich von Amantadin in HWZ, Dosierung und Wirkort im Gehirn. Daher können die Substanzen nicht einfach ausgetauscht werden.

Häufige **Nebenwirkungen** sind psychotrope Störungen wie Halluzinationen, Verwirrtheit oder Schwindel, gelegentlich kommt es zu Übelkeit und Erbrechen, erhöhtem Muskeltonus oder gesteigerter Libido. Eine **Kontraindikation** besteht bei Niereninsuffizienz, Krampfanfällen sowie Komedikation mit Hemmstoffen des NMDA-Rezeptors.

Praxistipp
Durch seine NMDA-antagonistische und anticholinerge Wirkung muss bei Memantin mit Halluzinationen und Verwirrung gerechnet werden.

Ginkgo-biloba-Extrakte (EGb761®) werden aus dem Ginkgo biloba gewonnen, einem Fächerblattbaum aus Japan (**Abb. 26.3**). Die wirksamen Inhaltsstoffe sind wahrscheinlich Flavone und Terpene, die antioxidative und antiinflammatorische Eigenschaften besitzen. Metanalysen haben gezeigt, dass Ginkgo-Extrakte besser als Plazebo, aber schwächer als ChE-Hemmstoffe wirken. Andererseits ist die Verträglichkeit besser als die der ChE-Hemmstoffe. Als Nebenwirkung ist vor allem die Verlängerung der Blutungszeit zu beachten, da der *Platelet Activating Factor* (PAF) gehemmt wird.

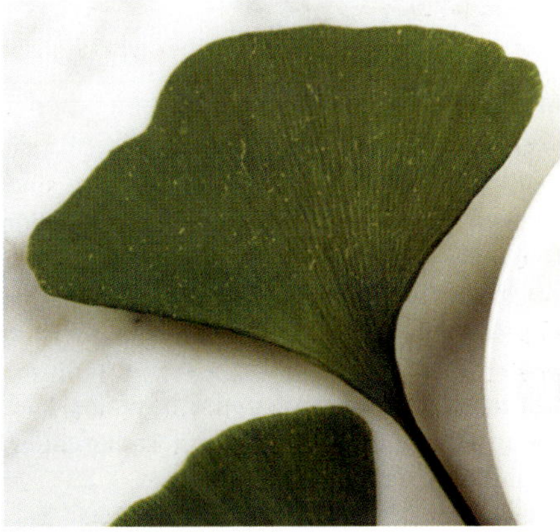

Abb. 26.3 Ginkgo-Blatt.

26.2.3 Cholinesterase-Hemmstoffe

Wirkmechanismus | Cholinesterase-Hemmstoffe sollen die **cholinerge Transmission verbessern**. Die klassische Alzheimer-Demenz nimmt ihren Ausgang von den cholinergen Kerngebieten des Ncl. basalis Meynert. Acetylcholin bzw. die muskarinergen ACh-Rezeptoren sind wesentlich für die Gedächtnisbildung und Aufmerksamkeit (s. S. 36 und **Abb. 26.1**). Da das cholinerge Defizit sowohl die muskarinergen als auch die neuronalen nikotinergen ACh-Rezeptoren (mACh- und N_nACh-Rezeptoren) betrifft, ist die rezeptorunabhängige Verfügbarkeit des Acetylcolin (ACh) die wirksamere Option gegenüber der Stimulation einzelner ACh-Rezeptor-Subtypen. Zum cholinergen Defizit trägt auch die Aktivitätsminderung der Cholin-Acetyltransferase (ChAT) bei, sodass weniger ACh gebildet wird (**Tab. 26.1**).

Pharmakodynamik | ACh wird durch enzymatische Hydrolyse rasch aus dem synaptischen Spalt entfernt. Neben der **Acetylcholinesterase (AChE)** wird im Gehirn das ACh auch durch die sog. unspezifische **Butyrylcholinesterase (BuChE)** gespalten, deren Expression im Gehirn von Patienten mit Alzheimer-Demenz zunimmt. Die BuChE fördert möglicherweise auch die Pathogenese, denn sie reichert sich in den Plaques an, fördert die Aβ-Bildung und wird von der aktivierten Mikroglia freigesetzt.

Aufgrund der etwas unterschiedlichen Wirkungen kann bei fehlendem Ansprechen der Wechsel auf einen anderen ChE-Hemmer sinnvoll sein. ChE-Hemmstoffe werden oft mit Memantin oder Vitamin E kombiniert, wobei die Wirkung des Letzteren fraglich ist.

ChE-Hemmstoffe sind tertiäre Amine und penetrieren daher die Blut-Hirn-Schranke. Sie werden überwiegend renal ausgeschieden, sodass bei Niereninsuffizienz die Dosis reduziert werden muss.

Wirkstoffe | **Tacrin** war der erste ChE-Hemmstoff. Wegen schwerer Hepatotoxizität ist er in Deutschland nicht mehr im Handel.

Rivastigmin (Exelon®) ist ein dualer ChE-Inhibitor, d. h. er hemmt sowohl die AChE als auch die BuChE (**Abb. 26.4**). Trotz seiner kurzen Plasma-HWZ muss er nur einmal täglich appliziert werden, da die ChE durch die langsame Abdissoziation der Carbamit-Gruppe fast irreversibel gehemmt wird (nach 10 h sind erst 50 % der ChE regeneriert).

Donepezil (Aricept®) ist ein reversibler Hemmstoff der AChE. Im Gegensazu zu Rivastigmin korreliert die lange Plasma-HWZ (50 h) nicht mit einer langen ACh-Hemmung, da Donepezil schnell von der AChE wegdissoziiert.

26

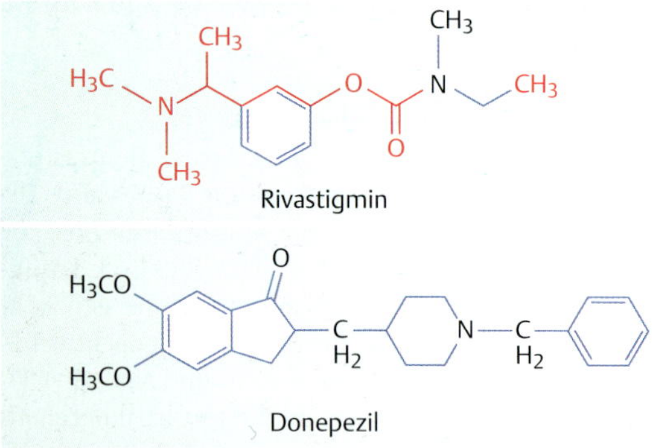

Abb. 26.4 Struktur von Cholinesterase-Hemmstoffen. Rivastigmin lässt noch eine ACh-artige Struktur (rot) erkennen, über deren Ähnlichkeit mit ACh die AChE und BChE gehemmt werden.

Galantamin (Reminyl®) ist ein Inhaltsstoff des kaukasischen Schneeglöckchens. Zusätzlich zur reversiblen AChE-Hemmung stimuliert Galantamin nikotinerge AChR (**Tab. 26.1**).

Nebenwirkungen | Die vielfältigen und belastenden Nebenwirkungen lassen sich teilweise von den vegetativen Wirkungen des Acetylcholin ableiten:
- Übelkeit, Erbrechen, Diarrhö und Gewichtsverlust
- Bradykardie
- Schlafstörungen und Verwirrtheit, Somnolenz und Tremor
- Muskelkrämpfe durch Aktivierung der motorischen Endplatte.

26

Die Inzidenz der Nebenwirkungen lässt sich deutlich reduzieren, wenn sowohl bei Ersteinstellung als auch bei späteren Dosisveränderungen langsam eingeschlichen bzw. erhöht wird.

Nach dem Absetzen der ChE-Hemmstoffe (z. B. Auslassversuch oder Unverträglichkeit) verschlechtert sich die Symptomatik auf ein Niveau, das Patienten mit Plazebo entspricht. Wird nach einigen Wochen die Pharmakotherapie mit ChE-Hemmstoffen wieder aufgenommen, werden keine positiven Wirkungen mehr erzielt.

Kontraindikationen | Gastrointestinale Ulzera, schwere Leber- und Nierenschäden, kardiale Reizleitungsstörungen.

Tabelle 26.1

Hemmstoffe der Acetylcholinesterasen

	Rivastigmin	Donepezil	Galantamin
Wirkung	Hemmung AChE + BChE	Hemmung AChE	Hemmung AchE, Stimulation nACh-Rezeptoren
Metabolismus	renale Ausscheidung	Cyp2D6, Cyp3A4	Cyp2D6, Cyp3A4 und renale Ausscheidung
Plasma-HWZ (h)	2–3	70	5–10

MERKE

Hemmstoffe der AChE und BChE verbessern die demenziellen Symptome, verhindern aber nicht den neuronalen Zelltod.

Weitere mögliche Antidementiva

In retrospektiven Metaanalysen ergaben sich immer wieder Hinweise auf antidementive Effekte von primär nicht antidementiven Wirkstoffen („Neuroprotektion als Nebenwirkung") wie Vitamin E (α-Tocopherol), Statine, Cox-2-Hemmstoffe (NSA) oder Estrogene. Prospektiv kontrollierte Studien konnten jedoch die neuroprotektiven bzw. antidementiven Wirkungen dieser Arzneistoffe nicht bestätigen.

Dimebolin

Das russisches Heuschnupfenmittel **Dimebolin** (Dimebon®, INN auch **Latrepirdin**), ein *Dirty Drug* gegen ACh-Esterasen, NMDA-Rezeptoren und H_1-Rezeptoren sowie gegen mitochondriale Dysfunktionen, gilt als das neue Alzheimer-„Wundermittel". Bei jüngeren Alzheimer-Patienten mit geringer Komorbidität verbesserten sich die kognitiven Leistungen deutlich und mehr als bei den bisherigen Antidementiva. Ein amerikanischer Konzern zahlte eine große Summe Geld für den Vertrieb dieses Naturstoffes, das Patent bleibt jedoch bei einer russischen Firma. Die 2009 begonnene CONCERT-Studie soll an über 1 000 Alzheimerpatienten die Wirksamkeit in Komedikation mit Donepezil überprüfen. Zwischenauswertungen einer aktuellen Studie finden jedoch nur eine schwache therapeutische Wirkung.

26.2.4 Therapie von Begleiterkrankungen

Psychotische Symptome und Aggression: Bei diesen Störungen sind Neuroleptika indiziert, auf die allerdings nur 20–30 % der Patienten ansprechen. Dabei sind Neuroleptika mit anticholinerger Wirkung zu vermeiden. Bei einigen atypischen Neuroleptika wurden gehäuft zerebrovaskuläre Ereignisse beschrieben. Möglicherweise sind hier Antikonvulsiva wie Carbamazepin oder Valproat hilfreich.

Schlafstörungen: Wegen der paradoxen Effekte der Benzodiazepine sind Nicht-Benzodiazepin-GABA-A-Agonisten wie Zopiclon vorzuziehen (s. S. 330).

Depression: Bei ca. 50 % der Demenzkranken mit depressiven Symptomen kommt es zu einer Verbesserung durch Antidepressiva. Bei der Wahl des geeigneten Antidepressivums ist zu beachten, dass SSRI die Unruhe fördern und einige trizyklische Antidepressiva eine anticholinerge Komponente besitzen. Eine gute Alternative bietet Mirtazapin mit sedierender, aber fehlender anticholinerger Wirkung (s. S. 357).

Weiterführende Informationen |
- http://www.uni-.de/AWMF/ll/030–029.htm

H

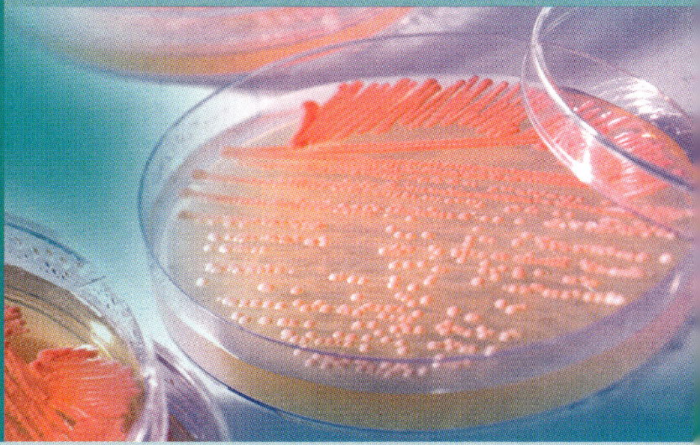

Antiinfektiöse Wirkstoffe

Das richtige Antibiotikum: Eine Herausforderung

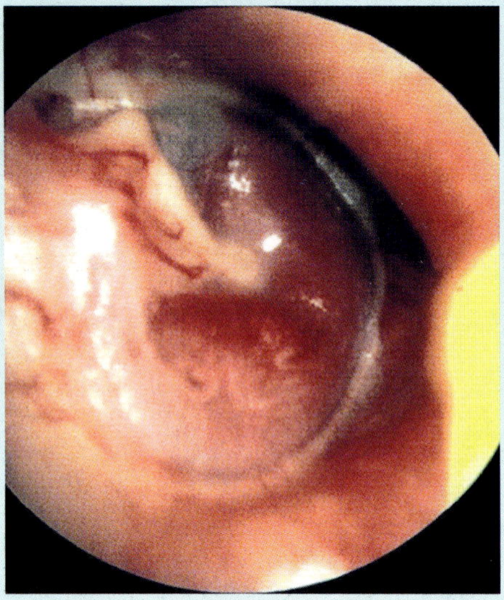

Akute Otitis media links: stark gerötetes, vorgewölbtes Trommelfell.

„Sie schläft...“, flüstert Marcus seiner Frau Daniela zu, als er die Tür zum Kinderzimmer schließt. Seitdem ihre kleine Tochter Julia auf der Welt ist, freuen sich die jungen Eltern über jede ruhige Nacht. Heute gab es zum Glück keine Probleme mit dem Zubettgehen: Julia war den ganzen Tag über müde und schwach und schlief sehr schnell ein. Daniela und Marcus können ausnahmsweise noch gemeinsam fernsehen, legen sich aber auch bald ins Bett. Der Tag war für beide anstrengend genug.

Schmerzen im Ohr

„Auaaaa, auaaaa“, im Halbschlaf hört Marcus die Stimme ihrer Tochter aus dem Kinderzimmer rufen. Ein Blick auf die Nachttischuhr verrät: Es ist fünf Uhr morgens. Als Marcus ins Kinderzimmer herbeigeeilt kommt, sieht er Julia vor Schmerz weinend im Bett liegen. Die Kleine fasst sich an das linke Ohr. Ihr Kopf ist überwärmt und gerötet, und sie macht insgesamt einen sehr kranken Eindruck. Marcus nimmt Julia auf den Arm, geht in die Küche und misst ihr die Temperatur. Das Thermometer zeigt 39°C. Die jungen Eltern sind beunruhigt. Sie packen Julia in warme Kleider ein und fahren mit ihr in die kinderärztliche Noftallpraxis.

Therapie der ersten Wahl

Als Frau Dr. Ming in das Untersuchungszimmer tritt, hat sich die kleine Julia bereits beruhigt. Die Ärztin versteht auch sofort, warum: Sie stellt bei dem Mädchen eitrige Sekretion aus dem linken Ohrkanal fest: Das entzündete Trommelfell ist inzwischen perforiert. Dadurch haben die heftigen Ohrenschmerzen nachgelassen.
Die Kinderärztin gibt der kleinen Patientin Amoxicillin und Clavulansäure. Diese Kombination aus einem Aminopenicillin und einem Beta-Lactamase-Inhibitor berücksichtigt das vermutete Erregerspektrum der Streptokokken und Staphylokokken sowie der gramnegativen Bakterien wie Haemophilus influenzae und Moraxella catharralis. Weiterhin ist das Präparat gut verträglich und wird bei oraler Applikation gut resorbiert. Daniela und Marcus können ihre Tochter beruhigt wieder mit nach Hause nehmen.

Unerwartete Reaktion

Doch bereits am fünften Tag der Therapie geht es Julia wieder schlechter. Über Nacht bekommt sie einen roten Ausschlag am ganzen Körper und hat außerdem Durchfälle. Wieder geht Daniela mit ihrer Tochter in die kinderärztliche Notfallpraxis. „Es ist nichts Gefährliches. Manchmal entwickeln Kinder ein Arzneimittel-Exanthem auf Amoxicillin“, beruhigt Dr. Ming die besorgte Mutter. Leitliniengerecht ersetzt die Pädiaterin das Aminopenicillin durch ein Makrolid, in diesem Falle Clarithromycin.

27 Therapie von bakteriellen Infektionen

27.1 Grundlagen

Key Point

Auch nach Einführung der antiinfektiven Chemotherapie und der erfolgreichen Bekämpfung zahlreicher pathogener Erreger ist noch immer knapp ein Drittel aller Todesfälle weltweit auf Infektionskrankheiten zurückzuführen. Die Aufgabe der Antiinfektiva ist es, selektiv pathogene Erreger zu hemmen, ohne dabei für den Menschen toxisch zu sein.

27.1.1 Mikrobiologische Grundbegriffe

Bakterien sind einzellig und zählen zu den Prokaryonten, d. h. ihre DNA liegt frei im Zytoplasma. Die prokaryontischen Charakteristika dienen als Zielstruktur für eine antibiotische Therapie: die Zellwand, die Zytoplasmamembran, die Synthese der DNA-Vorstufen, die Enzyme für Replikation und Transkription sowie die Translation an den 70S-Ribosomen.
Antibiotika können entweder **bakteriostatisch** wirken, also die Keimvermehrung hemmen, oder **bakterizid**, d. h. sie töten Erreger ab (**Abb. 27.1**). Die Bakterizidie ist konzentrations- oder zeitabhängig.

MERKE

Antibiotika wirken entweder bakteriostatisch oder bakterizid.

Das **Wirkspektrum** beschreibt die Erreger, gegen die Antibiotika in zugelassener Konzentration eine bakteriostatische oder bakterizide Wirksamkeit besitzen. Ein schmales Wirkspektrum beeinflusst nur wenige Bakterien, ein Breitspektrumpräparat richtet sich gegen viele Erreger.
Die **minimale Hemmkonzentration (MHK)** bzw. minimale bakterizide Konzentration (MBK) gibt Auskunft über die Wirkstärke eines Antibiotikums. Darunter versteht man die in vitro gemessene, geringste Konzentration, die das Keimwachstum hemmt bzw. zu dessen 99,9 %iger Abtötung führt.
Der postantibiotische Effekt ist ein Sonderfall, hier wirkt ein Antibiotikum auch nach Absinken seiner wirksamen Konzentration noch bakteriostatisch oder bakterizid.

Bakterielle Resistenzen

Eine Resistenz liegt vor, wenn die MHK höher ist als die höchste in vivo erreichbare und verträgliche Serum- bzw. Gewebekonzentration. Meist wird eine Resistenz durch eine **Genmutation** hervorgerufen. Die Gene, die die Information für bakterielle Resistenzen speichern, liegen entweder auf der Bakterien-DNA oder auf extrachromosomaler DNA, den **Plasmiden**. Sie können:

- die Aufnahme des Antibiotikums vermindern
- dessen Ausschleusung verstärken
- die entsprechende therapeutische Zielstruktur des Antibiotikums verändern und damit die Affinität des Wirkstoffes vermindern
- die Expression von antibiotikainaktivierenden Enzymen induzieren.

27

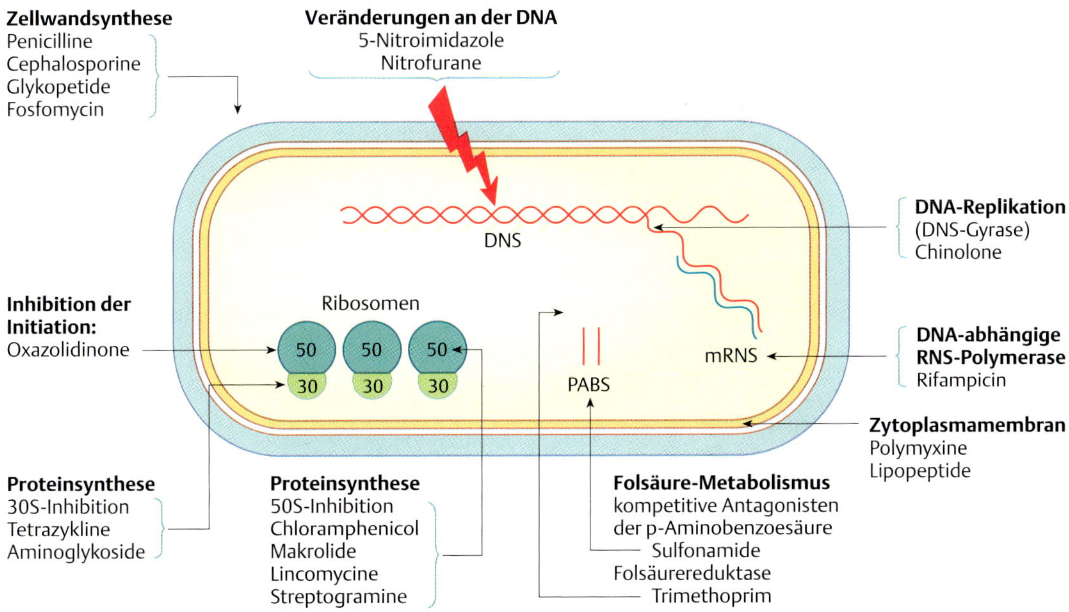

Abb. 27.1 Angriffspunkte für Antibiotika. PABS = Aminobenzoesäure; THFS = Tetrahydrofolsäure.

Hierbei sind folgende Begriffe zu unterscheiden:

- **primäre Resistenz:** die Keime sind schon vor Behandlungsbeginn gegen ein Antiinfektivum unempfindlich
- **sekundäre Resistenz:** entwickelt sich während der Therapie
- **Kreuzresistenz:** hier sind unterschiedliche Wirkstoffgruppen, die chemisch miteinander verwandt sind bzw. den gleichen Wirkmechanismus besitzen, gleichermaßen von einer Resistenz betroffen.

Gerade bei **nosokomialen**, also im Krankenhaus erworbenen **Infektionen,** ist häufig mit resistenten, teilweise sogar mit multiresistenten Bakterienstämmen zu rechnen. In solchen Fällen kommen **Reserveantibiotika** zum Einsatz (z. B. Vancomycin, Teicoplanin).

Manchmal überleben jedoch auch nicht resistente Erreger eine normalerweise bakterizide Antibiotikagabe. Dieses Phänomen der **Persistenz** ist teilweise auf ungünstige lokale Bedingungen zurückzuführen, z. B. schlecht durchblutete, anaerobe Herde oder Veränderung des pH-Wertes. Persistenz tritt aber zum Beispiel auch an ruhenden Bakterienzellen bei Gabe von β-Laktamantibiotika auf.

Tolerante Bakterien werden unter therapeutischen Antibiotikakonzentrationen nur gehemmt, aber nicht getötet.

27.1.2 Charakteristika von Infektionen

Während einer **Infektion** vermehrt sich ein pathogener Erreger im menschlichen Organismus, dessen Immunsystem darauf reagiert. Allerdings führt eine Infektion nicht immer zur Krankheit. Man unterscheidet mehrere **Infektionsphasen:**

- **Kolonisation:** Adhäsion an Haut oder Schleimhaut
- **Invasion:** Eindringen in das Bindegewebe
- **Etablierung:** Abschwächung des Immunsystems und Vermehrung
- **Schädigung:** intrazelluläre Vermehrung, Bildung von Toxinen und Induktion von Entzündungsreaktionen im Wirtsorganismus.

Bleibt der Erreger an der Eintrittsstelle und ruft dort eine Infektion hervor, spricht man von einer **Lokalinfektion**. Durch die Produktion von Toxinen können allerdings auch bei einer Lokalinfektion toxische Fernwirkungen auftreten.

Treten aus einem lokal begrenzten Infektionsherd Pathogene konstant oder kurzzeitig periodisch in den Blutkreislauf über und bilden Absiedelungen, spricht man von einer **Sepsis** oder Septikämie.

Die Infektion im engeren Sinne (auch zyklische Allgemeininfektion genannt) verläuft in mehreren Stadien und ruft erst im letzten Stadium der Organmanifestation die für die Erkrankung charakteristischen klinischen Symptome hervor (**Tab. 27.1**).

Tabelle 27.1

Infektionsstadien

Stadium	Bezeichnung	Vorgang	Symptome
1	Inkubation	Vermehrung in den lokalen Lymphknoten	keine
2	Generalisation	Ausbreitung im Körper über die Lymphbahnen	Fieber, Gliederschmerzen, Müdigkeit
3	Organmanifestation	Erreichen der Zielorgane	organspezifische klinische Symptome

Der Einsatz von Antiinfektiva dient dazu, die Pathogene in ihrer Vermehrung zu hemmen oder abzutöten und damit eine für den Wirtsorganismus gefährliche Situation zu vermeiden.

27.1.3 Pharmakologische Grundbegriffe der Antibiose

Grundsätzlich stehen sich bei der Antibiotikatherapie zwei Strategien gegenüber: Beim **gezielten Einsatz** von Antibiotika werden Wirkstoffe eingesetzt, gegen die der jeweilige Erreger sensibel ist. Dazu sollten allerdings die infektionsauslösenden **Erreger nachgewiesen** sein.

Im Gegensatz dazu steht eine **kalkulierte Therapie** meist am Beginn einer schweren, lebensbedrohlichen Infektion. Sie deckt ein **möglichst breites Bakterienspektrum** ab und verhindert zunächst eine Ausweitung der Infektion. Ist der Erreger isoliert, folgt dann die gezielte Therapie.

Wichtig für die Behandlung mit Antibiotika sind eine **ausreichend hohe Konzentration** des Wirkstoffs und eine ausreichende **Therapiedauer**. Eine zu niedrige Dosierung und eine zu kurze Behandlung können leicht zur **Bildung von Resistenzen** führen, während bei einer zu hohen Konzentration und einer zu langen Behandlung die **Gefahr von verstärkten Nebenwirkungen** besteht.

MERKE

Schwere Infektionen erfordern eine sofortige kalkulierte Therapie. Andernfalls sollte eine Antibiotikaanwendung möglichst gezielt sein.

Antibiotikakombinationen sind oft bei **Mischinfektionen** und im Rahmen einer Interventionstherapie notwendig. Mit ihrer Hilfe können Wirklücken geschlossen werden, zudem kann durch synergistische Effekte eine potenzierte Wirkung erzielt werden, wie z. B. bei β-Laktamantibiotika und Aminoglykosiden.

Weitere Situationen, in denen die Kombination mehrerer Wirkstoffe sinnvoll ist, sind **tolerante Bakterien** oder Wirkstoffe, bei denen die Gefahr einer sekundären Resistenzentwicklung während der Therapie besonders hoch ist. Möglichkeiten einer Kombination sind:

- Doppelblockade eines metabolischen Systems (z. B. Trimethoprim mit Sulfamethoxazol)
- Blockade eines inaktivierenden Enzyms (z. B. zusätzliche Gabe von Penicillase-Inhibitoren)
- unterschiedliche Angriffspunkte innerhalb der Bakterienzelle (z. B. β-Laktamantibiotika und Aminoglykoside).

27.1.4 Merkmale von antibiotischen Wirkstoffen

Beim Einsatz von Antibiotika ist nicht nur auf das passende Erregerspektrum, sondern auch auf **Neben- und Wechselwirkungen** zu achten. Günstig sind Wirkstoffe, die gut verträglich sind und mit nur wenigen Substanzen interagieren. **Tab. 27.2** fasst typische Nebenwirkungen zusammen.

Die meisten antibiotischen Wirkstoffe interagieren mit anderen Substanzen, beeinflussen jedoch nur in wenigen Fällen das CYP450-System direkt (s. S. 443). Die wichtigsten Beispiele dafür sind **Rifampicin** als Enzyminduktor und **Makrolide** als Inhibitoren des CYP450-Systems. Ansonsten gibt es zahlreiche für viele Antibiotikagruppen charakteristische Effekte (**Tab. 27.3**).

Tabelle 27.2

Typische Nebenwirkungen von Antibiotika

Nebenwirkungen	Wirkstoff(gruppe)
ZNS (z. B. Schwindel, Kopfschmerzen, Krampfanfälle)	Fluorchinolone, Nitroimidazole, Linezolid, Makrolide, Isoniazid, Nitrofurane
Haut (z. B. Exantheme, Phototoxizität)	Aminopenicilline, Tetrazykline, Sulfonamide, Makrolide
Blutbildung	Folsäureantagonisten, Chloramphenicol, Linezolid
Herz	Makrolide, Fluorchinolone
Leber	Ansamycine, Isoniazid, Nitrofurane, Makrolide
Niere	Aminoglykoside, Glykopeptide
Magen-Darm-Trakt	fast alle Antibiotika
Knorpel und Knochen (z. B. Zahn-, Knorpel- und Knochenschädigungen, Tendopathien)	Fluorchinolone, Tetrazykline
Allergien	β-Laktame, Nitrofurane

27.1.5 Antibiotika in der Schwangerschaft

Der Einsatz von Antibiotika während der Schwangerschaft ist problematisch, besonders kritisch ist die Phase der Organogenese. Weitgehend **unbedenklich** sind folgende **Wirkstoffe:**

- Penicillin G und V
- Amoxicillin
- Mezlocillin
- Cefalosporine
- Erythromycin
- Ethambutol
- Isoniazid.

Viele neue Wirkstoffe wurden noch nicht bei Schwangeren getestet und befinden sich deshalb nicht in der Aufzählung, auch wenn sie in Toxizitätsstudien kein teratogenes Potenzial zeigten.

27.2 Hemmung der Zellwandsynthese

Key Point

Der Zellwandaufbau unterscheidet sich bei grampositiven und gramnegativen Bakterien. Die Synthese des Peptidoglykangrundgerüstes ist jedoch einheitlich und bietet verschiedene Angriffspunkte für eine Antibiotikatherapie.

Tabelle 27.3

Typische Interaktionen

Wirkstoff	Interaktion	Effekt	Antibiotika
Cumarin-Derivate	verstärkte Hemmung der Vitamin-K-Synthese	verstärkte Blutungsneigung	Penicilline, Cefalosporine, Folsäureantagonisten, Fluorchinolone, Nitroimidazole, Linezolid, Tetrazykline
Methotrexat	verminderte Elimination	verstärkte Methotrexattoxizität	Penicilline, Chloramphenicol, Makrolide, Sulfonamide, Fluorchinolone
Sulfonylharnstoffe	Verdrängung aus der Plasmaeiweißbindung	Hypoglykämie	Sulfonamide, Fluorchinolone, Tetrazykline, Chloramphenicol
mineralische Antazida	Veränderung des Magensäure-pH-Wertes	verminderte Antibiotikaresorption	Fluorchinolone, Tetrazykline
orale Kontrazeptiva	verminderte Resorption oder verstärkte Verstoffwechslung	abgeschwächte Kontrazeption	z. B. Penicilline, Tetrazykline, Ansamycine

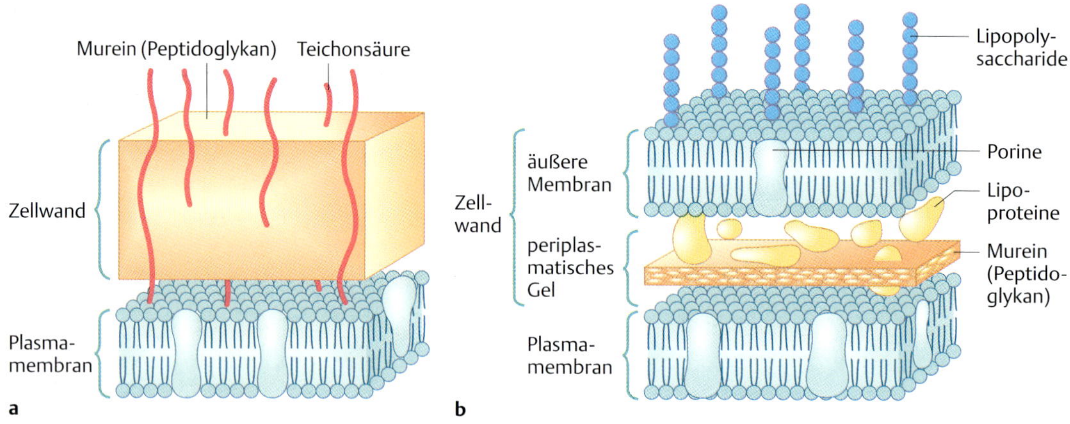

Abb. 27.2 Zellwand von grampositiven und gramnegativen Bakterien.

Bakterien werden von einer Zellwand umgeben, die als Exoskelett dient und sich bei **grampositiven** und **gramnegativen** Bakterien in ihrem Aufbau unterscheidet. Die molekulare Zusammensetzung und die Synthese der **Peptidoglykanhülle** sind bei beiden Bakterienarten jedoch gleich. Das Peptidoglykan oder **Murein** ist der wesentliche Baustein dieser äußeren Hülle und bildet ein netzwerkartig angelegtes Riesenmolekül, in dem Stränge aus Aminozuckern durch Peptid-Seitenketten quervernetzt sind. Die Zuckerketten enthalten als Grundeinheiten alternierend N-Acetylglucosamin und N-Acetylmuraminsäure, an die fünf Aminosäuren gebunden sind.

Die Grundbausteine werden innerhalb der Bakterienzelle synthetisiert und mit Hilfe eines Carriers (C_{55}-Lipid) an die Außenseite der Plasmamembran transportiert (**Abb. 27.2**). Dort werden die substituierten Disaccharide in eine Zuckerkette eingebaut. Transpeptidasen verknüpfen benachbarte Zuckerketten über die gebundenen Oligopeptide und sorgen damit für die endgültige Stabilisierung.

Diese Peptidoglykanhülle ist bei grampositiven Bakterien vielschichtig, bei gramnegativen Bakterien hingegen einschichtig. Über Lipoproteine ist sie mit einer äußeren Membran verbunden, die auf ihrer Außenseite Lipopolysaccharide (LPS) als typischen Bestandteil trägt und oftmals eine **wesentliche Penetrationsbarriere für Antibiotika** darstellt.

Wird die Zellwandsynthese gestört, verliert die Zellwand ihre Stützfunktion, und die Zellen platzen aufgrund des osmotischen Flüssigkeitseinstroms. Die Hemmstoffe der Zellwandsynthese sind demnach immer **bakterizid**. Die Angriffspunkte der zellwandinhibierenden Substanzen sind unterschiedlich (**Abb. 27.3**).

MERKE

Zellwandsynthesehemmer haben eine bakterizide Wirkung.

27.3 β-Laktamantibiotika

Key Point

Die β-Laktamantibiotika umfassen Penicilline, Cefalosporine, Carbapeneme und Monobactame. Die namensgebende Struktur ist der viergliedrige β-Laktamring, der in allen Grundstrukturen enthalten ist (Abb. 27.4). Sie haben eine große therapeutische Breite und sind gut verträglich.

27.3.1 Wirkmechanismus

β-Laktamantibiotika inhibieren irreversibel die Transpeptidasen, die für die **Quervernetzung der Peptidoglykanseitenstränge** verantwortlich sind. Ihre bakterizide Wirkung ist zeitabhängig, d. h. sie sind nur wirksam, solange die Plasmaspiegel die MHK übersteigen. Außerdem sind nur Bakterien betroffen, die sich gerade teilen.

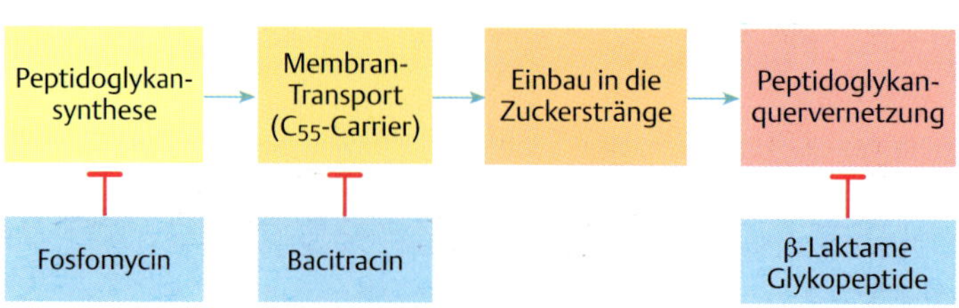

Abb. 27.3 Angriffspunkte für zellwandinhibierende Antibiotika. Fosfomycin verhindert bereits die Entstehung des Peptidoglykan-Grundbausteins. Das Lokalantibiotikum Bacitracin blockiert den Carrier, und die β-Laktamantibiotika sowie die Glykopeptidantibiotika stören die Quervernetzung.

Antibiotikum	Grundgerüst
Penicilline	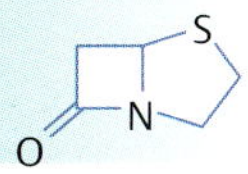
Cefalosporine	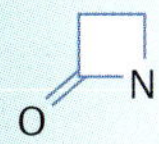
Carbapeneme	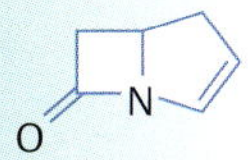
Monobactame	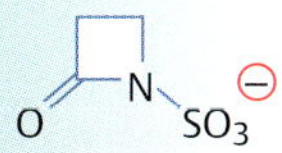

Abb. 27.4 Grundstruktur der β-Laktamantibiotika.

Es gibt mindestens 7 verschiedene Typen von **Transpeptidasen**, die auch als **penicillinbindende Proteine (PBP)** bezeichnet werden. Ihre Expression ist spezifisch für die einzelnen Bakterienarten. Die unterschiedliche Affinität der zahlreichen β-Laktamantibiotika zu den PBP erklärt ihre individuellen Wirkspektren. Deshalb kann auch die Kombination von zwei β-Laktamantibiotika einen synergistischen Effekt haben.

27.3.2 Resistenzmechanismen

Die **Resistenzmechanismen** sind für alle β-Laktamantibiotika ähnlich:

- Bildung von inaktivierenden Enzymen (β-Laktamasen)
- verminderte Affinität zu den PBP infolge einer strukturellen Veränderung (Mutation)
- verminderte Aufnahme in die Zelle durch Membranveränderungen.

Die größte klinische Relevanz hat die **Bildung der β-Laktamasen**, die die β-Laktamantibiotika spalten, bevor diese ihren Wirkungsort erreicht haben. Es gibt 5 Klassen, die eine unterschiedliche Substratspezifität besitzen. Grob kann man sie unterteilen in Penicillasen, Cefalosporinasen und Breitspektrum-β-Laktamasen. Insgesamt sind primäre Resistenzen starken regionalen Schwankungen unterworfen.

27.3.3 Penicilline

Die verschiedenen Penicilline entstehen durch das Anhängen unterschiedlicher Derivate an die Aminogruppe. Die **pharmakokinetischen Eigenschaften** sind ähnlich (**Tab. 27.4**). Grundsätzlich gibt es keine Zellpenetration, aber eine **gute Gewebsverteilung** (bis auf die Isoxazolylpenicilline) und eine schlechte Liquorgängigkeit. Die Halbwertszeiten sind kurz. Penicilline werden meist unverändert renal eliminiert. Alle Wirkstoffe bis auf die Isoxazolylpenicilline sind nicht β-laktamasefest. Bei einer Penicillinallergie ist ihr Einsatz **kontraindiziert**.

Praxistipp

Die Penicilline beinhalten eine große Anzahl von Wirkstoffen. Man kann sich die einzelnen Vertreter am leichtesten einprägen, wenn man sie in Gruppen einteilt.
Die Einteilung richtet sich nach der Modifikation des Grundgerüsts.

Eine Reihe von **Arzneimittelinteraktionen** sind bei den Penicillinen zu beachten:

- erhöhte Penicillinspiegel durch saure Pharmaka aufgrund der verminderten tubulären Sekretion (z. B. Probenecid, Indometacin, Salicylate, Phenylbutazon)
- verminderte Penicillinspiegel durch Diuretika

Tabelle 27.4

Verschiedene Eigenschaften der Penicilline

Gruppe	Wirkstoffe	Wirkspektrum	Nebenwirkung*
Oralpenicilline (säurestabil)	Penicillin V Propicillin	grampositive Bakterien	gastrointestinale Störungen
Benzylpenicillin (nicht säurestabil)	Penicillin G Procain-Penicillin G Benzathin-Penicillin G	grampositive Bakterien, Meningokokken, Gonokokken, Spirochäten	selten neurotoxische Reaktionen
Isoxazolylpenicilline	Oxacillin Dicloxacillin Flucloxacillin	Staphylokokken	Hepatotoxizität
Aminopenicilline	Ampicillin Amoxicillin	grampositive Bakterien (auch Listerien, Enterokokken), Haemophilus influenzae	Exantheme, pseudomembranöse Kolitis
Acylaminopenicilline	Piperacillin Mezlocillin	grampositive und gramnegative Bakterien, besonders Enterobakterien, Pseudomonaden	gastrointestinale Störungen, Leberenzymerhöhung

* Alle Penicilline können allergische Reaktionen hervorrufen.

- verminderte Elimination von Methotrexat durch Penicilline.
- verstärkter Effekt von cumarinartigen Antikoagulanzien, Heparinen und Thrombozytenaggregationshemmern durch Penicilline.

Wirkstoffe

Oralpenicilline

Die Hauptindikationen von **Penicillin V** (Megacillin®) und **Propicillin** (Baycillin Mega®) sind Infektionen der oberen Luftwege, Scharlach(-prophylaxe), Erysipel (**Abb. 27.5**) und leichte Zahninfektionen.

Benzylpenicillin (Penicillin G)

Penicillin G ist als leicht wasserlösliches Natriumsalz (i. v.) oder als schwer lösliches Depotpenicillin (Procain-Penicillin G, Benzathin-Penicillin G, i. m.) im Handel. Um Elekrolytstörungen zu vermeiden, ist in den meisten hochdosierten Präparaten Penicillin G mit Natrium und Kalium in einem physiologischen Verhältnis gemischt. Penicillin G kann nicht oral verabreicht werden, da es von der Magensäure zerstört wird.

Indikationen für Penicillin G sind Angina tonsillaris, Scharlach, Erysipel sowie Diphtherie (zusätzlich zum Antitoxin), Meningitis, Gonorrhö, Syphilis und Borreliose. Die Depotpenicilline kommen als Langzeittherapeutika bei Syphilis und in der Prophylaxe des rheumatischen Fiebers zum Einsatz.

27

MERKE

Staphylokokken sind nur empfindlich, solange sie keine Penicillasen bilden.

Isoxazolylpenicilline (Staphylokokken-Penicilline)

Zu ihnen gehören **Oxacillin** (InfectoStaph®; i. v.), **Dicloxacillin** (Dichlor-Stapenor®; oral) und **Flucloxacillin** (Staphylex®; i. v., oral). Alle drei werden gegen penicillinasebildende Staphylokokken eingesetzt, wenn es sich um eine nicht lebensbedrohliche Infektion handelt.

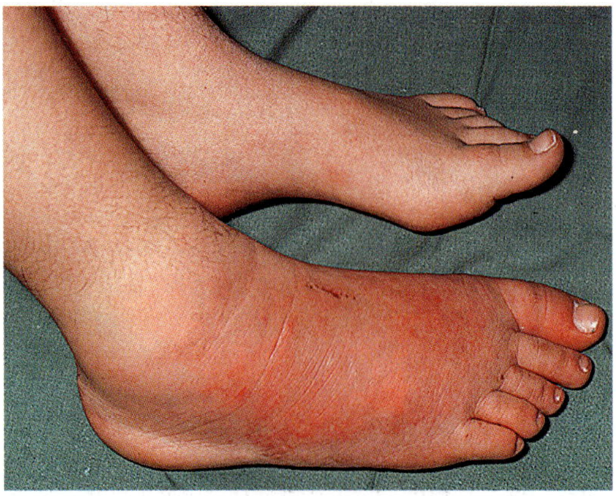

Abb. 27.5 Erysipel. Beginnendes Erysipel am rechten Fuß, Erreger sind β-hämolysierende Streptokokken der Gruppe A.

Aminopenicilline

Ampicillin (Binotal®; i. v.) und **Amoxicillin** (Amoxypen®; oral) werden bei Infektionen durch Listerien und Enterokokken, zur oralen Behandlung von Sinusitis, Otitis media, Bronchitis, bei unkomplizierten Harnwegsinfektionen und als Endokarditisprophylaxe eingesetzt. Amoxicillin kann Teil der Kombinationstherapie bei der Eradikation von Helicobacter pylori sein (s. S. 157).

Acylaminopenicilline

Piperacillin (Pipril®; i. v.) und **Mezlocillin** (Baypen®; i. v.) werden bei schweren Allgemeininfektionen, vermuteten Pseudomonasinfektionen sowie bei Infektionen der Gallen- und Harnwege und des Genitaltraktes eingesetzt.

β-Laktamase-Inhibitoren

β-Laktamase-Inhibitoren binden irreversibel an das Enzym β-Laktamase und verhindern dadurch die Inaktivierung der β-Laktam-Antibiotika. Von den drei β-Laktamase-Inhibitoren **Sulbactam** (Combactam®), **Tazobactam** und **Clavulansäure** kann nur Sulbactam nach Bedarf kombiniert werden, die anderen beiden werden in fixen Kombinationspräparaten verwendet:

- Sulbactam/Ampicillin (Unacid®; oral, i. v.)
- Clavulansäure/Amoxicillin (Augmentan®; oral, i. v.)
- Tazobactam/Piperacillin (Tazobac®; i. v.).

Die β-Laktamase-Inhibitoren besitzen **keine eigene antibiotische Aktivität**, sondern verhindern die Inaktivierung des Antibiotikums, mit dem sie kombiniert werden. Einige Bakterien bleiben allerdings trotz β-Laktamaseinhibitor gegen Penicilline unempfindlich, wie z. B. methicillinresistente Staphylokokken. Außer den **Nebenwirkungen** der kombinierten Penicilline sollte man auf eine Erhöhung der Leberenzyme und allergische Reaktionen achten. Toxische Effekte sind eher selten. Bei Lebererkrankungen und bei Kindern unter 12 Jahren besteht eine strenge Indikationsstellung.

27.3.4 Cefalosporine

Die einzelnen Vertreter der Cefalosporine sind am leichtesten einzuordnen, wenn man sie wie in diesem Kapitel nach ihrem Wirkspektrum einteilt. Eine andere Möglichkeit ist das Zulassungsdatum, was die Substanzen unterschiedlichen Generationen zuordnet. Zum **Wirkspektrum** siehe **Tab. 27.5** **Primär resistent** sind intrazelluläre Erreger, Enterokokken, Listerien, Campylobacter, Clostridium difficile und methicillinresistente Staphylokokken.

Tabelle 27.5

Cefalosporine		
Gruppe	**Wirkstoff**	**Indikation**
Basiscefalosporine	Cefazolin	Staphylokokkeninfektionen, perioperative Prophylaxe, leichtere Wundinfektionen
Übergangscefalosporine	Cefotiam Cefuroxim	perioperative Prophylaxe, leichtere Organinfektionen, Haemophilus-Infektionen
Breitspektrumcefalosporine	Cefotaxim Ceftriaxon	kalkulierte Initialtherapie, schwere Infektionen, Einmalbehandlung der Gonorrhö
Pseudomonadencefalosporine	Ceftazidim Cefepim	Infektionen mit P. aeruginosa, Enterobakterien, meist in Kombination
Oralcefalosporine	Cefaclor Cefpodoxim-Proxetil Cefuroxim-Axetil Cefixim usw.	Atem-, Haut- und Harnwegsinfektionen

Pharmakokinetik

Die **Pharmakokinetik** ist recht einheitlich. Die Cefalosporine weisen eine gute Gewebsverteilung und eine schlechte Liquorgängigkeit (Ausnahme: Ceftriaxon) auf. Sie besitzen eine kurze Halbwertszeit (bis auf Ceftriaxon mit 7–8 h). Die meisten Cefalosporine werden kaum in der Leber metabolisiert und renal ausgeschieden. Cefotaxim wird hauptsächlich biliär, Ceftriaxon nach Metabolisierung in der Leber renal eliminiert. Bis auf die Oralcefalosporine werden sie parenteral verabreicht.

Wirkstoffe

Basiscefalosporine

Cefazolin (Basocef®) hat einen bakteriziden Effekt auf zahlreiche grampositive und gramnegative Bakterien. Die größte praktische Bedeutung hat die Wirkung auf Staphylokokken, auch auf die penicillinasebildenden. Cefazolin wird daher bei einer Penicillinallergie als Ersatz für Penicillin G verwendet.

Übergangscefalosporine

Cefuroxim (Cefuroxim-ratiopharm®) und **Cefotiam** (Spizef®) sind weitgehend β-laktamasestabil. Ihr Wirkspektrum liegt im grampositiven Bereich, umfasst aber auch Haemophilus influenzae, Gonokokken, Meningokokken, Enterobakterien.

Breitspektrumcefalosporine

Das Wirkspektrum von **Ceftriaxon** (Rocephin®) und **Cefotaxim** (Claforan®) ist in den gramnegativen Bereich verschoben (außer Enterobacter und Pseudomonas). Ceftriaxon wird beispielsweise für die kalkulierte Therapie der Meningitis verwendet. Auch bei Neuroborreliose wird es gegeben, da es länger anhaltende und relativ hohe Liquorkonzentrationen erreicht.

Pseudomonadencefalosporine

Ceftazidim (Fortum®) und **Cefepim** (Maxipime®) wirken vorwiegend auf Pseudomonas aeruginosa und Enterobakterien.

Oralcefalosporine

Cefaclor (Infectocef®) ist das am häufigsten verordnete Oralcefalosporin und ähnelt Cefazolin in seinem Wirkspektrum. Neuere Substanzen haben zusätzlich eine gute Aktivität im gramnegativen Bereich: **Cefixim** (Cephoral®), **Cefpodoxim-Proxetil** (Orelox®) oder **Cefuroxim-Axetil** (Elobact®).

MERKE

Ceftriaxon erreicht länger anhaltende und höhere Liquorkonzentrationen als die anderen Cefalosporine.

Nebenwirkungen, Kontraindikationen und Arzneimittelinteraktionen

Während der Therapie können allergische Reaktionen, allergische Neutropenien und gastrointestinale Störungen auftreten.
Es sollte keine Cefalosporinallergie vorliegen. Ceftriaxon und Cefotaxim sollten nicht ikterischen Neu- und Frühgeborenen sowie Patienten mit akuter Hepatitis gegeben werden.
Bei der gemeinsamen Gabe von Cefalosporinen und Aminoglykosiden oder Schleifendiuretika sollte auf **nephrotoxische Effekte** geachtet werden (s. **Tab. 27.2**).

27.3.5 Carbapeneme

Carbapeneme besitzen sehr **breites Wirkspektrum** und einen starken Effekt auch auf **problematische Erreger.** Sie werden ausschließlich in der Klinik als **Reserveantibiotika** verwendet.
Wirkstoffe, Indikationen: Imipenem (Zienam®), **Meropenem** (Meronem®) und **Ertapenem** (Invanz®) wirken gegen grampositive und gramnegative Bakterien sowie gegen Anaerobier und sind weitgehend unempfindlich gegen β-Laktamasen. Unwirksam sind sie gegen methicillinresistente Staphylokokken, Clostridium difficile und intrazelluläre Erreger. Carbapeneme sind indiziert bei Mischinfektionen und **schweren Infektionen** (vor dem Erregernachweis), besonders bei Abwehrschwäche. Die Kombination mit einem Aminoglykosid empfiehlt sich bei einer schweren Pseudomonaden-Infektion.
Pharmakokinetik I Carbapeneme können **nur parenteral** gegeben werden (als i. v. Kurzinfusion oder i. v.

Injektion). Alle drei weisen eine gute Gewebsverteilung auf und eine mittlere bis schlechte Liquorgängigkeit. Imipenem muss mit dem Dihydropeptidase-Inhibitor **Cilastatin** kombiniert werden, damit es nicht zu schnell in den Nieren abgebaut wird.

Nebenwirkungen, Kontraindikationen: Es können allergische Reaktionen, gastrointestinale und zentralnervöse Störungen sowie Störungen der Nierenfunktion auftreten. Daher sollte Ertapenem nicht bei Niereninsuffizienz verwendet werden. Eine Allergie gegen Carbapeneme schließt den Einsatz aus. Auch bei einer Penicillinallergie sollte wegen einer möglichen Kreuzallergie eine Testung stattfinden (z. B. Intrakutantest).

27.3.6 Monobactame

Aztreonam (Azactam®) wirkt ausschließlich auf **gramnegative Stäbchen** und ist bei komplizierten Harnwegsinfektionen durch sonst resistente Keime oder bei Allergien gegen andere β-Laktamantibiotika indiziert. Bei der ungezielten Therapie anderer Organinfektionen sollte Aztreonam nur in Kombination eingesetzt werden. Es kann **nur i. v.** gegeben werden und hat eine gute Gewebsverteilung, aber eine schlechte Liquorgängigkeit. Die HWZ beträgt knapp 2 h. Beim Einsatz von Aztreonam kann es zu gastrointestinalen Störungen und Hautreaktionen sowie zu einem vorübergehenden Anstieg der Prothrombinzeit und der partiellen Thromboplastinzeit kommen.

MERKE

Aztreonam wirkt nur im gramnegativen Bereich.

27.3.7 Übersicht

Tab. 27.6 fasst die β-Laktamantibiotika abschließend noch einmal zusammen.

Tabelle 27.6

β-Laktamantibiotika

Gruppe	Untergruppe	Wirkstoffe	Wirkspektrum
Penicilline	Oralpenicilline	Penicillin V Propicillin Azidocillin	eher grampositive Bakterien
	Benzylpenicilline	Penicillin G Depotpenicilline	eher grampositive Bakterien
	Isoxazolylpenicilline	Oxacillin Dicloxacillin Flucloxacillin	Staphylokokken
	Aminopenicilline	Ampicillin Amoxicillin	grampositive, wenige gramnegative Bakterien
	Acylaminopenicilline	Piperacillin Mezlocillin	wenige grampositive und gramnegative Bakterien
Cefalosporine	Basiscefalosporine	Cefazolin	eher grampositive Bakterien
	Übergangscefalosporine	Cefotiam Cefuroxim	grampositive, wenige gramnegative Bakterien
	Breitspektrumcefalosporine	Cefotaxim Ceftriaxon	grampositive und gramnegative Bakterien
	Pseudomonadencefalosporine	Ceftazidim Cefepim	gramnegative Bakterien
	Anaerobiercefalosporin	Cefoxitin	Anaerobier
	Oralcefalosporine	Cefaclor Cefpodoxim-Proxetil Cefuroxim-Axetil Cefixim usw.	grampositive und gramnegative Bakterien
Carbapeneme		Imipenem Meropenem Ertapenem	grampositive und gramnegative Bakterien
Monobactame		Aztreonam	gramnegative Bakterien

27.4 Glykopeptidantibiotika

Key Point

Glykopeptidantibiotika hemmen ebenfalls die Zellwandsynthse. Sie sind Reserveantibiotika, die bei schweren Infektionen mit grampositiven Erregern eingesetzt werden.

Wirkstoffe, Indikationen | Vancomycin (Vancomycin ratiopharm®.) und **Teicoplanin** (Targocid®) stören die Quervernetzung **durch sterische Blockade** der an die N-Acetylmuraminsäure gebundenen Aminosäuren. Sie besitzen eine **bakterizide Wirkung** und wirken ausschließlich auf aerobe und anaerobe grampositive Erreger. Gramnegative Bakterien sind primär resistent. Außerdem **primär resistent** sind einige Stämme von Enterokokken und Viridans-Streptokokken. Sie werden häufig bei schweren Staphylokokkeninfektionen eingesetzt, bei Pneumokokken-Meningitis sowie bei therapieresistenter Staphylokokken- und Enterokokkenendokarditis. Beide Wirkstoffe werden aufgrund der schlechten Resorption nur i. v. verwendet. Oral kann Vancomycin zur (lokalen) Behandlung der pseudomembranösen Kolitis eingesetzt werden.

Pharmakokinetik | Teicoplanin hat eine längere Abklingphase, d. h. bei wiederholter i. v. Gabe verlängert sich die HWZ um das 2- bis 4-fache und damit auch das Applikationsintervall. Beide Glykopeptidantibiotika verteilen sich gut im Gewebe, die Liquorgängigkeit ist jedoch schlecht.

Nebenwirkungen | Es können allergische Reaktionen auftreten. Besonders für Vancomycin ist eine Rötung des Oberkörpers (Redneck-Syndrom) durch eine verstärkte Mediatorfreisetzung charakteristisch. Bei

Niereninsuffizienz ist mit einer Kumulation zu rechnen. **Ototoxizität** kann bei hohen Dosierungen bzw. der zusätzlichen Gabe anderer ototoxischer Substanzen auftreten. Demnach sollte die gleichzeitige Gabe von Wirkstoffen, die ebenfalls oto- oder nephrotoxisch sind, vermieden werden.

Kontraindikationen | Bei akutem Nierenversagen und Schwerhörigkeit sind Vancomycin und Teicoplanin kontraindiziert.

MERKE

- Vancomycin und Teicoplanin stören die Quervernetzung der Zellwand und sind bakterizid.
- Sie wirken ausschließlich gegen grampositive Erreger.

27.5 Fosfomycin

Key Point
Fosfomycin ist ebenfalls ein Reserveantibiotikum und besitzt ein breites Erregerspektrum. Vor der Anwendung sollte immer die Erregerempfindlichkeit getestet werden.

Fosfomycin (Infectofos®) **inhibiert** die Synthese von Vorstufen der **Zellwandbausteine** und wirkt auf grampositive und gramnegative Bakterien sowie einige Anaerobier **bakterizid.** Allerdings hängt die antibiotische Wirksamkeit stark von den lokalen Milieubedingungen ab, d. h. die Aktivität in vitro kann sich von der in vivo stark unterscheiden. Die Gefahr der **sekundären Resistenzentwicklung** ist **hoch**. Bei schweren Infektionen sollte es daher grundsätzlich in einer Antibiotikakombination verwendet werden.

Fosfomycin wird i. v. oder oral appliziert. Die HWZ liegt bei 2 h, Gewebe- und Liquorgängigkeit sind gut. **Nebenwirkungen** sind allergische Reaktionen, gastrointestinale Störungen und eine vorübergehende Erhöhung der Leberenzyme. Die Gabe von Metoclopramid sollte zeitverzögert erfolgen, da Metoclopramid sonst die Resorption von Fosfomycin beschleunigt (s. S. 161).

MERKE

Die Bildung von sekundären Resistenzen während einer Fosfomycintherapie lässt sich durch die Kombination mit einem weiteren Antibiotikum umgehen.

27.6 Bacitracin

Key Point
Bacitracin ist ein lokal wirksames Antibiotikum, das nur als Kombinationspräparat verwendet wird.

Bacitracin (Nebacetin®) hemmt den Transport der Zellwandbausteine durch die Membran. Es hat eine gute Wirkung auf grampositive Bakterien, Neisserien und Haemophilus influenzae und wird mit Neomycin und Polymyxin B kombiniert. Bacitracin wird nur **lokal** bei der Infektion von Haut und Schleimhäuten in Form von Salben, Puder, Lösung und Wundgaze verwendet. Beim Einsatz von Bacitracin kann es zu lokalen allergischen Reaktionen kommen.

27.7 Störung der Integrität der Zytoplasmamembran

Key Point
Die bakterielle Zellmembran ist ein Angriffspunkt für vorwiegend lokal wirkende Antibiotika.

Die bakterielle Zellmembran ist eine Phospholipid-Doppelschicht, die vorwiegend aus Glycerol und Fettsäuren besteht (s. S. 400). Statt der in eukaryontischen Membranen vorhandenen Sterole besitzen viele Bakterien **Hopanoide**, von denen Diplopten ein sehr verbreiteter Vertreter ist. Eine zusätzliche Stabilisierung wird durch Kationen wie Ca^{2+} und Mg^{2+} erreicht. Sie lagern sich an die negativ geladenen Phospholipide an. Eine intakte Membran ist nicht nur eine Permeabilitätsbarriere, sondern sie ermöglicht zusätzlich die geordnete Aufnahme wichtiger Nährstoffe. Dieser gerichtete Membrantransport wird von Proteinen geleistet, die der Membran aufgelagert oder in sie integriert sind.

27.7.1 Polymyxine

Colistin (syn. Polymyxin E; Diarönt®) und **Polymyxin B** (Polyspectran®) wirken als Detergenzien der membranstabilisierenden Kationen Ca^{2+} und Mg^{2+} gegen viele gramnegative Bakterien bakterizid. Grampositive Bakterien sind resistent.

Nach oraler Applikation ist die Resorption schlecht. Polymyxine sind daher nur zur Darmdekontamination zugelassen. Ansonsten erfolgt die Verwendung lokal.

Abgesehen von der selektiven **Darmdekontamination** liegen die Indikationen entsprechend im Bereich der Dermatologie, HNO- und Augenheilkunde. Die Dosierungen hängen von der Applikationsform ab. Nach parenteraler Gabe sind neuro-, nephrotoxische und allergische Reaktionen möglich. Die lokale Anwendung bei offenen Wunden ist kontraindiziert.

MERKE

Polymyxine wirken bakterizid und werden hauptsächlich lokal eingesetzt.

27.7.2 Lipopeptide

Daptomycin (Cubicin®) bildet Calcium-abhängig Ionenkanäle in der bakteriellen Zytoplasmamembran und induziert einen Kalium-Efflux. Der bakterizide Effekt wird durch eine Hemmung der RNA-, DNA- und Proteinsynthese vermittelt und wirkt ausschließlich gegen grampositive, auch multiresistente, Bakterien.

Daptomycin wird intravenös bei komplizierten Haut- und Weichgewebeinfektionen sowie bei Endokarditis und Sepsis infundiert. Es kann Myopathien und Rhabdomyolysen auslösen und die Nierenfunktion verschlechtern.

MERKE

Daptomycin wird als Reserveantibiotikum bei schweren Infektionen durch grampositive Bakterien eingesetzt.

27.8 Hemmung der Folsäuresynthese

Key Point

Folsäure besitzt wichtige physiologische Funktionen bei Pro- und Eukaryonten. Durch den Einsatz von Sulfonamiden und Diaminopyrimidinen können zwei Schritte der Folsäuresynthese gehemmt und so das Bakterienwachstum gebremst werden.

27

Folsäure wird für die **Bildung von DNA** benötigt. Während der Mensch Folsäure aus der Nahrung aufnehmen kann, sind Bakterien auf eine Neusynthese angewiesen, die mit **Sulfonamiden** gehemmt werden kann (**Abb. 27.6**). Auch die **Diaminopyrimidine** interferieren nur wenig mit dem menschlichen Bedarf an Tetrahydrofolsäure, da ihre Affinität zur bakteriellen Dihydrofolatreduktase sehr viel höher ist. Die weitgehend selektive **Hemmung der bakteriellen Folsäuresynthese** bietet demnach die Möglichkeit, das Bakterienwachstum zu hemmen, ohne eukaryontische Zellen zu stark in Mitleidenschaft zu ziehen.

Sulfonamide und Diaminopyrimidine hemmen aufeinanderfolgende Schritte der Folsäuresynthese:

- Sulfonamide hemmen die Bildung von Dihydropteroinsäure
- Diaminopyrimidine hemmen die Dihydrofolsäurereduktase und so die Bildung von Tetrahydrofolsäure.

Um die Bildung von Resistenzen zu vermeiden und den Effekt der Wirkstoffgruppen zu verstärken, empfiehlt es sich, beide zu kombinieren.

27.8.1 Sulfonamide

In Deutschland ist nur noch **Sulfadiazin** (Sulfadiazin-Heyl®) für die Monotherapie im Handel. Das Wirkspektrum umfasst Streptokokken, Meningokokken, Aktinomyzeten, Nokardien und Chlamydien. Sie werden jedoch aufgrund ihrer geringen Aktivität und der **schnellen sekundären Resistenzentwicklung** nur noch für die akute und rezidivierende Toxoplasmose eingesetzt.

Die Resorption nach oraler Gabe ist gut. Ausgeschieden werden Sulfonamide hauptsächlich über den Urin. Alle haben eine HWZ von 8–15 h. Grundsätzlich haben Sulfonamide eine gute Gewebegängigkeit, nur in den Knochen, in der Nebenniere und im Darm sind die Konzentrationen niedrig. Sulfadiazin besitzt auch eine gute Liquorgängigkeit.

Nebenwirkungen sind allergische Reaktionen, Nierenschäden durch auskristallisierenden Wirkstoff, gastrointestinale Beschwerden, Blutbildstörungen und Überempfindlichkeitsreaktionen der Haut. Bei Nierenschädigung, Sulfonamidallergie, Leberschäden, Blutbildungsstörungen und bei Glukose-6-Phosphat-Dehydrogenase-Mangel ist die Verwendung **kontraindiziert.** Die zahlreichen **Arzneimittelinteraktionen** sind in **Tab. 27.7** aufgeführt.

Tabelle 27.7

Interaktionen von Sulfonamiden

mit folgenden Wirkstoffen	Effekt
Cumarin-Derivate	verlängerte Prothrombinzeit
Sulfonylharnstoffe	Blutzuckersenkung
Methotrexat	verstärkte Toxizität
Ciclosporin A	verstärkte Toxizität
Thiazid-Diuretika, Phenytoin, Allopurinol, Thiopenthal	Wirkungsverstärkung

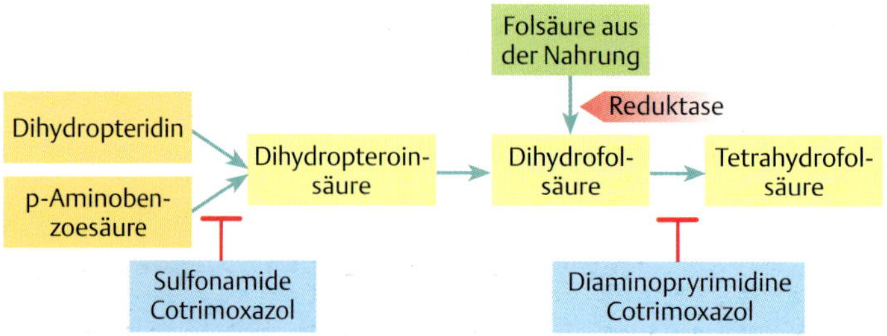

Abb. 27.6 Sulfonamide hemmen die Bildung von Dihydrofolsäure, die Diaminopyrimidine hemmen die Entstehung von Tetrahydrofolat.

27.8.2 Diaminopyrimidine

Zu den Diaminopyrimidinen gehören **Trimethoprim** (Infectotrimet®) und **Pyrimethamin** (Daraprim®), wobei Letzteres nur gegen Protozoen eingesetzt wird (s. S. 422). Trimethoprim wirkt gegen die meisten aeroben Bakterien, wird aber wegen seiner schwachen Wirkung selten in der Monotherapie eingesetzt. Es wird oral gut resorbiert, besitzt eine HWZ von 12 h und erreicht besonders hohe Spiegel im Harn. Es wird daher bei **unkomplizierten Harnwegsinfektionen** und zur Reinfektionsprophylaxe nach Harnwegsinfektionen verwendet.

Die Dosierungen hängen stark vom Lebensalter und der Indikation ab. Bei einer Langzeiteinnahme muss besonders auf die (reversible) **Knochenmarkdepression** geachtet werden. Bei jeglicher Störung der Blutbildung und Leberfunktion sollten Diaminopyrimidine nicht verwendet werden. Sie verstärken die Wirkung von Phenytoin und Antikoagulanzien.

27.8.3 Cotrimoxazol

Cotrimoxazol (Eusaprim®) ist ein Kombinationspräparat aus Sulfamethoxazol und Trimethoprim. Es hemmt die Bildung von Dihydropteroinsäure und Tetrahydrofolsäure. Es wird oral gut resorbiert, besitzt eine HWZ von 12 h und erreicht hohe Spiegel, besonders im Harn.

Cotrimoxazol wird bei **akuten und chronischen Harnwegsinfektionen** und bakterieller Prostatitis sowie eitriger Bronchitis oder Sinusitis eingesetzt. Eine wichtige Sonderindikation ist die atypische Pneumonie durch **Pneumocystis jirovecii**.

Bei einer Langzeiteinnahme kann es zu einer Knochenmarkdepression, allergischen Hautreaktionen, Kristallurie und gastrointestinalen Störungen kommen.

MERKE

- Sulfonamide sollten ausschließlich in Kombination mit anderen Antibiotika eingesetzt werden.
- Die Kombination von Sulfonamiden und Diaminopyrimidinen hemmt aufeinanderfolgende Schritte der Folsäuresynthese, reduziert die Resistenzbildung und verstärkt die Wirkung.

27.9 Die bakterielle DNA als Angriffspunkt für Antibiotika

Key Point

Die bakterielle DNA ist ein weiterer Angriffspunkt für Antibiotika. Hier setzen die bakteriziden Fluorchinolone, Ansamycine und Nitroimidazole sowie die bakteriostatischen Nitrofurane an, indem sie die Integrität bzw. Funktionalität der DNA stören.

Die Bakterien-DNA ist ein ringförmiges Molekül und liegt in der Zelle in einer superhelikalen Struktur vor, d. h. der DNA-Ring ist in sich durch mehrere Rechtsdrehungen verdrillt. Diese „negative" Superspiralisierung sorgt für eine kompakte Struktur und eine platzsparende Verpackung in der Bakterienzelle. **Topoisomerasen vom Typ II,** auch **Gyrasen** genannt, erzeugen derartige Windungen, indem sie den DNA-Doppelstrang spalten, ein intaktes DNA-Stück durch die Schnittstelle hindurchführen und die Enden danach wieder zusammenfügen.

Vor einer Zellteilung muss sich das genetische Material verdoppeln. Das geschieht im Rahmen der **Replikation,** die maßgeblich von den **DNA-Polymerasen** durchgeführt wird. Sollen Proteine synthetisiert werden, muss zunächst die codierende Region der DNA im Rahmen der Transkription in ein mobiles RNA-Element umgeschrieben werden, in die *messenger* RNA (mRNA). Dazu benötigen Bakterien **DNA-abhängige RNA-Polymerasen.** Die mRNA wird an den Ribosomen während der Translation als Vorlage für die Proteinsynthese benutzt.

Eine Strukturschädigung der DNA oder die Störung von Replikation und Transkription wirkt bakterizid. Die mit der DNA interagierenden Wirkstoffe besitzen unterschiedliche Angriffspunkte (**Abb. 27.7**).

27

27.9.1 Fluorchinolone (Gyrase-Hemmer)

Wirkmechanismus | Fluorchinolone inhibieren die bakterielle **DNA-Gyrase** (oder Topoisomerase II). Dadurch wird einerseits das *Supercoiling* (Spiralisierung) der DNA aufgehoben, andererseits werden gyrasebe-

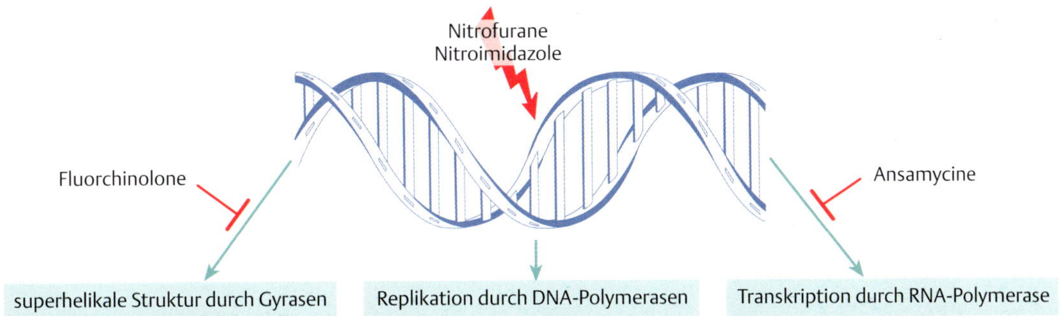

Abb. 27.7 **Fluorchinolone** inhibieren Gyrasen, Ansamycine die DNA-abhängigen RNA-Polymerasen. Die Nitroimidazole und Nitrofurane erzeugen kurzlebige Intermediärprodukte oder Radikale und schädigen dadurch die DNA.

Tabelle 27.8

Fluorchinolone

Wirkstoff	Erregerspektrum	HWZ	Indikation	Elimination
Norfloxacin (Bactracid®)	gramnegativ	4 h	Harnwegsinfektionen	wenig in der Leber metabolisiert, über Niere und Darm ausgeschieden
Ciprofloxacin (Ciprobay®) Ofloxacin (Gyroflox®)	gramnegativ, nur schwach grampositiv	3–5 h 4–5 h	Harnwegs-, Gallenwegs-, Darminfektionen, Salmonellose,	unverändert über Niere und Darm ausgeschieden
Enoxacin (Enoxor®)	gramnegativ, nur schwach grampositiv	5 h	Reisediarrhö, Typhus, Pseudomonas-Infektionen	weitgehend unverändert über die Niere
Levofloxacin (Tavanic®)	grampositiv und gramnegativ	7–8 h	akute Bronchitis, komplizierte Harnwegsinfektionen, Hautinfektionen	weitgehend unverändert über die Niere
Moxifloxacin (Avalox®)	gramnegativ, grampositiv, intrazellulär, zellwandlos, anaerob	12 h	Infektionen der Atemwege, komplizierte Haut- und Weichgewebeinfektionen	teilweise in der Leber metabolisiert, über Niere und Galle ausgeschieden

dingt DNA-Doppelstrangbrüche gefördert, was eine **bakterizide Wirkung** zur Folge hat.

Wirkstoffe, Indikationen I Tab. 27.8.

Pharmakokinetik I Bis auf Norfloxacin werden alle Wirkstoffe nach oraler Gabe gut resorbiert. Mit Ausnahme von Norfloxacin und Enoxacin stehen sie zusätzlich als Infusionslösung zur Verfügung. Alle Fluorchinolone haben ein hohes Verteilungsvolumen und eine entsprechend gute Gewebsgängigkeit sowie eine intrazelluläre Anreicherung. Die Liquorgängigkeit erreicht maximal 20 % der Serumspiegel.

Nebenwirkungen I **Gastrointestinale Störungen** sind am häufigsten, außerdem können Beeinträchtigungen des **ZNS** wie Schwindel, Kopfschmerzen, Müdigkeit, Schlafstörungen und beeinträchtigtes Reaktionsvermögen auftreten.

27

Die **QT-Zeit** kann sich verlängern mit der Gefahr kardialer Arrhythmien. Bei allen Chinolonen muss auf das **chondrotoxische Potenzial** geachtet werden, das zu Muskel- und Gelenkbeschwerden sowie Tendopathien führen kann. Deshalb wurde bei Schwangeren und Kindern bislang auf die Anwendung verzichtet. Inzwischen gibt es eine Ausnahme, Ciprofloxacin wird im Rahmen einer Mukoviszidose-Therapie bei Kindern eingesetzt.

Kontraindikationen I Bei bestimmten Erkrankungen des ZNS sollte auf den Einsatz von Fluorchinolonen verzichtet werden, da sie die Krampfschwelle erniedrigen. Weitere Kontraindikationen sind Bradykardie, Herzrhythmusstörungen, Herzinsuffizienz, QT-Verlängerung.

Arzneimittelinteraktionen I Durch mineralische Antazida wird die Resorption herabgesetzt.

Die Wirksamkeit von oralen Antikoagulanzien, Glibenclamid, Theophyllin und Coffein wird verstärkt. Eine gleichzeitige Gabe von NSA kann zu Krämpfen und einer verstärkten ZNS-Stimulation führen.

27.9.2 Ansamycine

Wirkmechanismus I **Rifampicin** (Rifa®) inhibiert die DNA-abhängige RNA-Polymerase und damit die Transkription.

Pharmakokinetik I Die Resorption der Ansamycine nach oraler Gabe ist gut. Es werden hohe Gewebsspiegel erreicht. Durch die starke Lipophilie penetrieren Ansamycine auch in Körperzellen. Rifampicin wird in der Leber metabolisiert und über die Niere und Galle ausgeschieden.

Indikationen I Ansamycine sind gegen Tuberkelbakterien, grampositive sowie intrazelluläre Bakterien wirksam. Eine primäre Resistenz der Tuberkelbakterien ist in Europa selten, bei HIV-Infektionen allerdings häufiger. Eine Monotherapie mit Ansamycinen führt jedoch schnell zu einer sekundären Resistenzentwicklung. Sie werden in der Kombinationstherapie der Tuberkulose eingesetzt. Weiterhin ist die Anwendung bei Legionellose und Rickettsiose sowie bei Staphylokokkeninfektionen möglich, bei MRSA allerdings in Kombination mit Vancomycin, um einer sekundären Resistenzbildung vorzubeugen.

Nebenwirkungen, Kontraindikationen I V. a. Leberfunktionsstörungen und gastrointestinale Beschwerden. Ansamycine sollten deshalb bei Leberfunktionsstörung nicht verwendet werden.

Arzneimittelinteraktionen I Ansamycine sind starke Enzyminduktoren des CYP450-Systems.

Deshalb kommt es zum beschleunigten Abbau vieler Substanzen (s. S. 443).

27.9.3 Nitroimidazole

Wirkmechanismus I **Metronidazol** (Clont®) erzeugt kurzlebige Intermediärprodukte oder Radikale und schädigt dadurch die DNA.

Pharmakokinetik I Nitroimidazole werden nach oraler Gabe gut resorbiert und erreichen **hohe Gewebsspiegel**. Die Ausscheidung der unveränderten Substanz oder der Metaboliten erfolgt überwiegend über die Niere.

Indikationen | Metronidazol wird gegen **obligat anaerobe Bakterien** (Clostridien und sporenlose Anaerobier) und einige Protozoen wie Trichomonas vaginalis, Entamoeba histolytica und Gardia lamblia eingesetzt (s. S. 421). Häufig wird es als Teil der Eradikationstherapie von Helicobacter pylori und als Prophylaxe vor gynäkologischen Operationen verwendet (s. S. 157).

Nebenwirkungen | Gastrointestinale Störungen, zentralnervöse Symptome (Kopfschmerz, Schwindel, Krämpfe, Ataxie, Parästhesien) und allergische Reaktionen. Bei vielen Patienten tritt ein metallischer Geschmack auf. Die oft beschriebene Alkoholunverträglichkeit durch Metronidazol ist umstritten.

Kontraindikationen | ZNS-Erkrankungen und Störungen der Blutbildung, schwere Leberschäden.

Arzneimittelinteraktionen | Orale Antikoagulanzien werden in ihrer Wirkung verstärkt.

MERKE

Nitroimidazole sind gegen obligat anaerobe Bakterien und einige Protozoen wirksam.

27.9.4 Nitrofurane

Nitrofurantoin (Nifurinantin®) und **Nitrofural** (Furacin®-Sol) induzieren ebenfalls DNA-Strangbrüche, wirken aber nur bakteriostatisch. Nitrofural wird lokal bei infizierten Hauterkrankungen oder zur Wundversorgung verwendet. Bei der oralen Gabe von Nitrofurantoin werden nur in der Blase antibakteriell wirksame Konzentrationen erreicht, weshalb es ausschließlich zur Therapie von unkomplizierten Harnwegsinfektionen eingesetzt werden kann. Die häufigen Nebenwirkungen sind z. T. schwerwiegend. Allergisch bedingt treten neben Fieber und Exanthemen auch anaphylaktische Reaktionen oder allergische Lungeninfiltrate auf, bei Langzeitanwendung kann sich eine Lungenfibrose entwickeln. Hinzu kommen gastrointestinale Störungen, neurologische und psychotische Reaktionen sowie kanzerogene Veränderungen.

27.10 Hemmung der bakteriellen Proteinsynthese

Key Point

Bakterien besitzen 70S-Ribosomen, die sich von den 80S-Ribosomen der Eukaryonten unterscheiden. Die bakterielle Proteinsynthese (Translation) ist daher ein guter Angriffspunkt für zahlreiche Antibiotika.

Die Proteinsynthese findet an den **70S-Ribosomen der Bakterien** statt. Sie bestehen aus zwei Untereinheiten und setzen sich aus ribosomaler RNA und Proteinen zusammen. Man unterscheidet Initiation, Elongation und Termination (**Abb. 27.8**). Bei der **Initiation** sorgen Initiationsfaktoren für die koordinierte Zusammenlagerung der beiden ribosomalen Untereinheiten und die Bindung der ersten transfer-RNA (tRNA). Während der **Elongation** wächst die Aminosäurekette. Dazu binden tRNAs an entsprechende Stellen auf dem Ribosom, die an sie gekoppelte Aminosäure wird an die wachsende Proteinkette gehängt, und die tRNA diffundiert wieder ab. Die **Termination** erfolgt durch ein Stopp-Signal auf der mRNA, zu der es keine passende tRNA gibt. Es kommt zum Kettenabbruch und zu einer Dissoziation des Translationskomplexes.

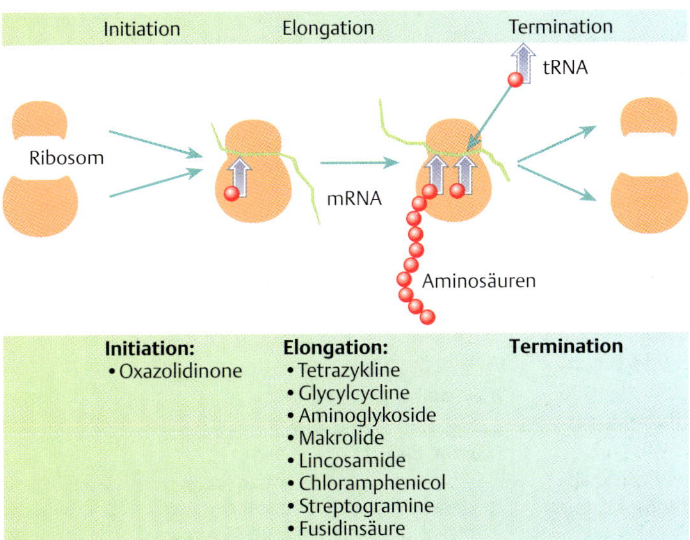

Abb. 27.8 Die meisten Translationshemmer entfalten ihre antibiotische Wirkung während der Elongation.

MERKE

Die meisten Antibiotika, die die Proteinsynthese blockieren, hemmen die Elongation und wirken bakteriostatisch.

27.10.1 Oxazolidinone

Linezolid (Zyvoxid®) blockiert die Initiation des Translationskomplexes und wirkt **bakteriostatisch**. Es ist der einzige bisher zugelassene Wirkstoff dieser neuen Antibiotikagruppe und zählt zu den **Reserveantibiotika** mit einer guten Wirkung gegen multiresistente Staphylokokken, vancomycinresistente Enterokokken und Penicillin-G-resistente Pneumokokken. Es wird daher bei Infektionen durch hochresistente grampositive Erreger verwendet.

Als **Nebenwirkungen** kann es durch die Hemmung der Monoaminoxidase zu Blutdrucksteigerung, Hyperthermie und ZNS-Störungen kommen. Außerdem können reversible Blutbildungsstörungen aller Art auftreten und Durchfall. Bei schwerer Nieren- und Leberinsuffizienz darf Linezolid nicht verwendet werden. Bei der Gabe von Substanzen, die die Monoaminoxidase blockieren, ist wegen möglicher Interaktionen Vorsicht geboten (s. S. 360).

27.10.2 Aminoglykoside

Wirkmechanismus | Die unterschiedlichen Endungen der Aminoglykoside gehen auf ihre Herkunft zurück: Die Wirkstoffe auf -icin werden von Micromonospora-Arten produziert, die Wirkstoffe auf -ycin von Streptomyces-Arten. Aminoglykoside blockieren die kleine Ribosomenuntereinheit und führen zu **Ablesefehlern während der Translation** und damit zur Bildung von fehlerhaften Proteinen. Außerdem wird durch ihren Einsatz die Zellwand gramnegativer Bakterien durchlässiger, was ihren synergistischen Effekt mit β-Laktamantibiotika begründet. Diese Wirkungen erklären den **bakteriziden Effekt** der Aminoglykoside.

Aminoglykoside haben einen ausgeprägten **postantibiotischen Effekt** und erzeugen eine **transitorische Resistenz**, d. h. nach der Applikation sind die Bakterien vorübergehend unempfindlicher gegenüber Aminoglykosiden. Die Gewebegängigkeit ist gut, die Liquorgängigkeit ist nur ausreichend bei entzündeten Meningen.

Pharmakokinetik | Alle systemisch wirksamen Substanzen werden **parenteral** appliziert. Sie haben eine HWZ von 1,5–2 h und werden zu ca. 90 % unverändert über die Nieren ausgeschieden. Sie werden meist in Kombination mit anderen Antibiotika verwendet.

Die Dosierung richtet sich nach Schwere der Erkrankung, Indikation und der Nierenfunktion des Patienten. Außerdem ist eine regelmäßige Blutspiegelkontrolle unbedingt notwendig, um den Talspiegel zu bestimmen, an dessen Wert man eine Überdosierung erkennt. Ein Talspiegel ist die am Ende des Dosierungsintervalls gemessene Serumkonzentration. Aufgrund der Besonderheiten der Aminoglykoside, wie dem postantibiotischen Effekt, der transitorischen Resistenz und der potenziellen Toxizität bei zu hohen Talspiegeln erfolgt am besten eine „Einmal-täglich-Dosierung".

Amikacin ist am wenigsten von **Resistenzen** betroffen, kann also auch eingesetzt werden, wenn andere Aminoglykoside wirkungslos sind.

Indikationen | Alle Wirkstoffe haben eine starke Wirkung auf **gramnegative Erreger**, v. a. Enterobakterien, sowie teilweise auf Pseudomonaden (Tobramycin) und Mykobakterien (Streptomycin) (**Tab. 27.9**).

Nebenwirkungen | Häufig sind **nephro- und ototoxische Effekte**. Eher selten treten Überempfindlichkeitsreaktionen oder eine neuromuskuläre Blockade auf.

Kontraindikationen | Niereninsuffizienz, Vorschädigung des Vestibular- bzw. Kochleaorgans, Patienten mit Muskelschwäche oder Parkinsonerkrankung. Außerdem sollten während einer Therapie mit Aminoglykosiden keine anderen Wirkstoffe verwendet werden, die potenziell nephro- oder ototoxisch sind (z. B. Ciclosporin, Schleifendiuretika).

Tabelle 27.9

Aminoglykoside

Wirkstoff	Indikation	Applikation
Gentamicin (Refobacin®)	bei schweren Infektionen wie Peritonitis; Harnwegsinfektionen, Wundbehandlung	i. v., lokal
Netilmicin (Certomycin®)	bei schweren Infektionen wie Peritonitis	i. v.
Amikacin (Amikacin Fresenius®)	bei schweren Infektionen bei Versagen anderer Aminoglykoside	i. v.
Tobramycin (Gernebcin®)	bei Pseudomonaden-Infektionen	i. v.
Streptomycin (Strepto-Hefa®)	Tuberkulose, Pest, Tularämie	i. v. oder i. m.
Neomycin (Cysto-Myacyne®N)	Infektionen von Auge, Haut und Harnwegen, Fluor vaginalis durch Trichomonaden	lokal
Paromomycin (Humatin®)	präoperative Reduktion der Darmflora	lokal
Kanamycin (Kan-Ophtal®)	Infektionen des Auges	lokal
Framycetin (Leukase®N Salbe)	Infektionen der Haut, offene Krankheitsherde, Verbrennungen	lokal

MERKE

- Aminoglykoside wirken im Gegensatz zu den meisten anderen Proteinsynthesehemmern bakterizid.
- Meist werden Aminoglykoside bei schweren Erkrankungen in Kombination mit anderen Antibiotika eingesetzt.
- Bei den Nebenwirkungen ist die Oto- und Nephrotoxizität zu beachten.

27.10.3 Tetrazykline

Wirkmechanismus | Tetrazykline blockieren die Anlagerung der tRNAs an das Ribosom und wirken **bakteriostatisch.**

Pharmakokinetik | Doxycyclin und Minocyclin werden nach oraler Gabe fast vollständig resorbiert und besitzen eine HWZ von ca. 15 h. Doxycyclin kann auch i. v. appliziert werden. Tetrazykline werden wenig metabolisiert und über Galle, Darm und Niere ausgeschieden.

Indikationen | Das Wirkspektrum ist sehr breit mit einem Effekt gegen Spirochäten, grampositive, gramnegative und intrazelluläre Keime (Tab. 27.10). Klinisch relevant ist vor allem der Einsatz gegen **intrazelluläre Keime** (Chlamydien, Mykoplasmen, Rickettsien). Allerdings gibt es bei sehr vielen Erregerarten resistente Stämme, die entweder Wirkstoffe aus der Zelle transportieren oder die ribosomale Zielstruktur verändert haben.

Tetracyclin und Oxytetracyclin sollten aufgrund der Resistenzsituation nur noch lokal verwendet werden. Therapeutisch haben vor allem Doxycyclin und Minocyclin eine Bedeutung.

Nebenwirkungen | Grundsätzlich werden Tetrazykline gut vertragen. Es muss jedoch mit gastrointestinalen Beschwerden und einer Photosensibilisierung gerechnet werden. Bei Überdosierung kann es zu Leberschäden kommen. Vor einer Gelbfärbung der Zähne mit erhöhter Kariesanfälligkeit wird bei Kindern gewarnt. Außerdem besteht die Möglichkeit einer intrakraniellen Drucksteigerung.

Kontraindikationen | Bei Kindern (bis 7 Jahre) und bei Patienten mit Lebererkrankungen sollten auf Tetrazykline verzichtet werden.

Arzneimittelinteraktionen | Wirkungsverstärkung von Antikoagulanzien, oralen Antidiabetika und Digoxin; Toxizitätssteigerung von Ciclosporin A; mineralische Antazida führen zu einer verminderten Tetrazyklinresorption.

Tabelle 27.10

Tetrazykline

Wirkstoff	Indikation
Doxycyclin (Doxycyclin Stada®)	Infektionen durch Chlamydien, Yersinien, Rickettsien, Borrelien, Mykobakterien, Tularämie, Lues, Aktinomykose, Cholera, Rosacea, leichten Atemwegsinfektionen, Akne
Minocyclin (Minoplus®)	Infektionen durch Mykobakterien, Akne
Oxytetracyclin (Oxytetracyclin Jenapharm®)	Infektionen von Atemwegen, Haut, Auge
Tetracyclin (Tetracyclin-Wolff®)	Infektionen von Atemwegen, Urogenitalsystem, Haut, Auge

MERKE

- Tetrazykline sind generell gut verträglich und haben ein breites Wirkspektrum.
- Aufgrund der Resistenzsituation ist vor allem der Einsatz gegen intrazelluläre Erreger noch klinisch relevant.

27.10.4 Glycylcycline

Glycylcycline leiten sich von den Tetrazyklinen ab, werden aber nicht wie diese durch Resistenzmechanismen inaktiviert. **Tigecyclin** (Tygacil®) ist der einzige bislang zugelassene Wirkstoff dieser Gruppe. Er blockiert die Anlagerung der tRNAs an das Ribosom und wirkt **bakteriostatisch.** Sein Wirkspektrum erstreckt sich auf Staphylokokken, Enterokokken, Streptokokken, Clostridien, Bacteroides-Arten und einige Enterobakterien. Angewendet wird Tigecyclin bei **komplizierten Haut- und Weichgewebsinfektionen** sowie komplizierten **intraabdominellen Infektionen,** bevorzugt bei hochresistenten Erregern. Tigecyclin wird i. v. appliziert. Seine Gewebeverteilung ist gut. Häufige **Nebenwirkungen** sind gastrointestinale Störungen, Schwindel und Kopfschmerzen, Anstieg der Leberenzyme, Ausschlag, Phlebitis und eine verlängerte Prothrombinzeit. Bei Kindern und Jugendlichen (bis 18 Jahre), Schwangeren und bei Patienten mit Lebererkrankungen sollte auf Tigecyclin verzichtet werden.

27.10.5 Makrolide

Wirkmechanismus | Makrolide blockieren das Vorrücken des Ribosoms entlang der mRNA während der Elongation und wirken **bakteriostatisch.**

Pharmakokinetik | Nach **oraler Gabe** ist die **Resorption unvollständig**, am schlechtesten ist sie bei Erythromycin. Alle Wirkstoffe werden in der **Leber** metabolisiert. Die Gewebepenetration ist gut; vor allem in Makrophagen und Granulozyten werden Makrolide **intrazellulär angereichert**.

Die Ausscheidung erfolgt über den Harn, die Galle oder die Fäzes. Die HWZ liegt bei höchstens 5 h. Ausnahmen sind Roxithromycin (12 h) und Azithromycin (10–12 h).

Tabelle 27.11

Makrolide		
Wirkstoff	**Indikation**	**Applikation**
Erythromycin (Erythromycin AL 500)	Legionellose, als 2. Wahl bei Atemwegsinfektionen durch intrazelluläre Erreger	oral, i. v., lokal
Clarithromycin (Klacid®)	Atemwegserkrankungen durch intrazelluläre Keime, bei Penicillinallergie gegen Streptokokkeninfektionen, Eradikationstherapie von Helicobacter pylori (s. S. 157)	i. v., oral
Roxithromycin (Rulid®)	wie Clarithromycin	oral
Azithromycin (Zithromax®)	Atemwegsinfektionen durch intrazelluläre Erreger, bei Penicillinallergie gegen Streptokokkeninfektionen, Hautinfektionen	i. v., oral
Telithromycin (Ketek®)	Atemwegsinfektionen	oral
Spiramycin (Rovamycine®)	Toxoplasmose während der Schwangerschaft (s. S. 422)	oral

Indikationen | Makrolide haben ein breites Wirkspektrum und besitzen eine gute Wirkung gegen aerobe grampositive Bakterien wie Streptokokken und intrazelluläre bzw. zellwandlose Keime (Chlamydien, Mykoplasmen) und einige gramnegative Bakterien wie Legionellen. Außerdem wirken sie gegen Toxoplasmen (**Tab. 27.11**).

Nebenwirkungen | Durch die unvollständige Resorption und aufgrund der prokinetischen Wirkung der Makrolide sind **gastrointestinale Störungen** häufig. Außerdem können reversible Hörstörungen, ein reversibler Anstieg der Leberenzyme, ventrikuläre Arrhythmien und Tachykardien sowie ZNS-Störungen (wie Halluzinationen), Überempfindlichkeitsreaktionen und eine Photosensibilisierung auftreten. Es besteht eine partielle Kreuzresistenz mit Clindamycin. Nach 2- bis 3-wöchiger Therapie kann eine intrahepatische Cholestase mit oder ohne Ikterus auftreten.

27

Kontraindikationen | Leberfunktionsstörungen, gleichzeitiger Einsatz von Antiarrhythmika.

Arzneimittelinteraktionen | Durch Hemmung von CYP450-Isoenzymen kommt es zur verzögerten Elimination verschiedener Substanzen (vgl. S. 443).

MERKE

Makrolide werden häufig bei Atemwegsinfektionen eingesetzt. Aufgrund der Hemmung von CYP450-Isoenzymen muss besonders auf Arzneimittelinteraktionen geachtet werden.

27.10.6 Lincosamide

Clindamycin (Clindabeta®) hemmt die Interaktion zwischen tRNA und Peptidyltransferase und wirkt **bakteriostatisch.** Es besitzt eine starke Wirkung gegen grampositive Bakterien und Anaerobier.

Die Resorption nach oraler Gabe ist fast vollständig. Durch die **hohe Lipophilie** werden sogar in den **Knochen** wirksame Konzentrationen erreicht. Clindamycin wird in der Leber transformiert und über Harn und Fäzes ausgeschieden. Die HWZ beträgt 2,5 h.

Clindamycin wird meist in Kombination bei **schweren Anaerobierinfektionen** eingesetzt. Zur oralen Nachbehandlung der **Osteomyelitis** wird es als alleiniger Wirkstoff gegeben. Gegen Staphylokokkeninfektionen wird es bei einer Penicillinallergie verordnet.

Gastrointestinale Beschwerden bis hin zur **pseudomembranösen Kolitis** sind möglich. Eine pseudomembranöse Kolitis entsteht, wenn die Darmflora durch Antibiotika so stark geschädigt wird, dass sich das Bakterium Clostridium difficile ungebremst vermehren kann. Die von den Clostridien ausgeschiedenen Gifte verursachen Fieber, Bauchschmerzen, Durchfall und Flüssigkeitsverlust.

MERKE

Clindamycin ist sehr lipophil und wird deshalb häufig bei Anaerobierinfektionen und Osteomyelitis eingesetzt.

27.10.7 Streptogramine

In dieser Wirkstoffgruppe ist nur das parenterale Kombinationspräparat **Quinupristin/Dalfopristin** (Synercid®) im Handel. Streptogramine hemmen sowohl die Transpeptidierung als auch die Ribosomentranslokation und wirken **bakterizid.** Sie zählen zu den **Reserveantibiotika** und haben eine starke Wirkung auf grampositive Kokken wie methicillinresistente Staphylokokken, vancomycinresistente Enterokokken und Penicillin-G-resistente Pneumokokken. Ferner wirken Streptogramine gegen Chlamydien, Legionellen und Mykoplasmen. Die HWZ beträgt ca. 1 h. Gewebe- und Zellpenetration sind gut. Es findet eine teilweise Umsetzung in der Leber statt, die Ausscheidung ist überwiegend renal.

Als **Nebenwirkungen** können gastrointestinale Beschwerden, lokale und systemische Unverträglichkeitsreaktionen und ein Bilirubinanstieg auftreten. Wegen einer vorübergehenden Leberenzymerhöhung sollten die Streptogramine bei schwerer Leberinsuffizienz nicht verwendet werden. Die Streptogramine hemmen das Enzym CYP3A4 und rufen daher zahlreiche **Interaktionen** hervor (s. S. 443).

MERKE

Streptogramine sind Reserveantibiotika, die gegen hochresistente grampositive Erreger eingesetzt werden.

27.10.8 Fusidinsäure

Fusidinsäure (Fucidine®) hemmt die Ablösung der tRNAs und wirkt **bakteriostatisch**. Sie ist nur noch für die **lokale Applikation** bei Hautinfektionen und Augeninfektionen zugelassen und wird hauptsächlich bei Staphylokokkeninfektionen verwendet. Eine Resistenzentwicklung ist häufig. Die HWZ liegt bei 4–6 h. Es kann zu lokalen Irritationen kommen.

27.10.9 Chloramphenicol

Chloramphenicol (Posifenicol®) hemmt die ribosomale Peptidyltransferase und wirkt **bakteriostatisch.** Es ist eher Mittel der 2. Wahl und kann oral, parenteral oder lokal gegeben werden. Nach oraler Applikation ist die Resorption fast vollständig. Die HWZ liegt bei 3 h. Die Gewebsverteilung, auch in Liquor, Kammerwasser und Glaskörper, ist gut. Die Ausscheidung erfolgt überwiegend über die Nieren.

Chloramphenicol besitzt ein **breites Wirkspektrum** (grampositiv, gramnegativ, zellwandlos/intrazellulär), wird allerdings hauptsächlich gegen Enterobakterien oder Rickettsien eingesetzt. Die Anwendung kann noch bei Typhus, Paratyphus, Salmonellen-Meningitis, Hirnabszess, Melioidose und Rickettsiose erwogen werden.

Nebenwirkungen sind gastrointestinale Störungen, eine dosisabhängige, reversible Depression der Hämatopoese, eine dosisunabhängige aplastische Anämie (Häufigkeit 1:10 000 bis 1:40 000; Letalität > 50 %), Grey-Syndrom (bei Neu- und Frühgeborenen)

Aplastische Blutkrankheiten und Leberfunktionsstörungen schließen eine Verwendung von Chloramphenicol aus. Eine Kombination mit hämatotoxischen Substanzen erhöht die Gefahr für Blutbildungsstörungen.

EXKURS

Grey-Syndrom

Das Grey-Syndrom beschreibt ein Krankheitsbild bei Früh- und Neugeborenen. Zugrunde liegt eine Störung der Glukuronidierung durch Unreife der kindlichen Enzyme. Symptome sind aschgraue Hautfarbe (daher der Name), Temperaturabfall, Erbrechen, Zyanose, Atemdepression, Nahrungsverweigerung, Kreislaufversagen. Unter Umständen ist der Krankheitsverlauf tödlich. Die Therapie besteht im sofortigen Absetzen des auslösenden Medikaments (meist Chloramphenicol).

27.11 Antituberkulostatika

Key Point

Die Tuberkulose ist vor allem in den Entwicklungsländern, jedoch auch in Mittel- und Osteuropa ein medizinisches Problem und breitet sich von dort zunehmend aus. In der Therapie werden mehrere Wirkstoffe kombiniert, um einer sekundären Resistenzentwicklung vorzubeugen. Die Behandlung muss wegen der langsamen Teilungsgeschwindigkeit der Erreger unbedingt ausreichend lang durchgeführt werden.

27.11.1 Grundlagen

Die Tuberkulose wird am häufigsten durch Mycobacterium tuberculosis verursacht. Mykobakterien sind obligat **aerobe** und **fakultativ intrazelluläre Stäbchen**, die extra- und intrazellulär leben können (**Abb. 27.9**). Mycobacterium tuberculosis gelangt nach Inhalation in die Lungenalveolen und wird dort von den Alveolarmakrophagen und den dendritischen Zellen phagozytiert, aber aufgrund seiner dicken Lipidschicht nicht abgetötet. Es vermehrt sich im Zellinnern und wird beim Absterben der Zelle zusammen mit Entzündungsmediatoren freigesetzt, wodurch es zu einer lokalen Entzündung kommt. Die Bakterien gelangen über die Lymphbahnen in die Lymphknoten, wo sie eine zelluläre Immunantwort hervorrufen. In über 90 % aller Fälle verbleibt die Infektion in diesem Stadium. Es besteht keine Krankheit im klinischen Sinn, doch die verkalkten und vernarbten Entzündungsherde enthalten häufig weiterhin vermehrungsfähige und infektiöse Tuberkulosebakterien, die die Erkrankung reaktivieren und eine **Post-Primärtuberkulose** auslösen können.

Da die Bakterien nicht nur extrazellulär, sondern auch intrazellulär und in Entzündungsherden vorliegen, ist eine **gute Gewebsgängigkeit** eine wichtige Voraussetzung für die Tuberkulostatika. Die Chemotherapie der unkomplizierten Lungentuberkulose wird unter-

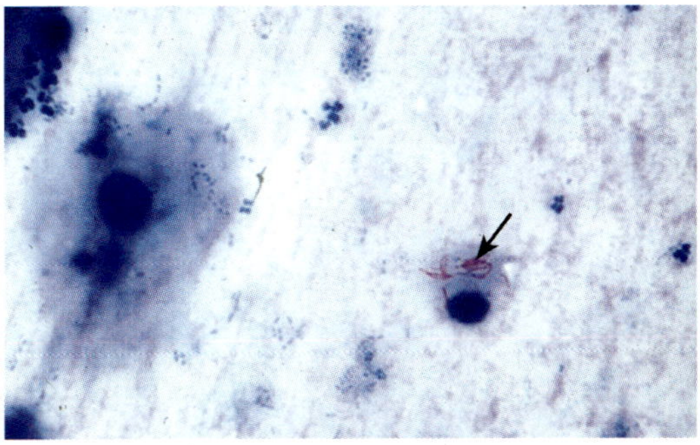

Abb. 27.9 Sputum mit Mycobakterium tuberculosis (Pfeil).

27

teilt in eine **Initialphase** (2–3 Monate) und eine **Konsolidierungsphase** (4 Monate).
Initial wird eine **Kombination von 4 Wirkstoffen** empfohlen. Mittel der ersten Wahl sind: Rifampicin, Isoniazid, Pyrazinamid und Ethambutol. Statt Pyrazinamid oder Ethambutol kann auch Streptomycin gegeben werden. In der Konsolidierungsphase wird eine Zweifachkombination aus Rifampicin und Isoniazid verwendet.

MERKE

Die Initialtherapie der Tuberkulose besteht aus einer Vierfachkombination von Wirkstoffen,
die Konsolidierungsphase aus einer Zweifachkombination.

27.11.2 Isoniazid

Isoniazid (Isozid®) hemmt die Synthese von Nukleinsäuren und Mykolsäure der Tuberkelbakterien und wirkt in niedrigen Konzentrationen bakteriostatisch, in höheren Konzentrationen bakterizid. Es ist nur gegen Mybacterium tuberculosis wirksam und wird zur Tuberkulosetherapie oder zur Chemoprophylaxe bei Exponierten eingesetzt.
Meist wird Isoniazid oral, seltener i. v. verabreicht. Die HWZ hängt stark von der individuellen enzymatischen Ausstattung ab (Acetyliererstatus, s. S. 458): Bei Langsamaktivierern liegt sie bei 3 h, bei Schnellaktivierern bei 1 h. Gewebsverteilung (auch im Liquor) und Zellpenetration sind gut. Isoniazid wird in der Leber inaktiviert. Die Ausscheidung der Metaboliten erfolgt überwiegend über die Nieren. Die Dosierung richtet sich nach der Inaktivierungsgeschwindigkeit und der Funktionsfähigkeit der Leber.
Isoniazid kann ZNS-Störungen (periphere Neuritiden, Schwindel, Kopfschmerzen, Unruhe, psychische Störungen, Krämpfe), gastrointestinale Beschwerden, einen vorübergehenden Transaminasenanstieg, Leberfunktionsstörungen, allergische Reaktionen und Blutbildungsstörungen auslösen. Außerdem besteht eine **Alkoholintoleranz**. Es ist deshalb bei Lebererkrankungen, Psychosen, Epilepsie, peripheren Neuropathien, Niereninsuffizienz und Blutbildungsstörungen **kontraindiziert**.
Der Verzehr von Käse, Rotwein, Thunfisch oder tropischen Fischen ist zu meiden, da aufgrund einer Hemmung der Diamin- und Monoaminoxidase Symptome einer Histaminintoxikation ausgelöst werden können. Es kann zu einer **Wirkungsverstärkung** von Phenytoin, Primidon, Carbamazepin, Theophyllin, Disulfiram und zu Unverträglichkeiten mit SSRI kommen. Begleitend kann Vitamin B_6 verabreicht werden, um die Nebenwirkungen auf das Nervensystem zu verringern (s. S. 241).

MERKE

Die HWZ von Isoniazid hängt stark von der individuellen Enzymausstattung ab.

27.11.3 Ethambutol

Ethambutol (Myambutol®) wirkt nicht nur gegen Mycobacterium tuberculosis, sondern auch gegen andere Mykobakterien. Es wirkt bakteriostatisch und kann oral, i. v. oder i. m. verabreicht werden. Die HWZ liegt bei 4 h. Die Gewebsverteilung und die Zellpenetration sind gut. Es wird teilweise in der Leber inaktiviert, die Ausscheidung der Metabolite erfolgt über Harn und Fäzes. Während der Therapie kann eine reversible **Neuritis des N. opticus** auftreten. Vor der ersten Gabe sollte daher eine augenärztliche Untersuchung erfolgen, während der Behandlung alle 4 Wochen.
Zu den Wirkstoffen Rifampicin und Streptomycin s. S. 408 und 410.

Weiterführende Informationen | Leitlinien von Fachgesellschaften der AWMF (Arbeitsgemeinschaft der wissenschaftlichen medizinischen Fachgesellschaften):
- http://leitlinien.net/

Empfehlungen der Paul Ehrlich Gesellschaft:
- http://www.p-e-g.org/econtext/leitlinien

28 Pharmakotherapie bei Pilzinfektionen

28.1 Grundlagen

Key Point

Pilze sind Eukaryonten, die sich jedoch durch bestimmte morphologische Charakteristika, wie das Vorhandensein einer Zellwand, von Tier- und Pflanzenzellen abheben. Die etwa 100 000 Pilzarten sind ausschließlich heterotroph, d. h. sie ernähren sich von organischem Material, wobei sie nicht nur verschiedenste organische Substrate abbauen, sondern auch als Parasiten andere Organismen befallen können.

28.1.1 Aufbau und Lebensweise

Pilze sind vielzellig. Die einzelnen Zellen besitzen eine Zellwand (außer den nackten parasitierenden Protoplasten) aus **Chitin, Glukanen und Zellulose**. Pilzzellen sind kompartimentiert, d. h. sie besitzen u. a. einen echten Zellkern mit Kernmembran. Der generelle Aufbau des vielzelligen Pilzorganismus variiert in Abhängigkeit vom Lebenszyklus. Grundsätzlich durchlaufen Pilze verschiedene Lebenszyklen, die aus einem asexuellen und einem sexuellen Teil bestehen, wobei als **Krankheitserreger nur die asexuelle Form** eine Rolle spielt. Bei den 30 bis 50 für den Menschen pathogenen Pilzarten unterscheidet man

- **Sprosspilze** oder hefeähnliche Pilze: Candida-, Torulopsis-, Cryptococcus-Arten
- **Fadenpilze:** Aspergillus-, Trichophyton-, Mucor-Arten.

Sprosspilze bestehen aus einzelnen Zellen, die durch Abschnürung von einer Mutterzelle entstehen und nur gelegentlich echte Geflechte (Myzelien) bilden. Fadenpilze hingegen formen fadenartige Zellen (Hyphen) zu Myzelien.

28.1.2 Pilze als Krankheitserreger

Pilze können auf unterschiedliche Weise pathogen wirken:

- **Mykosen** entstehen durch Pilze, die direkt beim Menschen parasitieren. Man unterscheidet oberflächliche Mykosen, die Haut, Haare und Nägel betreffen, von tiefen Mykosen, die sich im Körperinnern ausbreiten.
- Bei einer **Mykotoxikose** verursachen die in Lebensmitteln verborgenen Toxine von Pilzen bestimmte Krankheitsbilder, z. B. Leberschädigung durch Aflatoxine von Aspergillus flavus.
- Ruft der Pilz selbst Vergiftungserscheinungen hervor, spricht man von **Myzetismus** (z. B. Knollenblätterpilz).
- Dringen Pilzsporen in die Lunge ein, können **mykogene Allergien** entstehen.

28.2 Pharmakotherapie

Key Point

Die antimykotische Therapie wird vor allem dadurch erschwert, dass Pilze Eukaryonten sind und dadurch den menschlichen Zellen sehr viel ähnlicher als Bakterien. Hauptangriffspunkte müssen also Strukturen sein, die spezifisch für Pilzzellen sind oder nur wenig in menschlichen Zellen vorkommen.

Ein wichtiges Ziel für viele Antimykotika ist der für Pilzzellen spezifische Membranbestandteil **Ergosterol**. Weitere Angriffspunkte sind das Zytoskelett und die DNA-Synthese (**Tab. 28.1**). Alle Wirkstoffe sind während Schwangerschaft und Stillzeit kontraindiziert bzw. unterliegen einer strengen Indikationsstellung.

28.2.1 Hemmung der Ergosterolsynthese

Ergosterol ist ein für Pilze **spezifischer Membranbestandteil**. Die meisten Antimykotika richten sich gegen die Synthese von Ergosterol und blockieren so das Pilzwachstum. Die Ergosterolsynthese geht vom Squalen aus und endet nach vielen Zwischenschritten mit Ergosterol, einem C_{28}-Sterol. Bei Pilzen und Hefen kontrolliert Ergosterol die Membranfluidität, d. h. es sorgt in der Membran für eine Dichte, die eine optimale Funktion der Membranproteine und die notwendige Membranpermeabilität gewährleistet. Außerdem ist Ergosterol wichtig für das Pilzwachstum. Antimykotika können die Ergosterolsynthese an verschiedenen Schritten unterbrechen (**Abb. 28.1**). Dabei wirken einige Substanzen **fungizid,** d. h. sie töten die Pilze ab, und andere **fungistatisch,** hemmen die Pilze also in ihrem Wachstum.

28

Allylamine

Wirkmechanismus | Die Allylamine **Terbinafin** (Lamisil®) und **Naftifin** (Exoderil®, nur lokal) blockieren die Squalenepoxidase und verhindern damit die Um-

Tabelle 28.1

Angriffspunkte für Antimykotika

zelluläre Struktur	Wirkstoffe
Ergosterolsynthese	Azolderivate, Allylaminderivate, Morpholinderivate
Membranfunktion	Polyene
Mikrotubuli	Griseofulvin
Zytosindesaminase	Flucytosin
Zellwand	Echinocandine

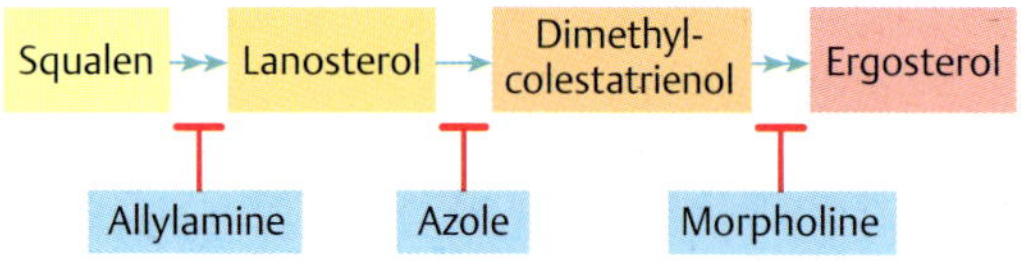

Abb. 28.1 Ergosterolbiosynthese. Allylamine, Azole und Morpholine inhibieren unterschiedliche Schritte der Ergosterolsynthese (wurden Zwischenprodukte weggelassen, ist dies durch Doppelpfeile gekennzeichnet).

wandlung von Squalen in Lanosterol. Auf **Dermatophyten** wirken sie durch die Akkumulation von Squalen fungizid, auf andere Pilze fungistatisch.

Pharmakokinetik | Allylamine werden in der Leber verstoffwechselt und über Urin und Fäzes ausgeschieden. Terbinafin wird nach oraler Gabe fast vollständig resorbiert, hat eine HWZ von 22 h und akkumuliert in Kutis, Nägeln und Fettgewebe.

Indikationen | oberflächliche Infektionen der Haut durch Dermatophyten.

Nebenwirkungen | Die systemische Gabe von Terbinafin ist im Allgemeinen gut verträglich. Gastroinestinale Störungen und Hautreaktionen können auftreten.

Kontraindikationen | Leberfunktionsstörungen.

Arzneimittelinteraktionen | Allylamine hemmen als Substrat CYP2D6 (s. S. 443).

MERKE

Allylamine wirken auf Dermatophyten fungizid und werden hauptsächlich bei Dermatomykosen eingesetzt.

Azole

Wirkmechanismus | **Azole** blockieren die Umsetzung von Lanosterol und wirken **fungistatisch**. Substanzen, die in die Membran eingelagert werden und dadurch die Membranintegrität stören, haben einen fungiziden Effekt.

Itraconazol (Sempera®), Fluconazol (Diflucan®), Posaconazol (Noxafil®) und Voriconazol (VFend®) können systemisch und lokal verwendet werden (Tab. 28.2). Ketoconazol (Nizoral®), Clotrimazol (Canesten®), Bifonazol (Mycospor®), Miconazol (Daktar®), Isoconazol (Travocort®), Oxiconazol (Myfungar®) und Fenticonazol (Fenizolan®) dürfen nur lokal appliziert werden.

Pharmakokinetik, Indikationen | s. Tab. 28.2.

Die lokalen Wirkstoffe werden bei Pilzinfektionen der Genitalorgane, der Haut und Hautfalten, der Mundschleimhaut, seborrhoischer Dermatitis und bei Interdigitalmykosen eingesetzt.

Nebenwirkungen | Gastrointestinale Störungen (Übelkeit, Abdominalschmerzen), ZNS-Symptomatik (Kopfschmerzen, Schwindel) und Hauterscheinungen (Urtikaria, Hautausschläge). Selten kommt es zu einer

Tabelle 28.2

Systemische Azole

Wirkstoff	Pharmakokinetik	Indikation
Itraconazol	HWZ 17 h in der Leber metabolisiert, über Galle und Urin ausgeschieden	Pityriasis versicolor, Dermatomykosen, Onychomykosen, mukokutane Candida-Infektionen, Blastomykose
Fluconazol	HWZ 25–40 h renal eliminiert, gut gewebegängig	Infektionen durch Candida, Coccidioides, Tinea, Trichosporon
Posaconazol	HWZ 35 h über die Leber verstoffwechselt, über den Stuhl ausgeschieden	invasive Mykosen, oropharyngeale Kandidose
Voriconazol	HWZ 6 h in der Leber metabolisiert, über den Urin ausgeschieden	Infektionen durch Candida, Aspergillus, Fusarium, Scedosporium; bei progressiven möglicherweise lebensbedrohlichen Infektionen

Erhöhung der Leberenzyme bis hin zu schweren Leberfunktionsstörungen.

Kontraindikationen | Kinder, Leberfunktionsstörungen.

Arzneimittelinteraktionen | Azole sind häufig Substrate bzw. Inhibitoren von CYP450-Enzymen. Dadurch kommt es einerseits zu einem **verlangsamten Abbau** verschiedener Substanzen, andererseits führen Enzyminduktoren wie Rifampicin, Phenytoin, Carbamazepin und Phenobarbital zu einem **beschleunigten Azolabbau**. Antazida und H_2-Blocker können die Resorption herabsetzen. Bei Itraconazol und Voriconazol kann die gleichzeitige Gabe des Antihistaminikums Terfenadin die QT-Zeit verlängern (Gefahr von Arrhythmien).

Morpholine

Amorolfin (Loceryl®) besitzt ein breites Wirkspektrum und richtet sich besonders gegen Dermatophyten und Candida-Arten. Es wird lokal bei Infektionen der Haut und der Nägel eingesetzt. Amorolfin blockiert die Entstehung von Ergosterol und wirkt durch die Einlagerung falscher Sterole in die Membran fungizid.

28.2.2 Polyene

Wirkmechanismus | Polyene **stören die Membranfunktion** von Pilzen und sind wichtige Wirkstoffe bei der Therapie von invasiven sowie lokalen Infektionen durch eine Vielzahl von Pilzen. **Amphotericin B** (Amphotericin B®), **Nystatin** (Moronal®) und **Natamycin** (Pimafucin®) bilden Komplexe mit den Sterolen der Zytoplasmamembran, insbesondere mit Ergosterol. Über die Bildung von Ionenkanälen kommt es zum Kationenausstrom, was im Fall von Amphotericin

Tabelle 28.3

Polyene		
Wirkstoff	**Indikation**	**Applikation**
Amphotericin B	lebensbedrohliche invasive Pilzinfektionen durch empfindliche Erreger; invasive Infektionen durch Candida, Aspergillus, Mucorazeen; Kryptokokkenmeningitis, Coccidioidomykose, Blastomykose, Histoplasmose, Sporotrichose	systemisch und lokal
Nystatin	Candida-Infektionen auf der Haut und Schleimhaut; partielle Darmdekontamination	hauptsächlich lokal
Natamycin	Infektionen der Haut durch Candida, Trichophyton, Mikrosporon	lokal

B und Nystatin fungizid und bei Natamycin fungistatisch wirkt.

Pharmakokinetik | Bei oraler Gabe von Amphotericin B findet praktisch keine Resorption statt. Nach einer Amphotericin-B-Infusion beträgt die HWZ 24–48 h. Die Gewebspenetration ist eher gering. Die Elimination erfolgt langsam über die Niere.

Indikationen | **Tab. 28.3.**

Nebenwirkungen | Kritisch ist die **Nephrotoxizität** von Amphotericin B, die bei der liposomalen Variante oder den Lipid-Formulierungen nicht so stark ausgeprägt ist. Durch die Infusion können eine Thrombophlebitis an der Infusionstelle sowie grippeähnliche Symptome und gastrointestinale Störungen auftreten. Selten kommt es zu Thrombozytopenien. Während der Behandlung sollten Nieren- und Leberfunktion, Serumelektrolyte (Magnesium und Kalium) und das Blutbild in regelmäßigen Abständen kontrolliert werden.

Kontraindikationen | Niereninsuffizienz, Leberfunktionsstörungen.

Arzneimittelinteraktionen | Die systemische Applikation von Amphotericin B verstärkt die Wirkung von Herzglykosiden, Muskelrelaxanzien, Antiarrhythmika und die Nephrotoxizität anderer potenziell nephrotoxischer Substanzen.

MERKE

Bei Unverträglichkeit oder Versagen von normalem Amphotericin B kann eine Lipid-Formulierung oder liposomales Amphotericin B verwendet werden. Es ist bei deutlich geringeren Nebenwirkungen ebenso gut wirksam.

28.2.3 Flucytosin

Wirkmechanismus | **Flucytosin** (Ancotil®) ist ein Cytosin-Antimetabolit. Nach Metabolisierung durch die Cytosindesaminase stört es als **falscher Baustein** die DNA- und RNA-Synthese und wirkt dadurch **fungistatisch**. Es wird bei Infektionen durch Candida-Arten, Cryptococcus neoformans, Saccharomyces cerevisiae und einigen Phäohyphomyceten eingesetzt. Phäohyphomyceten sind pigmentierte Fadenpilze, die v. a. bei immunsupprimierten Patienten Infektionen auslösen können.

Pharmakokinetik | Nach i. v. Gabe beträgt die HWZ 3–6 h. Die Gewebspenetration ist gut. Die Elimination erfolgt renal.

Indikationen | Candida-Infektionen (**Abb. 28.2**), Kryptokokkose sowie Haut- und Unterhautinfektionen durch Schwärzepilze, meist in Kombination mit Amphotericin B.

Nebenwirkungen | Gastrointestinale Störungen, reversible Blutbildungsstörungen, vorübergehender Anstieg der Transaminasen.

Kontraindikationen | Niereninsuffizienz, Knochenmarkdepression, Blutbildungsstörungen, Leberfunktionsstörungen.

Arzneimittelinteraktionen | Die gleichzeitige Gabe von Zytostatika kann eine Blutbildungsstörung verstärken, das Zytostatikum Cytosin-Arabinosid hebt die Wirkung von Flucytosin auf (s. S. 314). Substanzen, die die GFR beeinträchtigen, können die HWZ von Flucytosin verlängern.

MERKE

Flucytosin wirkt nur bei Pilzen mit Cytosindesaminase.

28.2.4 Griseofulvin

Wirkmechanismus | **Griseofulvin** (Likuden®) stört sowohl die Synthese als auch die Funktion der Mikrotubuli und wirkt **fungistatisch**. Außerdem schützt es das Keratin der Wirtszelle vor Abbau. Nach oraler

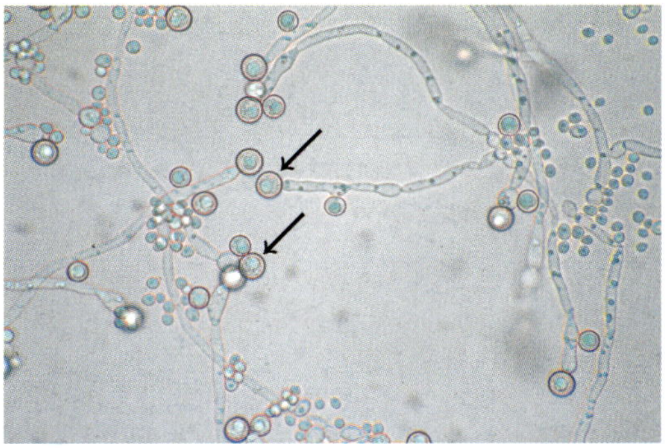

Abb. 28.2 Candida albicans auf Reisagar. Die Dauersporen (syn. Chlamydosporen) sind ein wichtiges Unterscheidungsmerkmal von Candida albicans zu anderen Hefen (Pfeile).

Gabe schwankt die Resorption individuell stark und kann durch fetthaltige Mahlzeiten parallel zur Einnahme verbessert werden. Die HWZ liegt zwischen 9 und 20 h. Griseofulvin wird in das Keratin der Haarwurzeln, der Nägel und der Epidermis eingelagert. Nach Verstoffwechslung in der Leber wird es über Urin und Fäzes ausgeschieden. Die Liquorgängigkeit ist gering.

Indikationen | Bei **Dermatomykosen** durch Trichophyton, Mikrosporon und Epidermophyton kann Griseofulvin eingesetzt werden, wenn eine Lokaltherapie nicht ausreicht.

Nebenwirkungen | gastrointestinale Störungen, (schwere) Hautveränderungen, zentralnervöse Störungen, Neutropenie (selten).

Kontraindikationen | Lebererkrankungen, Porphyrie, Kollagenosen.

Arzneimittelinteraktionen | Die Wirkung von Antikoagulanzien und Kontrazeptiva ist herabgesetzt, zudem wird Alkoholintoleranz induziert. Enzyminduktoren vermindern die Griseofulvinwirkung (s. S. 443).

28.2.5 Echinocandine

Echinocandine können systemisch gegen ein breites Spektrum von Pilzen eingesetzt werden. **Caspofungin** (Cancidas®) ist die bislang einzige zugelassene Substanz dieser neuen Wirkstoffgruppe. Es wirkt **fungizid**, indem es die Glukansynthese hemmt. Glukan ist zusammen mit Chitin für Stabilität und Form der Zellwand notwendig.

Caspofungin kann bei **invasiver Candidiasis und invasiver Aspergillose** bei Patienten eingesetzt werden, die nicht auf Amphotericin B oder Itroconazol ansprechen. Es wird als Infusion verabreicht, über die Leber metabolisiert und über Urin und Fäzes ausgeschieden. Die HWZ ist abhängig von der Dosis (9–50 h). Bislang sind folgende **Nebenwirkungen** bekannt: Kopfschmerzen, Übelkeit, Fieber, Phlebitis, reversible Transaminasenerhöhung, Anämie, Tachykardie, Dyspnoe, Exantheme, Schwitzen. Durch Ciclosporin kann die Wirkung verstärkt, durch Enzyminduktoren, Efavirenz und Nelfinavir sowie Dexamethason abgeschwächt werden.

29 Mittel gegen Protozoen- und Wurminfektionen

29.1 Infektionen mit Protozoen

Key Point

Der Begriff Protozoa umfasst alle einzelligen Tiere. Von den Bakterien unterscheiden sie sich durch die Kompartimentierung der Zelle, d. h. sie besitzen unterschiedliche Organellen und einheitlich strukturierte Zilien und Flagellen. Die in der Protozoentherapie verwendeten Wirkstoffe werden meist ausschließlich gegen eine bestimmte Erkrankung bzw. eine bestimmte Protozoenart eingesetzt.

29.1.1 Grundlagen

Protozoen sind keine einheitliche oder natürliche Gruppe, sondern sie umfassen diejenigen einzelligen Eukaryonten, die sich heterotroph, d. h. von organischem Material ernähren und sich damit von den rein autotrophen Protophyta abgrenzen lassen (Tab. 29.1). In ihrer Grundorganisation entspricht die Protozoenzelle einer Zelle höher entwickelter Eukaryonten, sie besitzt also eine Zellmembran, einen oder mehrere Kerne sowie ein Zytoplasma mit Organellen und Einschlüssen.

Die **Vermehrung** kann asexuell durch Zweiteilung oder sexuell erfolgen. Vielfach wechseln sich beide regelmäßig ab und lassen so **Generationswechsel** entstehen. Bei den parasitischen Formen, die in allen Klassen vorkommen, ist eine Generation oft auf einen bestimmten Wirt festgelegt.

29.1.2 Therapiestrategien

Im Gegensatz zur antibakteriellen oder antimykotischen Therapie gibt es bei den Chemotherapeutika gegen Protozoen weniger **generelle Zielstrukturen** für Wirkstoffe. Infrage kommen:

- Angriff an Folsäuremetabolismus bzw. Nukleinsäuresynthese
- Schädigung der DNA.

Andere Wirkstoffe sind nur für eine einzige Protozoengruppe spezifisch. Das folgende Kapitel ist deshalb nach den Erregergruppen und den entsprechenden Infektionskrankheiten gegliedert und nicht nach möglichen therapeutischen Angriffspunkten. Alle Wirkstoffe sind während **Schwangerschaft und Stillzeit kontraindiziert** oder dürfen nur bei vitaler Indikation verwendet werden.

29.1.3 Ektoparasiten als Überträger von Protozoen

Zu den humanpathogenen Ektoparasiten gehören vor allem mehrere Spezies aus der Klasse der Insekta wie **Läuse**, **Mücken** und **Fliegen**, und aus der Klasse der Acarina, wie **Milben** und **Zecken**. Neben schmerzhaften oder juckenden Bissen und Stichen ist besonders die Übertragung von Krankheitserregern durch diese Parasiten von Bedeutung (z. B. Malaria, s. S. 422).
DEET (= Diethyltoluamid, No Bite®-Haut, Anti-Mückenmilch®) wird seit den 1940er Jahren zur Abwehr von Insekten und eines breiten Spektrums anderer

Tabelle 29.1

Protozoen als Krankheitserreger

Klasse	Krankheitserreger	Erkrankung
Flagellata	Trichomonas vaginalis	Zystitis, Urethritis, Kolpitis
	Giardia lamblia	Giardiasis (asymptomatische oder chronisch-rezidivierende Diarrhö)
	Trypanosoma brucei gambiense	westafrikanische Schlafkrankheit (Fieber in der ersten Infektionsphase, starke ZNS-Symptomatik in der zweiten Phase)
	Trypanosoma brucei rhodiense	ostafrikanische Schlafkrankheit (Fieber in der ersten Infektionsphase, schwache ZNS-Symptomatik in der zweiten Phase; insgesamt schnellerer Verlauf als bei der westafrikanischen Schlafkrankheit)
	Trypanosoma cruzi	Chagas-Krankheit (Ödeme, Fieber, Myokarditis, Kardiomyopathie)
	Leishmania brasiliensis	mukokutane Leishmaniose (betrifft Haut und Schleimhaut im Gesicht)
	Leishmania donovani	viszerale Leishmaniose (betrifft besonders Leber, Milz, Knochenmark, Lymphknoten)
	Leishmania major bzw. mexicana	kutane Leishmaniose („Orientbeule“ oder „Aleppobeule“, oft an Kopf, Hals, Armen)
Rhizopoda	Entamoeba histolytica	Amöbenruhr (Obstipation, Diarrhö, Darmblutung, z. T. mit Leberbeteiligung)
Sporozoa	Toxoplasma gondii	Toxoplasmose (akut grippeähnlicher Verlauf)
	Plasmodium vivax	Malaria tertiana
	Plasmodium malariae	Malaria quartana
	Plasmodium falciparum	Malaria tropica
Ciliata	Balantidium coli	Balantidienruhr (ähnlich der Amöbiasis)

Ektoparasiten eingesetzt. Zu den Nebenwirkungen von DEET gehört die Neurotoxizität bei hohen, wiederholten Dosierungen.
Eine Weiterentwicklung ist **Icaridin** (Bayrepel®, Autan®), welches bei gleicher Zuverlässigkeit weniger Nebenwirkungen verursacht und ein breiteres Wirkspektrum hat, das auch **Flöhe** einschließt. Icaridin kann schon bei Kindern ab 2 Jahren angewandt werden. Es wirkt außerdem nicht so aggressiv auf Kunststoffe wie ältere Substanzen. Aufgrund des Preises ist DEET aber immer noch das Mittel der Wahl.
Pyrethroide sind insektizid und akarizid wirkende Kontaktgifte, die von dem Chrysanthemengift Pyrethrum abgeleitet sind. Wichtigste Substanz ist das bei Insekten, Milben und Zecken neurotoxisch wirkende **Permethrin** (5 % in InfectoScab®). Diese Substanzen haben Chlorkohlenwasserstoffe wie DDT (Dichlorodiphenyl-trichloroethan) ganz ersetzt. Ein großer Fortschritt bei der **Malariabekämpfung** beruht auf imprägnierten Netzen, wobei auch Pyrethroide eingesetzt werden.
DDT reichert sich im Fettgewebe und damit auch in der Nahrungskette an und verursacht Krebs und andere **toxische Effekte**, die erst nach jahrelangem Einsatz erkannt wurden. 2001 wurde es mit Ausnahme der gezielten Malaria-Eradikation weltweit verboten. Lindan hat vermutlich ähnliche Nebenwirkungen und sollte nur als zweite Wahl verwendet werden.
Neben der topischen Anwendung gibt es auch zahlreiche andere Formulierungen: Als Insekten-Spray (Permethrin und andere Pyrethroide), als Imprägnierung für Kleidung (Permethrin) oder als Zusätze zum Waschmittel, denn zeitgleich mit der Behandlung des Patienten müssen auch Kleider, Bettzeug und Wohnung des Patienten von Ektoparasiten befreit werden.

29.1.4 Therapie von Flagellateninfektionen

29

Flagellaten tragen meist eine oder mehrere Geißeln, die bei einigen parasitischen Formen auch reduziert sein können, z. B. bei Leishmania. Ihre Fortpflanzung erfolgt meist durch Längsteilung, komplexe Generationswechsel sind die Ausnahme.

Trichomoniasis

Die Trichomoniasis tritt weltweit auf und wird über Sexualkontakte übertragen. Ihr Erreger Trichomonas vaginalis befällt vorwiegend die Vagina und die männliche Harnröhre. Während die Infektion beim Mann oft symptomlos verläuft, führt sie bei der Frau häufig zur Kolpitis mit Fluor genitalis und unter Umständen zur Unfruchtbarkeit (**Abb. 29.1**). Zur Therapie wird vorwiegend das Nitroimidazol-Derivat **Metronidazol** verwendet (oral oder als Zäpfchen, s. S. 408).

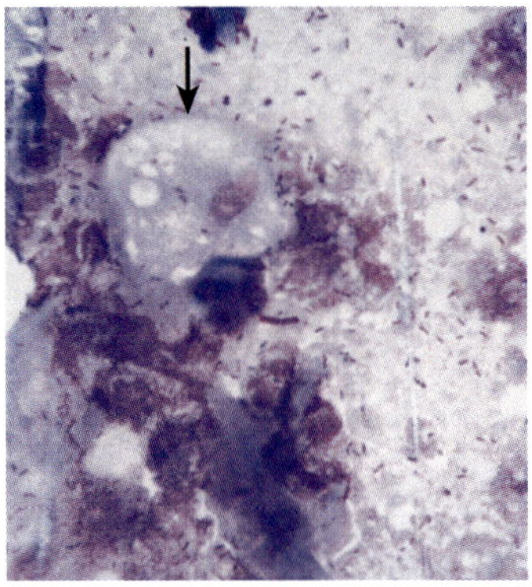

Abb. 29.1 Trichomonade in der Giemsa-Färbung. Trichomonaden erkennt man am vakuoligen (= schaumigen) Zytoplasma (Pfeil).

Praxistipp
Obwohl die Infektion beim Mann häufig symptomlos verläuft, müssen beide Partner behandelt werden.

Giardiasis

Die **Giardiasis** tritt vorwiegend in tropischen und subtropischen Ländern auf. Giardia lamblia gelangt über Zysten im Trinkwasser in den Körper und siedelt sich im Dünndarm an (s. **Tab. 29.1**). Die Therapie erfolgt ebenfalls mit **Metronidazol** (s. S. 408).

Schlafkrankheit

Die **Schlafkrankheit** (afrikanische Trypanosomiasis) tritt in zwei Formen auf:
- ostafrikanische Schlafkrankheit: akuter Verlauf, Erreger *Trypanosoma brucei rhodiense*
- westafrikanische Schlafkrankheit: subakuter Verlauf, Erreger: *Trypanosoma brucei gambiense*.

Überträger ist die **Tsetse-Fliege**. Die Erkrankung verläuft in zwei Phasen, wobei in der 2. Infektionsphase das ZNS mit befallen ist (s. **Tab. 29.1**).
Die **Wirkstoffe** sind für beide Formen gleich, sie werden jedoch dem jeweiligen Verlauf entsprechend etwas unterschiedlich eingesetzt.
Der genaue Wirkmechanismus von **Suramin** (Germanin®) ist bislang nicht bekannt. Es inhibiert viele Enzyme durch elektrostatische Interaktionen und wird als 10 %ige Lösung in 3-Tages-Abständen i. v. gegeben. Als Nebenwirkungen können Schwindel und Kopfschmerzen, Hautreaktionen (Parästhesien, Juckreiz, Rötung), Übelkeit und Durchfälle auftreten. Suramin ist in Deutschland nicht erhältlich.
Pentamidin (Pentacarinat®) tötet Trypanosomen vermutlich über schädigende Wechselwirkungen mit der DNA und über die Hemmung der Synthese von Folsäure, RNA und Proteinen. Es wird i. m. oder i. v. appliziert. Die Therapie dauert 14–20 Tage, wobei Pentamidin nur in 48-h-Intervallen verabreicht werden darf. Da Pentamidin nicht ZNS-gängig ist, wird es in der zweiten Infektionsphase nicht mehr gegeben. Es

akkumuliert in Leber, Niere und Milz und wird sehr langsam ausgeschieden. Die Nebenwirkungen sind teilweise schwer und lebensbedrohlich. So treten bei über 20 % der Patienten reversible Nierenfunktionsstörungen auf. Häufig ist auch ein plötzlicher Blutdruckabfall bei Infusion oder nach der Injektion sowie Schwellung oder Abszessbildung an der Injektionsstelle. Auch Herzrhythmusstörungen, Veränderungen des Blutbilds, starke Blutzuckerschwankungen bis hin zum Diabetes mellitus und Störungen des Elektrolythaushalts sind möglich.

Eflornithin blockiert vermutlich die antioxidativen Systeme der Trypanosomen. Es ist ZNS-gängig und kann deshalb auch in der 2. Infektionsphase verwendet werden. Zunächst wird Eflornithin i. v. verabreicht, darauf oral in der Nachbehandlung. Als Nebenwirkungen können Durchfälle und Blutbildveränderungen auftreten. Eflornithin ist in Deutschland nur in Form einer Enthaarungscreme erhältlich (Vaniqa®), nicht jedoch als Wirkstoff zur Therapie der Schlafkrankheit.

Melarsoprol stört die antioxidativen Systeme. Es wird i. v. gegeben und ist ZNS-gängig. Problematisch ist nicht nur die Resistenzsituation, sondern auch die Toxizität: Etwa 4–10 % der behandelten Patienten sterben durch eine reaktive Enzephalopathie nach der Applikation des glykol- und arsenhaltigen Melarsoprols. Es ist in Deutschland nicht erhältlich.

MERKE

- Die Schlafkrankheit wird durch den Stich der Tsetse-Fliege übertragen und führt unbehandelt häufig zum Tod.
- Für die Therapie stehen Suramin, Pentamidin, Eflornithin und Melarsoprol zur Verfügung, die teilweise schwere Nebenwirkungen haben.

Chagas-Krankheit

Die **Chagas-Krankheit** wird durch Trypanosoma cruzi hervorgerufen und tritt in Südamerika auf. Auf den Menschen wird der Erreger durch **Raubwanzen** übertragen. Die Trypanosomen befallen Skelett- und Herzmuskelzellen, Blutzellen (Monozyten, Makrophagen) und das ZNS (Gliazellen). Im Anschluss an die akute Phase kommt es bei bis zu 20 % der Patienten nach einer oft mehrjährigen Latenzzeit zu einer chronischen Phase, in der besonders Herz, Nervensystem und Magen-Darm-Trakt betroffen sind.

Eine **Therapie** ist nur in der akuten Phase wirksam. **Nifurtimox** (Lampit®) ist ein Nitrofuran-Derivat. Es wird oral appliziert, gut resorbiert und stark metabolisiert. Zu den Nebenwirkungen gehören allergische Reaktionen, Polyneuritis, psychotische Störungen, gastrointestinale Beschwerden, Schwindel und Krampfanfälle.

Benznidazol ist wie Metronidazol ein Nitroimidazol-Derivat. Vermutlich stört es die Protein- und RNA-Synthese. Es wird ebenfalls oral verwendet. Nebenwirkungen sind u. a. Hautreaktionen, gastrointestinale Störungen, periphere Neuropathien und Veränderungen des Blutbilds. Nifurtimox und Benznidazol sind in Deutschland nicht erhältlich.

Leishmaniose

Leishmaniosen werden durch unterschiedliche Erreger verursacht und durch **Sandmücken** übertragen. Zur Therapie stehen folgende Wirkstoffe zur Verfügung:

- Miltefosin
- liposomales Amphotericin B (s. S. 416)
- Natriumantimonglukonat und Megluminantimonat
- Pentamidin (bei Resistenzen).

Eine **Ausnahme** ist die nicht fortschreitende Infektion mit Leishmania major, die langsam von selbst abheilt.

Miltefosin (Impavido®) hemmt den Metabolismus von Phospholipiden der Parasiten und wirkt gegen Leishmania donovani, Leishmania brasiliensis und Leishmania mexicana. Es wird oral appliziert, verteilt sich gut im Gewebe und besitzt eine langsame Elimination über 6–8 Tage. Die häufigsten Nebenwirkungen sind gastrointestinale Störungen und eine reversible Erhöhung der Leberenzyme.

Natriumantimonglukonat und **Megluminantimonat** sind Antimonverbindungen und können gegen alle Leishmaniose-Formen eingesetzt werden. Sie werden i. v. oder i. m. verabreicht. Bei einer Wiederholungstherapie muss ein 1- bis 2-wöchiges behandlungsfreies Intervall eingelegt werden. Die Nebenwirkungen sind vielfältig, schwer und unangenehm. Die i. m. Gabe erzeugt oft einen starken lokalen Schmerz. Es können Übelkeit, Kopfschmerzen, starke Kreislaufbeeinträchtigungen, Leberparenchymschäden und EKG-Veränderungen auftreten. Beide Substanzen sind in Deutschland nicht erhältlich.

29.1.5 Therapie von Amöbeninfektionen

Amöben gehören zur Gruppe der Rhizopoden. Sie haben eine flexible Körperform, ernähren und bewegen sich über Plasmaausstülpungen (Pseudopodien). Unter verschlechterten Lebensbedingungen überdauern Amöben in Zysten.

Der Erreger der Amöbiasis **Entamoeba histolytica** ist weltweit verbreitet. Er gelangt über verunreinigte Lebensmittel in Form von Zysten in den Körper (**Abb. 29.2**). Ohne Gewebsinvasion verläuft die Infektion symptomlos. Dringen die aus den Zysten geschlüpften Amöben jedoch in die Darmwand ein, kommt es zu Zellnekrosen der Dickdarmmukosa und Ulzerationen, die zu starken Durchfällen führen.

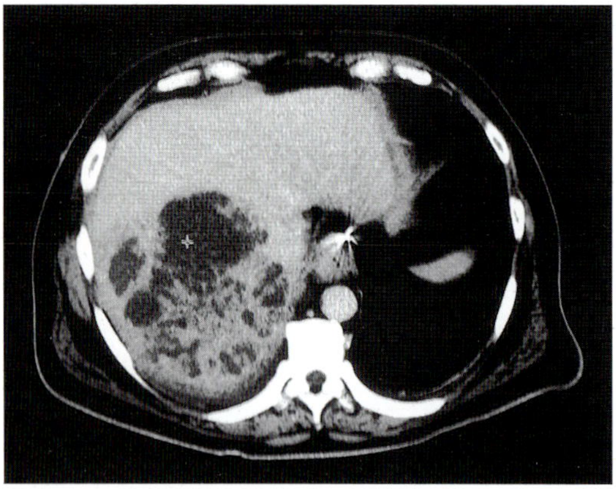

Abb. 29.2 Amöbenabszess. Mehrkammeriger Amöbenabszess des rechten Leberlappens in der CT (+).

Zur **Therapie** verwendet man hauptsächlich **Metronidazol** (s. S. 408), das allerdings nicht ausreichend wirksam gegen Zysten im Darmlumen ist. Zur **Nachbehandlung** des Darmlumens empfiehlt sich **Paromomycin,** ein Aminoglykosid (s. S. 410).

MERKE

- Die Amöbenruhr wird akut mit Metronidazol behandelt.
- Die Nachbehandlung zur Beseitigung der Zysten wird mit dem Aminoglykosid Paromomycin durchgeführt.

29.1.6 Therapie von Sporozoeninfektionen

Meist ohne Flagellen oder Geißeln, ist die Gestalt der Protozoen vom Verbreitungsstadium abhängig. Bei ihrem Generationswechsel folgt auf die geschlechtliche Fortpflanzung (Gametogonie) mit anschließender Zygotenbildung die ungeschlechtliche Vielteilung (Sporogonie). Einige Sporozoen durchlaufen zusätzlich noch eine weitere ungeschlechtliche Vielteilung (Schizogonie), die ausschließlich der Verbreitung dient.

29

Toxoplasmose

Toxoplasmose wird durch den Erreger Toxoplasma gondii ausgelöst. Die Infektion entsteht durch die Aufnahme der Zysten von Toxoplasma in rohem Fleisch oder über Katzenkot. Die Erkrankung ist weit verbreitet und verläuft häufig symptomlos, aber auch akute und chronische Symptome können auftreten. Behandelt werden sollten vor allem:

- immunsupprimierte Patienten
- Schwangere mit einer Erstinfektion
- Neugeborene
- Patienten mit einer Toxoplasmose-Chorioretinitis
- Patienten mit einer anderen chronifizierten Form der Toxoplasmose (ZNS, Herz usw.).

Tabelle 29.2

Unterschiedliche Malariaformen

Krankheitserreger	Erkrankung	Symptome	Inkubationszeit
Plasmodium vivax (Plasmodium ovale)	Malaria tertiana	Initialfieber, anschl. alle 48 h Fieberanfälle; häufig Rezidive	8–20 Tage
Plasmodium malariae	Malaria quartana	langsamer Beginn, alle 72 h Fieberanfälle; Wiederkehr der Symptome nach Jahren möglich	20–35 Tage
Plasmodium falciparum	Malaria tropica	plötzliches, hohes Fieber, Übelkeit, Erbrechen, Anämie, Ikterus, Leber- und Milzschwellung; oft nach wenigen Tagen tödlich	8–12 Tage

Am häufigsten wird die Kombination von **Pyrimethamin mit einem Sulfonamid** verwendet. Pyrimethamin gehört zu den Diaminopyrimidinen und wird zusammen mit den Sulfonamiden auf S. 406 besprochen. Schwangere im 1. Trimenon werden mit dem Makrolid Spiramycin behandelt (s. S. 412).

Malaria

Die Malaria gehört in Deutschland zu den am häufigsten importierten Reisekrankheiten. Es gibt unterschiedliche Malariaformen, die jeweils durch spezifische Erreger ausgelöst werden. Alle Erreger werden durch den Stich der weiblichen **Anopheles-Mücke** auf den Menschen übertragen und durchlaufen denselben Entwickungszyklus (**Abb. 29.3**). Die Charakteristika der verschiedenen Malariainfektionen sind in **Tab. 29.2** zusammengefasst.

Zur **Therapie der Malaria** stehen verschiedene Substanzen zur Verfügung, die hinsichtlich ihrer Wirkmechanismen eingeordnet werden können (**Tab. 29.3**).

EXKURS

Malariaprophylaxe

Um eine Malaria-Erkrankung zu verhindern, gibt es folgende Möglichkeiten:

- eine Expositionsprophylaxe (Insektennetze vor den Fenstern, Moskitonetze, helle, lange Kleidung, Insektenschutzmittel)
- eine Chemoprophylaxe (Chloroquin evtl. in Kombination mit Proguanil, Proguanil in Kombination mit Atovaquon und Mefloquin).

Eine kontinuierliche Chemoprophylaxe wird inzwischen nur noch empfohlen, wenn das Malariarisiko in einem Gebiet größer als 0,2 % pro 4 Wochen ist. Andernfalls sollte auf eine *Stand-by*-Prophylaxe zurückge-

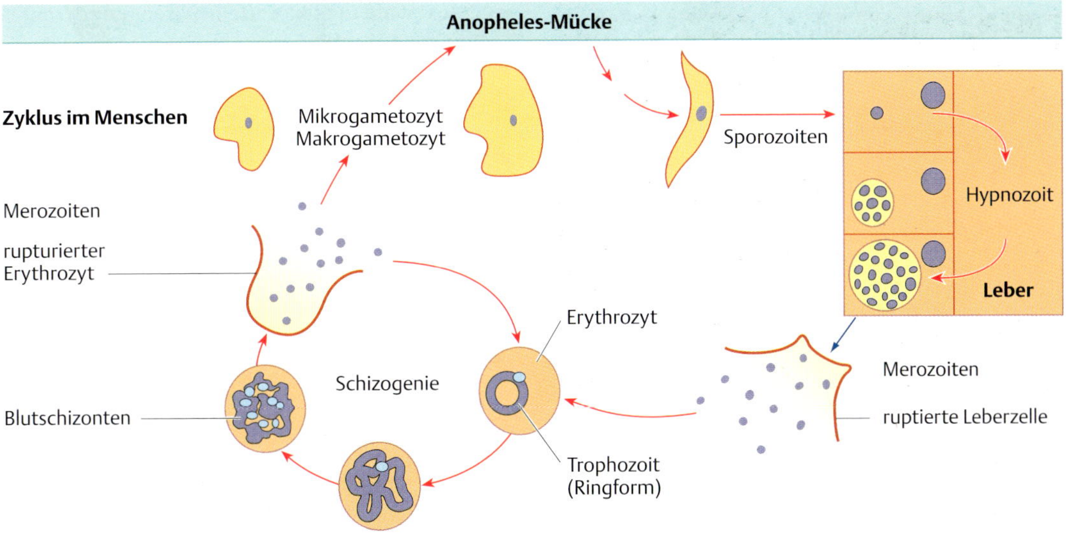

Abb. 29.3 Generationszyklus der Plasmodien. In der Mücke findet die geschlechtliche Vermehrung statt, im Menschen die ungeschlechtlichen Vorgänge, die ausschließlich der Vervielfältigung des Erregers dienen. Nach dem Stich können die ins Blut abgegebenen Sporozoiten sowohl in Endothel- als auch in Leberzellen eindringen. Dort wachsen sie und bringen durch multiple Teilungen (Schizogonie) Merozoiten hervor, die entweder Erythrozyten befallen oder denselben Zyklus erneut in Endothelzellen durchlaufen können. In den Erythrozyten teilen sich die Merozoiten vielfach und werden nach dem Zerfall der Erythrozyten freigesetzt. Einige Merozoiten entwickeln sich zu Gametozyten und werden wieder von der Mücke aufgenommen. (Hypnozoit: Ruhestadium in der Leber; der Erreger kann so Wochen bis Jahre verbleiben und zu Rezidiven führen)

Tabelle 29.3

Wirkstoffe zur Malariatherapie

Wirkmechanismus	Wirkstoff	Handelsname	Malaria-Form
Hemmung der Hämpolymerase	Chloroquin	Resochin®	M. quartana, M. tertiana
	Mefloquin	Lariam®	M. tropica, (M. tertiana)
	Chinin	Chininum hydrochloricum®	M. tropica
Folsäure-metabolismus	Proguanil	Paludrine®	M. tropica
mitochondriales Membranpotenzial	Atovaquon	Malarone®	M. tropica
Häm-Abbau	Artemether/ Lumefantrin	Riamet®	M. tropica
Proteinsynthese	Doxycyclin	Doxy-CT®	M. tropica

griffen werden. Dabei wird ein geeigneter Wirkstoff mitgeführt und bei klinischen Zeichen einer Malaria wie Fieber, Schüttelfrost und Gliederschmerzen in therapeutischer Dosis eingenommen, wenn nicht innerhalb 24 h nach Beginn der Symptomatik ein Arzt aufgesucht werden kann. Diese Art der Notfallmedikation soll einen tödlichen Verlauf bei Infektion mit der besonders gefährlichen Malaria tropica verhindern.

Chloroquin

Chloroquin ist das **Mittel der Wahl** bei Malaria quartana und Malaria tertiana. Außerdem wird es zur Prophylaxe verwendet. Es hemmt die Hämpolymerase, die normalerweise in den Plasmodien die Anreicherung membranschädigender Häm-Metabolite verhindert. Ist ihre Funktion gestört, werden die Plasmodien zerstört.

MERKE

Die Hemmung der Hämpolymerase ist nur wirksam bei den erythrozytären Formen (s. **Abb. 29.3**).

Chloroquin kann i. v. oder oral verabreicht werden. Nach oraler Gabe wird es rasch und nahezu vollständig resorbiert und reichert sich im Lauf der Behandlung in den Organen an. Die Halbwertszeit beträgt 30–60 Tage. Es wird in der Leber metabolisiert und über Galle und Niere (40–70 % unverändert) ausgeschieden.

Häufige **Nebenwirkungen** sind gastrointestinale Beschwerden, ZNS-Störungen und Herz-Kreislauf-Reaktionen, gelegentlich kommt es zu irreversibler Hornhauttrübung. Chloroquin ist **kontraindiziert** bei vorbestehender Retinopathie oder Gesichtsfeldeinschränkungen, Erkrankungen des blutbildenden Systems, Myasthenia gravis und einem Glukose-6-Phosphat-Mangel.

Die **Arzneimittelinteraktionen** sind vielfältig. Durch die Gabe von Antazida wird Chloroquin vermindert resorbiert. Von einer Verwendung von MAO-Hemmstoffen und hepatotoxischen Substanzen zusammen mit Chloroquin ist abzusehen. Die Gabe von Chloroquin bei gleichzeitiger Verwendung von

- Digoxin, Digitoxin und Ciclosporin erhöht deren Serumkonzentration.
- Methotrexat führt zu dessen Wirkverstärkung.
- Ampicillin führt zu dessen verminderter Resorption.

Mefloquin

Mefloquin wird zur Behandlung der Malaria tropica eingesetzt. Zur Prophylaxe sollte es insbesondere in Gebieten verwendet werden, in denen es mehrfach resistente Stämme von Plasmodium falciparum gibt. Es besitzt denselben **Wirkmechanismus** wie Chloroquin.

Mefloquin wird nach oraler Gabe gut resorbiert. Es wird in der Leber metabolisiert, besitzt eine hohe Proteinbindung, verteilt sich gut im Gewebe und reichert sich vor allem in Erythrozyten an. Die HWZ beträgt ca. 20 Tage. Mefloquin wird hauptsächlich über Galle und Fäzes ausgeschieden.

Die häufigsten **Nebenwirkungen** sind gastrointestinale und zentralnervöse Störungen (Kopfschmerzen, Schwindel, Schlafstörungen). Da allerdings gelegentlich auch ZNS-Beeinträchtigungen wie Depressionen, Krampfanfälle, Halluzinationen und Neuropathien auftreten sowie Störungen der Erregungsleitung am Herzen, ist Mefloquin **kontraindiziert** bei Personen mit psychotischen Störungen und Epilepsie sowie Erregungsleitungsstörungen. Mefloquin **interagiert** mit allen Antikonvulsiva (Verringerung der Plasmaspiegel der Antikonvulsiva) und mit allen Substanzen, die die Erregungsleitung des Herzens beeinflussen.

Chinin

Chinin ist zwar schlecht verträglich, aber nach wie vor Mittel der Wahl bei **komplizierter Malaria tropica**, bei Prophylaxeversagen oder bei choroquinresistenten Stämmen von Plasmodium falciparum. Es wirkt wie Chloroquin und Mefloquin.

29

Nach oraler Gabe wird Chinin rasch und gut resorbiert. Die HWZ beträgt 11 h. Ein Großteil wird metabolisiert, nur 10 % werden unverändert über den Urin ausgeschieden.

Chinin besitzt unangenehme **Nebenwirkungen**. Häufig sind gastrointestinale Störungen, neurotoxische Wirkungen, Beeinträchtigungen des Gerinnungssystems und Hypoglykämien. Nierenschäden und Leberfunktionsstörungen treten selten auf, können aber vorkommen. Chinin **interagiert** mit zahlreichen anderen Wirkstoffen, z. B. aluminiumhaltigen Antazida, die die Resorption von Chinin vermindern. Chinin führt bei gleichzeitiger Verwendung von

- Digoxin und Digitoxin zu einer Erhöhung deren Serumkonzentration
- Antikoagulanzien zu deren Wirkverstärkung
- Antiarrhythmika zu ventrikulären Arrhythmien.

Proguanil

Proguanil kann in Kombination mit Chloroquin zur Prophylaxe der Malaria oder in Kombination mit Atovaquon zur Therapie und Prophylaxe der unkomplizierten Malaria tropica eingesetzt werden. Es hemmt die Dihydrofolat-Reduktase und besitzt eine Wirkung gegen **Blut- und Gewebsschizonten** (s. **Abb. 29.3**).

Nach oraler Gabe wird Proguanil gut resorbiert. Das Ausmaß der teilweisen Metabolisierung in der Leber zu Cycloguanil ist abhängig vom CYP2C19-Polymorphismus (s. S. 443). Die HWZ beträgt 20 h.

Die **Nebenwirkungen** sind unproblematisch. Die gelegentlich auftretenden Magen-Darm-Störungen lassen im Verlauf der Behandlung oft nach. Selten kann es bei diesen Patienten zu hämatologischen Störungen kommen.

Atovaquon

Atovaquon wird in **Kombination mit Proguanil** zur Therapie und Prophylaxe der unkomplizierten Malaria tropica eingesetzt. Es hemmt den mitochondrialen Elektronentransport und führt damit zum Zusammenbruch des mitochondrialen Membranpotenzials von Gewebe- und Blutschizonten.

Die Kombination aus Atovaquon und Proguanil wird oral verabreicht. Wird es gleichzeitig mit einer fettreichen Mahlzeit eingenommen, lässt sich die Resorption von Atovaquon stark verbessern. Es wird fast vollständig an Plasmaproteine gebunden und unverändert über die Fäzes ausgeschieden. Die HWZ beträgt 2–3 Tage.

Nebenwirkungen sind hauptsächlich gastrointestinale Störungen, Kopfschmerzen und Hautreaktionen.

Artemether/Lumefantrin

Die Kombination von **Artemether** und **Lumefantrin** (Riamet®) wird zur Therapie der unkomplizierten Malaria tropica verwendet. Beide Substanzen greifen am Häm-Abbau in der parasitischen Nahrungsvakuole an und verhindern damit dessen Entgiftung. Zusätzlich soll ein hemmender Effekt auf die Nukleinsäure- und Proteinsynthese bestehen.

Eine **gleichzeitige Nahrungsaufnahme** verbessert die Resorption. Beide Wirkstoffe sind zu über 95 % an Plasmaeiweiße gebunden. Artemether wird schnell in der Leber metabolisiert und über Urin und Fäzes ausgeschieden (Halbwertzeit 2 h), während Lumefantrin eine HWZ von 2–6 Tagen besitzt und über Galle und Fäzes ausgeschieden wird.

Als **Nebenwirkungen** treten häufig gastrointestinale Störungen, Kopfschmerzen, Schwindel, Palpitationen, Hautreaktionen, Husten, Arthralgien und Myalgien auf.

Primaquin

Das in Deutschland nicht mehr zugelassene **Primaquin** verhindert das Auftreten von Rezidiven bei der Malaria tertiana und quartana, indem es hauptsächlich gegen **intrahepatische Formen** der Plasmodien wirkt. Der Wirkmechanismus ist bislang noch nicht geklärt. Vermutet wird eine Interaktion mit der DNA (Hemmung der Proteinsynthese). Primaquin wird gut resorbiert, ist schlecht gewebegängig und wird in der Leber metabolisiert. Die HWZ beträgt 6 h. **Nebenwirkungen** sind gastrointestinale Störungen und – bei Glukose-6-Phosphat-Dehydrogenase-Mangel – Hämolyse.

29.1.7 Therapie von Ziliateninfektionen

Ziliaten gelten als die am höchsten organisierten Protozoen. Ihre Form wird von ihrer Lebensweise bestimmt. **Zilien** dienen als Fortbewegungsorgane, sie unterscheiden sich von Flagellen durch eine reduzierte Länge und eine vereinfachte Schlagweise. Ziliaten haben zwei Kerne, den Makro- und Mikronukleus. Der Makronukleus bestimmt Phänotyp und Metabolismus, der Mikronukleus dient als genetischer Speicher.

Balantidiose

Die **Balantidiose** oder Balantidienruhr wird durch den Ziliaten Balantidium coli ausgelöst. Balantidien leben im Dickdarm von Schweinen und können durch mit Zysten kontaminiertes Fleisch oder verunreinigtes Wasser auf den Menschen übertragen werden. Die Symptome ähneln der Amöbiasis (s. **Tab. 29.1**). Zur Therapie verwendet man hauptsächlich Metronidazol und Tetrazykline (s. S. 408, 411).

29.2 Infektionen mit Helminthen

Key Point

Die Bezeichnung Helminthen beschränkt sich auf parasitisch lebende Würmer. Sie stammen vorwiegend aus den Stämmen der Plattwürmer (Plathelminthes) und Schlauchwürmer (Nemathelminthes). Wie bei den Protozoen ist die Auswahl der Wirkstoffe meist spezifisch für die einzelnen Wurmklassen.

In Anpassung an ihre parasitische Lebensweise entwickeln sich die Helminthen über einen teilweise mehrfachen Wirtswechsel, der bei den Plathelminthen mit einem Generationswechsel verbunden ist. Nicht alle Plathelminthen und Nemathelminthen sind parasitisch. Bei den Plathelminthen sind die Klassen **Trematoda** (Saugwürmer) und **Cestoda** (Bandwürmer) wichtige Krankheitserreger. Die Nemathelminthen besitzen nur in der Klasse der **Nematoda** (Fadenwürmer) für den Menschen gefährliche Parasiten (**Tab. 29.4**).

29.2.1 Therapie von Plathelmintheninfektionen

Charakteristika von Trematoden

Trematoden besitzen eine ungegliederte Blattform mit Haftorganen auf der Körperoberfläche. Sie sind Zwitter und entwickeln sich über komplizierte Generationswechsel, die häufig mit Wirtswechseln verbunden sind. Oft treten dabei drei Generationen hintereinander auf, die sich maßgeblich in Bau und Lebensweise unterscheiden (**Abb. 29.4**).

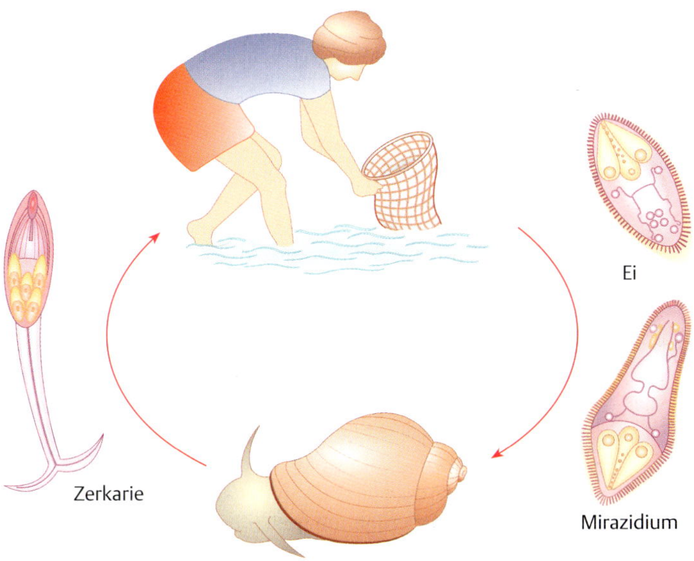

Abb. 29.4 Generationszyklus der Trematoden. Aus den Schistosomen-Eiern schlüpfen im Wasser Mirazidien, die sich Süßwasserschnecken als Zwischenwirt suchen. Nach ungeschlechtlicher Vermehrung in der Schnecke schlüpfen Zerkarien, die durch die menschliche Haut eindringen können.

Tabelle 29.4

Krankheitserreger innerhalb der Helminthen

Klasse	Krankheitserreger	Erkrankung
Trematoden	Schistosoma haematobium	Blasenbilharziose
	Schistosoma mansoni	afrikanische Darmbilharziose
	Schistosoma japonicum	schwere Form der Darmbilharziose
Cestoda	Diphyllobothrium latum (Fischbandwurm)	gastrointestinale Störungen, Anämie
	Taenia saginata (Rinderbandwurm)	Taeniasis (Bauchschmerz, Gewichtsverlust, Schwäche)
	Taenia solium (Schweinebandwurm)	Taeniasis, z. T. Zystizerkose (Larvenbefall in unterschiedlichen Organen)
	Echinococcus granulosus (Hundebandwurm)	zystische Echinokokkose (meist solitäre Zysten in Leber und Lunge)
	Echinococcus multilocularis (Fuchsbandwurm)	alveoläre Echinokokkose (infiltrativ destruierende Ausbreitung der schwammartigen Wurmlarve mit Einwachsen in Organe oder deren Zerstörung)
Nematoda	Trichuris trichiura	Peitschenwurminfektion (gastrointestinale Störungen)
	Trichinella spiralis	Trichinose (allergische Symptome, Ödeme, Fieber, Eosinophilie, Muskelverhärtung und -schmerzen)
	Strongyloides stercoralis	Strongyloidiasis (Dermatitis, Pneumonie, Eosinophilie, gastrointestinale Störungen, Anämie, Ileus)
	Ascaris lumbricoides	Askariasis (bei Massenbefall: Abdominalschmerzen, Blinddarmentzündung, Darmverschluss; bei Kindern: Krämpfe, Delir)
	Enterobius vermicularis	Enterobiasis (Analpruritus)
	Wucheria bancrofti	Elephantiasis (durch Obstruktion der Lymphgefäße)
	Onchocerca volvulus	Onchozerkose (Dermatitis, Atrophie und Depigmentierung der Haut, Erblindung)

Charakteristika von Zestoden

Der Körper der **Zestoden** besteht aus Kopf (Skolex), Hals und einer Gliederkette. Der Kopf besitzt Haftorgane und verankert den Bandwurm im Wirt (**Abb. 29.5**). Die Körperglieder (Proglottiden) sind in der Sprossungszone am Hals sehr klein, werden aber durch Wachstum und mit der Ausbildung des Genitalapparates (wie bei den Trematoden zwittrig) größer. Sie werden einzeln oder gruppenweise abgestoßen und gelangen ins Freie, wo sie sich noch bewegen können und nach Zersetzung des Gewebes die Eier oder Embryonen frei werden. Ihre Nahrung nehmen Cestoden über ihre Körperoberfläche auf.

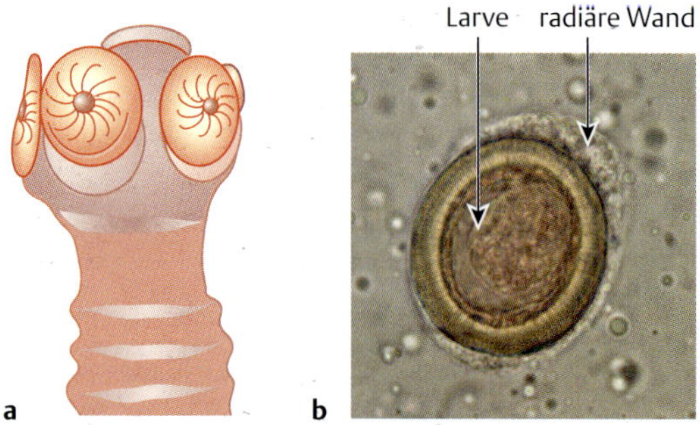

Abb. 29.5 Taenia saginata (Rinderbandwurm). **a** Skolex mit vier Saugnäpfen, **b** Ei mit dicker, radiär strukturierter Membran.

Auch die **Entwicklung** der Zestoden ist mit Generations- und Wirtswechseln verbunden. Die Eier des Bandwurms gelangen nach Freisetzung mit dem Stuhl und Auflösung der Proglottiden ins Freie. Als Larve wird der Bandwurm dann wieder über die Nahrung vom Menschen aufgenommen und beginnt dort, zu einem Bandwurm auszuwachsen.

Wirkstoffe

Die hauptsächlich verwendeten Wirkstoffe **Praziquantel**, **Nicosamid, Mebendazol** und **Albendazol** sind **vermizid**, d. h. sie töten die Würmer ab. Alle Wirkstoffe sind während Schwangerschaft und Stillzeit kontraindiziert oder dürfen nur bei vitaler Indikation verwendet werden.

Praziquantel

Praziquantel kann sowohl gegen Trematoden als auch Zestoden eingesetzt werden. Der **Wirkmechanismus** ist komplex: Praziquantel schädigt das äußere Epithel der Würmer, das Tegument. Die Würmer werden zudem empfindlicher gegenüber den menschlichen Darmenzymen. Darüber hinaus erhöht Praziquantel die Calciumpermeabilität und löst in den Würmern eine Dauerdepolarisation aus. Sie verlieren ihren Halt und werden mit dem Stuhl ausgeschieden.

Nach oraler Applikation wird Praziquantel gut resorbiert und besitzt eine HWZ von 1,5 h. Es wird fast vollständig metabolisiert und hauptsächlich renal ausgeschieden.
Es gibt verschiedene Präparate, die bei spezifischen Indikationen angewendet werden:

- Biltricide®: Schistosomen
- Cesol®: Taenia saginata, Taenia solium
- Cysticide®: Taenia solium.

Grundsätzlich ist Praziquantel gut verträglich. Als **Nebenwirkungen** kommen gastrointestinale Störungen, Kopfschmerzen, Schwindel, Müdigkeit, Schwäche, Benommenheit und Juckreiz vor. Bei intraokulärer Zystizerkose ist Praziquantel **kontraindiziert,** da es zu einem entzündungsbedingten Visusverlust kommen kann. Induktoren des Cytochrom-P450-Systems beschleunigen den Abbau von Praziquantel, Hemmstoffe erhöhen den Wirkspiegel.

MERKE

- Praziquantel ist gegen eine Vielzahl von Trematoden und Zestoden wirksam.
- Es ist gut verträglich, seine Verstoffwechslung wird aber von Induktoren und Hemmstoffen des Cytochrom-P450-Systems beeinflusst.

Niclosamid

Niclosamid (Yomesan®) wirkt nur bei Darmparasiten vermizid und eignet sich deshalb hauptsächlich als Mittel gegen **Bandwürmer.** Es hemmt die oxidative Phosphorylierung in den Mitochondrien, sodass letztendlich der Skolex abstirbt, seinen Halt verliert und der Bandwurm mit dem Stuhl ausgeschieden wird.
Niclosamid wird nach oraler Gabe kaum resorbiert und eignet sich daher nicht zur Therapie von Zystizerkosen. Dosierung und Therapiedauer hängen von dem jeweiligen Erreger ab. Als **Nebenwirkungen** treten vorübergehend leichte, gastrointestinale Störungen auf, selten Überempfindlichkeitsreaktionen.

Mebendazol

Mebendazol wirkt vermizid: Es bindet an das Tubulin intestinaler Parasitenzellen und verhindert deren Polymerisation. Die gestörte Tubulinpolymerisation hemmt sowohl den Transport sekretorischer Substanzen als auch die Aufnahme von Nährstoffen. Nach dem Verbrauch der endogenen Glykogenreserven kommt es zu einer irreversiblen Degeneration des Intestinaltraktes und zum Absterben des Wurmes.
Nach oraler Gabe ist die Resorption unvollständig. Zudem werden aufgrund des hohen First-pass-Effekts nur ca. 20 % der Dosis systemisch aufgenommen. Die Ausscheidung der Metaboliten erfolgt über Galle und Niere.
Je nach nachgewiesenem Parasiten wird verabreicht:

- Vermox®: Taeniasis (3–4 Tage)
- Vermox forte®: Echinokokkose (4–6 Wochen).

Als **Nebenwirkungen** können gelegentlich gastrointestinale Störungen mit Übelkeit und Erbrechen auftreten, selten auch allergische Hauterscheinungen. Bei hoher Dosierung sollten regelmäßig Blutbild und Leberfunktionsparameter kontrolliert werden, da es zu Granulozytopenie, Anämie oder Leberfunktionsstörungen kommen kann. Kontraindiziert ist Mebendazol bei schweren Leberfunktionsstörungen.
Die gleichzeitige Gabe von Cimetidin kann den Abbau von Mebendazol verlangsamen. Außerdem senkt Mebendazol den Insulinbedarf bei Diabetikern.

Albendazol

Albendazol (Eskazole®) besitzt den gleichen Wirkmechanismus wie Mebendazol. Die Resorption nach oraler Gabe ist schlecht, kann aber durch eine fettreiche Mahlzeit verbessert werden. Außerdem unterliegt Albendazol einem starken First-pass-Effekt, sodass nur der Hauptmetabolit Albendazolsulfoxid im Blutplasma nachweisbar ist. Die Ausscheidung erfolgt hauptsächlich über die Galle. **Indiziert** ist Albendazol bei zystischer und alveolärer Echinokokkose.
Die **Nebenwirkungen** und **Kontraindikationen** entsprechen denen von Mebendazol. Bei gleichzeitiger Gabe von Cimetidin, Praziquantel oder Dexamethason ist der Abbau von Albendazol verzögert.

MERKE

Mebendazol und Albendazol können bei der Echinokokkose eingesetzt werden.

Metrifonat und Oxamniquin

Weder Metrifonat noch Oxamniquin sind in Deutschland zugelassen. **Metrifonat** hemmt vermutlich die Cholinesterase und hat nur auf Schistosoma haematobium eine Wirkung. **Oxamniquin** besitzt einen unbekannten Wirkmechanismus und kann nur gegen Schistosoma mansoni eingesetzt werden.

29.2.2 Therapie von Nemathelmintheninfektionen

Bei den Nemathelminthen gibt es nur in der Klasse der Nematoden für den Menschen gefährliche Parasiten. Diese können die unterschiedlichsten Organe befallen. Die meisten Wirkstoffe beeinflussen entweder den Glukosestoffwechsel oder die Muskelfunktion der Nematoden.

Charakteristika von Nematoden

Nematoden sind meist faden- oder schlauchförmig. Sie besitzen eine robuste und elastische Körperhülle (Kutikula), die ihnen zusammen mit der dorsalen und ventralen Muskulatur eine schlängelnde Bewegung ermöglicht. Die Geschlechter sind fast ausnahmslos getrennt. Gerade bei den Parasiten werden sehr viele Eier produziert, in denen sich häufig schon die ersten Jugendstadien entwickeln. Erst nach der ersten (oder zweiten) Häutung schlüpft der Wurm.

Wirkstoffe

Die verwendeten Wirkstoffe haben ein eher breites Spektrum mit folgenden Effekten bei den Nematoden:
- Zerstörung des zellulären Tubulinskeletts
- Muskellähmung
- verminderte Glukoseaufnahme.

Mebendazol und Albendazol

Mebendazol (Vermox®, Surfont®) kommt bei Oxyuriasis, Enterobiasis, Ascariasis, und Trichuriasis zum Einsatz, Vermox forte® bei Trichinose (vgl. S. 427).
Albendazol (Eskazole®) ist bei Trichinose und Strongyloidiasis wirksam.

Pyrantelembonat

Pyrantelembonat (Helmex®) tötet die Nematoden nicht, sondern führt durch eine Depolarisation der motorischen Endplatte zu einer spastischen Lähmung der Würmer. Sie werden lebend ausgeschieden. Nach oraler Gabe wird Pyrantelembonat schlecht resorbiert (d. h. es kommt zu einer guten lokalen Wirkung auf den Parasiten im Darm) und vorwiegend über die Galle ausgeschieden. Es ist **indiziert** bei Infektionen durch Enterobius vermicularis, Ascaris lumbricoides, Ancylostoma duodenale und Necator americanus.
Nebenwirkungen sind selten. Es können gastrointestinale Störungen, Müdigkeit, Schwindel, Kopfschmerzen, Hauterscheinungen und ein vorübergehender Transaminasenanstieg auftreten.

Pyrviniumembonat

Pyrviniumembonat (Molevac®) verhindert beim Wurm die Glukoseaufnahme und wirkt dadurch vermizid. Nach oraler Applikation findet keine Resorption statt. Ausgeschieden wird Pyrviniumembonat über den Stuhl. Indiziert ist die Einnahme bei einer Infektion durch Enterobius vermicularis. Nebenwirkungen sind selten. Es können gastrointestinale Störungen auftreten, Hauterscheinungen, Lichtempfindlichkeit und Überempfindlichkeitsreaktionen. Bei Patienten mit Leberfunktionsstörungen, Niereninsuffizienz und entzündlichen Darmerkrankungen sowie bei Kindern unter 3 Monaten ist Pyrviniumembonat kontraindiziert.

30 Virostatika

30.1 Grundlagen

Key Point

Virostatika sind Arzneistoffe, die die Virusreplikation hemmen. In den letzten Jahren hat die Anzahl der antiviralen Substanzen zugenommen, u. a. bedingt durch den intensiven Kampf gegen die HIV-Infektion. Jährlich werden mehrere neue Virostatika zugelassen, daher kann hier nur eine Auswahl von Virostatika beschrieben werden.

30.1.1 Struktur und Replikation von Viren

Die virale DNA und RNA ist in einer Proteinhülle verpackt, dem **Kapsid**. Das Kapsid bildet mit dem viralen Genom das Nukleokapsid. Bei umhüllten Viren ist das Kapsid zusätzlich noch von einer Lipoproteinhülle umgeben (Virusmembran), die die Viren beim Verlassen der Wirtszelle *(budding)* erhalten. Kapsid und Virusmembran enthalten virusspezifische Antigene. Der Replikationszyklus von Viren besteht aus mehreren Schritten, die auch als Angriffspunkte für Virostatika dienen (**Abb. 30.1**).

Bindung an die Oberflächenproteine der Wirtszelle

Beim **Andocken des Virus** bindet ein Virusoberflächenprotein an einen spezifischen Rezeptor oder ein Protein in der Wirtszellmembran. Diese Proteine bestimmen die Wirtsspezifität des Virus und damit den klinischen Verlauf der Virusinfektion. So bindet das HIV-Membranprotein gp120 an CD4- und Chemokin-Rezeptoren menschlicher T-Zellen bzw. Makrophagen. Das Tollwutvirus benutzt den neuronalen nikotinergen Acetylcholinrezeptor, um spezifisch Nervenzellen zu infizieren.

Penetration in die Wirtszelle

Beim **Eindringen des Virus in die Zelle** verschmelzen die Virus- und Zellmembran (z. B. HIV), oder das Virus wird über Endozytose eingeschleust (z. B. Influenzavirus). Dagegen bilden die unbehüllten Viren nach Bindung an Membranproteine oft eine Pore in der Zellmembran, durch welche sie das Virusgenom in das Zytosol der Wirtszelle einschleusen.

Freisetzung des viralen Genoms

Um den Replikationsvorgang zu initiieren, muss das Virusgenom aus dem Kapsid freigesetzt werden (*uncoating*).

Replikation und Transkription des viralen Genoms

Bei der **Replikation des Virusgenoms** werden mehrere Kopien der viralen DNA oder RNA hergestellt, meistens durch viruseigene DNA- bzw. RNA-Polymerasen. Bei manchen DNA-Viren wie den Papillomaviren wird die DNA-Polymerase der Wirtszelle in Anspruch genommen. Dann wird die virale mRNA für die Synthese von viralen Proteinen an Ribosomen der Wirtszelle transkribiert. Sehr oft verändern die Viren den Translationsapparat der Wirtszelle, sodass bevorzugt die viralen Proteine synthetisiert werden.

Zusammenbau von Viruspartikeln (Reifung) und Freisetzung von Viren

Abschließend werden die viralen Komponenten zusammengebaut. Die Nukleokapside des Herpesvirus werden z. B. im Kern gebildet, gelangen danach ins Zytosol und dringen in den Golgi-Apparat ein. Beim Verlassen des Golgi-Apparats erhalten sie zwei Membranhüllen. Um die Zelle zu verlassen, verschmilzt die äußere Membranhülle des Virus mit der Zellmembran, und das Virus verlässt die Zelle in einer einzelnen Membranhülle.

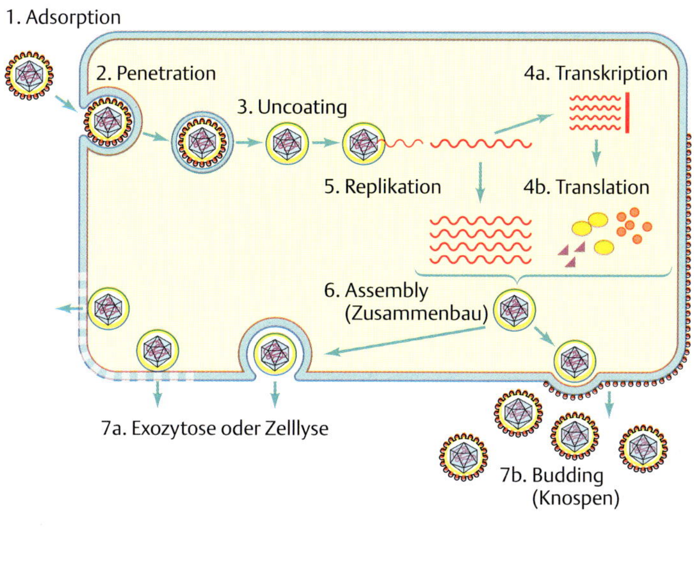

Abb. 30.1 Vermehrungszyklus von (a) nackten oder (b) behüllten Viren. Der virale Replikationszyklus ist in der schematischen Abbildung beispielhaft für ein behülltes oder unbehülltes DNA-Virus dargestellt: Es sei darauf hingewiesen, dass große Unterschiede zwischen den verschiedenen Virusfamilien hinsichtlich der Strategien bei der Vermehrung der genomischen viralen Nukleinsäure und der intrazellulären Lokalisation der Nukleinsäurereplikation bzw. des Zusammenbaus des Nukleokapsids existieren.

30

Einen anderen Modus der Freisetzung zeigt HIV: Das Nukleokapsid lagert sich nach der Passage durch den Golgi-Apparat an die Plasmamembran und erhält beim Verlassen der Zelle durch Knospung seine Lipidhülle.

MERKE

Viren besitzen weder eigene Organellen zur Replikation, Transkription oder Translation noch einen selbstständigen Energiestoffwechsel. Daher vermehren sie sich in Wirtszellen, deren Funktion sie für ihre Zwecke verändern.

30.2 Pharmakotherapie

Key Point
Jede Virusinfektion erfordert ihre eigene Pharmakotherapie, die spezifisch die individuelle Virusreplikation hemmt.

30.2.1 Wirkprinzipien von Virostatika

Virostatika hemmen verschiedene Vorgänge der Virusreplikation (**Abb. 30.1**):

- Adsorption und Penetration des Virus in die Wirtszelle (z. B. Enfuvirtid)
- Freisetzung des viralen Genoms (z. B. Amantadin)
- Synthese der viralen DNA oder RNA (z. B. Aciclovir, Ribavirin)
- posttranslationale Modifikation der Proteine (z. B. Lopinavir)
- Freisetzung von Viren aus der Wirtszelle (z. B. Oseltamivir).

30.2.2 Probleme der antiviralen Therapie

Eine wirksame und gleichzeitig nebenwirkungsarme antivirale Therapie ist aus mehreren Gründen schwer zu realisieren:

- Ein Virostatikum muss in die Wirtszelle eindringen und eine ausreichende inhibitorische Konzentration für seine antivirale Aktivität erreichen. Dabei werden meistens auch die Funktionen der Wirtszelle beeinträchtigt.
- Die meisten Virostatika können nur die aktive Replikation hemmen, gegen nicht replizierende Viren sind Virostatika nicht wirksam.
- Nach dem Absetzen des Virostatikums setzt sich die Virusreplikation fort. Dies kann eine dauerhafte Applikation erfordern (z. B. HIV-Infektion).
- Die meisten Virostatika hemmen nur die Funktion eines bestimmten viralen Proteins. Durch Mutationen der Zielstrukturen entwickeln Viren schnell Resistenzen.
- Virostatika werden meistens erst dann eingesetzt, wenn sich die virale Infektion klinisch manifestiert hat. Zu diesem Zeitpunkt ist die Replikation der Viren schon weit fortgeschritten, und viele Zellen sind irreversibel geschädigt.

30

MERKE

Virostatika können die Virusvermehrung nicht vollständig inaktivieren, es kommt nicht zur kompletten Eradikation. Daher ist für die Heilung ein effektives Immunsystems notwendig.

30.2.3 Influenza-Viren

Influenza wird durch RNA-Viren aus der Gruppe Orthomyxoviren ausgelöst. Das Genom der Influenza-A- und -B-Viren besteht aus 8 und das Genom der Influenza-C-Viren aus 7 einzelnen RNA-Strängen, die für 11 Proteine kodieren (**Abb. 30.2**). Die schwersten Erkrankungen werden durch Influenza-A-Viren hervorgerufen.

Das **Hämagglutinin (H)** in der Lipiddoppelschicht, das für die Erkennung von Zielzellen verantwortlich ist, haftet sich an diejenigen Oberflächenrezeptoren der Wirtszelle, an denen sich Sialinsäure (N-Acetylneuraminsäure)-Gruppen befinden. Bisher wurden 16 H-Subtypen isoliert. Nach der rezeptorvermittelten Endozytose bildet sich ein Endosom. Durch einen viralen Protonenkanal strömen H^+-Ionen in das Innere des Virus und ermöglichen durch Ansäuerung die Freisetzung des viralen Genoms.

Die **Neuraminidase (N)** spaltet die Sialinsäure-Gruppe aus den Glykoproteinen der Zellmembran ab und ermöglicht dadurch die Freisetzung der Viruspartikel aus den infizierten Zellen. Es wurden bislang 9 N-Subtypen beschrieben.

Praxistipp
Hämagglutinin und Neuraminidase bilden die Vorlage zur Klassifizierung von Influenza-Viren. So wird das Vogelgrippe-Influenza-A-Virus als A/H5N1 bezeichnet.

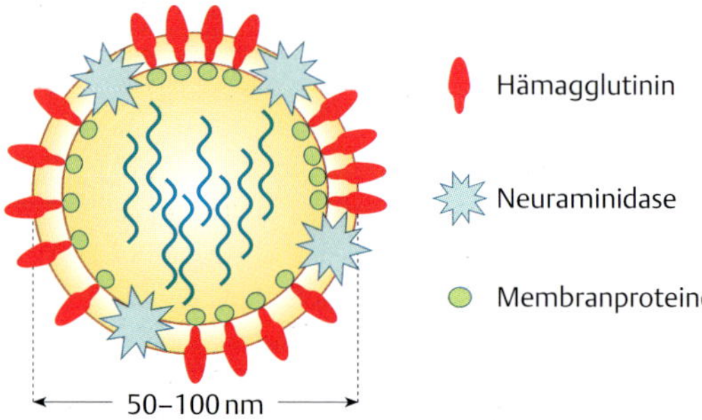

Abb. 30.2 Influenza-Virus. Hämagglutinin und Neuraminidase sind in eine Lipiddoppelschicht eingebettet, die den Kern mit den RNA-Strängen umgeben.

Tabelle 30.1

Virostatika gegen Influenza-Viren

Wirkstoff	Indikation	wichtige Nebenwirkungen	Kontraindikationen
Amantadin	Prophylaxe und Therapie von Influenza A	Schwindel und psychische Unruhe, Albträume, Halluzinationen bei älteren Patienten, Übelkeit und Erbrechen Mundtrockenheit, Akkommodationsstörungen, Tachykardie	schwere Herzerkrankungen und Arrhythmien
Oseltamivir	Prophylaxe und Therapie von Influenza A und B	gastrointestinale Nebenwirkungen (Übelkeit, Erbrechen)	keine, Dosisanpassung bei Niereninsuffizienz
Zanamivir	Therapie von Influenza A und B	akuter Bronchospasmus (selten)	keine

Wirkstoffe

Amantadin (PK-Merz®) hemmt den Protonenkanal und verhindert dadurch das virale *Uncoating*. Es wird zur Prophylaxe und Therapie (innerhalb von 48 h nach Krankheitsbeginn) eingesetzt. Amantadin hemmt zudem den NMDA-Rezeptor und den muskarinergen ACh-Rezeptor, was die psychotischen und atropinergen Nebenwirkungen erklärt (s. S. 389).

Oseltamivir (Tamiflu®) und **Zanamivir** (Relenza®) hemmen selektiv die Neuraminidase, indem sie an das aktive Zentrum binden. Damit verhindern sie die Freisetzung der Viruspartikel aus der infizierten Zelle und die weitere Ausbreitung der Infektion (**Tab. 30.1**).

Im Gegensatz zum oral wirksamen Oseltamivir wird Zanamivir per inhalationem appliziert und wirkt so lokal an den Schleimhäuten des Respirationssystems.

MERKE

Amantadin blockiert den viralen Protonenkanal und verhindert so das Uncoating von Influenza-Viren. Darüber hinaus hemmt es auch den NMDA-Rezeptor und besitzt starke atropinartige Wirkungen.

30.2.4 Hemmstoffe der viralen DNA- und RNA-Polymerase

Hemmstoffe der viralen DNA- und RNA-Polymerasen sind Nukleosid-Analoga, bei denen entweder der Zucker (Desoxyribose), die Base oder beide Bestandteile chemisch modifiziert sind. Als Prodrugs müssen sie in der Zelle phosphoryliert werden, bevor sie die Synthese der viralen DNA oder RNA hemmen.

Humane Herpesviren

Humane Herpesviren (HHV) rufen beim Menschen ernsthafte Erkrankungen hervor. Zu diesen gehören HHV-1 und HHV-2 (syn. Herpex simplex HSV-1, HSV-2), HHV-3 (syn. Varizella-Zoster-Virus, VZV), HHV-4 (Epstein-Barr-Virus), HHV-5 (Cytomegalievirus, CMV) und drei weitere Arten (HHV-6 bis -8). HHV enthalten eine doppelsträngige DNA, die durch eine viruseigene DNA-Polymerase repliziert wird.

Gegen Infektionen mit HHV werden **Hemmstoffe der viralen DNA-Polymerase** eingesetzt. Vidarabin wurde als erstes Virostatikum in den 1970er Jahren in die Therapie eingeführt. Die intravenöse Therapie war mit erheblichen Nebenwirkungen belastet, daher wurde es bald durch das oral verfügbare Aciclovir ersetzt.

Hemmstoffe der viralen DNA-Polymerase

Aciclovir (Zovirax®) ist der Prototyp einer Gruppe von Virostatika, zu denen auch Penciclovir und Ganciclovir gehören. Die Desoxyribose ist bei diesen Substanzen durch eine **azyklische Seitenkette** ersetzt.

Aciclovir ist ein azyklisches Guanin-Nukleosid, dem die 3'-Hydroxylgruppe am modifizierten Zucker fehlt. Es hemmt nach einer Umwandlung in Aciclovir-Triphosphat die virale DNA-Synthese. Der erste Phosphorylierungsschritt zum Aciclovir-Monophosphat wird durch eine **viruskodierte Thymidinkinase** katalysiert. Die Affinität von Aciclovir für die virale Thymidinkinase ist 200-fach höher als für das humane Enzym. Weitere Phosphorylierungen zum Aciclovir-Triphoshat erfolgen durch zelleigene Kinasen (**Abb. 30.3**).

Aciclovir-Triphosphat konkurriert mit Desoxyguanosin-Triphosphat und inhibiert dadurch kompetitiv die virale DNA-Polymerase stärker als die zelluläre DNA-Polymerase. Nach dem Einbau des Aciclovir-Triphosphats in den wachsenden viralen DNA-Strang kommt es zum Abbruch der DNA-Synthese, weil die 3'- Hydroxylgruppe zur Anknüpfung des nächsten Nukleotids fehlt (*chain terminator*).

Aciclovir (peroral oder intravenös) ist gut verträglich. Bei i. v. Applikation von Aciclovir limitieren jedoch die Gefahr einer Niereninsuffizienz und ZNS-Nebenwirkungen seine Dosis. Bei hohen Konzentrationen kann Aciclovir im Harn auskristallisieren und zur reversiblen Nephropathie führen.

MERKE

Die virale Thymidinkinase wird nur in HHV-infizierten Zellen exprimiert. Daher wird Aciclovir auch nur in diesen Zellen in das antiviral wirksame Aciclovir-Triphosphat überführt.

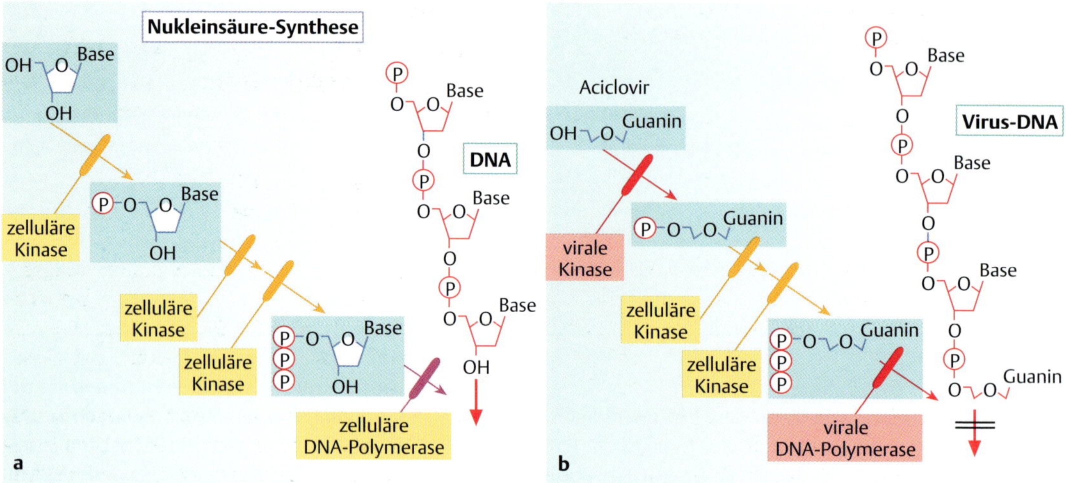

Abb. 30.3 Wirkung von Aciclovir. a. Nukleinumwandlung von physiologischen Nukleosiden in die Nukleotid-Triphosphate und die DNA-Synthese. **b** Umwandlung von Aciclovir in das Aciclovir-Triphoshat und Hemmung der viralen DNA-Synthese. Aciclovir wird durch eine HSV-eigene Thymidinkinase in das Aciclovir-Monophoshat überführt und durch zelluläre Kinasen in Aciclovir-Triphosphat umgewandelt. Der Einbau in die virale DNA führt zum Abbruch der DNA-Synthese und zur irreversiblen Hemmung der viralen DNA.

Valaciclovir (Valtrex®) ist ein Prodrug, das nach peroraler Gabe schnell und vollständig zu Aciclovir umgesetzt wird. Dessen Bioverfügbarkeit steigt nach peroraler Gabe von Valaciclovir um das 3- bis 5-fache.
Penciclovir (Fenistil® Pencivir) ist ebenfalls ein azyklisches Guanosin-Nucleosid zur Behandlung von HSV- und VZV-Infektionen. Infolge seiner geringen oralen Bioverfügbarkeit beschränkt sich die Anwendung allerdings auf die topische Behandlung des Herpes labialis. Zur oralen Therapie steht **Famciclovir** (Famvir®), ein Prodrug von Penciclovir, zur Verfügung.
Brivudin (Zostex®) ist ein Nukleosidanalogon, das aus natürlicher Desoxyribose und einer chemisch modifizierten Pyrimidinbase besteht. Auch Brivudin wird bevorzugt durch die virale Thymidinkinase in von HHV befallenen Zellen phosphoryliert, in denen Brivudin-Triphosphat dann die virale DNA-Polymerase blockiert. Wegen seiner langen intrazellulären Verweildauer von 10 h wirkt Brivudin besonders gut und ist Mittel der ersten Wahl bei Patienten über 50 Jahre gegen HSV- und VZV-Infektionen.

30

Praxistipp
Ein Metabolit des Brivudin hemmt den enzymatischen Abbau von 5-Fluorouracil und erhöht dessen Toxizität. Deshalb darf Brivudin nicht gleichzeitig oder bis zu 4 Wochen nach einer Therapie mit 5-Fluorouracil oder dessen Analoga (z. B. Tegafur) verabreicht werden.

Idoxuridin (Zostrum®), ein jodiertes Analogon von Thymidin, und **Trifluridin,** ein fluoriertes Pyrimidinnukleosid, sind nur zur topischen Therapie von HSV- und VZV -Infektion geeignet. Beide Virostatika werden nach ihrer Umwandlung in das entsprechende Nukleosid-Triphosphat in die virale, aber auch zelluläre DNA eingebaut und hemmen sowohl die virale als auch die zelluläre DNA-Polymerase. Trifluridin unterdrückt auch die Replikation von aciclovirresistenten HSV.
Ganciclovir (Cymeven®, lokal: Virgan® Augengel) ist ein azyklisches Guanin-Nukleosid, dessen chemische Struktur sich nur geringfügig von der von Aciclovir unterscheidet und den gleichen Wirkmechanismus und antivirales Spektrum besitzt. Ganciclovir wird aber auch in nicht infizierten gesunden Zellen zu Ganciclovir-Triphosphat phosphoryliert und hemmt die zelluläre DNA-Polymerase. Deshalb ist die Therapie mit Ganciclovir im Vergleich zu Aciclovir mit höheren Nebenwirkungen belastet. Ganciclovir wirkt virostatisch **gegen alle HHV,** bevorzugt wird das Virostatikum intravenös zur Behandlung schwerer CMV-Infektion bei immungeschwächten Patienten (AIDS, Organtransplantation, Krebs) eingesetzt.
Die Infusion von Ganciclovir soll über einen Zeitraum von 1 h und nur in Venen mit ausreichendem Blutstrom erfolgen.

MERKE
Wegen der erheblichen Nebenwirkungen wird Ganciclovir nur bei immunsupprimierten Patienten mit schweren CMV-Infektionen eingesetzt.

Valganciclovir (Valcyte®), ein Prodrug des Virostatikums Ganciclovir, wird im Gegensatz zu Ganciclovir gut resorbiert und in der Darmwand und Leber vollständig zu Ganciclovir umgewandelt. Seine orale Bioverfügbarkeit beträgt 60 %. Indikationen und Nebenwirkungen entsprechen denen von Ganciclovir.

Praxistipp

Bei allen Patienten mit Ganciclovir und Valganciclovir müssen wegen der Gefahr einer Agranulozytose regelmäßige Blutbildkontrollen durchgeführt werden.

Foscarnet (Foscavir®) ist ein Analogon von Pyrophosphat. Es bindet reversibel an die Pyrophosphat-Bindungsstelle der DNA-Polymerase (oder der reversen Transkriptase) und blockiert die Abspaltung des Pyrophosphat von Deoxynukleotid-Triphospaten. Dadurch wird die Verlängerung der DNA-Kette gehemmt. Wegen seiner schlechten Verträglichkeit (Hemmung der zellulären Enzyme) wird Foscarnet nur zur Behandlung lebensbedrohlicher CMV- oder anderer HHV-Infektionen bei immungeschwächten Patienten injiziert. Im Gegensatz zu Ganciclovir supprimiert Foscarnet nicht das Knochenmark und kann bei der Behandlung von AIDS-Patienten mit Zidovudin kombiniert werden.

MERKE

Hemmstoffe der viralen DNA-Polymerasen werden gegen Infektionen mit Herpes-simplex-, Varizellen- oder Cytomegalieviren eingesetzt.

Hemmstoffe der viralen RNA-Polymerase

Ribavirin (Copegus®, Virazole®) ist ein älteres Virostatikum, das die Replikation von zahlreichen RNA- und DNA-Viren unterdrückt. Sein Hauptanwendungsgebiet umfasst die Hepatitis C (s. S. 438), respiratorische Infekte durch das Respiratory-Syncytial-Virus bei Kindern und hämorrhagisches Fieber durch das Lassa-Virus.

Ribavirin ist ein Nukleosidanalogon, das sich aus D-Ribose und einem chemisch modifizierten Guanin zusammensetzt. Auch Ribavirin muss, wie andere Nukleosidanaloga, zu Ribavirin-Triphosphat phosphoryliert werden.

Ribavirin-Monophosphat hemmt die Synthese von Guanosin-Monophosphat, dadurch sinkt die intrazelluläre Konzentration von GTP und damit die Replikation von RNA-Viren, die im hohen Maß vom intrazel-

Tabelle 30.2

Hemmstoffe der viralen DNA- und RNA-Polymerasen

Wirkstoffe	Applikation	Indikation	Nebenwirkungen*	Kontraindikationen
Aciclovir	oral, i. v., topisch	Herpes simplex Herpes zoster	reversible Nephropathie (i. v.)	keine
Valaciclovir	oral	wie bei Aciclovir		keine
Penciclovir	topisch	Herpes labialis	Juckreiz, trockene Haut	keine
Famciclovir	oral	Herpes zoster Herpes simplex	gelegentlich Schwindelt	Schwangerschaft und Stillzeit
Brivudin	oral	Herpes zoster	gelegentlich Anämie, Granulozytopenie	Schwangerschaft und Stillzeit, Zytostatika-Therapie, besonders mit 5-FU
Idoxuridin	topisch	Herpes labialis Herpes zoster	Juckreiz	
Ganciclovir	i. v. Infusion	CMV-Infektionen bei immunsupprimierten Patienten	Knochenmarksuppression, Neutropenie, Thrombozytopenie, Anämie, Verwirrtheit,	Schwangerschaft und Stillzeit
	topisch	Herpes-simplex-Keratitis		
Valganciclovir	oral	wie bei Ganciclovir	wie bei Ganciclovir	wie bei Ganciclovir
Foscarnet	i. v. Infusion	lebens- und Augenbedrohende CMV-Infektionen, Aciclovir-resistente HSV-Infektionen bei AIDS-Patienten	Nephropathien Kopfschmerzen, Krampfanfälle (selten)	Schwangerschaft und Stillzeit, gleichzeitige i. v. Behandlung mit Pentamidin
Ribavirin	oral, Inhalation	Hepatitis C (nur in Kombination mit Peg-Interferon-α)	Knochenmarkssuppression, Anämie, gastrointestinale Störungen, Exantheme	Schwangerschaft** und Stillzeit, schwere Herzerkrankungen, Leberfunktionsstörungen dekomp. Leberzirrhose

* außer Nausea und Erbrechen
** männliche und weibliche Patienten müssen während und bis 6 Monate nach der Behandlung mit Ribavirin zwei wirksame Empfängnisverhütungsmethoden gleichzeitig anwenden(VZV = Varicella-Zoster-Virus, RSV = Respiratory-Syncytial-Virus, CMV = Cytomegalievirus)

lulären GTP abhängt. Ribavirin-Triphosphat hemmt die virale RNA-Polymerase. Schließlich wird es in die virale RNA eingebaut und schwächt die virale Infektiosität durch Steigerung der Mutationsrate.

30.2.5 Human-immunodeficiency-Virus (HIV)

Das HIV ist Auslöser des erworbenen Immundefektsyndroms (AIDS) und gehört zu den **Retroviren.** Um sich zu replizieren, muss die virale RNA mithilfe der reversen Transkriptase (RT), einer RNA-abhängigen DNA-Polymerase, in die DNA umgeschrieben werden. Die meisten Erstinfektionen werden von HIV-1 ausgelöst. HIV-1 ist mit einer Lipiddoppelschicht-Membran umhüllt, in der die viralen Glykoproteine gp120 und gp41 sowie Proteine aus der Wirtszellen verankert sind (**Abb. 30.4**). Das Nukleokapsid aus 200 Kopien des p24-Proteins enthält die drei Enzyme Integrase, RNase H und Protease. Die Gene *gag* (*group antigen*), *pol* (*polymerase*) und *env* (*envelope*) kodieren für die strukturellen Proteine. Sechs weitere akzessorische Gene kodieren für Proteine, die für die Infektion und intrazelluläre Virusreplikation erforderlich sind.

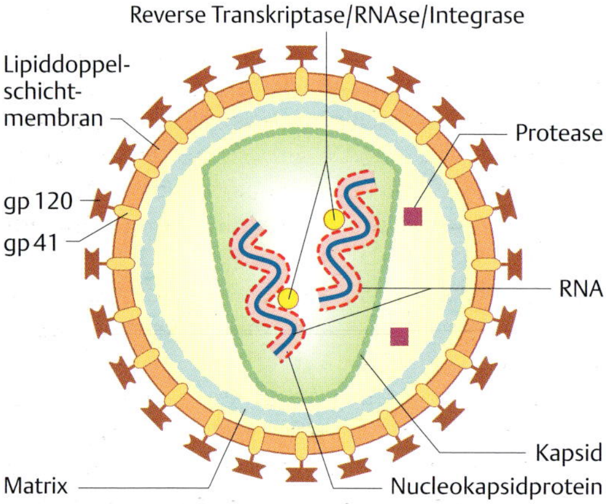

Abb. 30.4 Struktur des HIV. Die replikationsrelevanten Enzyme befinden sich im Nukleokapsid. Die Oberflächenproteine gp120 und gp41 vermitteln die Verschmelzung mit der Wirtszelle.

Replikation von HIV

Das HIV heftet sich mit dem **Membranprotein gp120** (das Genprodukt von *env*) an den CD4- sowie CCR5- bzw. CXCR4-Chemokin-Rezeptor von T-Lymphozyten, dendritischen Zellen, Monozyten Makrophagen und Mikroglia (**Abb. 30.5**). Diese Bindung des gp120-Proteins ist die Voraussetzung für die Verankerung des zweiten **Virusmembranproteins gp41** in die Membran der Wirtszelle. Durch eine Konformationsänderung von gp41 gelangt die Virusmembran in die unmittelbare Nähe der Zellmembran, sodass beide Membranen verschmelzen und das Virus durch Endozytose in die Zelle aufgenommen wird (Penetration).

Nach dem *uncoating* erfolgt im Zytoplasma die **reverse Transkription** des viralen RNA-Genoms. Die Integration der DNA-Doppel-Helices in das Wirtsgenom wird von der viralen Integrase katalysiert. Sie ist die Voraussetzung für die Synthese neuer Virus-RNA-Moleküle durch die RNA-Polymerasen der Wirtszelle. Die viralen Präkursorproteine werden an bestimmten Stellen von der viralen Protease in die endgültigen Proteine gespalten, z. B. das Vorläuferprotein gp160 in gp120 und gp41. Schließlich lagern sich die virale RNA, *gag*-Proteine und *pol*-Enzyme zusammen und bewegen sich zur Zellmembran, wo der endgültige Zusammenbau neuer Viruspartikel erfolgt. Zuletzt erhält das Virus bei der Ausknospung (*budding*) seine Lipidhülle.

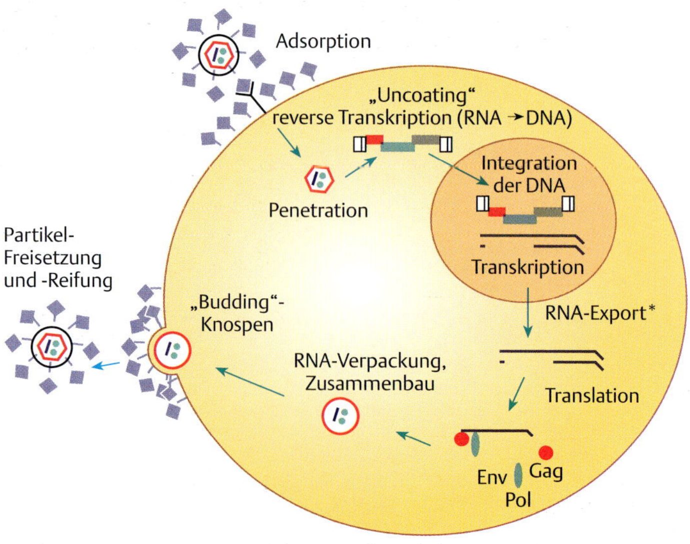

Abb. 30.5 Replikationszyklus des HIV. (mit freundlicher Genehmigung Prof. Dr. D. Lindemann, Dresden)

Therapieschemata

Die Therapie der HIV-Infektion hat sich in den letzten 20 Jahren immer wieder verändert. Eine Monotherapie führt sehr schnell zur Resistenzentwicklung und zum Therapieversagen. Die gegenwärtige **antiretrovirale Therapie (ART)** ist eine Kombinationstherapie, die meist aus drei verschiedenen Medikamenten besteht. Obwohl eine Heilung immer noch nicht möglich ist, kann die Virusreplikation bei den meisten Patienten unterbunden, die Viruslast unter der Nachweisgrenze gehalten und das Auftreten von HIV-assoziierten Erkrankungen unterdrückt bzw. abgeschwächt werden.

Derzeit stehen **fünf Wirkstoffklassen** zur Verfügung:

- nukleosidische Hemmstoffe der reversen Transkriptase (NRTI)
- nicht-nukleosidische Hemmstoffe der reversen Transkriptase (NNRTI)
- Hemmstoffe der Integrase
- Inhibitoren der Protease (PI)
- Fusionsinhibitoren.

Die gängigen Therapieschemata bestehen aus jeweils zwei NRTIs kombiniert mit

- einem NNRTI oder
- einem PI oder
- einem dritten NRTI.

Therapieziel ist die Absenkung der Viruslast unter die Nachweisgrenze (< 50 Viruskopien/ml).

MERKE

Die Basistherapie der HIV-Infektion bilden zwei NRTI, die mit einem dritten Anti-HIV-Wirkstoff kombiniert werden.

Nukleosidische Hemmstoffe der reversen Transkriptase (NRTI)

NRTI sind modifizierte Thymidin-, Cytidin-, Inosin- oder Guanosin-Analoga, bei denen die 3'-Hydroxylgruppe am Zuckeranteil fehlt oder durch eine andere chemische Verbindung ersetzt ist (**Tab. 30.3**). Sie werden unverändert in die Zelle aufgenommen und durch die zellulären Kinasen in die entsprechenden Nukleotid-Triphosphate umgewandelt. Als Triphosphatderivate hemmen sie kompetitiv die virale RT und werden als falscher Baustein in die virale DNA eingebaut. Wegen der fehlenden 3'-Hydroxylgruppe führt der Einbau von NRTI zum Abbruch der DNA-Synthese (*chain terminator*).

Die Nukleosidanaloga werden oral eingenommen und im Allgemeinen gut vertragen. Sie werden überwiegend renal eliminiert und interagieren nicht mit Medikamenten, die über hepatische CYP450-Enzyme metabolisiert werden.

Häufige **Nebenwirkungen** sind Müdigkeit, Kopfschmerzen, Übelkeit und Diarrhö. Zu den wichtigsten Langzeitnebenwirkungen gehören Myelotoxizität, Laktatazidose, Polyneuropathien, Pankreatitiden und eine Lipodystrophie. Manche dieser Langzeitnebenwirkungen sind auf eine mitochondriale Toxizität zurückzuführen, da auch die mitochondriale DNA-Polymerase gehemmt wird.

Die Auswahl der NRTI richtet sich nach den Begleiterkrankungen und dem allgemeinen Zustand des Patienten. Wegen seiner **Knochenmarktoxizität** ist Zidovudin bei Patienten mit Leukopenien und Anämien kontraindiziert. Schwangere Frauen benötigen eine individuelle Einstellung. Frauen unter Behandlung mit den nukleosidischen Hemmstoffen der reversen Transkriptase sollen nicht stillen.

Tabelle 30.3

Die wichtigsten nukleosidischen Hemmstoffe der reversen Transkriptase

Wirkstoffe und INN	Abk.	Nebenwirkungen	Bemerkungen
Emtricitabin (Emtriva®)	FTC	Hyperpigmentationen	gut verträglich
Lamivudin (Epivir®)	3TC		gut verträglich, schnelle Reistenzbildung
Zidovudin (Retrovir®)	AZT	Myelotoxizität, Anämie Myopathien (selten) Kardiomyopathien (selten)	Blutbildkontrollen! ZNS-gängig
Tenofovir (Viread®)	TDF	Nierentoxizität Nierenversagen (selten) Pankreatitis (selten)	sehr gut verträglich, Vorsicht bei Patienten mit Nierenschäden
Stavudin (Zerit®)	D4T	mitochondriale Toxizität Lipodystrophie Laktatazidose Hyperlaktatämie	wenig eingesetzt
Abacavir (Ziagen®)	ABC	Hypersensitivitätsreaktionen (meistens bei wiederholten Gabe, können tödlich verlaufen) Lipodystrophie (selten)	ZNS-gängig

Tabelle 30.4

Nicht-nukleosidische Hemmstoffe der reversen Transkriptase

Wirkstoffe	wichtige Nebenwirkungen	Kontraindikationen	Bemerkungen
Nevirapin (Viramun®)	Hepatotoxizität, Leberwerterhöhung bei bis zu 20 % Patienten, Exantheme	schwerwiegende Leberschäden, schwere Hauterkrankungen	Transaminasen- Kontrolle alle 2 Wochen, günstiges Lipidprofil, Anstieg von HDL
Efavirenz (Sustiva®)	milde bis schwere ZNS-Störungen Benommenheit, Schwindel, Albträume, Gynäkomastie (selten)	Patienten mit psychiatrischen Erkrankungen	Einnahme abends empfohlen, Lebertoxizität selten
Etravirin (Intelence®)	Hautausschlag, Stevens-Johnson Syndrom, Erythem, Müdigkeit		Einnahme nach dem Essen
Schwangere Frauen benötigen eine individuelle Einstellung. Wegen seiner teratogenen Wirkung sollten Frauen im gebärfähigen Alter mit Efavirenz nicht behandelt werden. Frauen sollen während der Behandlung mit NNRTI abstillen.			

Nicht-nukleosidische Hemmstoffe der reversen Transkriptase (NNRTI)

NNRTI müssen nicht phosphoryliert werden, um virostatisch aktiv zu werden. Sie besitzen daher keinerlei Ähnlichkeit mit Nukleosiden. NNRTI binden in der unmittelbaren Nähe des aktiven Zentrums und hemmen nicht-kompetitiv die reverse Transkriptase. NNRTI senken die Viruslast wesentlich effektiver als NRTI, allerdings treten schneller Resistenzen auf. Zur Therapie stehen derzeit **Nevirapin, Efavirenz und Etravirin** zur Verfügung (**Tab. 30.4**).

MERKE

- NNRTI hemmen direkt die reverse Transkriptase. Ihrer potenten Wirkung steht eine schnelle Resistenzentwicklung gegenüber.
- Während NNRTI direkt die reverse Transkriptase hemmen, müssen NRTI dafür erst phosphoryliert und als falsche Bausteine in die virale DNA eingebaut werden (**Tab. 30.5**).

Tabelle 30.5

Vergleich von NRTI und NNRTI

NRTI	NNRTI
intrazelluläre Phosphorylierung zum aktiven Triphosphat	keine Aktivierung notwendig, d. h. aktiv auch in Zellen ohne Kinaseaktivität
Bindung an das katalytische Zentrum der Transkriptase	allosterische Bindung nahe, aber außerhalb des katalytischen Zentrums
kompetitive Hemmung der Transkriptase	nicht-kompetitive Hemmung der Transkriptase
Kettenabbruch	Konformationsänderung des Enzyms – Inaktivierung
gemeinsamer Endpunkt: Hemmung der reversen Transkriptase von HIV-1	

30

Protease-Inhibitoren (PI)

Die **HIV-Protease** katalysiert die Abspaltung der für die Reifung notwendigen Proteine von bestimmten Vorläuferproteinen. PI hemmen die HIV-Proteasen, wobei sie als peptidähnliche Moleküle an das aktive Zentrum der Protease binden, aber selbst nicht gespalten werden. Damit wird die Spaltung der Vorläuferproteine verhindert und die Reifung der Viruspartikel unterbunden.

PI sind sehr effektiv zur Senkung der Viruslast, ihre Effizienz ist vergleichbar mit der von NNRTI. Allerdings treten auch hier früh Resistenzen auf. PI werden außerdem von CYP3A4 metabolisiert und hemmen zusätzlich ihren eigenen Metabolismus. Dies erniedrigt die Bioverfügbarkeit, die z. B. bei Saquinavir auf 4 % absinken kann.

EXKURS

Boostern

Die Probleme mit der Einnahme vieler Tabletten und den mangelhaften Plasmaspiegeln wurden durch das *Boostern* mit Ritonavir (s. S. 443), einem potenten CYP3A4-Hemmstoff, gelöst. Mit 100 mg Ritonavir (Baby-Dosis) verbessern sich die kinetischen Parameter aller PI. Trotz einer nur einmaligen täglichen Gabe steigt der Plasmaspiegel deutlich, sodass auch resistente Virusstämme erfasst werden. Das Boostern mit Ritonavir ist gewöhnlich mit „/r“ im Anschluss an den Substanznamen gekennzeichnet (z. B. Lopinavir/r).

Neben gastrointestinalen **Nebenwirkungen** verursachen PI bei Langzeitbehandlung Lipodystrophien und Dyslipidämien. Es kommt zu Fettverteilungsstörungen und metabolischen Veränderungen wie z.B::

- Hypertriglyzerid- und Hypercholesterinämie
- gestörte Glukosetoleranz
- Hyperlaktatämie.

Unter hoher Ritonavir-Dosis ist die Lipodystrophie besonders stark ausgeprägt. In niedriger Dosierung, wie

Tabelle 30.6

Die wichtigsten Protease-Hemmstoffe

Wirkstoffe	Nebenwirkungen	Bemerkungen
Ritonavir (Norvir®)		nur zum Boostern geeignet
Saquinavir (Invirase®)	gut verträglich	
Nelfinavir (Viracept®)	schwere Diarrhö	Boostern mit Ritonavir nicht notwendig
Darunavir (Prezista®)	schwache gastrontestinale Nebenwirkungen	sehr gut verträglich, Kombinationen mit Sildenafin und Estrogenpräparaten meiden
Lopinavir (Kaletra®)	Dyslipidämien und gastrointestinale Nebenwirkungen	hohe genetische Resistenzbarriere
Fosamprebavir (Telzir®)	Diarrhö und Dyslipidämien, Hypercholesterinämie	
Tipranavir (Aptivus®)	Übelkeit und Diarrhö, erhöhte Transaminasen	zugelassen für die Salvage-Therapie, Patienten mit Leberschäden sollen nicht behandelt werden
Atazanavir (Reyataz®)	starke Hyperbilirubinämie, hepatische Störungen	gastrointestinale Nebenwirkungen, Hyperlipidämie und Lipodystrophie viel geringer ausgeprägt als bei anderen PIs

z. B. zum Boostern, ist Ritonavir jedoch gut verträglich.

PI verlangsamt den Abbau von Medikamenten, die über CYP3A4 metabolisiert werden (s. S. 443). Andererseits senkt die gleichzeitige Gabe mit CYP3A4-Induktoren die Plasmaspiegel von PI mit Gefahr des Therapieversagens.

Fusionsinhibitoren

T-20 (Enfuvirtide, Fuzen®) ist ein Peptid, das aus 36 Aminosäuren besteht. Es bindet an das gp41-Protein der Virusmembranhülle und verhindert die Konformationsänderung, die zur Annäherung und Verschmelzung der Virus- und der Zellmembran und letztlich zur Penetration des Virus in die Wirtszelle führt. T-20 ist peroral unwirksam und muss daher subkutan gespritzt werden. Als Nebenwirkungen können lokale Reaktionen an der Injektionsstelle und systemische Nebenwirkungen, wie allergische Reaktionen, Übelkeit, Diarrhö, Neuropathien und Pneumonien auftreten. T-20 darf nur in Kombination mit anderen antiretroviralen Wirkstoffen verwendet werden.

Maraviroc (Celsentri®) ist ein CCR5-Rezeptor-Antagonist, der an dem CCR5-Korezeptor bindet und dadurch den Eintritt von HIV in die CD4-Zellen hemmt. Maraviroc wird in Kombination mit anderen antiviralen Medikamenten zur Behandlung bei Patienten eingesetzt, bei denen CCR5-trope HIV nachgewiesen wurden. Strenge Dosisanpassungen sind bei gleichzeitiger Gabe von vielen antiretroviralen Medikamenten notwendig. Das Medikament ist gut verträglich. Wegen der Lebertoxizität ist bei Patienten mit Lebererkrankungen (aktive Hepatitis-B oder -C) Vorsicht geboten.

Die Fusionsinhibitoren werden bei den Patienten eingesetzt, die auf konventionelle Kombinationstherapie nicht mehr ansprechen **(Salvage-Therapie)** oder diese nicht vertragen (**Abb. 30.6**).

Integrasehemmstoffe

Raltegravir (Isentress®) ist der erste Integrase-Inhibitor, der zur Behandlung von HIV-Infektionen zugelassen wurde. Integrase-Hemmstoffe hemmen die HIV-Integrase, also jenes Enzym, das die Einschleusung des viralen DNA-Doppelhelices in das menschliche Genom katalysiert. Die Replikation des Virus wird dadurch verhindert. Das Medikament wird nicht über das Cytochrom-P450-System verstoffwechselt. Raltegravir wird peroral verabreicht. Die Nebenwirkungen in Phase-III-Studien unterschieden sich nicht von Placebo-Gruppe. Raltegravir stellt für vorbehandelte Patienten ein neues wirksames Medikament für eine Salvage-Therapie dar.

30.2.6 Hepatitis-Viren

Hepatitis B

Eine unkomplizierte akute Hepatitis B heilt in der Regel spontan aus, aber in 5–10 % der Fälle geht sie in eine chronische Form über. Gegen das **Hepatitis-B Virus** (HBV), ein DNA-Virus, sind indiziert.

- pegyliertes Interferon-α (Peginterferon-α2a oder Peginterferon-α2b) (s. S. 298) oder
- Hemmstoffe der reversen Transkriptase wie Tenofovir (s. S. 435).

Die doppelsträngige virale DNA tritt in den Kern ein, wird aber nicht in das Genom der Zelle inkorporiert. Die zellulären RNA-Polymerasen synthetisieren die virale RNA (als Matrize dient die virale DNA) und auch virale mRNAs für die Synthese von Proteinen.

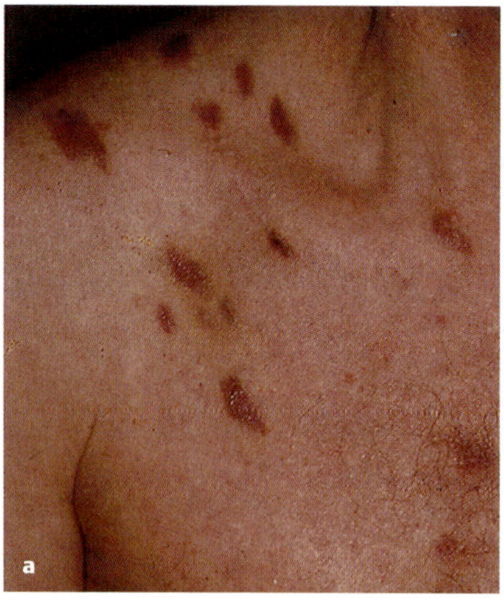

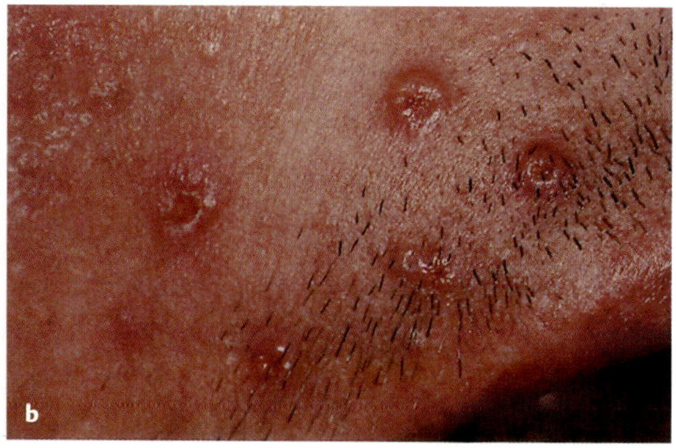

Abb. 30.6 HIV-assoziierte Erkrankungen.
a Kaposi-Sarkom im fortgeschrittenen Stadium mit livid-roten bis bläulichen Knoten,
b kutane Kryptokokkose im Gesicht eines HIV-Infizierten.

Vor dem Zusammenbau der Viruspartikel schreibt eine viruseigene reverse Transkriptase die virale RNA in die virale DNA um. Die Heilungsrate ist mit 5 % niedrig, daher ist das Therapieziel die Verhinderung oder die Abschwächung der Leberschädigung. Die bevorzugte Therapie ist die Monotherapie mit Peginterferon-α. Patienten mit fortgeschrittener Zirrhose sollen mit einem Nukleosid (Tenofovir oder Entacavir) behandelt werden.

Hepatitis C

Das **Hepatitis-C-Virus** (HCV) ist ein RNA-Virus. In Europa kommen vorwiegend die Genotypen 1–3 vor. Die akute Phase geht in ca. 70 % in einen chronischen Verlauf über. Standardtherapie ist eine Kombinationstherapie mit **pegyliertem Interferon-α und Ribavirin** über:

- 24 Wochen bei Genotyp 2 und 3 (Viruselimination bei 70–90 %) oder
- 48 Wochen bei Genotyp 1 (Viruselimination bei 50 %).

MERKE

Pegyliertes IFNα ist die Basistherapie bei Virushepatitiden. Bei HBV werden auch noch Hemmstoffe der reversen Transkriptase, bei HCV noch Ribavirin eingesetzt.

I

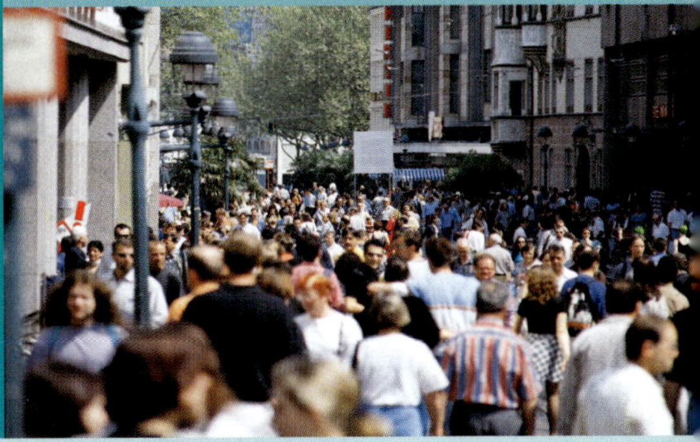

Individualisierte Arzneimitteltherapie

Gefährlicher Metabolit

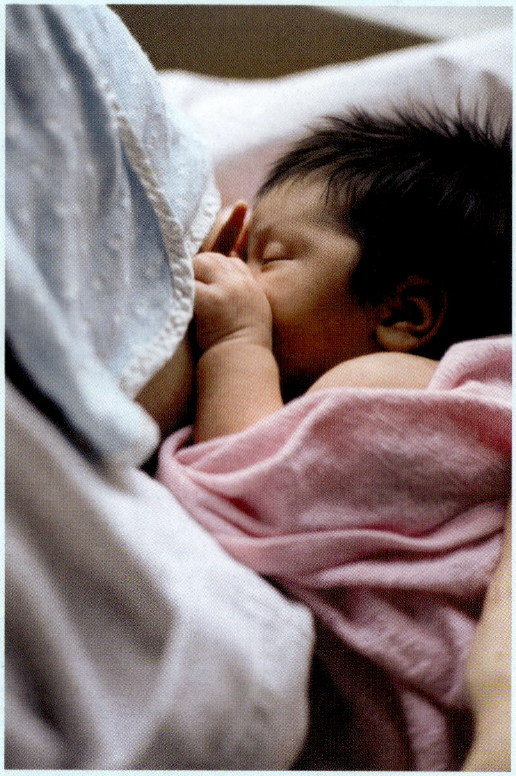

Toxische Metabolite können beim Stillen über die Muttermilch in den kindlichen Organismus gelangen und den Säugling schädigen.

„Es geht mir sehr gut. Ich habe nur starke Schmerzen nach dem Dammschnitt", sagt die frisch gewordene Mutter zu ihrem behandelnden Gynäkologen bei der Visite. Auf dem Arm hält sie ihren gesunden Säugling, der friedlich schläft. „Gegen die Schmerzen lässt sich selbstverständlich etwas machen", sagt der Gynäkologe und verschreibt der jungen Frau 500 mg Paracetamol und 30 mg Codein per os jeweils zweimal täglich. Nach zwei Tagen Therapie reduziert die stillende Mutter die Dosis des Codeins auf die Hälfte, weil sie starke Verstopfung hat und sehr müde ist.

Abneigung gegen Muttermilch

Am siebten Tag nach der Geburt fällt der jungen Frau auf, dass ihr Baby die Muttermilch nicht trinken möchte und stets schläfrig ist. Am elften Tag nach der Geburt sucht sie mit ihrem Sohn deshalb den Kinderarzt auf. Dieser stellt fest, dass das Kind seine Ausgangsperzentile in Gewicht, Größe und Kopfumfang erreicht hat: Für den Pädiater ist alles in bester Ordnung. Zufrieden geht die Mutter mit ihrem Baby nach Hause.

Der darauf folgende Tag fängt ganz normal an: Die junge Frau steht gemeinsam mit ihrem Mann auf, verabschiedet ihn auf seinem Weg zur Arbeit und macht Frühstück. Als sie ihren kleinen Sohn zum Stillen anlegt, scheint etwas nicht in Ordnung zu sein: Die Haut des Kleinen hat einen grauen Farbton. Er ist kaum erweckbar. Erst nach etwa einer halben Stunde kommt er zu sich, möchte aber nicht gestillt werden und ist sehr schläfrig. Die Mutter macht sich Sorgen. Sie nimmt sich vor, am nächsten Tag wieder zum Kinderarzt zu gehen. Da der Kleine nicht trinkt, pumpt sie ihre Milch in eine Flasche ab.

Wachsamer Kinderarzt

Beim Pädiater läuten die Alarmglocken, als er von den Symptomen des Babys hört. Nach einer genauen Anamneseerhebung stören ihn vor allem die Codeintropfen, die die junge Frau eingenommen hatte. Über ein Speziallabor lässt er die Morphin-Konzentration im Serum des Babys bestimmen. Er schickt auch eine Probe der Muttermilch an das Labor. Wie er es erwartet hatte, liegen die Morphin-Konzentrationen in beiden Materialien – dem Baby-Serum und der Muttermilch – mehrfach über dem Normbereich. Die Erklärung: Die Mutter ist ein ultraschneller CYP2D6-Metabolizer. Sie hat die Eigenschaft, das eingenommene Codein sofort in Morphin umzuwandeln. Der Codein-Metabolit Morphin trat in die Muttermilch über und vergiftete nach und nach das Baby. Hätte sie weiterhin gestillt, wäre der Kleine vermutlich an einer morphininduzierten Atemlähmung gestorben. Zum Glück hatte der Kinderarzt die richtige Idee. Da die schwache Base Codein sich in der schwach sauren Muttermilch anreichert, sollten stillende Mütter kein Codein nehmen.

31 Individualisierte Arzneimitteltherapie

Im Zentrum der modernen Pharmakotherapie steht die **individuelle Reaktion des Patienten** auf Pharmaka. Wesentliche Faktoren, die Wirkungen und Nebenwirkungen von Pharmaka beeinflussen, sind Komedikation, Komorbiditäten, Alter und Geschlecht, sowie Phänotypen pharmakodynamisch oder pharmakokinetisch relevanter Proteine wie Cytochrom P450. Bis zu 5 % aller Hospitalisierungen sind medikamentenbedingt. Bei Risikogruppen steigt die Zahl weiter an, z. B. auf 10 % bei den älteren Patienten oder 15 % bei den psychisch Kranken. Medikamentenbedingte Einweisungen wären meist vermeidbar. **Häufige Gründe** sind

- Verordnungsfehler,
- Applikationsfehler,
- Übertragungsfehler,
- Arzneimittelinteraktionen,
- pharmakogenetische Varianten.

Arzneistoffe mit enger **therapeutischer Breite** müssen besonders sorgfältig und individuell eingestellt werden (s. S. 24).

Beispiele:

- Eine 15 %ige Senkung des Plasmaspiegels eines Zytostatikums vermindert den Erfolg einer Chemotherapie um über 90 %.
- Eine 50 %ige Erhöhung des angestrebten Plasmaspiegels vieler Medikamente führt zu schweren Vergiftungen (z. B. Lithium, Digitalis).

Tabelle 31.1

Veränderung der pharmakodynamischen und pharmakokinetischen Eigenschaften eines Arzneimittels im Rahmen von Arzneimittelinteraktionen

Teilbereich	Veränderung	Folge für die Arzneimittelwirkung/-konzentration
Liberation	verzögerte Freisetzung	↓ geringere C_{max}
Resorption	verlangsamte Magen-Darm-Passage, höherer Magen-pH	↕ geringere oder höhere AUC*
Verteilung	veränderte Volumina der einzelnen Kompartimente	↕ veränderte Schnelligkeit der Aufsättigung
Metabolismus	Induktion oder Inhibition von Enzymen	↕ schnellere oder verminderte Elimination
Exkretion	Transporterkonkurrenz	↑ verminderte Elimination
Affinität	Verdrängung an Zielstruktur	↓ schwächere Potenz
Wirkmechanismus	allosterischer oder funktioneller Synergismus oder Antagonismus	↕ erhöhte oder verminderte Wirkstärke

* AUC = area under the curve (s. S. 8)

31.1 Arzneimittelinteraktionen

Key Point

Pharmaka interagieren untereinander und führen so zur Verstärkung oder Abschwächung von Wirkungen und Nebenwirkungen. Der sichere Umgang mit Arzneimittelinformationsdiensten und Fachinformationen ist eine wichtige und unverzichtbare Hilfe, um eventuelle Interaktionen auszuschließen.

Das Wissen um prinzipielle Interaktionsmöglichkeiten, den Wirkmechanismus und die Abbauwege eines Pharmakons erleichtert die Abschätzung des Risikos für Arzneimittelinteraktionen (AMI, **Abb. 31.1**). **Arzneimittelinteraktionen** gibt es auf verschiedenen Ebenen:

- Pharmazeutische AMI: physikochemische Reaktion der Pharmaka untereinander.
- Pharmakokinetische AMI: Veränderung von Aufnahme, Verteilung und Elimination und damit der Konzentration.
- Pharmakodynamische AMI: Angriff an der gleichen Zielstruktur.
- Funktionelle AMI: unterschiedliche Zielstrukturen, aber Veränderung der gleichen Regelkreise oder Erfolgsorgane.

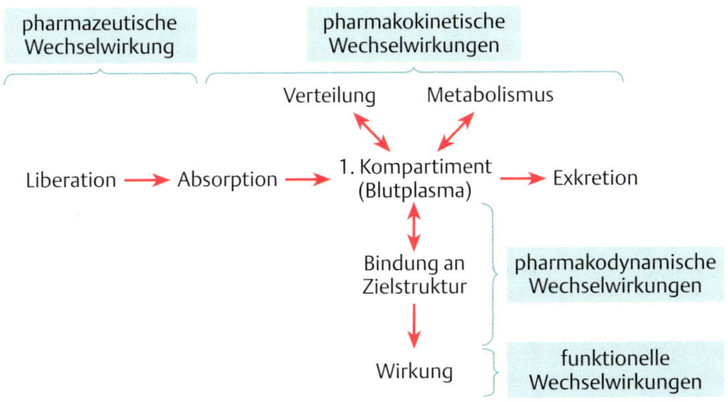

Abb. 31.1 Arzneimittelinteraktionen. Ein zweites Pharmakon kann die Konzentration des ersten Pharmakons, seine Wirkung an Zielstrukturen oder funktionell seinen therapeutischen Effekt beeinflussen.

Arzneimittelinteraktionen können außerdem **erwünscht** (z. B. Ritonavir-Booster-Effekt, s. S. 443) oder **unerwünscht** (z. B. Nephrotoxizität durch Akkumulation) sein.

Viele Patienten nehmen darüber hinaus *Over-The-Counter-Drugs (OTC-Drugs)*, also frei verkäufliche Präparate aus Drogerien und Apotheken. Eine genaue Arzneimittelanamnese, die auch Tropfen, Cremes, Pulver, „Vitamine" und Immunstimulanzien (z. B. Misteltherapie), pflanzliche Neuropharmaka (Ginkgo, Johanniskraut, Hopfen), Nahrungsergänzungsmittel (Elektrolytlösungen, proteinreiche Spezialnahrung) und Ähnliches einschließt, ist daher unverzichtbar.

31.1.1 Pharmazeutische Interaktionen

Unter dem Begriff **pharmazeutische Wechselwirkungen** (syn. Inkompatibilitäten, In-vitro-Wechselwirkung) versteht man physikalisch-chemische Wechselwirkungen von Pharmaka. Sie treten auf bei Mischinfusionen, Mischspritzen oder bei gemeinsamer Einnahme und Vermischung im Gastrointestinaltrakt. Ablaufende Reaktionen sind z. B. Chelatbildung, Fällungen, Phasentrennungen, Additionsreaktionen und Redoxreaktionen, die die Bioverfügbarkeit vermindern. Beispiele sind:

- Tetrazykline, Gyrasehemmer oder Bisphosphonate und polyvalente Kationen wie Ca^{2+} (Milch!), Mg^{2+} oder Al^{2+}
- Gentamicin und β-Lactam-Antibiotika
- Phenytoin in Dextroselösung
- Amphotericin in isotoner Kochsalzlösung
- Levomepromazin und Furosemid.

Das Anästhetikum Propofol, welches üblicherweise als Fettemulsion vorliegt, interagiert mit fast allen über das gleiche Kanülensystem gegebenen i. v. Medikamenten. Dabei kann es zu mit dem bloßen Auge nur schwer sichtbaren Veränderungen der Emulsion kommen, z. B. der Ausbildung von größeren Partikeln, die Mikroembolien verursachen.

MERKE

Medikamente möglichst immer einzeln und gemäß der vom Hersteller empfohlenen Vorschrift geben.

31

31.1.2 Pharmakokinetische Interaktionen

Arzneistoffe können sich auf zahlreichen Ebenen gegenseitig in ihrer **Pharmakokinetik** beeinflussen und sich so in Wirkung und Wirkdauer verstärken oder abschwächen:

Beeinflussung der Absorption:

- Anionen austauschende Lipidsenker wie Colestyramin binden Gallensäuren und hemmen so nicht nur die Aufnahme von Fetten, sondern auch von anderen lipophilen Substanzen wie Hormonen (z. B. Estrogene), fettlöslichen Vitaminen oder Tetrazyklinen.
- Eisenpräparate und Antazida hemmen die Resorption zahlreicher Antibiotika wie Chinolone oder Tetrazykline (Chelatbildung).

Hemmung der Transporte zum oder vom Wirkort:

- Arzneistoffe wie Rifampicin oder Hyperforin (in Johanniskraut) induzieren das P-Glykoprotein, eine Effluxpumpe, die Xenobiotika aus den Zellen nach extrazellulär transportiert.
- Penicilline verhindern die Aufnahme von Amanitin (Pilzgift) in Hepatozyten.

Konkurrenz um Plasmaeiweißbindung:

- Verdrängung einer Substanz aus ihrer Plasmaeiweißbindung an α_1-saures Glykoprotein oder Albumin führt z. B. zu erhöhten Spiegeln am Wirkort. Dieser Interaktionsmechanismus wird jedoch im Allgemeinen überbewertet, denn er ist allenfalls bei bereits eingeschränkter Eliminationskapazität nur für Substanzen mit hoher Plasmaeiweißbindung (> 95 %), enger therapeutischer Breite und kurzer Wirklatenz (Digitoxin, orale Antidiabetika) bedeutend.

Induktion oder (kompetitive bzw. allosterische) Inhibition metabolisierender Enzyme:

- Hepatische Entgiftungsenzyme wie die Cytochrom-P450-Familien sind für zahlreiche Interaktionen verantwortlich.

Konkurrenz bei der Ausscheidung:

- Die renale Ausscheidung von Pharmaka ist stark vom pH-Wert abhängig. Außerdem können Substanzen in der Niere um tubuläre Aufnahmetransporter konkurrieren, z. B. Lithium und Natrium (**Abb. 31.2**).

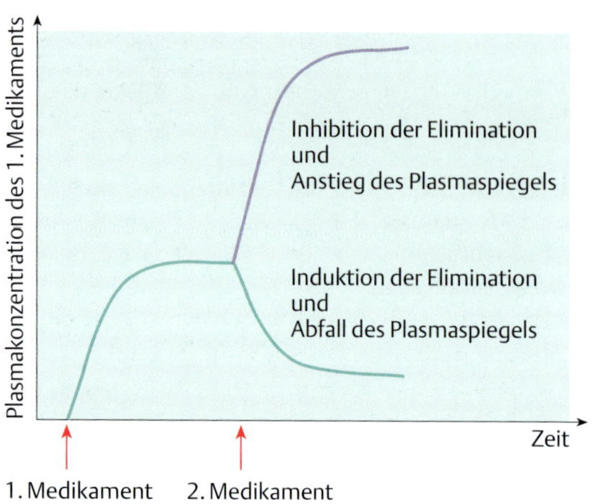

Abb. 31.2 Auswirkungen von Induktoren oder Inhibitoren auf die Pharmakokinetik einer Substanz. Nach Gabe eines 2. Medikaments kann sich der Plasmaspiegel des 1. Medikaments erhöhen, falls das neue Medikament ein Inhibitor des Abbaus von Medikament 1 ist. Ist das 2. Medikament ein Induktor, sinkt der Plasmaspiegel des 1. Medikaments.

Tabelle 31.2

Cytochrom-P450-Isoenzyme, UGT und P-Glykoprotein und eine Auswahl von Substraten, Induktoren und Inhibitoren

Enzym/ Transporter	Substrate gegenseitige Konkurrenz um Metabolismus/Transport = Zunahme der Wirkung	Induktoren beschleunigte Substrat-clearance = Abnahme der Wirkung	Inhibitoren verlangsamte Substratclearance = Zunahme der Wirkung
CYP1A2	Clozapin Theophyllin, Koffein Tizanidin	**(Tabak-)Rauch** gegrillte oder gebackene Nahrungsmittel Insulin	Fluvoxamin Ciprofloxazin Cimetidin
CYP2C9	Warfarin/Phenprocoumon Losartan Tolbutamid Diclofenac	Rifampicin Carbamazepin	Fluoxetin Fluconazol Isoniazid Sulfamethoxazol
CYP2C19	v. a. **PPI** – Omeprazol – Escitalopram – Cyclophosphamid – Clopidogrel*	Rifampicin Barbiturate	v. a. **SSRI** – Fluvoxamin – Cimetidin – Ketoconazol
CYP2D6	v. a. **Betablocker** und **Neuropharmaka** – Metoprolol – Flecainid – Amitriptylin, Fluoxetin – MDMA (Ecstasy) – Ondansetron – Haloperidol, Risperidon – Tramadol, Codein*	nicht induzierbar	v. a. **SSRI** (Autoinhibition) und **Ritonavir** – alle SSRI außer Citalopram – Bupropion, Duloxetin – Ritonavir – Cimetidin – Melperon – Amiodaron
CYP3A4 und P-GP	v. a. **Calcineurin-Inhibitoren, Glukokortikoide, Betablocker, Antiinfektiva und Calciumantagonisten** – Ciclosporin – Clarithromycin, Saquinavir – Statine (nicht Pravastatin) – Tacrolimus – Astemizol – Ethinylestradiol („Pille") – Midazolam – Nifedipin	v. a. **Antiepileptika** Barbiturate Hyperforin (in Johanniskraut) Troglitazon Modafinil	v. a. **Azol-Antimykotika, Proteaseinhibitoren, Makrolide und bestimmte Nahrungsmittel** Ketoconazol Cimetidin Verapamil Ritonavir Clarithromycin Grapefruit, Orangen, Curry, Knoblauch, Pfeffer
UGT	Lamotrigin Benzodiazepine Opioide	Phenobarbital Rifampicin	Valproat

– CYP: Cytochrom P450 Isoenzym, P-GP: P-Glykoprotein (ABCB1-Transporter), UGT: UDP-Glucuronosyl-Transferase, PPI: Protonenpumpeninhibitoren.
– so weit möglich, wurden bei CYP 2C19, 2D6 und 3A4 Arzneistoffe vereinfachend zu Gruppen zusammengefasst.
– aktuelle Liste: http://medicine.iupui.edu/flockhart/, für konkrete Fragestellungen sollten aber die juristisch verbindlichen Fachinformationen oder Arzneimittelinteraktionsdienste verwendet werden.
* „Zunahme/Abnahme der Wirkung" gilt nicht bei Prodrugs (Codein, Clopidogrel), hier tritt der entgegengesetzte Effekt ein.

Die pharmakokinetischen Interaktionen sind umso kritischer zu bewerten,
- je wichtiger die **Verteilung** (z. B. hohe Plasmaproteinbindung) und
- der **Abbau** (z. B. 90 % First-Pass-Effekt über ein Cytochrom) für einen Arzneistoff sind und
- je geringer die **therapeutische Breite** (z. B. Digitalis, Lithium) und
- das **Verteilungsvolumen** sind.

Phase-I-Reaktionen und Transportproteine

Arzneistoffe werden von **Cytochrom-P450-Enzymen** (CYP) metabolisiert und von Transportproteinen wie P-Glykoprotein (P-GP = MDR1 = ABCB1) ausgeschieden (**Tab. 31.2**, vgl. S. 11). Diese Prozesse können verstärkt (induziert) oder gehemmt (inhibiert) werden. Werden die dafür verantwortlichen zusätzlichen Arzneistoffe wieder abgesetzt, entfällt dieser Effekt wieder (Deinduktion bzw. Deinhibition).

Werden zwei Arzneistoffe über das gleiche Enzym verstoffwechselt, können sie sich kompetitiv hemmen. Dieser Mechanismus ist besonders für Enzyme mit **geringer Metabolisierungskapazität** wie CYP 2C9/19 oder 2D6 wichtig. So wird CYP 2C19 durch das Substrat Omeprazol auch kompetitiv gehemmt.

Die Substrate, Induktoren und Inhibitoren von CYP3A4 und P-GP sind größtenteils identisch. Damit erreicht der Körper eine optimale Elimination von Xenobiotika. Aufgrund dieser Gemeinsamkeiten machen sich Interaktionen zwischen Arzneistoffen, die so metabolisiert bzw. transportiert werden, besonders stark bemerkbar.

Medikamentengruppen, bei denen mit **CYP-Interaktionen** gerechnet werden muss, sind vor allem:

- Antiinfektiva,
- Calciumantagonisten,
- einige Magensäurehemmer,
  - Cimetidin (H_2-Antagonist)
  - Omeprazol (PPI)
- Antikonvulsiva,
- SSRI,
- Nahrungsbestandteile (z. B. Grapefruit und andere Zitrusfrüchte, Pfeffer, Curry, Knoblauch),
- Phytopharmaka (z. B. Johanniskraut, Ginkgo).

Diese Arzneistoffe und Arzneistoffgruppen besitzen in der Regel eine hohe **Lipophilie** und dringen gut in Gewebe (Antiinfektiva) oder ZNS (Neuropharmaka) ein. Sie müssen daher durch CYP hydrophiler gemacht und zur renalen Ausscheidung vorbereitet werden. Substanzen, die mehrere Enzyme oder Transporter gleichzeitig induzieren, heißen **Paninduktoren**. Ein Beispiel ist das Johanniskraut, welches Phase-I- und II-Enzyme sowie P-Glykoprotein induziert.

EXKURS

Arzneimittelinteraktionen

Fallbeispiel 1

Eine 74-jährige Rentnerin erhält den Vitamin-K-Antagonisten Phenprocoumon und den Betablocker Metoprolol aufgrund von Vorhofflimmern sowie niedrig dosiert das trizyklische Antidepressivum Amitriptylin als Koanalgetikum wegen einer diabetischen Polyneuropathie.

Nach dem Tod ihres Ehemanns erhält die Patientin wegen einer schweren Depression zusätzlich Paroxetin aus der Gruppe der SSRI. Nach zwei Tagen wird sie notfallmäßig auf die Intensivstation aufgenommen. Die Patientin ist stark verwirrt, hypoton, bradykard und klagt über Miktionsbeschwerden. Eine Katheterisierung der Blase fördert 800 ml rot gefärbten Urin. Die behandelnde Ärztin vermutet, dass vielleicht das neu hinzugefügte Paroxetin diese Symptomatik verursacht hat und setzt es ab. Der Zustand der Patientin bessert sich.

Die meisten SSRIs sind starke kompetitive Inhibitoren von CYP2D6 (Abbau von Metoprolol), CYP2C9 (Amitriptylin) und CYP3A4 (Phenprocoumon). Paroxetin hat so über Interaktionen im CYP450-System zu verstärkten Wirkungen der anderen drei Medikamente geführt:

- Blutungen bedingt durch Phenprocoumon
- Hypotension durch Metoprolol (β_1-Hemmung) und Amitriptylin (α_1-Hemmung)
- Miktionsstörungen und Verwirrtheit durch Amitriptylin (anticholinerg).

Besser wäre die Verordnung des SSRI Citalopram, welches keine klinisch relevante CYP-Inhibition verursacht.

Fallbeispiel 2:

Eine 39-jährige Frau erhält seit 10 Tagen Terfenadin und Cefaclor aufgrund einer rezidivierenden Sinusitis. Sie sucht nun wegen wiederholter Synkopen das Krankenhaus auf. Im EKG zeigt sich eine erhebliche QT-Zeit-Verlängerung. Eine genauere Medikamentenanamnese ergibt, dass die Patientin sich selbst mit Ketoconazol-Vaginalzäpfchen gegen vaginalen Pilzbefall behandelt hat. Ketoconazol ist ein Inhibitor von CYP3A4, über welches Terfenadin verstoffwechselt wird. Der erhöhte Terfenadinspiegel hat zur QT-Zeit-Verlängerung geführt.

Fallbeispiel 3:

Eine 65-jährige Frau nimmt ein Johanniskrautpräparat und gleichzeitig Phenprocoumon ein. In der Zeitung liest sie einen Artikel, in dem die Gefahren des Paninduktors Johanniskraut dargestellt werden. Aus Angst vor den beschriebenen Problemen setzt sie das Johanniskrautpräparat ohne Rücksprache mit dem Arzt ab. Nachfolgend kommt es bei der Patientin zu einer schweren Hirnblutung, an der sie verstirbt (**Abb. 31.3**). Ursache ist die Deinduktion von CYP3A4, die zu

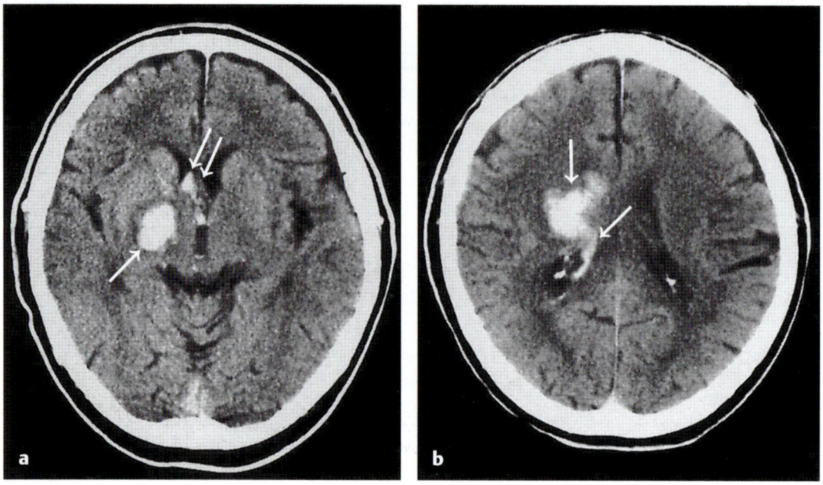

Abb. 31.3 Hypertensive Massenblutung im Stammganglienbereich unter Gerinnungshemmung.
a Das CT zeigt eine Blutung in die rechte Capsula interna (Pfeil) und eine Blutansammlung im Vorderhorn des rechten Seitenventrikels (Doppelpfeil).
b Weiter rostral ist der Einbruch in die Ventrikel zu erkennen.

einem starken Anstieg des Phenprocoumonspiegels geführt hat.

Renale Interaktionen

Die renale Clearance trägt zur Gesamtclearance eines Pharmakons bei (vgl. S. 447). Arzneistoffe können die renale Elimination von anderen Arzneimitteln beschleunigen oder verlangsamen.

Veränderungen des Urin-pH-Wertes führen zum *Ion trapping* schwacher Basen und Säuren (s. S. 10) und damit zu einer verminderten oder erhöhten **passiven Rückresorption,** abhängig vom pK_a-Wert des Arzneistoffes und dem pH-Wert des Urins.

Auch die **aktive Rückresorption** kann inhibiert werden. Urikosurika wie Salizylsäure und **Probenecid** hemmen renale Transportsysteme. In geringen Dosen vermindern sie deshalb die Sekretion von Harnsäure und führen zur Hyperurikämie. In hohen Dosen hemmen sie die tubuläre Rückresorption und fördern damit die Harnsäureausscheidung (s. S. 201). Probenecid konkurriert auch mit anderen Substanzen wie Penicillin, D-Penicillamin oder Anabolika um Transporter. Daher werden Transporthemmer teilweise auch zur Maskierung von Drogenabusus oder Doping bei Urinkontrollen eingesetzt.

31.1.3 Pharmakodynamische Interaktionen

Pharmaka können sich gegenseitig durch Interaktionen an der gleichen Zielstruktur verstärken (Agonismus, Synergismus) oder abschwächen (Antagonismus). Der interagierende zweite Arzneistoff kann dabei an dieselbe Bindungsstelle (orthosterisch) oder eine zweite Bindungsstelle (allosterisch) binden. Ausführliche Beschreibung s. S. 19.

31.1.4 Funktionelle Interaktionen

Zwei Pharmaka können sich funktionell (indirekt) verstärken oder hemmen, ohne dass sie – im Unterschied zur direkten pharmakodynamischen Interaktion – an denselben Zielmolekülen angreifen. Die ursächlichen Mechanismen sind unterschiedlich. Nachfolgend werden verschiedene Beispiele erläutert.

MERKE

Funktionelle Arzneimittelinteraktionen werden wegen ihrer Komplexität oft übersehen und sind auch oft schwierig zu erkennen.

Funktionelle Interaktionen mit gemeinsamer Endstrecke

Es gibt verschiedene Möglichkeiten, die noradrenerge **Signaltransduktion** zu **verstärken.** Die in **Abb. 31.4** dargestellten Mechanismen geben therapeutisch genutzte Prinzipien an, die in Kombination zu toxischen Konzentrationen und entsprechenden Wirkungen von Noradrenalin führen können, **Tab. 31.3.** Das gleiche Prinzip gilt auch für andere Transmittersysteme (z. B. serotonerges System).

EXKURS

Fallbeispiel:

Eine 29-jährige Patientin mit Wundheilungsstörungen, Osteomyelitis und 18 Operationen und Wundrevisionen nach einem Verkehrsunfall vor 3 Jahren wird mit

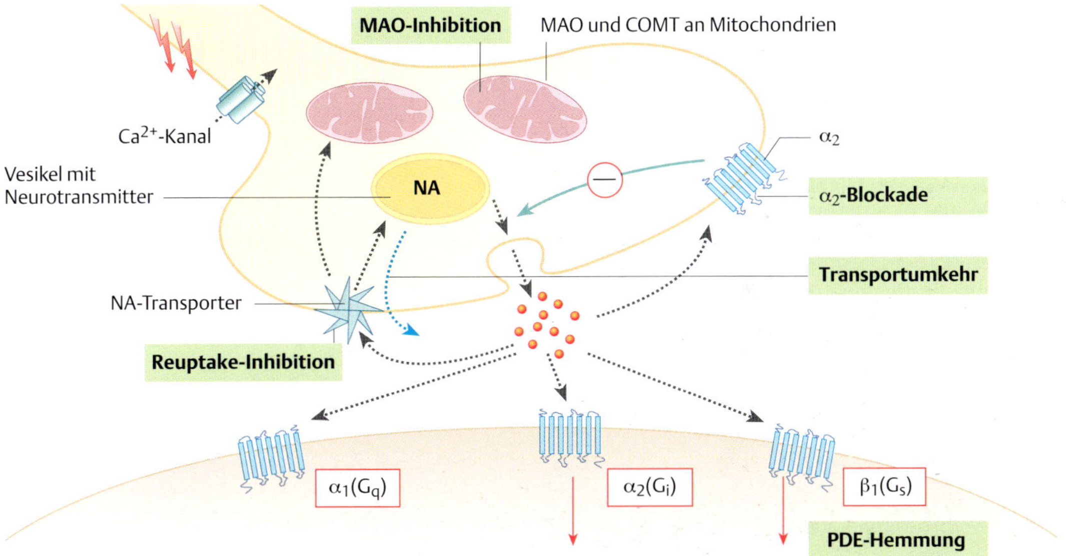

Abb. 31.4 Die Wirkung von Transmittern kann über mehrere Mechanismen gesteigert werden. Die hier am Beispiel der Katecholamine verdeutlichten Ansatzpunkte wirken synergistisch und führen leicht bei gleichzeitiger Gabe zu toxischen Konzentrationen oder Überfunktionen.

Tabelle 31.3

Synergistische Wirkung von Arzneistoffen auf das noradrenerge System	
Wirkung	**Beispiele**
alle Arzneistoffe dieser Gruppe verursachen eine Steigerung der noradrenergen Transmission	– α_2-Blocker (z. B. Mirtazapin) – Betamimetika (z. B. Orciprenalin) – Reuptake-Hemmer (NRI, NSRI, TCA) – MAO-/COMT-Hemmer (z. B. Moclobemid, Entacapon) – PDE-Hemmung (Theophyllin, Koffein) – indirekte Verstärkung der noradrenergen Transmission (Modafinil, Koffein, Ketamin)
alle Arzneistoffe dieser Gruppe verursachen eine Abschwächung der noradrenergen Transmission	– α_2-Agonisten (Clonidin) – Betablocker (z. B. Carvedilol) – indirekte Blockade der Noradrenalinfreisetzung durch Guanethidin

unklarem Fieber aufgenommen. Die körperliche Untersuchung ergibt eine Temperatur von 38,5 °C, eine Tachykardie, eine Mydriasis sowie eine warme, hochrote, feuchte Haut. Laboruntersuchungen geben keinen Hinweis auf eine Infektion.
Die Anamnese ergibt, dass sie mit retardiertem Hydromorphon und retardiertem Amitriptylin gegen die Schmerzen und Johanniskraut gegen die begleitende Depression behandelt wird. Darüber hinaus nimmt die Patientin ein orales Kontrazeptivum.
Einem Studenten fällt die Kombination von zwei Antidepressiva (Amitriptylin und Hyperforin aus Johanniskraut) auf und er vermutet ein **Serotonin-Syndrom** (vgl. S. 360). Sowohl Amitriptylin als auch Hyperforin blockieren Monoamintransporter. Aufgrund des hohen Interaktionspotenzials von Hyperforin wird das Präparat abgesetzt. Die Gabe von Amitriptylin wird verringert. Dadurch bessert sich die Symptomatik und das Fieber verschwindet.
Die fehlende, aber beim Serotonin-Syndrom eigentlich zu erwartende Diarrhö erklärt sich aus der hohen, obstipierend wirkenden Morphindosis.

Veränderung der Darmflora

31

Jede Antibiotikatherapie und viele Chemotherapien verändern die bakterielle Darmflora. Insbesondere ein Verlust der **Vitamin-K-bildenden Bakterien** und der daraus resultierende Vitamin-K-Mangel führt zu einer **verstärkten Blutungsneigung**, besonders bei gleichzeitiger Phenprocoumon-Gabe (s. S. 110). Antibiotikatherapien können darüber hinaus auch den enterohepatischen Kreislauf stören und so die Resorption von Arzneimitteln aus dem Darm beeinträchtigen.

Praxistipp
Bei mit Vitamin-K-Antagonisten behandelten Patienten unter Antibiotikatherapie ist eine engmaschige Kontrolle des Gerinnungsstatus (INR) erforderlich (ebenso bei Diarrhö).

Bakterizide und bakteriostatische Antibiotika

(→ vgl. S. 397)
Bakteriostatische Antibiotika hemmen das Wachstum von Mikroorganismen, während bakterizide Antibiotika Mikroorganismen abtöten (**Tab. 31.4**). Die bakterizide Wirkung erfordert jedoch einen wachsenden Mikroorganismus mit funktionierenden Synthesewegen. Eine gemeinsame Gabe von bakteriostatischen (z. B. Tetrazykline) und bakteriziden Antibiotika (z. B. Penicilline) wirkt daher nicht synergistisch und sollte vermieden werden.
Eine **Ausnahme** sind Makrolide und Lincosamine. Makrolide wie Roxithromycin und Lincosamine wie Clindamycin können in hoher Dosierung oder bei längerer Behandlungsdauer auch bakterizid wirken. Sie werden ausnahmsweise auch mit bakteriziden Substanzen kombiniert.

Antihypertensive Kombinationstherapie

Um die dosisabhängigen Nebenwirkungen der Einzelarzneistoffe möglichst gering zu halten (z. B. Bradykardie unter Betablockern), werden bei der Behandlung der Hypertonie oft verschiedene Arzneistoffe in entsprechender Dosierung miteinander kombiniert. So verspricht die Kombination von z. B. einem Diuretikum mit einem Betablocker eine stärkere Blutdrucksenkung, da sowohl Blutvolumen als auch Schlagfrequenz gesenkt werden (**Tab. 31.5**).

Interaktionen über Elektrolyte

Bestimmte Pharmaka wie z. B. Diuretika können den Elektrolytspiegel verändern (**Tab. 31.6**). Digitalis-Glykoside benötigen jedoch einen normalen Kaliumspie-

Tabelle 31.4

Wirkung von Antibiotika	
Wirkung	**Wirkstoffe**
bakterizid	– Aminoglykoside (s. S. 410) – β-Lactamantibiotika (Penicilline, Cephalosporine, s. S. 400) – Fosfomycin (s. S. 405) – Gyrasehemmer (Chinolone, s. S. 407) – Glykopeptidantibiotika (Vancomycin, s. S. 404) – Nitroimidazole (Metronidazol, s. S. 408)
bakteriostatisch	– Chloramphenicol (s. S. 413) – Fusidinsäure (s. S. 413) – Sulfonamide, Diaminobenzylpyrimidine (Cotrimoxazol, s. S. 406) – Tetrazykline (s. S. 411) – (Makrolide, Lincosamine, s. S. 411)

Tabelle 31.5

Synergistische Wirkung von Arzneistoffen auf den Blutdruck*

RR-Änderung	Wirkstoffe
diese Arzneistoffe senken den Blutdruck	zusätzlich zu den Antihypertonika (Betablocker, Alphablocker, Diuretika, Calciumantagonisten, ACE-Hemmer): – trizyklische Antidepressiva (z. B. Amitriptylin) – niederpotente Neuroleptika (z. B. Melperon) – D_2-Agonisten (Pramipexol)
diese Arzneistoffe steigern den Blutdruck	– β-Mimetika (z. B. Orciprenalin) – Sympathomimetika (z. B. Dobutamin) – Parasympatholytika (z. B. Ipratropium) – Antidiuretika (ADH) – NRI (z. B. Reboxetin) – SSRI (z. B. Fluoxetin) – Vasokonstriktoren (Ergotamin, ADH) – NSA (z. B. Ibuprofen) – Glukokortikoide (z. B. Prednisolon)

Tabelle 31.6

Synergistische Wirkung von Arzneistoffen auf den Kaliumspiegel* (vgl. S. 136)

Veränderung	Wirkstoffe
alle Arzneistoffe dieser Gruppe verursachen einen Abfall des Kaliumspiegels mit Gefahr einer Hypokaliämie (< 3,5 mmol/l), insbesondere bei Kombination	– $β_2$-Mimetika – nicht-kaliumsparende Diuretika (Thiazide, Schleifendiuretika) – Laxanzien – Insulin – Steroide
alle Arzneistoffe dieser Gruppe verursachen einen Anstieg des Kaliumspiegels mit Gefahr einer Hyperkaliämie (> 5,5 mmol/l), insbesondere bei Kombination	– Betablocker – kaliumsparende Diuretika – Succinylcholin – Arzneistoffe, die eine Hämolyse verursachen (z. B. Zytostatika) – ACE-Hemmer, AT_1-Blocker – NSA (z. B. Diclofenac)

* Serumkaliumreferenzwert 3,8–5,2 mmol/l

gel, um ihre Wirkung zu entfalten. Ein zu niedriger Kaliumspiegel erhöht das Risiko für eine Digitalis-Intoxikation, ein zu hoher Kaliumspiegel kann zum Wirkungsverlust führen (s. S. 92).

Praxistipp

Bei mit Digitalispräparaten behandelten Patienten müssen immer eng die Kaliumspiegel kontrolliert werden. Dies gilt besonders, wenn zeitgleich Saluretika oder andere Diuretika eingesetzt werden.

31.1.5 Therapeutisch erwünschte Interaktionen

Viele Präparate enthalten mehrere Pharmaka, die sich sinnvoll, meistens durch einen **funktionellen Synergismus,** ergänzen (**Tab. 31.7**). Meist handelt es sich um Arzneimittel mit großer therapeutischer Breite.

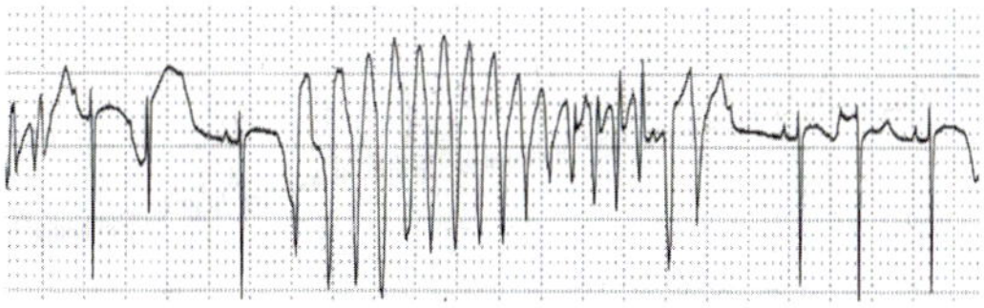

Abb. 31.5 Torsade-de-Pointes-Tachykardie. Die Torsade-de-Pointes-Tachykardie ist eine lebensbedrohliche Herzrhythmusstörung, ausgelöst durch eine angeborene oder erworbene QT-Verlängerung. Zu sehen ist eine polymorphe Tachykardie, die Spitzen der QRS-Komplexe wechseln ständig ihre Polarität und „tanzen" um die isolelektrische Linie.

31.1.6 Übersicht: Potenziell unerwünschte Interaktionen ausgewählter Pharmaka

Tab. 31.8 gibt einige wesentliche potenziell unerwünschte Interaktionen wieder, wie sie z. B. im Rahmen einer Polypharmazie beim älteren Patienten auftreten.

31.2 Dosisanpassung bei Leber- und Niereninsuffizienz

Key Point

Eine Funktionsminderung von Organen, die Arzneimittel eliminieren, also vor allem der metabolisierenden Leber und der ausscheidenden Nieren, führen oft zu Überdosierungen.

Patienten mit Funktionsstörungen der Leber oder der Nieren stellen besondere Anforderungen an die Pharmakotherapie. Pharmaka werden zum allergrößten Teil hepatisch oder renal eliminiert. Starke Funktionseinschränkungen dieser Organe führen daher zur **langsameren Elimination** und damit zur Gefahr einer **Akkumulation** und **Intoxikation** (**Abb. 31.6**). Umgekehrt können Pharmaka selbst wiederum sowohl die Leber- als auch die Nierenfunktion belasten oder stören (**Tab. 31.9**).

31.2.1 Niereninsuffizienz

Die renale Clearance kann gut über die **glomeruläre Filtrationsrate** (GFR, normal ca. 90–130 ml/min/1,73 m^2 KOF) erfasst werden. Diese wiederum kann durch geeignete Formeln wie die MDRD *(Modification of Diet in Renal Disease)* oder die Formel nach Cockroft-Gault abgeschätzt werden (eGFR, *estimated GFR*) (**Tab. 31.10**).

Voraussetzung für die eGFR-Abschätzung ist eine konstante endogene Kreatininproduktion. **Im Alter** nimmt die **Kreatininproduktion** jedoch aufgrund der schwindenden Muskelmasse ab. Ein 20-jähriger Patient mit einem Serumkreatinin von 1,5 mg/dl gilt mit einer eGFR von 63 ml/min noch als (pharmakologisch) voll belastbar. Ein 80-jähriger Patient mit dem gleichen Kreatininspiegel wäre dagegen mit einer

Tabelle 31.7

Erwünschte Arzneimittelinteraktionen

1. Pharmakon	2. Pharmakon		Wirkung
pharmazeutische/chemische Interaktion			
Toxin (z. B. Quecksilber)	Antidot (z. B. BAL)		Chelatbildung oder ähnliche Reaktion und dadurch Inaktivierung des Gifts (s. S. 478)
pharmakokinetische Interaktionen			
Ritonavir *Kombipräparat: Kaletra®*	andere Proteaseinhibitoren z. B. Lopinavir		P-GP- und CYP3A4-Inhibition durch Ritonavir („Ritonavir-Booster") ermöglicht Dosisreduktion und bessere Aufnahme des anderen Arzneistoffes (s. S. 436)
L-DOPA *Kombipräparat: Stalevo®*	DOPA-Decarboxylase-Inhibitor (z. B. Carbidopa)	COMT-Inihibitor (z. B. Entacapon)	L-DOPA wird zu Dopamin umgesetzt. Carbidopa verhindert die Dopaminsynthese in der Peripherie und reduziert so die Nebenwirkungen außerhalb des ZNS. Entacapon hemmt zusätzlich den Dopamin-Abbau (s. S. 385).
pharmakodynamische Interaktionen			
Opioide (z. B. Tilidin) *Kombipräparat: Valoron N®*	Naloxon		Naloxon wird bei oraler Aufnahme in der Leber abgebaut und nur das Opioid wirkt. Parenterale Aufnahme, z. B. missbräuchliche Injektion des Präparates durch Morphinsüchtige, ist sehr unangenehm, da Naloxon als inverser Agonist die Opioidrezeptoren blockiert (s. S. 260).
funktionelle Interaktionen			
Thiaziddiuretikum (z. B. Hydrochlorothiazid) *Kombipräparate: Dytide H® bzw. Delix plus®*	kaliumsparendes Diuretikum (Triamteren) oder ACE-Hemmer (z. B. Ramipril)		funktioneller Synergismus bzgl. Diurese, aber Antagonismus im Hinblick auf die Kaliumausscheidung, sodass die diuretische Wirkung verstärkt wird, aber Kalium- und Natriumspiegel stabilisiert werden (s. S. 141).
Schleifendiuretikum (z. B. Torasemid) „sequenzielle Nephronblockade" (stationär!)	Thiazid-Diuretikum (z. B. HCT)		funktioneller Synergismus durch Blockade verschiedener Transporter und dadurch besserer diuretischer Effekt (s. S. 141)
Kombinationen von verschiedenen Antihypertensiva			funktioneller Synergismus (s. S. 79), bessere Blutdrucksenkung bei meist geringeren Nebenwirkungen
Estrogen (z. B. Ethinylestradiol) *Kombipräparate: Yasmin®*	Progesteron (z. B. Drospirenon)		funktioneller Synergismus durch verschiedene antikonzeptive Mechanismen, sodass eine geringere Dosis der beiden Hormone benötigt wird und trotzdem ein besserer Pearl-Index als bei Einzelpräparaten erreicht wird (s. S. 211)
Trimethoprim *Kombipräparat: Cotrim®*	Sulfamethoxazol		funktioneller Synergismus durch Blockade des Folsäuremetabolismus an zwei verschiedenen Stellen (s. S. 407), dadurch stärkere antibiotische Wirkung
ASS *Kombipräparat: Thomapyrin®*	Paracetamol	Coffein	Analgesie durch verschiedene, synergistische Mechanismen (COX-Hemmung, 5-HT-Modulation u. a.), dadurch geringere Dosierung der einzelnen Arzneistoffe bei weiterhin guter Wirkung

Tabelle 31.8

Interaktionen ausgewählter Pharmaka

1. Pharmakon	2. Pharmakon	Wirkung
pharmazeutische/chemische Interaktion		
Propofol	zahlreiche Medikamente (z. B. Verapamil oder Protamin)	Störung der Emulsion; verminderte Bioverfügbarkeit und Gefahr von Gefäßverschlüssen
pharmakokinetische Interaktionen		
Barbiturate (Phenobarbital), Phenytoin, Rifampicin	zahlreiche Medikamente (**Tab. 31.2**)	Induktion von CYP und dadurch Wirkungsveränderungen
SSRI (z. B. Fluoxetin)		Inhibition
orale Kontrazeptiva	Antibiotika	enterohepatischer Kreislauf wird durch geschädigte Darmflora gestört mit einer unsicheren Kontrazeption als Folge

Tabelle 31.8

Interaktionen ausgewählter Pharmaka (Fortsetzung)

1. Pharmakon	2. Pharmakon	Wirkung
pharmakodynamische Interaktionen		
Amiodaron	Erythromycin	beide hemmen den hERG-Kaliumkanal und verursachen QT-Zeit-Verlängerungen mit der Gefahr von Torsade-de-Pointes-Tachykardien (**Abb. 31.5**) und Kammerflimmern
funktionelle Interaktionen		
Phenprocoumon, Warfarin	Antibiotikum	Verlust der intraintestinalen Vitamin-K-Produktion durch Störung der bakteriellen Darmflora und dadurch verstärkte Blutungsneigung
	ASS	funktioneller Agonismus durch Störung des Gerinnungssystems an zwei Stellen und dadurch verstärkte Blutungsneigung
Insulin	Betablocker	verzögerter Wiederanstieg des Blutzuckerspiegels, Warnsymptome (Zittern) sind oft maskiert!
Herzglykoside	Glukokortikoide Laxanzien Diuretika (außer kaliumsparende) Amphotericin B Insulin	Hypokaliämie mit veränderter Sensitivität auf Herzglykoside und Zunahme der Arrhythmiegefahr
ACE-Hemmer	NSA	Verminderung der renalen Perfusion mit Abschwächung der beabsichtigten Blutdrucksenkung; Hyperkaliämie
SSRI (z. B. Fluoxetin)	gerinnungshemmende Medikamente (z. B. ASS)	unerwünschter funktioneller Synergismus, da die Serotoninaufnahme der Thrombozyten geblockt wird, mit nachfolgend verstärkter Blutungsneigung
serotonerge Antidepressiva (z. B. SSRI)	Tramadol, Pethidin	Diese Opioide steigern ebenfalls die serotonerge Transmission und können in Kombination mit SSRI zu einem Serotoninsyndrom führen (s. S. 360)

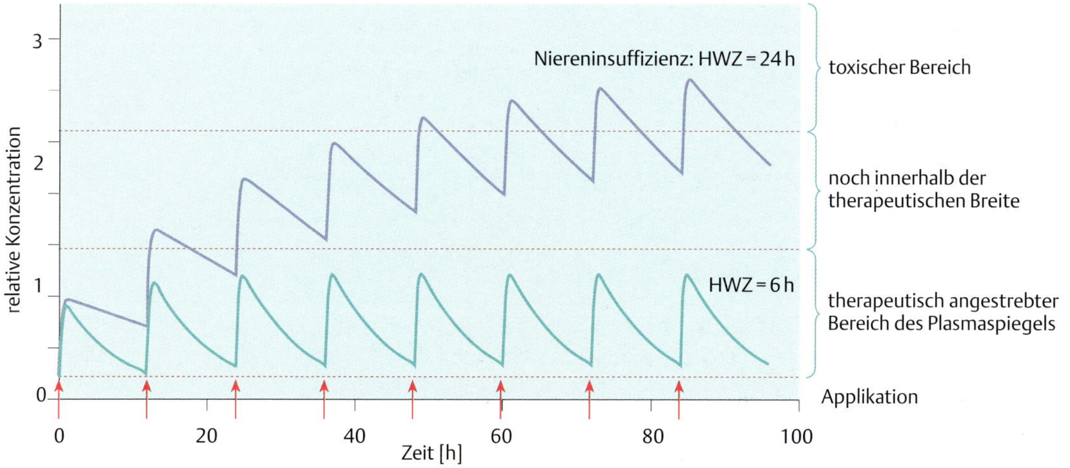

Abb. 31.6 Verschiedene relative Plasmaspiegel mit und ohne Niereninsuffizienz. Bei wiederholter Medikamentengabe wird nach ca. 5 HWZ ein Steady-state um eine bestimmte Plasmakonzentration erreicht. Verlängert sich die HWZ (hier von 6 h auf 24 h), erhöht sich die Plasmakonzentration, sodass die therapeutische Breite überschritten wird und starke Nebenwirkungen auftreten. (mit freundlicher Genehmigung V. V. Pham, Prof. Dr. O. Stichtenoth, www.mh-hannover.de/3210.html)

Tabelle 31.9

Veränderung der Eigenschaften eines Arzneimittels bei Leber- oder Niereninsuffizienz

Teilbereich	**Veränderung**	**Folge für die Arzneimittelwirkung**
Resorption	Unterbrechung des enterohepatischen Kreislaufs	↓ verminderte Rückresorption
Verteilung	Veränderungen der Plasmaproteine bei Leberkrankheiten	↑ erhöhte Konzentration des freien Arzneimittels
Metabolismus	Abnahme der hepatischen Metabolisierung	↑ verminderte Elimination (↓ für Prodrugs verminderte Giftung)
Exkretion	Abnahme der renalen Exkretion	↑ verminderte Elimination

Tabelle 31.10

Abschätzung der GFR durch Formeln

Cockroft-Gault-Formel	$GFR = \frac{(140 - Alter[a]) \times Gewicht\ [kg]}{Kreatinin\ [mg/dl] \times 72}$
MDRD-Formel	$GFR = 186 \times Kreatinin\ [mg/dl]^{-1,154} \times Alter[a]^{-0,203}$
Umrechnung der Einheiten	1 mg/dl Kreatinin = 88,4 µmol/l
Anpassung (für beide eGFR-Formeln)	eGFR für Frauen mit 0,85 multiplizieren

Tabelle 31.11

Abschätzung der Nierenfunktion (Cl_{Krea} [ml/min]) in Abhängigkeit von Kreatinin und Alter*

Serum-Kreatinin (mg/dl)	**Alter in Jahren**				
	20	**40**	**60**	**70**	**80**
1,0	101	88	81	79	76
1,5	63	55	*51*	*49*	*48*
2,0	*46*	*40*	*36*	*35*	*34*
2,5	*35*	*31*	**28**	**27**	**27**
3,0	**28**	**25**	**23**	**22**	**21**

* *kursiv = Nierenfunktion mittelstark eingeschränkt*
fett = starke Niereninsuffizienz

eGFR von 48 ml/min bereits mittelschwer niereninsuffizient **(kreatininblinder Bereich)** (**Abb. 31.7**, **Tab. 31.11**).

Im Zweifel kann die Nierenfunktion bei unauffälligem Kreatininwert mit einer Cystatin-C-Bestimmung besser beurteilt werden. Cystatin C ist ein Cystein-Protease-Inhibitor, der – im Gegensatz zu Kreatinin – von fast allen Körperzellen produziert wird. Die Ausscheidung beruht ausschließlich auf der glomerulären Filtration.

MERKE

Ab dem 6. Lebensjahrzehnt nimmt die GFR stark ab.

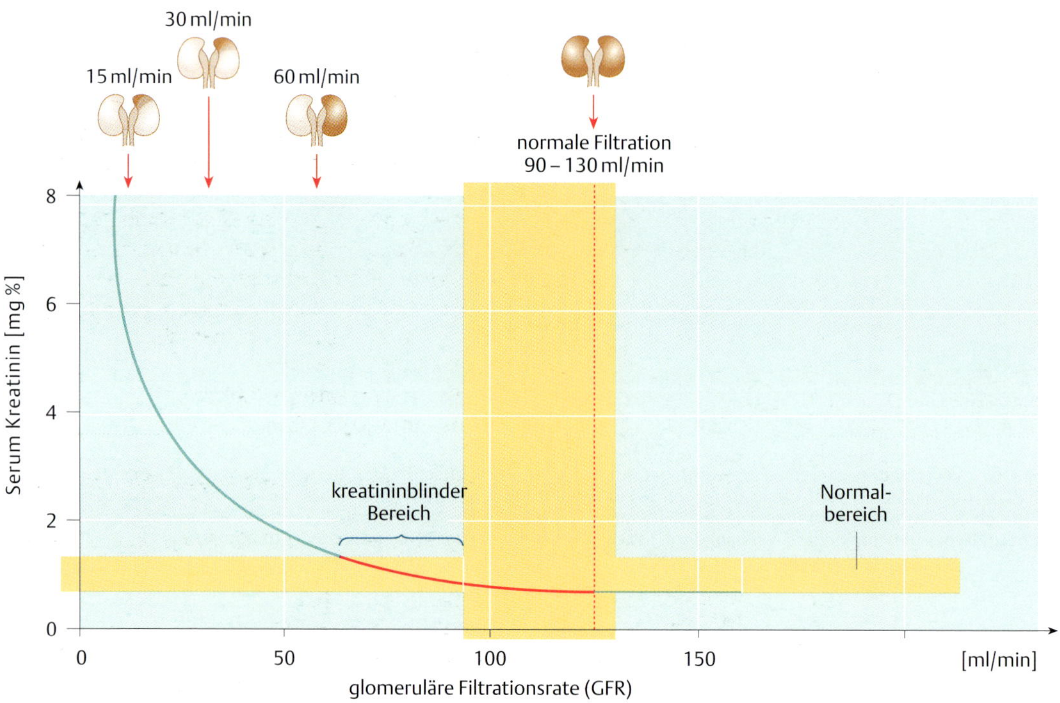

Abb. 31.7 Beziehung zwischen Kreatininspiegel und GFR. Das Serum-Kreatinin ist erst bei deutlich eingeschränkter Nierenfunktion im pathologischen Bereich.

Tabelle 31.12

Child-Pugh-Klassifikation			
Parameter	**1 Punkt**	**2 Punkte**	**3 Punkte**
Aszites	fehlend	sonographisch	klinisch
Enzephalopathie	keine	I–II	III–IV
Serum-Bilirubin (mg/dl)	< 2	2–3	> 3
INR	< 1,7	1,7–2,3	> 2,3
Serum-Albumin (g/dl)	> 3,5	3–3,5	< 3
Child A = 5–6 Punkte, Child B = 7–9 Punkte, Child C = 10–15 Punkte			

31.2.2 Leberinsuffizienz

Eine Leberinsuffizienz ist nur bedingt berechenbar, denn erst ab einer **Reduktion** der funktionellen Leberzellmasse auf **30–40 %** der Normalmasse sind Funktionseinschränkungen zu erwarten. Eine ungefähre Abschätzung erlaubt die **Child-Pugh-Klassifikation** (**Tab. 31.12**).

Bis einschließlich **Child A** ist mit keinem pharmakologisch relevanten Funktionsverlust zu rechnen. Entscheidend ist das klinische Bild und eine **Kontrolle der Plasmaspiegel** (DCM, TDM, s. S. 460) von überwiegend hepatisch eliminierten Medikamenten.

Praxistipp

Nicht alle chronischen Lebererkrankungen gehen mit einer eingeschränkten Metabolisierung von Arzneistoffen einher. Cholestatische Erkrankungen wie die primäre biliäre Zirrhose (PBC) zeigen sogar gesteigerte Eliminationskapazitäten.

Die belastenden oder toxischen Wirkungen von Medikamenten auf die Leber werden in **dosisabhängige** und **dosisunabhängige** Wirkungen unterteilt (**Tab. 31.13**).

Tabelle 31.13

Unterteilung und Charakterisierung lebertoxischer Mechanismen		
Typ	**dosisabhängig (Typ A)**	**dosisunabhängig (Typ B)**
Häufigkeit	90 %	10 %
Mechanismen	Belastung des Lebermetabolismus	unbekannt/allergisch
Charakteristika	dosisabhängig voraussagbar	dosisunabhängig nicht voraussagbar Wiederauftreten bei erneuter Exposition
Beispiele	Vitamin A Paracetamol	Isoniazid Diclofenac Furosemid

Unter Behandlung mit potenziell lebertoxischen, aber indizierten Medikamenten können Erhöhungen der sehr sensitiven GPT, die vor allem im Zytoplasma der Leberzellen vorkommt, auf bis zu ca. 5-fach erhöhte Ausgangswerte toleriert werden (Normalwert: m < 50 U/l, w < 35 U/l). Die γ-GT ist dagegen kein guter Parameter zur Kontrolle der Leberfunktion.

31.2.3 Eliminationsfraktionen

Die Gesamtclearance eines Xenobiotikums ergibt sich aus der renalen und der nichtrenalen (i. d. R. hepatischen) Clearance:

$$Cl_{gesamt} = Cl_{renal} + Cl_{hepatisch}$$

Q_0 ist definiert als die **extrarenal eliminierte Fraktion:**

$$Q_0 = Cl_{hepatisch} / Cl_{gesamt}$$

Der Q_0-Wert macht also eine Aussage darüber, wie sich die Elimination eines Medikaments auf Leber oder Niere verteilt.

Überwiegend renale Elimination ($Q_0 \approx 0$)

Hydrophile Pharmaka werden rein renal eliminiert. Die Leberfunktion spielt für sie keine Rolle. Verschlechtert sich die Nierenfunktion, fällt die Elimination des renalen Anteils proportional zur Kreatinin-Clearance ab. Beispiele sind:

- Hydrochlorthiazid (Q_0 = 0,05)
- Penicillin G (Q_0 = 0,08)
- Gentamicin (Q_0 = 0,02)

Die renale Clearance kann durch die Kreatinin-Clearance abgeschätzt werden. Die Clearance hydrophiler Pharmaka ist proportional zur Kreatinin-Clearance.

Überwiegend extrarenale Elimination ($Q_0 \approx 1$)

Xenobiotika dieses Typs werden nur extrarenal eliminiert. Sie werden in der Regel über die Leber verstoffwechselt und sind daher sehr stark von einer guten Leberfunktion abhängig. Beispiele sind:

- Flumazenil (Q_0 = 1,0)
- Phenprocoumon (Q_0 = 1,0)
- Irbesartan (Q_0 = 1,0)

Gemischte renale und extrarenale Elimination ($0 < Q_0 < 1$)

Hier spielen beide Eliminationswege eine Rolle. Beispiele sind:

- Felodipin (Q_0 = 0,65)
- Penicillin V (Q_0 = 0,6)
- Teicoplanin (Q_0 = 0,47)

Beispiel: Levofloxacin hat einen Q_0-Wert von 0,23. Das bedeutet, dass 77 % renal und die restlichen 23 % extrarenal, also vor allem hepatisch, eliminiert wer-

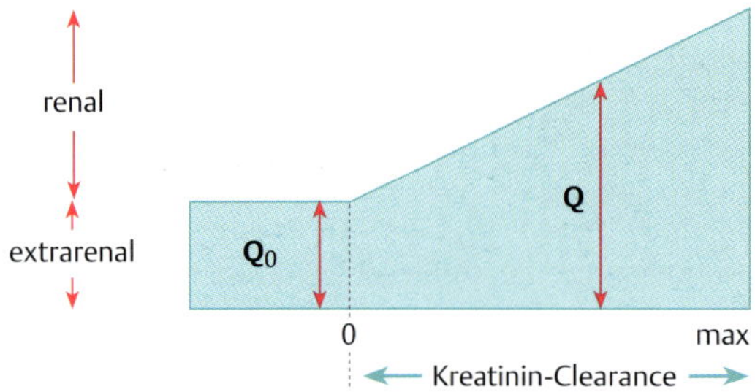

Abb. 31.8 Modifiziertes Dettli-Normogramm. Die Gesamtclearance ist abhängig von der extrarenalen Clearance Q_0 und proportional zur Kreatinin-Clearance. (mit freundlicher Genehmigung V. V. Pham, Prof. Dr. O. Stichtenoth, www.mh-hannover.de/3210.html)

den. Bei einem Patienten mit einer eGFR von 50 % und einer geschätzten um 60 % geminderten Leberfunktion, muss die Dosis von 500 mg/d (die man einem Organgesunden geben würde) um 77 % × 50 % = 38,5 % (aufgrund der Niereninsuffizienz) und 23 % × 60 % = 13,8 % (wegen der Leberinsuffizienz), also insgesamt um 38,5 % + 13,8 % = 52,3 % reduziert werden. Die rechnerisch angepasste Dosis beträgt damit 47,7 % von 500 mg, also 238,5 mg/d.

31.2.4 Dosisanpassung bei Niereninsuffizienz

Für Xenobiotika, die auch hepatisch eliminiert werden, verlangsamt sich die Elimination proportional zur verschlechterten renalen Elimination, bis sie Q_0 erreicht (**Abb. 31.8**).

Die **Dettli-Formel** ermöglicht, aus dem für ein Medikament bekannten Q_0 und der Kreatinin-Clearance in erster Näherung eine individuelle Eliminationskapazität Q zu errechnen. Dabei wird 100 ml/min als normale Kreatinin-Clearance angenommen:

$$Q = (1 - Q_0) \times \left(\frac{Cl_{Kreatinin}}{100\ ml/min}\right) + Q_0$$

Ein Medikament muss in seiner **Dosis** (D) und/oder seinem **Dosierungsintervall** (τ) an eine verschlechterte Elimination **angepasst** werden. Beide Anpassungen werden durch die **Dettli-Regeln** beschrieben (NI = Niereninsuffizienz):

- Anpassung der Dosis, Dosierungsintervall bleibt gleich: $D_{NI} = D \times Q$
- Anpassung des Dosierungsintervalls, Dosis bleibt gleich: $T_{NI} = T/Q$

Eventuelle Ladungsdosen bleiben immer gleich (Ladungsdosis = höher dosierte Erstdosis). Um sowohl subtherapeutische Spitzenspiegel (= max. Plasmakonzentration < MEC, s. S. 15) als auch subtherapeutische Spiegel nach Verlängerung des Dosisintervalls zu minimieren, sollten nach Möglichkeit beide Parameter verändert werden. Dies ist besonders für Antibiotika wichtig.

31

EXKURS

Ein Patient soll auf Digitoxin eingestellt werden (Q_0 für Digitoxin ist 0,3). Die Kreatinin-Clearance beträgt 50 ml/min, die Dosis für einen nierengesunden Patienten beträgt 0,2 mg alle 24 h. Nach der Dettli-Formel ergibt sich
Q = 0,7 × (50/100) + 0,3 = 0,35 + 0,3 = 0,65.
Will man nur die Dosis ändern, gilt nun
0,2 mg × 0,65 = 0,13 mg.
Will man nur das Dosierungsintervall ändern, gilt
24 h/0,65 = 36,92 h.

BEACHTE

Bei Patienten mit Niereninsuffizienz werden im Rahmen der Dialyse Pharmaka mit geringer Plasmaproteinbindung und niedrigem Verteilungsvolumen stark eliminiert. Daher muss bei dialysepflichtigen Patienten und bei Gabe solcher Pharmaka die Dosis erhöht werden.

31.2.5 Dosisanpassung bei Leberinsuffizienz

Es existiert keine einfache Möglichkeit, die extrarenale Clearance zu bestimmen. In den Fachinformationen zu den entsprechenden Medikamenten sind in der Regel Hinweise zu finden, wie bei vermuteter Leberinsuffizienz zu verfahren ist.
Spiegelbestimmungen oder *therapeutic drug monitoring* (TDM, s. S. 460) können an dieser Stelle ebenfalls wertvolle Hinweise zur veränderten Pharmakokinetik liefern.

31.3 Pharmakotherapie besonderer Lebensumstände

Key Point
Die Physiologie von Neugeborenen, älteren Menschen und Schwangeren unterscheidet sich substanziell von jungen Erwachsenen, die bei Studien üblicherweise als Referenzprobanden bzw. -patienten dienen. Dementsprechend unterscheidet sich das Wirkprofil und das Risiko für Nebenwirkungen, sodass Medikamente in diesen Lebensphasen anders dosiert werden müssen.

Die altersabhängigen Änderungen von Körperfunktionen beeinflussen das Profil von Arzneistoffen auf allen wichtigen Ebenen wie Pharmakokinetik und Pharmakodynamik, therapeutische Wirkung, Nebenwirkungen und Arzneimittelinteraktionen (**Tab. 31.14**). Dadurch drohen der Verlust der therapeutischen Wirkung, die Zunahme von Nebenwirkungen sowie die Abschwächung bzw. Verstärkung von Wirkungen und Nebenwirkungen anderer Arzneistoffe.

Tabelle 31.14

Einfluss von körperlichen Veränderungen auf die Pharmakokinetik und -dynamik		
Teilbereich	**Veränderung**	**Folge für die Arzneimittelwirkung/ -konzentration (Ursache)**
Resorption	verzögerte Magen-Darm-Passage, erhöhter Magen-pH	↓ (geringere Spitzenspiegel, verminderte Aufnahme)
Verteilung	Plasmaproteine, relative Größen der Verteilungskompartimente	↕ (Wirkung)
Metabolismus	verminderte hepatische Metabolisierung	↑ (verminderte Elimination)
Exkretion	verminderte renale und biliäre Exkretion	↑ (verminderte Elimination)
Kompensationsvermögen	verminderte physiologische Reserven	↑ (verstärkte Wirkung), ↑ ↑ (Nebenwirkungen)

Folgende Informationen in der Reihenfolge ihrer Bedeutung sind für die Dosierung eines Pharmakons wichtig, damit es einen therapeutischen Wirkspiegel erreicht:

- Körpergewicht
- Alter
- Geschlecht
- Körpergröße.

Noch genauer korreliert die **Körperoberfläche (KOF)** mit dem Verteilungsvolumen (**Tab. 31.15**). Die KOF wird mit der **Dubois-Formel** berechnet:

$$\text{KOF [m}^2\text{]} = 0{,}007184 \times \text{Körpergröße [cm]}^{0{,}725} \times \text{Gewicht [kg]}^{0{,}425}$$

In Jugend, Schwangerschaft und Alter ist neben der Veränderung des Körpergewichts vor allem zu achten auf

- Veränderungen der Kompartimente, z. B. Fettgewebe und extravasale Flüssigkeit,
- veränderte Elimination (renale und hepatische Clearance),
- typische Begleiterkrankungen.

Fachinformation und Beipackzettel informieren in der Regel auch darüber, ob der Wirkstoff sich für Kleinkinder, Schwangere oder ältere Menschen eignet. Da die Studienlage für diese Zielgruppen jedoch oft ungenügend ist, wird als Information meist vereinfachend mitgeteilt, dass der Gebrauch „kontraindiziert“ ist. Kontraindikation bedeutet daher auch „nicht untersucht“ bzw. „Risikoprofil nicht abzuschätzen“. Damit werden juristische Konsequenzen abgewehrt. Es liegt dann allein in der Verantwortung des Arztes, ob und wie das Medikament verschrieben werden soll.

Der Gebrauch von Medikamenten außerhalb des zugelassenen Rahmens wird als **Off-Label-Use** bezeichnet.

Tabelle 31.15

Körperoberfläche (KOF)	
Alter	**Durchschnittswert**
6 Monate	0,40 m^2
5 Jahre	0,73 m^2
9 Jahre	1,07 m^2
12 Jahre	1,33 m^2
Erwachsener (Frau)	1,6 m^2
Erwachsener (Mann)	1,9 m^2

Praxistipp

Bei Off-Label-Use sollten Sie den Patienten darüber informieren und diese Information dokumentieren.

31.3.1 Schwangerschaft

Neben der pharmakodynamischen Wirkung von Arzneistoffen auf das ungeborene Kind ist auch eine Veränderung der Pharmakokinetik von Arzneistoffen im mütterlichen Organismus zu beobachten. Bei Schwangeren und Stillenden steigen die Volumina des Extrazellulärraums und der Gehalt an Fettgewebe, die Eliminations-HWZ von Arzneistoffen verlängert sich.

MERKE

- Bei der Verordnung von Medikamenten ist jede Frau im gebärfähigen Alter als schwanger zu betrachten.
- Arzneistoffe mit erhöhtem teratogenen Risiko sollten nur unter Konzeptionsschutz verschrieben werden.

Teratogenität

Arzneimittel, die die intrauterine Entwicklung stören und zu Schäden beim Kind führen, heißen **teratogen**. Die teratogene Wirkung kann direkt oder indirekt schädigen, z. B. durch Perfusionsstörungen des Uterus (α-Sympathomimetika, Cocain).

Die direkte teratogene Wirkung hängt dabei vom **Entwicklungsstadium** des Embryos ab. Noxen in den ers-

Tabelle 31.16

Risikoklassifizierung für Arzneimittel in der Schwangerschaft nach der Food and Drug Administration (FDA)

Kategorie	Bedeutung
A	kein Risiko, getestet in kontrollierten Studien an Menschen
B	Risiko im Tierversuch, aber nicht beim Menschen oder kein Risiko im Tierversuch, aber noch keine ausreichenden Daten am Menschen
C	keine Studien am Menschen, Studien am Tier fehlen ebenfalls oder zeigen ein Risiko
D	bekanntes Risiko am Menschen; Nutzen des Arzneimittels mag größer als das Risiko sein
X	bekanntes Risiko; kein Nutzen im Verhältnis zum Risiko

ten Wochen der Schwangerschaft führen meist zum Absterben des kompletten Embryos. Spezifische Fehlbildungen werden in der sensiblen Phase der Organogenese (15.–60. Tag post conceptionem) hervorgerufen. In der Fetalperiode (> 60 Tage p. c.) stehen Ausreifungsstörungen im Vordergrund, z. B. ZNS-Defekte. Arzneimittel werden in verschiedene Kategorien unterteilt, die die Gefährdung für den Embryo beschreiben. Die Kategorien A, B und C geben dabei das Risiko, die Kategorien D und X das Verhältnis von Risiko zu Nutzen an (**Tab. 31.16**).
Wie bereits erwähnt, beruhen Warnungen wie „Schwangerschaft: kontraindiziert" oder „von Gebrauch ist abzuraten" oft auf fehlenden Daten und nicht auf dem Nachweis von Teratogenität. Dies ist besonders dann zu bedenken, wenn eine Schwangere **aus Versehen** ein Medikament kurzzeitig eingenommen hat und nun über eine **Abtreibung** nachgedacht wird. Eine echte Indikation für Abtreibung stellt sich jedoch nur nach der Einnahme weniger Arzneimittel während der **sensiblen Phase** der Organogenese (**Tab. 31.17**). Biochemische Marker wie α-Fetoprotein

Tabelle 31.17

Beispiele für teratogene Arzneimittel/Noxen

Arzneimittel	Indikation für Abort erwägen?
Chinolone (Gyrasehemmer)	nein
Alkohol	nein
Antikonvulsiva	nein
Vitamin-A-Derivate (Retinoide)	ja
Cumarin-Derivate	ja
Zytostatika	ja
MTX in niedriger Dosierung (z. B. bei rheumatoider Arthritis)	nein
MTX in hoher Dosierung (z. B. als Zytostatikum)	ja

oder radiologische Untersuchungen wie die Sonografie helfen in dieser Situation, die Auswirkung der Arzneimittelgabe zu bewerten.

EXKURS

Vitamin-A-Derivate werden gegen Akne eingesetzt. Sie sind sehr effektiv, aber auch stark teratogen. Studien haben gezeigt, dass ca. 60 % der damit behandelten Patientinnen trotz eindringlicher Aufklärung über die Wichtigkeit der Verhütung keinen adäquaten Konzeptionsschutz betreiben.

MERKE

Potenziell teratogene Arzneistoffe sollten in der Schwangerschaft wenn möglich abgesetzt werden. Beachte: Die insuffiziente Therapie einer Krankheit der Mutter kann ebenfalls schädlich für das Ungeborene sein.

Zu den **Arzneimitteln der Wahl** in Schwangerschaft und Stillzeit s. **Tab. A.3** auf S. 495.

31.3.2 Stillzeit

Bei der Medikation Stillender sind sowohl die Wirkungen des Arzneimittels auf die Mutter als auch auf den Säugling zu bedenken.

Wirkung des Arzneimittels auf die Mutter

Die prolaktinvermittelte **Milchproduktion** der Mutter kann durch Dopamin-Agonisten wie Pramipexol oder Cabergolin gehemmt und durch Dopamin-Antagonisten wie Neuroleptika (Amisulprid) oder Antiemetika (Metoclopramid) gesteigert werden (s. S. 161, 379).

Wirkung des Arzneimittels auf den Säugling

Die Wirkung des Arzneimittels auf den Säugling hängt ab

- vom Ausmaß, in dem das Arzneimittel in die Muttermilch übertritt und
- von der Wirkung auf den Organismus des Säuglings
- von der Kinetik im Säugling.

Der Übertritt in die Muttermilch wird von den pharmakokinetischen Eigenschaften des Arzneimittels bestimmt.

MERKE

Nur freie, nicht an Plasmaproteine gebundene Arzneimittel treten in die Muttermilch über.

Pharmaka mit niedrigem Molekulargewicht (< 200 Da) gelangen durch Diffusion in die Muttermilch, Pharmaka mit höherem Molekulargewicht müssen durch interzelluläre Spalten penetrieren. Diese

Schranken passieren lipophile, ungeladene Substanzen besser als geladene Wirkstoffe.
Blut und Muttermilch unterscheiden sich im **pH-Wert** (Blut 7,4; Muttermilch 7,1). Arzneistoffe können ihre Ladung beim Übertritt ändern und dadurch sekundär ihre Verteilungseigenschaften dermaßen verändern, dass sie in einem Kompartiment gezielt angereichert werden (*ion trapping*, s. S. 10).
Saure Substanzen wie ASS gelangen selten in die Milch, da sie überwiegend geladen im Blutplasma vorliegen. Diejenige ungeladene Fraktion, die dennoch dorthin gelangt, wird nicht so stark deprotoniert wie im Blut und kann ungehindert die Schranke abermals passieren und ins maternale Blut zurückkehren (*ion trapping* im Blut). **Basische Substanzen** wie Betablocker gelangen ungeladen in die Milch, wo sie ionisiert werden und somit in diesem Kompartiment gefangen sind (*ion trapping* in der Milch).
Der **Milch/Plasma-Quotient** gibt an, wie gut eine Substanz in die Milch übertritt. Je geringer der Wert ist, desto weniger Substanz verlässt das Blut-Kompartiment.

MERKE

Bei jedem Arzneimittel, das eine stillende Frau erhält, muss der Arzt zuvor die Möglichkeit der Penetration in die Muttermilch überprüfen.

31.3.3 Säuglinge und Kleinkinder

Säuglinge, Kleinkinder und jüngere Kinder sind nicht einfach nur „Miniaturausgaben" eines erwachsenen Menschen. In ihren pharmakokinetischen und -dynamischen Eigenschaften unterscheiden sie sich durch

- verlangsamte Magenentleerung und höheren pH-Wert im Magen,
- veränderte Darmflora und enterohepatischen Kreislauf,
- unreife Leber,
- verminderte renale Exkretion,
- unreife und damit leichter penetrierbare Blut-Hirn-Schranke.

Dosierung

Bei der Dosierung von Arzneistoffen bei Kindern ist den Fachinformationen zu folgen. Sind keine Angaben verfügbar wie beim Off-Label-Use, kann man durch Multiplikation mit dem Verhältnis zwischen Körperoberfläche (s. **Tab. 31.15**) und normaler Körperoberfläche (1,8 m^2) die geeignete Dosis errechnen:

$$\text{neue Dosis} = \frac{\text{Körperoberfläche}\,[m^2] \times \text{Erwachsenendosis}}{1{,}8\,m^2}$$

Elimination

Niere | Die volle Leistung der renalen Eliminationsrate wird erst nach ca. 12 Monaten erreicht. Neugeborene haben nur ca. 30 % der GFR eines Erwachsenen.

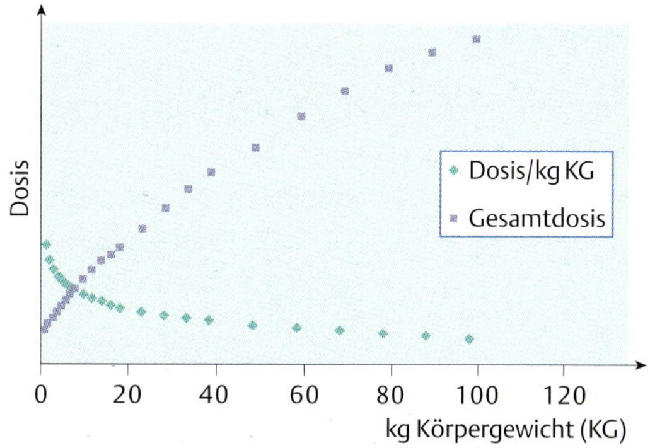

Abb. 31.9 Dosis eines α_2-Agonisten in Abhängigkeit vom Körpergewicht. Bei höherem Gewicht ist eine immer niedrigere Dosis pro kg Körpergewicht notwendig. Multipliziert mit dem Körpergewicht zeigt sich kein linearer, sondern ein hyperboler Anstieg der Gesamtdosis.

Leber: Die hepatische Elimination unterscheidet sich deutlich gegenüber der von Erwachsenen:

- CYP450-Enzyme sind bei Kindern unter 6 Monaten in ihrer Aktivität verringert.
- Arzneimittel wie Sulfonamide oder NO-Donoren (z. B. ISDN) verursachen eine stärkere Bildung von Methämoglobin.

Veränderung der Pharmakodynamik

Bei Säuglingen wirken aufgrund veränderter Rezeptoraffinitäten manche Arzneistoffe anders, z. B. β-Sympathomimetika weniger stark und Neuroleptika stärker. Dies erklärt auch die bei Kindern erhöhte Neigung zu Dyskinesien bei D_2-Hemmstoffen wie Metoclopramid. Daher benötigen Kinder eine andere Dosierung eines Arzneimittels pro kg Körpergewicht als Erwachsene (**Abb. 31.9**).

Wachstumsschäden

Arzneimittel können die Wachstumsprozesse im Kindesalter beeinträchtigen. Beispiele:

- Tetrazykline lagern sich in Knochen und Zähne ein.
- Aminoglykoside wirken ototoxisch.
- Systemische Kortikosteroide vermindern das Längenwachstum.

MERKE

- Die Pharmakotherapie von Neugeborenen und Säuglingen gehört in die Hand von Spezialisten.
- Die Dosierung richtet sich nach der Fachinformation, sofern vorhanden.

31

31.3.4 Alter

Die **Pharmakotherapie im Alter** wird von drei Aspekten bestimmt:

- verminderte renale Ausscheidung von Arzneistoffen

Tabelle 31.18

Besondere Nebenwirkungsrisiken (Auswahl) von Arzneistoffen im Alter

Wirkstoffe	Risiko	therapeutische Konsequenzen
Diuretika	Exsikkose – Verwirrung – orthostatische Dysregulation	ausreichende Flüssigkeitszufuhr
	Elektrolytverschiebung (Hypo-/Hyperkaliämie)	Elektrolyte kontrollieren
	Nykturie	abends keine Einnahme
Antihypertensiva	orthostatische Dysregulation	Blutdruckkontrolle und Dosisreduktion
Antidepressiva	serotonerge, noradrenerge oder anticholinerge Nebenwirkungen	Auswahl nebenwirkungsarmer Wirkstoffe (Citalopram)
Neuroleptika	Bewegungsstörung	atypische Neuroleptika
Schlafmittel	Sedierung, Verwirrung	keine Benzodiazepine
NSA	gastrointestinale Läsionen, Blutungen, Verwirrung	PPI Coxibe kurze Einnahme
Opioide	Sedierung	Dosis reduzieren
	Entzug	frühzeitiges Absetzen bei Non-Respondern
	Obstipation	immer mit Laxanzien bzw. Nahrungsumstellung kombinieren
anticholinerge Effekte	Obstipation, Harnverhalt, Verwirrung, Visusverlust, Mundtrockenheit	Arzneistoff vermeiden
Glukokortikoide	Magenläsionen mit NSA oder Gerinnungshemmstoffen	PPI
	Osteoporose	Vitamin D, Calcium
Herzglykoside	Arrhythmien	möglichst vermeiden Blutspiegel bestimmen

- altersentsprechend eingeschränkte Funktion von Organen
- Komorbiditäten

Besonders relevant ist die **Häufung von Risikofaktoren.** So wird z. B. die **Sturzgefahr** durch ein Zusammenspiel zahlreicher Faktoren verstärkt, die sich im Alter häufig ausbilden:

- Visusverlust
- Arthrose mit Gelenkschmerzen und Bewegungseinschränkung
- Gleichgewichtsstörungen
- Exsikkose mit niedrigem Blutdruck und evtl. Verwirrung
- motorische Einschränkungen (z. B. durch Morbus Parkinson)
- Unsicherheit und Ängstlichkeit bei Bewegungen
- nächtliches Wasserlassen (Nykturie) mit Gleichgewichtsstörungen beim nächtlichen Aufstehen, oft unter dem Einfluss von Schlafmitteln

Diese Faktoren werden **durch viele Arzneistoffe verstärkt.** Bis zu 20 % aller Krankenhauseinweisungen älterer Patienten beruhen auf Nebenwirkungen, Arzneimittelinteraktionen oder mangelhafter therapeutischer Wirkung. Die Dunkelziffer ist für den häuslichen Bereich wahrscheinlich wesentlich höher. Eine adäquate Pharmakotherapie des älteren Menschen muss daher eine Reihe von Aspekten berücksichtigen.

Polypharmazie

Ab dem 7. Lebensjahrzehnt nehmen die Patienten im Durchschnitt vier bis fünf verschiedene Arzneimittel regelmäßig ein (Polypharmazie). Weitere Arzneimittel werden zusätzlich oft noch als Bedarfsmedikation verschrieben. Ab vier verschiedenen Medikamenten steigt das **Risiko von Arzneimittelinteraktionen** exponentiell an. Daher sind die verschriebenen Medikamente in regelmäßigen Abständen immer wieder kritisch auf ihre Indikation zu prüfen *(Medication Review)*.

Komorbiditäten

Die **Zunahme komorbider Erkrankungen** im Alter erfordert eine sorgfältige Dosierung. Die Empfindlichkeit gegenüber Nebenwirkungen ist erhöht. Dies gilt besonders für folgende Organe:

- Niere
- ZNS
- Bewegungsapparat
- vegetatives Nervensystem

Hier machen sich Nebenwirkungen und Arzneimittelinteraktionen verstärkt bemerkbar, vor allem wenn bestimmte Vorerkrankungen bestehen wie Arthrose, Demenz, Morbus Parkinson, Inkontinenz und viele mehr.

Pharmakokinetische Veränderungen

Absorption: Der erhöhte Magen-pH und die verlangsamte Magen-Darm-Passage verlangsamen die Resorption.

Verteilung: Die Größe der einzelnen Kompartimente ändert sich. Der Körper im Senium enthält

- mehr Fettgewebe (bis zu 35 % mehr) und weniger Muskelmasse (Achtung: relativ mehr Kreatinin, s. S. 450),
- weniger extravasale Flüssigkeit (bis zu 40 % weniger),
- weniger Plasmaproteine.

Damit haben lipophile Pharmaka ein höheres und hydrophile ein kleineres Verteilungsvolumen. Aus diesem Grund kann Diazepam bei älteren Patienten in gleicher Dosierung wie bei einem „Standardpatienten“

- langsamer anfluten und verspätet wirken,
- lange im Fettgewebe gespeichert werden und zu einem Hangover führen.

Elimination und Kompensationsvermögen

Die physiologischen Reserven, wie z. B. Entgiftungsvermögen oder Kompensationsmechanismen bei Nebenwirkungen, sind beim alten Patienten vermindert. Phase-I-Enzyme der Leber sind in ihrer Metabolisierungsrate etwas verlangsamt, dies kann aber durch eine erhöhte Synthese bei intakter Leber kompensiert werden.

MERKE

Der ältere Patient (> 75 Jahre) ist grundsätzlich als niereninsuffizient zu betrachten.

Veränderung der Pharmakodynamik

Ältere Menschen reagieren nicht nur sensibler, sondern auch anders auf Medikamente. So werden regelmäßig **paradoxe Reaktionen** wie Unruhe und Agitiertheit nach Gabe von sedierenden Wirkstoffen beschrieben (Benzodiazepine, Sedativa im Allgemeinen, zentrale Wirkstoffe wie Antidementiva).

Compliance (Patient adherence)

Alte Menschen nehmen ihre Medikamente oft nicht korrekt ein. Die Ursachen hierfür können **kognitiver Art** sein, wie Vergesslichkeit oder Verständnisschwierigkeiten, aber auch den Umgang der Arzneimittel betreffen:

- feinmotorische Probleme beim Öffnen der Medikamentenpackung
- Schluckbeschwerden
- schlecht sitzendes Gebiss mit Schmerzen und nachfolgender Nahrungs- und Trinkverweigerung
- Visusverlust.

EXKURS

Beers-Kriterien

2003 wurde in „Archives of Internal Medicine“ eine Liste von Wirkstoffen veröffentlicht, die im Alter nur bedingt oder gar nicht geeignet sind (Beers-Kriterien). Als ungeeignet gelten hier u. a.: Amitriptylin, Barbiturate, Diazepam, Doxepin, Dipyridamol, Flurazepam, Indometacin, Pentazocin und Ticlopidin.

MERKE

Im Alter müssen Medikamente niedriger dosiert und langsamer eingeschlichen werden (start slow, go slow).

31.4 Pharmakogenetik

Key Point

Genetische Polymorphismen von Enzymen, Transportproteinen und Rezeptoren können Auslöser für das Auftreten unerwünschter Arzneimittelwirkungen oder für das Ausbleiben der therapeutischen Wirkung sein.

Die **Pharmakogenetik** befasst sich mit der Modulation der Wirkung von Arzneimitteln durch genetische Faktoren. So können **genetische Polymorphismen** von Arzneistoff metabolisierenden Enzymen, Transportproteinen und Rezeptoren die Wirkung eines Arzneistoffes erheblich abschwächen oder verstärken (**Tab. 31.19**). Unter einem genetischen Polymorphismus bzw. *single nucleotide polymorphism* (SNP) versteht man eine genetische Variante, die bei mehr als 1 % der Bevölkerung vorkommt. Klinische Relevanz besitzen diese Polymorphismen in erster Linie bei **Arzneistoffen mit enger therapeutischer Breite,** z. B. Antikoagulanzien, Zytostatika, Immunsuppressiva, Theophyllin, Herzglykoside, Psychopharmaka.

Tabelle 31.19

Veränderung der pharmakodynamischen und pharmakokinetischen Eigenschaften eines Arzneimittels bedingt durch genetische Varianten

Teilbereich	Veränderung	Folge für die Arzneimittelwirkung
Verteilung	genetische Varianten (v. a. ABC-Transporter)	↕ beschleunigte oder verlangsamte Exkretion
Metabolismus	genetische Varianten (v. a. CYP, TPMT)	↕ beschleunigter oder verlangsamter Metabolismus
Affinität	verminderte Affinität für Arzneistoffe	↓ Therapieresistenz
Mikroorganismen	Resistenz für Antiinfektiva	↓ Therapieresistenz

Tabelle 31.20

Pharmakogenetik der Cytochrom-P450-Isoenzyme

Enzym	Phänotyp*	Substrate	Dosisbedarf	Effekt bzw. Nebenwirkung
CYP2C9	PM: 2–3 %	Phenytoin	↓	ZNS-Erregung, Ataxie, Nystagmus
		Tolbutamid	↓	Hypoglykämie
		Warfarin, Phenprocoumon	↓	Blutungskomplikationen
		Diclofenac, Ibuprofen	↓	gastrointestinale Blutungen/Ulzera, Diarrhö, zentrale Erregungszustände
		Losartan (Prodrug)	↑	fortbestehende Hypertonie
CYP2C19	PM: 3–5 %	Cyclophosphamid (Prodrug)	↑	fehlendes Therapieansprechen
		Citalopram	↓	Schlafstörungen, Kopfschmerz, Herzfrequenz ↑
		Amitriptylin	↓	anticholinerge Nebenwirkungen
		Omeprazol	↓	Übelkeit/Erbrechen, Obstipation o. Diarrhö
		Clopidogrel	↑	Verlust der Gerinnungshemmung
CYP2D6	PM: 7–9 % IM: ~20 %	Haloperidol	↓	extrapyramidal-motorische Störungen
		Venlafaxin	↓	Übelkeit, Cholesterinanstieg, RR ↑
		Nortriptylin, Doxepin	↓	anticholinerge Nebenwirkungen
		Metoprolol	↓	AV-Überleitungsstörungen, Herzfrequenz ↓
		Propafenon	↓	Übelkeit/Erbrechen, RR ↓
	UM: 1–3 %	Codein	↓ ↑ **	Atemdepression
CYP3A5* **	EM: 20–30 %	Tacrolimus, Ciclosporin	↑	ausbleibende immunsuppressive Wirkung
TPMT	PM: 0,3–0,5 %	Azathioprin, Mercaptopurin	↓	Knochenmarkdepression, evtl. Panzytopenie, RR ↑
NAT-1/2	PM: 60 %	Isoniazid	↓	Knochenmarkdepression, ZNS-Erregung, Cushing-Syndrom, Herzfrequenz ↓
UGT1A1	PM: 10 %	Irinotecan	↓	Neutropenie, Übelkeit/Erbrechen

* Die Angaben der Häufigkeiten beziehen sich auf Kaukasier (z. B. Mitteleuropäer).
** Codein wird durch CYP2D6 zu Morphin metabolisiert, sodass bei UM zum Erreichen der codeinvermittelten antitussiven Wirkung prinzipiell höhere Dosierungen erforderlich sind. Klinisches Problem ist jedoch die morphinvermittelte Atemdepression, sodass bei CYP2D6 UMs eine Dosisreduktion bzw. ein Absetzen von Codein zu empfehlen ist.
*** nur etwa 20–30 % der Kaukasier exprimieren aktives CYP3A5.

31.4.1 Pharmakogenetik von Arzneistoff metabolisierenden Enzymen

Am besten untersucht ist die **Beeinflussung der Proteinexpression und -aktivität** durch pharmakogenetische Faktoren bei den Phase-I-metabolisierenden **Cytochrom-P450-Enzymen.** Für den Metabolismus von Arzneistoffen sind nur verhältnismäßig wenige CYP-Enzyme verantwortlich, von denen die Isoenzyme CYP2C9, CYP2C19, CYP2D6 und CYP3A5 klinisch relevanten genetischen Polymorphismen unterliegen.

31

Darüber hinaus werden aus der Gruppe der Phase-II-metabolisierenden Enzyme die klinisch relevanten Thiopurin-Methyltransferase (TPMT), N-Acetyltransferase (NAT1/2) und UDP-Glucuronosyltransferase (UGT1A1) genetisch polymorph exprimiert.

Solche genetischen Polymorphismen können zur Ausprägung folgender **metabolischer Phänotypen** führen:

- langsame Metabolisierer: *Poor Metaboliser* (PM)
- intermediäre Metabolisierer: *Intermediate Metaboliser* (IM)
- extensive bzw. normale Metabolisierer: *Extensive Metaboliser* (EM)
- ultraschnelle Metabolisierer: *Ultrarapid Metaboliser* (UM).

Die phänotypische **Charakterisierung der individuellen Aktivität eines CYP-Enzyms** kann durch die Verabreichung eines spezifisch durch das Isoenzym metabolisierten Arzneistoffes *(Probe Drug)* vorgenommen werden. Man berechnet dazu die metabolische Ratio *(metabolic ratio)* aus der Konzentration des unveränderten Arzneistoffes und des gebildeten Metaboliten in Plasma oder Urin. Die Höhe dieser metabolischen Ratio korreliert demzufolge invers mit der entsprechenden Enzymaktivität.

CYP2C9: Die klinische Relevanz von Polymorphismen im CYP2C9-Gen konnte bislang vor allem bei der Therapie mit **Vitamin-K-Antagonisten** nachgewiesen werden. Insbesondere zwei Polymorphismen führen zu einem verminderten Dosisbedarf und erhöhten Blutungsrisiko bei PMs aufgrund der Bildung von Enzymen mit deutlich reduzierter Aktivität.

CYP2C19: Homozygote Ausprägung eines Polymorphismus im CYP2C19-Gen führt zur Bildung eines vollständig inaktiven Enzyms. Dies bedingt meist einen verminderten Dosisbedarf von CYP2C19-Substraten, kann aber auch bei sog. Prodrugs deren Bioaktivierung verhindern und zum Ausbleiben der therapeutischen Wirkung führen, z. B. bei dem Zytostatikum **Cyclophosphamid.**
CYP2D6: Dieses Enzym ist vorrangig verantwortlich für den Metabolismus von zahlreichen **Psychopharmaka** sowie einigen kardiovaskulär wirksamen Substanzen. Im Unterschied zu CYP2C9 und CYP2C19 gibt es insgesamt vier phänotypische Ausprägungen: UM, EM, IM, PM. Die Prävalenz dieser Phänotypen variiert erheblich in Abhängigkeit von der ethnischen Zugehörigkeit. So sind die sog. ultraschnellen Metabolisierer in Mitteleuropa bzw. bei sog. Kaukasiern verhältnismäßig selten, während im Nahen Osten und Nordostafrika bis zu 20–30 % der Bevölkerung betroffen sind. Neben einer Therapieresistenz aufgrund beschleunigter Elimination kann es bei UMs auch im Rahmen einer Giftung oder Bioaktivierung zu einer erhöhten Prädisposition für unerwünschte Arzneimittelwirkungen kommen.
TPMT: Die prospektive geno- oder phänotypische Diagnostik der Thiopurin-Methyltransferase TPMT vor Therapiebeginn wird in Fachinformationen bei Anwendung von Azathioprin und 6-Mercaptopurin bereits explizit empfohlen. Der modulierende Polymorphismus ist zwar recht selten, kann jedoch aufgrund einer Überdosierung von **Azathioprin** oder **Mercaptopurin** zu einer schwerwiegenden Knochenmarkdepression und Panzytopenie sowie damit einhergehender Sepsisgefahr führen.
UGT1A1: Bei der Anwendung des Zytostatikums **Irinotecan** erscheint aufgrund dosisabhängiger Neutropenie die prospektive Genotypisierung der UDP-Glucuronosyltransferase-1A1 (UGT1A1) sinnvoll.
NAT-1/2: Die N-Acetyltransferase 1 und 2 (NAT) ist genetisch sehr polymorph, sodass sich die mitteleuropäische Bevölkerung in etwa 60 % Langsam- und 40 % Schnell-Acetylierer gliedert. Klinische Relevanz besitzt dieser Polymorphismus jedoch nur für wenige NAT-Substrate mit gleichzeitig enger therapeutischer Breite wie das Tuberkulostatikum **Isoniazid**.

EXKURS

Warfarin und Phenprocoumon

Genetische Polymorphismen des CYP2C9 tragen zu einer reduzierten Aktivität dieses Arzneimittelmetabolisierenden Enzyms bei. Etwa 2–3 % der Mitteleuropäer sind daher sog. Langsam-Metabolisierer und weisen einen verminderten Dosisbedarf des CYP2C9-Substrats Warfarin sowie ein erhöhtes, therapieassoziiertes Blutungsrisiko auf. Darüber hinaus sind genetische Polymorphismen der Vitamin-K-Epoxid-Reduktase (VKORC1) mit einem geringeren Dosisbedarf von Warfarin assoziiert. Bei Anwendung von Warfarin wird daher neuerdings von der US-amerikanischen Zulassungsbehörde FDA eine Genotypisierung von CYP2C9 und VKORC1 vor Therapiebeginn empfohlen. Der in Deutschland bevorzugte VItamin-K-Antagonist Phenoprocoumon scheint in diesem Zusammenhang vorteilhaft, weil seine Elimination weniger stark durch Aktivität bzw. Genotyp des CYP2C9 beeinflusst wird.

31.4.2 Pharmakogenetik von Transportproteinen

Die **Bioverfügbarkeit** von Arzneimitteln wird in erheblichem Maß durch die Aktivität von membranständigen **Transportproteinen** beeinflusst. Sie werden insbesondere im Gastrointestinaltrakt exprimiert und wirken dort als **Effluxtransporter**, indem sie unter ATP-Verbrauch *(ATP-binding cassette-[ABC-] Transporter)* Arzneistoffe nach initialer Resorption wieder zurück in das Darmlumen sezernieren (s. S. 12). Die Expression und Aktivität dieser Transporter unterliegt ebenfalls einer hohen **interindividuellen Variabilität,** die derzeit jedoch nur in geringem Ausmaß durch genetische Faktoren zu erklären ist.
Prinzipiell ist bei einer gesteigerten Expression dieser Proteine eine verminderte Bioverfügbarkeit und damit eine Steigerung der Therapieresistenz zu erwarten. Dies ist für den ABC-Transporter P-Glykoprotein bei der Anwendung von Zytostatika gezeigt worden (Multi-Drug Resistance-Protein, s. S. 309).
Anders als bei den Enzymen, die Arzneistoffe metabolisieren, ist bislang jedoch kein genetischer Polymorphismus identifiziert worden, der eine vollständig fehlende Expression oder Aktivität eines bestimmten Transportproteins bedingt, sodass eine prospektive Genotypisierung bislang für keinen der etwa 50 identifizierten Transporter durchgeführt wird.

31.4.3 Pharmakogenetik von Rezeptoren und Zielstrukturen

Genetische Polymorphismen von Rezeptoren bzw. Zielstrukturen *(Drug Targets)* sind oft die Ursache für einen ungenügenden Therapieerfolg aufgrund behinderter Rezeptorbindung des Arzneistoffs oder Funktionsstörungen der nachrangigen Signalkaskade. Eine Bedeutung dieser Polymorphismen ist bekannt bei Anwendung von:

- **Vitamin-K-Antagonisten:** verminderter Dosisbedarf bei Polymorphismen der Vitamin-K-Epoxidreduktase
- **Opioiden:** erhöhter Dosisbedarf von Morphin bei Polymorphismen des μ-Opioidrezeptors.

Trotz der Vielzahl von Rezeptoren und assoziierten Polymorphismen wird im klinischen Alltag meist keine entsprechende genetische Diagnostik durchgeführt.

EXKURS

Trastuzumab

Im Jahr 2000 wurde der Antikörper Trastuzumab (Herceptin®) zur Therapie des fortgeschrittenen bzw. metastasierten Mammakarzinoms zugelassen (vgl. S. 320). In Folgestudien stellte sich heraus, dass eine Subgruppe von Patientinnen mit hoher Expression des HER-2-Rezeptors als Zielstruktur von Trastuzumab besonders von der Therapie profitierte. Eine Blockade dieses Rezeptors durch Trastuzumab verhindert die Bindung von Wachstumsfaktoren und verlangsamt dadurch die Tumorprogredienz. Daher erhielt das Medikament im Jahr 2006 eine Zulassungserweiterung für die Therapie des Mammakarzinoms bei Patientinnen, die den HER-2-Rezeptor überexprimieren. Derzeit wird routinemäßig eine prospektive Expressionsanalyse vor Therapiebeginn durchgeführt. In Abhängigkeit vom Rezeptorstatus erhalten etwa ein Drittel der Patientinnen den Arzneistoff Trastuzumab bei Nachweis einer Überexpression von HER-2.

31.5 Therapeutisches Drug Monitoring (TDM)

Key Point
Aufgrund erheblicher interindividueller Unterschiede in der Pharmakokinetik ist es bei Arzneistoffen mit enger therapeutischer Breite sinnvoll, den individuell erforderlichen Dosisbedarf anzupassen, und zwar in Abhängigkeit von der im Rahmen eines therapeutischen Drug Monitoring gemessenen Plasmakonzentration.

Das Auftreten von unerwünschten Arzneimittelwirkungen oder das Ausbleiben der therapeutischen Wirkung von Arzneimitteln ist ein häufiges Phänomen. So kommt es nach gegenwärtigem Kenntnisstand nur bei etwa 40–60 % aller Patienten zu einem adäquaten Ansprechen auf Antidepressiva, Neuroleptika und Antiepileptika. Häufig beruht ein fehlendes Ansprechen auf zu niedrigen Plasmakonzentrationen bzw. Wirkspiegeln aufgrund interindividueller Unterschiede der Pharmakokinetik. Andererseits kann das verstärkte Auftreten unerwünschter Wirkungen auf dem Überschreiten therapeutischer Konzentrationen beruhen.
Die Messung der Plasmakonzentration ist daher insbesondere bei der Anwendung von **Psychopharmaka** oder **Immunsuppressiva** aufgrund ihrer geringen therapeutischen Breite sinnvoll. Die Quantifizierung der Arzneistoffe und ggf. ihrer biologisch aktiven Metabolite sollte in diesem Zusammenhang aufgrund der hohen Sensitivität und vor allem Spezifität der Analyseverfahren nach Möglichkeit mittels Hochdruckflüssigkeitschromatographie (HPLC) oder HPLC mit massenspektrometrischer Kopplung (HPLC-MS) erfolgen. In Verbindung mit einer entsprechenden Befundung unter Berücksichtigung der Komedikation und evtl. genetischer Merkmale spricht man vom **therapeutischen Drug Monitoring (TDM).**

Weiterführende Informationen | Im Internet sind unter

- http://www.personalhealthzone.com/
- http://www.drugs.com/ und
- http://www.drugdigest.com/

„Interaktionsrechner“ verfügbar, die zwischen zwei gegebenen Arzneistoffen mögliche Interaktionen finden. Zurzeit sind die Datenbanken jedoch noch nicht ausreichend vervollständigt, um eine sichere, verlässliche Aussage zu bieten.

- Dosierung bei Niereninsuffizienz: http://www.dosing.de/
- Cytochrom P450-Interaktions-Tabelle: http://medicine.iupui.edu/flockhart/
- KiK – Kompatibilität im Katheter: http://www.kik-service.de/html/start.html
- http://www.uni-duesseldorf.de/AWMF/II-na/014–001.htm

J

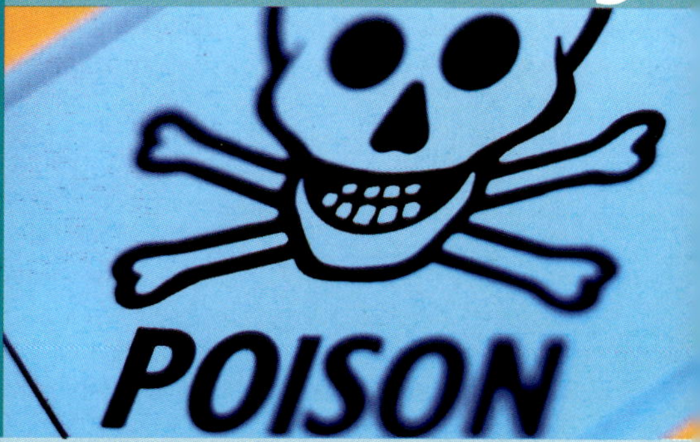

Toxikologie

Party mit Folgen

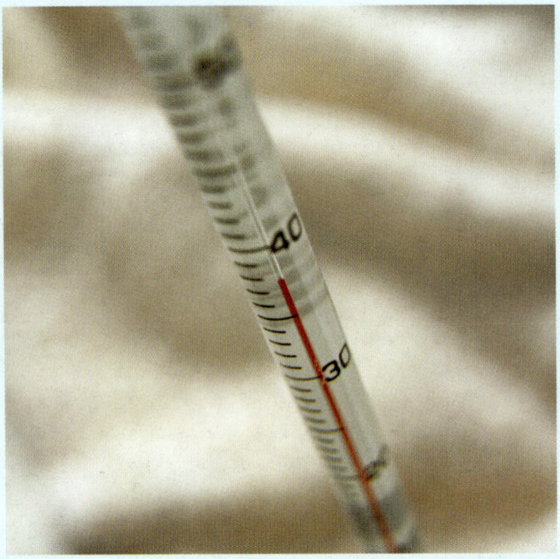

Die Einnahme von Ecstasy kann zu einer ausgeprägten Hyperthermie führen.

Glücksgefühle

So gut hat sie sich schon lange nicht mehr amüsiert. Die Tanzfläche bebt, die Lichter flimmern, weißer Rauch steigt in die Höhe. Dabei hatte Ida anfangs überhaupt keine Lust, auf die Technoparty zu gehen. Erst nach langem Hin und Her hat sie sich schließlich von ihrer Freundin Carola dazu überreden lassen. Jetzt tanzt und lacht sie am meisten von allen und ist bei jedem Drink dabei. „Willst Du mal ewas ausprobieren?“ zwinkert Sven Ida zu. „Was ist es denn?“ fragt die 17-Jährige abweisend und neugierig zugleich. „Das ist ein Geheimnis. Vertrau mir einfach“, sagt ihr Freund Sven lachend, nimmt Idas Hand und legt zwei kleine Tabletten hinein. Ida überlegt nicht lange, nimmt die zwei Pillen in den Mund und spült sie mit ihrem Getränk hinunter.

Zunächst bemerkt sie nichts. Doch nach etwa einer Stunde fühlt sie sich voller Kraft, mächtig und geradezu euphorisch. Nichts scheint unmöglich. Sie fühlt sich als wäre sie die schönste Frau der Welt. Die Technoparty, auf die sie eigentlich nicht gehen wollte, wird auf einmal zur besten Party ihres Lebens.

Vitale Gefährdung

Als Ida zwei Stunden später per Notarzt in der Notaufnahme der medizinischen Klinik eintrifft, ist die Euphorie längst verflogen. Die 17-Jährige zittert am ganzen Leib, ist agitiert und behauptet, dass alle sie umgebenden Personen ihr Böses wollen. Bei der klinischen Untersuchung stellt der aufnehmende Arzt trockene Haut, weite Pupillen, Tachykardie (120/min) und Blutdruckwerte um 150/90 mmHg fest. Die Körpertemperatur ist mit 40,1 °C deutlich erhöht. Die Laborwerte ergeben eine erhöhte Kreatinkinase, einen Hämoglobinwert von 17 g/dl, ein Serum-Natrium von 152 mmol/l und ein Serum-Kalium von 3,7 mmol/l.

Wichtig: Fremdanamnese

Aufgrund der Anamnese und der Symptome denkt der aufnehmende Arzt an eine Intoxikation mit einer Designerdroge. Fremdanamnestisch erfährt er über Idas Freund Sven, dass Ida Ecstasy konsumiert hat. Ecstasy, Methylendioxymethamphetamin (MDMA), weist vor allem sympathomimetische und halluzinogene Effekte auf.

Die Therapie ist symptomatisch: die Exsikkose wird durch Infusion von Ringer-Laktatlösung beseitigt. Die Hyperthermie lässt der Arzt durch physikalische Methoden wie Wadenwickel kurieren. Bei starker Agitiertheit wird ein Benzodiazepin verabreicht. Unter der symptomatischen Therapie geht es Ida zunehmend besser.

32 Toxikologie

32.1 Grundlagen

Key Point

Der Terminus Toxikologie setzt sich aus den griechischen Worten „Toxikon“ (Gift) und „Logos“ (Lehre) zusammen, d. h. die Toxikologie ist im engeren Sinne die Lehre von den Giften. In der Humanmedizin ist es Aufgabe der Toxikologie, schädliche Wirkungen chemischer Substanzen (synthetische und natürliche Verbindungen) auf biologische Systeme, insbesondere den Menschen, zu beschreiben und zu erforschen.

Gifte (Toxine) sind Stoffe, die bei lebenden Organismen gesundheitliche Schäden hervorrufen können. Die Wirkung eines Giftes ist immer von der **Spezies** und der **Dosis** abhängig. Schon Paracelsus erkannte, dass ein und derselbe Stoff Gift und Nicht-Gift sein kann und dass „allein die Dosis macht, dass ein Ding kein Gift“ ist. Man kennt entsprechend der Herkunft synthetische Gifte und natürliche Gifte aus Mikroorganismen, Pflanzen oder Tieren. Bei der Beurteilung von Giftstoffen unterscheidet man die **Gefährlichkeit** *(hazard)* und das **Risiko** (Wahrscheinlichkeit des Schadenseintritts). Die Gefährlichkeit ist eine Stoffeigenschaft, die z. B. durch die **LD_{50}** im Tierversuch beschrieben wird: LD_{50} ist die Dosis in mg/kg Körpergewicht, bei der bei einmaliger Aufnahme innerhalb von 14 Tagen 50 % der Versuchstiere sterben (LD = letale Dosis).
Im Mittelpunkt der modernen Toxikologie steht die Beschreibung des toxischen Wirkprofils, der Wirkungsmechanismen sowie die Abschätzung der Wahrscheinlichkeit, mit der Gesundheitsrisiken bei bestimmter Exposition auftreten. Neben der **Dosis** ist für die Risikoermittlung die **Gefährlichkeit** (Toxizität) der toxisch wirkenden Substanz, die **Verweildauer** im Körper und die **Art**, **Häufigkeit** und **Dauer** der Exposition entscheidend. So kann beispielsweise eine giftige Substanz in niedriger Konzentration bei langer Einwirkungszeit denselben toxischen Effekt (E_{tox}) hervorrufen wie eine höhere Konzentration bei kurzer Einwirkungsdauer.

Für die meisten toxischen Stoffe gilt, dass das Produkt aus Konzentration (c) und Einwirkzeit (t) konstant ist. Es gilt die **Haber-Regel:**

$$E_{tox} = c \times t$$

Manche Stoffe lösen unterhalb einer bestimmten Konzentration (Schwellenkonzentration) auch bei beliebig langer Einwirkzeit keine toxische Wirkung aus.
Jeder Vergiftung geht die **Exposition** mit einer toxischen Substanz voraus. Als **äußere Exposition** wird die Gifteinwirkung aus Umweltmedien (Wasser, Boden, Luft) oder Lebensmitteln bezeichnet. Auf die äußere Exposition folgt die Giftaufnahme durch die Haut, Verdauungsorgane oder Atemwege mit **innerer Exposition**, die mit der Verweildauer des Gifts im Organismus zusammenfällt.
Ebenso wie in der Pharmakologie zwischen Pharmakokinetik und Pharmakodynamik unterschieden wird, lässt sich in der Toxikologie eine toxikokinetische von einer toxikodynamischen Phase trennen:

- **Toxikokinetische Phase:** umfasst Vorgänge wie Aufnahme, Verteilung, Biotransformation und Ausscheidung eines Gifts.
- **Toxikodynamische Phase:** beschreibt die toxischen Effekte und deren Mechanismen am Wirkort.

Hierbei können akute und chronische Vergiftungen unterschieden werden:

- **Akute Vergiftung:** alle spezifischen Vorgänge und Symptome, die unmittelbar oder relativ kurz nach der Aufnahme der toxischen Substanz einsetzen und in der Regel bei einmaliger Giftaufnahme auftreten.
- **Chronische Vergiftung:** tritt üblicherweise nach Verabreichung mehrerer, nicht letaler Dosen auf. Die Giftstoffe kumulieren und führen zu einem schleichenden Beginn der Vergiftungssymptome. Meist gilt die Haber-Regel.

32.1.1 Sachgebiete der Toxikologie

Zweckmäßigerweise wird die Toxikologie in verschiedene Sachgebiete mit oftmals fließenden Grenzen unterteilt (**Abb. 32.1**).

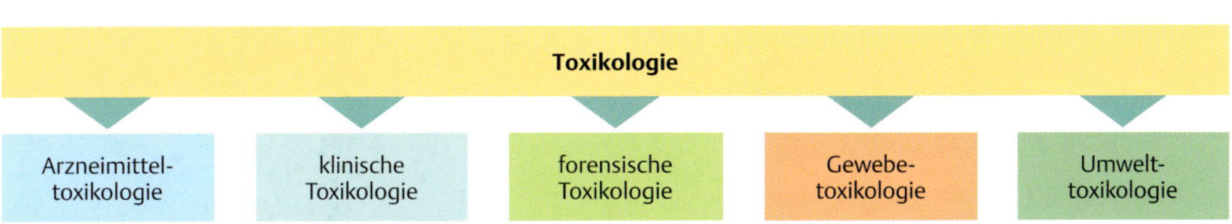

Abb. 32.1 Klassische Gebiete der Toxikologie.

Arzneimitteltoxikologie

Für den klinisch tätigen Arzt ist das Wissen um **unerwünschte Arzneimittelwirkungen** und **Vergiftungssymptome** bei Arzneimittelüberdosierungen wichtig. Nur wenn er die Qualität und die Quantität der Nebenwirkungen der Arzneimittel kennt, kann er das therapeutische Risiko abschätzen, d. h. das Verhältnis der Gefährdung durch die Krankheit zur Gefährdung durch die Therapie.

MERKE

Die Nutzen-Risiko-Abwägung ist essenzieller Bestandteil des ärztlichen Denkens.

Die Arzneimitteltoxikologie beschäftigt sich nicht nur mit unerwünschten Wirkungen zugelassener Arzneimittel, sondern umfasst auch die Prüfung potenzieller neuer Arzneistoffe auf Toxizität und Verträglichkeit. Hier schreibt das Arzneimittelgesetz für neue Arzneimittel vor der Anwendung am Menschen **pharmakologisch-toxikologische Prüfungen** vor (s. S. 29).

Toxikologische Prüfungen

In toxikologischen Prüfungen werden neue Arzneistoffe im Tierversuch auf Verträglichkeit und Nebenwirkungen getestet. Dazu gehören auch Untersuchungen zu möglichen krebsauslösenden Eigenschaften **(Kanzerogenität)**, Veränderungen des Erbmaterials **(Mutagenität)** und zur Beeinflussung der Nachkommenschaft im Mutterleib **(Teratogenität)**.

Akute und chronische Toxizität

Für die **akute Toxizitätsprüfung** wird die Substanz dem Versuchstier (meist Nager) einmalig verabreicht. Die Applikationsweise der Prüfsubstanz sollte der für den Menschen vorgesehenen Verabreichungsform entsprechen. Die Bestimmung der früher üblichen LD_{50}-Dosis erfolgt nur noch in Ausnahmefällen. Am Ende des Versuches werden die Tiere seziert und auf makroskopisch erkennbare Organveränderungen untersucht.

Die **chronische Toxizität** wird nach wiederholter Applikation meist an zwei Tierarten (Nager und Nicht-Nager) geprüft. Die Dauer der toxikologischen Prüfung neuer Arzneistoffe hängt hier von der angestrebten Indikation beim Menschen (Kurzzeittherapie oder Langzeittherapie) und dem Stand der klinischen Entwicklung ab (Phase I bis III, s. S. 29) (**Tab. 32.1**).

Während der Behandlungsperiode werden bei den Tieren regelmäßig hämatologische, klinisch-chemische, ophthalmologische und neurologische Untersuchungen durchgeführt. Im Anschluss an die Versuche ist eine pathologisch-anatomische Untersuchung auf makroskopisch sichtbare Organveränderungen vorgeschrieben. Üblicherweise werden diese Langzeitversuche mit **Kanzerogenitätsstudien** kombiniert.

Tabelle 32.1

Dauer der tierexperimentellen Studien mit wiederholter Applikation

Dauer der klinischen Prüfung am Menschen	minimale Dauer toxikologischer Versuche	
	Nager	Nicht-Nager
Einmalgabe	2 Wochen	2 Wochen
bis 14 Tage	2 Wochen	2 Wochen
bis 1 Monat	1 Monat	1 Monat
bis 3 Monate	3 Monate	3 Monate
bis 6 Monate	6 Monate	6 Monate
> 6 Monate	6 Monate	9 Monate

Mutagenitätstest

Da Mutationen Krebs induzieren können, werden die schnell und billig durchzuführenden **in-vitro-Mutagenitätstests** zum Screening von Substanzen auf mögliche Kanzerogenität eingesetzt. Am bekanntesten ist der **Ames-Test**, bei dem eine Mutante von Salmonella typhimurium, die nur auf Nährmedien mit der Aminosäure Histidin wächst, unter der Einwirkung eines Mutagens zur Normalform rückmutieren kann. Durch die Rückmutation erlangt ein Teil der Bakterien die ursprüngliche Fähigkeit auf normalem Agar zu wachsen. Die Aussagekraft dieser Kurzzeittests ist ausreichend, die Übereinstimmung der Ergebnisse von in-vitro-Mutagenitätstests und Langzeit-Kanzerogenitätsstudien beträgt etwa 60 %.

Teratogenitätstest

Untersuchungen neuer Arzneistoffe auf **Teratogenität**, d. h. das Vermögen, irreversible Anomalien während der intrauterinen Entwicklung hervorzurufen, dienen zur Überprüfung schädlicher Einflüsse auf den Reproduktionszyklus. Diese reproduktionstoxischen Prüfungen werden meist an zwei Tierarten, einem Nager (Ratte, Maus) und einem Nicht-Nager (Kaninchen) durchgeführt. Wesentliche Punkte sind dabei die Konzeptionsrate, der männliche Fertilitätsindex, der Geburtsindex und der Überlebensindex. Zusätzlich werden embryo- und fetotoxische Wirkungen neuer Arzneistoffe geprüft. Die Verabreichung der Prüfsubstanz erfolgt an trächtigen Tieren ab dem Zeitpunkt der Implantation bis zum Ende der Embryonalentwicklung. Wichtige Untersuchungsziele sind die Bestimmung der Abortraten, der Missbildungspotenz und des Schädigungsmusters.

MERKE

Die Prüfung neuer Arzneistoffe beinhaltet Untersuchungen zur akuten und chronischen Toxizität, Kanzerogenität, Mutagenität und Teratogenität.

32.1.2 Klinische und forensische Toxikologie

Die **klinische Toxikologie** umfasst die Diagnose und Therapie akuter und chronischer Vergiftungserscheinungen. Beratungstätigkeit für Ärzte und Laien in Vergiftungsnotfällen sowie das Führen eines Giftstoffregisters und einer Vergiftungsstatistik sind weitere Aufgaben. Die **forensische Toxikologie** befasst sich mit dem Nachweis von Vergiftungen im Rahmen von polizeilichen Ermittlungsverfahren durch qualitative und quantitative Bestimmung von Giften oder Arzneistoffen bzw. deren Metabolite in unterschiedlichen Asservaten, wie z. B. Blut, Urin oder Mageninhalt.

32.1.3 Gewerbetoxikologie

Die **Gewerbetoxikologie** beschäftigt sich mit schädlichen Stoffen am Arbeitsplatz. Die Arbeitsstoffe können am Arbeitsplatz erfasst und die Exposition der Beschäftigten kontrolliert werden. Eine wesentliche Aufgabe dieses Gebietes liegt in der Ermittlung von **Toleranzgrenzen für Arbeitsstoffe** (**Tab. 32.2**) und der Ausarbeitung von Schutz- und Verhütungsmaßnahmen zur Verhinderung gewerblicher Intoxikationen. In diesem Bereich besteht eine enge Zusammenarbeit zwischen Toxikologie und Arbeitsmedizin.

32.1.4 Umwelttoxikologie

In der **Umwelttoxikologie** werden neben direkten Schadwirkungen von Umweltchemikalien auf den Menschen Einflüsse auf verschiedene Ökosysteme und deren Rückwirkungen auf die menschliche Gesundheit untersucht. Durch die Zunahme der Umweltverschmutzung und den technisch-zivilisatorischen Fortschritt ist der Mensch wachsenden Gefahren ausgesetzt. Die Gefährdung betrifft nicht nur Bewohner industrieller Schwerpunkte, sondern auch Menschen in entlegenen Gebieten. Wichtig und schwer durchschaubar sind die Langzeitwirkungen und die Bedeutung der Umweltgifte für die Entstehung chronischer Erkrankungen und für das Auftreten kanzerogener, mutagener und teratogener Effekte.

Tabelle 32.2

Toleranzgrenzen in der Toxikologie

Abk.	Bedeutung
MAK	maximale Arbeitsplatzkonzentration: höchste zulässige Konzentration eines Stoffes in der Luft am Arbeitsplatz, die nicht zu Gesundheitsbeeinträchtigungen führt
BAT	biologischer Arbeitsplatztoleranzwert: maximal zulässige Konzentration eines Arbeitsstoffes oder seiner Metabolite im Blut
TRK	technische Richtkonzentration: niedrigste Konzentration eines Arbeitsstoffes ohne MAK-Wert (z. B. kanzerogen), die durch technische Vorkehrungen erreicht werden kann
NOEL	no observed effect level: Dosis, die unter den gewählten Bedingungen keinen Effekt auslöst
ADI	acceptable daily intake: tolerierbare Aufnahme eines Schadstoffes über die Nahrung

32.2 Akute Vergiftungen

Key Point

Neben der Behandlung von Erkrankungen, die aufgrund chronischer Schadwirkungen entstehen, ist das ärztliche Wissen bei Notfallmaßnahmen im Rahmen von akuten Vergiftungen gefordert. Es ist wichtig, die Symptome und Wirkmechanismen der wichtigsten akuten Vergiftungen zu kennen und über symptomatische und – falls vorhanden – spezifische Therapieformen dieser Vergiftungen Bescheid zu wissen.

32.2.1 Epidemiologie

Unter Berücksichtigung einer großen Dunkelziffer wird für Deutschland die Zahl der klinisch behandlungsbedürftigen akuten Vergiftungen auf 100 000–200 000 Patienten pro Jahr geschätzt. In über der Hälfte der Vergiftungsfälle sind Kinder betroffen, insbesondere Kleinkinder zwischen dem 1. und 4. Lebensjahr. Als Giftstoffe dominieren **Haushaltsmittel, Pflanzen und Medikamente.** Bei Erwachsenen sind Arzneimittel die häufigste Ursache für Vergiftungen. Die Zahl tödlicher Vergiftungen liegt bei ungefähr 3 000 Fällen pro Jahr.

Tabelle 32.3

Altersunabhängige Angabe der Häufigkeit verschiedener Giftgruppen als Ursache für akute Vergiftungsfälle

Giftgruppe	Häufigkeit
Haushaltsmittel (Reinigungsmittel, Lösemittel, Bleichmittel)	35 %
Arzneimittel (Psychopharmaka, Hypnotika, Analgetika)	30 %
Pflanzen (Tollkirsche, Stechapfel)	14 %
Schädlingsbekämpfungsmittel (Phosphorsäureester)	7 %
chemische Substanzen (Säuren, Laugen)	4 %
Drogen (Alkohol, Heroin, Tabak)	3 %
Verschiedenes (Nahrungsmittel, Pilze)	7 %

Tabelle 32.4

W-Fragen	
Wer?	Alter, Geschlecht, Gewicht, gesundheitliche Verfassung (z. B. ansprechbar, komatös)
Womit?	Angabe des Giftstoffes (z. B. Produktname, Bestandteile, Firma)
Wie?	Aufnahme oral, durch Inhalation oder über Hautkontakt
Wann?	möglichst genaue Zeitangabe der Einnahme und der ersten Symptome
Wie viel?	möglichst genaue Mengenangabe (z. B. Anzahl der Tabletten oder Flüssigkeitsmenge)
Weshalb?	Selbstmordabsicht, Sucht, irrtümliche Einnahme

MERKE

Im Vordergrund akuter Vergiftungen stehen Haushaltschemikalien und Arzneimittel. Bei Kindern sind Haushaltsmittel und Arzneimittel führend, bei Erwachsenen Arzneimittel. Die Hälfte aller Vergiftungen betreffen Kinder.

32.2.2 Diagnose von Vergiftungen

Anamnestisch lassen sich durch **W-Fragen** erste wichtige Hinweise auf die Vergiftungssituation erhalten (**Tab. 32.4**). Diese Fragen helfen auch bei der Kontaktaufnahme mit einer Vergiftungszentrale (s. S. 496).

Zeichen einer akuten Vergiftung sind meist **uncharakteristische Beschwerden** wie Kopfschmerzen, Übelkeit, Erbrechen, Bauchschmerzen, Durchfall, Kreislaufschwäche bis hin zum Kreislaufkollaps. Zu achten ist auf **zusätzliche Symptome**, die den Verdacht auf eine bestimmte Vergiftungsursache lenken. Beispielsweise kann eine ausgeprägte Miosis auf eine Intoxikation mit Opiaten oder Phosphorsäureestern hinweisen. Eine Mydriasis tritt dagegen bei Intoxikationen mit Fliegenpilzen, Tollkirsche oder bei Antidepressiva mit anticholinerger Wirkung auf. Darmspasmen kommen bei Vergiftungen mit Opiaten oder Blei vor. Auch Umgebungsgerüche, z. B. nach bitteren Mandeln (Cyanwasserstoff) oder chemischen Substanzen (Ammoniak, Chlor), können die Diagnose erleichtern. Letztendlich wird die definitive Diagnose durch **Giftnachweis** in Asservaten wie Blut, Urin, Erbrochenem, Stuhl oder durch Auffinden von Giftresten gestellt.

MERKE

Die Diagnose von akuten Vergiftungen ergibt sich aus der Anamnese, Symptomatik und der toxikologischen Analytik.

32

32.2.3 Maßnahmen bei Vergiftungen

Die Hilfe von Laien bis zum Eintreffen des Rettungsdienstes kann für den Vergifteten von entscheidender Bedeutung sein. Folgende Maßnahmen sind zu ergreifen:

- seitliche Lagerung des Patienten bei Bewusstlosigkeit
- Entfernung von kontaminierter Kleidung
- Spülung der Haut mit Wasser bei giftigen oder ätzenden Substanzen
- Waschen der Augen unter fließendem Wasser bei Säure- oder Laugenspritzern
- bei Bedarf Einschalten einer Vergiftungszentrale

Nach Eintreffen des **Arztes** oder des ärztlichen Assistenzpersonals orientiert sich die Versorgung von Vergifteten an der **Fünffinger-Regel** (Elementarhilfe, Giftentfernung, Antidottherapie, Transport, Asservierung).

Die **Elementarhilfe** besteht in der Aufrechterhaltung der Vitalfunktionen. Es gilt die **ABC-Regel** (A = Atemwege freimachen; B = Beatmung; C = Circulation, d. h. Stabilisierung des Kreislaufs). Die Kreislaufverhältnisse können zusätzlich durch Volumengabe oder Katecholamine unterstützt werden. Im ungünstigen Fall muss eine Herz-Lungen-Wiederbelebung nach der **DEF-Regel** erfolgen (D = Drugs, Medikamente zur Kreislaufunterstützung; E = EKG zur Diagnose von Asystolie oder Kammerflimmern; F = (De-)Fibrillationsbehandlung bei Kammerflimmern).

Bei der **Giftentfernung** unterscheidet man eine **primäre** und eine **sekundäre Giftentfernung.** Falls möglich sollte eine **Antidottherapie** mit einem Gegengift begonnen werden. Nach Stabilisierung des Vergifteten ist der schnellstmögliche **Transport** in die nächstgelegene Klinik vorzunehmen. Wichtig für die Sicherung der Diagnose einer Vergiftung ist die **Asservierung** von z. B. Blut, Urin oder Giftresten.

MERKE

Laienhelfer können die Prognose von Vergifteten deutlich verbessern. Die fachliche Hilfe orientiert sich an der Fünffinger-Regel.

Abb. 32.2 zeigt den Algorithmus für Notfallmaßnahmen bei akuten peroralen Vergiftungen.

Eine **Intensivüberwachung** ist bei Vergiftungen immer dann nötig, wenn akute oder lebensbedrohliche Störungen von vitalen Organfunktionen drohen oder schon aufgetreten sind. Es erfolgt eine permanente klinische Beobachtung durch das Pflegepersonal und regelmäßige klinische Untersuchungen durch den Arzt.

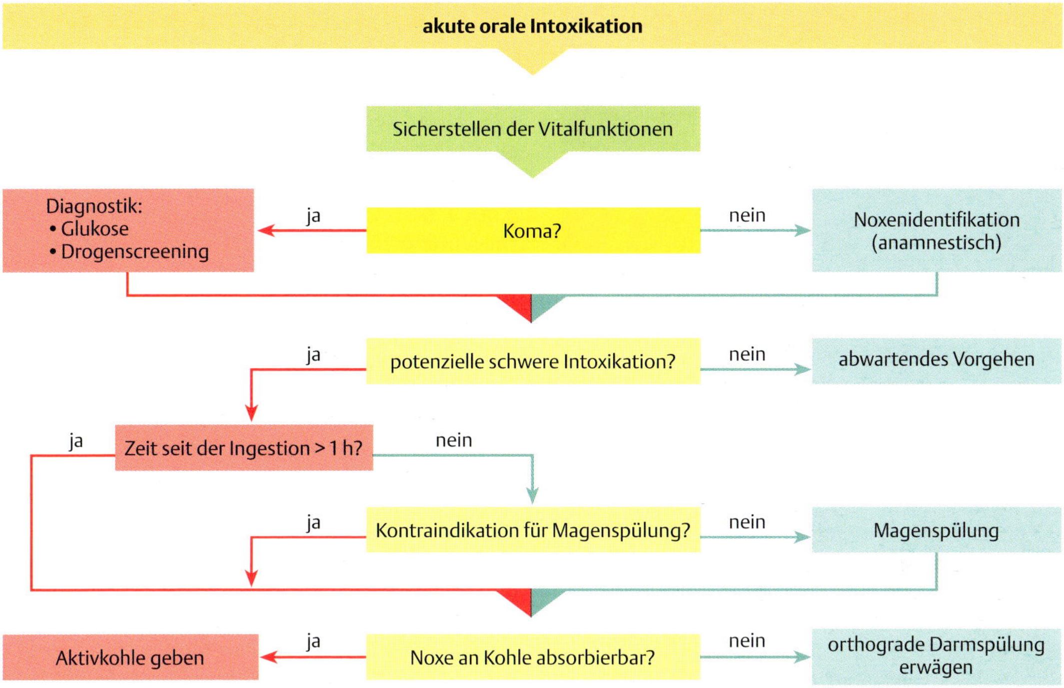

Abb. 32.2 Algorithmus für die Notfallmaßnahmen bei akuten peroralen Vergiftungen.

32.2.4 Primäre Giftentfernung

Die primäre Giftentfernung dient der schnellen Beseitigung noch nicht resorbierter Giftstoffe und der Verminderung der Giftaufnahme. Die aufgeführten Maßnahmen hängen von der Art der Giftaufnahme ab.

Orale Giftaufnahme

Eine **primäre Giftentfernung** nach oraler Giftaufnahme wird heute nur noch dann durchgeführt, wenn eine toxisch relevante Giftmenge aufgenommen wurde und die Giftaufnahme nicht länger als 1 Stunde zurückliegt **(1-Stunden-Regel).** Ausnahmen sind Vergiftungen mit anticholinerg wirkenden Stoffen (durch die verlangsamte Magenentleerung) und hohe Dosen von Retardpräparaten.

Eine Elimination kann durch **Erbrechen, Magen- oder Darmspülung** sowie **Aktivkohle** per os erreicht werden. Das Erbrechen wird mit geringerer Versagerquote **medikamentös provoziert.** Insbesondere bei Kleinkindern, aber auch bei Kindern und Erwachsenen, bietet sich die Gabe von **Ipecacuanha-Sirup** an. Apomorphin sollte wegen erheblicher Nebenwirkungen (Blutdruckabfall, Atemdepression, Somnolenz) nicht mehr eingesetzt werden. **Kontraindikationen für das induzierte Erbrechen** sind Ateminsuffizienz, Krämpfe, Bewusstlosigkeit (Aspirationsgefahr) und Vergiftungen mit schäumenden Substanzen, wie z. B. Waschmittel (Gefahr der Aspiration von Schaum, die zu einer Pneumonie führen kann). Die **Magenspülung** ist eine effektive Methode, um in den Magen gelangtes, nicht resorbiertes Gift wieder aus dem Körper zu entfernen (**Tab. 32.5**, **Abb. 32.3**).

MERKE

Bei oraler Giftaufnahme wird eine primäre Giftentfernung nur innerhalb der ersten Stunde durchgeführt.

Tabelle 32.5

Magenspülung	
Indikationen	– Vergiftungen mit sehr toxischen Substanzen, z. B. Phosphorsäureestern – Patienten ohne Erbrechen oder bei Bewusstseinstrübung
Durchführung	– endotracheale Intubation bei Bewusstlosigkeit – 1 mg Atropin i. m. zur Verhinderung eines Laryngospasmus – Bauchlagerung mit Kopftieflage – Einführen eines großlumigen Magenschlauchs – lauwarme, physiologische Kochsalzlösung – Spülen in Einzelportionen von 10 ml/kg Körpergewicht – Gesamtmenge mindestens 20 Liter – zum Abschluss Gabe von Aktivkohle – nach Instillation Abklemmen des Schlauches und Herausziehen
Kontraindikationen	– Schocksymptomatik – Krampfbereitschaft – fortgeschrittene Säuren- und Laugenvergiftung (Perforationsgefahr)

32

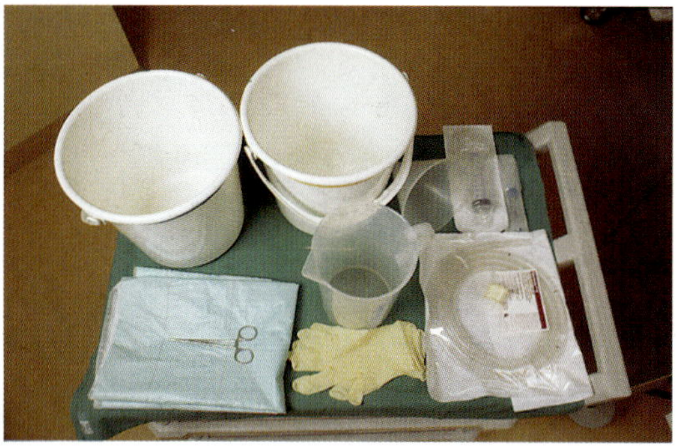

Abb. 32.3 Materialien für eine Magenspülung.

Eine **beschleunigte Darmentleerung** kann ebenfalls die Resorption von Giftstoffen im Darm vermindern und wird durch **anterograde Darmspülung** oder **hohe Dickdarmeinläufe** erreicht. Kontraindiziert sind die Maßnahmen aufgrund der hohen Flüssigkeitszufuhr bei Patienten mit Nieren- oder Herzinsuffizienz. Auch die Gabe osmotischer Laxanzien (Glaubersalz, Bittersalz) ist möglich.

Die weitere Giftaufnahme nach oraler Ingestion kann durch die Gabe von **Adsorbenzien** verhindert werden. Adsorbenzien können gasförmige oder gelöste Stoffe durch ihre große innere Oberfläche binden. Als **Universalantidot** wird **Aktivkohle** (Carbo medicinalis) bei wachen Patienten mit Schluckreflex eingesetzt. Wichtig ist, dass sie rasch nach der Giftaufnahme verabreicht wird. Die Dosierung beträgt 0,5–1 g/kg Körpergewicht, dies entspricht einer Einmalgabe von 30–90 g beim Erwachsenen. Nicht geeignet ist die Gabe von Aktivkohle aufgrund schlechter Adsorption bei Vergiftungen mit Ethanol und Methanol, Schwermetallen, organischen Lösungsmitteln sowie Säuren und Laugen. **Paraffinöle** können bei Vergiftungen durch Benzin, **Simeticon** (wirkt der Schaumbildung entgegen, z. B. Lefax®) kann bei oraler Aufnahme von Schaumbildnern eingesetzt werden.

MERKE

- Maßnahmen zur primären Giftentfernung (Erbrechen, Magen- und Darmspülung, Gabe von Adsorbenzien) erfordern die Kenntnis der Indikation, Durchführung und der Kontraindikationen.
- Als Universalantidot wird heutzutage meist Aktivkohle eingesetzt. Die Magenspülung sollte innerhalb der ersten Stunde nach Gifteinnahme erfolgen.

Inhalative Giftaufnahme

Bei der inhalativen Giftaufnahme ist das Entfernen des Patienten aus der belasteten Umgebung und die **Zufuhr von Sauerstoff** oder frischer Luft die wichtigste Erstmaßnahme. Schutzmaßnahmen für das Rettungspersonal und eine mögliche Explosionsgefahr müssen bedacht werden.

Kutane Giftaufnahme

Tritt eine Vergiftung über die Haut auf, sind zunächst kontaminierte Kleider zu entfernen. Die betroffene Hautpartie wird mit **reichlich Wasser** abgespült und danach mit Seife gewaschen. Bei Verätzungen mit Laugen und Säuren sollte auf die Verwendung von Seife verzichtet werden.

Giftaufnahme über die Augen

Sollten ätzende oder giftige Lösungen in die Augen gelangt sein, darf nur mit **klarem Wasser** (mindestens 1 Liter) gespült werden. Dazu werden die Augenlider mit den Fingern gespreizt. Da die Augen meist krampfhaft geschlossen werden, können **Lokalanästhetika** das Spülen erleichtern. Gut geeignet sind auch spezielle Augenduschen, wie sie in neueren Laboreinheiten zu finden sind. Anschließend ist eine Vorstellung beim Augenarzt obligatorisch.

32.2.5 Sekundäre Giftentfernung

Unter sekundärer Giftentfernung versteht man die **Elimination von Giftstoffen nach der Resorption**. Zu den wichtigsten Maßnahmen zählt die **Gabe von Aktivkohle**, die risikoarm und äußerst wirksam ist. Gerade bei biliär ausgeschiedenen Giftstoffen kann durch wiederholte Verabreichung von Aktivkohle der enterohepatische Kreislauf unterbrochen werden. Zur sekundären Giftentfernung wird als Dosierung bei Kindern 0,5 g/kg Körpergewicht, bei Erwachsenen 20–50 g Aktivkohle als Suspension alle 2–4 Stunden empfohlen.

Die **forcierte Diurese** (6–12 l Urin/Tag) durch Gabe großer Flüssigkeitsmengen und evtl. gleichzeitiger Verabreichung von Osmo- oder Schleifendiuretika ist nur bei Giftstoffen sinnvoll, die über die Nieren ausgeschieden werden (z. B. Ethanol, Methanol, Ethylenglykol, Salicylate, Lithium). Durch den erhöhten Harnfluss wird die tubuläre Rückresorption aufgenommener Giftstoffe als Folge der verkürzten Kontaktzeit mit dem Tubulusepithel beschleunigt. Voraussetzung ist eine normale Nierenfunktion. Zusätzlich kann durch **alkalisierende** (Natriumhydrogencarbonat) oder **azidifizierende** (L-Argininhydrochlorid) Substanzen der Urin-pH-Wert verändert werden, um die Ionisation der zu eliminierenden Giftstoffe und damit die Ausscheidung zu erhöhen. Sekundäre **extrakorporale Entgiftungsverfahren** sind die Hämodialyse, Hämoperfusion und die Plasmapherese (**Tab. 32.6**). Diese Eliminationsverfahren haben bei akuten Vergiftungsfällen an Bedeutung verloren.

Tabelle 32.6

Sekundäre extrakorporale Entgiftungsverfahren

Verfahren	Indikation
Hämodialyse	– wirksame Methode zur schnellen Entfernung dialysierbarer Gifte (z. B. Salicylate, Methanol) – Anwendung bei Niereninsuffizienz – geeignetes Verfahren bei Giftstoffen mit kleinem Molekulargewicht, geringem Verteilungsvolumen und geringer Plasmaeiweißbindung
Hämoperfusion	– sehr effektives extrakorporales Eliminationsverfahren – Blut wird über Adsorbenzien geleitet – im Vergleich zur Hämodialyse weniger aufwändig – effektiv auch bei lipophilen Substanzen (z. B. Tetrachlorkohlenstoff)
Plasmapherese	– Separation von Plasma und Plasmaproteinen – sinnvoll bei Giftstoffen mit hoher Proteinbindung, hohem Molekulargewicht und ausgeprägter tubulärer Rückresorption – nur bei schweren Vergiftungen indiziert (z. B. Digitoxin, Phenprocoumon)

MERKE

Das wichtigste sekundäre Entgiftungsverfahren ist die wiederholte Gabe von Aktivkohle. Die forcierte Diurese und die extrakorporalen Verfahren (z. B. Hämodialyse, Hämoperfusion) sind nur bei wenigen Intoxikationen indiziert.

Die **Hyperventilation** wird bei Vergiftungen mit leicht flüchtigen Verbindungen (z. B. Kohlenmonoxid), die über die Atemwege ausgeschieden werden können, angewendet. Zur Intensivierung des Gasaustauschs wird das Atemminutenvolumen durch CO_2-Beimischung gesteigert.

32.2.6 Antidotbehandlung

Antidote sind Substanzen, die die Toxizität resorbierter Gifte vermindern oder aufheben. Grundlegende Wirkmechanismen sind chemische Reaktionen, pharmakologisch-antagonistische Wirkungen und die Beeinflussung des enzymatischen Umsatzes. Antidote können selbst toxisch wirken und stehen nur für wenige Vergiftungen zur Verfügung (**Tab. 32.7**).
Die Besprechung der Antidote erfolgt in den Therapieabschnitten der einzelnen Vergiftungen. Ein ausführliches Antidotarium mit Wirkungsmechanismus, Indikation und Dosierung findet sich in der „Roten Liste". Dort ist ebenfalls ein Vorschlag für eine toxikologische Notfallausrüstung im Notarztwagen aufgeführt (s. S. 484).

Tabelle 32.7

Arzneimittel und Gifte mit den zugehörigen Antidoten

Gift	Antidot
Benzodiazepine	Flumazenil
Digitalis	Digitalis-Antitoxin
Eisenverbindungen	Deferoxamin
Neuroleptika	Biperiden
Opiate	Naloxon
Paracetamol	N-Acetylcystein
trizyklische Antidepressiva	Physostigmin
Ethylenglykol	Ethanol, Fomepizol
Kohlenmonoxid	Sauerstoff
Methanol	Ethanol, Fomepizol
Methämoglobinbildner	Toluidinblau
Organophosphate	Atropin, Obidoxim
Schwermetalle	Dimercaptopropansulfonsäure (DMPS)
Cyanide	Dimethylaminophenol (4-DMAP), Hydroxocobalamin

Praxistipp
Die „Rote Liste" kann bei Fragen zur Antidottherapie hilfreich sein.

32.3 Vergiftungen durch Arzneimittel

Key Point
Arzneimittel gehören in Mitteleuropa zu den häufigsten Ursachen für Vergiftungen. Während bei Kindern die unbeabsichtigte Einnahme von Arzneimitteln führend ist, spielen bei Erwachsenen Suizidversuche die größte Rolle.

32.3.1 Acetylsalicylsäure

Intoxikationen durch Acetylsalicylsäure treten bei Suizidversuchen mit Dosen von 10–20 g auf. Seltener kommt es im Verlauf einer Schmerztherapie zu einem Anstieg der Salizylatkonzentration in toxikologische Bereiche (vgl. S. 280).

Symptomatik | Die beginnende Salicylatintoxikation („Salicylismus") ist durch **Hyperventilation** gekennzeichnet, da Salicylate in der Medulla oblongata den Atemantrieb steigern. Durch den atembedingten Verlust von CO_2 entsteht eine **respiratorische Alkalose**, die zu einer kompensatorischen Steigerung der Bicarbonatausscheidung führt. Nachfolgend tritt eine Natrium- und Wasserdiurese mit Dehydratation auf. Vonseiten des ZNS kommt es zu **Kopfschmerzen** sowie **zentraler Erregung** mit Unruhe und Verwirrtheit. Weitere Symptome betreffen den **Gastrointesti-**

naltrakt mit Übelkeit, Erbrechen und Magenbeschwerden. Eine beginnende **Ototoxizität** ist durch Tinnitus, Schwindel und Hörstörungen gekennzeichnet.
Hohe Salicylatdosen können die **erhöhte Blutungsbereitschaft** aufgrund der Hemmung der Thrombozytenfunktion durch zusätzliche Hemmung der Prothrombinsynthese (Vitamin-K-Antagonismus) verstärken. Die zunehmende Salicylatkonzentration führt zu einer Anhäufung von Säureäquivalenten, zu Bewusstseinsstörungen bis hin zum Koma sowie einer Depression von Atmung und Kreislauffunktion. Es entsteht eine kombinierte metabolische und respiratorische Azidose. Hyperthermie, akutes Nierenversagen und Lungenödem sind Zeichen einer schweren Salicylatintoxikation.
Therapie | Hohe Dosen von Acetylsalicylsäure führen meist spontan zu Erbrechen. Zur primären Giftentfernung kann **Aktivkohle** als Adsorbens verabreicht werden. Eine **rasche Magenspülung** nach Intoxikation sollte ggf. in Intubationsnarkose (bei Bewusstlosigkeit) vorgenommen werden.
Der Wasser-, Elektrolyt- und Säure-Basenhaushalt wird durch Volumenersatz, Kaliumsubstitution und Infusion von Natriumhydrogencarbonat ausgeglichen. **Natriumhydrogencarbonat** führt zu einer Alkalisierung des Urins und verbessert die Salicylatausscheidung über eine verminderte Resorption der geladenen Salicylationen. Bei Hyperthermie wird die Wärme durch physikalische Methoden abgeleitet, ein Antipyretikum ist nicht indiziert. Die **Hämodialyse** gilt als effektive Methode bei schweren Salicylatintoxikationen.

MERKE

Bei der Salicylatintoxikation kann die forcierte alkalische Diurese oder die Hämodialyse mit gutem Erfolg eingesetzt werden.

32.3.2 Trizyklische Antidepressiva

Bei Einnahme von triyzklischen Antidepressiva kann die Suizidgefahr zunächst erhöht sein, da durch die lange Latenz von mehreren Wochen bis zum Eintritt der antidepressiven Wirkung die psychomotorisch aktivierenden Effekte meist vor der Stimmungsaufhellung eintreten (vgl. S. 356). Die **Vergiftung mit trizyklischen Antidepressiva** hat eine hohe Mortalität von 70–80 %.
Symptomatik | Das Vergiftungsbild ähnelt dem einer Atropinvergiftung (s. S. 36) und ist oft durch **zentrale Symptome** wie Lethargie, Desorientiertheit, und **kardiovaskuläre Symptome** wie Tachykardien, Arrhythmien, Hypotonie und Schock gekennzeichnet. Die Patienten zeigen zudem ausgeprägte **anticholinerge Symptome** mit Mydriasis, verminderter Speichel- und Schweißsekretion, Hautrötung bis hin zu Hyperthermie und Harnretention. Kennzeichen der lebensbedrohlichen Vergiftung sind Bewusstlosigkeit und Krämpfe sowie die Gefahr des Herz- und Atemstillstandes.
Therapie | Abhängig vom Zeitpunkt der Arzneimittelaufnahme ist ggf. eine **Magenspülung** vorzunehmen. Die forcierte Diurese ist wenig effektiv, da trizyklische Antidepressiva weitgehend hepatisch verstoffwechselt werden. Eine Hämodialyse oder Hämoperfusion ist aufgrund des großen Verteilungsvolumens ebenfalls nicht wirksam. Dagegen sollte auf jeden Fall die **wiederholte Gabe von Aktivkohle,** wegen möglicher Passageverzögerung durch die anticholinerge Wirkung der trizyklischen Antidepressiva, über längere Zeit angewandt werden. Beispielsweise binden 100 g Aktivkohle ungefähr 4 g trizyklische Antidepressiva.
Bei leichter Hypotension ist die Volumengabe, bei katecholaminpflichtigen Hypotonien die Gabe von Noradrenalin bzw. Dopamin indiziert. Durch **Infusion von Natriumhydrogencarbonat** werden die kardiotoxischen Effekte abgemildert. Hohe Na^+-Konzentrationen im Blut wirken den chinidinartigen Effekten der Antidepressiva (Natriumkanalblockade) entgegen. Als Antidot kann **Physostigmin**, ein ZNS-gängiger reversibler Cholinesterasehemmer, bei zentralem anticholinergem Syndrom (z. B. Delir) eingesetzt werden. Wegen der Verstärkung von Reizleitungsstörungen und der krampfauslösenden Wirkung ist Physostigmin aber umstritten. Zusätzlich können zur Behandlung der Tachykardie und der Rhythmusstörungen Betablocker sowie bei Krampfbereitschaft Diazepam gegeben werden.

MERKE

Durch die anticholinerge Wirkung der trizyklischen Antidepressiva kann Aktivkohle über einen längeren Zeitraum (> 1 Stunde) zur sekundären Giftelimination verwendet werden. Natriumhydrogencarbonat mildert die kardiotoxischen Effekte der Antidepressiva ab.

Die akute Toxizität der SSRI (s. S. 358) ist geringer als bei den trizyklischen Antidepressiva.

32.3.3 Atropin

Atropin und atropinähnliche Substanzen sind Inhaltsstoffe von Tollkirsche (Atropa belladonna, s. S. 39), Stechapfel (Datura stramonium) und Bilsenkraut (Hyoscyamus niger). Die **Atropinvergiftung** kommt durch Aufnahme von Pflanzenbestandteilen (10–20 Tollkirschen sind beim Erwachsenen letal), aber auch durch Trinken von atropinhaltigen Augentropfen, insbesondere bei Kindern, vor.

Symptomatik | Im Vordergrund steht ein **anticholinerges Syndrom** mit Mundtrockenheit, Mydriasis, Akkommodationsstörungen, Heiserkeit, Schluckbeschwerden, Durst, Tachykardie, trockener, heißer und scharlachroter Haut, Störungen der Blasenentleerung sowie einer Verminderung der Darmgeräusche. Es kommt zu zentralen Störungen mit Erregungszuständen („Toll"-Kirsche), Delir mit starker motorischer Unruhe, psychoseähnlichen Bildern und auch Depressionen. Hohe Dosen gehen mit Koma, Krampfanfällen und Atemlähmung einher.

Therapie | Aufgrund der großen therapeutischen Breite und guter Behandlungsmöglichkeiten sind Atropinvergiftungen mit letalem Ausgang selten. Durch die herabgesetzte Darmmotilität ist eine **Magenspülung** bei Aufnahme von potenziell toxischen Dosen noch nach längerer Zeit sinnvoll. Alternativ kann durch Gabe von **Ipecacuanha-Sirup** Erbrechen provoziert werden. Die wiederholte **Gabe von Aktivkohle** verhindert eine weitere Giftresorption. Bei schweren Intoxikationen kann **Physostigmin** gegeben werden (s. S. 38). Hier ist die Aufhebung der Symptome innerhalb weniger Minuten (mit Ausnahme der Mydriasis) auch von diagnostischem Wert.

Praxistipp
Das anticholinerge Syndrom ist durch trockene, gerötete Haut, Fieber, Exsikkose, Mydriasis, Tachykardie, Harnverhalt, Obstipation, Delir und Krampfbereitschaft gekennzeichnet.

32.3.4 Benzodiazepine

Benzodiazepine sind zahlenmäßig bei den Medikamentenvergiftungen führend. Aufgrund der großen therapeutischen Breite der Benzodiazepine führen Intoxikationen jedoch selten zum Tod (vgl. S. 327). Bei vitaler Bedrohung handelt es sich meist um **Mischintoxikationen** mit anderen zentral dämpfenden Pharmaka oder Ethanol.

Symptomatik | Es werden Ataxie, verwaschene Sprache und Verwirrtheit beobachtet. Bei höheren Dosen tritt in der Regel ein nicht sehr tiefes Koma auf. Durch Hemmung des Atemzentrums kommt es zur Atemdepression, ein Atemstillstand ist selten.

Therapie | Wegen der **zentralen Dämpfung** wird die Auslösung von Erbrechen nicht mehr empfohlen. Bei hohen Dosen bis zu 1 Stunde nach Ingestion kann eine Magenspülung durchgeführt werden. Als sehr effektiv hat sich die Gabe von **Aktivkohle** erwiesen. Die zentral dämpfende Wirkung der Benzodiazepine kann mit dem spezifischen Antagonisten **Flumazenil** aufgehoben werden. Die Wirkung setzt rasch ein. Aufgrund der kurzen Halbwertszeit von Flumazenil (~ 60 min) muss bei Intoxikationen mit lang wirkenden Benzodiazepinen häufiger nachinjiziert oder eine Dauerinfusion verwendet werden.

MERKE
Benzodiazepine sind bei den Medikamentenvergiftungen führend.

32.3.5 Betablocker

Schwere **Vergiftungen mit Betablockern** weisen eine hohe Sterblichkeit auf. Generell gilt das 2- bis 3-fache der therapeutischen Dosis als lebensbedrohlich (vgl. S. 74).

Symptomatik | Die Symptomatik beruht auf einer exzessiven Blockade der β-adrenergen Rezeptoren und betrifft verschiedene Organsysteme. Die **kardiodepressive Wirkung** geht mit Bradykardie, AV-Blockierung und Blutdruckabfall bis hin zum kardiogenen Schock einher. Insbesondere bei unspezifischen Betablockern tritt über eine Blockierung von β_2-Rezeptoren zudem **Dyspnoe** mit Ateminsuffizienz auf. Passieren die Betablocker die Blut-Hirn-Schranke, kommt es zu **Sedierung** mit Schwindel und Benommenheit, teilweise auch zu Erregungszuständen mit Erbrechen, Krämpfen und halluzinatorischen Psychosen. Insbesondere bei Kindern zeigt sich oft eine **Hypoglykämie** durch Hemmung der β-adrenerg vermittelten Glykogenolyse.

Therapie | Neben der intensivmedizinischen Überwachung steht die Giftentfernung mittels **Aktivkohle** im Vordergrund. Bei schweren Intoxikationen kann ggf. eine **Magenspülung** erfolgen. Bradykarde Herzrhythmusstörungen werden mit **Atropin** behandelt. Die Gabe von **Glukagon** aktiviert unabhängig vom β-Rezeptor die Adenylatzyklase und weist positiv inotrope, chronotrope und dromotrope Effekte auf. Gleichzeitig werden die Blutglukosespiegel angehoben. Bei schweren Vergiftungen wird eine kompetitive Antagonisierung durch eine hochdosierte Katecholamintherapie mit Dopamin, Noradrenalin oder Adrenalin vorgeschlagen. Ein **temporärer Schrittmacher** kann die kardiale Symptomatik bessern.

MERKE
Bei schweren Intoxikationen mit Betablockern ist das Myokard unempfindlicher gegenüber pharmakologischer oder elektrischer Stimulation.

32.3.6 Digitalis

Zu den Symptomen und der Therapie der Digitalisintoxikation s. S. 92.

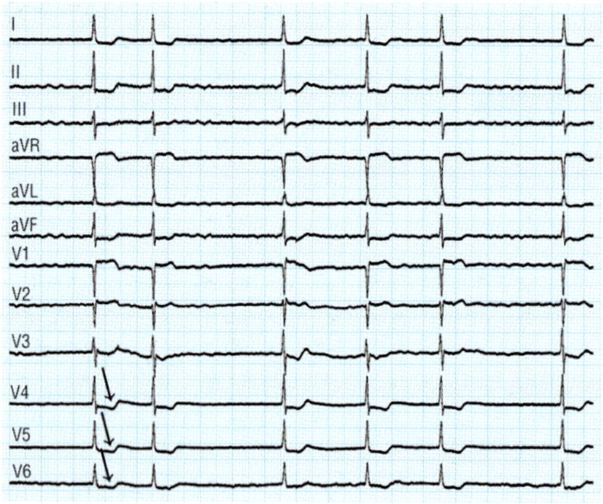

Abb. 32.4 EKG des Patienten Bradyarrhythmia absoluta und muldenförmiger ST-Senkung (Pfeil).

EXKURS

Fallbeispiel

Ein 45-jähriger Mann wird gegen 4 Uhr morgens von seiner Frau in ein peripheres Krankenhaus gebracht. Er klagt über Übelkeit, Durchfall, starken Schwindel und Kopfschmerzen. Laut Eigenanamnese war der Patient bisher völlig gesund. Die körperliche Untersuchung zeigt einen reduzierten Allgemein- und normalen Ernährungszustand. Der Blutdruck beträgt 120/75 mmHg, der Puls ist langsam und liegt um 45/min. Der Patient ist bewusstseinsklar und grob neurologisch unauffällig. Die Herz- und Lungenauskultation ergibt keine pathologischen Geräusche. Die Abdomen- und Extremitätenuntersuchung ist unauffällig. Das EKG zeigt eine Bradyarrhythmia absoluta mit einer Kammerfrequenz um 45/min. Weiterhin sind muldenförmige ST-Streckensenkungen zu sehen (**Abb. 32.4**).

Im Labor ergeben sich Normalwerte für die wichtigsten Enzyme. Die Elektrolyte und Retentionsparameter sind unauffällig. Rotes und weißes Blutbild liegen im Normbereich.

Aufgrund der Symptomatik und der Herzrhythmusstörungen liegt wahrscheinlich eine Digitalis-Intoxikation vor. Die Bestimmung des Serumdigitoxinspiegels ergibt einen Wert von 10,2 µg/dl (Norm: 1,2–2,5 µg/dl). Nach anfänglichem Zögern wird vom Patienten ein Suizidversuch mit Herztabletten des Vaters zugegeben. Die Therapie besteht aus der Gabe von Atropin oder passagerer Schrittmacherversorgung. Um Digitoxin zu binden, wird Aktivkohle, Colestyramin und Digitalis-Antidot gegeben.

32.3.7 Eisen

Intoxikationen durch Eisenverbindungen kommen insbesondere bei **Kindern** durch **akzidentelle Einnahme** von Eisentabletten vor. Mit einer beginnenden Vergiftungssymptomatik ist ab 20 mg/kg zu rechnen. Die letale Dosis für Kleinkinder liegt bei 2 g (berechnet als Eisensulfat). Für Erwachsene sind Dosen von 10–50 g tödlich.

Tabelle 32.8

Stadien der akuten Toxizität von Eisen

Stadium	Zeitraum nach Einnahme	Symptome
Stadium 1	1–6 h	hämorrhagische Gastroenteritis, starkes Erbrechen, Magenschmerzen, Durchfall, Schock
Stadium 2	10–14 h	Erholung mit scheinbarer Besserung
Stadium 3	12–48 h	Fieber, Leukozytose, Gerinnungsstörungen, metabolische Azidose, Krampfanfälle, toxische Hepatitis und Nierentubulusnekrose
Stadium 4	2–5 Wochen	narbige Verwachsungen im Gastrointestinaltrakt, Leberzirrhose, ZNS-Schädigung

Symptomatik | Die akute Vergiftung läuft in verschiedenen **Stadien** ab (**Tab. 32.8**). Im ersten Stadium sind Todesfälle häufig. Überlebt der Patient, folgt eine kurze Erholungsphase. Danach werden die Vergiftungssymptome verstärkt. Die Phase der Rekonvaleszenz ist durch Defektheilung gekennzeichnet.

Therapie | Um die Resorption von Eisen zu vermindern, sollte möglichst innerhalb der ersten Stunde nach Einnahme mit **Ipecacuanha-Sirup** Erbrechen ausgelöst werden. Eine Magenspülung mit Natriumhydrogencarbonat führt zur Bildung von schwerlöslichem Eisencarbonat (Resorptionsminderung), das über die Magensonde entfernt werden kann.

Als Antidot kann **Deferoxamin** eingesetzt werden, das Eisenionen aus Ferritin und Transferrin komplexiert, nicht aber aus Hämoglobin und Cytochromen. Da das Antidot selbst toxisch wirken kann, sollten Bolusinjektionen wegen der Gefahr einer plötzlichen Hypotonie vermieden werden. Eine orale Komplexierung von Eisen mit Deferoxamin ist wegen unsicherer Wirkung umstritten.

32.3.8 Lithium

Lithium besitzt eine geringe therapeutische Breite, sodass während der Behandlung wiederholte **Blutspiegelbestimmungen** erforderlich sind (vgl. S. 362).

Symptomatik | Eine beginnende Intoxikation ist durch gastrointestinale (Übelkeit, Erbrechen, Durchfall) und ZNS-Symptome (Schwindel, Müdigkeit, Apathie, feinschlägiger Tremor) gekennzeichnet. In schweren Fällen kommt es zu Krampfanfällen und progredienter Bewusstseinsstörung bis hin zum Koma. Häufig wird die Lithiumvergiftung von einer akuten Niereninsuffizienz begleitet. Erste Anzeichen des Lithiumeffekts auf die renale Konzentrationsfähigkeit sind **Polyurie** und Nykturie.

Therapie | Möglichst frühzeitige Magenspülung. Aktivkohle ist unwirksam, da Lithium nicht daran gebunden wird. Wichtig ist die Infusion von physiologischer NaCl-Lösung bis zur **Normalisierung des Serumnatriums** und des Urinvolumens. Diuretika sind kontraindiziert, da sie zu einer verminderten Lithiumausscheidung führen. Bei sehr hohen Dosen kann eine orthograde Darmspülung erwogen werden. Bei vitaler Bedrohung bzw. Serumlithiumkonzentrationen über 6 mmol/l ist die **Hämodialyse** Mittel der Wahl. Bei Konzentrationen unter 2,5 mmol/l ist die Hämodialyse nur bei Patienten mit terminaler Niereninsuffizienz erforderlich.

32.3.9 Neuroleptika

Symptomatik | Die Vergiftungssymptome sind abhängig von der Wirkstoffgruppe. Bei den **Phenothiazinderivaten** sind ZNS-Symptome mit Sedierung, Sopor und Koma führend, dagegen sind extrapyramidal-motorische Nebenwirkungen sehr selten (vgl. S. 373). Häufig sind anticholinerge Symptome wie Mundtrockenheit, Hautrötung, Ileus oder Harnverhalt und antiadrenerge Symptome wie z. B. eine orthostatische Hypotonie zu beobachten. Bei den **Butyrophenonen** spielen paroxysmale Dyskinesien im Kopf-Halsbereich eine wichtige Rolle, während kardiovaskuläre und anticholinerge Symptome kaum vorkommen (vgl. S. 374).

Tödliche Intoxikationen mit Neuroleptika beruhen meist auf der gleichzeitigen Einnahme von Alkohol oder Hypnotika.

Therapie | In den meisten Vergiftungsfällen ist die alleinige, wiederholte Verabreichung von **Aktivkohle** ausreichend. Selten ist bei gefährlichen Dosen als Frühmaßnahme eine Magenspülung nötig. Bei Hypotension ist die Gabe von Volumen angezeigt, eventuell ergänzt um Katecholamine (bevorzugt Noradrenalin). Das zentrale anticholinerge Syndrom kann mit **Physostigmin** als Antidot behandelt werden, auftretende extrapyramidal-motorische Störungen mit dem Anticholinergikum **Biperiden** (s. S. 373).

32.3.10 Opioide

Tödliche Opioidvergiftungen kommen in der Drogenszene aufgrund wechselnder Zusammensetzung von Heroinpräparaten häufiger vor.

Symptomatik | Leitsymptome sind ausgeprägte **Miosis, Somnolenz** oder Koma und **Atemdepression.** Lebensbedrohlich ist hierbei nicht erst der Atemstillstand, sondern schon eine erhebliche Reduktion der Zahl der Atemzüge. Weitere Symptome sind Lungenödem, Bradykardie, Hypotonie, Hypothermie und Areflexie. Zustände von Schläfrigkeit und Bewusstseinstrübung können sich mit komatösen Phasen abwechseln. Insbesondere bei jüngeren Patienten können zerebrale Krampfanfälle auftreten. Gastrointestinale Symptome sind Übelkeit und Erbrechen, wobei die Entleerung des Magens und die Darmpassage meist verzögert sind. Bei Neugeborenen von opioidabhängigen Müttern können vital bedrohliche Situationen in Abhängigkeit der HWZ des Opioids 12–72 h nach der Geburt auftreten.

Drogenabhängige entwickeln eine Toleranz gegenüber der atemdepressiven Wirkung der Opioide, sodass die Toxizität nicht mit den aufgenommenen Dosen korreliert (s. S. 257).

MERKE

Leitsymptome der Opioidintoxikation sind ausgeprägte Miosis, Somnolenz und Atemdepression. Naloxon ist das Antidot bei der Opioidvergiftung.

Therapie | Im Vordergrund der Therapie steht die mechanische **Sauerstoffbeatmung und Schockbehandlung**. Eine primäre Giftelimination sollte nicht durch Auslösen von Erbrechen erfolgen, da schnell eine ZNS-Depression mit der Gefahr der Aspiration einsetzt. Lebensbedrohliche Mengen an Opioiden können durch Magenspülung innerhalb der ersten Stunde entfernt werden. Die Gabe von Aktivkohle ist angezeigt.

Durch i. v.-Gabe von **Naloxon** (Narcanti®) als Antidot werden die zentral dämpfenden und peripheren Wirkungen der Opioide antagonisiert. Da Naloxon eine kürzere HWZ (< 1,5 h) als die meisten Opioide hat, kann nach erfolgreicher Behandlung mit Naloxon wieder eine Atemdepression eintreten. Die Ateminsuffizienz bei Kindern und Neugeborenen ist durch besonders vorsichtige Titration des Effektes bis zur Wiederherstellung der Spontanatmung zu therapieren.

Praxistipp

Bei Abhängigen können unter der Behandlung mit Naloxon lebensgefährliche Entzugserscheinungen auftreten, sodass eine Dosisreduktion von Naloxon mit verkürztem Dosisintervall empfohlen wird.

32.3.11 Paracetamol

Paracetamol ist ein weit verbreitetes, frei verkäufliches Analgetikum (vgl. S. 282). Es wird in der Leber durch mikrosomale Monooxygenasen (CYP450) zum reaktiven toxischen Metaboliten N-Acetyl-p-benzochinonimin verstoffwechselt. Dieser wird durch Bindung an intrazelluläres **Glutathion** detoxifiziert. Da alle hepatischen Stoffwechselwege kapazitätslimitiert sind, tritt der reaktive Metabolit bei Überdosierung mit Paracetamol vermehrt auf und wirkt durch

Bindung an lebenswichtige Leberproteine potenziell toxisch. Sind die Glutathionreserven erschöpft, resultiert eine **dosisabhängige Leberzellnekrose**.

Bei Erwachsenen beträgt die **lebertoxische Dosis** 10 g, Einzeldosen von 15 g sind letal, bei Kindern treten erste Vergiftungssymptome ab 125 mg/kg Körpergewicht auf. Diese Dosen können bei vorgeschädigter Leber (z. B. Alkoholkonsum) deutlich niedriger ausfallen.

Die Vergiftungssymptomatik läuft in verschiedenen **Stadien** ab:

- bis 24 h: gastrointestinale Beschwerden wie Appetitlosigkeit, Übelkeit, Erbrechen, Oberbauchschmerzen
- nach 24 h: Leberzellschädigung, Abfall der Gerinnungsfaktoren, Bilirubinanstieg
- 3. bis 4. Tag: Leberversagen mit Ikterus, Hypoglykämie, hämorrhagischer Diathese, hepatische Enzephalopathie, z. T. auch Niereninsuffizienz
- nach 5 Tagen: Leberfunktion bessert sich oder Auftreten eines fulminanten Leberversagens mit Krämpfen, Kollaps, Atemdepression und Tod im Coma hepaticum.

Therapie | Bei der Paracetamolvergiftung ist die frühzeitige Auslösung von Erbrechen und ggf. eine Magenspülung (Vergiftungsdauer < 1 h) wichtig. Anschließend sollte **Aktivkohle** gegeben werden. Insbesondere bei Niereninsuffizienz ist die Hämoperfusion eine sinnvolle zusätzliche Maßnahme. Als Antidot dient **N-Acetylcystein** (ACC), dessen SH-Gruppen den toxischen Metaboliten binden und inaktivieren. Die Indikation zur Anwendung des Antidots erfolgt großzügig, wobei das Zeitfenster für eine effiziente Antidotgabe bei 8 bis 10 Stunden liegt. In Europa wird ACC i. v. verabreicht. Bei fortgeschrittenem Leberversagen wird die frühzeitige Verlegung in ein Transplantationszentrum zur Prüfung der Indikation für eine Lebertransplantation empfohlen.

MERKE

Bei der Paracetamolvergiftung ist N-Acetylcystein das Antidot der Wahl. Eine Hämoperfusion kann bei Patienten mit Niereninsuffizienz hilfreich sein.

32.4 Vergiftungen durch Drogen

Key Point

Die Reihe an missbräuchlich verwendeten Substanzen ist lang. Zugenommen haben in den letzten Jahren die Vergiftungsfälle mit Kokain, Designer-Drogen und Gammahydroxybutyrat. Entsprechend der unterschiedlichen Wirkmechanismen sind die Vergiftungssymptome vielgestaltig.

Tabelle 32.9

Allgemeine Therapieempfehlungen bei Rauschmittelintoxikationen

Klinik	Therapie
Schock	Volumen, ggf. Katecholamine (nicht bei „Schnüfflern“, s. S. 476)
Sedierung	beruhigen, Benzodiazepine (s. S. 327)
Krampfanfälle	Benzodiazepine
Hypertonie	Nitropräparate (s. S. 84)
supraventrikuläre Tachykardien	kurz wirksame Betablocker (s. S. 98)
Psychosen	beruhigen, Benzodiazepine, Neuroleptika (s. S. 371)

Intoxikationen mit Rauschmitteln kommen insbesondere bei Jugendlichen und jungen Erwachsenen vor. Durch Mischintoxikationen sind die Vergiftungssymptome oft wenig charakteristisch. Die Therapie besteht in der Anwendung von Basismaßnahmen (**Tab. 32.9**) und orientiert sich an den auftretenden Symptomen.

MERKE

Die Therapie der Rauschmittelintoxikation ist meist unspezifisch und symptomorientiert. Nicht selten sind Drogennotfälle durch Mischintoxikationen begründet. Primäre und sekundäre Giftentfernung spielen eine untergeordnete Rolle.

32.4.1 Cannabinoide

Cannabis ist die weltweit am häufigsten konsumierte illegale Droge. Ausgangspflanze von Cannabis-Produkten ist der indische Hanf (Cannabis sativa var. indica, **Abb. 32.5**). Überwiegend angewendet werden Marihuana (getrocknete und zerkleinerte Pflanzenteile) und Haschisch (Harz aus den Blüten der weiblichen Pflanze). Inhaltsstoff ist das Tetrahydrocannabinol (THC), das über die Inhalation beim Rauchen aufgenommen wird.

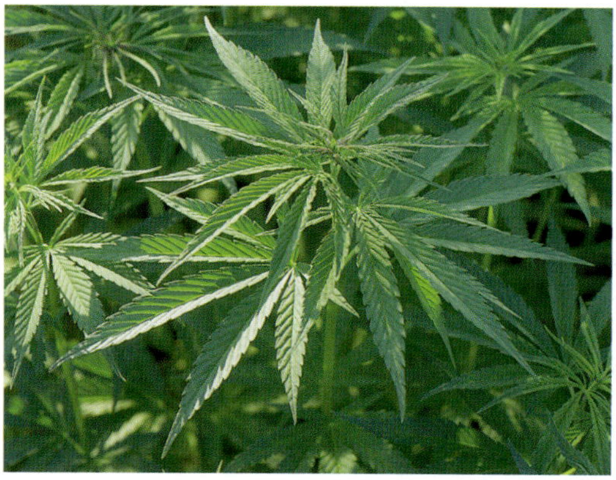

Abb. 32.5 Cannabis sativa (indischer Hanf).

Symptomatik | Akute Vergiftungssymptome äußern sich in Benommenheit, Euphorie, Gedächtnisstörungen, Depersonalisierung und Hypotonie. Schon in geringen Dosen tritt die typische **verstärkte Konjunktivaldurchblutung** auf. Bei höheren Dosierungen treten motorische Koordinationsstörungen, Lethargie, verlangsamte Sprache und bei prädisponierten Patienten Krämpfe hinzu.
Therapie | Wichtig ist die **Abschirmung** des Patienten gegenüber äußeren Reizen. Benzodiazepine (Diazepam i. v.) helfen bei starker Agitation. Eine Hypotonie kann durch Volumenersatzstoffe behandelt werden.

32.4.2 Kokain

Kokain ist das Hauptalkaloid des südamerikanischen Coca-Strauches (Erythroxylum coca) und ein **starkes zentralnervöses und kardiales Stimulans.** Über eine Hemmung der Wiederaufnahme von Noradrenalin und Dopamin an den neuronalen Synapsen stimuliert Kokain eine übermäßige Erregung postsynaptischer Rezeptoren. Damit löst Kokain akut eine rasch ablaufende, dosisabhängige Katecholaminüberschwemmung aus. Innerhalb von Sekunden bis Minuten treten **ausgeprägte Euphorie** mit gesteigertem Selbstwertgefühl, intensiven Empfindungen und verminderter Angst auf. Mit abklingender Wirkung kommt es dann zu zunehmenden Angstgefühlen, Illusionen und Halluzinationen bis hin zu paranoiden Wahrnehmungen, mit intensivem Verlangen nach erneuter Applikation.
Symptomatik | Bei der akuten Intoxikation tritt wegen der massiven Stimulation des adrenergen Nervensystems eine **Mydriasis, ausgeprägte Agitation,** Hyperthermie, Schwitzen, Tachykardie und arterielle Hypertonie auf. Höhere Dosen können durch **Induktion von Arrhythmien** zu Todesfällen führen. Myokardischämien und Infarkte werden auch bei jungen, sonst gesunden Patienten beobachtet. Die **ZNS-Symptomatik** besteht in Bewusstseinsstörungen bis hin zum Koma, gesteigerten Reflexen und erhöhter Krampfbereitschaft. Massive Kokainvergiftungen können bei sog. Bodypackern (Drogenkuriere, die mit Drogen gefüllte Kondome verschlucken) nach intestinaler Ruptur eines Drogenpäckchens zum Tode durch Koma, Atemdepression oder im Status epilepticus führen.
Therapie | Bei leichten Intoxikationen reicht die **Abschirmung** vor äußeren Reizen aus, ggf. können Benzodiazepine zur Beruhigung appliziert werden. Schwere Symptome mit Erregungszuständen oder Krampfanfällen müssen mit **Benzodiazepinen** therapiert werden. Bei hyperthermen Patienten ist die Absenkung der Körpertemperatur durch **physikalische Kühlung** (Eispackungen, Kühldecke) entscheidend. Der erhöhte Blutdruck sollte durch α-Blockade gesenkt werden. Betablocker sind aufgrund eines verstärkten α-adrenergen Stimulus und einer Verstärkung des kokain-induzierten Koronarspasmus kontraindiziert. Zur Vasodilatation, auch bei Myokardischämie, sind Nitrate wirksam. Eine forcierte Diurese, Hämodialyse und Ansäuerung des Urins führt nicht zu einer signifikanten Steigerung der Kokainelimination.

MERKE

- Kokain führt durch die Erhöhung des Sympathikotonus zu Mydriasis, Tachykardie, Tachypnoe und Hypertonie.
- Bei jungen Patienten mit akutem Thoraxschmerz ist auch an eine Kokainvergiftung zu denken.

32.4.3 Designer-Drogen

Designer-Drogen entstehen durch chemische Abwandlung von verbotenen Muttermolekülen und unterliegen zunächst nicht der Betäubungsmittelgesetzgebung (z. B. Amphetamine, Ecstasy). **Ecstasy** ist ein methoxyliertes Amphetaminderivat, das ursprünglich als Appetitzügler entdeckt wurde. Es enthält vorwiegend 3,4-Methylendioxymethamphetamin (MDMA).
Ecstasy wird oral eingenommen und führt zu Euphorie, gesteigertem Selbstvertrauen, Zunahme der körperlichen Leistungsfähigkeit und einer Abnahme des Schlafbedürfnisses. Es schränkt die Wahrnehmung von körperlichen Alarmsymptomen wie Durst, Hunger, Müdigkeit, Schwindel und Schmerzen stark ein. Flüssigkeitsverluste durch körperliche Betätigung (z. B. Tanzen) führen dann ggf. zu **Elektrolyt- und Flüssigkeitsstörungen**, die bei fehlendem Ausgleich Körpertemperaturen über 41 °C und einen lebensbedrohlichen Zusammenbruch induzieren können.
Symptomatik | Leichte akute Vergiftungssymptome sind Agitation, Hypertonie, Tachykardie, Mydriasis und Schwitzen. Typisch sind Muskelkrämpfe, vor allem im Bereich des Kiefers. Schwere Vergiftungssymptome führen zu Exsikkose, Hyponatriämie, Hypertonie, **Herzrhythmusstörungen** und zerebralen Krampfanfällen. Selten tritt ein akutes Leberversagen, **Rhabdomyolyse** oder eine Verbrauchskoagulopathie mit Multiorganversagen auf.
Therapie | Die Gabe von **Aktivkohle** innerhalb einer Stunde nach Ecstasy-Einnahme wird angeraten. Bei Angstzuständen, Halluzinationen oder Krampfanfällen erfolgt die Gabe von **Diazepam**. Auf eine angemessene **Hydrierung** der Patienten ist zu achten. Vor einer Überwässerung muss gewarnt werden (Gefahr des Hirnödems). Bei Angina pectoris werden Nitropräparate gegeben. Der Elektrolytstatus sowie die Leber- und Nierenfunktion sind zu überwachen. Eine alkalische Diurese kann bei ausgeprägten Vergiftungssymptomen, eine Hämodialyse bei akutem Nierenversagen durchgeführt werden.

Praxistipp
Symptomatische Patienten sind unter Notarztbegleitung, externer Kühlung sowie Sedierung mit Diazepam in eine Klinik zu transportieren.

32.4.4 Lysergsäurediethylamid

Lysergsäurediethylamid (LSD) ist ein synthetisches Derivat der Lysergsäure, die als Bestandteil der Mutterkornalkaloide vorkommt. LSD zählt zu den Halluzinogenen und ruft einen veränderten Bewusstseinszustand hervor.

Symptomatik | LSD führt zu **optischen und akustischen Halluzinationen**, zu Verhaltensveränderungen, Veränderungen der Stimmungslage, Verfolgungsideen und akuten psychotischen Reaktionen. Weitere Symptome sind veränderte Farbwahrnehmung und andere optische Verzerrungen sowie Kreislaufregulationsstörungen mit Tachykardie und Mydriasis. Flashbacks sind noch Tage bis Wochen nach der Einnahme möglich.

LSD führt zu keinen schweren Intoxikationen. Hohe Dosen bewirken Übelkeit, Erbrechen, vermehrten Speichelfluss, Tachypnoe mit Bronchokonstriktion, Unruhe, Angstzustände, Erlebnisse von Depersonalisation, Tremor und Koordinationsstörungen.

Therapie | Wegen der geringen Substanzmengen und der schnellen Resorption ist eine gastrointestinale Giftentfernung im Allgemeinen nicht notwendig. Die Therapie ist symptomatisch. Patienten mit Panikattacken sollten in ruhiger, von plötzlichen Außenreizen abgeschirmter Umgebung verbal beruhigt werden (*talking down*). Bei akuten Unruhe- oder Angstzuständen wird Diazepam gegeben. Bei extremer Agitation mit Halluzinationen kann Haloperidol verwendet werden.

MERKE
Schwere Vergiftungsfälle durch LSD sind sehr selten.

32.4.5 Gammahydroxybutyrat

Gammahydroxybutyrat (GHB, Liquid Ecstasy) ist ein synthetisches Derivat des inhibitorischen endogenen Neurotransmitters GABA (s. S. 55). GHB ist flüssig und wird rasch aus dem Gastrointestinaltrakt resorbiert. Es wirkt in niedriger Dosierung entaktogen (intensive Wahrnehmung eigener Emotionen), in höherer Dosierung sedierend.

GHB gilt als Lifestyle-Droge. Früher wurde es vor allem in der Bodybuilderszene verwendet, da es unter Einnahme zu einer verstärkten Freisetzung von Wachstumshormonen kommt. Es ist Bestandteil von sog. K.o.-Tropfen. In der Medizin wird GHB als intravenöses Narkotikum eingesetzt (Somsanit®).

Symptomatik | Akut verursacht GHB hauptsächlich **zentralnervöse Symptome** wie Somnolenz, Delir, Koma und Krampfanfälle. Bei hohen Dosen treten auch Atemdepression und Apnoe sowie Bradykardie, Erbrechen und Hypothermie auf. Todesfälle sind im Zusammenhang mit einer Apnoe und Aspiration bekannt geworden. Gefährlich sind Mischintoxikationen mit anderen ZNS-dämpfenden Mitteln (Opiate, Alkohol, Benzodiazepine).

Therapie | Die Behandlung der GHB-Intoxikation erfolgt symptomatisch (Sicherstellung der Vitalfunktion, Schutz vor Aspiration). Bei Krampfanfällen können Benzodiazepine gegeben werden.

32.4.6 Schnüffelstoffe

Die Inhalation von **flüchtigen organischen Lösemitteln** (z. B. Reiniger, Farbverdünner, Klebstoffe), meist unter Zuhilfenahme von Plastiktüten oder Tüchern, ist hauptsächlich unter Jugendlichen verbreitet. Typischerweise wird das Gas schnell pulmonal resorbiert.

Symptomatik | Akute Vergiftungssymptome sind Erbrechen mit Aspirationsgefahr, Krämpfe, Koma und lebensbedrohliche Arrhythmien. Immer wieder kommt es zum plötzlichen Herztod in Stresssituationen durch eine **erhöhte Katecholaminempfindlichkeit** des Myokards. Weitere mögliche Todesursache ist eine Hypoxie durch CO_2-Rückatmung in die Tüte und zentrale Atemstörung.

Therapie | Symptomatisch. Neben den Intensivmaßnahmen kann Lidocain bei Herzrhythmusstörungen eingesetzt werden. Ein Blutdruckabfall wird durch Volumengabe behandelt.

Praxistipp
Aufgrund der erhöhten Katecholaminempfindlichkeit dürfen keine Katecholamine verabreicht werden.

32.5 Vergiftungen durch biologisch aktive Substanzen

Key Point
Das Spektrum an akuten Vergiftungen durch biologisch aktive Substanzen ist sehr groß. Da manche Vergiftungen rasch einen schweren Verlauf nehmen, ist es wichtig, die allgemeinen Grundregeln für Erstmaßnahmen zu kennen. Die Inspektion vor Ort kann Hinweise auf die Ursache der Vergiftung geben.

32.5.1 Schwermetalle

Schwermetallionen besitzen eine **hohe Affinität zu SH-Gruppen**, verdrängen andere Kationen aus deren Komplexbindung mit Proteinen und beeinflussen dadurch katalytische Zentren in Enzymen. Viele Schwer-

Tabelle 32.10

Auswahl an Schwermetallen mit toxikologischer Bedeutung

Metall	Vorkommen	akute Vergiftungssymptome	Ablagerung v. a. in	Antidot
Arsen	Pflanzenschutzmittel, Rattengift	Kapillargift, Ödeme, Gastroenteritis mit reiswasserähnlichen Durchfällen	Haut, Haare	DMPS
Blei	Bleiverhüttung, Rohre, Batterien und Akkus, Bleifarben, Glasuren, Kraftstoffe	Koliken, Bleienzephalopathie	Knochen	EDTA, D-Penicillamin, DMPS
Cadmium	metallurgische Prozesse, Legierungen, Farben, Glasuren, Batterien	Brechdurchfälle, Lungenödem	Nieren	EDTA
Quecksilber	Chloralkalielektrolyse, Elektrotechnik, Pigmente, Fungizide, Laboratorien, Zahnheilkunde	Ätzwirkung (anorganisches Hg), Gastroenteritis, Koliken, Nierenschäden, Kolitis, Stomatitis	Nieren Knochen Leber	DMPS, D-Penicillamin
Thallium	Rattengift, Herstellung von Spezialglas	abwechselnd Durchfälle und Verstopfung, Haarausfall	Nieren Muskel Knochen	Eisen(III)-hexacyanoferrat (II)

metalle sind als Elemente ungiftig, da sie nicht resorbiert werden. Dagegen sind anorganische Salze von Schwermetallen leicht resorbierbar. Sehr gefährlich sind auch organische Komplexe von Schwermetallen, da sie lipophil sind und gut über die Haut aufgenommen werden können. Bei der Therapie von Schwermetallvergiftungen wird die **Fähigkeit zur Komplexbildung** genutzt und Komplexbildner wie Ethylendiamintetraacetat (EDTA), Dimercaptopropansulfonsäure (DMPS) oder D-Penicillamin verwendet (**Tab. 32.10**).

Blei

Bleivergiftungen sind typische gewerbliche Vergiftungen und führen über einen längeren Expositionszeitraum zu einer chronischen Bleiintoxikation. Dagegen sind akute Bleivergiftungen von geringer Bedeutung.

Symptomatik | Typische Symptome der **akuten Bleiintoxikation** sind Metallgeschmack, Erbrechen, Bauchschmerzen mit Durchfällen, renale Tubulusschäden und Kreislaufkollaps bis hin zum Koma. An neurologischen Symptomen können Schlaflosigkeit, Apathie, Stupor oder Aggressivität sowie eine Bleienzephalopathie mit motorischen und sensorischen Störungen auftreten.

Bei der **chronischen Bleiintoxikation** ist die Trias Anämie, Darmkoliken und Fallhand (Lähmung des N. radialis) typisch. Im Blut fällt die basophile Tüpfelung der Erythrozyten auf sowie eine hypochrome Anämie (**Abb. 32.5**). Blei hemmt drei an der Blutbildung beteiligte Enzyme, nämlich Delta-Aminolävulinsäure (ALA)-Dehydratase, Koprogenase und Ferrochelatase, was dazu führt, dass einerseits die Blutbildung insgesamt gestört ist und sich andererseits Zwischenprodukte (u. a. Delta-Aminolävulinsäure, Koproporphyrin) anreichern. Der ALA-Gehalt im Urin ist erhöht. Das braune Koproporphyrin lässt sich ebenfalls ab einer bestimmten Blutbleikonzentration im Urin vermehrt nachweisen und färbt ihn in schwereren Fällen dunkelbraun. Es trägt auch zur blass-grau-gelben Färbung der Haut bei chronischer Bleivergiftung bei.

Therapie | Bei akuter oraler Aufnahme potenziell toxischer Mengen wird eine Magenspülung empfohlen. Die Gabe von **Aktivkohle** bindet organische Bleiverbindungen nach oraler Aufnahme, die Gabe von Natriumsulfat führt lösliche Bleisalze in schwerlösliches Bleisulfat über. Der Komplexbildner **Demercaptopropansulfonsäure (DMPS)** wird bei chronischen Bleivergiftungen eingesetzt. Bei akuten Intoxikationen wird Na_2Ca-**EDTA** oder **D-Penicillamin** empfohlen (Blei verdrängt Calcium aus dem Komplex und wird dann renal ausgeschieden). Da EDTA Blei vor allem

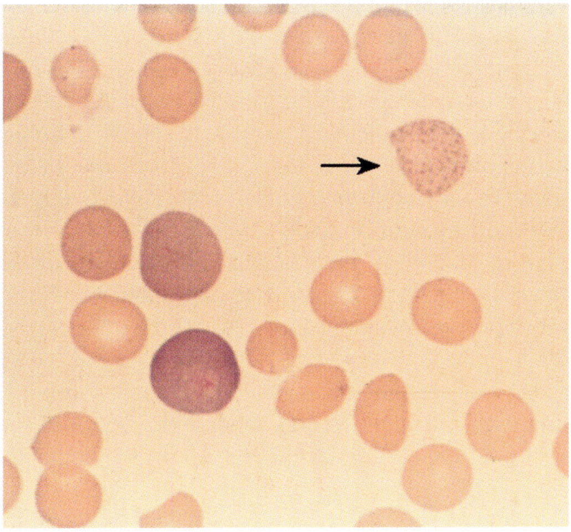

Abb. 32.6 Erythrozyt mit basophiler Tüpfelung (Pfeil). Die Tüpfelung beruht auf einer abnormen Aggregation von Ribosomen.

32

im Extrazellulärraum und D-Penicillamin im Intrazellulärraum bindet, ist die kombinierte Gabe sinnvoll. Auf eine ausreichende Flüssigkeitszufuhr und Diurese ist zu achten.

MERKE

Akute Vergiftungen mit Bleiverbindungen sind selten. Therapeutisch werden Komplexbildner eingesetzt.

Quecksilber

Symptomatik | Die toxikokinetischen Eigenschaften des Quecksilbers hängen von der Bindungsart ab.

Dampfförmiges metallisches Quecksilber, z. B. aus zerbrochenen Quecksilberthermometern, wird über die Lunge sehr gut resorbiert, während es bei oraler Einnahme und intaktem Magen-Darmepithel praktisch nicht aufgenommen wird. Typische Symptome einer akuten Vergiftung entsprechen einer Lungenentzündung mit Atemnot, Husten und Fieber. Die Ausscheidung findet sowohl renal als auch über den Stuhl statt.

Anorganische Quecksilbersalze werden bei oraler Aufnahme resorbiert und ebenfalls über die Faezes und die Nieren ausgeschieden. Im Vordergrund der Symptome stehen **Verätzungen der Mundhöhle**, des Rachens und der Speiseröhre mit gastrointestinalen Beschwerden wie Übelkeit und Erbrechen. In der Folge treten Nierenschäden durch Tubulusnekrosen zunächst mit Polyurie und später mit Oligurie bis **Anurie** auf. **Darmkoliken** mit heftigen Durchfällen können die akute Intoxikation begleiten.

Organische Quecksilbersalze sind lipophil und verursachen wegen der leichteren Permeation durch die Blut-Hirn-Schranke vor allem zentralnervöse Symptome. Akute Vergiftungszeichen sind Erregung, Parästhesien, Tremor und Krämpfe.

Therapie | Bei akuter oraler Aufnahme potenziell toxischer Mengen wird eine gastrointestinale Giftentfernung mit **Magenspülung** unter gastroskopischer Sicht (Verätzungen) und der Gabe von **Aktivkohle** vorgenommen. Eiweißpulver kann durch die vielen schwefelhaltigen Aminosäuren über die SH-Gruppen Quecksilberionen binden.

Als Antidot für Vergiftungen mit anorganischen Quecksilbersalzen kommen **Chelatbildner** wie Dimercaptopropansulfonsäure (DMPS) oder D-Penicillamin infrage. Akute Vergiftungen mit organischen Quecksilberverbindungen sollten nicht mit Komplexbildnern behandelt werden, da diese zur Quecksilberanreicherung im ZNS führen.

MERKE

Die toxikokinetischen Eigenschaften und die Vergiftungssymptomatik von Quecksilber hängen von der Bindungsart ab. Bei Intoxikation mit anorganischen Quecksilbersalzen werden Komplexbildner angewendet, bei organischen Quecksilberverbindungen sind sie kontraindiziert.

32.5.2 Säuren und Laugen

Symptomatik: Verätzungen durch Säuren oder Laugen sind typische Vergiftungen im Kindesalter. Durch Trinken kommt es zu lokalen Schädigungen im Bereich von Mund, Rachen, Speiseröhre und Magen.

- **Säuren** führen zu einer **Koagulationsnekrose**, die durch Verschorfung vor einer tieferen Schädigung schützt.
- Bei **Laugen** tritt eine **Kolliquationsnekrose** auf, die zu einer Gewebeverflüssigung führt und ein Vordringen in die Tiefe mit Perforationsgefahr begünstigt.

Je nach Schwere der Verätzungen können Infektionen oder Strikturen zu sekundären Erkrankungen führen. Akute Symptome bestehen in starken Schmerzen mit Erbrechen sowie selten Störungen des Säure-Basen-Haushalts. Schwere Verätzungen treten auch bei kutaner Exposition auf.

Therapie | Die Therapie der oralen Verätzung besteht in der **schnellen Verdünnung** durch Trinken von reichlich Wasser. Eine Neutralisation der Säure- oder Laugenvergiftung wird nicht mehr empfohlen. Das Auslösen von Erbrechen sollte wegen des Zweitkontaktes mit der Schleimhaut von Ösophagus und Mund unterbleiben. Außerdem ist auf eine Magenspülung aufgrund der Perforationsgefahr zu verzichten. Die Gabe von Aktivkohle ist aufgrund geringer Adsorptionsfähigkeit für Säuren und Laugen nicht indiziert und erschwert ein akut-chirurgisches Vorgehen. Zur Beurteilung der Schleimhautschäden kann 12–24 h nach Ingestion vorsichtig eine Ösophagoskopie

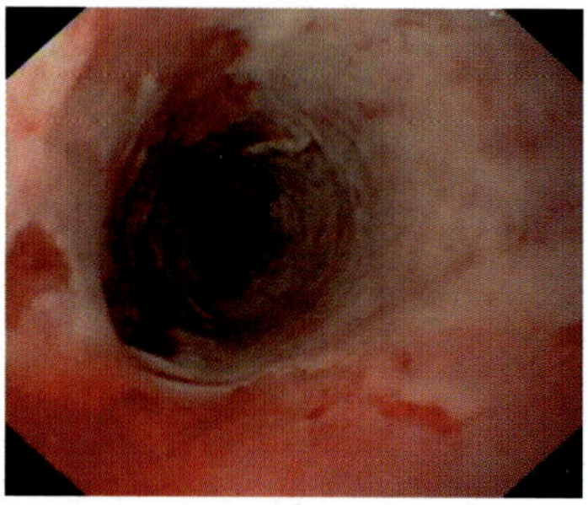

Abb. 32.7 Läsionen im Ösophagus nach Verätzung. Endoskopisch-diagnostische Kriterien sind ein diffuses oder fokales Ödem, Erythem, Blutung, Pseudomembranen, Ulkus und/oder Schorf.

erfolgen (Abb. 32.8). Zur **Strikturprophylaxe** können Glukokortikoide bei nicht zu ausgedehnten Schäden verabreicht werden.

Säureverätzungen der **Haut** werden mit Natriumhydroxid- oder Natriumhydrogencarbonatlösung gewaschen, Laugenverätzungen mit Essigsäure. **Augenverätzungen** erfordern eine sehr sorgfältige Behandlung durch langes Spülen mit klarem Wasser und die Konsultation eines Augenarztes.

MERKE

Bei oralen Säure- oder Laugenverätzungen keine Provokation von Erbrechen und keine Magenspülung.

32.5.3 Organische Lösungsmittel

Organische Lösungsmittel werden für eine Vielzahl industrieller Prozesse wie zum Lösen von Fetten, zur chemischen Reinigung und zur Extraktion bei der Herstellung von Chemikalien verwendet. Trotz verschiedener chemischer Struktur ist allen Lösungsmitteln ihre **Fettlöslichkeit** und **gute Resorbierbarkeit** gemeinsam. Sie können durch Inhalation, peroral, aber auch über die Haut aufgenommen werden.

Die häufig auftretenden **zentralnervösen Wirkungen** werden in narkotische (Schwindel, Unsicherheit, Kopfschmerzen, Übelkeit, Erbrechen, Koma, Atemlähmung) oder erregende (Unruhe bis hin zu schweren Krampfanfällen) Effekte eingeteilt. Organschädigende Wirkungen treten nach Bildung toxischer Metabolite auf (Tab. 32.11). Schwere Intoxikationen können zu Lungenödem und Herzrhythmusstörungen führen.

Bei Lösungsmittelvergiftungen handelt es sich oft um Gemische, die eine Diagnose und Therapie erschweren. Die **Therapie** ist **symptomatisch** und beruht auf einer ausreichenden Oxygenierung, ggf. durch Intubation und Beatmung. Eine Katecholamingabe verbietet sich v. a. bei halogenierten Kohlenwasserstoffen, die zu einer Sensibilisierung des Myokards gegenüber Katecholaminen führen.

Praxistipp

Das Induzieren von Erbrechen ist nach oraler Vergiftung mit organischen Lösungsmitteln kontraindiziert.

Methanol

Vergiftungen durch Methanol waren früher durch Trinken von vergälltem Brennspiritus oder methanolhaltigem Branntwein häufig. Seit einigen Jahren wird Methanol in Deutschland nicht mehr als Vergällungsmittel eingesetzt. Heute dient es in der chemischen Industrie als Lösungsmittel. Methanol besitzt eine starke Toxizität, da es durch die Alkoholdehydrogenase in die toxischen Metabolite **Formaldehyd und Ameisensäure** umgewandelt wird.

Symptomatik | Die Vergiftungssymptome treten häufig mit einer Verzögerung von 18 bis 24 Stunden auf. Zunächst kommt es zur **narkotischen Phase**, wobei die Rauschwirkung von Methanol weniger ausgeprägt ist als bei Ethanol. Übelkeit, Erbrechen und neurologische Symptome stehen im Vordergrund. Im Verlauf entsteht eine **metabolische Azidose**, die zu Tachypnoe sowie Hirn- und Lungenödem führt. Sehstörungen bis hin zur Erblindung als Folge einer irreversiblen, toxischen **Optikusatrophie** können bereits durch geringe Mengen von Methanol hervorgerufen werden.

Therapie | Als erste Therapiemaßnahme wird die **schnelle Magenentleerung** mit einer weichen Magensonde durchgeführt (Vergiftungsdauer < 1 h). Die Provokation von Erbrechen und die Gabe von Aktivkohle wird nicht empfohlen. Die unverzügliche **Gabe von Ethanol** vermindert die Toxizität von Methanol (Zielwert 1–1,3 ‰). Ethanol blockiert den Methanolmetabolismus aufgrund einer höheren Affinität zur Alkoholdehydrogenase. Dadurch wird Methanol langsamer metabolisiert und kann vermehrt abgeatmet

Tabelle 32.11

Auswahl an organischen Lösungsmitteln

Gruppe	Lösungsmittel	Vorkommen	akute Vergiftungssymptome
aliphatische Kohlenwasserstoffe	Benzin, Heptan, Oktan	Industrie, Reinigungsbetriebe, Haushalt, Farben, Lacke, Kraft- und Heizstoffe	Sedierung, Übelkeit, Atemlähmung
halogenierte aliphatische Kohlenwasserstoffe	Methylenchlorid, Chloroform, Tetrachlorkohlenstoff	Metallentfettung, Textilreinigung, Klebstoffe, Farben, Lacke, Gummiindustrie	Exzitation, Übelkeit, Kopfschmerzen, Bewusstlosigkeit, Atemlähmung, Leberversagen
aromatische Kohlenwasserstoffe (Aromate)	Benzol, Toluol	chemische Industrie, Laboratorien, Ottokraftstoffe, Reinigungsmittel	Fieber, Sehstörungen, Sedierung
Alkohole	Methanol, Ethanol	Desinfektions- u. Reinigungsmittel, Farben, Lacke, alkoholische Getränke	Exzitation, Rauschzustände, Sehstörungen, Sedierung, Koma
Glykole	Ethylenglykol	Frostschutz- u. Reinigungsmittel	Bewusstseinsstörungen, Koma, Nierenversagen

werden. Mittels Hämodialyse lassen sich Methanol und seine toxischen Abbauprodukte entfernen, ebenso ist eine Korrektur der Azidose nötig. **Folsäure** beschleunigt den Abbau von Formaldehyd zu CO_2 und Wasser und dient der Vorbeugung und Behandlung von Augenschäden.

Ethanol

Ethanol ist das in Deutschland am häufigsten gebrauchte Suchtmittel. Bei Kindern ist die akute Alkoholvergiftung besonders gefährlich, da Vergiftungserscheinungen schon bei geringen Blutkonzentrationen auftreten. Als Bestandteil von Mischintoxikationen hat Ethanol außerdem eine wichtige Bedeutung bei suizidalen Medikamentenvergiftungen. Ethanol wird zu 100 % im Gastrointestinaltrakt resorbiert, kann aber auch über die Haut (Alkoholumschläge) aufgenommen werden. Es verteilt sich in Geweben mit hohem Wasseranteil.

Die **Berechnung der Blutalkoholmenge** wird nach Widmark durchgeführt:

Aufgenommene Menge Ethanol [g] = Körpergewicht [kg] × 0,7 × Blutalkohol [‰]. Für Frauen wird der Faktor 0,6 verwendet.

Ethanol wird in der Leber unter dem Einfluss der **Alkoholdehydrogenase** zu Acetaldehyd und durch die Acetaldehyd-Dehydrogenase zu Acetat (Essigsäure) abgebaut.

Symptomatik | Bei akuter Vergiftung stehen Übelkeit, Erbrechen, Bauchschmerzen, heiße und trockene Haut, Ataxie, Bewusstseinsstörungen, Koma und Krämpfe im Vordergrund. Bei Kindern tritt häufig zusätzlich eine Hypoglykämie auf.

Therapie | Einer Auskühlung muss vorgebeugt werden, da Ethanol die Blutgefäße erweitert und die Wärmeabgabe verstärkt. Bei Hypoglykämie wird Glukose, bei Krampfbereitschaft Diazepam verabreicht. Bei schwerer Ethanolintoxikation ist eine **Intensivüberwachung** nötig. Die **Hämodialyse** kann sehr effektiv bei kritischen Ethanolintoxikationen angewendet werden. Die Provokation von Erbrechen wird wegen der schnell einsetzenden zentralen Dämpfung nicht empfohlen. Die Gabe von Aktivkohle ist wenig effektiv.

Ethylenglykol

Ethylenglykol kommt als Lösungsmittel in zahlreichen Produkten vor und ist aufgrund des süßen Geschmacks besonders für Kinder gefährlich. Die Giftigkeit wird meist unterschätzt, bereits 60 ml Ethylenglykol können tödlich sein. Ethylenglykol ist per se ungiftig, wird aber in der Leber durch die Alkoholdehydrogenase zu giftigen Metaboliten (Glykoaldehyd, Glykolsäure, Glyoxylat) verstoffwechselt. Aus dem Abbau von Glyoxylat resultiert die Oxalsäure, die über den Urin ausgeschieden wird.

Tabelle 32.12

Stadien der akuten Toxizität von Ethylenglykol

Stadium	Zeitraum nach Einnahme	Symptome*
Stadium 1	bis 12 h	Ataxie, verwaschene Sprache, Krämpfe, Bewusstlosigkeit, metabolische Azidose, Ausscheidung von Calciumoxalat
Stadium 2	12–36 h	Tachypnoe, Zyanose, kardiale Störungen
Stadium 3	2.–3. Tag	Niereninsuffizienz

* Todesfälle treten häufig im Stadium 2 auf. Im Stadium 3 ist eine Niereninsuffizienz durch Ausfällung von Calciumoxalatkristallen im Tubulussystem zu beobachten.

Symptomatik | Tab. 32.12.

Therapie | **Fomepizol** hemmt rasch und kompetitiv die Alkoholdehydrogenase und ist wirksamer und sicherer als Ethanol. Die Plasmahalbwertszeit von Ethylenglykol wird durch Fomepizol von 4 auf 10–16 h verlängert. Ethylenglykol wird dann unverändert über die Nieren ausgeschieden und verursacht eine Polyurie. Deshalb ist auf eine ausreichende Hydrierung zu achten. Auch eine **Ethanoltherapie** kann durchgeführt werden (entsprechend der Methanolvergiftung). Ethanol blockiert die Bildung giftiger Ethylenglykolmetabolite über eine erhöhte Affinität zur Alkoholdehydrogenase. Die Hämodialyse kann helfen giftige Metabolite zu entfernen. Auslösen von Erbrechen und die Gabe von Aktivkohle wird nicht empfohlen.

32.5.4 Gase und Atemgifte

Giftige Gase sind sehr gefährlich, da sie oft unsichtbar und geruchlos sind. Häufigste Ursache für Vergiftungen sind **Rauch- und Brandgase** (Tab. 32.13).

Blausäure

Durch Verbrennen von stickstoffhaltigen Kunststoffen oder Säureeinwirkung auf Cyanide kann **Blausäure (HCN)** entstehen. Typisch bei der Freisetzung von Blausäure ist der **Geruch nach bitteren Mandeln.** Blausäure blockiert in der Atmungskette das Fe^{3+} der Cytochromoxidase reversibel. Dadurch kann der angebotene Sauerstoff nicht aktiviert werden. Es kommt zum **inneren Ersticken** durch Blockade der Zellatmung.

Symptomatik | Bei Inhalation treten **innerhalb von Sekunden** Vergiftungssymptome wie Schwindel, Kopfschmerzen, Erbrechen, Sehstörungen gefolgt von Bewusstlosigkeit, Krämpfen und Atemlähmung auf. Anfangs färbt sich die **Haut** durch Arterialisierung des venösen Blutes **rötlich.**

Tabelle 32.13

Gase und Atemgifte

Gas	Vorkommen	Symptome	Antidot
Blausäure	Brände mit stickstoffhaltigem Material, Nitroprussid-Natrium	Hyperpnoe, Erregung, Angstgefühl, zentrale Atemlähmung	Dimethylaminophenol (4-DMAP), Hydroxocobalamin, Natriumthiosulfat
Kohlenmonoxid	Automobilabgase (z. B. Tiefgaragen), schlecht ziehende Öfen, Schwelbrände	Schwindel, Bewusstlosigkeit, flache Atmung, Krämpfe, Schock	Sauerstoff
Kohlendioxid	Weinkeller, Brunnenschächte, Futtersilos	Schwindel, Tinnitus, Herzklopfen, Blutdruckanstieg, Narkose, Krämpfe, Atemstillstand	–
Schwefelwasserstoff	Abwassertanks, Kanalisationsschächte, Jauchegruben, chemische Labors	Atemwegsreizung, Atemlähmung, Dyspnoe, Azidose, Lungenödem	–
Reizgase	Brände, chemische Labors, Haushalt	Schleimhautreizung (Augen-, Nasen- u. Rachenraum), Husten, Bronchokonstriktion, Lungenödem	–

Therapie | Bei einer Blausäurevergiftung ist die schnelle Diagnose und Antidotbehandlung lebensrettend. Als **Antidot** wird der Methämoglobinbildner (MetHb) **4-Dimethylaminophenol (4-DMAP)** verwendet. Cyanide binden unter Aufgabe der Bindung an die Cytochromoxidase mit hoher Affinität an das Fe^{3+} des MetHb.
Im Anschluss an 4-DMAP wird **Natriumthiosulfat** zur Steigerung der Entgiftungskapazität durch die mitochondriale Rhodanase als zweites Antidot infundiert. Dabei wird das Cyanidion durch den Schwefel zu unschädlichem **Thiocyanat (Rhodanid)** verstoffwechselt.
Geringe Vergiftungssymptome, wie sie bei der Behandlung einer hypertensiven Krise mit Nitroprussid-Natrium auftreten können (s. S. 82), werden durch alleinige Natriumthiosulfatgabe behandelt. Bei schweren Intoxikationen mit Blausäure wird unterstützend eine künstliche Beatmung mit Sauerstoff durchgeführt. Eine Beatmung durch den Ersthelfer sollte unterbleiben. Die Gabe von Aktivkohle wird bei oraler Ingestion von Cyanidverbindungen empfohlen.

MERKE

Bei Blausäurevergiftung steht die schnelle Gabe von 4-DMAP im Vordergrund.

Kohlenmonoxid

Kohlenmonoxid (CO) ist ein farb-, geruch- und geschmackloses Gas. Bei hohen Brandtemperaturen oder mangelnder Sauerstoffzufuhr enthalten Brandgase viel CO, das nach Einatmen zu Vergiftungssymptomen führen kann. Auch defekte Gaswassererhitzer kommen als Ursache von CO-Vergiftungen in Frage.

Symptomatik | Da CO mit 200-fach höherer Affinität an zweiwertiges Hämoglobineisen gebunden wird als Sauerstoff, ist die Symptomatik durch **Hypoxie und metabolische Azidose** geprägt. Ab 15 % CO-Hämoglobin treten erste Vergiftungserscheinungen auf. Typische Symptome sind Schwindel, Kopfschmerzen, Ohrensausen, Übelkeit und zyanotische Hautfarbe. Bei hohen CO-Konzentrationen treten rote Hautfärbung, Tachykardie, Bewusstlosigkeit, Koma und Krämpfe auf. Spätschäden sind durch Parkinsonsyndrom, Demenz bis hin zum apallischen Syndrom charakterisiert.
Therapie | Bei Verdacht auf eine CO-Vergiftung ist zunächst für **Frischluftzufuhr** zu sorgen. Dabei ist auf ausreichenden **Selbstschutz** zu achten. Der Patient sollte mit **100 % Sauerstoff** für mindestens 12 bis 24 Stunden über Maske oder nach Intubation beatmet werden. Sauerstoff verdrängt CO aus der Hämoglobinbindung. Bei schweren Vergiftungen ist eine schnelle CO-Verdrängung durch hyperbare Sauerstofftherapie in einer Druckkammer erforderlich. Bei schwerer Azidose wird eine Korrektur mit Natriumbikarbonat durchgeführt.

MERKE

Bei schweren CO-Vergiftungen ist eine hyperbare Sauerstoffbehandlung in Druckkammern zu erwägen. Giftinformationszentren verfügen über Informationen zu nahegelegenen Druckkammerzentren.

Reizgase

Lungenreizstoffe schädigen bei Inhalation die Schleimhaut der Atemwege und der Lunge. Entscheidend für die Lokalisation der Schädigung ist die **Wasserlöslichkeit der Gase**, die die Eindringtiefe in das Gewebe bestimmt.

Symptomatik I Hydrophile Stoffe **(Reizgase vom Soforttyp)** wie Ammoniak, Formaldehyd oder Chlorwasserstoff reizen Augen, Larynx und Trachea (oberer Respirationstrakt) und führen zu Konjunktivitis, Brennen im Mund, Husten und Laryngospasmus. Weniger hydrophile Gase wie Chlor, Brom oder Schwefeldioxid schädigen den mittleren Respirationstrakt und induzieren eine Bronchokonstriktion.

Lipophile Stoffe **(Reizgase vom Latenz- oder Spättyp)**, z. B. nitrose Gase, Phosgen oder Ozon, beeinflussen die Bronchiolen, Alveolen und Kapillaren und schädigen den unteren Respirationstrakt. Akute Symptome sind initial kaum zu beobachten, mit Verzögerung tritt ein **toxisches Lungenödem** auf. Auch bei den anderen Reizgasen ist abhängig von der Gaskonzentration und Inhalationsdauer mit einem toxischen Lungenödem zu rechnen.

Therapie I Bei symptomatischen Patienten wird frühestmöglich die **Inhalation von Glukokortikoiden** und Sauerstoff empfohlen. Ateminsuffiziente Patienten werden intubiert und beatmet. Bei Bronchokonstriktion können Theophyllin oder β_2-Sympathomimetika gegeben werden.

MERKE

Pulmonale Schädigungen durch Reizgas sind frühestmöglich durch Inhalation von Glukokortikoiden zu behandeln.

32.5.5 Methämoglobinbildner

Zahlreiche Substanzen, wie z. B. Perchlorate, Nitrite, Nitrate oder Nitroverbindungen können zu Vergiftungserscheinungen führen, indem sie das Fe^{2+} des Hämoglobins zu Fe^{3+} (Methämoglobin) oxidieren. **Methämoglobin** ist nicht in der Lage Sauerstoff zu transportieren, die Sauerstofftransportkapazität nimmt ab, und es tritt eine zunehmende **innere Erstickung** ein.

Symptomatik I Symptomatisch werden Patienten bei 15–20 % Methämoglobingehalt im Blut durch eine Zyanose, Kopfschmerzen, Müdigkeit, Dyspnoe und Tachykardie. Höhere Methämoglobinkonzentrationen führen zu Bewusstseinsstörungen, Schock und schließlich zum Tod.

Therapie I Zum Einsatz kommen Substanzen, die eine Reduktion von Methämoglobin zu Hämoglobin induzieren. Als Antidot gebräuchlich ist **Toloniumchlorid** (Toluidinblau), alternativ kann Methylenblau oder Thionin verwendet werden. In leichten Fällen genügt Ascorbinsäure, in sehr schweren Fällen ist eine Blutaustauschtransfusion nötig.

32.5.6 Pflanzengifte

Vergiftungen durch Pflanzen kommen häufig bei Kindern vor. Bei Erwachsenen steht als wichtiges Pflanzengift das Nikotin im Vordergrund, v. a. die chronische Schädigung durch Tabakrauchen. In der Drogenszene sind atropinhaltige Pflanzen wie Tollkirsche, Stechapfel oder Bilsenkraut gefragt. Zur Intoxikation mit Belladonna-Alkaloiden oder Digitalis-Glykosiden s. S. 39, 92.

Nikotin

Nikotin ist mit 0,2–5 % in Tabak enthalten und ein starkes Gift. Die tödliche Dosis beginnt beim Menschen bei 50 mg. Eine akute Nikotinvergiftung durch Rauchen ist selten, häufiger werden akute Vergiftungen durch nikotinhaltige Pflanzenschutzmittel hervorgerufen. Bei Kindern ruft bereits das Verschlucken von einer Zigarette Vergiftungserscheinungen hervor.

Symptomatik I Vergiftungssymptome sind Kopfschmerzen, Hypersalivation, Übelkeit und Erbrechen, Durchfall, Tremor und Tachykardie. Schwere Vergiftungen sind durch Krämpfe, Schock, Koma, Atemlähmung und Herzstillstand charakterisiert.

Therapie I Die Therapie ist symptomatisch und besteht in der Gabe von **Aktivkohle**. Bei lebensbedrohlicher Ingestion ist eine frühzeitige Magenspülung wichtig. Die Gabe von Atropin ist bei starken cholinergen Symptomen angezeigt.

Strychnin

Strychnin ist Inhaltsstoff der Brechnuss (Strychni semen). Vergiftungen kommen durch Streckung von Rauschmitteln (z. B. Kokain) vor. Strychnin wird nach oraler Aufnahme gut resorbiert und wirkt als kompetitiver Antagonist am Glycinrezeptor.

Symptomatik I Strychnin ist ein typisches Krampfgift. Niedrige Dosen führen zu gesteigerten Reflexen. Höhere Dosen lösen Unruhe, Angst, Atemnot und tetanische Krämpfe aus.

Therapie I Schnellstmögliche Gabe von **Aktivkohle**. Krämpfe werden mit Diazepam behandelt. Falls erforderlich, kann eine Muskelrelaxation mit stabilisierenden Muskelrelaxanzien und nach Intubation eine künstliche Beatmung durchgeführt werden. Die Patienten sind vor äußeren Reizen abzuschirmen.

32.5.7 Pilzgifte

Die verschiedenen **Pilzgifte** sind chemisch und pharmakologisch gesehen sehr unterschiedlich (**Tab. 32.14**). Meist kommen Vergiftungen durch **Verwechslung** von Giftpilzen mit essbaren Pilzen zustande. Es kann zu vorübergehenden Funktionsstörungen bis zum akuten Organversagen kommen.

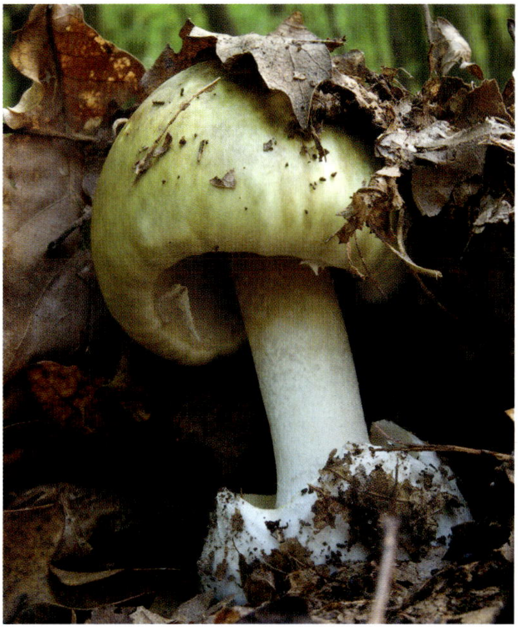

Abb. 32.8 Grüner Knollenblätterpilz (Amanita phalloides, engl. *death cap*).

Knollenblätterpilz

Mit Abstand die giftigsten Pilze sind der **grüne** (Amanita phalloides, **Abb. 32.8**) und **weiße Knollenblätterpilz** (Amanita verna), die von unerfahrenen Pilzsuchern mit dem Wiesenchampignon verwechselt werden. Giftige Inhaltsstoffe sind **Amatoxine** und die weniger giftigen Phallotoxine. Beide Toxine sind hitzestabil und werden beim Kochen, d. h. Zubereiten des Pilzgerichtes, nicht zerstört. Amatoxine hemmen die DNA-abhängige RNA-Polymerase und blockieren die Nukleinsäuresynthese. Als Folge wird die Proteinbiosynthese, insbesondere in parenchymatösen Organen wie Leber und Niere, gestört. Phallotoxine führen zu Membranschäden der Leberzellen.

Symptomatik | Mit Verzögerung treten erste Symptome nach 6 bis 24 Stunden mit Erbrechen, schweren Durchfällen und Bauchkrämpfen verbunden mit Schocksymptomatik auf **(gastrointestinale Phase).** Nach einer zweiten Latenzphase folgt die **hepatorenale Phase** mit Leberschwellung, Ikterus, Leberzellnekrose, Hämorrhagien und renalen Tubulusnekrosen.

Therapie | Der frühzeitige Beginn der Therapie ist lebensentscheidend. Eine **Magenspülung** sollte auch noch nach Stunden durchgeführt werden, da Pilze schwer verdaulich sind. Die Gabe von **Aktivkohle** unterbricht den enterohepatischen Kreislauf. Vor Erreichen der hepatorenalen Phase sollte eine Hämoperfusion durchgeführt werden. Die Substitution von Elektrolyten und osmotische Laxanzien sind angezeigt. Ein spezifisches Antidot gibt es nicht, doch soll **Silibinin**, ein Inhaltsstoff der Mariendistel, die Aufnahme der Amatoxine in die Leberzelle hemmen. Ist Silibinin nicht verfügbar, wird die hochdosierte Penicillin G-Gabe empfohlen. Bei akuten Nierenversagen ist die Hämodialyse indiziert (nicht wirksam zur Giftentfernung). Eventuell muss eine Lebertransplantation erwogen werden.

MERKE

Die Intoxikation mit Knollenblätterpilzen ist durch eine Latenzzeit aufgrund des verzögerten Wirkungseintritts der Amatoxine charakterisiert.

32.5.8 Pestizide

Pestizide umfassen verschiedene Wirkstoffgruppen, die zur Bekämpfung schädlicher Organismen außerhalb des menschlichen Körpers eingesetzt werden. Die wichtigsten Anwendungsgebiete erstrecken sich auf die Bekämpfung von Insekten (Insektizide), Unkräuter (Herbizide), Pilze (Fungizide) und Nager (Rodentizide). Obwohl auf eine möglichst selektive Toxizität gegenüber den Zielorganismen geachtet wird,

Tabelle 32.14

Pilzgifte

Syndrom	Latenzzeit	Symptomatik	verursachende Giftpilze	Verwechslung mit (essbaren) Pilzen
Phalloides-Syndrom	6–24 h	gastrointestinale Symptome, Leberschädigung	Knollenblätterpilz	Wiesenchampignon
			fleischrosa Schirmling	Egerlingsschirmling
Pantherina-Syndrom	0,5–3 h	zentralnervöse Effekte (anfangs ähnlich Alkohol)	Pantherpilz	Perlpilz
			Fliegenpilz	Kaiserling
Gyromitra-Syndrom	2–25 h	Leberschädigung, Hämolyse	Riesenmorchel	Morcheln
			Frühjahrslorchel	Morcheln
Psilocybin-Syndrom	15 min–2 h	Rauschzustände	Rauschpilze wie z. B. Kahlköpfe, Düngerlinge	i. d. R. Intoxikation durch Abusus!
Muscarin-Syndrom	wenige min–2 h	vegetative Störungen	Risspilze	Hallimasch
			Trichterlinge	Mehlpilz

32

können bei Aufnahme hoher Dosen, z.B. durch unsachgemäßen Umgang, akute Vergiftungen beim Menschen auftreten. Auch spielen die in suizidaler Absicht vorkommenden Intoxikationen eine Rolle.

Organophosphate

Organophosphate (z.B. Parathion [E605], Dichlorvos) haben insektizide Wirkungen und sind im **Pflanzenschutz** weit verbreitet. Bei Vergiftungen können sie inhalativ, peroral und transkutan aufgenommen werden. Der Vorteil der Wirkstoffe liegt im schnellen Zerfall nach Anwendung und in der fehlenden Anreicherung in der Nahrungskette. Nachteil ist die hohe Toxizität für Menschen und Tiere, die auch zu einer großen Zahl von akuten Vergiftungen in suizidaler oder krimineller Absicht geführt haben.

Symptomatik | Vergiftungen mit Organophosphaten führen durch **irreversible Hemmung der Acetylcholinesterase** zu cholinergen Symptomen wie Schwitzen, Übelkeit, Durchfall, gesteigerter Bronchialsekretion und schließlich zu zentraler Atemlähmung und Koma. Weiterhin treten gesteigerter Speichelfluss, RR-Abfall, Bradykardie, Faszikulationen, Miosis und Knoblauchgeruch auf. Die Symptomatik dominiert zunächst an den parasympathisch innervierten Organen, da muskarinerge Cholinozeptoren gegenüber Acetylcholin empfindlicher sind als die nikotinergen Rezeptoren (s. S. 36).

Therapie | Zunächst ist auf **Selbstschutz** zu achten, d.h. kein direkter Haut- und Schleimhautkontakt. Bei peroraler Aufnahme wird die Giftentfernung durch Magenspülung unter Intubationsschutz und der Gabe von Aktivkohle vorgenommen. Bei Vergiftungen über die Haut erfolgt eine kutane Reinigung mit Seife und 1%-iger Natriumhydroxidlösung. Eine ausreichende Oxygenierung mit Intubation und Sauerstoffbeatmung sowie Sekretabsaugung ist einzuleiten. Die wichtigste spezifische Maßnahme ist die Blockade von muskarinergen Rezeptoren durch hochdosiertes **Atropin**. Die Dosis wird unter Beachtung von Herzfrequenz, Bronchialsekretion und Pupillenweite titriert. Als **Reaktivator der Acetylcholinesterase** kann bei frischen Intoxikationen **Obidoxim** (Toxogonin®) gegeben werden. Dadurch wird das katalytische Zentrum der Acetylcholinesterase dephosphoryliert und reaktiviert. Tritt im Verlauf der Blockade eine Abspaltung von Alkylresten auf, ist Obidoxim nicht mehr wirksam.

Praxistipp

Starke Bronchialsekretion, Knoblauchgeruch und ZNS-Symptomatik sind typisch für eine Organophosphatintoxikation. Die kombinierte Gabe von Atropin und Obidoxim ist für eine erfolgreiche Therapie entscheidend.

Carbamate

Die Carbaminsäureester (Carbamate), wie z.B. Pyridostigmin oder Neostigmin, sind häufig verwendete Insektizide, Fungizide und Herbizide. Die Vergiftungssymptomatik beruht ebenfalls auf einer **Blockierung der Acetylcholinesterase** und entspricht den Organophosphaten. Therapeutisch wird ebenfalls hochdosiert Atropin eingesetzt. Die Gabe von Obidoxim ist nicht indiziert, da die Hemmung der Acetylcholinesterase durch Carbamate reversibel verläuft.

EXKURS

Fallbeispiel

Der Notarzt wird zu einer jungen Frau gerufen. Die Patientin wurde vom Ehemann im Keller eines Mietshauses bewusstlos aufgefunden. Die Frau liegt in Erbrochenem, das teilweise eine blaugrüne Farbe aufweist. Im Keller riecht es nach Knoblauch. Die Untersuchung zeigt eine Bradyarrhythmie, über der Lunge sind grobblasige Rasselgeräusche, Giemen und Brummen auskultierbar. Die Atemfrequenz ist erhöht, die Pupillen sind eng, es besteht ein deutlicher Speichelfluss, außerdem sind die Reflexe gesteigert und Faszikulationen an der Muskulatur zu sehen.

Aufgrund der cholinergen Symptomatik und der Umgebungssituation ist an eine Organophosphatvergiftung zu denken. Insbesondere der Knoblauchgeruch und die blaugrüne Farbe (Warnfarbe) des Erbrochenen weist auf eine Intoxikation mit dem Insektizid Parathion (E 605) hin.

In der Therapie ist zunächst der Selbstschutz mit Unterlassen eines direkten Haut- und Schleimhautkontaktes zu achten (keine Mund-zu-Mund/Nase-Beatmung, Latexhandschuhe). Eine ausreichende Oxygenierung mit Intubation und Sauerstoffbeatmung sowie Sekretabsaugung ist einzuleiten. Hochdosiertes Atropin dient der kompetitiven Hemmung der Acetylcholinrezeptoren. Als Antidot wird Obidoxim gegeben. Bei peroraler Aufnahme wird eine Giftentfernung mit Magenspülung unter Intubationsschutz und der Gabe von Aktivkohle vorgenommen.

32.6 Informationssysteme

Key Point

Dank verbesserter Informationstechniken sind wichtige Daten und Fakten der Toxikologie heute prinzipiell jedermann zugänglich.

In Deutschland bieten **Giftnotrufzentralen**, die rund um die Uhr telefonisch erreichbar sind, Hilfe bei toxikologischen Problemen durch Lebensmittel und Giftstoffe, am Arbeitsplatz, durch Umwelteinflüsse oder Arzneimittel. Bei weniger akuten Fragestellungen findet man Fakten zur Gefährlichkeit chemischer Stoffe, ihren Wirkungen und den erforderlichen Gegenmaßnahmen in umfangreichen Datensammlungen. Sie stehen in gedruckter Form, auf Datenträgern (CD-ROM) oder Online zur Verfügung. Ausführliche Informationen zu Adressen und Telefonnummern aller Vergiftungszentren in Deutschland und Europa sowie zu den deutschen Notfalldepots für Sera und Plasmaprodukte finden sich im Anhang der „Roten Liste".

MERKE

Bei Vergiftungen ist die Rücksprache mit einer Giftnotrufzentrale empfehlenswert, um auf mögliche Komplikationen vorbereitet zu sein und um spezielle Maßnahmen gezielt einleiten zu können.

Eine **Liste der Giftnotrufzentralen** finden Sie im Anhang auf S. 496.
In der folgenden **Tab. 32.15** sind wichtige Antidote im Sinne einer toxikologischen Notfallausrüstung zur Behandlung von Vergiftungsfällen zusammengefasst.

Tabelle 32.15

Toxikologische Notfallausrüstung

Antidot	Menge	Gifte	Dosis
Alkylphosphate-Notfallpäckchen			
Atropinsulfat	10 Amp. (100 mg/10 ml)	Alkylphosphate	5–100 mg i. v.
Obidoximchlorid	5 Amp. (250 mg/ml)	Alkylphosphate	4 mg/kg KG i. v.
Blausäure-Notfallpäckchen			
4-Dimethylaminophenol	5 Amp. (250 mg/5 ml)	Cyanide	3–4 mg/kg KG i. v.
Hydroxocobalamin	2 × 1 Inj.-Fl. (2,5 g) + 200 ml 0,9 % NaCl	Cyanide	5 g in 200 ml NaCl lösen über 30 min. i. v.
Natriumthiosulfat	3 × 100 ml Inf.-Fl. (10 %ige Lsg.)	Cyanide	1 ml/kg KG i. v.
Ampullen-Antidote			
Atropinsulfat	5 Amp. (0,25–2 mg/ml)	muskarinhaltige Pilze, Carbamat-Insektizide	1–2 mg i. v.
Biperiden	2 Amp. (5 mg/ml)	Neuroleptika	5 mg i. v.
Diazepam	10 Amp. (10 mg/2 ml)	Chloroquin	1–2 mg/kg KG i. v.
Ethanol	10 Amp. à 20 ml (96 %ige Lsg.)	Methanol, Ethylenglykol	0,7 ml/kg KG
Flumazenil	2 Amp. (1 mg/10 ml)	Benzodiazepine	0,5 mg i. v.
Naloxon	5 Amp. (0,4 mg/ml)	Opiate	0,4–0,8 mg i. v.
Physostigminsalicylat	2 Amp. (2 mg/5 ml)	Atropin	1–2 mg i. v.
Prednisolon	3 × 1 Inj.-Fl. (250 mg)	Reizgase	250–750 mg i. v.
Theophyllin	4 Amp. (200 mg/10 ml)	Reizgase	5 mg/kg KG i. v. über 30 min.
Toloniumchlorid	2 Amp. (300 mg/10 ml)	Methämoglobinbildner	2–4 mg/kg KG i. v.
Sonstige Antidote			
Glukokortikoide, inhalativ (Beclometasondipropionat)	5 Stück (Autohaler oder Dosieraerosol)	Reizgase	2 Hübe alle 5 min.
Ipecacuanha	2 Fl. à 30 ml		10–30 ml
Kohle	2 × 50 Stück		50 Kompretten
Macrogol 400	100 ml	fettlösliche Gifte auf der Haut	nach Bedarf zur äußerl. Anwendung
Natriumsulfat (Glaubersalz)	50 g		1–2 Essl.
Simethicon	1 Fl. à 30 ml	Tenside	1–2 Teel.

K

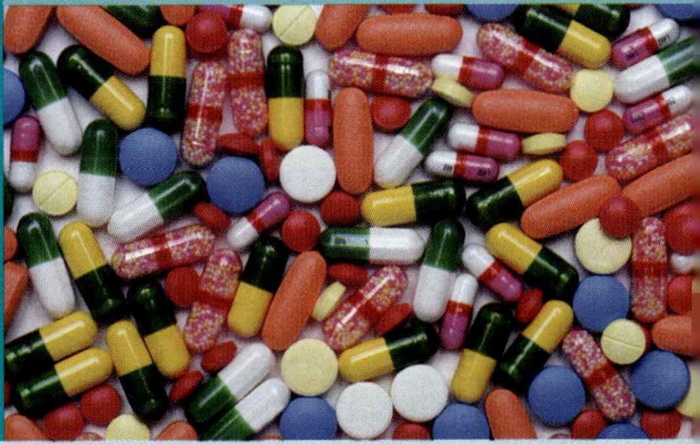

Anhang

Abkürzungsverzeichnis

AA	Antiarrhythmika
ACAT	Cholesterin-Acyltransferasen
ACE	angiotensin converting enzyme
ACh	Acetylcholin
AChE	Acetylcholinesterase
ACTH	adrenocorticotropes Hormon, Corticotropin
ADH	antidiuretisches Hormon, Vasopressin
ADP	Adenosindiphosphat
AK	Antikörper
AMI	Arzneimittelinteraktionen
AMP	Adenosin-Monophosphat
AMPA-R	Amino-3-Hydroxy-5-Metyl-Propion-Säure (niederschwelliger Glutamat-Rezeptor)
ANP	atrial natriuretic peptide
ApoLP	Apolipoprotein
APZ	antigenpräsentierende Zelle
ASS	Acetylsalicylsäure
AT-III	Antithrombin III
ATP	Adenosintriphosphat
AZT	Azathioprin
BChE	Butyrylcholinesterase
BDNF	brain derived neurotrophic factor
BDZ	Benzodiazepine
BNP	brain natriuretic peptide
BPH	benigne Prostatahyperplasie
BtM	Betäubungsmittel
CA	Carboanhydrase
cAMP	cyclisches Adenosinmonophosphat
CB1	Cannabinoid-Rezeptor 1
CBG	Cortisol-bindendes Globulin
ChE	Cholinesterase
CK	Kreatinkinase
CMV	Cytomegalievirus
COMT	Catechol-O-Methyltransferase
Cox	Cyclooxygenase
CRF	corticotropin releasing factor
CRH	corticotropin releasing hormone
CRP	C-reaktives Protein
CSE	cholesterol synthetizing enzyme
CTZ	Chemorezeptortriggerzone
DAG	Diacylglycerol
DAO	Diaminooxidase
DAT	Dopamin-Transporter
DDC	Dopa-Decarboxylase
DNCG	Dinatriumchromoglicicum (Cromoglicinsäure)
DPP-4	Dipeptidyl-Peptidase 4
dUMP	Desoxyuridinmonophosphat
DXA	Dualenergie-Röntgenabsorptiometrie
EBV	Epstein-Barr-Virus
EDHF	endothelial-derived hyperpolarizing factor
EGF	epidermal growth factor
EMT	extraneuronaler Monoamintransporter
env	envelope
EPS	extrapyramidal-motorische Störung
FDA	Food and Drug Administration (USA)
FEV	forciertes endexpiratorisches Volumen
FKBP	FK506 binding Protein
FSH	follikelstimulierendes Hormon
5-FU	5-Fluorouracil
FVC	forcierte Vitalkapazität
GABA	gamma-amino-butter-acid
gag	group antigen
GFR	glomeruläre Filtrationsrate
GH	growth hormone (Somatostatin)
GHIH	growth hormone inhibiting hormone
GIRK	G-Protein-gekoppelter Kaliumkanal
GLUT	Glukose-Transporter
GLP-1	glucagon-like peptide 1
GnRH	gonadotropin releasing hormone
GP	Glykoprotein
GR	Glukokortikoid-Rezeptor
GRH	growth-hormone releasing hormone
HAART	highly active antiretroviral therapy
HBV	Hepatitis-B-Virus
β-HCG	β-human chorionic gonadotropin
HCN	hyperpolarisationsaktiviert, durch ein zyklisches Nucleotid gesteuert
HCV	Hepatitis-C-Virus
HES	Hydroxy-Ethyl-Stärke
HDL	high density lipoprotein
HIT	Heparin-induzierte Thrombozytopenie
HSV	Herpes simplex-Virus
5-HT-R	Serotonin-Rezeptor
HWZ	Halbwertszeit
ICD	international classification of disease
IDL	intermediate density lipoprotein
IE	internationale Einheiten
IFN	Interferon
IG	Immunglobulin
IGF-1	insulin-like growth factor 1
IL-6	Interleukin 6
i. m.	intramuskulär
INN	international non-proprietary name
ISA	intrinsische sympathomimetische Aktivität
ISDN	Isosorbitdinitrat
ISMN	Isosorbitmononitrat
i. v.	intravenös
KHK	koronare Herzkrankheit
KI	Kontraindikation
Kir	inward rectifying K^+ channel
LCAT	Lecithin-Cholesterin-Acyltransferase
LDL	low density lipoprotein
LH	luteinisierendes Hormon
LP	Lipoprotein
LPL	Lipoproteinlipase
MAO	Monoaminoxidase
MHC	major histocompatibility complex
MDMA	3,4-Methylendioxy-N-Methylamphetamin, Ecstasy

MDR multiple drug resistance
MESNA 2-Mercaptoethansulfonat-Natrium
MLCK myosin light chain kinase
MR Mineralkortikoid-Rezeptor
MRP multidrug resistance protein
MSH Melanozyten-stimulierendes Hormon
mTOR mammalian target of rapamycin
MTX Methotrexat
NA Noradrenalin
NBA nicht-Benzodiazepin-GABA-A-Agonist
NFAT nuclear factor of activated T-cells
NFκB nuclear factor kappa B
NK1-R Substanz P-Rezeptor
NMDA N-Methyl-D-Aspartat
NMDA-R N-Methyl-D-Aspartat-Rezeptor (Glutamat-Rezeptor)
NMH niedermolekulares Heparin
NNT number needed to treat
NO Stickstoffmonoxid
NPC1L1 Niemann-Pick-C1-like-1-transporter
NPH-Insulin neutrales Protamin Hagedorn-Insulin
NSA nicht-steroidale Analgetika
NSAIDs non-steroidal antiinflammatory drugs
NSRI Noradrenalin- und Serotonin-Reuptake-Inhibitor
PAF Plättchen-aktivierender Faktor
PAI-1 Plasminogen-Aktivator-Inhibitor 1
pAVK periphere arterielle Verschlusskrankheit
PCA patient controlled analgesia
PCP Phencyclidin
PD Pharmakodynamik
PDE Phosphodiesterase
PDGF platelet derived growth factor
PEPCK Phosphoenolpyruvat-Carboxykinase
PETN Pentaerythrityltetranitrat
PG Prostaglandin
PG-I_2 Prostacyclin
PIF prolactin inhibiting factor (= Dopamin)
PK Pharmakokinetik
PKA Proteinkinase A
RNA Ribonukleinsäure
pol polymerase
POMC Pro-Opiomelanocortin
PPAR peroxisomal proliferator activated receptor
PPI Protonenpumpeninhibitor
PRL Prolaktin
PTH Parathormon
R Rezeptor
RAAS Renin-Angiotensin-Aldosteron-System
RAS Proto-Onkogen aus Ratten-Sarkoma-Viren
REM rapid eye movement
RES retikuloendotheliales System
s. c. subcutan
SERM or
SERT Serotonin-Transporter
SH Sulfonylharnstoff
SHBG Sexualhormon-bindendes Globulin
SIN-1 Linsidomin, aktiver Metabolit von Molsidomin
STH somatotropes Hormon, Somatotropin
NRI (selektiver) Noradrenalin-Reuptake-Inhibitor
SRI (selektiver) Serotonin-Reuptake-Inhibitor
STH somatotropes Hormon (= Somatotropin)
SUR Sulfonylharnstoff-Rezeptor
T3 Triiodthyronin
T4 Thyroxin
TBG thyroxinbindendes Globulin
TCA trizyklische Antidepressiva
THC Tetrahydrocannabinol
Th1 T-Helfer-Lymphozyt 1
TIA transitorisch ischämische Attacke
TIVA totale intravenöse Anästhesie
TNFα Tumornekrose-Faktor α
t-PA tissue-plasminogen-activator
TPO Thyroidperoxidase
TRAK TSH-Rezeptor-Antikörper
TRH thyreotropin releasing hormone
TRPV1 transient receptor potentiated vanilloid receptor type 1
TSH Thryeoidea-stimulierendes Hormon (= Thyreotropin)
TTS transdermales therapeutisches System
UAW unerwünschte Arzneimittelwirkung
UE Untereinheiten
UFH unfraktioniertes Heparin
VAT vesikulärer Monoamin-Transporter
VEGF vascular endothelial growth factor
VLDL very low density lipoprotein
VZV Varicella-Zoster-Virus
ZOK zero order-Kinetik

Wichtigste Interaktionen häufig verwendeter Arzneimittel

Tabelle A.1

Wichtigste Interaktionen häufig verwendeter Arzneimittel
(aus Hahn, J. M.: Checkliste Innere Medizin, 5. Aufl., Thieme, Stuttgart, 2007)

Kombination von	mit	führt zu (↓ = abgeschwächt, ↑ = verstärkt)
Acetylcystein	Antibiotika oral (außer Amoxicillin, Cefuroxim, Doxycyclin, Erythromycin)	Antibiotikawirkung ↓ (Einnahme mindestens 2 h zeitversetzt)
Acetylsalicylsäure siehe NSA		
ACE-Hemmer	Diuretika, kaliumsparende, Cotrimoxazol	Kaliumspiegel ↑
	andere Antihypertensiva	RR-senkende Wirkung ↑
	Allopurinol, Glukokortikoide, Immunsuppressiva, Zytostatika	Blutbildveränderungen ↑
	Lithium	Lithiumausscheidung ↓
	NSA	RR-senkende Wirkung ↓
Allopurinol	Azathioprin, Mercaptopurin	Azathioprin- bzw. Mercaptopurinspiegel ↑ (Dosisreduktion dieser Med. um 50–75 %)
	Cumarinderivate	Antikoagulanzienwirkung ↑
	Thiaziddiuretika, Etacrynsäure	Allopurinolwirkung ↓
	Zytostatika	Blutbildveränderungen ↑
Anionenaustauscher	andere orale Medikamente, fettlösliche Vitamine (A, D, E, K)	Medikamenten- und Vitaminresorption ↓ (Einnahme mindestens 2 h zeitversetzt)
Antazida mit Al-Hydroxid	Ciprofloxacin, Ofloxacin, Tetrazykline	Antibiotikaresorption ↓ (bis 90 %)
Antibiotika Aminoglykoside	Amphotericin B, Ciclosporin, Cisplatin, Schleifendiuretika	Oto- u./o. Nephrotoxizität ↑
	Halothan, curareartige Muskelrelaxanzien	Neuromuskuläre Blockade ↑
	Cephalosporine	Nephrotoxizität ↑
Cotrimoxazol (Sulfamethoxazol + Trimethoprim)	Cumarinderivate, Methotrexat, Phenytoin, Sulfonylharnstoffe	Wirkung der genannten Medikamente ↑
	Indometacin, Phenylbutazon, Salicylate, Sulfinpyrazon	Sulfonamidwirkung ↑
	ACE-Hemmer	Kaliumspiegel ↑
	Antazida	Sulfonamidresorption ↓
	Barbiturate, Primidon	Trimethoprimtoxizität ↑
Gyrasehemmer (Chinolone)	Antazida, Eisen, Zink, Multivitamine	Gyrasehemmerresorption ↓
	Coffein	Coffeinwirkung ↑
	Cumarinderivate	Antikoagulanzienwirkung ↑
	Ciclosporin	Ciclosporinplasmaspiegel ↑
	Glukokortikoide	Tendopathien ↑
	Theophyllin	Theophyllinspiegel ↑
Penicilline	Antikoagulanzien, Thrombozyten-aggregationshemmer (hohe Penicillindosen)	Blutungskomplikationen ↑
	Kontrazeptiva, orale	Kontrazeptionswirkung ↓
Makrolide	Astemizol	Arrhythmien ↑
	Carbamazepin	Carbamazepinspiegel ↑
	Ciclosporin	Nephrotoxizität ↑
	Cumarinderivate	Antikoagulanzienwirkung ↑
	Dihydroergotamin	Vasokonstriktion ↑
	Digoxin	Digoxinspiegel ↑
	Disopyramid	Arrhythmien ↑
	Lovastatin	Rhabdomyolyse ↑
	Theophyllin	Theophyllinspiegel ↑
	Terfenadin	Arrhythmien ↑
	Valproinsäure	Valproinsäurespiegel ↑

Tabelle A.1

Wichtigste Interaktionen häufig verwendeter Arzneimittel
(aus Hahn, J. M.: Checkliste Innere Medizin, 5. Aufl., Thieme, Stuttgart, 2007) (Fortsetzung)

Kombination von	mit	führt zu (↓ = abgeschwächt, ↑ = verstärkt)
Tetrazykline	Antazida (Al-, Mg-, Ca-haltig), Eisenpräparate, Milch	Tetrazyklinresorption ↓
	Barbiturate, Carbamazepin, Phenytoin, Primidon, chron. Alkoholabusus	Tetrazyklinabbau ↑
	Cumarinderivate	Antikoagulanzienwirkung ↑
	Ciclosporin	Ciclosporintoxizität ↑
	Digoxin	Digoxinspiegel ↑
	Kontrazeptiva, orale	Kontrazeptionswirkung ↓
	Methotrexat	Methotrexattoxizität ↑
	Theophyllin	gastroint. Beschwerden ↑
Anticholinergika (z. B. Atropin, Biperiden, Metixen)	Amantadin, tri- und tetrazyklische Antidepressiva, Chinidin, Neuroleptika	anticholinerge Wirkung ↑
	Dopaminantagonisten (z. B. MCP)	Motilität des Magen-Darmtraktes ↓
Antidepressiva (tri- und tetrazyklische)	Clonidin	RR-senkende Wirkung ↓
	Anticholinergika	Anticholinerge Wirkung ↑
	Alkohol, Sedativa, Neuroleptika	zentraldämpfende Wirkung ↑
	Chinidin, Digitalis	Arrhythmien ↑
Antihistaminika	Alkohol und zentraldämpfende Pharmaka	zentraldämpfende Wirkung ↑
AT_1-Antagonisten	andere Antihypertensiva	RR-senkende Wirkung ↑
	Diuretika, kaliumsparende, NSA	Kaliumspiegel ↑
	Lithium	Lithiumausscheidung ↓
Barbiturate	Alkohol und zentraldämpfende Pharmaka	zentraldämpfende Wirkung ↑
	Cumarinderivate	Antikoagulanzienwirkung ↓
	Kontrazeptiva	kontrazeptive Wirkung ↓
	Methotrexat	Methotrexattoxizität ↑
Benzodiazepine	Alkohol und zentraldämpfende Pharmaka	zentraldämpfende Wirkung ↑
	Antikoagulanzien, Betablocker, zentrale Antihypertensiva	Wirkung ↑ und ↓ möglich (nicht vorhersehbar !)
	Cimetidin	Benzodiazepinwirkung ↑
	Muskelrelaxanzien	Muskelrelaxation ↑
Betablocker	Antiarrhythmika, Calciumantagonisten vom Verapamiltyp	kardiodepressiver Effekt ↑
	RR-senkende Medikamente	RR-senkende Wirkung ↑
	Cimetidin	Betablockerspiegel ↑
	Digitalisglykoside	negativ chronotrope und dromotrope Wirkung ↑
	Insulin, Sulfonylharnstoffe	Gefahr protrahierter Hypoglykämien ↑
Carbamazepin	Cumarinderivate	Antikoagulanzienwirkung ↓
	Kontrazeptiva	kontrazeptive Wirkung ↓
	Cimetidin, Diltiazem, Isoniazid, Makrolide, Verapamil	Carbamazepinspiegel ↑
Chinidin	Anticholinergika	Anticholinerge Wirkung ↑
	Cumarinderivate	Antikoagulanzienwirkung ↑
	Digitalisglykoside	Glykosidwirkung ↑
	Reserpin	Kardiodepression ↑
	Rifampicin	Chinidin-Wirkungsdauer ↓
Cholesterinsynthesehemmer	Cumarinderivate	Antikoagulanzienwirkung ↑
	Digoxin	Digoxinspiegel ↑
	Immunsuppressiva, Fibrate, Nikotinsäure	Risiko einer Rhabdomyolyse ↑

Tabelle A.1

Wichtigste Interaktionen häufig verwendeter Arzneimittel
(aus Hahn, J. M.: Checkliste Innere Medizin, 5. Aufl., Thieme, Stuttgart, 2007) (Fortsetzung)

Kombination von	mit	führt zu (↓ = abgeschwächt, ↑ = verstärkt)
Digitalisglykoside	Aktivkohle, Colestyramin, Colestipol	Glykosidresorption ↓ bzw. -elimination ↑
	Antidepressiva (trizyklische)	Arrhythmien ↑
	Arzneimittel, die zu K^+- oder Mg^{++}-Verlusten führen (z. B. Thiazid- und Schleifendiuretika, Laxanzienabusus, Amphotericin B, Glukokortikoide, Penicillin G, Salicylate)	Glykosidwirkung durch K^+- oder Mg^{++}-Mangel ↑
	Calciumsalze i. v.	Glykosidtoxizität ↑
	Captopril, Chinidin	Glykosidspiegel ↑
	Reserpin, Succinylcholin	Arrhythmien ↑
	Sympathomimetika, Phosphodiesterasehemmer	Arrhythmien ↑
Digitoxin, zusätzlich:	Diltiazem, Verapamil	Digitoxinspiegel ↑
	Phenytoin, Rifampicin, Phenobarbital, Phenylbutazon, Spironolacton	Digitoxinelimination ↑
Digoxin, zusätzlich:	Antazida	Digoxinresorption ↓
	Amiodaron, Calciumantagonisten, Erythromycin, Flecainid, Propafenon, Rifampicin, Tetrazykline	Digoxinspiegel ↑
	Phenytoin, Metoclopramid, Neomycin, Sulfasalazin, Zytostatika	Digoxinwirkung ↓
Diuretika		
Alle	Blutdrucksenkende Medikamente, v. a. ACE-Hemmer	evtl. überschießender RR-Abfall und Nierenfunktion ↓
Amilorid, Triamteren	ACE-Hemmer, Kalium, kaliumsparende Diuretika, NSA	Hyperkaliämierisiko ↑
	Antidiabetika	Blutzuckersenkung ↓
Schleifendiuretika, Thiaziddiuretika	Antidiabetika	Blutzuckersenkung ↓
	Glukokortikoide, Laxanzien	Kaliumausscheidung ↑
	Lithium	Lithiumspiegel ↑
	NSA	Diuretikawirkung ↓
Spironolacton	ACE-Hemmer, Kalium, kaliumsparende Diuretika, NSA	Hyperkaliämierisiko ↑
	Digoxin	Digoxinspiegel ↑
Fibrate	Cholesterinsynthesehemmer	Gefahr der Rhabdomyolyse
	Cumarinderivate	Antikoagulanzienwirkung ↑
	Insulin, Sulfonylharnstoffe	Blutzuckersenkung ↑
Glukokortikoide	Antidiabetika	Blutzuckersenkung ↓
	Cumarinderivate	Antikoagulanzienwirkung ↓
	Digitalisglykoside	bei Hypokaliämie Glykosidwirkung ↑
	NSA	GI-Ulzera, Blutungen ↑
	Rifampicin, Phenytoin, Barbiturate, Primidon	Glukokortikoidwirkung ↓
	Schleifen-, Thiaziddiuretika	Kaliumausscheidung ↑
Immunsuppressiva		
Azathioprin	Allopurinol	Zytotoxizität ↑
Ciclosporin	Aminoglykoside	Nephrotoxizität ↑
Calciumantagonisten		
Nifedipintyp	RR-senkende Medikamente	RR-senkende Wirkung ↑
	Cimetidin, Ranitidin	RR-senkende Wirkung ↑
	Digoxin	Digoxinspiegel ↑
	Theophyllin	Theophyllinspiegel ↑ oder ↓

Tabelle A.1

Wichtigste Interaktionen häufig verwendeter Arzneimittel
(aus Hahn, J. M.: Checkliste Innere Medizin, 5. Aufl., Thieme, Stuttgart, 2007) (Fortsetzung)

Kombination von	mit	führt zu (↓ = abgeschwächt, ↑ = verstärkt)
Verapamiltyp, *zusätzlich*	Antiarrhythmika, Betablocker	Kardiodepression ↑, RR-senkende Wirkung ↑
	Carbamazepin	Carbamazepinspiegel ↑
	Ciclosporin	Ciclosporinspiegel ↑
	Lithium	Lithiumspiegel ↓
Kalziumhaltige Verbindungen	Kalziumantagonisten	Calciumantagonistische Wirkung ↓
	Digitalisglykoside	Digitalisglykosidwirkung ↑
	Eisen	Eisenresorption ↓
	Glukokortikoide, Phenytoin	Kalziumresorption ↓
	Tetrazykline	Tetrazyklinresorption ↓
	Thiazide	Hypercalcämierisiko ↑
Kontrazeptiva, orale	Antiepileptika (Barbexaclon, Carbamazepin, Phenytoin, Primidon), Barbiturate, Breitbandantibiotika, Rifampicin	kontrazeptive Wirkung ↓
Lithiumsalze	Diuretika, Methyldopa, NSA	Lithiumtoxizität ↑
	Iodverbindungen	strumigene Wirkung ↑
Neuroleptika	Alkohol und zentraldämpfende Pharmaka	zentraldämpfende Wirkung ↑
	Anticholinergika	anticholinerge Wirkung ↑
	Antihypertensiva	Blutdrucksenkung ↑
	Clonidin	Blutdrucksenkung ↓
	Coffein, Enzyminduktoren (z. B. Barbiturate, Carbamazepin)	Neuroleptikawirkung ↓
	Dopaminagonisten (z. B. Bromocriptin, Amantadin, Levodopa)	Wirkung der Agonisten ↓
	Dopaminantagonisten (Metoclopramid, Bromoprid, Alizaprid)	extrapyramidale Nebenwirkungen ↑
	Lithium, Propranolol, trizyklische Antidepressiva	gegenseitige Plasmaspiegelerhöhung
	Phenytoin	Phenytoinspiegel ↑
NSA (einschließlich Acetylsalicylsäure)	Antihypertensiva	RR-senkende Wirkung ↓
	Cumarinderivate	Antikoagulanzienwirkung ↑
	Digoxin	Digoxinspiegel ↑
	Glukokortikoide, Alkohol	Magen-Darmblutungen ↑
	Lithium	Lithiumspiegel ↑
	Methotrexat	Methotrexattoxizität ↑
	Schleifendiuretika	diuretische Wirkung ↓
	Sulfonylharnstoffe	Hypoglykämiegefahr ↑
Phenytoin	Antazida (orale Kombination)	Phenytoin-Spiegel ↓
	Phenobarbital, Primidon, Carbamazepin, Alkohol	Phenytoin-Spiegel ↓
	Benzodiazepine, Cimetidin, Cumarinderivate, Disulfiram, Isoniazid, NSA, Methotrexat, Rifampicin, Sulfonamide, trizyklische Antidepressiva, Valproinsäure	Phenytoin-Spiegel und -Toxizität ↑
	Carbamazepin, Cumarinderivate, Doxycyclin, Glukokortikoide, Itraconazol, orale Kontrazeptiva, trizyklische Antidepressiva, Valproinsäure, Verapamil	Spiegel der genannten Medikamente ↓

Arzneimittel in der Schwangerschaft

Tabelle A.2

Auswahl von Arzneimitteln mit nachgewiesener embryo-/fetotoxischer Wirkung beim Menschen
(nach Friese et al., Arzneimittel in der Schwangerschaft und Stillzeit)

Wirkstoff	Bewertung
Analgetika	
– NSA	vorzeitiger Verschluss des Ductus arteriosus
Antibiotika	
– Aminoglykoside	fetale Toxizität
– Chloramphenicol	Grey-Syndrom
– Tetracycline	Gelbfärbung der Zähne
Antiepileptika	
– Carbamazepin	Spina bifida
– Phenytoin	kongenitale Herzfehler, digitale Hypoplasie
– Phenobarbital	steigert in Kombination die Teratogenität anderer Arzneistoffe
– Valproinsäure	Neuralrohrdefekte, Extremitätenfehlbildung
Antihypertensiva	
– ACE-Hemmer, Sartane	Fehlbildungen mit schweren Organschäden, Wachstumsretardierung, Nierenfunktionsschäden
Benzodiazepine	Floppy-Infant-Syndrom
Cumarinderivate	
– Phenprocoumon, Warfarin	Nasenhypoplasie, Augenschäden, geistige Retardierung, Taubheit, Herzanomalien
Folsäureantagonisten	Hirn- und Extremitätenmissbildungen
Hormone	
– Androgene	Virilisierung weibliches Genital
– Antiandrogene	Verweiblichung männliches Genital
– Gestagene	Virilisierung weibliches Genital
Lithium	Neuralrohrdefekte, kardiale Missbildungen
Neuroleptika	
– Haloperidol	Floppy-Infant-Syndrom
Thalidomid	Phokomelie
Zytostatika	multiple Organmissbildungen

Von den embryo- bzw. fetotoxischen Wirkungen müssen unerwünschte Effekte auf den Geburtsverlauf bzw. das Neugeborene abgegrenzt werden. So beeinflussen z. B. NSA, ASS, Mutterkornalkaloide, Opioid-Analgetika oder Benzodiazepine unter anderem die Wehentätigkeit oder die (post-) partale Blutung oder lösen beim Neugeborenen eine Atemdepression oder einen Entzug aus.

Empfehlungen zur Arzneimittelanwendung in der Schwangerschaft

- Eine für die Mutter notwendige und hilfreiche Pharmakotherapie kann für das Ungeborene schädlich sein. Das Therapieziel muss immer gegen mögliche unerwünschte Wirkungen für die Frucht abgewogen werden.
- In der Schwangerschaft sind Arzneimittel nur bei strenger Indikationsstellung anzuwenden. Wenn keine dringliche mütterliche Indikation besteht, sollte man sich im Interesse der Frucht immer gegen die Arzneimittelanwendung entscheiden.
- Die Dosis ist so niedrig wie möglich zu wählen. Wenn möglich sollte nur eine Mono-Therapie durchgeführt werden.
- Stets nur Arzneimittel verwenden, für die es genug Erfahrung gibt (bekannte und bewährte Arzneimittel).
- Nutzen und Risiko für Mutter und Leibesfrucht sind in jedem Fall individuell abzuwägen.
- Bei schwangeren Frauen, bei denen wegen einer chronischen Grunderkrankung eine kontinuierliche Arzneimitteltherapie notwendig ist, sollte die Therapie wenn möglich fortgeführt werden, da auch eine Verschlechterung des mütterlichen Gesundheitszustandes das Risiko einer Fruchtschädigungen oder einer beeinträchtigten Kindesentwicklung birgt.

Tabelle A.3

Arzneistoffe, bei deren Anwendung nach dem heutigen Kenntnisstand mit keinen embryo- oder fetotoxischen Auswirkungen zu rechnen ist (nach Friese et al., Arzneimittel in der Schwangerschaft und Stillzeit)

Analgetika	**Paracetamol**
Antazida	Aluminium- und Magnesium-Verbindungen, Sucralfat
Antiallergika	Clemastin Dimenhydrinat Diphenhydramin
Antiasthmatika	β_2-Sympathomimetika* Cromoglicinsäure inhalative Glukokortikoide mit geringer systemischer Verfügbarkeit (Ciclesonid) Theophyllin
Antibiotika	Penicilline Cephalosporine Clindamycin Erythromycin
Antidepressiva	Amitriptylin, Imipramin SSRI
Antiemetika	Meclozin
Antidiabetika	Insulin
Antihypertonika	β_1-Adrenozeptorenblocker α-Methyldopa
Antikoagulanzien	Heparine
Antitussiva	Codein, Dihydrocodein*
Hemmstoffe der Magensäure	Ranitidin
Hormone	Schilddrüsenhormone
Laxanzien	Bisacodyl Füll- und Quellstoffe Lactulose
Malariaprophylaxe	Chloroquin Proguanil
Migränemittel	Paracetamol Dihydroergotamin*
Sedativa (Schlafmittel)	Diazepam* Diphenhydramin
Sekretolytika	Acetylcystein (ACC)
Tokolytika	Fenoterol
Tuberkulostatika	Ethambutol Isoniazid
Vitamine-B-Komplex, Vitamine C, D, E und Derivate	Unter Beachtung der RDA (*recommended dietary allowance*) der FDA (Food and Drug Administration

* Jenseits einer embryo- bzw. fetotoxischen Wirkung können die markierten Wirkstoffe jedoch den Geburtsvorgang oder das Neugeborene beeinflussen.

Giftnotrufzentralen in Deutschland

13353 BERLIN
Reanimationszentrum des Universitätsklinikums
Rudolf Virchow Standort Charlottenburg
Station 43
Therapiezentrum Augustenburgerplatz 1
Tel: 030/450-653555
Fax: 030/450-553909
e-mail: giftinfo@charite.de
http://www.charite.de

14050 BERLIN
Landesberatungsstelle für Vergiftungserscheinungen
u. Embryonaltoxikologie
Spandauer Damm 130, Haus 10
Tel: 030/19240
Fax: 030/30686-721
e-mail: berlintox@giftnotruf.de
http://www.giftnotruf.de

37075 GÖTTINGEN
Giftinformationszentrum Nord,
Pharmakologisches u. toxikologisches Zentrum
der Universität Göttingen
Robert-Koch-Straße 40
Tel: 0551/19240
Fax: 0551/3831881
e-mail: Giznord@giz-nord.de
http://www.giz-nord.de

53113 BONN
Informationszentrale gegen Vergiftungen,
Zentrum für Kinderheilkunde der Rheinischen
Friedrich-Wilhelms-Universität
Adenauerallee 119
Tel: 0228/19240
Fax: 0228/287-3314
e-mail: gizbn@ukb.uni-bonn.de
http://www.meb.uni-bonn.de/giftzentrale

55131 MAINZ
Klinische Toxikologie und Beratungsstelle bei
Vergiftungen der Länder Rheinland-Pfalz und Hessen
Universitätsklinikum
Langenbeckstraße 1
Tel: 06131/19240
Fax: 06131/232469
e-mail: Mai@giftinfo.uni-mainz.de
http://www.giftinfo.uni-mainz.de

66421 HOMBURG/SAAR
Klinik für Kinder- und Jugendmedizin
im Landeskrankenhaus,
Kirrberger Straße, Gebäude 9
Tel: 06841/19240
Fax: 06841/16-28438
e-mail: kigift@med.rz.uni-sb.de
http://www.med-rz.uni-sb.de/med_fak/kinderklinik/
Vergiftungszentrale/vergiftungszentrale.html

79106 FREIBURG
Informationszentrale für Vergiftungen,
Universitätskinderklinik Freiburg
Mathildenstraße 1
Tel: 0761/19240 oder 0761/270-4361 (24 Std.-Dienst)
Fax: 0761/270-4457
e-mail: giftinfo@kkl.200.ukl.uni-freiburg.de
http://www.giftberatung.de

81675 MÜNCHEN
Giftnotruf München,
Toxikologische Abt. der II. Med. Klinik rechts der Isar
der Technischen Universität München
Ismaninger Straße 22
Tel: 089/19240
Fax: 089/4140-2467
e-mail: tox@lrz.tum.de
http://www.toxinfo.org

90419 NÜRNBERG
Toxikologische Intensivstation der II. Med. Klinik
im Städt. Klinikum
Flurstraße 17
Tel: 0911/398-2451
Fax: 0911/398-2205
e-mail: muehlberg@klinikum-nuernberg.de
http://www.giftinformation.de

99098 ERFURT
Gemeinsames Giftinformationszentrum der Länder
Mecklenburg-Vorpommern, Sachsen, Sachsen-Anhalt
u. Thüringen c/o Klinikum Erfurt GmbH
Nordhäuser Straße 74
Tel: 0361/730-730 oder 0361/730-7311
Fax: 0361/730-7317
e-mail: info@ggiz-erfurt.de
http://www.ggiz-erfurt.de

Quellenverzeichnis

Abb. 3.4 PhotoDisc, Inc.

Abb. 3.10 Lieberei, R., Reisdorf, Ch.: Nutzpflanzenkunde. 7. Aufl., Thieme, Stuttgart, 2007

Abb. 4.1, Abb. 11.16 Lang, G.: Augenheilkunde. 3. Aufl., Thieme, Stuttgart, 2004

Abb. 4.12 nach Kretz, F. J., Reichenberger, S.: Medikamentöse Therapie. 6. Aufl., Thieme, Stuttgart, 2007

Abb. 5.4, Abb. 11.15, Abb. 14.2, Abb. 14.5, Abb. 31.5 Baenkler et al.: Kurzlehrbuch Innere Medizin, 1. Aufl., Thieme, Stuttgart, 2007

Abb. 5.5 Reiser, M., Kuhn, F. P., Debus, J.: Duale Reihe Radiologie. 2 Aufl., Thieme, Stuttgart, 2006

Abb. 6.3, Abb. 21.5, Abb. 32.5 Thiemes Pflege, 10. Aufl., Thieme, Stuttgart, 2004

Abb. 7.6 Block, B.: POL Respiratorisches System. 1. Aufl., Thieme, Stuttgart, 2006

Abb. 8.3 Greten, H. (Hrsg.): Innere Medizin. 12. Aufl., Thieme, Stuttgart, 2005

Abb. 8.5 nach Knauf und Mutschler, 2006

Abb. 9.2, Abb. 15.5, Abb. 19.4 Füeßl, H., Middeke, M.: Duale Reihe Anamnese und klinische Untersuchung. 3. Aufl., Thieme, Stuttgart, 2005

Abb. 10.3 Fuchs, G.: Allgemeine Mikrobiologie. 8. Aufl., Thieme, Stuttgart, 2006

Abb. 11.7 nach TIM Thiemes Innere Medizin. 1. Aufl., Thieme, Stuttgart, 1999

Abb. 11.13 nach Monnier et al., 2003

Abb. 12.2 Riede et al.: Allgemeine und spezielle Pathologie. 5. Aufl., Thieme, Stuttgart, 2004

Abb. 13.6 Königshoff, M., Brandenburger, T.: Kurzlehrbuch Biochemie. 2. Aufl., Thieme, Stuttgart, 2007

Abb. 13.7 Stauber, M., Weyerstahl, T.: Duale Reihe Gynäkologie und Geburtshilfe. 3. Aufl., Thieme, Stuttgart, 2007

Abb. 13.8 mit freundlicher Genehmigung der Fa. Organon, Oberschleißheim

Abb. 16.2, Abb. 32.8 Dörner, K.: Taschenlehrbuch Klinische Chemie und Hämatologie. 6. Aufl., Thieme, Stuttgart, 2006

Abb. 18.3 Wülker, N.: Taschenlehrbuch Orthopädie und Unfallchirurgie. 1. Aufl., Thieme, Stuttgart, 2005

Abb. 19.10, Abb. 22.1, Abb. 25.1, Abb. 31.3 Masuhr, K. F., Neumann, M.: Duale Reihe Neurologie. 6. Aufl., Thieme, Stuttgart, 2007

Abb. 20.1 Lüllmann-Rauch, R.: Taschenlehrbuch Histologie. 2. Aufl., Thieme, Stuttgart, 2006

Abb. 24.1 Möller, H. J., Laux, G., Deister, A.: Duale Reihe Psychiatrie und Psychotherapie. 3. Aufl., Thieme, Stuttgart, 2005

Abb. 26.2 Wallesch, C. W., Förstl, H.: Demenzen. 1. Aufl., Thieme, Stuttgart, 2005

Abb. 26.3 PhotoDisc, Inc.

Abb. 27.1, Abb. 29.4, Abb. 29.5 nach Hof, H., Dörries, R.: Duale Reihe Medizinische Mikrobiologie. 3. Aufl., Thieme, Stuttgart, 2004

Abb. 27.2, Abb. 27.9, Abb. 29.3, Abb. 30.1, Abb. 30.4 nach Groß, U.: Kurzlehrbuch Medizinische Mikrobiologie und Infektiologie. 1. Aufl., Thieme, Stuttgart, 2006

Abb. 27.5, Abb. 30.6 Moll, I.: Duale Reihe Dermatologie. 6. Aufl., Thieme, Stuttgart, 2005

Abb. 28.2, Abb. 29.1 Petersen, E.: Infektionen in Gynäkologie und Geburtshilfe. 4. Aufl., Thieme, Stuttgart, 2003

Abb. 29.2 Henne-Bruns, D., Dürig, M., Kremer, B.: Duale Reihe Chirurgie. 3. Aufl., Thieme, Stuttgart, 2007

Abb. 30.5 mit freundlicher Genehmigung von Prof. Dr. D. Lindemann, Institute of Virology, Dresden

Abb. 31.6, Abb. 31.8 mit freundlicher Genehmigung V. V. Pham, D. O. Stichtenoth, www.mh-hannover.de/ 3210.html

Abb. 32.5 MEV Designers Fond Collection

Abb. 32.6 Hamm, C., Willems, S.: Checkliste EKG. 3. Aufl., Thieme, Stuttgart, 2007

Abb. 32.8 Martin Filzwieser, Fotolia.com

Abb. 32.9 Block, B., Schachschal, G., Schmidt, H.: Gastroskopie-Trainer. 2. Aufl., Thieme, Stuttgart, 2005

Tab. 5.4 nach Hoppe et al., Z. Kardiol. 94: 488–509, 2005

Tab. 11.1 aus Hahn, J.-M.: Checkliste Innere Medizin. 5. Aufl., Thieme, Stuttgart, 2007

Tab. 34.1 aus Hahn, J.-M.: Checkliste Innere Medizin. 5. Aufl., Thieme, Stuttgart, 2007

Tab. 35.1, Tab. 35.2 nach Friese et al.: Arzneimittel in der Schwangerschaft und Stillzeit, Wissenschaftliche Verlagsges., Stuttgart, 2007

Abbildungen für klinische Einstiegsfälle

Teil B Block, B., Schachschal, G., Schmidt, H.: Gastroskopie-Trainer. 2. Aufl., Thieme, Stuttgart, 2005

Teil C Block, B.: POL Respiratorisches System. 1. Aufl., Thieme, Stuttgart, 2006

Teil D Horacek, T.: Der EKG-Trainer. 2. Aufl., Thieme, Stuttgart, 2007

Teil E Sitzmann, F. C.: Duale Reihe Pädiatrie. 3. Aufl., Thieme, Stuttgart, 2006

Teil F Wülker, N.: Taschenlehrbuch Orthopädie und Unfallchirurgie. 1. Aufl., Thieme, Stuttgart, 2005

Teil G Möller, H. J., Laux, G., Deister, A.: Duale Reihe Psychiatrie und Psychotherapie. 3. Aufl., Thieme, Stuttgart, 2005

Teil H Arnold, W., Ganzer, U.: Checkliste Hals-Nasen-Ohrenheilkunde. 4. Aufl., Thieme, Stuttgart, 2005

Teil I PhotoDisc, Inc.

Teil J PhotoDisc, Inc.

Abbildungen Inhaltsübersichten

Teil A Studio Nordbahnhof, Stuttgart

Teil B PhotoDisc, Inc.

Teil C mauritius images/Brand X Pictures

Teil D PhotoDisc, Inc.

Teil E Digital Vision

Teil F creativ collection

Teil G PhotoDisc, Inc.

Teil H Studio Nordbahnhof, Stuttgart

Teil I creativ collection

Teil J PhotoDisc, Inc.

Teil K PhotoDisc, Inc.

Sachverzeichnis

Halbfette Seitenzahlen
= Hauptfundstelle

A

B

C

F

I

J

K

M

N

O

S

T

U

V